# Immunotherapy
## Fourth Edition

# 免疫治疗
## （第四版）

[美] 昂奈（Aung Naing）

[美] 乔德·哈贾尔（Joud Hajjar）　著

马 飞　李斯丹　主译

清华大学出版社

北京

北京市版权局著作权合同登记号　图字01-2022-6064

First published in English under the title

Immunotherapy (4th Ed.)

edited by Aung Naing and Joud Hajjar

Copyright © Aung Naing and Joud Hajjar, 2021

This edition has been translated and published under licence from Springer Nature Switzerland AG.

**图书在版编目（CIP）数据**

免疫治疗：第四版 /（美）昂·奈(Aung Naing),（美）乔德·哈贾尔 (Joud Hajjar) 著；马飞，李斯丹主译. — 北京：清华大学出版社，2023.2

书名原文: Immunotherapy

ISBN 978-7-302-62309-0

Ⅰ.①免… Ⅱ.①昂…②乔…③马…④李… Ⅲ.①肿瘤免疫疗法 Ⅳ.①R730.51

中国国家版本馆 CIP 数据核字（2023）第 004165 号

责任编辑：孙　宇
封面设计：吴　晋
责任校对：李建庄
责任印制：朱雨萌

出版发行：清华大学出版社
　　　　　网　　　址：http://www.tup.com.cn，http://www.wqbook.com
　　　　　地　　　址：北京清华大学学研大厦 A 座　　　邮　　编：100084
　　　　　社 总 机：010-83470000　　　邮　　购：010-62786544
　　　　　投稿与读者服务：010-62776969，c-service@tup.tsinghua.edu.cn
　　　　　质量反馈：010-62772015，zhiliang@tup.tsinghua.edu.cn
印 装 者：三河市铭诚印务有限公司
经　　销：全国新华书店
开　　本：210mm×285mm　　　印　张：29　　　字　数：696 千字
版　　次：2023 年 2 月第 1 版　　　印　次：2023 年 2 月第 1 次印刷
定　　价：398.00 元

产品编号：098558-01

# 译者名单

主　译：马　飞　李斯丹
副主译：钱海利　孙永琨　郭振兴　莫红楠
译　者：（按姓氏笔画排序）

马　飞　中国医学科学院肿瘤医院

王文娜　中国医学科学院肿瘤医院

王佳妮　中国医学科学院肿瘤医院

牛雅茹　中国医学科学院肿瘤医院

毛雪涵　清华大学附属北京清华长庚医院

冯友繁　甘肃省人民医院

吕　丹　中国医学科学院肿瘤医院

任梦薇　河北中国医学科学院肿瘤医院
　　　　中国医学科学院肿瘤医院

刘　斌　河北中国医学科学院肿瘤医院
　　　　中国医学科学院肿瘤医院

刘姝宁　中国医学科学院肿瘤医院

祁　玲　中国医学科学院肿瘤医院

孙永琨　中国医学科学院肿瘤医院

孙阳春　中国医学科学院肿瘤医院

李巧俫　河北中国医学科学院肿瘤医院
　　　　中国医学科学院肿瘤医院

李斯丹　中国医学科学院肿瘤医院

杨文蔚　中国医学科学院肿瘤医院

吴　云　中国医学科学院肿瘤医院

张　启　河北中国医学科学院肿瘤医院
　　　　中国医学科学院肿瘤医院

张　娣　中国医学科学院肿瘤医院

张　曼　首都医科大学附属北京儿童医院

张　晶　河北中国医学科学院肿瘤医院
　　　　中国医学科学院肿瘤医院

张启科　甘肃省人民医院

张景筑　美国得克萨斯大学西南医学中心

欧开萍　河北中国医学科学院肿瘤医院
　　　　中国医学科学院肿瘤医院

周可树　河南省肿瘤医院／郑州大学附属肿瘤医院

郑晓娟　中国医学科学院肿瘤医院

钟睿琦　中国医学科学院肿瘤医院

宣文娟　河北中国医学科学院肿瘤医院
　　　　中国医学科学院肿瘤医院

袁　梦　首都医科大学附属北京儿童医院

莫红楠　中国医学科学院肿瘤医院

贾友超　河北大学附属医院

钱天一　中国医学科学院肿瘤医院

钱海利　中国医学科学院肿瘤医院

郭　豪　河南省肿瘤医院／郑州大学附属肿瘤医院

郭振兴　北京华信医院（清华大学第一附属医院）

鲁亚晶　河北中国医学科学院肿瘤医院
　　　　中国医学科学院肿瘤医院

温霆宇　中国医学科学院肿瘤医院

翟婧彤　中国医学科学院肿瘤医院

黎立喜　中国医学科学院肿瘤医院

魏　昂　首都医科大学附属北京儿童医院

# 序　一

在过去的近 10 年中，肿瘤免疫学研究飞速发展，新的理论和认识不断通过基础研究和转化研究发展为肿瘤治疗的新策略。免疫检查点抑制剂及 CAR-T 治疗等突破性手段在临床中取得的显著疗效，颠覆了人们百年来对免疫疗法治疗肿瘤存在的质疑，从根本上改变了多种恶性肿瘤治疗的模式。如今，以个体化和精准靶向为特色的免疫治疗新技术，已经成为国内外最活跃的抗肿瘤转化医学及临床肿瘤医学领域的新方向。

作为最终攻克肿瘤的希望之一，免疫疗法已逐渐与手术治疗、放射治疗、靶向和化疗等药物治疗并驾齐驱，成为肿瘤治疗新的重要手段。通过激活患者自身免疫系统、提高抗肿瘤免疫反应，免疫疗法能够以更低的毒性带来持久的治疗应答。但基于其不同的作用机制，免疫治疗也会导致特殊的毒副反应，其独特性及不确定性为我们带来了诸多新的问题和挑战。

本书邀请国内肿瘤诊疗领域多位专家共同翻译完成，对肿瘤免疫治疗主要领域的进展及其不良反应的识别和管理提供了全面、及时的总结，并为未来的方向提供了新的见解，旨在从专业的角度出发，促进国内肿瘤免疫治疗方面诊疗规范化的普遍实施和治疗理念的实时更新。希望该书的出版能为肿瘤科医师及从事医学、生物学等相关领域的科研人员和研究生提供有益的参考。

中国工程院院士，肿瘤内科专家

中国医学科学院、北京协和医学院 长聘教授

# 序　二

　　近十年，以 PD-1/PD-L1 及 CTLA-4 抑制剂为代表的免疫检查点疗法在临床上取得了巨大的突破，包括黑色素瘤、肺癌、头颈肿瘤及消化道肿瘤等在内的多种癌症晚期患者的生存情况得到了一定改善。然而，肿瘤免疫逃逸的机制多样，许多机制我们仍不清楚，只看到了冰山一角，如果我们能正确地解读和利用，能够更好地抑制肿瘤，甚至达到彻底治愈肿瘤的目标。

　　下一个十年，肿瘤免疫治疗领域既需要横向发展，与肿瘤多组学、生物信息学相结合；更需要纵向发展，深入了解不同免疫细胞亚群及其调节机制，进行转化研究。

　　本书内容新颖丰富，翻译生动准确，深入探讨了免疫细胞的特性及其在免疫监视中的作用及免疫治疗耐药机制，结合不同瘤肿的免疫治疗进展，绘制了免疫治疗全景图，对广大科研工作者及临床医务工作者具有重要指导意义。

清华大学医学院讲席教授

# 前　言

　　肿瘤免疫治疗的飞速发展给很多复发难治性恶性肿瘤患者带来了希望，成为了恶性肿瘤精准医疗的"主战场"。免疫治疗开启了肿瘤治疗的第三次革命，具有划时代的意义。

　　本书是国外肿瘤免疫领域著作 *Immunotherapy*（第四版）的首次中文翻译版，旨在为国内同行提供国内外最前沿的知识参考。主要介绍了免疫治疗在黑色素瘤、肺癌、泌尿生殖系统恶性肿瘤、妇科恶性肿瘤、神经系统肿瘤、胃肠道恶性肿瘤、急性髓系白血病中的临床进展，着重介绍了CAT-T细胞的免疫治疗，并重点关注了免疫检查点抑制剂治疗的不良事件，包括皮肤毒性、肺炎、胃肠道毒性、心脏毒性、肾毒性、神经毒性等，为读者提供新颖、全面的免疫治疗相关临床进展。

　　主译马飞、李斯丹教授在肿瘤精准防治和疑难肿瘤救治等方面具有丰富临床经验和研究基础，组织国内外多家医院及研究中心从事临床及科研的专家撰写此书，保证了本书翻译的权威性、专业性及可读性。

　　在翻译本书的过程中，译者虽然尽最大努力尊重原文原意，并尽可能避免直译产生的歧义，仍难免存在翻译不当之处，敬请广大读者批评指正，以便再版时更新修正。本书适合于肿瘤相关科室医师、肿瘤科研工作者、肿瘤学专业学生，并可以作为肿瘤相关专业研究生教材或扩展教材使用。

# 目　录

# 第 1 章　工作中的免疫系统

贝齐·斯蒂芬，朱德·哈亚尔

（Bettzy Stephen and Joud Hajjar）

**摘要**　肿瘤是一个具有进化能力和逃避宿主免疫监视机制能力的复杂结构网络。在肿瘤的核心、浸润性边缘、邻近的间质或淋巴样成分中存在免疫环境，包括巨噬细胞、树突状细胞、自然杀伤细胞、中性粒细胞、肥大细胞、B 细胞和 T 细胞。免疫浸润具有异质性，同一患者体内和具有相同肿瘤组织学的患者之间人免疫浸润特征是不同的。肿瘤微环境中免疫细胞的位置、密度、功能和相互作用影响癌症患者免疫反应的性质、预后和治疗效果。因此，了解免疫细胞的特性及其在肿瘤免疫监视中的作用，对于识别免疫靶点和开发新的免疫疗法治疗肿瘤具有至关重要的作用。本章概述了人类免疫系统的各个组成部分以及预测性生物标志物的转化价值。

**关键词**　免疫细胞；癌症；细胞因子；固有性；适应性；检查点

人体免疫系统是一个复杂、动态的细胞网络，这些细胞协同作用以保护人体免受包括恶性细胞在内的外来病原体的攻击。免疫应答分为固有免疫和获得性免疫两大类。固有免疫是抵御病原体的第一道防线，包括解剖和生理屏障、吞噬性白细胞、树突状细胞（dendritic cells，DCs）、自然杀伤（natural killer，NK）细胞和循环血浆蛋白[1]。自然免疫之父、病理学家埃利·梅契尼可夫（Elie Metchnikoff）最先描述了白细胞募集和微生物吞噬的概念[2]。获得性免疫系统是由 B 淋巴细胞和 T 淋巴细胞提供的一种更多功能的防御机制，它基于物理学家保罗·埃尔利希（Paul Ehrlich）描述的抗体形成侧链理论[3]。固有免疫和获得性免疫是人类免疫系统中截然不同但相辅相成的组成部分，共同发挥作用抵御外来蛋白质[4]。本章将讨论免疫系统的基本组成部分及其发育过程、固有免疫如何与获得性免疫反应相互作用以消除肿瘤细胞，以及抗癌免疫治疗策略的发展。

## 1　固有免疫系统

炎症与肿瘤发生之间的联系由来已久，但在 21 世纪之交才得到证实[5]。人体每天都会不断地接触到高度多样化的外来蛋白质，这些蛋白质在正常健康的个体内会被固有免疫系统的组成部分迅速消除。发挥效应迅速是固有免疫应答的重要特征，但固有免疫应答是非特异性的，持续时间有限，并且缺乏免疫记忆[6]。传统上，固有免疫系统的细胞成分包括巨噬细胞、中性粒细胞、嗜酸性粒细胞、嗜碱性粒细胞、肥大细胞、NK 细胞和树突状细胞，它们能够清除微生物因子，并且在清除失败时可以激活更有效的抗原特异性获得性免疫应答[4, 6]。此外，固有免疫系统体液成分中的补体蛋白和 C 反应蛋白被认为是炎症过程的调节因子[4]。然而，越来越多的证据表明，由肿瘤抗原触发的固有免疫和获得性免疫系统在识别和消除恶性细胞方面也发挥着重要作用[7]，在此过程中会释放出一些有害的活性化学物质、细胞因子和趋化因子，从而损害周围的健康组织[8]。炎性微环境也会诱导基因组不稳定并加快分子变异的速度[9]，细胞反复更新和增殖导致的过程为慢性炎症奠定了基础，从而产生了有利于细胞恶性转化的微环境[10]。因此，肿瘤有时被描述为"无法愈合的伤口"[11]。

## 1.1 固有免疫系统的细胞成分

免疫系统的所有细胞均源自骨髓中的多功能造血干细胞（hematopoietic stem cells，HSCs）。HSCs 分化产生共同淋巴祖细胞（common lymphoid progenitor，CLP）和共同髓系祖细胞（common myeloid progenitor，CMP）。CLP 产生负责获得性免疫应答的 T 淋巴细胞和 B 淋巴细胞以及 NK 细胞，而 CMP 则产生固有免疫系统的细胞，包括白细胞（中性粒细胞、单核细胞、嗜碱性粒细胞和嗜酸性粒细胞）、肥大细胞、树突状细胞、红细胞和巨核细胞。

### 1.1.1 白细胞

白细胞的主要功能是保护机体免受微生物入侵。然而，炎症部位的微环境因素导致单个细胞的表型和功能状态发生重大变化，从而有利于肿瘤的发生和发展[12, 13]。

#### 1. 中性粒细胞

中性粒细胞占循环白细胞的 50% ~ 70%[14]，并形成了对抗病原微生物必需的第一道防线。它们起源于骨髓中的 CMP 细胞，可以对包括粒细胞集落刺激因子（granulocyte colony-stimulating factor，G-CSF）和粒细胞巨噬细胞集落刺激因子（granulocyte macrophage colony - stimulating factor，GM-CSF）在内的数种细胞因子产生反应[14, 15]。它们作为休眠细胞在血液中循环，并被特定的趋化因子、细胞因子和细胞黏附分子招募到感染部位[16]，然后通过吞噬作用摄取微生物，并被高浓度的杀菌颗粒或在病原体包涵囊泡中通过呼吸爆发产生的大量高毒性的活性氧所杀灭[14]。此外，活化的中性粒细胞中细胞因子 [包括肿瘤坏死因子 α、白细胞介素（interleukin，IL）-1β、IL-1Rα、IL-12 和血管内皮生长因子（vascular endothelial growth factor，VEGF）] 和趋化因子（包括 IL-8）的表达上调，这对募集和趋化其他中性粒细胞、巨噬细胞和 T 细胞至关重要[17, 18]。

中性粒细胞除了典型的专职吞噬细胞功能之外，它在肿瘤生物学中也发挥着重要作用[1, 19]。中性粒细胞被肿瘤局部产生的如 IL-8、巨噬细胞炎性蛋白 1α（macrophage inflammatory protein-1α，MIP-1α/CCL3）和人粒细胞趋化蛋白 2（human granulocyte chemotactic protein-2，HuGCP-2/CXCL6）的趋化因子招募到肿瘤微环境（tumor microenvironment，TME）中[20]。肿瘤相关中性粒细胞（tumor-associated neutrophils，TANs）在分子水平上表现出相反的双重作用，这与初始的中性粒细胞有明显的区别[20]，它们有的具有抗肿瘤形成（N1）表型，有的具有促肿瘤形成（N2）表型[14, 21]。在肿瘤未经治疗时，肿瘤细胞中的调节性细胞因子转化生长因子 β（transforming growth factor-beta，TGF-β）驱动 TANs 向 N2 表型分化[13]。这些中性粒细胞在局部产生中性粒细胞弹性蛋白酶（elastase，ELA2）[22]、抑癌素 M[23] 和警报素 S100A8/9[24]，促进肿瘤细胞的增殖、存活、转移和化疗耐药性。另外，N2 型 TANs 通过释放生长刺激信号、血管生成因子和基质降解酶来促进免疫抑制和肿瘤进展[13, 20, 25]。此外，还发现乳腺癌患者外周血中具有促肿瘤 N2 样表型的中性粒细胞在循环肿瘤细胞周围形成簇状[26]。这些中性粒细胞 - 循环肿瘤细胞群加速了血行转移的发展，导致总生存期缩短。因此，中性粒细胞在肿瘤细胞的发生和发展中扮演多种角色[27]。然而，在某些条件下，如 TGF-β 阻断，TANs 呈现 N1 表型。在这种表型中，免疫激活细胞因子和趋化因子的表达增强以及精氨酸酶水平降低，因而其细胞毒性更强[13]。N1 型 TANs 还能与树突状细胞相互作用来触发获得性免疫应答[28]，它们通过产生趋化因子（如 CCL3、CXCL9 和 CXCL10）和促炎细胞因子（即 IL-12、TNF-α、GM-CSF 和 VEGF）促进肿瘤内 CD8+T 细胞浸润和活化[29]。这种表型能抑制肿瘤的发展，表明通过阻断 TGF-β 来实现免疫刺激是有可能性的[13]。

**2. 单核细胞和巨噬细胞**

单核细胞是来源于 CMP 细胞，它们是体积较大的单细胞核细胞，占循环白细胞的 5% ~ 7%。这些单核细胞迁移到组织中，依靠组织的活化作用迅速成熟并分化为不同的巨噬细胞，如表皮中的朗格汉斯细胞、肝脏中的库普弗细胞和中枢神经系统中的小胶质细胞[30]。巨噬细胞具有许多功能，它们主要吞噬并摧毁入侵的微生物。它们还会释放细胞因子和趋化因子，将免疫系统的其他细胞招募到炎症部位。巨噬细胞还诱导抗原提呈细胞（antigen-presenting cells，APCs）上的共刺激分子表达，启动获得性免疫反应，并协助清除被获得性免疫反应破坏的病原体[2]。

与 TANs 相似，单核细胞被 CCL2、CCL5、CCL7 和 CCL8 等肿瘤源性趋化因子或血管内皮生长因子、血小板衍生生长因子（platelet-derived growth factor，PDGF）、TGF-β、GM-CSF 和 M-CSF 等细胞因子[31-34]招募到 TME 中，然后分化成为组织驻留巨噬细胞[35]。肿瘤相关巨噬细胞（tumor-associated macrophages，TAMs）的功能具有可塑性，它既可以呈现出抗肿瘤的 M1 表型（经典激活），又可以呈现出促肿瘤的 M2 表型（交替激活）[36]。TME 中的细胞因子谱对巨噬细胞分化的表型方向起到核心作用[37]。总体而言，存在于 TME 中的主要细胞因子 M-CSF、TGF-β 和 IL-10 对 TAMs 的 IL-12 产生和 NF-κB 激活起着强烈的抑制作用[38]，这使得单核细胞倾向分化为 M2 表型巨噬细胞，其特征是 IL-12 低、IL-10 高[31, 39]。这些巨噬细胞迁移到肿瘤内的缺氧区域，并通过多种方式促进肿瘤进展，包括表达 VEGF、血管生成素、促血管生成细胞因子和 IL-1 等因子诱导血管生成，通过产生多种基质金属蛋白酶（matrix metalloproteinases，MMP）如 MMP1 和 MMP9 来重塑基质，以及通过产生前列腺素、IL-4、IL-6、IL-10、TGF-β、吲哚胺 2, 3- 双加氧酶（indoleamine 2, 3-dioxygenase，IDO）代谢物和诱导调节性 T（T regulatory，Treg）细胞来抑制获得性免疫[34, 39]。这使得肿瘤细胞能够逃逸到周围的间质中并最终转移到远处。然而，巨噬细胞在例如 GM-CSF、微生物产物、脂多糖（lipopolysaccharides，LPS）或干扰素（interferon，IFN）-γ 存在的情况下发生经典性激活，TAMs 会呈现出更加具有细胞毒性、抗原提呈功能、高 IL-12 和低 IL-10 的 M1

表型[34]。它们通过产生大量的促炎细胞因子［如IL-12和IL-23、有毒中间体——一氧化氮、活性氧中间体（reactive oxygenintermediates，ROI）和TNF］来杀死微生物和肿瘤细胞[31, 34]。细胞因子还启动辅助性T细胞1（T-helper 1，Th1）获得性免疫。虽然在乳腺癌[40, 41]、膀胱癌[42]、子宫内膜癌[43]和宫颈癌[44]中，高数量的巨噬细胞往往与患者预后不良有关，但肿瘤组织中的TAMs为前列腺癌[45]和结肠癌[46]患者提供了生存优势。巨噬细胞表型从M2向M1的药理学转变可能为癌症患者带来治疗获益。据报道，蜂毒中的一种主要多肽蜂毒素能选择性减少M2样TAMs、提高M1/M2比率，因而具有抗肿瘤特性[47]。此外，当蜂毒素与线粒体膜破坏肽dKLA融合时，会选择性地诱导原位肺癌模型中M2样巨噬细胞凋亡。这些发现提供了一种靶向TME中TAMs的新治疗方法[48]。目前，减少或耗尽TAMs、将TAMs重新极化为M1样巨噬细胞以及促进TAMs吞噬功能等一些治疗策略正在研发中。例如，集落刺激因子1（colony-stimulating factor 1，CSF1）与其受体（CSF 1 receptor，CSF 1R）结合是通过招募TAMs来促进免疫抑制，在晚期癌症患者中对CSF 1R抑制剂AMG 820进行了首次人体Ⅰ期研究[49]，在可评估疗效的患者中有32%观察到中等程度的抗肿瘤活性。另一种正在评估的抗TAM策略是抑制肿瘤细胞上表达的CD47（"别吃我"信号）与巨噬细胞表面信号调节蛋白α（signal-regulatory protein alpha，SIRPα）的结合。人源化抗CD47抗体Hu5F9-G4与抗CD20抗体利妥昔单抗的联合使用已在侵袭性和惰性淋巴瘤患者以及卵巢和输卵管癌患者中显示出良好的活性[50]。

**3. 嗜酸性粒细胞**

嗜酸性粒细胞来源于CMP细胞，它们占循环白细胞的比例不足5%[2, 51]。传统上，嗜酸性粒细胞与宿主防御大型多细胞寄生虫和致过敏性疾病的真菌有关[52]。嗜酸性粒细胞可以表达多种受体，例如趋化因子受体、细胞因子受体、免疫球蛋白（immunoglobulin，Ig）受体、Toll样模式识别受体和组胺受体等[53]。这些受体的结合可使细胞释放高细胞毒性蛋白质，如主要碱性蛋白、嗜酸性粒细胞衍生神经毒素或嗜酸性粒细胞过氧化物酶（eosinophil peroxidase，EPO）、促炎性细胞因子和生长因子（IL-2、IL-3、IL-4、IL-5、IL-6、IL-10、IL-12、IL-13、IFN-γ、TNF-α、GM-CSF、TGF-α/β）、趋化因子［RANTES（CCL5）、eotaxin-1（CCL11）CXCL5］以及来自过敏性炎症部位的高度细胞毒性的、分泌型胞浆大颗粒的脂质介质（血小板激活因子和白三烯C4）[53, 54]。

此外，在肿瘤浸润区也发现了嗜酸性粒细胞[1]。肿瘤相关组织嗜酸性粒细胞增多可以改善多种实体肿瘤患者的预后，这些实体肿瘤包括结直肠癌[55]、口腔鳞状细胞癌（squamous cell carcinoma，SCC）[56]，以及喉癌和膀胱癌[57]。尽管在肿瘤中嗜酸性粒细胞作用尚不清楚，但已经很明显的是，嗜酸性粒细胞表达Ⅱ类主要组织相容性复合体（major histocompatibility complex，MHC）和共刺激分子［CD40、CD28/86、细胞毒性T淋巴细胞相关蛋白4（CTLA-4）][58, 59]，它们可以作为APCs发挥作用并通过T细胞来启动抗原特异性免疫反应[60]。动力学研究表明，坏死肿瘤细胞释放的嗜酸性粒细胞趋化因子、损伤相关分子模式（damage-associated molecular patterns，DAMPs）和高迁移率族蛋白B1（HMGB1）等趋化因子诱导嗜酸性粒细胞在CD8+T细胞浸润之前迁移至肿瘤内[61-63]。活化的肿瘤相关组织嗜酸性粒细胞释放如CCL5、CXCL9和CXCL10等趋化因子，将CD8+T细胞招募至肿瘤中[64]。在肿瘤特异性CD8+T细胞存在的情况下，肿瘤相关组织嗜酸性粒细胞增多会引起 TME 发生显著变化，例如 TAM 向 M1 表型分化和肿瘤血管正常化，这会增加 T 细胞浸润和增强肿瘤排斥反应，提高患者生存率[63]。嗜酸性粒细胞也表现出 T 细胞非依赖性的抗肿瘤免疫反应[65]。肿瘤来源的警报素 IL-33 介导了嗜酸性粒细胞在肿瘤内的迁移和激活，随后嗜酸性粒细胞脱颗粒释放出可以直接作用于肿瘤细胞的细胞毒颗粒，抑制肿瘤生长[66]。尽管肿瘤相关组织嗜酸性粒细胞增多利用双重机制在一些实体瘤内介导了抗肿瘤活性，但肿瘤相关血液嗜酸性粒细胞增多却与乳腺癌、恶性血液病和骨髓增生异常综合征的预后不良相关[67]。

**4. 嗜碱性粒细胞**

嗜碱性粒细胞起源于骨髓中的 CMP 细胞，成熟后被释放到循环中[2]。它们在循环白细胞中的比例不到 1%，因此直到大约 15 年前，嗜碱性粒细胞都被认为在功能上与肥大细胞是重叠的[68]。在局部释放的细胞因子和趋化因子的作用下，嗜碱性粒细胞会迁移至过敏性炎症和受微生物攻击的部位[68]。由 IgE 介导的嗜碱性粒细胞活化可诱导多种炎症介质生成和快速释放，如组胺、白三烯 C4、前列腺素以及大量的 IL-4 和 IL-13[69]。嗜碱性粒细胞在刺激后的 1 小时内释放 IL-4 和 IL-13，它们作为其他免疫细胞的化学诱导剂，使初始 T 细胞向 Th2 表型分化，以 IgE 依赖和 IgE 非依赖的方式产生 Th2（过敏）型免疫反应[70, 71]。此外，嗜碱性粒细胞表达的 CD40 配体与 B 细胞上的 CD40 结合，诱导 B 细胞向浆细胞转化并促进 IgE 抗体的产生[71]。

尽管嗜碱性粒细胞在肿瘤发生中的作用还不清楚，但研究者认为其可促进肿瘤血管生成[72]。嗜碱性粒细胞的胞浆囊泡中表达血管生成素 1 和血管生成素 2 信使 RNA，可在细胞表面表达 VEGFR-2 和酪氨酸激酶 1（Tie1）受体。另外，通过嗜碱性粒细胞和肥大细胞之间的相互作用，活化的嗜碱性粒细胞释放促血管生成因子 VEGF-A 和 VEGF-B，可促进肿瘤血管生成。此外，在胰腺导管腺癌患者中，肿瘤引流淋巴结的嗜碱性粒细胞与 Th2 炎症相关，嗜碱性粒细胞的出现是术后生存不良的独立预后因素。以上均表明嗜碱性粒细胞在肿瘤发展和疾病复发中发挥了作用[73]。

### 1.1.2 肥大细胞

肥大细胞是造血系统来源的组织炎性细胞[74]，其起源一直存在争议。最近，Qi 等[75] 发现了前嗜碱性粒细胞和肥大细胞祖细胞（pre-BMPs）是一种粒细胞 - 巨噬细胞祖细胞（GMPs）群体，具有分化为嗜碱性粒细胞和肥大细胞的能力，同时保留有限的分化为骨髓细胞的能力。pre-BMPs 在血液中循环并到达外周组织，分别在互斥转录因子 C/EBPα 和 MITF 作用下分化为嗜碱性粒细胞和肥大细胞[75]。嗜碱性粒细胞和肥大细胞有许多共同的特征，如表达 IgE 受体、存在相同的颗粒、受刺激时分泌类似的免疫反应介质和细胞因子。两者都能防御寄生虫感染，在 Th2 型免疫反应中发挥关键作用[76, 77]。然而，肥大细胞基于其表型和细胞因子环境在组织化学、生物化学和功能特征方面表现出明显的差异，这种现象称为"肥大细胞异质性"[78]。肥大细胞可表达多种表面受体，包括 KIT IgG 受体和 Toll 样受体（TLRs）[78]。其典型特征是细胞质中存在密集的异染颗粒，颗粒含有组胺和肝素，与变应原接触后会爆发式地被释放出来[79]。除胃肠道和中枢神经系统外，组织肥大细胞是组胺的最大储存库，同时还含有一些预先形成的递质，如肝素、5- 羟色胺、类胰蛋白酶和糜酶；脂质介质；细胞因子，如 TNF-α/β、IFN-α/β、IL-1α/β、IL-5/-6/-13/-16 和 -18；趋化因子，如 IL-8（CXCL8）、I-309（CCL1）、MCP-1（CCL2）、MIP-1αS（CCL3）、MIP1β（CCL4）、

MCP-3（CCL7）、RANTES（CCL5）、嗜酸性粒细胞趋化因子（CCL11）和 MCAF（MCP-1）；以及生长因子，如 SCF、M-CSF、GM-CSF、bFGF、VEGF、NGF 和 PDGF[79]。这些因子通过 IgE 或 IgG 依赖性机制激活被合成并被迅速释放。肥大细胞在黏膜和组织环境表面之间界面的关键定位，例如靠近血管、神经、腺体和上皮表面下[76, 78]，以及它们预先储存 TNF-α 的能力，使得肥大细胞能够对入侵的病原体作出第一反应[74]。不同的刺激会激活肥大细胞中的不同通路，导致肥大细胞释放不同的分子混合物，这对 T 细胞的分化和随后的获得性免疫反应有很大影响[74]。在许多肿瘤中发现肥大细胞数量增加可能对肿瘤发展具有双重作用。肥大细胞浸润与一些癌症如前列腺癌[80]、唇癌[81]以及弥漫性大 B 细胞淋巴瘤的不良预后有关[82]。这可能是因为瘤内肥大细胞是促血管生成和刺激肿瘤生长介质的丰富来源，能刺激或调节血管生成；同时，瘤周肥大细胞含有丰富的类胰蛋白酶和糜酶，能促进细胞外基质降解和肿瘤侵袭，从而导致肿瘤进展[81, 83, 84]。与此相反，肥大细胞浸润与乳腺癌[85]、卵巢癌[86]、肺癌[87]和结直肠癌[88]的预后良好相关。这是因为基质肥大细胞释放了一些抗肿瘤因子，包括具有内源性细胞毒性的过氧化物酶、细胞因子（如 IL-1、IL-4、IL-6 和诱导内皮细胞凋亡的 TNF-α）、抑制血管生成的糜酶以及导致肿瘤纤维化的类胰蛋白酶[86, 89, 90]。因此，显而易见的是，由于肥大细胞能够调节免疫反应，因而肿瘤样本中肥大细胞的密度、位置以及肥大细胞与基质细胞之间的相互作用，可以预测患者生存[1]。

### 1.1.3 树突状细胞

树突状细胞是分布于身体大多数组织中的专职抗原提呈细胞，并在次级淋巴组织中富集[91]。在稳定状态下，它们起源于单核细胞和树突状细胞祖细胞（MDP），来源于骨髓中的 CMP 细胞[92]。MDPs 在骨髓中产生单核细胞和共同 DC 祖细胞（CDPs）[93]。CDPs 分化出前 DCs，它们从骨髓通过血液迁移到淋巴组织和非淋巴组织，并分化为经典的 DCs（cDCs）。前 DCs 缺乏 DCs 的形态和功能，但在微生物或炎症的刺激下能发育为 DCs[94]。浆细胞样 DCs 是一种存在于血液、胸腺、骨髓和次级淋巴组织中的前 DCs，病毒入侵时它们产生 I 型 IFN-α。cDCs 可大致分为迁移性 DCs 和淋巴组织驻留性 DCs。迁移性 DCs（朗格汉斯细胞和皮肤 DCs）是存在于周围组织的未成熟 DCs，在捕获抗原方面非常有效。它们使用包括 TLRs 和 NOD 样受体（NLRs）在内的多种受体对入侵病原体进行采样。当遇到病原体时，外周组织中具有吞噬作用的未成熟 DCs 短暂上调内吞作用，以促进大量抗原的累积[3]。由于抗原肽的形成较少[3]、MHC II 类分子在溶酶体中泛素化、共刺激配体（CD80，CD86）表达低下[3, 95]等原因，未成熟 DCs 在细胞表面形成肽 -MHC 复合物的效率相对较低。此后不久，DCs 功能成熟会触发抗原提呈机制，这是固有免疫和获得性免疫之间的关键环节[96]。由于 DCs 的内吞作用降低，以及可能的 MHC II 类分子泛素化停止等，导致 MHC I、MHC II 和共刺激分子在表面的表达增加[95]。因此，成熟 DCs 降解病原体，并将细胞表面的 MHC I 类或 II 类分子上的抗原肽提呈给初始 T 细胞，同时表达共刺激配体（CD80、CD86），并迁移到淋巴组织的 T 细胞区[3]。配体与 T 细胞上的共刺激分子结合引发 T 细胞激活[95]。根据病原体的类型和接收到的其他成熟信号，活化的 T 细胞能够增殖并分化为细胞毒性效应 T 细胞或辅助性 T 细胞[3]。DCs 也可以直接提呈完整的抗原，并激活抗原特异性 B 细胞[3]。淋巴组织内的 DCs（CD8+ 和 CD8- 脾脏 cDCs 以及胸腺 cDCs）是未成熟的 DCs，仅位于初始 T 细胞被激活的区域[95]，它们将淋巴器官中的抗原提呈给 T 细胞[94]，可能负责在稳定状态下维持外周免疫耐受。在炎症条件下，一些 DCs 可能来源于 CLP 细胞和单核细胞[2]。例如，一种炎症性 DCs 能够产生肿瘤坏死因子和诱导一氧化氮合成酶（Tip DCs）[94]。

在正常情况下，DCs 负责维持对宿主细胞的免疫耐受[3]。稳定状态下，DCs 通常在表型和功能上都不成熟。不成熟状态的特点是 MHC Ⅱ 类分子的泛素化和细胞内积累以及低水平的共刺激分子[91]。因此，在没有感染的情况下，虽然 DCs 不断向 T 细胞提呈自身抗原和非致病性环境抗原，但这诱导产生的是 Tregs 而不是效应性 T 细胞。在癌症的发展过程中，肿瘤细胞与正常细胞更为相似。因此，在没有炎症的情况下，DCs 更易诱导外周耐受。此外，免疫抑制的其他机制，如 PD-L1 和 PD-L2 的表达、TGF-β、IDO 抑制 DCs 和 T 细胞的功能，也促进肿瘤细胞逃避免疫识别，也许这解释了为何疫苗没能成为一种有效治疗癌症的方式[3]。DCs 被恰当地称为免疫系统守门人，因为其能够检查微环境、解析环境中的线索并指导免疫细胞在耐受性和免疫原性之间做出快速和适当的反应[91]。然而，DCs 在 TME 中的募集受到肿瘤细胞内在因素的影响[97]。例如，WNT/β-catenin 信号通路激活会阻止 DCs 的募集并抑制 T 细胞的激活，导致免疫排斥[98]。与此相反，肿瘤浸润的 NK 细胞招募并促进 DCs 在 TME 中的生存[99]。因此，DCs 启动的抗肿瘤反应主要取决于 TME 中的免疫环境。

### 1.1.4 自然杀伤细胞

自然杀伤（NK）细胞是先天免疫系统中最强大的淋巴细胞，具有强力的细胞毒性。它们起源于骨髓中的 CLP 细胞，占循环中所有淋巴细胞的 15%[1]。此外，它们还位于许多外周组织中。尽管 NK 细胞不表达抗原特异性表面受体，如 B 细胞的经典膜结合的 Igs 或 T 细胞的 T 细胞受体（TCR），但它们表达多种激活性和抑制性细胞表面受体。NK 细胞的主要功能是识别和消除不能产生自身 MHC Ⅰ 类分子的细胞，在成熟过程中能通过表达一些细胞表面抑制性受体来识别"迷失的自我"，如与 MHC Ⅰ 类配体特异结合的杀伤细胞抑制性受体 -L（KIR-L）[100]。在稳态条件下，正常细胞组成性表达的同源 MHC Ⅰ 类配体与这些受体结合并通过转导抑制信号来确保自身耐受性[101]。但由于肿瘤细胞和病毒感染等导致细胞缺乏这些 MHC Ⅰ 类配体，使它们能被 NK 细胞识别和破坏[100]。

NK 细胞的效应器功能是在细胞表面激活受体的参与下触发的，这些受体包括强效的 NKG2D 受体、杀伤细胞 Ig 样受体（KIR-S）、TLR 和 NLR，可通过识别病原体相关分子模式（PAMP）来识别非自身感染的细胞和应激状态的自身细胞[102]。然而，NK 细胞的激活取决于其与辅助性细胞的相互作用，如 DCs、中性粒细胞、巨噬细胞和肥大细胞和（或）细胞因子微环境，包括 IL-2、IFN-α/β、IL-12、IL-15、IL-18 或 IL-21[103, 104]。DCs 是 NK 细胞的关键伙伴，位于 NK 细胞附近，通过直接接触或分泌细胞因子 IFN-α、IL-2、IL-12、IL-15 或 IL-21 来刺激 NK 细胞[105]。活化的 NK 细胞诱导细胞毒性和（或）促进细胞因子的产生[105]。NK 细胞通过释放含有穿孔素和颗粒酶的胞浆颗粒或表达 Fas 配体（CD95）或 TNF-α 相关凋亡诱导配体（TRAIL）与肿瘤细胞上的死亡受体结合触发凋亡来杀死肿瘤细胞[106]。然而肿瘤细胞会进化并逃避 NK 细胞的破坏[106]。肿瘤细胞常见的逃逸机制是 NKG2D 配体的蛋白水解[107]。此外，通过肿瘤细胞表面 TGF-β 和 NKG2D 配体（包括 MHC Ⅰ 类同源物 MICA 和 MICB）的肿瘤相关表达对 NKG2D 途径的慢性刺激，可以通过诱导内吞作用和破坏 NK 细胞上被激活的 NKG2D 受体来削弱 NKG2D 信号通路的功能[108, 109]。这导致 NK 细胞上 NKG2D 的表达明显降低，从而促使 T 细胞沉默和肿瘤细胞逃避免疫监视。然而，NK 细胞可通过其他机制（例如抗体依赖性细胞毒性）来攻击肿瘤细胞[110]。NK 细胞能表达其他激活受体，例如能与 Ig 的 Fc 区结合的 CD16 和 Fc-γ 受体 Ⅲ a（FCGR3A）[111]，使其能够识别抗体包被的肿瘤细胞并通过释放穿孔素破坏它们。

根据 CD56 和 CD16 的表达与否，NK 细胞可以分为至少两种功能亚群[112]。$CD56^{dim}CD16^+$ NK 细胞占循环系统 NK 细胞的 90%。这些细胞被一些趋化因子吸引到外周组织，表达穿孔素、天然细胞毒性受体（NCR）和 KIRs。被激活后，$CD56^{dim}CD16^+$ NK 细胞的细胞毒性更强并分泌低水平的细胞因子。另一方面，$CD56^{bright}CD16^-$ NK 细胞主要位于次级淋巴组织中，占循环中不到 10% 的 NK 细胞，它们缺乏穿孔素、NCR 和 KIRs。被 IL-2 激活后，$CD56^{bright}CD16^-$ NK 细胞产生细胞因子，主要是 IFN-γ、GM-CSF 和 TNF-α。然而，在 IL-2 的长期刺激下，它们会表达穿孔素、NCR 和 KIRs 并获得细胞毒性功能。

虽然 NK 细胞在传统上被认为是固有免疫细胞，但它们也表现出 T 细胞的特征，并且能够在再次接触时产生快速而强烈的免疫反应[113]。NK 细胞的免疫记忆功能在初次接触后能持续数月，并具有抗原特异性，可以转移到未免疫动物身上[113]。尽管 NK 细胞是具有免疫记忆的强大杀伤细胞，但它们有限的浸润肿瘤的能力限制了其发挥抗肿瘤活性的作用，导致在临床方面只能体现出一定程度的疗效[114]。目前正在研究一些增强 NK 细胞活性的方法。近年来，NK 细胞已经被设计表达具有功能性和细胞毒活性的 TCR（TCR-NK-92）[115]。基于在临床前研究中证实了其具有抗肿瘤活性及无限扩增的能力，工程化的 NK 细胞正在难治 / 复发性急性髓系白血病和淋巴瘤患者中进行评估。来自脐带血的抗 CD19 嵌合抗原受体（CAR）-NK 细胞在 73% 的复发或难治性 CD19 阳性肿瘤（非霍奇金淋巴瘤或慢性淋巴细胞白血病）患者中产生了客观缓解[116]。几项临床试验也正在评估 NK 细胞治疗实体肿瘤的疗效。

## 2　获得性免疫系统

由 T 淋巴细胞（T 细胞）和 B 淋巴细胞（B 细胞）介导的获得性免疫的特点之一是对抗原刺激的免疫反应的特异性，另一个独特的特点是它能够赋予持久的免疫记忆，从而在以后接触相同的抗原时产生更快速和强大的免疫反应[2]。固有免疫反应由存在胚系编码的细胞表面受体而迅速启动。与此相反，获得性免疫反应是一个较慢的过程，因为淋巴细胞在激活后需要进行克隆性扩增，在效应细胞发展达到足够的数量才会产生免疫反应[30]。获得性免疫反应可分为体液、细胞介导的免疫反应两类。体液免疫反应是 B 淋巴细胞介导的，针对细胞外、血液和体液中的抗原。而细胞免疫反应是由 T 淋巴细胞介导的，能够识别细胞内病原体提呈在 MHC 分子上的小抗原决定簇。

## 2.1 获得性免疫系统的细胞成分

T 淋巴细胞和 B 淋巴细胞起源于 CLP，CLP 是一种源自多能造血干细胞的特殊类型干细胞[2]。

### 2.1.1 T 淋巴细胞

淋巴系祖细胞从骨髓迁移到胸腺，在胸腺经历四个阶段的分化和增殖，其中包括发育检查点，以确保不能识别抗原 -MHC 复合物或不能区分自我抗原的细胞无法成熟[117]。当淋巴系祖细胞通过皮质层迁移时，它们在与胸腺上皮细胞不断相互作用的基础上经历选择程序[118]。在皮质 - 髓质交界处进入胸腺的淋巴系祖细胞不表达 TCR 或 CD4 或 CD8 共受体，因此被称为 CD4/CD8 双阴性（DN）淋巴细胞（DN1）[119]。当它们通过皮质从皮质 – 髓质交界处移动到囊下区域时，淋巴系祖细胞失去了形成 B 细胞或 NK 细胞的能力，成为 T 细胞前体（DN2）[120]。在 T 谱系的作用和重组激活基因 1（RAG1）的表达之后，TCRβ 链被重新排列并与前 Tα 链配对，导致前 TCRs（DN3）的表达[117]。随后，快速增殖产生许多胸腺细胞（DN4）。在细胞因子的适当刺激下，它们首先表达 CD8 共受体，然后表达 CD4 共受体，成为双阳性（DP）胸腺细胞。这伴随着 TCRα 链的重排，从而产生完整的 αβTCRs。然后，DP 胸腺细胞与 TECs 相互作用，进一步发展为初始 T 细胞，这一过程依赖于它们与 MHC Ⅰ类或 MHC Ⅱ类分子结合的能力（阳性选择）[117, 121]。大约 90% 的 DP 胸腺细胞表达的 TCR 不能与 MHC 分子结合，致使这些细胞随后发生凋亡（因忽视而死亡）。基于它们与 MHC 分子的相互作用，DP 胸腺细胞能通过沉默一个共受体位点的转录而分化成单阳性 T 细胞[118, 122]。

在髓质中，T 细胞被筛选出针对广泛的组织特异性蛋白的反应性，包括胸腺髓质上皮细胞表达的自身抗原肽[30]。表达 TCR 的 T 细胞对自身肽具有高亲和力，会迅速凋亡，随后被胸腺巨噬细胞清除（阴性选择）。表达中等水平 TCR 信号的 T 细胞通过阳性选择进入成熟阶段。若 T 细胞表达的 TCR 与 MHC Ⅰ类分子结合，则成熟为单阳性的 CD8 成熟 T 细胞（CD8⁺T 细胞）；若表达的 TCR 与 MHC Ⅱ类分子结合，则成熟为单阳性的 CD4 成熟 T 细胞（CD4⁺T 细胞）。然后这些初始 T 细胞在髓质环境中寻获抗原提呈树突状细胞。在接触到 APCs 呈现的抗原决定簇时，T 细胞在 APCs 上的 B7 分子（CD80 和 CD86）共同刺激 CD28 的情况下被激活，形成效应 T 细胞，破坏致病因子或吸引其他免疫细胞到该部位。在髓质中没有被抗原刺激的情况下，初始 T 细胞进入血流，前往外周淋巴组织，并进入 LN 的皮质旁区域。在肿瘤引流的 LN 中，在 MHC 分子和同一 APC 上表达的 B7 蛋白（CD80 或 CD86）共同刺激 T 细胞表面组成性表达 CD28 的情况下，初始 T 细胞遇到肿瘤抗原而被激活[123]。这导致淋巴结中的初始 T 细胞进行克隆扩增并分化为效应 T 细胞（CD4⁺辅助 T 细胞或 CD8⁺ 细胞毒性 T 细胞）。根据细胞因子环境和 TME 中的转录因子特征，CD4⁺ 辅助 T 细胞分化为几个亚型，包括 Th1[124]、辅助性 T 细胞 2（Th2）[125]、辅助性 T 细胞 17（Th17）[126]、诱导 Tregs（iTregs）[127]、滤泡辅助性 T 细胞（Tfh）[128]和辅助性 T 细胞 9（Th9）[129]。这些辅助 T 细胞分泌的细胞因子和趋化因子可调节免疫反应。Th1 细胞通过激活 CD8⁺T 细胞来促进细胞介导的免疫，对细胞内病原体产生免疫反应；而 Th2 细胞则通过激活 B 细胞促进体液免疫，来对抗细胞外寄生虫。另一方面，由 MHC Ⅰ类分子上的抗原提呈或通过 CD4 辅助 T 细胞激活的 CD8⁺效应 T 细胞具有直接的细胞毒性。因此，它们迁移到肿瘤部位并摧毁肿瘤细胞。此外，一些被激活的 T 细胞和 B 细胞会分化成记忆细胞，负责持久的免疫记忆功能[130]。随后再暴露于相同的抗原会引起更快速和更强大的免疫反应。一小部分 T 细胞称为 γ-δT 细胞，表达由一个 γ 链和一个 δ 链组成的独特 TCR，这些 TCR 由 γ 和 δ 基因位点编码。虽然这些细胞表达克隆重排基因，但它们表现出不依赖于 MHC/ 人白细胞抗原（ HLA ）限制的抗肿瘤活性，后者是传统 αβT 细胞的一个基本特征。此外，它们也有许多与 NK 细胞相关的标志物。由于它们与固有和获得性免疫系统的共同特征，人们对开发基于 γ-δT 细胞的免疫治疗越来越感兴趣。

　　T 细胞反应的调节是免疫检查点的共刺激性和抑制性信号之间的一种微妙平衡调控。在正常的生理条件下，这些 T 细胞受体的作用是维持免疫平衡和防止自身免疫。共刺激受体包括 CD28、诱导性 T 细胞共刺激因子（ICOS）、4-1BB（CD-137）、OX40（CD-134）。CD40 和糖皮质激素诱导的 TNFR 相关蛋白（GITR），而 CTLA-4、程序性死亡受体 1（PD-1）、淋巴细胞激活基因 -3（Lag-3）、T 细胞免疫球蛋白 -3（Tim-3）和 T 细胞免疫球蛋白和 ITIM 域（TIGIT）是共抑制性的[132]。CD28 是在初始 T 细胞表面组成性表达的主要共刺激分子。当配体与 APC 上的 B7-1 和 B7-2 结合时，它们为 T 细胞的激活和下游信号的传递提供了重要的共刺激信号[133]。ICOS 是 CD28 家族的另一个成员[134]。虽然在结构上与 CD28 和 CTLA-4 相似，但它不是组成性表达，而是在活化的 CD4$^+$ 和 CD8$^+$T 细胞上诱导性表达。在与活化树突状细胞上表达的 B7-H2 的配体结合时，ICOS 增强了 T 细胞的增殖。但与 CD28 不同的是，CD28 会上调 IL-2，而 ICOS 的刺激会上调 IL-10 的表达。此外，ICOS 诱导 T 细胞的共同刺激可引发 CD40 配体的上调，并促进 B 细胞合成免疫球蛋白。

　　除了 CD28 和 ICOS，还有其他属于 TNF 受体超家族的共信号受体，如 4-1BB[135]、OX40[136]、CD40[137] 和 GITR[138]。这些受体与 TCR 信号协同作用，促进细胞因子的产生和 T 细胞的激活。4-1BB、OX40 和 GITR 在活化的 CD4$^+$ 和 CD8$^+$T 细胞及其配体在活化的 APC 上瞬时上调[139]。在配体结合时，共刺激信号增强了 T 细胞的扩增和细胞毒效应功能。然而，它对 Tregs 的影响取决于 TME 中的细胞因子环境。一般来说，T 细胞激活受体的参与会影响初始 T 细胞向 FoxP3$^+$Tregs 的转化，清除肿瘤浸润性 Tregs，从而阻断 Tregs 的免疫抑制功能[140]。然而，在没有 IFN-γ 或 IL-4 的情况下，激活性受体的刺激会增强 Tregs 的增殖和累积。因此，共刺激受体的激活对 Tregs 有双重作用。CD40 与 TNF 受体超家族的其他成员不同，它主要表达在 APC 和巨噬细胞上，而其配体 CD40L 则在活化的 T 细胞上短暂表达[139]。CD40 的激活通过激活树突状细胞和促进巨噬细胞依赖性的肿瘤杀伤作用间接诱导肿瘤消退[141]。CD40 激活还通过介导抗体依赖的细胞毒性、补体介导的细胞毒性和程序性细胞死亡表现出直接的细胞毒性作用。T 细胞的刺激作用被一种抑制机制所抵消，以维持免疫平衡状态。活化的 T 细胞表面同时表达 CTLA-4 和 PD-1 作为免疫检查点[142-144]。CTLA-4 是一种 CD28 同源物，与 B7 分子结合的亲和力更强，是一种在启动阶段调节 T 细胞活性的早期共抑制信号。在与 B7 接触时，CTLA-4 阻断了 CD28 的共刺激，并消除了 T 细胞活性和细胞因子的产生。另一方面，CD28 家族成员 PD-1 是一个晚期共抑制信号，在外周组织的效应阶段调节 T 细胞活性。PD-1 与两个配体 PD-L1 和 PD-L2 相互作用。PD-L1 在许多细胞上表达，包括肿瘤细胞和活化的 B 和 T 细胞，以应答活化的 T 细胞产生的 IFN-γ，而 PD-L2 只在巨噬细胞和树突状细胞上表达[145]。与 CTLA-4 不同，PD-1 与 PD-L1 配体的结合并不干扰共刺激，而是通过干扰 TCR 和 BCR 下游的信号通路来减少 B 细胞和 T 细胞的增殖以及细胞因子的产生[146]。除了 CTLA-4 和 PD-1，还有其他新一代共抑制受体，如淋巴细胞激活基因 -3（Lag-3）、T 细胞免疫球蛋白 -3（Tim-3）和 T 细胞免疫球蛋白和 ITIM 域（TIGIT），它们在不同的淋巴细胞亚群上表达，对免疫反应有不同的抑制作用[147]。例如，Tim-3 途径可能调节肠道的免疫反应，而 TIGIT 可能调节肺部免疫反应，Lag-3 调节胰腺免疫反应。同样，它们也表现出功能特异性，即 TIGIT 可以选择性抑制 Th1 和 Th17 细胞的促炎症反应，同时促进 Th2 细胞的反应[148]。除了免疫检查点，这种免疫抑制作用的主要贡献者是 Tregs，这是一种特殊的 T 细胞，可抑制其他 T 细胞的细胞毒性功能[149]。它们被分为胸腺衍生的天然 Tregs（nTregs）和外周衍生的可诱导 Tregs（iTregs）。以表面表达 CD4 和 CD25 抗原和核表达叉头框蛋白 P3（FOXP3）为特征的 nTregs 是阳性选择的胸腺细胞，对 MHC II 类分子上的自身抗原具有相对较高的亲和力。相反，在 TGF-β 存在的情况下，iTregs 在外周从初始 CD4$^+$T 细胞中分化出来。它们通过表达免疫抑制性细胞因子如 IL-10 和 TGF-β 来发挥免疫抑制作用[127]。降低 Tregs 细胞的活性可以增强固有和获得性免疫反应，可用于治疗肿瘤[150]。因此，在正常情况下，免疫激活和抑制途径的协调调控，在维持外周耐受性和调节 T 细胞反应的幅度和持续时间方面起着重要作用[151]。

### 2.1.2 B 淋巴细胞

B 淋巴细胞在胎儿期由肝脏中的造血干细胞发育而来，在成年期持续存在于骨髓中[2]。由淋巴祖细胞、前祖 B 细胞、早期祖 B 细胞、晚期祖 B 细胞和前 B 细胞发育而来的四个 B 淋巴细胞前体亚群缺乏表面免疫球蛋白[152]。在重组激活基因 1 和 2 的存在下，这些细胞不断与骨髓基质细胞相互作用，为 B 细胞发育提供关键的生长因子、趋化因子和细胞因子。B 细胞前体经历编码重链（H）基因的顺序重排[153]。DJ 重排发生在早期祖 B 细胞中，随后是发生在晚期祖 B 细胞中的 VDJ 重排，形成细胞质中具有完整 Igμ 重链的大前 B 细胞[2]。μ 重链与替代轻链（L）和两条不变的副链 Igα 和 Igβ 结合形成前 B 细胞受体（BCR），该受体在前 B 细胞表面瞬时表达，阳性选择这些细胞进一步发育。这会启动一个负反馈回路，通过该回路关闭重组激活基因的表达，停止前 B 细胞中的 H 基因重排，防止第二个 H 基因重排（等位基因排斥），并发出前 B 细胞增殖的信号。重组激活基因被重新表达，从而在阳性选择的前 B 细胞中诱导编码 L 的基因重排，从而形成未成熟 B 细胞，并在细胞表面表达完整的 IgM BCR。这触发了 L 基因重排的停止。由于这个过程会形成大量能够识别多种抗原（包括自身抗原）的 B 细胞受体池，未成熟 B 细胞在离开骨髓前需要被检测对自身抗原的反应性。当未成熟的 B 细胞表达具有最佳下游信号的非自身反应性 B 细胞受体时，重组激活基因表达下调，这允许阳性选择这些细胞作为过渡性 B 细胞进入脾脏。相反，当未成熟 B 细胞表达非自身反应性 BCR 且只产生低水平的基线 BCR 信号时、以及当未成熟 B 细胞具有强烈的自身反应性时，它们会被阴性选择，通过凋亡（克隆清除）而被消除。或者，这些细胞可能被失活（失能）或可能经历受体编辑，后者是 L 基因二次重排导致形成非自身反应性新 BCR 的过程，这一过程使这些细胞随后能够通过阳性选择进一步发育[154]。

未成熟的 B 细胞以过渡细胞状态进入脾脏。因为大多数 T1 细胞对仅在外周组织中表达的自身抗原有强烈反应而经历克隆清除或失能，故很少有细胞从 T1 期进入 T2 期[155]。此外，细胞从 T1

期到 T2 期的转变还依赖于基础的滋养型 BCR 信号（tonic BCR signaling）。T2 期细胞通过 B 细胞激活因子（BAFF）-R 接收促生存信号，并分化为同时表达 IgM 和 IgG 表面受体的初始 B 细胞。在强烈的 BCR 信号指令下，初始 B 细胞分化为具有中等 BCR 信号并表达布鲁顿酪氨酸激酶（Bruton tyrosine kinase，BTK）的滤泡（follicular，FO）B 细胞或具有弱 BCR 信号并表达 NOTCH 同源物 2（NOTCH2）的边缘区（marginal zone，MZ）B 细胞[155, 156]。位于脾白髓内的边缘区 B 细胞是不参与循环的静息成熟 B 细胞。它们的抗原特异性有限，可被非蛋白抗原激活，如不依赖 T 细胞的常见血源性病原体。激活后，它们迅速发育成短寿命浆细胞，分泌低亲和力 IgM 抗体，不产生记忆细胞。在血液和脾脏之间循环的 FO B 细胞位于次级淋巴器官中富含 T 细胞的区域附近，并以 T 细胞依赖的方式被外源蛋白激活[157]。与膜结合 Ig 结合的抗原被 FO B 细胞内化，并在 MHC Ⅱ 类分子上呈递给 CD4 辅助性 T 细胞。活化的 T 细胞表达共刺激因子 CD40L 以及 B 细胞活化所需的其他细胞因子[2]。活化的 B 细胞通过克隆扩增分化为浆细胞，产生大量高亲和力的分泌性抗体。一些被激活的 B 细胞迁移到淋巴滤泡形成生发中心，在那里它们经历广泛活跃的增殖、免疫球蛋白转换和体细胞超突变，产生长寿的浆细胞或记忆 B 细胞。这些浆细胞离开生发中心，迁移到骨髓，即使在抗原被消除后，它们仍会在骨髓中继续产生抗体。再感染时，这些循环抗体立即提供保护作用并激活位于外周淋巴组织的记忆细胞。

### 免疫球蛋白

免疫球蛋白是由两条相同的轻链（light chain 或 L chain）和两条相同的重链（heavy chain 或 H chain）组成的 Y 型异源二聚体[158]。这两条 H 链通过多个二硫键相互连接，每条 L 链通过一个二硫键连接在一条 H 链上。每条 L 链和 H 链被分为一个可变区和一个恒定区。每条 L 和 H 链的可变区有三个互补决定区（CDRs）。一条 L 链中的三个互补决定区与 Y 臂上 H 链中的三个互补决定区对形成一个配对，即抗原结合位点。每个配对体都具有抗原表位特异性，这决定了免疫球蛋白的特异性。同类型的免疫球蛋白的 H 链恒定区是相同的，但在不同类型之间存在差异。同样，同一类型中的所有免疫球蛋白都有 λ 或 κL 链。用木瓜蛋白酶的蛋白水解消化能力将免疫球蛋白分解为三个功能单元，即两个抗原结合片段（Fab）和可结晶片段（Fc）。每个 Fab 片段包含一条完整的 L 链与 H 链的可变区和一个恒定区结构域，其中包括抗原结合位点。Fc 片段包含 H 链的两个恒定区结构域。这是免疫球蛋白的效应域，它激活 NK 细胞、补体经典途径和吞噬作用[159]。

根据 H 链恒定区的氨基酸序列，将人抗体分为 IgM、IgD、IgG、IgE 和 IgA[158]。相应地，它们具有不同的生物学功能。IgM 是 B 细胞发育过程中最早表达于细胞表面的抗体，是首次暴露于抗原时分泌的主要免疫球蛋白。IgG 是血液中的主要抗体，在二次免疫反应过程中大量产生，负责清除调理素作用后的病原体、中和毒素和病毒。IgA 是人体分泌物中的主要抗体，占初乳中蛋白质含量的近 50%，并保护黏膜表面免受毒素、病毒和细菌的侵害。当未成熟的 B 细胞离开骨髓时，会少量表达膜结合 IgD 从而调节细胞的激活。血液中存在微量的 IgE，但在过敏或变态反应和寄生虫感染时，它是一种非常有效的 Ig。

体内的每一个 B 细胞只产生一种抗体[159]。当一个初始 B 细胞被激活时，它增殖并分化为一个浆细胞克隆，产生大量的分泌性抗体。这些抗体与被激活的 BCR 具有相同的抗原结合位点，并且对单个表位具有特异性。因此，它们被称为单克隆抗体（monoclonal antibody，mAb）。多克隆抗体由不同的 B 细胞克隆分泌，它们与同一抗原上的不同表位结合。

单克隆抗体革命性地推动了免疫球蛋白作为治疗药物的应用进程。然而，工程化单克隆抗体并非没有挑战。第一个设计用于人类的单克隆抗体是一种小鼠抗体[160]，它们具有高度的免疫原性，但生物效应有限，半衰期很短。单克隆抗体的基因工程人源化蛋白改造克服了这一局限性。70% 的嵌合单克隆抗体是通过融合小鼠可变区与人类恒定区而产生的[161]。后来开发的人源化单克隆抗体中有 85%~90% 是人源的，只有互补决定区是小鼠源的[162]。目前，噬菌体展示（phage display）技术产生的全人单克隆抗体已经问世[163]。人源化单克隆抗体的免疫原性低于小鼠单克隆抗体。因此，一些靶向生长因子受体［如表皮生长因子（西妥昔单抗）、人表皮生长因子受体 2（曲妥珠单抗）］、肿瘤微环境和肿瘤抗原的抗体已被批准用于结直肠癌、乳腺癌和肺癌的治疗[164]。单克隆抗体的人源化程度是用命名法来表示的。例如，xi- 表示嵌合单克隆抗体（rituximab，利妥昔单抗），zu- 表示人源化单克隆抗体（bevacizumab，贝伐单抗），u- 表示全人单克隆抗体（ipilimumab，伊匹单抗）。

除了产生抗体外，B 细胞还在调节细胞介导的免疫应答中发挥作用[165]。B 细胞上表达的 CD40 被配体结合后可促进生发中心的形成、免疫球蛋白同型转换、免疫球蛋白的体细胞超突变以增强对抗原的亲和力以及浆细胞和记忆 B 细胞的形成[166]。此外，静息 B 细胞上 CD40/CD40L 的结合会诱导细胞表面表达主要组织相容性复合体和共刺激分子，并产生促炎症细胞因子，从而促进 B 细胞转化为抗原提呈细胞。因此，B 细胞可以作为专职抗原提呈细胞。虽然临床前研究为 CD40 B 细胞作为肿瘤细胞疫苗的临床应用提供了强有力的证据，但 B 细胞作为肿瘤免疫治疗药物的潜在用途仅在有限数量的临床试验中进行研究[165]。

## 3　免疫系统在工作

### 抗肿瘤细胞的免疫反应概述

在抗肿瘤方面，更深入地了解肿瘤微环境的免疫调节过程对于免疫治疗的研发至关重要。肿瘤微环境由多种细胞组成，如巨噬细胞、树突状细胞、NK 细胞、肥大细胞、初始淋巴细胞、B 细胞、细胞毒性 T 细胞、辅助 T 细胞、记忆细胞、调节性 T 细胞、骨髓源性抑制细胞（MDSCs）和基质细胞[167]。尽管在肿瘤部位聚集了免疫效应细胞，但肿瘤细胞会进化，颠覆免疫攻击并使其进入沉默状态。因此，全面了解肿瘤和肿瘤微环境元素之间的相互作用将有助于识别新的靶点和治疗策略，以克服治疗耐药性。人类的免疫系统在癌症中表现出双重作用。虽然免疫系统的主要功能是消除肿瘤细胞，但它们也通过一个被称为肿瘤免疫编辑的动态过程来重塑免疫原性，促进肿瘤进展[168]。这个过程包括三个不同的阶段：清除阶段、平衡阶段和逃逸阶段。在消除阶段（肿瘤免疫监测），关键在于免疫系统能否识别自身细胞与自身转化的恶性细胞之间的细微差异[169]。肿瘤细胞表达多种危险信号，如 NKG2D 配体和表面钙网蛋白，并对周围组织产生轻微的破坏，导致炎症信号释放，如 IFN-γ、IFN-α/β、TNF 和 IL-12。这些信号将 NK 细胞、树突状细胞和巨噬细胞募集至肿瘤部位，这将导致肿瘤细胞的凋亡和死亡。释放出来的肿瘤抗原通过 APCs 在 MHC 分子上呈递给 T 细胞，这就引发肿瘤特异性的获得性免疫反应。细胞毒性 T 细胞通过与肿瘤细胞上的 Fas 和 TRAIL 受体相互作用或分泌颗粒酶和穿孔素，诱导肿瘤细胞凋亡。因此，固有和获得性免疫细胞具有完全消除肿瘤细胞和停止免疫编辑过程的能力。

在平衡阶段，免疫细胞和已经逃逸清除阶段的肿瘤细胞之间存在持续的相互作用。肿瘤和免疫细胞处于一种平衡状态，这阻止了肿瘤细胞的扩张。然而，这种持续的免疫压力对形成低免疫原性的新变异肿瘤细胞具有选择或促进作用，后者能够逃脱免疫系统的识别[169]。这是免疫编辑过程中经历时间最长的阶段，在变异肿瘤细胞最终发生逃逸以前一直处于潜伏状态[170]。

在逃逸阶段，肿瘤细胞采用几种机制来逃避免疫监视[171]。肿瘤细胞下调肿瘤抗原或 MHC I 类分子的表达，来减少免疫识别和提呈至肿瘤特异性 T 细胞的抗原，从而阻止 T 细胞的激活。肿瘤细胞也可以上调促生存生长因子如 EGFR 和 HER2 的表达。此外，肿瘤细胞经常进化出大量免疫抑制防御机制——通过一种被称为免疫耐受的过程，来逃避免疫监视[7]。例如，肿瘤细胞可以表达抑制性表面配体 PD-L1 或 PD-L2，其与活化 T 细胞上的 PD-1 受体结合，导致 T 细胞的衰竭或免疫抑制分子（如 IDO）的释放[172]。在缺氧条件下，TME 可以释放 VEGF，用以抑制 T 细胞与肿瘤内皮的黏附，并阻碍肿瘤 T 细胞的浸润。相似地，TAMs 在出现 IL-4、IL-10 和 TGF-β 时可以极化以产生 M2 表型，并表达高水平的 IL-10 和低水平的 IL-12。这些巨噬细胞抑制 T 细胞活性并促进血管生成和肿瘤生长[173]。此外，TME 中不成熟的固有免疫细胞 MDSCs 利用各种机制如 IL-10、TGF-β 及 Tregs 的表达，产生免疫抑制，导致肿瘤进展[174, 175]。结果就是，免疫压力筛选使肿瘤细胞产生了更高的耐受性，导致肿瘤生长失控，并伴有明显的临床疾病。因此，克服这些障碍以激发治疗药物的临床疗效是非常关键的。

# 4 癌症免疫疗法

多年来，肿瘤治疗领域不断进展。早期通过对一些细胞因子的研究，最终获得美国食品和药品监督管理局（Food and Drug Administration，FDA）的批准，将 IFN-α 用于治疗毛细胞白血病以及高剂量 IL-2 用于治疗肾细胞癌和转移性黑色素瘤[176]。但是，由于这些方法可引起全身性毒性、触发免疫检查点、激活 Tregs 细胞和 MDSCs，从而使其在抗肿瘤应用方面受到限制。最近，研究者发现 IL-2 通路的一种激动剂 NKTR-214，能在肿瘤微环境中选择性地激活并扩增 CD8$^+$T 细胞和 NK 细胞而不会扩增 Tregs 细胞，且能增加细胞表面的 PD-1 表达[177]。基于以上发现，临床正在开展 NKTR-214 和 PD-1 抑制剂纳武单抗联合用于未接受过免疫治疗的黑色素瘤、肾细胞癌、非小细胞肺癌（NSCLC）和尿路上皮癌患者的治疗研究（Ⅱ期 PIVOT2 临床研究）。在该研究中黑色素瘤队列的 38 名可评估疗效的患者中，获得的客观缓解率（overall response rate，ORR）和疾病控制率分别为 53% 和 76%[178]。与高剂量 IL-2 疗法相比，这种治疗产生的细胞因子相关不良事件级别低且易于控制。

一般情况下，IL-10 是一种免疫抑制性抗炎症分子。然而，使用聚乙二醇化 IL-10（Pegilodecakin）可获得更高浓度的 IL-10，增强了 CD8⁺T 细胞的肿瘤内浸润和细胞毒活性[179]。此外，IL-10 诱导 CD8⁺ 肿瘤浸润淋巴细胞（TILs）分泌 IFN-γ，使 TME 中的 MHC 分子的表达上调，导致小鼠模型对已建立的肿瘤发生排斥反应。在难治性肿瘤患者中，对 Pegilodecakin 的临床活性进行的研究结果表明，Pegilodecakin 对肾细胞癌和葡萄膜黑色素瘤有显著的抗肿瘤活性[180]。当 Pegilodecakin 与 PD-1 抑制剂[181] 或 FOLFOX 联合使用时[182]，能分别在治疗非小细胞肺癌和胰腺癌中产生疗效。在转化研究中发现，当 Pegilodecakin 诱导血清中的 Th1 和 Th2 细胞因子持续升高时，可导致免疫抑制细胞因子 TGF-β 和 Th17 相关细胞因子减少，从而介导肿瘤相关的炎症反应[183]。值得注意的是，这些变化在整个治疗过程中持续存在，且在不同肿瘤类型中保持一致。此外，Pegilodecakin 能引起 CD8⁺T 细胞克隆性增殖，并使其在 T 细胞谱系中占据相当大一部分比例，这种现象在正常基线情况下是不存在的。这种新颖的作用机制与诱导长效免疫记忆的共同作用可产生持续且客观的抗肿瘤反应。此外，通常与免疫治疗药物引起的免疫相关不良反应[180] 显著减少，因此 Pegilodecakin 是一种值得进一步探索的潜在抗肿瘤药物。

IL-6 是一种在多种肿瘤中过度表达的细胞因子，与肿瘤的侵袭性生长和不良预后相关[184]。此外，IL-6 通过激活下游的 JAK/STAT3 信号通路对肿瘤浸润免疫细胞产生深远的负面影响，从而形成免疫抑制性 TME[185]。另外，化疗药物会引起 IL-6 表达上调，这可导致肿瘤患者对抗癌治疗产生耐药性。因此，靶向 IL-6 有可能成为治疗肿瘤的一种潜在方案。FDA 已批准司妥昔单抗（IL-6 抑制剂）、托珠单抗（IL-6 受体抑制剂）和鲁索利替尼（JAK1/JAK2 抑制剂）等药物用于治疗多中心型 Castleman 病、嵌合抗原受体（CAR）T 细胞诱导的细胞因子释放综合征和骨髓纤维化 / 真性红细胞增多症。靶向 IL-6/JAK/STAT3 信号通路的药物正在进行实体瘤治疗的临床研究。

IL-8 是另一种在多种肿瘤包括乳腺癌、结肠癌、宫颈癌、胃癌、肺癌和卵巢癌中过度表达的细胞因子[186]。IL-8 信号传导可以促进肿瘤生长、血管生成、上皮 - 间质转化以及髓源性抑制细胞的募集。较高水平的 IL-8 与疾病的进展、分级以及更高的肿瘤负荷相关。在对晚期肾细胞癌、黑色素瘤或非小细胞肺癌患者进行的四项免疫检查点抑制剂（ICPis）的Ⅲ期临床试验的回顾性分析表明，较高的基线血清 IL-8 水平与不同肿瘤类型的低生存率相关[187]。这一发现表明 IL-8 可以作为 ICPis 治疗耐药的生物标志物。靶向 IL-8 的药物正在临床开发中。在对患有不可治愈的转移性肿瘤或无法切除的实体肿瘤患者进行的Ⅰ / Ⅱ期临床研究中[188]，使用 HuMax-IL8（BMS-986253；全人源 IgG1κ 单克隆抗体）治疗的 15 例患者中有 11 例病情得到了控制。目前 IL-8 阻断联合疗法正在不断研究中。

IL-12 是一种由 APCs 产生的多效性促炎症细胞因子[189]。尽管它在临床前研究中展现了强大的免疫激活潜力和显著的抗肿瘤活性，但由于其剂量限制毒性和在可耐受剂量下的疗效有限，使 IL-12 的全身使用受到了限制[190, 191]。目前，几项临床试验正在研究新的局部 IL-12 递送策略，以提高早期肿瘤患者中 IL-12 的浓度。其中值得注意的是免疫细胞因子 NHS-IL-12，它是一种含有 IL-12 和肿瘤结合抗体的融合蛋白。这种药物虽然会导致一过性的淋巴细胞减少和肝脏转氨酶升高，但人体对其耐受性很好。尽管它增加了 NK 细胞数量和 TILs 中 TCR 的多样性，但研究者并没有观察到客观反应[192]。NHS-IL-12 与 ICPi 药物阿维鲁单抗的联合使用也在研究中。其他方法包括利用质粒、mRNA、病毒、转导细胞在肿瘤内递送编码 IL-12 的遗传物质，以及通过直接植入肿瘤递送系统来控制重组 IL-12 的释放。在一项 II 期临床研究中，利用电穿孔注射的方法将含有编码 IL-12 的 DNA 质粒（pIL-12）递送到转移性或 M1a 黑色素瘤患者的肿瘤中，33% 的患者有客观反应，其中 11% 的患者有完全反应[193]。重要的是，使用这种方法并没有出现治疗相关的 3 级或 4 级不良反应。在同一项研究中，35.7% 的晚期黑色素瘤患者有客观反应，其中 17.9% 的患者有完全反应[194]。基于 IL-12 的联合疗法作为化疗、放疗和消融疗法的新辅助及辅助疗法，目前正处于早期研发阶段。IL-12 与 ICPis 联合使用也具有良好的协同作用。在一项 II 期研究中，经电穿孔法将 pIL-12 注射入非浸润性黑色素瘤患者的肿瘤中，并联合使用 ICPi 药物派姆单抗，41% 的患者有客观反应，其中 36% 的患者有完全反应[195]。

IL-27 是一种与 IL-6 家族结构相似的 IL-12 家族细胞因子[196]。它不但可以直接抑制肿瘤细胞的增殖、存活、血管生成和侵袭特性，还能促进 NK 细胞和细胞毒性 T 淋巴细胞的发育，从而通过多种机制促进抗肿瘤免疫[197]。由于 IL-27 可通过增强 NK 细胞杀伤肿瘤细胞的能力，使 APCs 更容易捕获肿瘤抗原。因此 IL-27 起到了连接人体固有免疫系统和获得性免疫系统的关键作用。与 IL-12 不同的是，在临床前研究中发现 IL-27 的抗血管生成作用不依赖于 IFN-γ 的作用，因而毒性较小。但是，IL-27 却可通过诱导 PD-L1、TIM3 和 IDO 的表达来降低肿瘤特异性 T 细胞反应，从而抑制其抗肿瘤活性。在小鼠模型中，使用表达 IL-27 的重组腺相关病毒（AAV-IL-27）会导致 Tregs 细胞快速耗竭，并显著抑制了多种肿瘤类型肿瘤的生长[198]。在两种肿瘤模型中发现，IL-27 基因疗法与抗 PD-1 的联合治疗可导致肿瘤完全消退，提示了 IL-27 在抗肿瘤治疗中的潜在作用。

IL-15 是一种与 IL-2 一样具有多种共同作用的促炎症细胞因子。尽管这两种细胞因子都通过刺激细胞毒性 CD8+T 细胞和 NK 细胞的增殖来增强抗肿瘤反应[199]，但是 IL-15 不会对 Tregs 细胞产生重大影响，且分泌量很少。由于 IL-15 在临床前研究中表现出优异的抗肿瘤作用，因此使用重组人 IL-15（rhIL-15）通过静脉注射、皮下注射和连续性静脉输注方法进行了首次人体试验[200]。其中，当 rhIL-15 以静脉注射的方式给药时，因其严重的毒性导致研究终止。而在其他用药途径中，虽然 IL-15 引起了血循环和肿瘤内 CD8+T 细胞和 NK 效应细胞的显著扩增，但由于它诱导了 CD8+T 细胞的检查点 TIGIT、TIM3、IL10 和 PD-1 表达，并且 NK 细胞无法特异性靶向肿瘤细胞，导致其仅能产生较弱的抗肿瘤反应[201]。为了克服这个问题，目前正在进行基于 IL-15 的药物联合试验（包括病灶内抗 CD40 激动剂、检查点抑制剂、抗 CTLA-4 和抗 PD-L1，以及靶向肿瘤的单克隆抗体）[202]。

IL-18 是 IL-1 细胞因子家族的成员。尽管 IL-18 在 TILs 中的表达上调，但重组 IL-18 并没有在黑色素瘤中产生预期的疗效[203]。这是因为在肿瘤中存在高水平的"诱饵受体"IL-18BP，可通过极强的亲和力与 IL-18 结合，从而削弱了 IL-18 诱导免疫反应的能力[204]。目前，已经制造出一种完整保留了 IL-18 受体信号通路的"抗诱饵"IL-18 变体（DR-18），并且正在实体肿瘤患者中对它进行测评。

细胞因子与自身免疫性疾病的发病机制有关。由于在进行免疫治疗的过程中，免疫相关不良反应可能是由于自身免疫反应导致的[205]，因此正在研究通过阻断细胞因子来控制这些毒性作用的方法。在免疫治疗引起的皮肤病（银屑病）和胃肠道毒性中，阻断 IL-17 和肿瘤坏死因子是具有前景的[206, 207]。

已经有多种单克隆抗体用于治疗肿瘤[208]，如能抑制配体结合和下游信号通路的西妥昔单抗、靶向肿瘤微环境的贝伐珠单抗，以及靶向免疫抑制细胞因子的 GC-1008（一种抗 TGF-β 的抗体）[209]。但是，正是免疫检查点的发现和对免疫调节通路的深入了解，才产生了肿瘤免疫治疗的重大突破[210]。在发现活化 T 细胞能表达 CTLA-4，并通过结合 APC 膜上的 B7 分子阻断 T 细胞共刺激从而导致免疫抑制这一现象后，进行了一系列通过释放 T 细胞的免疫调节能力来治疗肿瘤的研究。这使免疫检查点阻断的治疗理念得到了发展，并突破性地发现了伊匹单抗这一 CTLA-4 抑制剂，由于该单抗在 20% 的转移性黑色素瘤患者中，使疾病持续缓解和总生存期中位数显著提高，因此在 2011 年被 FDA 批准用于治疗转移性黑色素瘤患者[211]。伊匹单抗激动人心的效果为探索其他 T 细胞抑制通路奠定了基础。基于强有力的临床前证据，进行了几项临床试验来评估单克隆抗体阻断 PD-1/PD-L1 通路的疗效[212-216]。由于这一疗法在几种癌症中取得了持续性缓解和生存获益，FDA 加速批准了几种 ICPis 作为单一疗法（表 1.1）[217]。

表 1.1　FDA 批准的免疫检查点抑制剂和适应证 [a]

| 药物 | 免疫检查点 | FDA 批准的肿瘤类型 [b] |
| --- | --- | --- |
| 伊匹单抗 | CTLA-4 | 黑色素瘤 |
| 纳武单抗 | PD-1 | 黑色素瘤 |
| | | 非小细胞肺癌 |
| | | 小细胞肺癌 |
| | | 肾细胞癌 |
| | | 经典型霍奇金淋巴瘤 |
| | | 头颈部鳞状细胞癌 |
| | | 尿路上皮癌 |
| | | 肝细胞癌 |
| | | 错配修复缺陷和微卫星不稳定性高转移结直肠癌 |
| | | 食管鳞状细胞癌 |
| 帕博利珠单抗 | PD-1 | 黑色素瘤 |
| | | 非小细胞肺癌 |
| | | 食管鳞状细胞癌 |
| | | 小细胞肺癌 |
| | | 头颈部鳞状细胞癌 |
| | | 经典型霍奇金淋巴瘤 |
| | | 尿路上皮癌 |
| | | 胃或胃食管交界处癌 |
| | | 微卫星高不稳定性或错配修复缺陷固态瘤 |
| | | 宫颈癌 |

| 药物 | 免疫检查点 | FDA 批准的肿瘤类型 [b] |
|------|-----------|----------------------|
| | | 默克尔细胞癌 |
| | | 肝细胞癌 |
| | | 皮肤鳞状细胞癌 |
| | | 三阴性乳腺癌 |
| | | 高肿瘤突变负荷（TMBH）[≥ 10 个突变 / 兆碱基（Mut/Mb）] 实体瘤 |
| 阿特珠单抗 | PD-L1 | 尿路上皮癌 |
| | | 非小细胞肺癌 |
| | | PD-L1 阳性三阴性乳腺癌 |
| 德瓦鲁单抗 | PD-L1 | 尿路上皮癌 |
| | | 非小细胞肺癌 |
| 阿维鲁单抗 | PD-L1 | 默克尔细胞癌 |
| | | 尿路上皮癌 |
| 西米普利单抗 | PD-L1 | 皮肤鳞状细胞癌 |
| | | 基底细胞癌 |
| | | 非小细胞肺癌 |

注：a：截至 2021 年 3 月 17 日 FDA 批准的免疫检查点抑制剂列表，改编自 https://www.fda.gov/drugs/resources-information-approved-drugs/hematologyoncology-cancer-approvals-safety-notifications。

　　b：肿瘤类型必须符合上述网站列出的标准。

尽管 ICPis（CTLA-4 抑制剂、PD1-/PD-L1 抑制剂）在多种肿瘤治疗中取得了较好的抗肿瘤效果，但仍然有许多患者对该治疗有初始耐药性或者在初期缓解后继发耐药[218]。在几种正处于临床研究阶段、克服肿瘤对 ICPis 的初始和继发耐药性的治疗策略中，积累了越来越多的证据表明联合疗法在对抗肿瘤耐药机制方面比单一疗法更加有效，降低了肿瘤使用多种机制逃避免疫清除的机会[219]。此外，由于这些共抑制受体具有非冗余的信号通路，因此联合阻断这些机制上不同的信号通路可能对恢复 T 细胞介导的免疫反应有协同作用[147]。有深入研究发现了能够提高治疗反应率和反应时间的联合治疗优化方案。靶向治疗可以使肿瘤快速消退[220]，但这种效果是短暂的。与之对比，免疫治疗虽需要更长的时间才能激发肿瘤消退，但其效果更加持久。因为两者具有互补的效果，有多个联合使用靶向疗法和免疫疗法的临床试验研究正在进行中，新的数据表明这种联合疗法可能具有协同作用[221]。表 1.2 列出了 FDA 已批准的基于 ICPis 的联合疗法。相似地，放射诱导的免疫调控变化虽然能够达到肿瘤局部控制和延长患者生存期的效果，但并不足以逆转免疫抑制性 TME 的平衡产生的肿瘤排斥效应[222]。为了克服这一不足，临床研究正在评估放射疗法和 ICPis 联合应用的疗效[223, 224]。此外，阻断下一代共抑制受体 Lag-3、Tim-3 和 TIGIT 的研究也正在积极进行中[147]。

除了 CTLA-4 和 PD-1/PD-L1 信号通路外，其他免疫调节通路也作为潜在治疗靶点在进行研究。IDO 是一个免疫抑制性通路，被肿瘤细胞用来逃避免疫监视[225]。几种 IDO 抑制剂正被作为单药和与 PD-1 抑制剂及化疗联合使用进行研究，例如 INCB024360[226, 227]、吲哚莫德[228]、IDO 肽疫苗[229]、BMS-986205[230] 和 NLG919[231]。尽管在早期临床试验中的成果可喜，但在一项艾卡哚司他和派姆单抗联合用于黑色素瘤患者的Ⅲ期临床试验中，却未能重现其疗效[232]。

表 1.2　FDA 批准的基于免疫检查点抑制剂的药物组合和适应证[a]

| 药物 | 免疫检查点 | FDA 批准的肿瘤类型[b] |
|---|---|---|
| 纳武单抗和伊匹单抗 | PD-1 和 CTLA-4 | 黑色素瘤 |
| | | 肾细胞癌 |
| | | 微卫星高不稳定性和错配修复缺陷结直肠癌 |
| | | 肝细胞癌 |
| | | 恶性胸膜间皮瘤 |
| | | 非小细胞肺癌 |
| 纳武单抗和伊匹单抗以及两个周期的铂双重化疗 | PD-1 和 CTLA-4 | 非小细胞肺癌 |
| 纳武单抗和卡博替尼 | PD-1 | 肾细胞癌 |
| 纳武单抗和卡铂以及紫杉醇或白蛋白结合型紫杉醇 | PD-1 | 鳞状非小细胞肺癌 |
| 帕博利珠单抗和阿西替尼 | PD-1 | 肾细胞癌 |
| 帕博利珠单抗和乐伐替尼 | PD-1 | 非微卫星高不稳定性或错配修复缺陷性子宫内膜癌 |
| 阿特珠单抗和贝伐单抗、紫杉醇以及卡铂 | PD-L1 | 非鳞状，非小细胞肺癌 |
| 阿特珠单抗和卡铂以及依托泊苷 | PD-L1 | 小细胞肺癌 |
| 阿特珠单抗、白蛋白结合型紫杉醇和卡铂 | PD-L1 | 肝细胞癌 |
| 阿特珠单抗和考比替尼以及威罗非尼 | PD-L1 | 黑色素瘤 |
| 阿维鲁单抗和阿西替尼 | PD-L1 | 肾细胞癌 |
| 杜瓦鲁单抗和依托泊苷以及卡铂或顺铂 | PD-L1 | 广泛期小细胞肺癌 |

注：a：截至 2021 年 3 月 17 日 FDA 批准的免疫检查点抑制剂列表，改编自 https://www.fda.gov/drugs/resources-information-approved-drugs/hematologyoncology-cancer-approvals-safety-notifications。

　　b：肿瘤类型必须符合上述网站列出的标准。

　　产生强效的治疗性免疫反应不仅要松开 T 细胞上的"刹车"，也要踩住 T 细胞上的"油门"。T 细胞在 OX40、4-1BB、CD40 或 GITR（糖皮质激素诱导的肿瘤坏死因子受体）等受体的共刺激作用下，能够产生一种强力的"启动"信号，促进最佳"杀手" CD8[+]T 细胞的反应[233]。几项正在进行的临床试验正在研究免疫检查点激动剂作为单药或与其他免疫疗法、化学疗法、靶向疗法或放射治疗联合使用的效果。虽然使用 T 细胞激动剂治疗通常具有良好的耐受性，这类药物最常见的不良反应是疲劳和与输液有关的反应。但是，在一项Ⅱ期临床研究中报道了两例肝毒性相关的死亡，该研究使用了 4-1BB 激动剂（剂量分别是 1 mg/kg 每三周一次和 5 mg/kg 每三周一次），死亡案例导致了该研究于 2009 年终止[234]。不过，这项研究于 2012 年以较低的剂量水平（0.1 mg/kg 每三周一次和 0.3 mg/kg 每三周一次）被重启，并被发现是安全的。在实体瘤患者中，单一疗法的抗肿瘤活性在最佳时也只是中等[233]。但是，当 T 细胞激动剂和 ICPis 联合使用时，已经观察到反应率有所改善。据报道，在联合使用乌托米单抗（4-1BB 激动剂）和派姆单抗（ICPi）治疗肿瘤时，患者的 ORR 为 26.1%[235]；联合使用乌瑞芦单抗（4-1BB 激动剂）和纳武单抗治疗肿瘤时，患者的 ORR 为 50%[233]。另外，在使用 CP-870893（CD40 激动剂）联合吉西他滨治疗的胰腺癌患者中，部分缓解率为 19%，病情稳定率为 52%；用 CP-870783（CD40 激动剂）联合紫杉醇和卡铂治疗的实体瘤患者中，部分缓解率为 20%，病情稳定率为 40%。在一项新辅助研究中，10 名接受乌瑞芦单抗（4-1BB 激动剂）和纳武单抗联合 GVAX 疫苗治疗的胰腺癌患者中，有 9 名在中位随访 12 个月后无病生存[236]。

随着以免疫治疗为基础的联合疗法研究越来越多，确定最佳组合策略仍然是一项挑战，因为给药的时机和顺序都可能影响治疗结果。例如，大多数乳腺癌患者对 PD-1 抑制剂单药治疗没有反应。由于已知 TILs 在乳腺癌中表达 OX40，所以研究者在 PD-1 难治性小鼠乳腺癌模型中研究了抗 PD-1 和 OX40 激动剂组合的作用[237]。发现两种药物同时给药时，产生的抗肿瘤反应较弱且持续时间短，而先后使用这些药物时，抗肿瘤反应不仅持久，且超过 30% 的小鼠更是表现出了完全缓解。此外，免疫治疗的时机对于改善治疗结果也非常关键。比如，在结直肠癌肿瘤小鼠中研究了放射联合免疫疗法的治疗效果[238]。在放疗后抗原提呈增加的窗口期立即施用 OX40 激动剂时，可以获得最佳效果[238]，而在放射前使用抗 CLTA-4 时最有效。因此，当联合使用时，应注意免疫治疗药物施用的顺序和时机。

新的数据表明，激活固有免疫系统可能会破坏 TME 的免疫抑制稳态，从而引发有效的抗肿瘤免疫反应。重要的是，这个过程通过增强 T 细胞的启动而引发获得性免疫反应。Toll 样受体（Toll-like receptors，TLRs）作为固有免疫系统中最重要的受体，在肿瘤中表现出双重作用[239]。虽然肿瘤细胞上的一些 TLRs 有利于肿瘤的生长[240, 241]，且会促进肿瘤细胞对化疗的耐药性，但免疫细胞上大多数 TLRs 是作为传感器存在的[239]。当通过外源性抗原激活这些 TLRs 时，会触发一系列促炎症反应，最终引发获得性免疫反应。因此，TLRs 被确定为潜在靶点，一些 TLR 激动剂（TLR3、TLR4、TLR5 和 TLR7 激动剂）正在被研究用于临床应用[242, 243]。同样，在 APCs 中高表达的内质网膜蛋白 STING（干扰素基因刺激因子）通过诱导固有免疫系统和启动获得性免疫系统，来介导有效的抗肿瘤活性[243]。通常，自体 DNA 位于细胞核或线粒体中，而微生物 / 肿瘤来源的 DNA 位于细胞质内。根据它们位置的特点，肿瘤来源的 DNA 由几种胞浆 DNA 传感器识别，这些传感器触发 APCs 中的 STING 信号激活[244]。通过 STING 信号通路产生的下游信号导致干扰素调节因子 3（IRF3）和核因子 -κB 的磷酸化，进而诱导促炎症因子、TNF-β，以及 TNF、IL-1β、IL-6 等细胞因子。在此过程中，IFN 还能促进 DCs 对 T 细胞的交叉启动，从而引发获得性免疫反应[245]。由于 STING 信号通路的激活可促进 T 细胞启动和诱导获得性免疫机制，目前正在研究几种 STING 激动剂作为疫苗佐剂与其他免疫调节剂的组合[246-248]。巨噬细胞是固有免疫系统中的细胞，对 TME 中的细胞因子起着双刃剑的作用[249]。通常，在 IFN-γ 存在的情况下，TAMs 获得 M1 表型并具有肿瘤特异性。然而，在缺氧的 TME 中，TAMs 获得促肿瘤 M2 表型，并参与肿瘤细胞的增殖和迁移。因此，TAMs 是潜在的治疗靶点。使用 CSF1R 抑制剂减少 TAMs 招募或耗尽 TAMs[249, 250]，以及使用生物耦联的二氧化锰纳米粒子[251]或铁氧体纳米粒子[252]或同时使用 CSF-1R 阻断和 CD40 激动剂[253]对 TAMs 重新编辑使其获得 M1 样抗肿瘤表型，这些策略也正在进行研究。综上看来，结合固有免疫和获得性免疫反应的治疗策略可能具有治疗效用。

在肿瘤治疗中，除了针对固有免疫和获得性免疫系统的组成细胞外，调控代谢通路来诱导免疫反应也是一种具有前景的策略。一般来说,L-精氨酸被 M1 巨噬细胞中的一氧化氮合成酶代谢产生具有细胞毒性的一氧化氮[254]。然而,在 TME 中,增多的 MDSCs 表达精氨酸酶Ⅰ可将 L-精氨酸代谢为 L-鸟氨酸和尿素[255]。L-精氨酸的这种消耗会诱导 T 细胞的无反应性,并严重抑制 T 细胞的免疫反应。因此,通过使用精氨酸酶抑制剂来直接抑制精氨酸酶Ⅰ和补充 L-精氨酸来调节 L-精氨酸代谢通路,是具有研究前景的[256]。

## 5 转化相关性

免疫治疗药物彻底改变了晚期肿瘤患者的治疗模式,但仅有一部分患者被观察到显著的生存获益。因此,生物标志物驱动的药物开发至关重要,它可以帮助医生预先选择最有可能获益的患者,更重要的是,还能让不太可能获益的患者找寻替代疗法,避免他们产生免疫相关毒性损伤和治疗费用[257]。下面将进一步讨论一些重要的生物标志物。

### 5.1 PD-L1 表达

PD-L1 在治疗前组织样本中的细胞表面表达是当前应用最广泛的生物标志物,用于预先选择患者进行 PD-1/PD-L1 抑制剂治疗[258]。FDA 已经批准了三种 PD-L1 免疫组化的检测方法,可与特定的治疗药物联合使用。它们分别是 Dako22C3,用于选择非小细胞肺癌患者进行阿特珠单抗治疗[259];Ventana SP142,用于选择尿路上皮癌、三阴性乳腺癌或非小细胞肺癌患者进行阿特珠单抗治疗;以及 Dako28-8,联合应用伊普利单抗和纳武单抗治疗非小细胞肺癌患者。然而,PD-L1 在治疗前肿瘤组织中的表达作为对 PD-1/PD-L1 通路抑制剂反应预测的绝对生物标志物,因各种原因而受到质疑。在一项评估 MPDL3280A(一种 PD-L1 抑制剂)的安全性和有效性的Ⅰ期临床研究中,治疗前免疫细胞上 PD-L1 表达高的患者的 ORR 为 46%,中度 PD-L1 表达患者的 ORR 为 17%,PD-L1 表达最低的患者的 ORR 为 21%,肿瘤免疫细胞中 PD-L1 表达缺失的患者的 ORR 为 13%[260]。其中令人惊讶的是,即使在没有 PD-L1 表达的肿瘤患者中也观察到了对治疗的反应。此外,根据 PD-L1 在肿瘤细胞或肿瘤免疫细胞上表达,获得的治疗效果和 PD-L1 状态之间的关联不一致。肿瘤浸润免疫细胞上 PD-L1 的表达与患者对 MPDL3280A 的疗效有显著相关($P$=0.007),而肿瘤细胞上 PD-L1 的表达与患者对 MPDL3280A 的疗效间无显著相关($P$=0.079)。另外,在一项Ⅲ期临床研究中,无论 PD-L1 在肿瘤或免疫细胞中的表达如何,非小细胞肺癌患者接受阿特珠单抗治疗比接受多西他赛治疗的生存率都有所提高[261]。而且在同一患者中,其原发肿瘤和转移瘤的 PD-L1 表达也有明显的异质性[262]。此外,由于标准化 PD-L1 诊断方法的缺乏、多种免疫检测使用 PD-L1 抗体克隆的不同、免疫组化染色流程的不同以及判读与评分模式的不同等技术问题,导致 PD-L1 表达的预测潜力受到了挑战[263]。因此,目前缺乏明确的标准来确定患者的 PD-L1 状态。综上表明,尽管肿瘤组织中的 PD-L1 表达可能表明其对 PD-1/PD-L1 抑制剂的治疗有效果,但它可能不是将无 PD-L1 表达的患者排除在治疗之外的明确的生物标志物[260,264]。

### 5.2 肿瘤浸润淋巴细胞

大量文献表明，T 细胞对肿瘤组织的浸润，尤其是浸润性肿瘤边缘的 CD8$^+$T 细胞密度，与黑色素瘤、乳腺癌、卵巢癌、肺癌、食管癌、胃癌、肾细胞癌、结直肠癌和膀胱癌等实体瘤患者的生存期改善有关[265-267]。相反，在卵巢癌、乳腺癌及肝细胞癌中，Tregs 在肿瘤组织中的浸润则与患者的低生存率相关[268-270]。有趣的是，在错配修复缺陷的结直肠癌患者中，CD8$^+$T 细胞与 Th1 细胞的强浸润不利于肿瘤的免疫清除[271]。尽管 TME 存在敌意，但由于几个免疫检测点（如 PD-1、PD-L1、CTLA-4、Lag-3 和 IDO）在侵袭性边缘、基质和 TIL 中的强共表达，肿瘤依然可以存活。这一发现表明，免疫检测点的阻断可能对治疗肿瘤有效。因此，错配修复状态可以预测免疫检测点抑制疗法的效果。

此外，肿瘤中免疫细胞的类型、密度和位置（统称为免疫环境）具有预后价值。研究者对 415 名结直肠癌患者位于肿瘤中心（CT）和肿瘤侵略边缘（IM）的多种免疫标记用免疫组化检测进行了量化，包括总 T 淋巴细胞（CD3）、效应 T 细胞（CD8）、其相关的细胞毒性因子（GZMB）以及记忆性 T 细胞（CD45RO）[272]。结果提示无复发患者和复发患者相比，单一肿瘤区域的免疫细胞浓度更高，该浓度可用来预测无病生存期（disease-free survival，DFS）和总生存期（overall survival，OS）。这些结果与肿瘤分期无关，表明了获得性免疫反应在预防肿瘤复发中的作用。此外，当存在 Th1 细胞极化的标志物时，细胞毒性和记忆性细胞可以用来预测低复发率。

肿瘤浸润淋巴细胞的基线表达并不总是提示免疫检查点阻断是有效的。同理，免疫浸润细胞也并不总能预测免疫检查点阻断的治疗效果。例如，在转移性黑色素瘤患者中，IM 上的 CD8$^+$T 细胞与帕博利珠单抗的疗效呈正相关[273]，但与使用伊匹单抗治疗不可切除的Ⅲ/Ⅳ期黑色素瘤患者的疗效却无相关性[274]。然而在一些研究中，CT 和 IM 上的肿瘤浸润 T 细胞水平的增加可以预测免疫检查点抑制剂治疗的效果[273-275]。因此，抗肿瘤活性在很大程度上依赖于已经存在的获得性免疫机制，如基线样本中存在更多的 CD8、PD-1 和 PD-L1 表达细胞就证明了这一点[273]。

根据肿瘤中 T 细胞的分布情况，实体肿瘤可以分为热型（高浸润和高炎症）、免疫排斥型（T 细胞只分布在肿瘤边缘）、免疫抑制型（有一定浸润，但没有炎症）和冷型（非常低的浸润且没有炎症）[276]。每一种亚型都具有特定的免疫特征，并且其 2 年复发率各不相同。基于这些发现，研究者们建立了免疫评分系统。

基于 PD-L1 的表达和 TILs，研究者提出了其他预测模型[277]。例如，已经鉴定出四种 TME 亚型：Ⅰ型（PD-L1 阳性，伴随 TILs 驱动的获得性免疫抵抗）、Ⅱ型（PD-L1 阴性，同时无 TILs，意味着免疫忽视）、Ⅲ型（PD-L1 阳性，同时无 TILs，表明内部诱导）和Ⅳ型（PD-L1 阴性，伴有 TILs，意味着存在其他免疫抑制因素在促进免疫耐受）。将肿瘤归类于以上四种分型之中，可以帮助确认可能获益的疗法。例如，Ⅰ型 TME 的患者可能在免疫检查点抑制疗法中获益，而Ⅱ型 TME 患者则可能需要启动，并且可能不会在免疫检查点抑制疗法中获益。

### 5.3 免疫评分

免疫评分是一种量化原位免疫浸润的方法。这取代了用于评估肿瘤进展程度的肿瘤 TNM 分期，有助于选择合理的治疗方案[272]。在 TNM 分期中，可观察到相同疾病阶段患者的临床结果存在显著差异，部分原因是在肿瘤 TNM 分期中没有纳入 TME 中的免疫细胞。由于肿瘤细胞和免疫细胞之间的相互作用在肿瘤的免疫逃逸和进展中起着重要作用，所以上述免疫环境是比 TNM 分期更好的预后指标[278]。因此，一种来源于免疫环境的新的评分系统诞生了，被称为免疫评分，它是 CT 和 IM 中两个淋巴细胞群密度的比值，即 CD3/CD45RO、CD3/CD8 或 CD8/CD45RO。由于染色方法困难，世界免疫评分联合会将 CT 和 IM 中两个标志物（CD3$^+$ 和 CD8$^+$）组合用于开发和验证免疫评分，使其成为不同患者的预后指标。这个评分的范围是，当两种淋巴细胞群密度在两个区域内均处于低水平时，免疫评分为 0（I0）；当两种淋巴细胞群密度在两个区域内均处于高水平时，免疫评分为 4（I4）。在患有局部和转移性疾病的患者中，这个分数是评估 DFS 和 OS 最有力的预后指标[279]。最近，在一项由 13 个国家构成的国际联盟进行的研究中验证了免疫评分共识的有效性[280]。在对包括 2681 名结直肠癌患者的组织样本的分析中发现，免疫评分高的患者在 5 年内复发风险最低，DFS 和 OS 也更长，这一发现得到了外部和内部验证的确认。这套评分系统将有助于根据复发风险来对患者进行分级，但是，在不同肿瘤类型中的普遍应用仍有待商榷。

### 5.4 T 细胞受体测序

由于 T 细胞在识别和消灭癌细胞方面发挥着重要作用，所以多样化的 TCR 库将允许大范围地检测外来抗原。在激活时，TCR 进行克隆扩增。因此，通过互补决定区 3（CDR3）的下一代测序来评估 TCR 库的多样性，可以深入了解 ICPis 的抗肿瘤效果。一名黑色素瘤脑转移患者接受了伊匹单抗治疗后病情进展，通过连续全脑放疗和帕博利珠单抗治疗获得了持久的完全临床缓解[281]。对治疗前获得的脑转移瘤内 T 细胞和治疗期间依次获得的循环外周 T 细胞进行高通量 CDR3 测序，结果提示脑转移瘤（治疗前）中占主导地位的 CD8$^+$T 细胞克隆在帕博利珠单抗治疗后产生了克隆扩增，并且是血液中最常见的克隆。这表示获得性免疫反应预先存在但并不充分，而帕博利珠单抗的治疗增强了该反应。同时，在一例接受了纳武单抗治疗且表现出病理完全缓解的非小细胞肺癌患者中，也观察到治疗前转移区域中的 CD8$^+$T 细胞克隆在治疗中出现了类似的克隆性扩增[282]。另外，在 10 名接受了纳武单抗治疗的转移性黑色素瘤患者中[283]，观察到治疗后有效的肿瘤组织中产生了特定 TCR-β 克隆型的寡克隆扩增；在 25 名接受了帕博利珠单抗治疗的转移性黑色素瘤患者中也观察到了类似的结果[273]。这些治疗前和治疗后的样本中进行的 TCR 测序表明，治疗有效患者的克隆数量是治疗无效患者的克隆数量的 10 倍。进一步也提示，免疫治疗的临床疗效与治疗前样本中 TCR-β 链克隆比例低相关。因此，原有 TCR 储备的多样性和治疗中肿瘤抗原特异性的克隆性扩增，可以用来预测 ICPis 治疗的效果。

肿瘤抗原特异性 T 细胞可以直接评估肿瘤免疫原性。目前预测 TCR 抗原特异性的新技术正处于开发阶段。最近有报道称，在 22 名接受了 CTLA-4 抑制剂治疗的患者中，研究者使用 Oncomine

TCRB-LR 检测评估 TCR 收敛性，观察到 CTLA-4 阻断治疗中有客观缓解的患者 TCR 收敛性（$P$=0.033）有升高表现，且区分了有疗效和无疗效的患者[284]。此外，对比联合使用收敛性和克隆性与单一使用收敛性或克隆性用以预测治疗效果，发现联合使用可以更好地预测疗效（$P$=0.001）。

### 5.5 单细胞测序

由于肿瘤内异质性可能会影响对免疫检查点阻断的效果，因此深入分析 TME 中肿瘤和免疫细胞的特征对于了解治疗中有效性和耐药性的影响因素非常关键。随着下一代测序技术的持续发展，现在已有多种免疫测序方法。其中值得注意的是单细胞测序技术，它可以对单细胞的基因组或转录组进行测序来得到基因组、转录组或其他组学信息[285,286]。这些为细胞异质性的研究提供了一种强大、敏感且准确的方法，而这种异质性在使用传统批量测序技术时往往会被掩盖。

### 5.6 突变负荷与分子改变

具有高突变负荷的肿瘤如黑色素瘤、非小细胞肺癌和头颈部鳞状细胞癌（HNSCC）更有可能对 ICPis 治疗产生反应，因为体细胞突变产生的新表位可以作为新的抗原来引发快速的免疫反应[287]。有多项临床试验报道，接受 ICPis 治疗的高突变负荷患者的临床受益率更高，无进展存活期更长[287-289]。出于同样的原因，有报道称 ICPis 治疗提高了对存在错配修复机制缺陷的实体瘤患者的治疗效果，尤其是结直肠癌患者[290, 291]。但是，据斯奈德（Snyder）及其同事描述，虽然高突变负荷与 CTLA-4 阻断的持续效果相关，但并非所有具有高突变负荷的黑色素瘤患者都对该治疗有反应[288]。这些具有高突变负荷的患者中存在的四肽新表位标记与长期临床受益和总生存期密切相关。相反，具有低突变负荷的肿瘤（如胰腺和前列腺癌）对 ICPis 治疗没有反应。最近，FDA 批准使用派姆单抗用于治疗具有高肿瘤突变负荷的肿瘤患者，其标准是在 Foundation OneCDx 平台检测下呈现 ≥ 10 Mut/Mb[258]。此外，PI3K 通路中的分子改变可能通过 PD-L1 的组成型表达促进肿瘤免疫逃逸[292]。在这种情况下，评估 PD-L1 的表达可以预测对 PD-1/PD-L1 抑制剂的反应。同样，VEGF 表达量的增加可促进血管生成，并和预后不良反应相关[266]。

### 5.7 免疫基因标记

基因的差异化表达可能会帮助识别对 ICPis 治疗有反应的表型。例如，研究者对接受抗 PD-1 药物治疗有反应的黑色素瘤患者提取了肿瘤样本，在其中发现了具有特定突变特征的功能丧失的 BRCA2 突变[289]。同样，在接受派姆单抗治疗的患者中发现，治疗前样本中的 IFN-γ 10 基因标记和扩展的免疫 28 基因标记与患者的 ORR 与 PFS 相关[293]。经进一步评估，在头颈部鳞状细胞癌和胃癌患者中，发现了更精细的免疫标记与治疗效果相关[294]。此外，在接受德瓦鲁单抗治疗的非小细胞肺癌患者中，发现治疗前肿瘤中存在高水平的 IFN-γ mRNA 和 PD-L1 蛋白表达与 ORR 提高以及 OS 延长相关[295]。在接受阿特珠单抗治疗的非小细胞肺癌患者中，发现肿瘤组织中的效应 T 细胞相关基因、IFN-γ 相关基因和 PD-L1 基因的高表达，与 OS 的改善相关[296]。其中效应 T 细胞相关基因和 IFN-γ 相关基因与免疫细胞上的 PD-L1 表达有关，而与肿瘤细胞上的 PD-L1 表达无关，提示了预先存在的获得性免疫反应在治疗中的作用。相反，在对接受抗 PD-1 治疗有耐药性的黑色素瘤患者提取的治疗前肿瘤样本中，研究者发现间质转化基因、血管生成基因、低氧基因和伤口愈合基因的高表达辨识出一组 26 个先天抗 PD-1 耐药性标记（IPRES）[289]。在其他实体瘤如肺癌、结肠癌、胰腺癌和肾透明细胞癌患者中，对治疗无反应的治疗前肿瘤样本内也出现了 IPRES 标记。综上所述，免疫相关基因的表达特征可能与治疗结果相关。

## 5.8 癌症免疫图谱

癌症免疫图谱模型的建立是为了克服没有单一生物标志物可以真实体现免疫细胞和肿瘤之间动态交互作用的限制。基于 T 细胞是抗肿瘤活性最终效应的假设，这个模型包含了七个参数以了解患者 TME 中肿瘤与免疫细胞之间的交互作用[297]。这七个参数（和它们潜在的生物标志物）是：肿瘤的异质性（突变负荷）、一般免疫状态（淋巴细胞计数）、免疫细胞浸润（肿瘤内 T 细胞）、检查点缺失（PD-L1）、可溶性抑制剂缺失［IL-6 和 C- 反应蛋白（CRP）］、抑制性肿瘤代谢缺乏［乳酸脱氢酶（LDH）与葡萄糖利用率］和肿瘤对免疫效应分子的敏感性（主要组织相容性复合物表达与 IFN-γ 敏感性）。七个参数中的每一个参数的数据点都绘制在雷达图中，连接各个数据点的线提供了一个反映 TME 中交互作用的个性化框架。雷达图中的空白提示了可能引起患者有效免疫反应的潜在治疗策略。

根据癌症免疫周期中的七个步骤，研究者开发了一种改良的免疫图谱用于非小细胞肺癌患者[298]。免疫图谱评分（IGS）的 8 个坐标轴如下：$IGS_1$，肿瘤中存在 T 细胞免疫；$IGS_2$，肿瘤抗原性（存在新抗原和胚系抗原）；$IGS_3$，启动和激活（存在活化的 DCs）；$IGS_4$，迁移和 T 细胞浸润；$IGS_5$，肿瘤抗原识别；$IGS_6$，缺乏抑制细胞（Tregs 和 MDSCs）；$IGS_7$，无检查点表达（PD-1，PD-L1 等）；$IGS_8$，无抑制分子（IDO1；精氨酸酶 I 等）。$IGS_{1\sim5}$ 的高分表明为 T 细胞免疫的发展提供了有利的环境。相反，$IGS_{6\sim8}$ 的高分表明免疫抑制。根据雷达图，患者可被分为三组，高 $IGS_{1\sim5}$ 和低 $IGS_{6\sim8}$ 的患者表现为 T 细胞富集表型，其抗肿瘤活性受到免疫抑制性 TME 抑制；低 $IGS_1$、$IGS_{3\sim5}$ 的患者表现为 T 细胞缺乏表型，T 细胞在启动过程中存在缺陷；$IGS_2$ 和 $IGS_{6\sim8}$ 维持的患者表现为一种中间表型。因此，癌症免疫图谱有助于确定治疗的重点方向，以获得有效的抗肿瘤效果，在个体化免疫治疗中具有广阔的应用前景。

## 5.9 血清生物标志物

一些常规可用的外周血参数已被评估为 ICPis 治疗效果的生物标志物[275, 299-306]。其中最常见的参数为绝对淋巴细胞计数（ALC）、绝对嗜酸性粒细胞计数（AEC）、LDH 和 CRP。在晚期难治性黑色素瘤患者中，两次伊匹单抗治疗后，ALC ≥ 1000/µl 与临床获益和 OS 显著相关[302, 303]。虽然 ALC 在基线时和接受一剂伊匹单抗治疗后的水平仅显示出改善治疗效果的趋势，但它们可能具有预后意义，因为充分激活患者的免疫系统可能需要 ALC 达到 1000 个细胞 /µl 的阈值，从而获得有意义的抗肿瘤治疗效果。在用伊匹单抗治疗黑色素瘤患者的几项临床试验中，研究者发现了类似的结果[302-306]，即与 ALC 水平稳定或下降的患者相比，ALC 水平从基线上升与 OS 和疾病控制的改善有关。同样，接受两个伊匹单抗疗程后的 AEC 水平的上升也与 OS 相关[302]，且可以用来独立预测黑色素瘤患者的抗肿瘤效果[307]。另一方面，基线时 LDH 水平的上升可以独立预测不良生存率[302, 308]。尽管这些外周血参数与治疗效果有相关性，但目前尚无可用于临床的有效生物标志物。

### 5.10 循环中的生物标志物

循环肿瘤细胞（CTCs）和循环肿瘤 DNA（ctDNA）的系列评估是衡量肿瘤负荷的指标，可以预测 ICPis 治疗的效果。在接受 PD-1 抑制剂单药或联合伊匹单抗治疗的 3 组患者中，对 ctDNA 与治疗效果的相关性进行了评估[309]。其中 A 组患者在基线时和治疗中无法检测出 ctDNA，B 组患者在基线时可以检测出但在早期治疗中无法检测出 ctDNA，而 C 组患者在基线时和治疗中都可以检测出 ctDNA。与基线 ctDNA 相比，治疗中持续存在的 ctDNA 水平与患者 ORR 降低和生存不良相关。另一方面，在接受 PD-1 抑制剂治疗的非小细胞肺癌患者中，免疫细胞（Ki-67+T 细胞）循环水平的增加与临床受益相关[310]。如果这些发现在大型前瞻性群组试验中得到验证，在肿瘤存在异质性的背景下，微创且易于获取的液体活检可以作为一种更全面的生物标志物评估替代技术。

### 5.11 微生物组评估

越来越多的证据表明，肠道微生物组的变化可能与肿瘤的发生、进展，对 PD-1 抑制剂治疗的反应，甚至肿瘤相关症状有关[311]。对 PD-1 抑制剂治疗有效果（CR/PR/SD ≥ 6 个月）的转移性黑色素瘤患者，粪便样本中肠道微生物组的 α 多样性明显升高[312]。此外，与 α 多样性水平低或中等的患者相比，具有较高 α 多样性患者的 PFS 更长。同时，在治疗有效的患者中，肠道微生物组中富含梭状芽胞杆菌，而治疗无效患者中则富含拟杆菌。进一步说，与富含拟杆菌的患者相比，富含梭状芽胞杆菌的患者 PFS 显著延长。在另一项针对黑色素瘤患者的研究中，对基线粪便样本的分析表明，常见微生物的结构与 ICPis 治疗反应之间有着显著相关性[313]。由于细菌中的长双歧杆菌、产气柯林斯菌和粪肠球菌在有治疗效果的患者中更多。因此，良好的肠道微生物组可能增强接受 ICPis 治疗的患者的抗肿瘤效果。在另一项针对 88 名晚期、转移性、不可切除性肿瘤患者的研究中[314]，使用 MD 安德森症状量表 - 免疫疗法测量疲劳。发现霍氏真杆菌与疲劳评分呈负相关，而 Cosenzaea 菌群与疲劳评分呈正相关，这表明晚期肿瘤患者肠道微生物组的构成与疲劳程度可能有相关性。

由于免疫反应的动态性，因而免疫肿瘤生物标志物的开发具有挑战性。为此，研究者开发出免疫监测方法，对免疫治疗前后获得的配对的肿瘤和血液样本进行基因组、蛋白组学和功能的研究[264]。在预期中，这些生物标志物的变化与治疗结果的相关性，将为免疫治疗药物的有效性或耐药性通路提供机制上的解释，从而指导生物标志物驱动的、基于免疫治疗的协同联合疗法的研发。此外，生物标志物可能因免疫治疗药物的作用机制而改变[212, 315]。因此，单一生物标志物的确定可能无法预测治疗效果[264]。这表明需要确定多因子的生物标志物组合，才可能有助于判断肿瘤的免疫原性，并预测治疗的有效性或耐药性[316]。例如，肿瘤内 CD8+T 细胞的存在、肿瘤细胞上 PD-L1 的表达以及突变负荷的增加，都与 PD-1/PD-L1 检查点抑制剂更大的疗效相关[257]。在对 1000 多名接受 ICPis 治疗的七种不同癌症类型的患者的全显子组与转录组数据进行的大型分析中[317]，克隆性 TMB 被确定为是 ICPis 治疗效果的最强预测指标，其次是总 TMB 和 CXCL9 的表达。拷贝数分析确定 9q34（TRAF2）缺失与有效性相关，而 CCND1 扩增与耐药性相关。

# 6 结论

以上具有深远意义的研究描述了固有免疫系统和获得性免疫系统的不同组成部分。尽管它们是人体免疫系统的两个不同分支，但它们在时间和空间上都有着复杂的架构，并且相互依赖。目前单抗体阻断免疫检查点来释放 T 细胞的抗肿瘤效果，已成为晚期肿瘤的有力治疗手段，而固有免疫系统的组成部分有助于获得性免疫的激活与发展。通过严谨的免疫分析，研究者加深了对于复杂 TME 中肿瘤细胞与免疫细胞之间交互作用的理解，这将指导未来开发新的免疫治疗策略，以及识别潜在的临床反应生物标志物。

（钱海利、张景筑　译，李斯丹　校）

## 参考文献

[1] Benito-Martin A, Di Giannatale A, Ceder S, et al. The new deal: a potential role for secreted vesicles in innate immunity and tumor progression [J]. Frontiers in immunology, 2015, 6(66).

[2] Murphy K, Weaver C. Janeway's immunobiology [M]. Garland science, 2016.

[3] Mellman I. Dendritic cells: master regulators of the immune response [J]. Cancer immunology research, 2013, 1(3): 145-149.

[4] Turvey S E, Broide D H. Innate immunity [J]. Journal of Allergy and Clinical Immunology, 2010, 125(2): S24-S32.

[5] Balkwill F, Mantovani A. Inflammation and cancer: back to Virchow? [J]. The lancet, 2001, 357(9255): 539-545.

[6] Janeway Jr C A, Medzhitov R. Innate immune recognition [J]. Annual review of immunology, 2002, 20(1): 197-216.

[7] Finn O. Immuno-oncology: understanding the function and dysfunction of the immune system in cancer [J]. Annals of oncology, 2012, (23):viii6-viii9.

[8] Lin W-W, Karin M A. cytokine-mediated link between innate immunity, inflammation, and cancer [J]. The Journal of clinical investigation, 2007, 117(5): 1175-1183.

[9] Grivennikov S I, Greten f R, Karin M. Immunity, inflammation, and cancer [J]. Cell, 2010, 140(6): 883-899.

[10] Fedeles B I, Freudenthal B D, Yau E, et al. Intrinsic mutagenic properties of 5-chlorocytosine: A mechanistic connection between chronic inflammation and cancer [J]. Proceedings of the National Academy of Sciences, 2015, 112(33): E4571-E4580.

[11] Dvorak H F. Tumors: wounds that do not heal [J]. New England Journal of Medicine, 1986, 315(26): 1650-1659.

[12] Galli S J, Borregaard N, Wynn T A. Phenotypic and functional plasticity of cells of innate immunity: macrophages, mast cells and neutrophils [J]. Nature immunology, 2011, 12(11): 1035-1044.

[13] Fridlender Z G, Sun J, Kim S, et al. Polarization of tumor-associated neutrophil phenotype by TGF-β: "N1" versus "N2" TAN [J]. Cancer cell, 2009, 16(3): 183-194.

［14］ Mayadas T N, Cullere X, Lowell C. A The multifaceted functions of neutrophils ［J］. Annual review of pathology, 2014, (9): 181.

［15］ Borregaard N. Neutrophils, from marrow to microbes ［J］. Immunity, 2010, 33(5): 657-670.

［16］ Kobayashi Y. Neutrophil infiltration and chemokines ［J］. Critical Reviews™ In Immunology, 2006, 26(4).

［17］ Scapini P, Carletto A, Nardelli B, et al. Proinflammatory mediators elicit secretion of the intracellular B-lymphocyte stimulator pool (BLyS) that is stored in activated neutrophils: implications for inflammatory diseases ［J］. Blood, 2005, 105(2): 830-837.

［18］ Theilgaard-Mönch K, Knudsen S, Follin P, et al. The transcriptional activation program of human neutrophils in skin lesions supports their important role in wound healing ［J］. The Journal of Immunology, 2004, 172(12): 7684-7693.

［19］ Fridlender Z G, Albelda S M. Tumor-associated neutrophils: friend or foe? ［J］. Carcinogenesis, 2012, 33(5): 949-955.

［20］ Piccard H, Muschel R, Opdenakker G. On the dual roles and polarized phenotypes of neutrophils in tumor development and progression ［J］. Critical reviews in oncology/hematology, 2012, 82(3): 296-309.

［21］ Gregory A D, Mcgarry Houghton A. Tumor-associated neutrophils: new targets for cancer therapy ［J］. Cancer research, 2011, 71(7): 2411-2416.

［22］ Houghton A M, Rzymkiewicz D M, Ji H, et al. Neutrophil elastase-mediated degradation of IRS-1 accelerates lung tumor growth ［J］. Nature medicine, 2010, 16(2): 219-223.

［23］ Queen M M, Ryan R E, Holzer R G, et al. Breast cancer cells stimulate neutrophils to produce oncostatin M: potential implications for tumor progression ［J］. Cancer research, 2005, 65(19): 8896-8904.

［24］ Acharyya S, Oskarsson T, Vanharanta S, et al. A CXCL1 paracrine network links cancer chemoresistance and metastasis ［J］. Cell, 2012, 150(1): 165-178.

［25］ Shojaei F, Singh M, Thompson J D, et al. Role of Bv8 in neutrophil-dependent angiogenesis in a transgenic model of cancer progression ［J］. Proceedings of the National Academy of Sciences, 2008, 105(7): 2640-2645.

［26］ Szczerba B M, Castro-giner F, Vetter M, et al. Neutrophils escort circulating tumour cells to enable cell cycle progression ［J］. Nature, 2019, 566(7745): 553-557.

［27］ Liang W, Ferrara N. The complex role of neutrophils in tumor angiogenesis and metastasis ［J］. Cancer immunology research, 2016, 4(2): 83-91.

［28］ Van Gisbergen K P, Geijtenbeek T B, VAN KOOYK Y. Close encounters of neutrophils and DCs ［J］. Trends in immunology, 2005, 26(12): 626-631.

［29］ Scapini P, Lapinet-Vera J A, Gasperini S, et al. The neutrophil as a cellular source of chemokines ［J］. Immunological reviews, 2000, 177: 195-203.

［30］ Chaplin D D. Overview of the immune response ［J］. Journal of allergy and clinical immunology, 2010, 125(2): S3-S23.

［31］ Mantovani A, Schioppa T, Porta C, et al. Role of tumor-associated macrophages in tumor progression and invasion ［J］. Cancer and Metastasis Reviews, 2006, 25(3): 315-322.

［32］ Lin E Y, Nguyen A V, Russell R G, et al. Colony-stimulating factor 1 promotes progression of mammary tumors to malignancy ［J］. The Journal of experimental medicine, 2001, 193(6): 727-740.

［33］ Duyndam M C, Hilhorst M C, Schlüper H M, et al. Vascular endothelial growth factor-165 overexpression stimulates angiogenesis and induces cyst formation and macrophage infiltration in human ovarian cancer xenografts ［J］. The American journal of pathology, 2002, 160(2): 537-548.

［34］ Sica A, Schioppa T, Mantovani A, et al. Tumour-associated macrophages are a distinct M2 polarised population promoting tumour progression: potential targets of anti-cancer therapy ［J］. European journal of cancer, 2006, 42(6): 717-727.

［35］ Sica A, Allavena P, Mantovani A. Cancer related inflammation: the macrophage connection ［J］. Cancer letters,

2008, 267(2): 204-215.

[ 36 ] Solinas G, Germano G, Mantovani A, et al. Tumor - associated macrophages (TAM) as major players of the cancer - related inflammation [ J ] . Journal of leukocyte biology, 2009, 86(5): 1065-1073.

[ 37 ] Pollard J W. Tumour-educated macrophages promote tumour progression and metastasis [ J ] . Nature Reviews Cancer, 2004, 4(1): 71-78.

[ 38 ] Sica A, Saccani A, Bottazzi B, et al. Autocrine production of IL-10 mediates defective IL-12 production and NF-κB activation in tumor-associated macrophages [ J ] . The Journal of Immunology, 2000, 164(2): 762-767.

[ 39 ] Mantovani A, Allavena P, Sica A. Tumour-associated macrophages as a prototypic type Ⅱ polarised phagocyte population: role in tumour progression [ J ] . European journal of cancer, 2004, 40(11): 1660-1667.

[ 40 ] Tsutsui S, Yasuda K, Suzuki K, et al. Macrophage infiltration and its prognostic implications in breast cancer: the relationship with VEGF expression and microvessel density [ J ] . Oncology reports, 2005, 14(2): 425-431.

[ 41 ] Zhang J, Yan Y, Yang Y, et al. High infiltration of tumor-associated macrophages influences poor prognosis in human gastric cancer patients, associates with the phenomenon of EMT [ J ] . Medicine, 2016, 95(6).

[ 42 ] Hanada T, Nakagawa M, Emoto A, et al. Prognostic value of tumor - associated macrophage count in human bladder cancer [ J ] . International Journal of Urology, 2000, 7(7): 263-269.

[ 43 ] Salvesen H B, Akslen L A. Significance of tumour - associated macrophages, vascular endothelial growth factor and thrombospondin - 1 expression for tumour angiogenesis and prognosis in endometrial carcinomas [ J ] . International journal of cancer, 1999, 84(5): 538-543.

[ 44 ] Fujimoto J, Sakaguchi H, Aoki I, et al. Clinical implications of expression of interleukin 8 related to angiogenesis in uterine cervical cancers [ J ] . Cancer research, 2000, 60(10): 2632-2635.

[ 45 ] Shimura S, Yang G, Ebara S, et al. Reduced infiltration of tumor-associated macrophages in human prostate cancer: association with cancer progression [ J ] . Cancer research, 2000, 60(20): 5857-5861.

[ 46 ] Forssell J, Öberg A K, Henriksson M L, et al. High macrophage infiltration along the tumor front correlates with improved survival in colon cancer [ J ] . Clinical cancer research, 2007, 13(5): 1472-1479.

[ 47 ] Lee C, Bae S-J S, Joo H, et al. Melittin suppresses tumor progression by regulating tumor-associated macrophages in a Lewis lung carcinoma mouse model [ J ] . Oncotarget, 2017, 8(33): 54951.

[ 48 ] Lee C, Jeong H, Bae Y, et al. Targeting of M2-like tumor-associated macrophages with a melittin-based pro-apoptotic peptide [ J ] . Journal for immunotherapy of cancer, 2019, 7(1): 1-14.

[ 49 ] Papadopoulos K P, Gluck L, Martin L P, et al. First-in-human study of AMG 820, a monoclonal anti-colony-stimulating factor 1 receptor antibody, in patients with advanced solid tumors [ J ] . Clinical Cancer Research, 2017, 23(19): 5703-5710.

[ 50 ] Sikic B I, Lakhani N, Patnaik A, et al. First-in-human, first-in-class phase I trial of the anti-CD47 antibody Hu5F9-G4 in patients with advanced cancers [ J ] . Journal of Clinical Oncology, 2019, 37(12): 946.

[ 51 ] Fulkerson P C, Rothenberg M E. Targeting eosinophils in allergy, inflammation and beyond [ J ] . Nature reviews Drug discovery, 2013, 12(2): 117-129.

[ 52 ] Rothenberg M E, Hogan S P. The eosinophil [ J ] . Annual review of immunology, 2006, 24(1): 147-174.

[ 53 ] Kita H. Eosinophils: multifaceted biological properties and roles in health and disease [ J ] . Immunological reviews, 2011, 242(1): 161-177.

[ 54 ] Muniz V S, Weller P F, Neves J S. Eosinophil crystalloid granules: structure, function, and beyond [ J ] . Journal of leukocyte biology, 2012, 92(2): 281-288.

[ 55 ] Fernandez-Acenero M, Galindo-Gallego M, Sanz J, et al. Prognostic influence of tumor - associated eosinophilic infiltrate in colorectal carcinoma [ J ] . Cancer, 2000, 88(7): 1544-1548.

[ 56 ] Dorta R, Landman G, Kowalski L, et al. Tumour - associated tissue eosinophilia as a prognostic factor in oral squamous cell carcinomas [ J ] . Histopathology, 2002, 41(2): 152-157.

［57］Costello R, O'callaghan T, Sebahoun G. Eosinophils and antitumour response［J］. La Revue de Médecine Interne, 2005, 26(6): 479-484.

［58］Ohkawara Y, Lim K G, Xing Z, et al. CD40 expression by human peripheral blood eosinophils［J］. The Journal of clinical investigation, 1996, 97(7): 1761-1766.

［59］Woerly G, Roger N, Loiseau S, et al. Expression of Cd28 and Cd86 by human eosinophils and role in the secretion of type 1 cytokines (interleukin 2 and interferon γ) Inhibition by Immunoglobulin a Complexes［J］. The Journal of experimental medicine, 1999, 190(4): 487-496.

［60］Shi H-Z, Humbles A, Gerard C, et al. Lymph node trafficking and antigen presentation by endobronchial eosinophils［J］. The Journal of clinical investigation, 2000, 105(7): 945-953.

［61］Lotfi R, Herzog G I, Demarco R A, et al. Eosinophils oxidize damage-associated molecular pattern molecules derived from stressed cells［J］. The Journal of Immunology, 2009, 183(8): 5023-5031.

［62］Cormier S A, Taranova A G, Bedient C, et al. Pivotal Advance: eosinophil infiltration of solid tumors is an early and persistent inflammatory host response［J］. Journal of leukocyte biology, 2006, 79(6): 1131-1139.

［63］Minton K. Eosinophils enable the antitumour T cell response［J］. Nature Reviews Immunology, 2015, 15(6): 333-333.

［64］Carretero R, Sektioglu I M, Garbi N, et al. Eosinophils orchestrate cancer rejection by normalizing tumor vessels and enhancing infiltration of CD8$^+$ T cells［J］. Nature immunology, 2015, 16(6): 609-617.

［65］Munitz A, Hogan S P. Alarming eosinophils to combat tumors［J］. Nature Immunology, 2019, 20(3): 250-252.

［66］Hollande C, Boussier J, Ziai J, et al. Inhibition of the dipeptidyl peptidase DPP4 (CD26) reveals IL-33-dependent eosinophil-mediated control of tumor growth［J］. Nature immunology, 2019, 20(3): 257-264.

［67］Wei Y, Zhang X, Wang G, et al. The impacts of pretreatment circulating eosinophils and basophils on prognosis of stage Ⅰ - Ⅲ colorectal cancer［J］. Asia - Pacific Journal of Clinical Oncology, 2018, 14(5): e243-e251.

［68］Falcone F H, Zillikens D, Gibbs B F. The 21st century renaissance of the basophil? Current insights into its role in allergic responses and innate immunity［J］. Experimental dermatology, 2006, 15(11): 855-864.

［69］Schroeder J T, Macglashan Jr D W, Lichtenstein L M. Human basophils: mediator release and cytokine production［J］. 2001.

［70］Haas H, Falcone F, Holland M, et al. Early Interleukin-4: Its Role in the Switch towards a Th2 Response and IgE-Mediated Allergy［J］. International archives of allergy and immunology, 1999, 119(2): 86-94.

［71］Schroeder J T. Basophils: beyond effector cells of allergic inflammation［J］. Advances in immunology, 2009, 101: 123-161.

［72］Prevete N, Staiano R, Granata F, et al. Expression and function of Angiopoietins and their tie receptors in human basophils and mast cells［J］. Journal of Biological Regulators and Homeostatic Agents, 2013, 27(3): 827-839.

［73］De Monte L, Wörmann S, Brunetto E, et al. Basophil Recruitment into Tumor-Draining Lymph Nodes Correlates with Th2 Inflammation and Reduced Survival in Pancreatic Cancer PatientsBasophils in Pancreatic Cancer［J］. Cancer research, 2016, 76(7): 1792-1803.

［74］Frossi B, De Carli M, Pucillo C. The mast cell: an antenna of the microenvironment that directs the immune response［J］. Journal of Leukocyte Biology, 2004, 75(4): 579-585.

［75］Qi X, Hong J, Chaves L, et al. Antagonistic regulation by the transcription factors C/EBPα and MITF specifies basophil and mast cell fates［J］. Immunity, 2013, 39(1): 97-110.

［76］Marone G, Galli S J, Kitamura Y. Probing the roles of mast cells and basophils in natural and acquired immunity, physiology and disease［J］. Trends in immunology, 2002, 23(9): 425-427.

［77］Galli S J, Franco C B. Basophils are back!［J］. Immunity, 2008, 28(4): 495-497.

［78］Stone K D, Prussin C, Metcalfe D D. IgE, mast cells, basophils, and eosinophils［J］. Journal of Allergy and Clinical Immunology, 2010, 125(2): S73-S80.

［79］Metcalfe D D. Mast cells and mastocytosis［J］. Blood, The Journal of the American Society of Hematology, 2008, 112(4): 946-956.

［80］Nonomura N, Takayama H, Nishimura K, et al. Decreased number of mast cells infiltrating into needle biopsy specimens leads to a better prognosis of prostate cancer［J］. British journal of cancer, 2007, 97(7): 952-956.

［81］Rojas I, Spencer M, Martinez A, et al. Characterization of mast cell subpopulations in lip cancer［J］. Journal of oral pathology & medicine, 2005, 34(5): 268-273.

［82］Fukushima H, Ohsawa M, Ikura Y, et al. Mast cells in diffuse large B - cell lymphoma; their role in fibrosis［J］. Histopathology, 2006, 49(5): 498-505.

［83］Kormelink T G, Abudukelimu A, Redegeld F A. Mast cells as target in cancer therapy［J］. Current pharmaceutical design, 2009, 15(16): 1868-1878.

［84］Ribatti D, Vacca A, Nico B, et al. The role of mast cells in tumour angiogenesis［J］. British Journal of Haematology, 2001, 115(3): 514-521.

［85］Rajput A B, Turbin D A, Cheang M C, et al. Stromal mast cells in invasive breast cancer are a marker of favourable prognosis: a study of 4, 444 cases［J］. Breast cancer research and treatment, 2008, 107(2): 249-257.

［86］Chan J K, Magistris A, Loizzi V, et al. Mast cell density, angiogenesis, blood clotting, and prognosis in women with advanced ovarian cancer［J］. Gynecologic oncology, 2005, 99(1): 20-25.

［87］Welsh T J, Green R H, Richardson D, et al. Macrophage and mast-cell invasion of tumor cell islets confers a marked survival advantage in non-small-cell lung cancer［J］. Journal of clinical oncology, 2005, 23(35): 8959-8967.

［88］Tan S-Y, Fan Y, Luo H-S, et al. Prognostic significance of cell infiltrations of immunosurveillance in colorectal cancer［J］. World journal of gastroenterology: WJG, 2005, 11(8): 1210.

［89］Lätti S, Leskinen M, Shiota N, et al. Mast cell - mediated apoptosis of endothelial cells in vitro: A paracrine mechanism involving TNF - α - mediated down - regulation of bcl - 2 expression［J］. Journal of cellular physiology, 2003, 195(1): 130-138.

［90］Leskinen M J, Lindstedt K A, Wang Y, et al. Mast cell chymase induces smooth muscle cell apoptosis by a mechanism involving fibronectin degradation and disruption of focal adhesions［J］. Arteriosclerosis, thrombosis, and vascular biology, 2003, 23(2): 238-243.

［91］Hammer G E, Ma A. Molecular control of steady-state dendritic cell maturation and immune homeostasis［J］. Annual review of immunology, 2013, 31: 743.

［92］Liu K, Nussenzweig M C. Origin and development of dendritic cells［J］. Immunological reviews, 2010, 234(1): 45-54.

［93］Liu K, Victora G D, Schwickert T A, et al. In vivo analysis of dendritic cell development and homeostasis［J］. Science, 2009, 324(5925): 392-397.

［94］Shortman K, Naik S H. Steady-state and inflammatory dendritic-cell development［J］. Nature Reviews Immunology, 2007, 7(1): 19-30.

［95］Trombetta E S, Mellman I. Cell biology of antigen processing in vitro and in vivo［J］. Annual review of immunology, 2005, (23): 975-1028.

［96］Steinman R M. Decisions about dendritic cells: past, present, and future［J］. 2012.

［97］Wculek S K, Cueto F J, Mujal A M, et al. Dendritic cells in cancer immunology and immunotherapy［J］. Nature Reviews Immunology, 2020, 20(1): 7-24.

［98］Spranger S, Bao R, Gajewski T F. Melanoma-intrinsic β-catenin signalling prevents anti-tumour immunity［J］. Nature, 2015, 523(7559): 231-235.

［99］Böttcher J P, Bonavita E, Chakravarty P, et al. NK cells stimulate recruitment of cDC1 into the tumor microenvironment promoting cancer immune control［J］. Cell, 2018, 172(5): 1022-1037. e1014.

［100］Ljunggren H-G, Kärre K. In search of the 'missing self': MHC molecules and NK cell recognition［J］.

Immunology today, 1990, (11): 237-244.

[ 101 ] Vivier E, Nunès J A, Vély F. Natural killer cell signaling pathways [ J ] . Science, 2004, 306(5701): 1517-1519.

[ 102 ] Tomasello E, Blery M, Vely E, et al. Signaling pathways engaged by NK cell receptors: double concerto for activating receptors, inhibitory receptors and NK cells; proceedings of the Seminars in immunology, F, 2000 [ C ] . Elsevier.

[ 103 ] Strengell M, Matikainen S, Sirén J, et al. IL-21 in synergy with IL-15 or IL-18 enhances IFN-γ production in human NK and T cells [ J ] . The Journal of Immunology, 2003, 170(11): 5464-5469.

[ 104 ] Brady J, Carotta S, Thong R P, et al. The interactions of multiple cytokines control NK cell maturation [ J ] . The Journal of Immunology, 2010, 185(11): 6679-6688.

[ 105 ] Lünemann A, Lünemann J D, Münz C. Regulatory NK-cell functions in inflammation and autoimmunity [ J ] . Molecular medicine, 2009, 15(9): 352-358.

[ 106 ] Becknell B, Caligiuri M A. Natural killer cells in innate immunity and cancer [ J ] . Journal of Immunotherapy, 2008, 31(8): 685-692.

[ 107 ] Kaiser B K, Yim D, Chow I, et al. Disulphide-isomerase-enabled shedding of tumour-associated NKG2D ligands[ J ]. Nature, 2007, 447(7143): 482-486.

[ 108 ] Groh V, Wu J, Yee C, et al. Tumour-derived soluble MIC ligands impair expression of NKG2D and T-cell activation[ J ]. Nature, 2002, 419(6908): 734-738.

[ 109 ] Castriconi R, Cantoni C, Della Chiesa M, et al. Transforming growth factor β1 inhibits expression of NKp30 and NKG2D receptors: consequences for the NK-mediated killing of dendritic cells [ J ] . Proceedings of the National Academy of Sciences, 2003, 100(7): 4120-4125.

[ 110 ] Sconocchia G, Titus J A, Segal D M. Signaling pathways regulating CD44-dependent cytolysis in natural killer cells[ J ]. Blood, The Journal of the American Society of Hematology, 1997, 90(2): 716-725.

[ 111 ] Wang W, Erbe A K, Hank J A, et al. NK cell-mediated antibody-dependent cellular cytotoxicity in cancer immunotherapy [ J ] . Frontiers in immunology, 2015, (6): 368.

[ 112 ] Ferlazzo G, Thomas D, Lin S-L, et al. The abundant NK cells in human secondary lymphoid tissues require activation to express killer cell Ig-like receptors and become cytolytic [ J ] . The Journal of Immunology, 2004, 172(3): 1455-1462.

[ 113 ] Sun J C, Beilke J N, Lanier L L. Adaptive immune features of natural killer cells [ J ] . Nature, 2009, 457(7229): 557-561.

[ 114 ] Albertsson P A, Basse P H, Hokland M, et al. NK cells and the tumour microenvironment: implications for NK-cell function and anti-tumour activity [ J ] . Trends in immunology, 2003, 24(11): 603-609.

[ 115 ] Mensali N, Dillard P, Hebeisen M, et al. NK cells specifically TCR-dressed to kill cancer cells [ J ] . EBioMedicine, 2019, (40): 106-117.

[ 116 ] Liu E, Marin D, Banerjee P, et al. Use of CAR-transduced natural killer cells in CD19-positive lymphoid tumors[ J ]. New England Journal of Medicine, 2020, 382(6): 545-553.

[ 117 ] Robey E, Fowlkes B. Selective events in T cell development [ J ] . Annual review of immunology, 1994, (12): 675-705.

[ 118 ] Germain R N. T-cell development and the CD4-CD8 lineage decision [ J ] . Nature reviews immunology, 2002, 2(5): 309-322.

[ 119 ] Scollay R, Wilson A, D'amico A, et al. Developmental status and reconstitution potential of subpopulations of murine thymocytes [ J ] . Immunological reviews, 1988, (104): 81-120.

[ 120 ] Blackburn C C, Manley N R. Developing a new paradigm for thymus organogenesis [ J ] . Nature Reviews Immunology, 2004, 4(4): 278-289.

[ 121 ] Von Boehmer H, Teh H S, Kisielow P. The thymus selects the useful, neglects the useless and destroys the harmful[ J ].

Immunology today, 1989, 10(2): 57-61.

［122］Leung R K, Thomson K, Gallimore A, et al. Deletion of the CD4 silencer element supports a stochastic mechanism of thymocyte lineage commitment［J］. Nature immunology, 2001, 2(12): 1167-1173.

［123］Sharma P, Wagner K, Wolchok J D, et al. Novel cancer immunotherapy agents with survival benefit: recent successes and next steps［J］. Nature Reviews Cancer, 2011, 11(11): 805-812.

［124］Lugo-Villarino G, Maldonado-López R, Possemato R, et al. T-bet is required for optimal production of IFN-γ and antigen-specific T cell activation by dendritic cells［J］. Proceedings of the National Academy of Sciences, 2003, 100(13): 7749-7754.

［125］Zhu J, Guo L, Watson C J, et al. Stat6 is necessary and sufficient for IL-4's role in Th2 differentiation and cell expansion［J］. The Journal of Immunology, 2001, 166(12): 7276-7281.

［126］Zhou L, Lopes J E, Chong M M, et al. TGF-β-induced Foxp3 inhibits TH17 cell differentiation by antagonizing RORγt function［J］. Nature, 2008, 453(7192): 236-240.

［127］Wanjun C, Wenwen J, Hardegen N, et al. Conversion of peripheral CD CD25 naive T cells to CD4 CD25 regulatory T cells by TGF-induction of transcription factor foxp3［J］. J Exp Med, 2003, 198(1875-1886.

［128］Nurieva R I, Chung Y, Hwang D, et al. Generation of T follicular helper cells is mediated by interleukin-21 but independent of T helper 1, 2, or 17 cell lineages［J］. Immunity, 2008, 29(1): 138-149.

［129］Staudt V, Bothur E, Klein M, et al. Interferon-regulatory factor 4 is essential for the developmental program of T helper 9 cells［J］. Immunity, 2010, 33(2): 192-202.

［130］Saule P, Trauet J, Dutriez V, et al. Accumulation of memory T cells from childhood to old age: central and effector memory cells in CD4$^+$ versus effector memory and terminally differentiated memory cells in CD8$^+$ compartment［J］. Mechanisms of ageing and development, 2006, 127(3): 274-281.

［131］Kabelitz D, Serrano R, Kouakanou L, et al. Cancer immunotherapy with γδ T cells: many paths ahead of us［J］. Cellular & Molecular Immunology, 2020, 17(9): 925-939.

［132］Chen L, Flies D B. Molecular mechanisms of T cell co-stimulation and co-inhibition［J］. Nature reviews immunology, 2013, 13(4): 227-242.

［133］Linsley P S, Clark E A, Ledbetter J A. T-cell antigen CD28 mediates adhesion with B cells by interacting with activation antigen B7/BB-1［J］. Proceedings of the National Academy of Sciences, 1990, 87(13): 5031-5035.

［134］Hutloff A, Dittrich A M, Beier K C, et al. ICOS is an inducible T-cell co-stimulator structurally and functionally related to CD28［J］. Nature, 1999, 397(6716): 263-266.

［135］Nam K-O, Kang H, Shin S-M, et al. Cross-linking of 4-1BB activates TCR-signaling pathways in CD8$^+$ T lymphocytes［J］. The Journal of Immunology, 2005, 174(4): 1898-1905.

［136］Godfrey W R, Fagnoni F F, Harara M A, et al. Identification of a human OX-40 ligand, a costimulator of CD4$^+$ T cells with homology to tumor necrosis factor［J］. The Journal of experimental medicine, 1994, 180(2): 757-762.

［137］Vonderheide R H. Prospect of targeting the CD40 pathway for cancer therapy［J］. Clinical Cancer Research, 2007, 13(4): 1083-1088.

［138］Nocentini G, Riccardi C. GITR: a modulator of immune response and inflammation［J］. Therapeutic Targets of the TNF Superfamily, 2009: 156-173.

［139］Marin-Acevedo J A, Dholaria B, Soyano A E, et al. Next generation of immune checkpoint therapy in cancer: new developments and challenges［J］. Journal of hematology & oncology, 2018, 11(1): 1-20.

［140］Ruby C E, Yates M A, Hirschhorn-Cymerman D, et al. Cutting Edge: OX40 agonists can drive regulatory T cell expansion if the cytokine milieu is right［J］. The Journal of Immunology, 2009, 183(8): 4853-4857.

［141］Vonderheide R H, Glennie M J. Agonistic CD40 antibodies and cancer therapy［J］. Clinical Cancer Research, 2013, 19(5): 1035-1043.

［142］Linsley P S, Brady W, Urnes M, et al. CTLA-4 is a second receptor for the B cell activation antigen B7［J］. The

Journal of experimental medicine, 1991, 174(3): 561-569.

［143］Freeman G J, Long A J, Iwai Y, et al. Engagement of the PD-1 immunoinhibitory receptor by a novel B7 family member leads to negative regulation of lymphocyte activation ［J］. The Journal of experimental medicine, 2000, 192(7): 1027-1034.

［144］Buchbinder E I, Desai A. CTLA-4 and PD-1 pathways: similarities, differences, and implications of their inhibition［J］. American journal of clinical oncology, 2016, 39(1): 98.

［145］Liang S C, Latchman Y E, Buhlmann J E, et al. Regulation of PD - 1, PD - L1, and PD - L2 expression during normal and autoimmune responses ［J］. European journal of immunology, 2003, 33(10): 2706-2716.

［146］Okazaki T, Maeda A, Nishimura H, et al. PD-1 immunoreceptor inhibits B cell receptor-mediated signaling by recruiting src homology 2-domain-containing tyrosine phosphatase 2 to phosphotyrosine ［J］. Proceedings of the National Academy of Sciences, 2001, 98(24): 13866-13871.

［147］Anderson A C, Joller N, Kuchroo V K. Lag-3, Tim-3, and TIGIT: co-inhibitory receptors with specialized functions in immune regulation ［J］. Immunity, 2016, 44(5): 989-1004.

［148］Joller N, Lozano E, Burkett P R, et al. Treg cells expressing the coinhibitory molecule TIGIT selectively inhibit proinflammatory Th1 and Th17 cell responses ［J］. Immunity, 2014, 40(4): 569-581.

［149］Jordan M S, Boesteanu A, Reed A J, et al. Thymic selection of CD4$^+$ CD25$^+$ regulatory T cells induced by an agonist self-peptide ［J］. Nature immunology, 2001, 2(4): 301-306.

［150］Croft M. The role of TNF superfamily members in T-cell function and diseases ［J］. Nature Reviews Immunology, 2009, 9(4): 271-285.

［151］Pardoll D M. The blockade of immune checkpoints in cancer immunotherapy ［J］. Nature Reviews Cancer, 2012, 12(4): 252-264.

［152］Nagasawa T. Microenvironmental niches in the bone marrow required for B-cell development ［J］. Nature Reviews Immunology, 2006, 6(2): 107-116.

［153］Hardy R R, Carmack C E, Shinton S A, et al. Resolution and characterization of pro-B and pre-pro-B cell stages in normal mouse bone marrow ［J］. The Journal of experimental medicine, 1991, 173(5): 1213-1225.

［154］Tiegs S L, Russell D M, Nemazee D. Receptor editing in self-reactive bone marrow B cells ［J］. The Journal of experimental medicine, 1993, 177(4): 1009-1020.

［155］Carsetti R, Köhler G, Lamers M C. Transitional B cells are the target of negative selection in the B cell compartment ［J］. The Journal of experimental medicine, 1995, 181(6): 2129-2140.

［156］Pieper K, Grimbacher B, Eibel H. B-cell biology and development ［J］. Journal of Allergy and Clinical Immunology, 2013, 131(4): 959-971.

［157］Shlomchik M J, Weisel F. Germinal center selection and the development of memory B and plasma cells ［J］. Immunological reviews, 2012, 247(1): 52-63.

［158］Schroeder Jr H W, Cavacini L. Structure and function of immunoglobulins ［J］. Journal of Allergy and Clinical Immunology, 2010, 125(2): S41-S52.

［159］Lipman N S, Jackson L R, Trudel L J, et al. Monoclonal versus polyclonal antibodies: distinguishing characteristics, applications, and information resources ［J］. ILAR journal, 2005, 46(3): 258-268.

［160］Kung P C, Goldstein G, Reinherz E L, et al. Monoclonal antibodies defining distinctive human T cell surface antigens ［J］. Science, 1979, 206(4416): 347-349.

［161］Morrison S L, Johnson M J, Herzenberg L A, et al. Chimeric human antibody molecules: mouse antigen-binding domains with human constant region domains ［J］. Proceedings of the National Academy of Sciences, 1984, 81(21): 6851-6855.

［162］Riechmann L, Clark M, Waldmann H, et al. Reshaping human antibodies for therapy ［J］. Nature, 1988, 332(6162): 323-327.

［163］Harding F A, Stickler M M, Razo J, et al. The immunogenicity of humanized and fully human antibodies: residual immunogenicity resides in the CDR regions; proceedings of the MAbs, F, 2010［C］. Taylor & Francis.

［164］Scott A M, Wolchok J D, Old L J. Antibody therapy of cancer［J］. Nature reviews cancer, 2012, 12(4): 278-287.

［165］Wennhold K, Shimabukuro-Vornhagen A, Von Bergwelt-Baildon M. B cell-based cancer immunotherapy［J］. Transfusion Medicine and Hemotherapy, 2019, 46(1): 36-46.

［166］Elgueta R, Benson M J, De Vries V C, et al. Molecular mechanism and function of CD40/CD40L engagement in the immune system［J］. Immunological reviews, 2009, 229(1): 152-172.

［167］Fridman W H, Sautès-Fridman C, Galon J. The immune contexture in human tumours: impact on clinical outcome［J］. Nature Reviews Cancer, 2012, 12(4): 298-306.

［168］Dunn G P, Old L J, Schreiber R D. The three Es of cancer immunoediting［J］. Annu Rev Immunol, 2004, (22): 329-360.

［169］Dunn G P, Bruce A T, Ikeda H, et al. Cancer immunoediting: from immunosurveillance to tumor escape［J］. Nature immunology, 2002, 3(11): 991-998.

［170］Hanahan D, Weinberg R A. The hallmarks of cancer［J］. cell, 2000, 100(1): 57-70.

［171］Teng M W, Galon J, Fridman W-H, et al. From mice to humans: developments in cancer immunoediting［J］. The Journal of clinical investigation, 2015, 125(9): 3338-3346.

［172］Mellman I, Coukos G, Dranoff G. Cancer immunotherapy comes of age［J］. Nature, 2011, 480(7378): 480-489.

［173］Gabrilovich D I, Ostrand-Rosenberg S, Bronte V. Coordinated regulation of myeloid cells by tumours［J］. Nature Reviews Immunology, 2012, 12(4): 253-268.

［174］Huang B, Pan P-Y, Li Q, et al. Gr-1+ CD115+ immature myeloid suppressor cells mediate the development of tumor-induced T regulatory cells and T-cell anergy in tumor-bearing host［J］. Cancer research, 2006, 66(2): 1123-1131.

［175］Lindau D, Gielen P, Kroesen M, et al. The immunosuppressive tumour network: myeloid - derived suppressor cells, regulatory T cells and natural killer T cells［J］. Immunology, 2013, 138(2): 105-115.

［176］Waldmann T A. Cytokines in cancer immunotherapy［J］. Cold Spring Harbor perspectives in biology, 2018, 10(12): a028472.

［177］Bentebibel S-E, Hurwitz M E, Bernatchez C, et al. A First-in-Human Study and Biomarker Analysis of NKTR-214, a Novel IL2Rβγ-Biased Cytokine, in Patients with Advanced or Metastatic Solid TumorsNKTR-214 in Patients with Advanced Solid Tumors［J］. Cancer discovery, 2019, 9(6): 711-721.

［178］Scholz A, Harbell M, Millare B, et al. 33rd Annual Meeting & Pre-Conference Programs of the Society for Immunotherapy of Cancer (SITC 2018)［J］. Journal for ImmunoTherapy of Cancer, 2018, 6(1): 114.

［179］Mumm J B, Emmerich J, Zhang X, et al. IL-10 elicits IFNγ-dependent tumor immune surveillance［J］. Cancer cell, 2011, 20(6): 781-796.

［180］Naing A, Papadopoulos K P, Autio K A, et al. Safety, antitumor activity, and immune activation of pegylated recombinant human interleukin-10 (AM0010) in patients with advanced solid tumors［J］. Journal of Clinical Oncology, 2016, 34(29): 3562.

［181］Wong D, Schneider J, Aljumaily R, et al. PEGylated human IL-10 (AM0010) in combination with an anti-PD-1 in advanced NSCLC［J］. Annals of Oncology, 2017, (28): xi3.

［182］Hecht J R, Naing A, Falchook G S, et al. Overall survival of PEGylated human IL-10 (AM0010) with 5-FU/LV and oxaliplatin (FOLFOX) in metastatic pancreatic adenocarcinoma (PDAC)［Z］. American Society of Clinical Oncology. 2018.

［183］Naing A, Infante J R, Papadopoulos K P, et al. PEGylated IL-10 (Pegilodecakin) induces systemic immune activation, CD8+T cell invigoration and polyclonal T cell expansion in cancer patients［J］. Cancer Cell, 2018, 34(5): 775-791. e773.

［184］Kumari N, Dwarakanath B, Das A, et al. Role of interleukin-6 in cancer progression and therapeutic resistance［J］.

Tumor Biology, 2016, 37(9): 11553-11572.

［185］Johnson D E, O'keefe R A, Grandis J R. Targeting the IL-6/JAK/STAT3 signalling axis in cancer ［J］. Nature reviews Clinical oncology, 2018, 15(4): 234-248.

［186］Waugh D J, Wilson C. The interleukin-8 pathway in cancer ［J］. Clinical cancer research, 2008, 14(21): 6735-6741.

［187］Schalper K A, Carleton M, Zhou M, et al. Elevated serum interleukin-8 is associated with enhanced intratumor neutrophils and reduced clinical benefit of immune-checkpoint inhibitors ［J］. Nature medicine, 2020, 26(5): 688-692.

［188］Bilusic M, Heery C R, Collins J M, et al. Phase I trial of HuMax-IL8 (BMS-986253), an anti-IL-8 monoclonal antibody, in patients with metastatic or unresectable solid tumors ［J］. Journal for immunotherapy of cancer, 2019, 7(1): 1-8.

［189］Nguyen K G, Vrabel M R, Mantooth S M, et al. Localized interleukin-12 for cancer immunotherapy ［J］. Frontiers in immunology, 2020, (11): 575-597.

［190］Hurteau J A, Blessing J A, Decesare S L, et al. Evaluation of recombinant human interleukin-12 in patients with recurrent or refractory ovarian cancer: a gynecologic oncology group study ［J］. Gynecologic oncology, 2001, 82(1): 7-10.

［191］Motzer R J, Rakhit A, Thompson J A, et al. Randomized multicenter phase Ⅱ trial of subcutaneous recombinant human interleukin-12 versus interferon-α2a for patients with advanced renal cell carcinoma ［J］. Journal of Interferon & Cytokine Research, 2001, 21(4): 257-263.

［192］Strauss J, Heery C R, Kim J W, et al. First-in-Human Phase I Trial of a Tumor-Targeted Cytokine (NHS-IL12) in Subjects with Metastatic Solid TumorsPhase I NHS-IL12 ［J］. Clinical Cancer Research, 2019, 25(1): 99-109.

［193］Greaney S K, Algazi A P, Tsai K K, et al. Intratumoral Plasmid IL12 Electroporation Therapy in Patients with Advanced Melanoma Induces Systemic and Intratumoral T-cell ResponsesT-cell Responses Induced by Plasmid IL12 Electroporation ［J］. Cancer immunology research, 2020, 8(2): 246-254.

［194］Algazi A, Bhatia S, Agarwala S, et al. Intratumoral delivery of tavokinogene telseplasmid yields systemic immune responses in metastatic melanoma patients ［J］. Annals of Oncology, 2020, 31(4): 532-540.

［195］Algazi A P, Twitty C G, Tsai K K, et al. Phase Ⅱ trial of IL-12 plasmid transfection and PD-1 blockade in immunologically quiescent melanoma ［J］. Clinical Cancer Research, 2020, 26(12): 2827-2837.

［196］Fabbi M, Carbotti G, Ferrini S. Dual roles of IL-27 in cancer biology and immunotherapy ［J］. Mediators of inflammation, 2017, 2017.

［197］Murugaiyan G, Saha B. IL-27 in tumor immunity and immunotherapy ［J］. Trends in molecular medicine, 2013, 19(2): 108-116.

［198］Zhu J, Liu J-Q, Shi M, et al. IL-27 gene therapy induces depletion of Tregs and enhances the efficacy of cancer immunotherapy ［J］. JCI insight, 2018, 3(7).

［199］Waldmann T A, Miljkovic M D, Conlon K C. Interleukin-15 (dys) regulation of lymphoid homeostasis: Implications for therapy of autoimmunity and cancer ［J］. Journal of Experimental Medicine, 2020, 217(1).

［200］Conlon K C, Lugli E, Welles H C, et al. Redistribution, hyperproliferation, activation of natural killer cells and CD8 T cells, and cytokine production during first-in-human clinical trial of recombinant human interleukin-15 in patients with cancer ［J］. Journal of clinical oncology, 2015, 33(1): 74.

［201］Conlon K C, Potter E, Pittaluga S, et al. IL15 by Continuous Intravenous Infusion to Adult Patients with Solid Tumors in a Phase I Trial Induced Dramatic NK-Cell Subset ExpansionIL15 by Continuous Infusion-Induced NK-Cell Expansion ［J］. Clinical Cancer Research, 2019, 25(16): 4945-4954.

［202］Waldmann T A, Dubois S, Miljkovic M D, et al. IL-15 in the Combination Immunotherapy of Cancer ［J］. Frontiers in Immunology, 2020, (11): 868.

［203］Tarhini A A, Millward M, Mainwaring P, et al. A phase 2, randomized study of SB - 485232, rhIL - 18, in patients with previously untreated metastatic melanoma［J］. Cancer: Interdisciplinary International Journal of the American Cancer Society, 2009, 115(4): 859-868.

［204］Zhou T, Damsky W, Weizman O-E, et al. IL-18BP is a secreted immune checkpoint and barrier to IL-18 immunotherapy［J］. Nature, 2020, 583(7817): 609-614.

［205］Khan Z, Hammer C, Guardino E, et al. Mechanisms of immune-related adverse events associated with immune checkpoint blockade: using germline genetics to develop a personalized approach［J］. Genome medicine, 2019, 11(1): 1-3.

［206］Johnson D, Patel A B, Uemura M I, et al. IL17A Blockade Successfully Treated Psoriasiform Dermatologic Toxicity from ImmunotherapyPsoriasiform Toxicity from CPI Responds to IL17A Blockade［J］. Cancer immunology research, 2019, 7(6): 860-865.

［207］Abu-Sbeih H, Ali F S, Wang X, et al. Early introduction of selective immunosuppressive therapy associated with favorable clinical outcomes in patients with immune checkpoint inhibitor-induced colitis［J］. Journal for immunotherapy of cancer, 2019, 7(1): 1-11.

［208］Tangri S, Licalsi C, Sidney J, et al. Rationally engineered proteins or antibodies with absent or reduced immunogenicity［J］. Current medicinal chemistry, 2002, 9(24): 2191-2199.

［209］Weiner L M, Surana R, Wang S. Monoclonal antibodies: versatile platforms for cancer immunotherapy［J］. Nature Reviews Immunology, 2010, 10(5): 317-327.

［210］Krummel M F, Allison J P. CD28 and CTLA-4 have opposing effects on the response of T cells to stimulation［J］. The Journal of experimental medicine, 1995, 182(2): 459-465.

［211］Hodi F S, O'day S J, Mcdermott D F, et al. Improved survival with ipilimumab in patients with metastatic melanoma［J］. New England Journal of Medicine, 2010, 363(8): 711-723.

［212］Brahmer J R, Drake C G, Wollner I, et al. Phase I study of single-agent anti-programmed death-1 (MDX-1106) in refractory solid tumors: safety, clinical activity, pharmacodynamics, and immunologic correlates［J］. Journal of clinical oncology, 2010, 28(19): 3167.

［213］Borghaei H, Paz-Ares L, Horn L, et al. Nivolumab versus docetaxel in advanced nonsquamous non-small-cell lung cancer［J］. New England Journal of Medicine, 2015, 373(17): 1627-1639.

［214］Brahmer J, Reckamp K L, Baas P, et al. Nivolumab versus docetaxel in advanced squamous-cell non-small-cell lung cancer［J］. New England Journal of Medicine, 2015, 373(2): 123-135.

［215］Herbst R S, Baas P, Kim D-W, et al. Pembrolizumab versus docetaxel for previously treated, PD-L1-positive, advanced non-small-cell lung cancer (KEYNOTE-010): a randomised controlled trial［J］. The Lancet, 2016, 387(10027): 1540-1550.

［216］Rosenberg J E, Hoffman-Censits J, Powles T, et al. Atezolizumab in patients with locally advanced and metastatic urothelial carcinoma who have progressed following treatment with platinum-based chemotherapy: a single-arm, multicentre, phase 2 trial［J］. The Lancet, 2016, 387(10031): 1909-1920.

［217］Food U. Drug Administration. Hematology/oncology (cancer) approvals & safety notifications; 2018［Z］. 2019

［218］Aspeslagh S, Postel-Vinay S, Rusakiewicz S, et al. Rationale for anti-OX40 cancer immunotherapy［J］. European Journal of Cancer, 2016, (52): 50-66.

［219］Topalian S L, Weiner G J, Pardoll D M. Cancer immunotherapy comes of age［J］. Journal of Clinical Oncology, 2011, 29(36): 4828.

［220］Wargo J A, Cooper Z A, Flaherty K T. Universes Collide: Combining Immunotherapy with Targeted Therapy for CancerCombining Targeted Therapy and Immunotherapy［J］. Cancer discovery, 2014, 4(12): 1377-1386.

［221］Sullivan R J, Gonzalez R, Lewis K D, et al. Atezolizumab (A)+ cobimetinib (C)+ vemurafenib (V) in BRAFV600-mutant metastatic melanoma (mel): Updated safety and clinical activity［Z］. American Society of Clinical Oncology. 2017

［222］Formenti S C, Demaria S. Combining radiotherapy and cancer immunotherapy: a paradigm shift［J］. JNCI: Journal of the National Cancer Institute, 2013, 105(4): 256-265.

［223］Golden E, Chachoua A, Fenton-Kerimian M, et al. Abscopal responses in metastatic non-small cell lung cancer (NSCLC) patients treated on a phase 2 study of combined radiation therapy and ipilimumab: evidence for the in situ vaccination hypothesis of radiation［J］. International Journal of Radiation Oncology, Biology, Physics, 2015, 93(3): S66-S67.

［224］Fiorica F, Belluomini L, Stefanelli A, et al. Immune checkpoint inhibitor nivolumab and radiotherapy in pretreated lung cancer patients［J］. American journal of clinical oncology, 2018, 41(11): 1101-1105.

［225］Moon Y W, Hajjar J, Hwu P, et al. Targeting the indoleamine 2, 3-dioxygenase pathway in cancer［J］. Journal for immunotherapy of cancer, 2015, 3(1): 1-10.

［226］Koblish H K, Hansbury M J, Bowman K J, et al. Hydroxyamidine inhibitors of indoleamine-2, 3-dioxygenase potently suppress systemic tryptophan catabolism and the growth of IDO-expressing tumors［J］. Molecular cancer therapeutics, 2010, 9(2): 489-498.

［227］Liu X, Shin N, Koblish H K, et al. Selective inhibition of IDO1 effectively regulates mediators of antitumor immunity［J］. Blood, The Journal of the American Society of Hematology, 2010, 115(17): 3520-3530.

［228］Metz R, Rust S, Duhadaway J B, et al. IDO inhibits a tryptophan sufficiency signal that stimulates mTOR: A novel IDO effector pathway targeted by D-1-methyl-tryptophan［J］. Oncoimmunology, 2012, 1(9): 1460-1468.

［229］Iversen T Z, Engell-Noerregaard L, Ellebaek E, et al. Long-lasting disease stabilization in the absence of toxicity in metastatic lung cancer patients vaccinated with an HLA-A2-restricted epitope derived from indoleamine 2, 3 dioxygenase［J］. Journal for ImmunoTherapy of Cancer, 2013, 1(1): 1.

［230］Siu L L, Gelmon K, Chu Q, et al. Abstract CT116: BMS-986205, an optimized indoleamine 2, 3-dioxygenase 1 (IDO1) inhibitor, is well tolerated with potent pharmacodynamic (PD) activity, alone and in combination with nivolumab (nivo) in advanced cancers in a phase 1/2a trial［J］. Cancer Research, 2017, 77(13_Supplement): CT116.

［231］Mautino M R, Jaipuri F A, Waldo J, et al. NLG919, a novel indoleamine-2, 3-dioxygenase (IDO)-pathway inhibitor drug candidate for cancer therapy［J］. Cancer Research, 2013, 73(8_Supplement): 491.

［232］Long G V, Dummer R, Hamid O, et al. Epacadostat plus pembrolizumab versus placebo plus pembrolizumab in patients with unresectable or metastatic melanoma (ECHO-301/KEYNOTE-252): a phase 3, randomised, double-blind study［J］. The Lancet Oncology, 2019, 20(8): 1083-1097.

［233］Choi Y, Shi Y, Haymaker C L, et al. T-cell agonists in cancer immunotherapy［J］. Journal for immunotherapy of cancer, 2020, 8(2).

［234］Segal N H, Logan T F, Hodi F S, et al. Results from an Integrated Safety Analysis of Urelumab, an Agonist Anti-CD137 Monoclonal AntibodyIntegrated Safety Analysis of Urelumab［J］. Clinical Cancer Research, 2017, 23(8): 1929-1936.

［235］Tolcher A W, Sznol M, Hu-Lieskovan S, et al. Phase Ib Study of Utomilumab (PF-05082566), a 4-1BB/CD137 Agonist, in Combination with Pembrolizumab (MK-3475) in Patients with Advanced Solid TumorsUtomilumab Plus Pembrolizumab in Advanced Solid Tumors［J］. Clinical Cancer Research, 2017, 23(18): 5349-5357.

［236］Zheng L, Judkins C, Hoare J, et al. Urelumab (anti-CD137 agonist) in combination with vaccine and nivolumab treatments is safe and associated with pathologic response as neoadjuvant and adjuvant therapy for resectable pancreatic cancer; proceedings of the JOURNAL FOR IMMUNOTHERAPY OF CANCER, F, 2020［C］. BMJ PUBLISHING GROUP BRITISH MED ASSOC HOUSE, TAVISTOCK SQUARE, LONDON WC1H 9JR, ENGLAND: BMJ PUBLISHING GROUP, 2020, 8: A486-A487.

［237］Messenheimer D J, Jensen S M, Afentoulis M E, et al. Timing of PD-1 Blockade Is Critical to Effective Combination Immunotherapy with Anti-OX40Timing Is Critical for OX40 plus PD-1 Combination［J］. Clinical Cancer Research, 2017, 23(20): 6165-6177.

［238］Young K H, Baird J R, Savage T, et al. Optimizing timing of immunotherapy improves control of tumors by hypofractionated radiation therapy［J］. PloS one, 2016, 11(6): e0157164.

［239］Cai Z, Sanchez A, Shi Z, et al. Activation of Toll-like Receptor 5 on Breast Cancer Cells by Flagellin Suppresses Cell Proliferation and Tumor GrowthAntitumor Activity of TLR5 Signaling in Breast Cancer Cells［J］. Cancer research, 2011, 71(7): 2466-2475.

［240］Wolska A, Lech-Marańda E, Robak T. Toll-like receptors and their role in carcinogenesis and anti-tumor treatment［J］. Cellular and Molecular Biology Letters, 2009, 14(2): 248-272.

［241］Liu Y, Yan W, Tohme S, et al. Hypoxia induced HMGB1 and mitochondrial DNA interactions mediate tumor growth in hepatocellular carcinoma through Toll-like receptor 9［J］. Journal of hepatology, 2015, 63(1): 114-121.

［242］Shi M, Chen X, Ye K, et al. Application potential of toll-like receptors in cancer immunotherapy: Systematic review［J］. Medicine, 2016, 95(25).

［243］Li K, Qu S, Chen X, et al. Promising targets for cancer immunotherapy: TLRs, RLRs, and STING-mediated innate immune pathways［J］. International journal of molecular sciences, 2017, 18(2): 404.

［244］Ishikawa H, Ma Z, Barber G N. STING regulates intracellular DNA-mediated, type I interferon-dependent innate immunity［J］. Nature, 2009, 461(7265): 788-792.

［245］Fuertes M B, Kacha A K, Kline J, et al. Host type I IFN signals are required for antitumor CD8$^+$ T cell responses through CD8α$^+$ dendritic cells［J］. Journal of Experimental Medicine, 2011, 208(10): 2005-2016.

［246］Corrales L, Glickman L H, Mcwhirter S M, et al. Direct activation of STING in the tumor microenvironment leads to potent and systemic tumor regression and immunity［J］. Cell reports, 2015, 11(7): 1018-1030.

［247］Fu J, Kanne D B, Leong M, et al. STING agonist formulated cancer vaccines can cure established tumors resistant to PD-1 blockade［J］. Science translational medicine, 2015, 7(283): 283ra252-283ra252.

［248］Deng L, Liang H, Xu M, et al. STING-dependent cytosolic DNA sensing promotes radiation-induced type I interferon-dependent antitumor immunity in immunogenic tumors［J］. Immunity, 2014, 41(5): 843-852.

［249］Biswas S K, Mantovani A. Macrophage plasticity and interaction with lymphocyte subsets: cancer as a paradigm［J］. Nature immunology, 2010, 11(10): 889-896.

［250］Ries C H, Cannarile M A, Hoves S, et al. Targeting tumor-associated macrophages with anti-CSF-1R antibody reveals a strategy for cancer therapy［J］. Cancer cell, 2014, 25(6): 846-859.

［251］Song M, Liu T, Shi C, et al. Bioconjugated manganese dioxide nanoparticles enhance chemotherapy response by priming tumor-associated macrophages toward M1-like phenotype and attenuating tumor hypoxia［J］. ACS nano, 2016, 10(1): 633-647.

［252］Zanganeh S, Hutter G, Spitler R, et al. Iron oxide nanoparticles inhibit tumour growth by inducing pro-inflammatory macrophage polarization in tumour tissues［J］. Nature nanotechnology, 2016, 11(11): 986-994.

［253］Wiehagen K R, Girgis N M, Yamada D H, et al. Combination of CD40 Agonism and CSF-1R Blockade Reconditions Tumor-Associated Macrophages and Drives Potent Antitumor ImmunityCD40 Agonist with CSF-1R Blockade Combination Immunotherapy［J］. Cancer immunology research, 2017, 5(12): 1109-1121.

［254］Hibbs Jr J B, Taintor R R, Vavrin Z. Macrophage cytotoxicity: role for L-arginine deiminase and imino nitrogen oxidation to nitrite［J］. Science, 1987, 235(4787): 473-476.

［255］Rodriguez P C, Quiceno D G, Zabaleta J, et al. Arginase I production in the tumor microenvironment by mature myeloid cells inhibits T-cell receptor expression and antigen-specific T-cell responses［J］. Cancer research, 2004, 64(16): 5839-5849.

［256］Munder M. Arginase: an emerging key player in the mammalian immune system［J］. British journal of pharmacology, 2009, 158(3): 638-651.

［257］Topalian S L, Taube J M, Anders R A, et al. Mechanism-driven biomarkers to guide immune checkpoint blockade in cancer therapy［J］. Nature Reviews Cancer, 2016, 16(5): 275-287.

［258］Doroshow D B, Bhalla S, Beasley M B, et al. PD-L1 as a biomarker of response to immune-checkpoint inhibitors［J］. Nature reviews Clinical oncology, 2021, 18(6): 345-362.

［259］U.S. Food and Drug Administration. FDA approves Keytruda for advanced non-small cell lung cancer［EB/OL］. http: //www.fda.gov/NewsEvents/Newsroom/PressAnnouncements/ucm465444.htm.2015.

［260］Herbst R S, Soria J-C, Kowanetz M, et al. Predictive correlates of response to the anti-PD-L1 antibody MPDL3280A in cancer patients［J］. Nature, 2014, 515(7528): 563-567.

［261］Rittmeyer A, Barlesi F, Waterkamp D, et al. Atezhttpizumab versus docetaxel in patients with previously treated non-small-cell lung cancer (OAK): a phase 3, open-label, multicentre randomised controlled trial［J］. The Lancet, 2017, 389(10066): 255-265.

［262］Madore J, Vilain R E, Menzies A M, et al. PD-L1 expression in melanoma shows marked heterogeneity within and between patients: implications for anti-PD-1/PD-L 1 clinical trials［J］. Pigment cell & melanoma research, 2015, 28(3): 245-253.

［263］Rosell R, Palmero R. PD-L1 expression associated with better response to EGFR tyrosine kinase inhibitors［J］. Cancer Biology & Medicine, 2015, 12(2): 71-73.

［264］Sharma P, Allison J P. The future of immune checkpoint therapy［J］. Science, 2015, 348(6230): 56-61.

［265］Hadrup S, Donia M. Effector CD4 and CD8 T cells and their role in the tumor microenvironment［J］. Cancer Microenvironment, 2013, 6(2): 123-133.

［266］Zhang L, Conejo-Garcia J R, Katsaros D, et al. Intratumoral T cells, recurrence, and survival in epithelial ovarian cancer［J］. New England journal of medicine, 2003, 348(3): 203-213.

［267］Ruffini E, Asioli S, Filosso P L, et al. Clinical significance of tumor-infiltrating lymphocytes in lung neoplasms［J］. The Annals of thoracic surgery, 2009, 87(2): 365-372.

［268］Curiel T J, Coukos G, Zou L, et al. Specific recruitment of regulatory T cells in ovarian carcinoma fosters immune privilege and predicts reduced survival［J］. Nature medicine, 2004, 10(9): 942-949.

［269］Gobert M, Treilleux I, Bendriss-Vermare N, et al. Regulatory T cells recruited through CCL22/CCR4 are selectively activated in lymphoid infiltrates surrounding primary breast tumors and lead to an adverse clinical outcome［J］. Cancer research, 2009, 69(5): 2000-2009.

［270］Fu J, Xu D, Liu Z, et al. Increased regulatory T cells correlate with CD8 T-cell impairment and poor survival in hepatocellular carcinoma patients［J］. Gastroenterology, 2007, 132(7): 2328-2339.

［271］Llosa N J, Cruise M, Tam A, et al. The Vigorous Immune Microenvironment of Microsatellite Instable Colon Cancer Is Balanced by Multiple Counter-Inhibitory CheckpointsImmune Checkpoints in Human Colorectal Cancer［J］. Cancer discovery, 2015, 5(1): 43-51.

［272］Galon J, Costes A, Sanchez-Cabo F, et al. Type, density, and location of immune cells within human colorectal tumors predict clinical outcome［J］. Science, 2006, 313(5795): 1960-1964.

［273］Tumeh P C, Harview C L, Yearley J H, et al. PD-1 blockade induces responses by inhibiting adaptive immune resistance［J］. Nature, 2014, 515(7528): 568-571.

［274］Hamid O, Schmidt H, Nissan A, et al. A prospective phase Ⅱ trial exploring the association between tumor microenvironment biomarkers and clinical activity of ipilimumab in advanced melanoma［J］. Journal of translational medicine, 2011, 9(1): 1-16.

［275］Martens A, Wistuba-Hamprecht K, Yuan J, et al. Increases in Absolute Lymphocytes and Circulating CD4$^+$ and CD8$^+$ T Cells Are Associated with Positive Clinical Outcome of Melanoma Patients Treated with IpilimumabSurrogate Markers for Ipilimumab-Treated Patients［J］. Clinical Cancer Research, 2016, 22(19): 4848-4858.

［276］Pérez-Romero K, Rodríguez R M, Amedei A, et al. Immune landscape in tumor microenvironment: Implications for biomarker development and immunotherapy［J］. International Journal of Molecular Sciences, 2020, 21(15): 5521.

［277］Teng M W, Ngiow S F, Ribas A, et al. Classifying cancers based on T-cell infiltration and PD-L1［J］. Cancer research, 2015, 75(11): 2139-2145.

［278］Galon J, Mlecnik B, Bindea G, et al. Towards the introduction of the 'Immunoscore' in the classification of malignant tumours ［J］. The Journal of pathology, 2014, 232(2): 199-209.

［279］Mlecnik B, Van Den Eynde M, Bindea G, et al. Comprehensive intrametastatic immune quantification and major impact of immunoscore on survival ［J］. JNCI: Journal of the National Cancer Institute, 2018, 110(1): 97-108.

［280］Pagès F, Mlecnik B, Marliot F, et al. International validation of the consensus Immunoscore for the classification of colon cancer: a prognostic and accuracy study ［J］. The Lancet, 2018, 391(10135): 2128-2139.

［281］Haymaker C L, Kim D, Uemura M, et al. Metastatic Melanoma Patient Had a Complete Response with Clonal Expansion after Whole Brain Radiation and PD-1 BlockadeUnique T-cell Clone Expansion after Anti-PD-1 ［J］. Cancer immunology research, 2017, 5(2): 100-105.

［282］Olugbile S, Park J, Hoffman P, et al. Sustained oligoclonal T cell expansion correlates with durable response to immune checkpoint blockade in lung cancer ［J］. J Cancer Sci Ther, 2017, (9): 717-722.

［283］Inoue H, Park J-H, Kiyotani K, et al. Intratumoral expression levels of PD-L1, GZMA, and HLA-A along with oligoclonal T cell expansion associate with response to nivolumab in metastatic melanoma ［J］. Oncoimmunology, 2016, 5(9): e1204507.

［284］Looney T J, Topacio-Hall D, Lowman G, et al. TCR convergence in individuals treated with immune checkpoint inhibition for cancer ［J］. Frontiers in immunology, 2020, (10): 2985.

［285］Tang X, Huang Y, Lei J, et al. The single-cell sequencing: new developments and medical applications ［J］. Cell & bioscience, 2019, 9(1): 1-9.

［286］Gibellini L, De Biasi S, Porta C, et al. Single-cell approaches to profile the response to immune checkpoint inhibitors ［J］. Frontiers in Immunology, 2020, (11): 490.

［287］Rizvi N A, Hellmann M D, Snyder A, et al. Mutational landscape determines sensitivity to PD-1 blockade in non-small cell lung cancer ［J］. Science, 2015, 348(6230): 124-128.

［288］Snyder A, Makarov V, Merghoub T, et al. Genetic basis for clinical response to CTLA-4 blockade in melanoma ［J］. New England Journal of Medicine, 2014, 371(23): 2189-2199.

［289］Hugo W, Zaretsky J M, Sun L, et al. Genomic and transcriptomic features of response to anti-PD-1 therapy in metastatic melanoma ［J］. Cell, 2016, 165(1): 35-44.

［290］Le D T, Uram J N, Wang H, et al. PD-1 blockade in tumors with mismatch-repair deficiency ［J］. New England Journal of Medicine, 2015, 372(26): 2509-2520.

［291］Alexandrov L B, Nik-Zainal S, Wedge D C, et al. Signatures of mutational processes in human cancer ［J］. Nature, 2013, 500(7463): 415-421.

［292］Lastwika K J, Wilson W, Li Q K, et al. Control of PD-L1 Expression by Oncogenic Activation of the AKT-mTOR Pathway in Non-Small Cell Lung CancerControl of PD-L1 by Oncogenic Activation of AKT/mTOR in NSCLC ［J］. Cancer research, 2016, 76(2): 227-238.

［293］Ribas A, Robert C, Hodi F S, et al. Association of response to programmed death receptor 1 (PD-1) blockade with pembrolizumab (MK-3475) with an interferon-inflammatory immune gene signature ［Z］. American Society of Clinical Oncology. 2015.

［294］Ayers M, Lunceford J, Nebozhyn M, et al. Relationship between immune gene signatures and clinical response to PD-1 blockade with pembrolizumab (MK-3475) in patients with advanced solid tumors ［J］. Journal for immunotherapy of cancer, 2015, 3(2): 1-2.

［295］Higgs B W, Morehouse C, Streicher K, et al. Relationship of baseline tumoral IFNγ mRNA and PD-L1 protein expression to overall survival in durvalumab-treated NSCLC patients ［Z］. American Society of Clinical Oncology. 2016.

［296］Fehrenbacher L, Spira A, Ballinger M, et al. Atezolizumab versus docetaxel for patients with previously treated non-small-cell lung cancer (POPLAR): a multicentre, open-label, phase 2 randomised controlled trial［J］. The Lancet, 2016, 387(10030): 1837-1846.

［297］Blank C U, Haanen J B, Ribas A, et al. The "cancer immunogram"［J］. Science, 2016, 352(6286): 658-660.

［298］Karasaki T, Nagayama K, Kuwano H, et al. An immunogram for the cancer-immunity cycle: towards personalized immunotherapy of lung cancer［J］. Journal of Thoracic Oncology, 2017, 12(5): 791-803.

［299］Martens A, Wistuba-Hamprecht K, Foppen M G, et al. Baseline Peripheral Blood Biomarkers Associated with Clinical Outcome of Advanced Melanoma Patients Treated with IpilimumabBiomarkers in Ipilimumab-Treated Melanoma Patients［J］. Clinical Cancer Research, 2016, 22(12): 2908-2918.

［300］Hopkins A M, Rowland A, Kichenadasse G, et al. Predicting response and toxicity to immune checkpoint inhibitors using routinely available blood and clinical markers［J］. British journal of cancer, 2017, 117(7): 913-920.

［301］Manson G, Norwood J, Marabelle A, et al. Biomarkers associated with checkpoint inhibitors［J］. Annals of Oncology, 2016, 27(7): 1199-1206.

［302］Delyon J, Mateus C, Lefeuvre D, et al. Experience in daily practice with ipilimumab for the treatment of patients with metastatic melanoma: an early increase in lymphocyte and eosinophil counts is associated with improved survival［J］. Annals of Oncology, 2013, 24(6): 1697-1703.

［303］Ku G Y, Yuan J, Page D B, et al. Single - institution experience with ipilimumab in advanced melanoma patients in the compassionate use setting: lymphocyte count after 2 doses correlates with survival［J］. Cancer: Interdisciplinary International Journal of the American Cancer Society, 2010, 116(7): 1767-1775.

［304］Wilgenhof S, Du Four S, Vandenbroucke F, et al. Single-center experience with ipilimumab in an expanded access program for patients with pretreated advanced melanoma［J］. Journal of immunotherapy, 2013, 36(3): 215-222.

［305］Di Giacomo A M, Danielli R, Calabrò L, et al. Ipilimumab experience in heavily pretreated patients with melanoma in an expanded access program at the University Hospital of Siena (Italy)［J］. Cancer immunology, immunotherapy, 2011, 60(4): 467-477.

［306］Simeone E, Gentilcore G, Giannarelli D, et al. Immunological and biological changes during ipilimumab treatment and their potential correlation with clinical response and survival in patients with advanced melanoma［J］. Cancer immunology, immunotherapy, 2014, 63(7): 675-683.

［307］Gebhardt C, Sevko A, Jiang H, et al. Myeloid cells and related chronic inflammatory factors as novel predictive markers in melanoma treatment with ipilimumab［J］. Clinical Cancer Research, 2015, 21(24): 5453-5459.

［308］Kelderman S, Heemskerk B, Van Tinteren H, et al. Lactate dehydrogenase as a selection criterion for ipilimumab treatment in metastatic melanoma［J］. Cancer Immunology, Immunotherapy, 2014, 63(5): 449-458.

［309］Lee J, Long G, Boyd S, et al. Circulating tumour DNA predicts response to anti-PD1 antibodies in metastatic melanoma［J］. Annals of Oncology, 2017, 28(5): 1130-1136.

［310］Kamphorst A O, Pillai R N, Yang S, et al. Proliferation of PD-1+ CD8 T cells in peripheral blood after PD-1-targeted therapy in lung cancer patients［J］. Proceedings of the National Academy of Sciences, 2017, 114(19): 4993-4998.

［311］Shaikh F Y, Gills J J, Sears C L Impact of the microbiome on checkpoint inhibitor treatment in patients with non-small cell lung cancer and melanoma［J］. EBioMedicine, 2019, 48(642-647).

［312］Gopalakrishnan V, Spencer C N, Nezi L, et al. Gut microbiome modulates response to anti-PD-1 immunotherapy in melanoma patients［J］. Science, 2018, 359(6371): 97-103.

［313］Matson V, Fessler J, Bao R, et al. The commensal microbiome is associated with anti-PD-1 efficacy in metastatic melanoma patients［J］. Science, 2018, 359(6371): 104-108.

［314］Hajjar J, Mendoza T, Zhang L, et al. Associations between the gut microbiome and fatigue in cancer patients［J］. Scientific reports, 2021, 11(1): 1-10.

［315］Topalian S L, Hodi F S, Brahmer J R, et al. Safety, activity, and immune correlates of anti-PD-1 antibody in cancer［J］. New England Journal of Medicine, 2012, 366(26): 2443-2454.

［316］Alban T J, Chan T A. Immunotherapy biomarkers: The long and winding road ［J］. Nature Reviews Clinical Oncology, 2021, 18(6): 323-324.

［317］Litchfield K, Reading J, Mcgranahan N, et al. 1928O Meta-analysis of tumour and T cell intrinsic mechanisms of sensitization to checkpoint inhibition ［J］. Annals of Oncology, 2020, 31(S1092).

# 第 2 章　免疫治疗的耐药性：克服的机制和方法

穆罕默德·萨尔克尼，约翰·辛，杰姆斯·格利

（Mohamad A. Salkeni，John Y. Shin，and James L. Gulley）

**摘要**　在过去的 10 年里，免疫检查点阻断疗法在癌症治疗方面取得了很大的进展。然而，仅很少部分患者能观察到持久的治疗反应，且在治疗早期和晚期都不可避免的出现耐药，甚至许多表达 PD-L1 的肿瘤患者对 PD-（L）1 抑制剂治疗无反应。此外，尽管一些恶性肿瘤对药物会表现出固有抵抗力，但也有一些肿瘤会产生适应，使它们在一段时间的反应后能够逃避抗肿瘤免疫。了解肿瘤 - 免疫系统相互作用的病理生理学机制和免疫逃逸机制，对于规避原发耐药和获得性耐药至关重要。在这里，我们详细阐述了肿瘤的耐药机制，以及在重振免疫反应方面进行的努力。

**关键词**　恶性肿瘤；免疫治疗；耐药；检查点；途径；抗原；效应因子；调控因子；抑制因子

## 缩　写

| | |
|---|---|
| B2M（beta-2 microglobulin） | β-2 微球蛋白 |
| CAF（cancer-associated fibroblast） | 癌相关成纤维细胞 |
| CAR（chimeric antigen receptor） | 嵌合抗原受体 |
| CCR（chemokine receptor） | 趋化因子受体 |
| CR（complete response） | 完全反应 |
| CRC（colorectal carcinoma） | 结直肠癌 |
| CSF（colony-stimulating factor） | 集落刺激因子 |
| CSF1R（colony-stimulating factor 1 receptor） | 集落刺激因子 1 受体 |
| CTL（cytotoxic T lymphocyte） | 细胞毒 T 淋巴细胞 |

| CTLA-4（cytotoxic T-lymphocyte-associated protein 4） | 细胞毒性 T 淋巴细胞相关蛋白 4 |
|---|---|
| CXCL（CXC chemokine ligand） | CXC 趋化因子配体 |
| CXCR（CXC chemokine receptor） | CXC 趋化因子受体 |
| DC（dendritic cell） | 树突状细胞 |
| EGFR（epidermal growth factor receptor） | 表皮生长因子受体 |
| FasL（Fas ligand） | Fas 配体 |
| FcγR（Fcγ receptor） | Fcγ 受体 |
| FDA（US Food and Drug Administration） | 美国食品和药物管理局 |
| HIF-1（hypoxia-inducible factor 1） | 低氧诱导因子 1 |
| ICAM（intercellular adhesion molecule） | 细胞间黏附分子 |
| ICB（immune checkpoint blockade） | 免疫检查点阻断 |
| ICI（immune checkpoint inhibitor） | 免疫检查点抑制剂 |
| IDO（indoleamine 2，3-dioxygenase） | 吲哚胺 2，3- 双加氧酶 |
| IFN-γ（interferon-gamma） | 干扰素 -γ |
| iRECIST（immune response evaluation criteria in solid tumors） | 实体瘤的免疫反应评价标准 |
| iRs（immune downregulating checkpoints） | 免疫检查点下调 |
| ITIM（immunoreceptor tyrosine-based inhibitory motif） | 免疫受体酪氨酸抑制模体 |
| JAK（Janus kinase） | Janus 激酶 |
| LAG-3（lymphocyte-activation gene 3） | 淋巴细胞活化基因 3 |
| LAIR-1（leukocyte-associated immunoglobulin-like receptor 1） | 白细胞相关免疫球蛋白样受体 1 |
| mAb（monoclonal antibody） | 单克隆抗体 |
| MAPK（mitogen-activated protein kinase） | 丝裂原活化蛋白激酶 |
| MDSC（myeloid-derived suppressor cell） | 髓系来源的抑制细胞 |
| MHC（major histocompatibility complex） | 主要组织相容性复合体 |
| MICA-B（MHC-I-related chain B） | MHC-I 相关链 B |
| M-MDSC（monocytic subtype of myeloid-derived suppressor cell） | 单核细胞亚型髓系来源的抑制细胞 |
| MMR（mismatch repair） | 错配修复 |
| MPR（major pathologic response） | 主要病理反应 |
| MSI-H（microsatellite instability high） | 微卫星不稳定性高 |
| NK（natural killer） | 自然杀伤 |
| NSCLC（nonsmall cell lung cancer） | 非小细胞肺癌 |

| OS（overall survival） | 总体生存 |
| PBMC（peripheral blood mononuclear cell） | 外周血单个核细胞 |
| PD（progressive disease） | 进展性疾病 |
| PD-1（programmed cell death protein 1） | 程序性细胞死亡蛋白 1 |
| PD-L1（programmed death-ligand 1） | 程序性死亡 - 配体 1 |
| PFS（progression-free survival） | 无进展生存 |
| PI3K（phosphatidylinositol 3-kinase） | 磷脂酰肌醇 3- 激酶 |
| PR（partial response） | 部分反应 |
| PTEN（phosphatase and tensin homolog） | 同源性磷酸酶 - 张力蛋白 |
| RCC（renal cell carcinoma） | 肾细胞癌 |
| RECIST response evaluation criteria in solid tumors） | 实体瘤疗效评价标准 |
| SD（stable disease） | 稳定期疾病 |
| STAT（signal transducers and activators of transcription） | 信号转导和转录活化因子 |
| STING（stimulator of interferon genes） | 干扰素基因刺激因子 |
| TAM（tumor-associated macrophage） | 肿瘤相关巨噬细胞 |
| Teff（effector T cell） | 效应 T 细胞 |
| TGF-β（transforming growth factor beta） | 转化生长因子 β |
| Th（T-helper cell） | 辅助性 T 细胞 |
| TIGIT（T-cell immunoreceptor with Ig and ITIM domains） | 具有 Ig 和 ITIM 结构域的 T 细胞免疫受体 |
| TIL（tumor-infiltrating lymphocyte） | 肿瘤浸润性淋巴细胞 |
| TIM-3（T-cell immunoglobulin 3） | T 细胞免疫球蛋白 3 |
| TKI（tyrosine kinase inhibitor） | 酪氨酸激酶抑制剂 |
| TLR（toll-like receptor） | Toll 样受体 |
| TMB（tumor mutational burden） | 肿瘤突变负荷 |
| TME（tumor microenvironment） | 肿瘤微环境 |
| TNBC（triple-negative breast cancer） | 三阴性乳腺癌 |
| TNF-α（tumor necrosis factor alpha） | 肿瘤坏死因子 -α |
| Treg（regulatory T cell） | 调节性 T 细胞 |
| VCAM（vascular cell adhesion molecule） | 血管细胞黏附分子 |
| VEGF（vascular endothelial growth factor） | 血管内皮生长因子 |

# 1 引言和定义

免疫检查点抑制剂（immune checkpoint inhibitors，ICIs）是一类在多种恶性肿瘤中取得显著疗效的免疫治疗药物。不同于化疗和小分子靶向药等诱导肿瘤细胞暂时凋亡的方法，免疫治疗是一种试图重新招募效应免疫细胞，创造并利用免疫记忆反应，来产生持久的抗肿瘤效果的治疗方法。这类药物可以产生快速、深刻且持久的治疗反应。尽管如此，但仍有大部分患者对此类治疗没有反应，或者在不同程度的反应后出现恶性肿瘤进展。对首个免疫检查点抑制剂伊匹单抗进行的Ⅲ期临床试验结果显示，患者的总体生存期（overall survival，OS）虽有改善，但无进展生存期（progression-free survival，PFS）并没有改善。自该临床试验结果发布以来，人们已经认识到，在 ICIs 的影响下，肿瘤的反应模式可能并不遵循其他类型治疗的反应模式[1]。

从 ICIs 在癌症治疗中被广泛应用以来，出现了几个特殊问题，如肿瘤反应延迟、原发性和继发性耐药、寡进展、仅有淋巴结进展和假性进展等。为了解决这些问题并避免对肿瘤反应的误解，癌症免疫治疗学会组建了一个特别工作组，通过建立新的共识指南，为不同类型的耐药提供一致的定义。这些建议旨在使接受抗 PD-（L）1 治疗的患者的肿瘤评估标准化，并帮助研究人员为该领域正在开发的药物设计临床试验。此外，他们确定了不太可能从最初或更长时间的抗 PD-（L）1 治疗中获益的那部分患者，从而降低了错误标记患者治疗反应的可能。在临床试验的设置中，这些标准有望降低将治疗反应错误地归因于后续治疗方案的可能[2]。

SITC 工作组认识到，在采用 ICIs 治疗后，肿瘤的进展可表现出三种不同的模式：原发性耐药、继发性耐药和停药后进展。

## 1.1 原发耐药

原发性耐药适用于初始进展（progressive disease，PD）或疾病稳定（stable disease，SD）持续时间少于 6 个月的患者。此外，为了对治疗获益做出合理准确的评估，至少需要使用 6 周的药物。专家小组认为，一些惰性肿瘤可能还需要在更长的时间内进行评估。在没有肿瘤快速生长或临床恶化的情况下，对于临床可检测到的疾病（例如皮损）（表 2.1），应在首次怀疑为 PD 后每隔 4 ~ 12 周进行一次确认性扫描或临床评估，来进一步的确定。这将避免接受 PD-（L）1 治疗出现延迟反应的患者因不适当的评估而退出治疗。在 PD 导致临床恶化的情况下，由于这些患者继续接受抗 PD-（L）1 治疗可能不安全，所以需要进行临床判断。

表 2.1 SITC 工作组对耐药的定义[2]

| 治疗进展 – 晚期 / 转移性疾病 | | | |
| --- | --- | --- | --- |
| 耐药类型 | 最低药物使用 | 最佳 RECIST 反应 | 确认性评估[a] |
| 原发耐药 | 6 周 | PD；SD < 6 个月 | RECIST PD 后需要 4 ~ 12 周 |

续表

| 治疗进展 – 晚期 / 转移性疾病 | | | |
| --- | --- | --- | --- |
| 继发耐药 | 6个月 | CR、PR 或 SD ＞ 6 个月 | RECIST PD 后需要 4 ~ 12 周[bc] |
| 停药后进展 – 辅助治疗 | | | |
| 耐药类型 | 最后一剂抗 PD-（L）1 | 需要验证性活检 | 确认性评估[a] |
| 原发耐药（早期复发） | ＜ 12 周 | 是 | 不需要 |
| 晚期复发[d] | ≥ 12 周 | 是 | 不需要 |
| 新辅助治疗 | | | |
| 耐药类型 | MPR（定义为 CR、接近 CR 或主要 PR）达到了吗 | | |
| 原发耐药 | 否 | | |
| 继发耐药 | 是 | | |
| 晚期 / 转移性疾病的停药后进展 | | | |
| 耐药类型 | 治疗结束后 CR/PR | 最后一次服药时间 | 确认性评估[a] |
| 原发耐药 | 否 | n/a | 不需要 |
| 继发耐药 | 是 | ≤ 12 周 | 需要 |
| 晚期进展 | 是 | ＞ 12 周 | 需要 |

注：a：临床可测量病变（皮肤）的影像或临床检查；
　　b：除非 PD 导致的临床恶化；
　　c：间隔时间取决于肿瘤生物学和生长速度；
　　d：复发＞ 6 个月可能需要再激发。

## 1.2 继发性 / 获得性耐药

接受 PD-（L）1 治疗的患者，如果在至少 6 个月内表现出初步的临床获益，如完全缓解（complete response，CR）、部分缓解（partial response，PR）或疾病稳定，但在后续治疗过程中出现肿瘤进展，则被归类为继发性耐药。这一定义的主要目标是通过指导后续分析的标准和类别来帮助设计临床试验。对于原发性耐药，建议在出现 PD 后 4 ~ 12 周进行验证性评估，并应证明多发性转移患者中 2 个以上部位的进展（表 2.1）。此外，被归类为继发性耐药的患者，若仅有淋巴结进展，则需要通过组织活检确认。同样的，与疾病相关的临床恶化或疾病快速进展的患者不需要进行验证性影像学评估。

## 1.3 停药后进展

第三种情况是由于患者的偏好、毒性或其他原因引起的，如新辅助治疗中的预定周期数，治疗中断后导致的 PD。这种情况下，其耐药机制可能与其他类型的耐药相似，但也可能不同。特别工作组建议，距离最后一次抗 PD-（L）1 治疗少于 12 周的 PD 患者可被认为具有原发性耐药（或早期复发）。而大于 12 周复发的 PD 患者被认为是"晚期复发"，因为很难将其标记为耐药。对于晚期复发的患者，尤其是复发时间超过 6 个月，需要再接受治疗。因此，这两种情况需要通过活检而不是确认性扫描来确认肿瘤进展 / 复发（表 2.1）。

值得注意的是，新辅助治疗开始应用到宏观疾病中，并预计使用频率将会增加，上述原发和继发性耐药的定义也可以在这里应用。在这种情况下，对残留肿瘤进行组织学评估具有独特的优势，基于病理反应还可被进一步分类。达到主要病理反应或更好（CR、接近 CR 或大 PR）并随后复发的患者，被认为属于继发性耐药类别；没有达到完全病理缓解的患者，被认为属于原发性耐药类别[2]。另外，一些新辅助治疗已将完全病理缓解定义为残留存活肿瘤 < 10%[3, 4]。

转移性肿瘤患者停止治疗后的进展，可以根据最后一次抗 PD-（L）1 治疗的获益情况和时间间隔来分类。其中从来没有达到 PR/CR 的患者，被认为是原发性耐药；达到 PR/CR 并在 ≤ 12 周后复发的患者，被认为是继发性耐药。而当达到 PR/CR 的患者自上次用药后 > 12 周出现复发时，可考虑晚期进展。这种情况很难将其归类为耐药，因为无论同时进行何种治疗，这些患者都有 > 5% 的机会对药物做出再激发反应。

### 1.4 说明

这些定义旨在解决抗 PD-（L）1 单一疗法的耐药，可能并不一定适用于联合 ICIs 或免疫治疗联合化疗。由于惰性肿瘤在接受治疗后进展也是缓慢的，根据实体瘤疗效评估标准未能达到 PD，因此患有惰性肿瘤的人群可能需要比建议的间隔时间更长的用药时间。对于这种情况，特别工作组建议研究人员根据临床判断进行评估。这些定义适用于大多数但不是所有的实体瘤，特别是一些不常用常规反应标准的肿瘤，如胶质母细胞瘤、肝细胞癌和前列腺癌等。如果可行，在少数进展的情况下应考虑对患者进行活检确认，尤其是涉及肺或淋巴结时。在临床试验中，标准疗法通常可以应用于患者。但在临床实践中，如果临床医生认为合适的话，对寡进展部位进行局部治疗也可能是合理的[2, 5, 6]（表 2.1）。

## 2　耐药机制的功能分类

目前已经提出了多种耐药性分类，其中一些是基于反应表现进行的分类，如原发性和继发性；另一些则与免疫系统表现的反应类型有关，如固有性和获得性。然而，在固有性免疫和免疫治疗的肿瘤耐药之间以及原发性和获得性肿瘤耐药之间，其发生机制存在显著的重叠。因此，我们提出了基于不同关键角色功能来分类的方法。

### 2.1 免疫细胞识别缺陷

#### 2.1.1 免疫原性受损与新抗原改变

新抗原是通过主要 MHCs 表达的新蛋白质表位，是肿瘤基因组中新发突变和基因组不稳定的结果。由此产生的新多肽序列具有免疫原性，被认为是细胞毒性 T 淋巴细胞免疫识别的基石元素。肿瘤抗原主要有两类：肿瘤特异性抗原（tumor-specific antigens，TSA）和肿瘤相关抗原（tumor-associated antigens，TAA）。TSA 通常只存在于肿瘤细胞中，并主要通过两种机制产生，一种是肿瘤基因组中出现突变；另一种是病毒掺入细胞基因组促使产生肿瘤病毒新抗原。TAAs 既存在于肿瘤中，也存在于已产生 T 细胞耐受的其他非恶性细胞中[7]。

新抗原负荷与肿瘤基因组特定区域出现的突变数量有关，也称为肿瘤突变负荷。虽然点突变明显更常见，但移码插入/缺失、外显子跳跃和蛋白质融合都是导致蛋白质结构发生更大变化的因素[8]。这个过程随机发生，且由于很大一部分突变并不在所有患者之间共享，所以可以被认为是患者特有的[9]。

存在生殖系或体细胞 DNA 修复机制缺陷的肿瘤，对 ICIs 的反应性似乎有所提高。错配修复缺陷肿瘤具有微卫星高不稳定性（high microsatellite instability，MSI-H），可导致数千个新抗原的形成，因而在各种肿瘤中，与 MMR 成熟的肿瘤相比，DMMR 肿瘤对 ICIs 的反应率显著更高。基于观察到 pembrolizumab 提高了伴有 dMMR 或 MSI-H 的直肠癌（colorectal cancer，CRC）和其他几种实体瘤的抗肿瘤反应，美国 FDA 首次批准了使用 pembrolizumab 治疗 dMMR 肿瘤[10, 11]。

已经发现 ICIs 在治疗可能发生更多 TMB 倾向的肿瘤组织，如黑色素瘤、非小细胞肺癌（nonsmall cell lung cancer，NSCLC）和 MSI-H CRC，显示出更高的反应率，这表明高 TMB 作为反应的生物标志物具有预测作用[10, 12, 13]。这导致 FDA 再次以组织无关性的方式批准 Pembrolizumab 用于治疗高 TMB 的实体肿瘤。高 TMB 的标准最终定义为 > 10 Mut/Mb[10]。

一些免疫性冷肿瘤如胰腺癌和乳腺癌，对 ICB 治疗的反应率很低，部分原因是其 TMB 和抗原负荷量低，导致免疫原性较差。这些肿瘤通常在 ICIs 治疗中表现出令人失望的结果，且似乎通常表现出原发耐药的模式[14-16]。另一方面，不同的新抗原表现出不同的免疫原性水平，因此，高质量的新抗原可具有强大的免疫原性。例如，由于胰腺导管癌的新抗原负荷量低和免疫原性（低质量）抗原较少等因素，导致对 ICIs 治疗表现出高水平的原发耐药性[17]。

基于免疫原性和免疫应答由多种因素参与，因此并不是所有高 TMB 肿瘤都对 ICIs 治疗有反应。同样，一些低 TMB 肿瘤对 ICIs 治疗也可能表现出良好的反应。例如，Merkel 细胞癌即使在低 TMB 的情况下，对一线 ICIs 治疗的反应也很好。

有研究发现低 TMB Merkel 细胞癌的产生主要与多瘤病毒有关，提示肿瘤细胞中的病毒相关抗原具有高免疫原性[18]。类似的观察结果在人类乳头瘤病毒相关的肿瘤中也有发现，如头颈部癌和宫颈癌，表明病毒阳性的肿瘤比病毒阴性的肿瘤对 ICIs 治疗有更高的反应率[19]。不过，这一观察结果也并不是适用于所有与病毒相关的恶性肿瘤，例如肝细胞癌，这可能是由于致癌机制不同所致。同样，在 IMmotion150 II 期随机试验对肾细胞癌（renal cell carcinoma，RCC）进行的探索性分子分析中，未发现 TMB 与阿替唑单抗临床益处之间的关联[20]。

新抗原的下调、表位修饰、丢失和脱落是肿瘤逃避 ICIs 治疗的一些方式。在一组 NSCLC 患者中疾病在初始反应后出现进展，证明基因组改变导致的新抗原丢失，通常是缺失，对肿瘤有促进作用[21]。选择性剪接导致 CD19 表位丢失，是嵌合抗原受体 T 细胞免疫治疗后复发的原因[22]。ICIs 治疗前和进展后，成对肿瘤样本的全外显子序列显示体细胞突变图谱发生了变化，包括获得和缺失。

然而，由于基因组的改变和一些肿瘤亚克隆的消除，导致与治疗前相比，在耐药性克隆中可发现一些肿瘤特异性新抗原的缺失。这也表明，ICIs 治疗诱导的免疫编辑过程可消除被循环 T 细胞识别的抗原。

### 2.1.2 功能失调的抗原处理机制

在一项对黑色素瘤患者的研究中描述了抗原提呈缺陷，发现这些患者的肿瘤在初始反应后对 ICIS 的治疗变得无效。在 4 例患者中，有 1 例发现 MHC-I 的 β-2 微球蛋白（beta-2 microglobulin，B2M）成分发生了移码缺失，而细胞内持续免疫组化染色证明，MHC-I 外膜定位的丢失不影响产物的产生。MHC-I 对于 T 细胞识别是必不可少的，而表面定位的丢失会损害未接受治疗患者和接受 Id 治疗患者的免疫杀伤[23, 24]。转移性黑色素瘤患者在接受 ICIs 治疗后，29% 的 PD 患者通过 B2M 突变发生了抗原提呈缺陷。与治疗有反应的患者相比，对抗 PD1 和抗细胞毒性 T 淋巴细胞相关蛋白 4 治疗无效的患者，B2M 基因杂合性的丢失增加了 3 倍[25]。

长期以来，表面抗原的脱落一直被认为是单克隆抗体和免疫偶联物的潜在耐药机制[26]。抗原脱落在介导 ICI 耐药中的作用尚不清楚。然而，在采用抗 PD-（L1）与抗体 - 药物偶联物相结合治疗尿路上皮癌的例子中，取得了令人鼓舞的结果[27]。

对于 MHC-I 的其他变化也有报道。例如，MHC-I 上自然杀伤激活配体的脱落，已被证明在肿瘤免疫逃逸中发挥重要作用；MHC-I 的相关链 A/B（MICA/B）属于 NKG2D 激活剂，肿瘤为逃避细胞毒破坏会对 MICA/B 蛋白进行水解导致脱落[28]；通过产生多克隆抗 MICA 抗体来激活抗肿瘤反应，在临床前体内研究中有很好的结果[29]。

### 2.1.3 免疫编辑

免疫编辑是免疫系统通过免疫原性"修饰"来预防和促进肿瘤发生的过程。一旦肿瘤细胞在自我纠正机制中幸存下来，则被认为经历了免疫编辑的三个阶段：消除、平衡和逃逸[30]。免疫消除是免疫系统对肿瘤细胞出现临床表现之前进行检测并摧毁的阶段。免疫平衡的特征是肿瘤休眠。在逃逸阶段，免疫系统无法限制肿瘤生长，导致疾病进展。这一过程在治疗初期条件下肿瘤发展的发病机制中也有描述。然而，免疫逃逸与免疫治疗的原发和获得性耐药可能有很大重叠[7]（图 2.1）。虽然一些肿瘤在接受 ICIs 治疗后，无论有没有出现肿瘤消退，都可能会恢复到平衡状态。但是在治疗过程的后期，较少的免疫原性克隆可存活并重新进入逃逸阶段。这种现象通常伴随着耐受性免疫细胞数量的增加。有趣的是，具有促进免疫耐受突变的 CDKN2A 基因和邻近的 IFN-γ 基因可促进随后的肿瘤亚克隆生长，这在 Nivolumab 治疗黑色素瘤后出现 PD 的患者队列中得到了证明。因此，肿瘤进化选择免疫原性较低的克隆，被认为是接受 ICIs 治疗后发生耐药的重要机制[7, 31]。

### 2.1.4 肿瘤异质性

在单个患者中，PD-L1 的表达程度可以在空间和时间上有所不同。这能至少部分解释了具有相似肿瘤特征的患者，对同一种治疗存在反应率差异的情况[32]。而在同一肿瘤中，PD-1 或 PD-L1 在不同区域的表达可能也有很大差异。在 10 个非小细胞肺癌肿瘤样本的 35 个肿瘤区域的基因表达特征分析中，显示了有趣的瘤间和瘤内异质性。同时，通过基质细胞和免疫细胞的基因表达分析，还发现了一个异质性的肿瘤微环境[33]。此外，PD-L1 在原发灶和转移灶之间以及在共存的转移灶之间，表达也是有显著差异的[33, 34]。但应该注意的是，表达模式产生这些差异的部分原因，可能是组间的差异性所致[35, 36]。

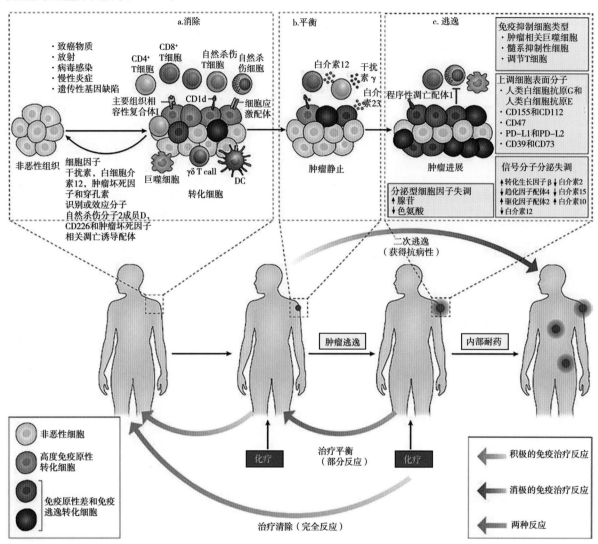

**图 2.1　癌症免疫编辑阶段**

注：a. 消除：已逃脱肿瘤抑制物的转化细胞被固有性和获得性免疫识别和消除。
　　b. 平衡：存活细胞进入静止或有限生长状态，其免疫原性由获得性免疫编辑。
　　c. 逃逸：免疫抑制途径的激活允许肿瘤不受限制地生长。当免疫治疗成功克服免疫抑制机制，恢复抗肿瘤免疫，即使肿瘤恢复到消除阶段时，就会出现完全应答。肿瘤诱导的免疫抑制的不完全逆转会导致肿瘤恢复到治疗中的平衡状态，直到肿瘤亚克隆能够恢复免疫抑制并再生，进而导致肿瘤进展和获得性耐药。先天肿瘤抵抗是由于免疫治疗未能显著恢复抗肿瘤免疫所致。

# 3　免疫细胞进入肿瘤的障碍

　　T 细胞进入肿瘤存在障碍被描述为肿瘤逃避免疫监视的潜在病因。肿瘤内皮细胞可能通过过度表达内皮素 B 受体，限制 T 细胞与内皮细胞的黏附，从而建立一种物理屏障，限制 T 细胞向肿瘤巢内渗透。在卵巢癌样本中，发现内皮素 B 受体的过度表达，与肿瘤浸润性淋巴细胞（TIL）的缺乏和较短的生存时间密切相关[37]。其他促血管生成生长因子，如血管内皮生长因子 A（vascular endothelial growth factor A，VEGF-A），也是通过对内皮细胞中血管细胞黏附分子 -1（VCAM-1）和细胞间黏附分子 -1（intercellular adhesion molecule 1，ICAM-1）的失调，来限制 T 细胞与内皮细胞的黏附。因此，血管内皮生长因子可能在阻止效应 T 细胞（effector T-cell，Teff）进入 TME 中发挥着重要作用。此外，与无反应的患者相比，对 PD-1 有反应的患者的血管内皮生长因子 -A 基因表达下调，这与较低的血管内皮生长因子 -A 水平相对应[38]。这些发现为联合应用抗血管内皮生长因子和抗 PD-（L）1 药物治疗肾癌提供了理论依据，且该药物在肾癌患者中的反应率和 PFS 方面，均有显著改善[39]。

Fas 配体（CD95L）是一种诱导 T 细胞凋亡的稳态介质，已被证明可通过免疫抑制和 TME 中的促血管生成因子上调表达，而 FasL 的表达与肿瘤内 CD8+T 细胞的缺失有关[40]。

cGAS-STING 通路的表观遗传失活被认为是免疫细胞向肿瘤巢内运输减少的原因之一。在其他功能中，STING 通路可能促进了 CTL 的运输和向肿瘤组织的渗透。已发现几种肿瘤类型包括卵巢癌、结肠癌和黑色素瘤在 cGAS-STING 通路中存在缺陷[41, 42]。正在进行 STING 激动剂 MK-1454 与抗 PD-1 药物联合应用的临床试验（NCT04220866，NCT03010176）。

肿瘤内注射各种免疫治疗药物与 PD-（L）1 阻断剂显示出了良好的协同效应，且在未注射的肿瘤中也会出现远位效应。溶瘤和非溶瘤病毒、髓系树突状细胞（DC）、包裹的 mRNA2752、针对 CD47 检查点的双功能融合蛋白（SL-172154、TTI-621）、基于细胞的炎性树突状细胞（Ilixadencel，免疫启动剂）、STING 活化激动剂（MIW815）以及其他物质正在与 ICIs 联合进行测试，通过增强 T 细胞向肿瘤床的运输，使其绕过物理和趋化因子屏障，来增强抗肿瘤活性（NCT04502888）[43-46]。

最后，在一项有趣的临床前研究中，通过在小鼠肿瘤内注射季节性流感疫苗，成功地将免疫惰性肿瘤转化为热肿瘤，并增加了 T 细胞和 DC 细胞对肿瘤的渗透。此外，这种治疗还增强了 PD-L1 阻断的效果，使耐药肿瘤对这种治疗重新敏感[47]。

## 4　TME 内功能紊乱的效应性免疫细胞

Teff 是在急性抗原暴露时由幼稚 T 细胞产生。一旦抗原被清除，大多数 T 细胞会发生凋亡，而少数 T 细胞会变成记忆 T 细胞。记忆 T 细胞通常少量存在，在抗原重新暴露时会急剧增加。然而，在相关抗原长期和（或）重复暴露的情况下，如在慢性感染和癌症中，免疫耐受状态就会随之而来。这是因为 T 细胞在抑制性细胞因子的作用下，经历转录和表观遗传变化，导致功能减弱，降低了对相关抗原的反应性。T 细胞上抑制性检查点 PD-1 的上调，已被证明是长期暴露于某一种抗原的结果[48]。功能障碍的 T 细胞增殖活性低，被认为以三种形式存在：无能、衰老和衰竭。无能 T 细胞是对未达到最佳标准的刺激和抗原暴露不足的反应形成的，其效应器功能很低或没有；衰老的 T 细胞产生于重复刺激，具有良好的效应功能，但增殖能力较低；衰竭的 T 细胞是在持续的过度刺激下产生的，可高表达抑制性受体，被认为在癌症中具有与慢性感染不同的进化机制[49]。功能障碍性T细胞的发展可由几个因素导致，包括抑制性受体的上调，免疫抑制的 TME 中抑制性细胞因子的产生，以及 T 细胞表观遗传和转录的调控异常[49]（图2.2）。此外，免疫记忆缺失是慢性抗原暴露导致 T 细胞衰竭的一个标志[50]。PD-（L）1 阻断剂尽管有能力重振 T 细胞，但往往不能有效地使 T 细胞恢复长期记忆，特别是持续暴露在高抗原的情况下[51]。

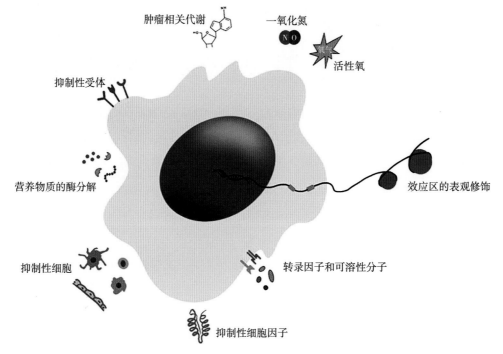

**图 2.2　TME 中与 T 细胞功能障碍有关的因素**

　　例如，免疫细胞上抑制性受体的上调，抑制性细胞因子和转录因子的产生，肿瘤相关代谢物 NO 和 ROS 的产生，以及炎症细胞和细胞因子的表观遗传失调，都是导致效应 T 细胞功能失调的因素[49, 52, 53]。

## 4.1 抑制受体在 T 细胞上的共表达

　　功能障碍性 T 细胞的特征是多种免疫下调检查点受体（immune downregulating checkpoint receptors，iRs）的表达增加，如 PD-1、CTLA-4、TIM-3、LAG-3、TIGIT、LAIR-1 等（图2.3）。一般来说，iRs 表达越多，功能障碍就越明显。

　　对于免疫治疗诱导的具有 Teff 抑制功能的替代检查点的上调，在几种肿瘤类型中得到了很好的描述（表2.2）。分析了 32 例非小细胞肺癌组织中 iRs 的表达，与几乎没有 iRs 表达的健康捐献者的循环 T 细胞相比，患者样本的 TILs 可表达 PD-1（43.5%）、CTLA-4（-25%）和 LAG-3（-12%）。分析还发现，检查点的表达随着肿瘤的进展而增加，这为 T 细胞功能障碍作为一个进行性、动态性的过程提供了重要的概念证明。PD-1 阻滞剂的治疗可恢复 Teff 功能，这从部分（但不是全部）肿瘤样本中 IL-2、IFN-γ 和 TNF-α 的产生增加来得到了证实。而 PD-1 阻断未能恢复效应器功能与 PD-1 的高表达有关，也与 TIM-3、CTLA-4 和 LAG-3 的上调有关[52]。在卵巢癌小鼠模型中，阻断单个检查点，如 PD-1、LAG-3 或 CTLA-4，导致了其他 iRs 代偿性的上调，在其他肿瘤类型中也报告了相同的观察结果。在这项研究中，还发现联合应用检查点阻断，与单一应用抑制剂治疗相比，获得了更好的肿瘤控制效果[54]。

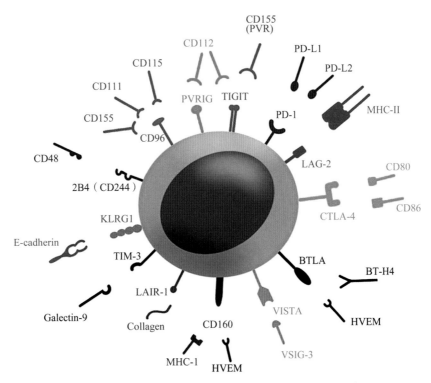

图 2.3　T 细胞上已知抑制性受体和检查点及其配体的图解

BTLA：B 和 T 淋巴细胞衰减器；CTLA-4：细胞毒性 T 淋巴细胞相关蛋白 4；HVEM：疱疹病毒进入介体；ITIM：免疫受体酪氨酸抑制基序；KLRG1：杀伤细胞凝集素样受体 Gl；LAG-：淋巴细胞激活基因 3；LAIR-1：白细胞相关免疫球蛋白样受体 1；MHC：主要组织相容性复合体；PD-1：程序性细胞死亡 -1；PD-L1：程序性细胞死亡配体 1；PVR：脊髓灰质炎病毒受体；PVRIG：PVR 相关免疫球蛋白结构域；TIGIT T-cell：含 Ig 和 ITIM 结构域的 TIGIT T 细胞免疫受体；TIM-3：T 细胞免疫球蛋白 3；VISTA：V 区免疫球蛋白抑制 T 细胞活化；VSIG-3：V-SET 和免疫球蛋白结构域包含 3[54-58]。

表 2.2　以靶向药物为例说明 T 细胞抑制受体

| T 细胞上的抑制性受体[54] | 靶向药物 |
| --- | --- |
| PD-1 | Pembrolizumab，Nivolumab，Pidilizumab[68]，Cemiplimab[69] |
| CTLA-4 | Ipilimumab，Tremelimumab[70] |
| TIGIT | Tiragolumab（NCT04300647，NCT04294810，NCT04513925） |
| LAG-3 | Relatlimab（NCT04552223，NCT04095208，NCT04080804） |
| TIM-3 | TSR-022，MBG453，LY3321367，Sym023[71] |
| BTLA | JS004，TAB004（NCT04278859，NCT04137900） |
| CD160 | ELB01101[72] |
| LAIR-1 | NC410（NCT04408599） |

从治疗的角度来看，T 细胞功能障碍的逆转／克服可以通过结合针对不同检查点的多个 ICIs 或将 ICIs 与 T 细胞共刺激激动剂联合应用来实现。尽管与免疫相关的不良反应会增加，但因为 PD-1 和 CTLA-4 的双重抑制对黑色素瘤、NSCLC 和恶性胸膜间皮瘤等肿瘤的疗效显示出显著增强，针对不同检查点的 ICIs 组合已被成功应用于临床[59-61]。也有其他 ICIs 组合的报道，如抗 TIGIT 单抗[62, 63]。

LAIR-1 是一种抑制性受体，由多种免疫细胞表达，包括 NK 细胞、单核细胞、DC、T 和 B 细胞等。LAIR-1 可通过与其配体、胶原、Clq 补体成分和表面活性蛋白 D 结合或与单抗交联，来抑制 NK 和 CTL 的细胞毒作用。LAIR-2 蛋白与 LAIR-1 的胞外成分高度同源，当与常见的配体结合时，可以拮抗 LAIR-1 的抑制功能[57]。实验药物 NC410 是一种与 Fc 受体结合的二聚体 LAIR-2，可以作为 LAIR-1 配体的引诱物，从而帮助减少抑制信号。目前对 NC410 用于治疗晚期实体恶性肿瘤的临床试验正在进行（NCT04408599）。

使用抗共刺激受体激动剂单抗增强 T 细胞功能，是恢复衰竭 T 细胞功能的另一种方法（表 2.3）。Utomilumab 是共刺激受体 4-1BB（CD137）的激动剂，作为单一药物或与抗 PD-1 和抗趋化因子受体 -4（CCR4）药物的组合进行应用，显示出了不同的临床活性[64-66]。其他共刺激受体如 OX40、CD40、GITR 和 ICOS，也可能成为激动剂治疗干预的潜在靶点[67]。

**表 2.3　具有潜在靶向药物的 T 细胞刺激性受体实例**

| T 细胞上的刺激性受体 | 药　物 |
| --- | --- |
| OX40 | Pogalizumab，IBI101[73]，PF-04518600（NCT03092856），BMS-986178（NCT03831295），MEDI6469（NCT02205333） |
| CD40 | Selicrelumab，APX005M，ChiLob7/4，JNJ-64457107，SEA-CD40，CDX-1140H，ABBV-428，Dacetuzumab[74]，LVGN7409（NCT04635995） |
| GITR | BMS-986156[75]，INCAGN01876，NCT03277352，ASP1951（NCT03799003） |
| ICOS | GSK3359609（NCT04128696），MEDI-570（NCT02520791） |
| 4-IBB（CD137） | Utomilumab[64] |

## 4.2 TME 中的免疫抑制细胞

TME 是一个复杂的相互作用的肿瘤细胞外系统，由细胞成分、旁分泌和自分泌因子、细胞外基质中的可溶性分子和血管系统组成。在一些肿瘤中，TME 中的细胞成分可能对 Teff 不利，导致不同程度的功能障碍。抑制性细胞可通过几种机制与 Teff 相互作用，其中最重要的是激活 iRs 和分泌抑制性细胞因子。此外，调节性 T 细胞、髓系抑制细胞（myeloid-derived suppressor cells，MDSCs）、肿瘤相关巨噬细胞（tumor-associated macrophages，TAMs）、肿瘤相关巨噬细胞、肿瘤相关成纤维细胞（cancer-associated fibroblasts，CAF）、脂肪细胞和内皮细胞都被证明在促进 T 细胞耗竭方面发挥着重要作用[49]。

### 4.2.1 调节性 T 细胞

浸润性 T 细胞中的 FoxP3[+]CD4[+] 亚群，称为 Tregs，是 TME 中的主要炎性下调因子。Tregs 可促进免疫耐受，在许多肿瘤中都有大量存在。在黑色素瘤、肝细胞癌、RCC、胃癌和乳腺癌等肿瘤中，Tregs 的丰度与较短的 OS 有关[76]。Tregs 可通过复杂的过程进入 TME，最显著的是通过慢性抗原暴露，随后由其他免疫抑制细胞产生的多种 Tregs 上调细胞因子。Tregs 在调节肿瘤对固有免疫和免疫治疗的抵抗中起着重要作用。经 ICIs 治疗后，Teff/Tregs 比率可升高。然而，也有研究表明，在某些治疗难治的情况下，ICIs 治疗可能会导致 Tregs 进一步被招募到 TME 中，从而介导治疗耐药。在一种对 ICB 具有耐药性的 Claudin-low 乳腺癌小鼠模型中，证明了这一点[77]。在黑色素瘤小鼠模型中，具有较高 Teff/Tregs 比率的肿瘤被证明对 ICB 更敏感，这也强调了 Tregs 在介导治疗耐药中所起的作用[78, 79]。

### 4.2.2 髓系来源的抑制细胞

Tregs 的增殖和对 TME 的吸引力是由免疫和基质细胞网络协调的，这些细胞可产生免疫调节细胞因子和可溶性分子。MDSCs 在肿瘤逃避固有免疫和介导 ICB 治疗耐药方面，发挥着越来越重要的作用。而 MDSC 的扩增和激活受多种可溶性因子的控制，如 IL-6、集落刺激因子、IL-10、血管内皮生长因子和 Toll 样受体[80]。此外，临床前模型表明，CCL2 和 CCL5 通过与 CCR2、CCR4 和 CCR5 等受体结合，促使它们迁移到肿瘤缝隙中[80, 81]。其他分子，如 CXC 趋化因子配体 3 似乎也可通过与 MDSC 上的 CXC 趋化因子受体 2 结合，来促进 MDSCs 向肿瘤巢的募集[80, 82]。IL-8 也被证明在向 TME 招募 MDSCs 方面具有促进作用[83]。另外，MDSC 的单核细胞亚型（monocytic subtype of MDSC，M-MDSC）可通过抗原特异性和非抗原特异性机制，导致 T 细胞功能障碍。这些机制包括产生活性氧和一氧化氮；产生免疫抑制转录因子和细胞因子，如转化生长因子和 IL-10；产生精氨酸酶和其他具有降解重要营养价值氨基酸作用的酶；以及产生 ADAM 17，破坏 T 细胞到激活部位的能力[81, 84]。进一步的证据表明，肿瘤床内积聚的 MDSCs 会限制 ICIs 的疗效[85]。外周血单个核细胞（peripheral blood mononuclear cells，PBMC）流式细胞术检测显示，黑色素瘤患者对 CTLA-4 阻断的临床反应与 M-MDSCs 频率的降低有关[86]。基于 M-MDSCs 高循环频率可减少肿瘤特异性 T 细胞的激活和扩张，并且与一组黑色素瘤患者的低存活率独立相关的发现[87]，证明 MDSCs 除了能预测生物标志物，在耐药中也发挥了作用。克服 MDSCs 的影响和恢复对 ICIs 治疗的敏感性，可以通过几种机制实现，包括降低 M-MDSCs 频率、阻止 MDSCs 招募，或者直接中和 MDSCs[80]。

### 4.2.3 肿瘤相关巨噬细胞

M-MDSCs 可产生另一种类型的调节细胞 TAMs，它是 TME 中最丰富的免疫细胞。虽然还不完全了解，但 MDSCs 似乎是通过缺氧诱导产生 HIFloc，导致 pSTAT3 下调，进而促进向 M2 表型 TAMs 的分化。因此，表明肿瘤环境中的低氧条件可将 MDSC 分化转变为免疫抑制表型 M2-TAM，而不是效应表型 ML-TAM[81, 88, 89]。M1/M2 亚型是由刺激性及抑制性趋化因子和受体的上调 / 下调决定的表型连续体，而 TAMs 对 M2 的极化已被证明是治疗耐药的重要机制[90]。TAMs 通过直接抑制幼稚 T 细胞的增殖和功能并与其相互作用，以及间接阻止 T 细胞与 MHC 的相互作用，导致肿瘤进展[91]。TAMs 可表达多种免疫检查点配体，包括 PD-L1 和共抑制受体 B7-H4，发挥抑制 T 细胞抗肿瘤反应的作用。M2-TAMs 的另一个重要作用是产生 IL-10 和其他 CD8⁺T 细胞激活抑制因子[90]。利用活体成像，Arlauckas 和他的同事证明，在给药几分钟后，抗 PD-1 单抗可以迅速被

PD-1 阴性的 TAMs 从 T 细胞表面捕获[92]。研究发现在无反应的黑色素瘤患者的治疗前肿瘤标本中，TAMs 相对于 CTL 有所增加，这表明了 TAMS 在介导抗 PD-1 治疗耐药中的作用；然而与 TAMs 相比，在应答者体内发现有大量的 CTL，且这与存活率的提高有关。联合抑制集落刺激因子 1 受体（colony-stimulating factor 1 receptor，CSF1R）和 PD-1 进行治疗，可通过有效消除 TAMs，来诱导所有 BRAF 突变细胞系肿瘤完全清除[93]。同样，通过 CSF1R 靶向封锁 TAMs 似乎是一种有希望用来克服 ICIs 抵抗的方法。在临床前胰腺癌的小鼠模型中，将 PD-1 或 CTLA-4 抑制剂与 CSF1R 阻断治疗相结合，与 ICIs 单独治疗相比，显著增强了抗肿瘤效果[94]。ARRY-382 是一种 CSF1R 抑制剂，目前正在实体瘤临床试验中作为单一疗法，以及与 PD-1 抑制剂联合使用（NCT02880371）。B7-H4 是一种由 IL-6 和 IL-10 上调的共抑制受体，在 TAMs 和多种肿瘤中表达，具有抑制 T 细胞功能的作用[95]。FPA150 是一种抗 B7-H4 单抗，目前正在与抗 PD-1 疗法联合应用进行试验（NCT03514121）。此外，抑制包括 M-MDSCs 和 TAMs 在内的髓系细胞上高表达的磷脂酰肌醇 3-激酶( phosphatidylinositol 3-kinase，PI3K)-γ，已被证明可以抑制 TAMs 从 M1 表型向 M2 表型的极化，并促进 CTL 介导的肿瘤杀伤，从而逆转髓系细胞介导的 ICIs 耐药[96]。正在进行的 I 期临床试验，目前正在评估联合应用 Nivolumab 与 IPI-549（Eganelisib）在实体肿瘤中的疗效（NCT02637531）。

### 4.2.4 Gamma-Delta（γδ）T 细胞

γδ T 细胞在组织定居淋巴细胞中所占比例很小，在循环淋巴细胞中所占比例不到 5%[97, 98]。这种 MHC 非限制性淋巴细胞亚群可直接迅速产生颗粒酶和穿孔素等可溶性细胞毒性分子，以及间接产生炎性细胞因子，如 TNF-α 和 IFN-γ，在针对感染和肿瘤的固有免疫中发挥重要作用。由于这些细胞有助于促进固有免疫和获得性免疫，因此通常不被认为是抑制性细胞。然而，一小部分 γδ T 细胞已被证明具有免疫抑制和促肿瘤作用。这些 γδ T 细胞可通过产生 IL-17，促进 MDSCs 和免疫抑制中性粒细胞的募集，抑制 αβT 细胞激活，进而促进血管生成，并可能直接诱导效应免疫细胞凋亡[98-102]。

虽然传统的 CAR αβ T 细胞疗法已被证明对治疗 B 细胞恶性血液病有效，但其对实体瘤的疗效仍然非常有限[103]。CAR 转导的 γδT 细胞，特别是 Vδ1 和 Vδ2 亚群，利用它们在实体瘤 TME 中的自然滞留和抗原提呈特性，似乎是一种有吸引力的具有增强抗肿瘤效果的治疗方法[104]。

### 4.2.5 肿瘤相关成纤维细胞（CAFs）

CAFs 是另一种类型的 TME 调节细胞，可促进结缔组织发育，还能介导 T 细胞功能障碍。CAFs 是大多数肿瘤基质中最丰富的细胞之一，在肿瘤细胞和其他免疫细胞（包括 TILs 和 TAMs）之间发挥着双向信号转导作用[105]。除了改变细胞外间质，CAFs 还产生促血管生成因子，如 VEGF，有助于细胞迁移和新生血管形成。它还可以通过其氨基酸代谢物促进细胞的增殖和浸润，从而与肿瘤细胞相互作用[106]。然而，与 TAMs 一样，CAFs 也存在表型异质性，因为某些类型的 CAFs 似乎会抑制肿瘤的进展[107]。最近，CAFs 已经成为免疫抑制性 TME 的主要成分。CAFs 可通过多种机制导致 T 细胞功能障碍，其中最重要的机制是削弱 T 细胞向肿瘤环境迁移和募集的能力，其次是抑制 CD8+ T 细胞的细胞毒性功能[108]。这些机制均是通过 CAF 来源的分子和配体包括 TGF-β、CXCL12、CXCL5、IL-6、胶原蛋白和纤连蛋白的介导，以及上调免疫检查点配体包括 PD-L1、

PD-L2 和 FasL 的表达来实现的。CAFs 产生的胶原蛋白可捕获免疫细胞，增加肿瘤细胞间的间隙压力，促进肿瘤转移[109]。CAFs 还促进细胞向 DCs 表型分化，该表型不能与 CTL 相互作用，亦不能向 CTL 提呈抗原[105]。此外，CAF 分泌的 CXCL-1 和 CXCL-2 可促进 MDSCs 和 Tregs 的生长并将其募集到肿瘤基质，同时诱导 TAMs 向 M2 表型分化[110-112]。Chakravarthy 等[113]发现，在许多癌症类型中导致预后不良的 CAFs 表型存在上调现象，而这种现象主要由 TGF-β 细胞因子驱动。更重要的是，这种可导致预后不良的表型与某些黑色素瘤和膀胱肿瘤中对 PD-1 抑制剂耐药的现象有关。利用双向融合蛋白联合抑制转化生长因子 -β 和 PD-L1，在临床前小鼠模型中显示增强了抗肿瘤活性[114]。在小鼠肝细胞癌模型中，发现 CAFs 浸润的增加与对 PD-1 抑制剂的耐药性有关。更有趣的是，在原位肿瘤模型中发现，抑制活化的 CAFs 可恢复抗 PD-1 治疗的抗肿瘤效果[115]。Galunisertib 是一种新型 TGF-β 抑制剂。目前正在开展联合应用 Galunisertib 与 nivolumab 治疗早期实体瘤的临床试验，重点关注的肿瘤是 NSCLC 和肝细胞癌（NCT02423343）。

### 4.2.6 树突状细胞

DCs 是炎症反应的启动者，可介导抗原提呈和 T 细胞致敏，因此 DCs 在肿瘤免疫中发挥着重要作用。尽管目前已经发现了几种 DCs 表型，但 DCs 的功能仍与免疫微环境密切相关，且在不同的免疫微环境中可分化为不同表型，诱导正向或负向免疫调控。传统 DC1 亚型主要将抗原提呈给 T 细胞，从而发挥其免疫效应功能[116]。DC1 可产生刺激性细胞因子如 CXCL9/CXCL10，介导 TME 中 CD8$^+$T 细胞的募集和激活[117, 118]。其他亚型还有 DC2 和浆状树突状细胞，DC2 可与 CD4$^+$T 细胞相互作用，而浆状树突状细胞则产生干扰素。单核细胞来源的 DCs 可在抗原摄取方面起作用，但在 T 细胞激活方面的作用较少[116]。由于 DCs 的功能依赖于免疫微环境，因此不能确定在肿瘤进展过程中 DCs 是否会向抑制性表型分化[119]。活化 T 细胞同时又可产生 IFN-γ 来上调 DCs 表面 PD-L1 的表达，从而抑制 T 细胞的活化。DCs 表面 PD-L1 的上调是在抗原摄取后发生的，这可保护 DCs 免受活化 T 细胞的细胞毒作用。然而，这也导致了 T 细胞功能障碍，抑制抗肿瘤免疫[119]。此外，已有研究表明，肿瘤可通过促进免疫耐受表型的产生来抑制 DCs 的功能。这种现象可通过多种机制实现，包括肿瘤产生的可溶性分子（IL-10、TGF-β 和 VEGF）、外泌体（诱导肿瘤促转移"龛"结构形成）和在 TME 中招募的其他抑制性细胞（MDSCs、TAMs 和 Tregs）[120]（图 2.4）。在 DCs/PD-L1 基因敲除的小鼠中，发现 PD-L1 免疫疗法的抗肿瘤作用完全消失，表明 DC 上 PD-L1 的表达对于 PD-L1 阻断治疗的疗效是不可或缺的[119]。靶向 DCs 的治疗方法十分有前景，虽然其治疗机制尚不明确，但科学家们已获得了一定的成果。第一个 DCs 疫苗 Sipuleucel-T 于 2010 年获得 FDA 批准入市，此种疫苗依赖体外激活并利用了 DCs 的抗原提呈作用。单剂疫苗治疗产生的抗肿瘤免疫效果有限[121]。然而，在应用 CTLA-4 抑制剂和 Sipuleucel-T 联合治疗抵抗性去势前列腺癌患者的小规模试验中，发现了显著的抗肿瘤活性。抗 CTLA-4 抑制剂和抗 PD-L1 抑制剂的联合治疗方案，正在进行更大规模的队列研究（NCT01804465）[122, 123]。

纳米疫苗使用不溶于水的纳米颗粒制作而成，直接向 DCs 提呈多肽抗原，可靶向 DCs 表面的 TLR 信号转导分子，是一种新型治疗方式，在体内试验中表现出了良好的临床前效果[124]。体外培养、激活和抗原负荷自体髓系来源的 DCs，然后在患者的淋巴结内给药，是另一种基于 DCs 的免疫治疗策略，在黑色素瘤患者的小队列试验中具有良好的临床活性[125, 126]。

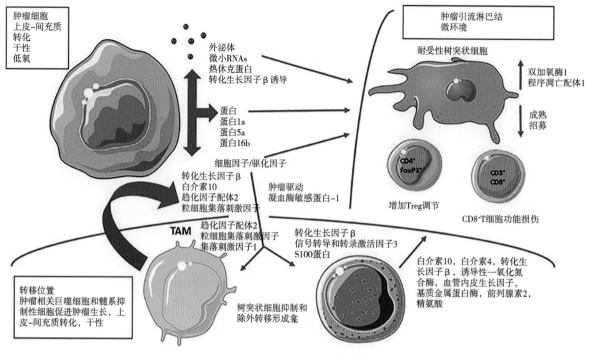

**图 2.4　DCs 耐受性的机制**

肿瘤微环境中 DCs 细胞的耐受性依赖于免疫抑制细胞、抑制性细胞因子和肿瘤外泌体。耐受性 DCs 抑制 T 细胞免疫效应，促进 Tregs 分化，从而促进肿瘤生长和转移。

### 1. Toll 样受体

TLRs 是在固有和获得性免疫以及抗肿瘤免疫中起作用的受体，可在细胞表面表达并与蛋白和脂质结合（TLR1，TLR2，TLR4，TLR5，TLR6），也可在细胞内表达并与核酸结合（TLR3，TLR7，TLR8，TLR9）。它们可以由几种免疫细胞、特别是包括 DCs 和巨噬细胞在内的抗原提呈细胞，以及几种类型的肿瘤产生[127, 128]。病原体和损伤相关的分子模型与树突状细胞和其他抗原提呈细胞上的 TLR 结合，诱导它们成熟并启动免疫反应周期。外源性抗原，包括肿瘤新抗原，被识别后提呈至 T 细胞，导致 T 细胞活化[127]。

在过去的 10 年中，由于发现 TLR 激动剂在局部给药时可发挥抗肿瘤作用，因此 TLR 靶向治疗引起了人们极大的兴趣。不过虽然 TLR 激动剂的单药治疗已在不同的情况下实施（例如，结合TLR2/TLR4 的卡介苗被批准用于浅表性膀胱癌，以及局部应用咪喹莫特治疗日光性角化病），但疗效一般。在一组大多数患有高风险非转移性疾病的黑色素瘤患者中，使用 TLR 激动剂作为靶向树突状细胞疫苗的辅助药物，提高了肿瘤免疫原性，这个结果令人振奋[129]。靶向肿瘤的 TLR9 激动剂目前处于临床试验的晚期，早期试验显示在注射和未注射的肿瘤中都有良好的活性。在一组抗PD-1 难治性黑色素瘤患者中，注射 TLR9 激动剂 Tilsotolimod 联合 Ipilimumab 获得了 38% 的应答率和 71% 的疾病控制率[130]。另一项Ⅰb 期试验显示，应用瘤内注射 TLR9 激动剂 CMP-001 联合Pembrolizumab 治疗 PD-1 难治性患者，产生了临床反应，表明其可逆转疾病对 ICIs 的耐药性[131]。

其他用于瘤内注射的 TLR 激动剂正在进行各种临床试验，例如 TLR4 激动剂 GLA-SE 治疗 CRC
（NCT03982121）、TLR7 激动剂咪喹莫特治疗乳腺癌（NCT01421017）、TLR7 激动剂 DSP-0509
联合 Pembrolizumab 治疗晚期实体瘤（NCT03416335）以及 MEL60 联合长肽疫苗治疗切除黑色素
瘤的患者（NCT02126579）。

### 4.2.7 内皮细胞

通过趋化因子以及上调黏附分子和活化内皮细胞上的配体表达，可介导循环 T 细胞向肿瘤巢
的迁移。然而，TME 中促血管生成因子在刺激肿瘤血管形成的同时也可能导致血管内皮细胞功能
障碍，从而阻断白细胞的黏附和跨内皮迁移[132]。功能障碍的内皮细胞表面表达的配体会降低免疫
细胞的穿透能力。在 IL-10 和前列腺素 E 的作用下，FasL 可诱导 CTL 凋亡，但不能诱导 Tregs 凋
亡[40]。肿瘤血管功能障碍会产生一个有效屏障阻止 Teff 的募集，这对应用 ICB 治疗肿瘤提高了难
度[133]。但也有研究发现抑制 VEGF-A 可增加 CD8$^+$ T 细胞向肿瘤细胞的迁移[40]。因此，应用干
扰肿瘤血管形成和免疫系统间关系的治疗方法，可以恢复 ICIs 的抗肿瘤效果。另外，也发现一些
促血管生成的分子可有效促进免疫抑制。由于血管内皮生长因子被证明会损害 DCs 功能的成熟，
因此应用抗血管内皮生长因子治疗可成功恢复单核细胞向 DCs 的分化[134, 135]。此外，VEGF 通过
增强树突状细胞上 PD-L1 的表达并抑制抗原提呈，从而导致 T 细胞耗竭[136]。虽然 VEGF 与 Teff 上
的 VEGFR2 受体直接结合可抑制细胞增殖并上调 PD-1 表达，但 VEGF 与 Tregs 和 MDSCs 上相同
受体结合却可增强这些细胞在肿瘤环境中的浸润[137]。VEGF 介导的黏附分子 VCAM-1 和 ICAM-1
具有屏障作用，可阻碍效应免疫细胞的功能，包括阻碍 T 细胞向肿瘤的迁移[138]。因此，通过应用
VEGF 抑制剂使血管正常化有可能增强抗 PD-（L）1 的治疗效果以及抗肿瘤疗效。此外，已证明用
VEGF/ VEGFR 抑制剂治疗会上调肿瘤细胞表面的 PD-L1 水平，而 PD-L1 和 VEGF 抑制剂的联合使
用在胰腺神经内分泌肿瘤和乳腺癌小鼠模型中显示出了协同的抗肿瘤作用[139]。这种联合治疗方法
已在多种肿瘤治疗的Ⅲ期临床试验中观察到显著的临床疗效，并已获得 FDA 批准用于治疗肾细胞
癌、非小细胞肺癌、肝细胞癌和子宫内膜癌[140]（图 2.5）。

### 4.2.8 肿瘤源性周细胞

周细胞是一种对血管结构和完整性起重要作用的血管周围细胞。然而，在肿瘤中，周细胞可能
从弯曲、不规则的肿瘤血管内皮细胞上脱落，导致血管通透性异常及功能障碍[141]。除了在肿瘤血
管形成中的作用外，2 型周细胞在 TME 中其他细胞和趋化因子的相互作用中也发挥着重要作用。
体外研究表明，周细胞可能在一些免疫功能如吞噬作用和抗原提呈过程中起作用[142]。周细胞也可
以产生几种与免疫屏障相关的细胞因子、生长因子和黏附分子[141, 143]。在小鼠模型中，促进周细
胞成熟可以恢复血管功能，改善 CD8$^+$T 细胞向肿瘤壁龛的迁移，从而提高抗肿瘤免疫能力[144]。
肿瘤周细胞可表达 PD-L1 和 G 蛋白信号转导调节因子 5（Rgs5）。已知 PD-L1 与 CD8$^+$ T 细胞功能
障碍有关，而 Rgs 5 与 CD4$^+$ T 细胞功能丧失有关，这些效应可保护肿瘤细胞免受机体的免疫破坏。
这一发现表明周细胞可能是免疫调节的有效靶点。因此，治疗方法的选择应该是使周细胞功能正常
化，而不是消除周细胞[145]。

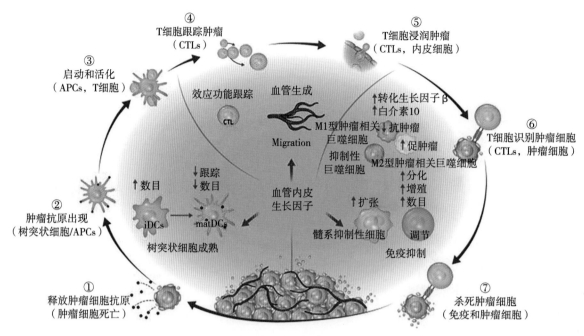

图 2.5　**TME 中 VEGF 介导的免疫抑制**

　　VEGF 诱导的肿瘤血管形成可导致内皮细胞功能障碍和血管异常。VEGF 还与 T 细胞穿透性下降、抑制性细胞因子和调节性细胞增加以及 DC 成熟受阻有关[140]。

## 4.3　与 T 细胞功能障碍相关的细胞因子和其他可溶性分子

　　作为自分泌和旁分泌的关键信号分子，细胞因子可参与 T 细胞活化、转运以及导致其功能障碍和耗竭的所有信号通路。许多细胞因子具有受体多能性，可与细胞表面的多个受体结合。同样，受体也可以与不同类型的配体结合。通过调控细胞因子的产生或与受体的结合，可以抑制疾病对 ICB 的耐药性从而增强治疗效果[146]。尽管疗效有限，但使用细胞因子治疗肿瘤，如应用 IL-2 治疗肾细胞癌和黑色素瘤，应用 IFN-γ 治疗骨髓增殖性肿瘤，是临床上早期实施的免疫治疗之一[147]。在众多细胞因子中，对 T 细胞功能有很大影响的细胞因子有 C-X-C 基序配体 9 和 10（C-X-C motif ligands 9 and 10，CXCL9 和 CXCL10）。CD8+ Teff、NK 细胞和 Th1 都表达 CXCR3，它与 Th1 产生的配体 CXCL9 和 CXCL10 结合，可导致效应细胞向肿瘤趋化和渗透，改善 PD-（L）1 抑制剂治疗的临床效果[148, 149]。CXCL9 和 CXCL10 的基因沉默会影响 T 细胞向肿瘤的浸润，用组蛋白甲基化抑制剂治疗结肠细胞系可使 CXCL9 和 CXCL10 的表达增加，从而增加 T 细胞向肿瘤的迁移[150]。逆转 CXCL9 和 CXCL10 在卵巢癌移植瘤中的表观遗传沉默，也与 PD-L1 阻断治疗有协同作用[151]。上述研究结果让人们对表观遗传学基因重排技术产生了极大的兴趣，这种技术可以改善 T 细胞向 TME 的迁移，提高 ICIs 的治疗效果。抗 PD-（L）1 与去甲基化药物的联合治疗目前正在各种实体瘤和非实体瘤中进行临床试验评估（NCT 03233724），且一些试验已经开始报道结果[152]。

　　相比之下，CXCL12，一种由基质细胞产生的细胞因子，特别是 CAF，与其 T 细胞上的受体 CXCR4 的相互作用，已被证明在基底细胞样乳腺癌和上皮性卵巢癌这类肿瘤中具有招募和保留 FoxP3+CD4+Tregs 的作用[153, 154]。此外，CXCR4 高表达与一些肿瘤如胃癌的晚期进展以及低存活率相关[155]。在存在免疫活性的卵巢癌小鼠模型中，发现通过 CXCR4 拮抗剂或溶瘤病毒疗法阻断 CXCL12/CXCR4 的相互作用，可减少肿瘤生长并提高小鼠存活率[154, 156]。PD-（L）1 和 CXCL12-CXCR4 的双重阻断在阻碍 TME 中的免疫抑制方面具有协同作用，在临床前研究模型中观察到可增强抗肿瘤免疫能力[157]。这种联合治疗正在进行早期试验（NCT04177810）。

单核细胞趋化蛋白 1 由免疫细胞产生，参与单核细胞的迁移。此外，它也可由一些肿瘤产生，并参与其他细胞如 Tregs 和内皮细胞向炎症部位的迁移[158]。一些细胞因子如 CCL3 和 CCL5，也参与免疫细胞特别是中性粒细胞和巨噬细胞向 TME 的迁移。在乳腺癌和卵巢癌的临床前模型中，发现这些细胞因子的抑制剂可降低肿瘤侵袭能力和肿瘤血管形成[159, 160]。另外，阻断 CCL2 可降低肿瘤的免疫抑制，增强表达 IFN-α 的腺病毒载体的抗肿瘤活性[158]。

作为 T 细胞产生获得性免疫应答的主要刺激物，DCs 可产生大量参与免疫应答的细胞因子。其中，CCL17 和 CCL22 主要由单核细胞来源的 DCs、其他免疫细胞以及某些肿瘤细胞产生，在 Tregs 募集到肿瘤中起重要作用。通过使用 RNA 干扰阻断单核细胞来源的 DCs 表达 CCL17 和 CCL22，可降低 Tregs 募集的频率，并上调乳腺癌患者来源异种移植物中的 CD8+T 细胞[161, 162]。此外，CCL17/CCL22 的受体 CCR4 由 Th2 细胞以及终末分化和免疫抑制性肿瘤浸润的 FoxP3 高表达 Tregs 产生[163]。已在数种肿瘤中发现 CCR4 表达，尤其是 T 细胞恶性肿瘤。除了与 T 细胞肿瘤中抗体依赖性细胞毒性相关的功效外，抗 CCR4 单克隆抗体还可有效诱导高表达 FoxP3 的 Tregs 耗竭[162, 164]。CCL17/CCL22-CCR4 的信号传导与肿瘤对 ICIs 的抗性有关，因为已有研究显示体内这两种配体的上调与 ICIs 治疗有关。更有趣的是，CCR4 抑制剂与抗 CTLA-4 治疗具有协同抗肿瘤作用[165]。

CXCR2 受体可与 CXCL1、CXCL8、CXCL5 和 CXCL7 等结合，介导 MDSC 向 TME 迁移。在儿童肉瘤患者中检测到 CXCR2 的配体 CXCL1 和 CXCL8 上调，并且与更差的预后相关。PD-1 抑制剂在 CXCR2 阴性造血细胞重建的小鼠中，表现出较强的抗肿瘤活性[166]。CXCL8（IL-8）除了在促血管生成和上皮间质转化的作用外，还在 TME 中具有免疫抑制作用。CXCL8 由多种肿瘤产生，可招募两种类型的 MDSCs。此外，发现高水平的 CXCL8 可被用于预测接受免疫治疗患者的不良预后[83]。抗 IL-8 单克隆抗体可以通过与 CXCR1 和 CXCR2 两种受体的结合，阻断信号传导。对紧密连接蛋白低表达型乳腺癌的临床前研究，表明这种方法在减少 MDSCs 和增加免疫介导的细胞毒性方面非常有效[167]。在 NSCLC 和黑色素瘤患者的两个队列试验中，IL-8 水平的早期降低与肿瘤对抗 PD-1 治疗的反应密切相关[168]。抗 IL-8 单克隆抗体单药疗法在既往接受过治疗的实体瘤患者中，具有中等强度的抗肿瘤活性[169]。而评估 PD-1/IL-8 双阻断临床疗效的研究正在进行中（NCT03400332、NCT03689699、NCT04050462）。

除了在细胞生长、增殖、分化和细胞基质形成中的作用外，TGF-β 在驱动免疫逃逸中也发挥着关键作用。在 CRC 患者中，TGF-β 水平升高与 T 细胞浸润缺乏、Th1 活性低、细胞毒性降低和临床结局差有关。正如预期的那样，在基因重组的低肿瘤突变负荷、微卫星稳定及 T 细胞排除型结肠癌转移灶中，PD-（L）1 抑制剂的抗肿瘤疗效很差。然而，随后通过阻断 TGF-β 信号的传导，产生了有效的细胞毒性 T 细胞反应，并恢复了对抗 PD-（L）1 治疗的敏感性。这表明 TGF-β 在促进 T 细胞排斥和阻断 TME 中的 Th1 效应因子表型方面具有重要作用[170]。同样，发现 TGF-β 信号传导是尿路上皮癌患者临床结局的主要决定因素之一。抗 PD-L1 治疗缺乏应答与成纤维细胞中 TGF-β 信号的特征相关。此外，PD-L1 和 TGF-β 的双重阻断可促进 T 细胞向肿瘤迁移，产生更持久的抗肿瘤作用[171]。与以上研究结果一致，在接受抗 PD-1 治疗的肝细胞癌患者队列中，发现血浆 TGF-β 水平升高也是不良疗效的重要预测因素[172]。目前已经研发了数种 TGF-β 抑制剂，包括小分子抑制剂和单克隆抗体。其中一些药物的单药治疗或联合治疗已在早期临床试验中显示出良好的抗肿瘤活性[173-175]。为评估 PD-（L）1 和 TGF-β 在多种实体瘤中的联合抑制作用，多种临床试验正在进行中（NCT02423343、NCT04390763）。

Bintrafusp alfa 是一种双功能融合蛋白，由 TGF-β 受体 2 的细胞外结构域与抗 PD-L1 抗体的重链片段连接组成。Bintrafusp alfa 可以诱捕 TGF-β 的所有亚型，同时减少免疫抑制。临床前数据已经证明 Bintrafusp alfa 在细胞系和小鼠模型中，具有促进 T 细胞运输和增强细胞毒性的能力[114, 176]。此外，Bintrafusp alfa 与 PD-L1 结合在 PD-L1 阳性肿瘤中高度集中。临床前研究表明，高达 27% 的 Bintrafusp alfa 注射剂量集中在肿瘤中，肿瘤 / 血液比例峰值为 58：1[177]。在一项接受过多线治疗的晚期实体瘤患者的 I 期试验[178]和几种获批适应证的实体瘤[179-181]中，Bintrafusp alfa 表现出一定的抗肿瘤活性。

IL-10，以前称为"细胞因子抑制因子"，是最早被鉴定的抑制因子之一。IL-10 的免疫抑制作用被认为是限制过度炎症反应的关键组成部分。IL-10 由许多免疫细胞产生，包括 CD4+ 和 CD8+T 细胞、TAM 和 DC，以及肿瘤细胞。IL-10 在 Th1 炎性细胞因子（即 IL-2、TNF-α 和 IFN-γ）的下调中起作用，并抑制活化单核细胞 MHC- II 的表达。尽管如此，目前人们仍认为 IL-10 实际上可能具有双功能作用，因为它还被证明通过诱导肿瘤内 CD+T 细胞活化和扩增，具有免疫刺激作用[182-184]。IL-10 水平升高已被确定为几种肿瘤类型的不良预后指标，包括血液和实体恶性肿瘤[185]。体内抑制 IL-10 可增强细胞毒性 T 细胞的功能和 PD-L1 抑制剂的抗肿瘤活性[186]。相比之下，Pegilodecakin 是一种聚乙二醇化重组 IL-10，已在临床试验中进行了评估，并在既往接受过治疗的晚期 RCC（NCT02009449）中显示出活性。

如上所述，VEGF 是免疫治疗抵抗的另一个重要调节因子。除了破坏正常脉管系统的作用外，VEGF 还损害 CTL 增殖和运输，并抑制 DCs 成熟和抗原加工[140]。

IFN-γ 通过上调 MHC- I 增强抗原提呈，进而在抗肿瘤固有免疫中发挥作用。然而，它也可以通过激活 JAK/STAT 通路来促进免疫抑制性 TME，增加 PD-L1 在负反馈回路中的表达[187]。IFN-γ 联合 ICIs 的疗效正在各种实体瘤和血液疾病（NCT02614456、NCT03063632）的早期试验中进行评估。

IFN-α 是一种具有抗肿瘤特性的多效细胞因子，已在临床中用于高危黑色素瘤的辅助治疗。IFN-α 的免疫调节作用主要是通过刺激 CXCL10 的分泌，促进 TME 内 CD8+T 细胞的运输和效应器的活性[188]。对小鼠结肠癌细胞系体内使用 IFN-α 治疗，可增加 TIL 上 PD-1 的表达。与单独使用 IFN-α 相比，PD-1 和 IFN-α 的共同抑制增加了 CD4+ 和 CD8+TIL 的数量，并抑制了肿瘤的生长[189]。几项研究正在评估这种组合在人转移性肿瘤和辅助性治疗中的作用（NCT02506153、NCT02174172）。

与免疫调节有关的另一种细胞因子是 IL-6，它由肿瘤细胞和肿瘤浸润性免疫细胞产生。在几种肿瘤类型中发现循环 IL-6 水平升高，并与晚期肿瘤的分期和治疗反应的降低相关[190, 191]。IL-6 和 IFN-γ 均能上调抗原提呈细胞上 PD-L1 的表达，这个过程似乎是由 Janus 激酶 / 信号转导和转录激活因子 3（Janus kinase/signal transducers and activators of transcription 3，JAK/STAT3）信号通路的激活介导[187, 191]。随着 STAT3 对 IL-6 基因表达的增强，形成了自分泌的正反馈回路，这有助于在表皮生长因子受体（epidermal growth factor receptor，EGFR）突变的 NSCLC 中形成免疫抑制性 TME。此外，已发现 TME 中免疫细胞的 STAT3 过度激活可上调 MDSCs 和 Tregs[191, 192]。STAT3 通路的体内沉默导致了 PD-L1 表达的下调，并降低了小鼠乳腺癌模型的转移潜能[193]。在早期试验中，单一靶向 IL-6 或 STAT3 通常会产生令人沮丧的结果和有限的抗肿瘤活性[194-196]。然而，与 ICB 联合使用可能会增强抗肿瘤活性，目前正在多种实体瘤中进行研究（NCT04191421、NCT04691817）。

# 5　致癌信号通路

肿瘤细胞基因组的致癌改变，包括功能获得性突变和功能丧失性突变，都与促进免疫抑制性 TME 有关。癌基因"成瘾"不是一个排他性的细胞内过程，相反，它受到具有免疫许可的 TME 组合物串扰的极大影响[197]。分子技术的进步揭示了免疫系统与肿瘤驱动突变之间的相互作用，因此，一些异常已被确定为肿瘤对固有免疫和免疫治疗产生抗性的潜在机制。

## 5.1 JAK/STAT 突变

由新出现的功能丧失突变导致的 IFN-JAK1/JAK2 通路失活，已经在 ICIs 继发性耐药的黑色素瘤患者中被报道。肿瘤细胞通过消除 IFN 介导的信号传导，来逃避抗 PD-1 治疗。如上所述，IFN 信号传导可导致 PD-L1 表达的适应性增加。如果消除该途径，则可减少治疗靶受体 PD-L1，导致治疗无效[23]。通过扩增编码 JAK2 和 PD-L1/L2 的染色体 9p24.1 区域来激活 JAK/STAT 通路，已在三阴性乳腺癌（triple-negative breast cancer，TNBC）的一个亚群中进行了描述，并且与预后不良有关。这种 PDJ 扩增子导致 IFN 诱导的 PD-L1 表达增加了 5 ~ 38 倍。随后，TNBC 细胞系中的 JAK2 敲低完全阻断了 PD-L1 表达的诱导[198]。一项评估 TNBC 患者接受 JAK2 抑制剂与 ICIs 联合治疗的 I 期试验正在进行中[199]。

## 5.2 Ras- 丝裂原活化蛋白激酶（Ras-mitogen-activated protein kinase，Ras-MAPK）途径中的突变

在新辅助治疗后未达到病理 CR 的 TNBC 患者中，发现 Ras-MAPK 通路的激活与 TIL 的减少相关。而该通路的激活可能会抑制 MHC 表达并上调 PD-L1，这种作用可能通过 IFN-γ 信号传导介导。此外，在人类黑色素瘤细胞系中也有类似的发现。因此，该过程被认为在肿瘤免疫逃逸以及 MAPK

激活介导肿瘤对 ICB 的抗性中起着重要作用[200-202]。在三阴性乳腺癌和 HER2 阳性乳腺癌的同源小鼠模型中，MEK 抑制剂和 PD-（L）1 抑制剂的协同作用得到了证实[200, 201]。在早期试验中，双重 MAPK 通路抑制剂与抗 PD-（L）1 药物的联合使用，可增强对肿瘤的免疫浸润并产生有希望的活性[203, 204]。

### 5.3 磷酸酶张力蛋白同源物（PTEN）肿瘤抑制因子的丢失

PTEN 的丢失以及随后的 PI3K-AKT-mTOR 信号通路的激活，不仅促进了癌症的发生，而且还与免疫治疗的耐药有关。PTEN 丢失可诱导产生 VEGF 和免疫抑制细胞因子，减少 T 细胞运输和细胞毒性，并促进 TME 中的 MDSCs 的募集[96, 205, 206]。例如，获得性 PTEN 缺失被证明会导致子宫平滑肌肉瘤患者对抗 PD-1 治疗产生原发性耐药[205]。联合 PI3K 抑制剂治疗提高了 ICIs 在小鼠模型中的抗肿瘤疗效[96, 206]。PI3K-γ 抑制剂与抗 PD-1 药物联合应用的 I 期试验报告了良好的结果，并为其临床活性提供了早期证据[207]。此外，几项试验正在评估联合抑制 PI3K 和 PD-1（NCT04193293、NCT03711058）进行治疗的安全性和有效性。

### 5.4 Wnt/β- 连环蛋白信号通路的激活

Wnt 信号在肿瘤发生和转移中的作用已在多种肿瘤类型中得到证实，包括 CRC、乳腺癌、血液系统恶性肿瘤和黑色素瘤等。Wnt/β-catenin 信号传导异常的影响不局限于肿瘤细胞，还包括 TME[208]。例如，在转移性黑色素瘤中，Wnt/β-catenin 通路的激活可通过耐受性 DC 来破坏 T 细胞的启动和激活，并且与 TIL 的减少相关[120, 209, 210]。一种新型 β- 连环蛋白抑制剂与抗 PD-1 药物在实体瘤中联合使用的 I 期临床试验（NCT02521844）正在进行中。

### 5.5 KRAS 突变

KRAS 基因是人类恶性肿瘤中最常见的致癌突变基因之一，并且在 TME 的免疫组成中发挥着关键作用。NSCLC 中的 KRAS 突变，与肿瘤 CD8$^+$T 细胞浸润增加、炎症 TME 表型和对 ICB 的反应性增加有关[211, 212]。相反，存在 KRAS 突变的 CRC 和胰腺癌表现出免疫抑制性 TME，这与 ICB 治疗的反应率较低有关[82, 213, 214]。

KRAS 突变通过激活 PI3K/AKT/mTOR 通路，导致 PD-L1 上调[215]。而 MAPK/ERK 信号有利于维持 PD-L1mRNA 的稳定性[216, 217]。在 KRAS 突变的肺癌中激活 MEK-ERK 通路，可以促进 IL-10 和 TGF-β 的分泌来调节 TME。此外，在 KRAS 驱动的肺肿瘤模型中，抑制体内 KRAS 的表达能显著减少 Tregs 的浸润，这为 KRAS 突变的细胞外活性提供了证据[218]。此外，KRAS 通过抑制干扰素调节因子 2，可导致 CXCL3 表达增加并与 MDSCs 上的 CXCR2 结合，促使它们迁移到 TME[82]。最后，在 KRAS 突变的 NSCLC 患者中若发生 STK11/LKB1 共突变，会表现出对 PD-1 抑制的反应率显著降低[214, 219]。

通过 MEK 抑制剂或 KRAS mRNA 疫苗抑制 KRAS 的下游通路与抗 PD-（L）1 联合治疗的早期试验，目前正在进行中（NCT03948763、NCT03681483、NCT03299088）。

### 5.6 表皮生长因子受体突变

免疫耐受 TME 是 EGFR 突变 NSCLC 的标志，表现为对抗 PD-（L）1 治疗的反应差[220-222]。尽管存在一些争议，但这些肿瘤中 PD-L1 的低表达和低 TMB 导致了 ICB 的相对难治[223, 224]。EGFR 信号通路通过增强 Tregs 的迁移和使 DC 偏向耐受表型的分化，来塑造一种无炎症反应的 TME[223, 225]。EGFR 的下游信号转导分子 STAT3 的磷酸化会增加吲哚胺 2，3- 双加氧酶（indoleamine 2，3-dioxygenase，IDO）的表达，进而促进 MDSCs 的扩增并增强免疫抑制作用[226]。在 Huang 及其同事的一项有趣研究中，在大多数从肺肿瘤活检中纯化的外泌体中，发现含有大量的 EGFR 蛋白。当被 DCs 捕获时，这些载有 EGFR 蛋白的外泌体可促进 DCs 分化为耐受性表型，进而促进 Tregs 向肿瘤的迁移并抑制肿瘤特异性 CD8$^+$T 细胞[225]。EGFR 抑制剂联合酪氨酸激酶抑制剂（tyrosine kinase inhibitor，TKI）治疗，可以恢复 TME 的一些炎症反应并增加 CD8$^+$T 细胞的浸润[227]。在既往对 TKI 单药治疗耐药的一组患者中，应用抗 PD-L1 和 EGFR-TKI 联合治疗获得了 43% 的反应率，同时间质性肺病的发生率也有所增加[228]。有几项评估不同 TKI-ICIs 组合的试验（NCT02364609、NCT03082534、NCT04017650）也正在进行。BCA101 是一种针对 TGF-β 和 EGFR 的一流双功能抗体。将 BCA101 与抗 PD-1 疗法联合用于治疗 EGFR 驱动肿瘤的 I 期试验（NCT04429542），正在进行中。

## 6　肿瘤相关的酶活性和代谢物

TME 中的酶活性通过分解重要的免疫细胞氨基酸营养素、产生抑制性代谢副产物以及影响细胞内的信号通路，来影响固有性和获得性免疫反应。

### 6.1 IDO-1

IDO-1 是一种多功能酶，主要由 IFN-γ 诱导产生，可减少炎症条件下不受控制的激活来调节免疫反应。由于其在改变抗肿瘤免疫反应中的显著作用，所以有望成为新的临床治疗靶点。作为对免疫激活的应答，IDO-1 通过催化色氨酸代谢产生犬尿氨酸，从而诱导效应 T 细胞耗竭。犬尿氨酸是芳香烃受体的配体，可促进 FoxP3$^+$Tregs 的分化并增强免疫抑制作用[229, 230]。更有趣的是，IDO-1 还具有独特的细胞内信号传导作用，在 TGF-β 的作用下能促进浆细胞样 DCs 的调节表型的分化[231]。IDO-1 水平的上调已在一些肿瘤中作为对 ICIs 治疗反应的显示。在一项 I / II 期试验中，联合应用 Pembrolizumab 和 IDO-1 抑制剂 Epacadostat 在治疗多种类型肿瘤的反应率令人鼓舞[232]。然而，在更大的患者队列中，如一项随机双盲的 III 期试验，这种组合却未能产生比单药 Pembrolizumab 更显著的获益[233]。

### 6.2 腺苷

CD73，又称胞外 -5′- 核苷酸酶，是一种参与嘌呤信号转导的细胞表面酶，通过催化单磷酸腺苷水解为腺苷。CD73 在许多肿瘤类型中过表达，在肿瘤的细胞增殖、侵袭、血管生成和免疫逃逸过程中具有关键的调控作用。其代谢产物腺苷被激活后，可诱导 TME 中的免疫抑制作用，促进肿瘤的发生和进展[53, 234, 235]。CD73 可以在多种类型肿瘤细胞以及 Tregs、MDSC 和内皮细胞上表达。TGF-β 在维持 CD8$^+$T 细胞上的 CD73 表达中起重要作用。腺苷与淋巴细胞上的受体 A2AR/A2BR 结合，可抑制其效应功能并下调炎症反应。此外，腺苷已被证明可抑制 DCs 分化成熟，从而削弱抗原的提呈。CD73 的腺苷可诱导免疫抑制作用，是恢复抗肿瘤免疫的一个有吸引力的靶点[234, 236-238]。除了与不良预后有关外，CD73 表达还与 ICIs 疗效的降低有关[239, 240]。靶向 CD73 可通过直接阻断抗体或阻断腺苷受体来实现。抗 CD73 单克隆抗体 MEDI9447 与 Durvalumab 联用在治疗难治性 CRC 和胰腺癌方面，表现出了一定的临床活性[241]。AZD4635 是一种 A2AR 小分子抑制剂，可在体外挽救 DCs 的抗肿瘤免疫，并抑制同源小鼠模型中肿瘤的生长[238]。在 I 期试验中，AZD4635 无论作为单一药物，还是与 Durvalumab 联合使用，均产生了显著的抗肿瘤活性[242]。

## 7 　解剖部位的影响

　　虽然免疫疗法在黑色素瘤和非小细胞肺癌等恶性肿瘤中的疗效上取得了显著的里程碑样效果，但在管腔型乳腺癌和胰腺癌等其他一些肿瘤中的结果却令人很失望。组织中免疫浸润成分尤其是组织内的骨髓细胞和 DCs 在功能上存在的特异性差异，造成了抗肿瘤疗效的差异。Zagorulya 及其同事[116]对浸润不同解剖部位的 DCs 表型提出了分类，并将其与 ICB 成功的可能性相关联。例如，肺组织可能使 DCs 的分化倾向于一种刺激表型，这种表型可促进抗原提呈和 T 细胞激活，从而导致炎症性 TME 的增强和 ICB 成功率的提高。这与免疫沙漠型肿瘤（如胰腺导管癌）形成对比，后者浸润因子更偏向分化为抑制表型的稀有 DCs。另一方面，一些转移部位可能对 ICB 的反应率特别低。例如，原发性肿瘤对此类治疗有反应的肝转移瘤，对 ICB 的反应率较低[243]。已经发现了几种机制来解释肝组织中的免疫耐受性 TME。耐受性 DCs 在肝脏中以弱抗原提呈表型为主，可产生 IL-10 和 TGF-β，进而诱导 Tregs 和抑制 Teff。此外，肝脏中的 Kupffer 细胞也表现为免疫抑制型巨噬细胞。它们尽管有启动 CD8$^+$T 细胞的能力，但也会产生低水平的 IFN-γ 和较差的效应能力，导致很大程度上的功能失调[116, 244]。

## 8 　超进展现象

　　在讨论免疫逃避机制时，少数 ICIs 治疗可能促进肿瘤生长并加速肿瘤进展的情况，也是不能忽视的。超进展是一种独特的现象，已在 ICIs 治疗几种肿瘤类型中发生。根据它定义的标准，估计发病率在接受治疗患者的 4% ~ 29% 之间[245, 246]。超进展的定义尚未达成一致，但一些作者建议使用第一次评估扫描时 RECIST 进展的综合结果加上两倍体积的肿瘤生长率，其中体积计算公式为

V ＝ 4π R³/3，假设肿瘤为球形，半径 R 为目标病灶最大尺寸之和的一半[247]。也有其他人建议使用每月肿瘤的生长率再增加 50% 以上，或在预处理和首次评估扫描之间使肿瘤生长率增加两倍来定义[248, 249]。最后，LoRusso 及其同事[250] 提出了考虑临床恶化和缩短停药时间的标准。超进展的生化和分子基础尚不完全清楚，但与前面讨论的耐药机制有关。然而，更有趣的是，抗 PD-（L）1 的 Fc 区与 TAMs 上的 Fc 受体（Fc receptor，FcγR）相互作用的机制已被提出。这种 Fc-FcγR 相互作用在人肺癌来源的异种移植物中被证明，在用 Nivolumab 治疗的小鼠中引起了显著的肿瘤生长。因而使用缺乏 Fc 区［F（ab）₂］的抗 PD-1 药物，不会导致肿瘤生长。ICIs 治疗导致的这种反常的肿瘤生长，是巨噬细胞在 Fc-FcγR 结合后向促进肿瘤的 M2 表型重编程的结果[250]。Stein 及其同事[251] 描述了免疫介导的乳腺癌模型去分化，他们展示了肿瘤细胞与非溶解 CD8⁺T 细胞的相互作用如何在肿瘤中诱导分化为干细胞样表型。另一组对来自超进展患者治疗前后的胃癌组织样本进行比较后的结果表明，抗 PD-1 治疗可能导致显著增加 PD-1+ 肿瘤浸润效应 Tregs 的增殖和活化，这种现象在无超进展的患者中没观察到。例如通过靶向 OX40 来抑制 Tregs，可能在高危患者发生超进展的预防中至关重要[246]。

## 9　结论

　　ICIs 疗法由于快速、深入和持久的治疗反应，从根本上改变了我们治疗许多实体肿瘤的方式。然而，这种疗法也仅仅是使一部分患者的获得了功能性治愈或持续反应，还有大多数患者却表现出了原发性耐药。最初有反应而随后发生进展的患者，其肿瘤潜在生物学特性可能与具有原发性耐药的患者完全不同。因此，在这些患者中进行免疫治疗的后续试验应考虑到这一点。例如，如果患者最初对 PD-1 抑制有反应，则很可能存在肿瘤定向 T 细胞，可以通过有效解决肿瘤中的其他负调节影响来进一步诱导。另外，在一个低 TMB 和无病毒抗原的原发性耐药癌症患者中，诱导 T 细胞反应（如疫苗、溶瘤病毒或肿瘤靶向细胞因子）或递送 T 细胞（CAR-T、双特异性抗体或 T 细胞受体工程细胞）等治疗策略是一种合理的方法。因此，在考虑免疫治疗时，了解肿瘤免疫相关生物学的特性非常重要，尤其是对一线单药免疫治疗耐药的肿瘤。

　　针对在肿瘤免疫周期中存在常见潜在缺陷的患者，联合免疫治疗方法成为了更好的治疗选择。这些方法包括满足产生肿瘤靶向效应细胞的需求，扩大其数量，并允许它们在通常不利的 TME 中发挥作用。在免疫治疗药物的选择中，若可以用一种药物解决多种机制是非常重要的，特别是具有一种可丰富 TME 的靶向成分的药物。

　　组学方法（包括单细胞 RNA-Seq）的爆炸式增长以及通过多路复用多光谱成像和空间转录组学获得的附加背景，为深入了解肿瘤的潜在生物学和寻求合理组合方法提供了许多机会，使实体瘤患者获得功能性治愈成为现实。

（黎立喜、魏昂、张娣　译，钱海利　校）

## 参考文献

［1］ Hodi F S, O'Day S J, McDermott D F, et al. Improved survival with ipilimumab in patients with metastatic melanoma ［J］. N Engl J Med, 2010, 363(8): 711-723.

［2］ Kluger H M, Tawbi H A, Ascierto M L, et al. Defining tumor resistance to PD-1 pathway blockade: recommendations from the first meeting of the SITC Immunotherapy Resistance Taskforce ［J］. J Immunother Cancer, 2020, 8(1): e000398.

［3］ Schoenfeld J D, Hanna G J, Jo V Y, et al. Neoadjuvant Nivolumab or Nivolumab Plus Ipilimumab in Untreated Oral Cavity Squamous Cell Carcinoma: A Phase 2 Open-Label Randomized Clinical Trial ［J］. JAMA oncology, 2020, 6(10): 1563-1570.

［4］ Ling Y, Li N, Li L, et al. Different pathologic responses to neoadjuvant anti-PD-1 in primary squamous lung cancer and regional lymph nodes ［J］. NPJ Precis Oncol, 2020, 4(1): 32.

［5］ Schwartz L H, Litière S, de Vries E, et al. RECIST 1.1-Update and clarification: From the RECIST committee ［J］. European journal of cancer (Oxford, England: 1990), 2016, 62: 132-137.

［6］ Seymour L, Bogaerts J, Perrone A, et al. iRECIST: guidelines for response criteria for use in trials testing immunotherapeutics ［J］. Lancet Oncol, 2017, 18(3): e143-e152.

［7］ Knipp S, Hildebrand B, Kündgen A, et al. Intensive chemotherapy is not recommended for patients aged ＞ 60 years who have myelodysplastic syndromes or acute myeloid leukemia with high-risk karyotypes ［J］. Cancer, 2007, 110(2): 345-352.

［8］ Zeidan A M, Wang R, Wang X, et al. Clinical Outcomes of Older Patients (pts) with Acute Myeloid Leukemia (AML) Receiving Hypomethylating Agents (HMAs): A Large Population-Based Study in the United States ［J］. Blood, 2019, 134(Supplement_1): 646.

［9］ Dickinson A M, Norden J, Li S, et al. Graft-versus-Leukemia Effect Following Hematopoietic Stem Cell Transplantation for Leukemia ［J］. Frontiers in immunology, 2017, 8: 496.

［10］ Mardiana S, Gill S. CAR T Cells for Acute Myeloid Leukemia: State of the Art and Future Directions ［J］. Frontiers in oncology, 2020, 10: 697.

［11］ Barrett A J, Battiwalla M. Relapse after allogeneic stem cell transplantation ［J］. Expert Rev Hematol, 2010, 3(4): 429-441.

［12］ Masarova L, Kantarjian H, Ravandi F, et al. Update on Immunotherapy in AML and MDS: Monoclonal Antibodies and Checkpoint Inhibitors Paving the Road for Clinical Practice ［J］. Advances in experimental medicine and biology, 2018, 995: 97-116.

［13］ Daver N. A bispecific approach to improving CAR T cells in AML ［J］. Blood, 2020, 135(10): 703-704.

［14］ Einsele H, Briones J, Ciceri F, et al. Immune-based Therapies for Hematological Malignancies: An Update by the EHA SWG on Immunotherapy of Hematological Malignancies ［J］. Hemasphere, 2020, 4(4): e423.

［15］ Xu-Monette Z Y, Zhou J, Young K H. PD-1 expression and clinical PD-1 blockade in B-cell lymphomas ［J］. Blood, 2018, 131(1): 68-83.

［16］ Hu B, Jacobs R, Ghosh N. Checkpoint Inhibitors Hodgkin Lymphoma and Non-Hodgkin Lymphoma ［J］. Curr Hematol Malig Rep, 2018, 13(6): 543-554.

［17］ von Stackelberg A, Locatelli F, Zugmaier G, et al. Phase I/Phase Ⅱ Study of Blinatumomab in Pediatric Patients With Relapsed/Refractory Acute Lymphoblastic Leukemia ［J］. J Clin Oncol, 2016, 34(36): 4381-4389.

［18］ Maude S L, Frey N, Shaw P A, et al. Chimeric antigen receptor T cells for sustained remissions in leukemia ［J］. N Engl J Med, 2014, 371(16): 1507-1517.

［19］ Chikuma S. CTLA-4, an Essential Immune-Checkpoint for T-Cell Activation ［J］. Current topics in microbiology and immunology, 2017, 410: 99-126.

［20］Rudd C E, Taylor A, Schneider H. CD28 and CTLA-4 coreceptor expression and signal transduction ［J］. Immunol Rev, 2009, 229(1): 12-26.

［21］Phan G Q, Yang J C, Sherry R M, et al. Cancer regression and autoimmunity induced by cytotoxic T lymphocyte-associated antigen 4 blockade in patients with metastatic melanoma ［J］. Proc Natl Acad Sci U S A, 2003, 100(14): 8372-8377.

［22］Hodi F S, Mihm M C, Soiffer R J, et al. Biologic activity of cytotoxic T lymphocyte-associated antigen 4 antibody blockade in previously vaccinated metastatic melanoma and ovarian carcinoma patients ［J］. Proc Natl Acad Sci U S A, 2003, 100(8): 4712-4717.

［23］Nishimura H, Nose M, Hiai H, et al. Development of lupus-like autoimmune diseases by disruption of the PD-1 gene encoding an ITIM motif-carrying immunoreceptor ［J］. Immunity, 1999, 11(2): 141-151.

［24］Freeman G J, Wherry E J, Ahmed R, et al. Reinvigorating exhausted HIV-specific T cells via PD-1-PD-1 ligand blockade ［J］. J Exp Med, 2006, 203(10): 2223-2227.

［25］Latchman Y, Wood C R, Chernova T, et al. PD-L2 is a second ligand for PD-1 and inhibits T cell activation ［J］. Nat Immunol, 2001, 2(3): 261-268.

［26］Patsoukis N, Brown J, Petkova V, et al. Selective effects of PD-1 on Akt and Ras pathways regulate molecular components of the cell cycle and inhibit T cell proliferation ［J］. Sci Signal, 2012, 5(230): ra46.

［27］Carter L, Fouser L A, Jussif J, et al. PD-1: PD-L inhibitory pathway affects both CD4(+) and CD8(+) T cells and is overcome by IL-2 ［J］. Eur J Immunol, 2002, 32(3): 634-643.

［28］Nurieva R, Thomas S, Nguyen T, et al. T-cell tolerance or function is determined by combinatorial costimulatory signals ［J］. Embo j, 2006, 25(11): 2623-2633.

［29］de Mello R A, Veloso A F, Esrom Catarina P, et al. Potential role of immunotherapy in advanced non-small-cell lung cancer ［J］. OncoTargets and therapy, 2017, 10: 21-30.

［30］Kourie H R, Awada G, Awada A H. Learning from the "tsunami" of immune checkpoint inhibitors in 2015 ［J］. Crit Rev Oncol Hematol, 2016, 101: 213-220.

［31］Kourie H R, Awada G, Awada A. The second wave of immune checkpoint inhibitor tsunami: advance, challenges and perspectives ［J］. Immunotherapy, 2017, 9(8): 647-657.

［32］Chalmers Z R, Connelly C F, Fabrizio D, et al. Analysis of 100, 000 human cancer genomes reveals the landscape of tumor mutational burden ［J］. Genome Med, 2017, 9(1): 34.

［33］Lawrence M S, Stojanov P, Polak P, et al. Mutational heterogeneity in cancer and the search for new cancer-associated genes ［J］. Nature, 2013, 499(7457): 214-218.

［34］Ansell S M, Lesokhin A M, Borrello I, et al. PD-1 blockade with nivolumab in relapsed or refractory Hodgkin's lymphoma ［J］. N Engl J Med, 2015, 372(4): 311-319.

［35］Berger R, Rotem-Yehudar R, Slama G, et al. Phase I safety and pharmacokinetic study of CT-011, a humanized antibody interacting with PD-1, in patients with advanced hematologic malignancies ［J］. Clin Cancer Res, 2008, 14(10): 3044-3051.

［36］Westin J R, Chu F, Zhang M, et al. Safety and activity of PD1 blockade by pidilizumab in combination with rituximab in patients with relapsed follicular lymphoma: a single group, open-label, phase 2 trial ［J］. Lancet Oncol, 2014, 15(1): 69-77.

［37］Fenaux P, Mufti G J, Hellström-Lindberg E, et al. Azacitidine prolongs overall survival compared with conventional care regimens in elderly patients with low bone marrow blast count acute myeloid leukemia ［J］. J Clin Oncol, 2010, 28(4): 562-569.

［38］Malik P, Cashen A F. Decitabine in the treatment of acute myeloid leukemia in elderly patients ［J］. Cancer management and research, 2014, 6: 53-61.

［39］Daver N, Boddu P, Garcia-Manero G, et al. Hypomethylating agents in combination with immune checkpoint inhibitors in acute myeloid leukemia and myelodysplastic syndromes ［J］. Leukemia, 2018, 32(5): 1094-1105.

［40］Yang H, Bueso-Ramos C, DiNardo C, et al. Expression of PD-L1, PD-L2, PD-1 and CTLA4 in myelodysplastic syndromes is enhanced by treatment with hypomethylating agents ［J］. Leukemia, 2014, 28(6): 1280-1288.

［41］Wrangle J, Wang W, Koch A, et al. Alterations of immune response of Non-Small Cell Lung Cancer with Azacytidine［J］. Oncotarget, 2013, 4(11): 2067-2079.

［42］Daver N, Garcia-Manero G, Basu S, et al. Efficacy, Safety, and Biomarkers of Response to Azacitidine and Nivolumab in Relapsed/Refractory Acute Myeloid Leukemia: A Nonrandomized, Open-Label, Phase Ⅱ Study ［J］. Cancer discovery, 2019, 9(3): 370-383.

［43］Gojo I, Stuart R K, Webster J, et al. Multi-Center Phase 2 Study of Pembroluzimab (Pembro) and Azacitidine (AZA) in Patients with Relapsed/Refractory Acute Myeloid Leukemia (AML) and in Newly Diagnosed ( ≥ 65 Years) AML Patients ［J］. Blood, 2019, 134(Supplement_1): 832-832.

［44］Kroemer G, Galluzzi L, Kepp O, et al. Immunogenic cell death in cancer therapy ［J］. Annu Rev Immunol, 2013, 31: 51-72.

［45］Zitvogel L, Galluzzi L, Smyth M J, et al. Mechanism of action of conventional and targeted anticancer therapies: reinstating immunosurveillance ［J］. Immunity, 2013, 39(1): 74-88.

［46］Galluzzi L, Senovilla L, Zitvogel L, et al. The secret ally: immunostimulation by anticancer drugs ［J］. Nature reviews Drug discovery, 2012, 11(3): 215-233.

［47］Zitvogel L, Kepp O, Kroemer G. Immune parameters affecting the efficacy of chemotherapeutic regimens ［J］. Nat Rev Clin Oncol, 2011, 8(3): 151-160.

［48］Blank C, Brown I, Peterson A C, et al. PD-L1/B7H-1 inhibits the effector phase of tumor rejection by T cell receptor (TCR) transgenic CD8+ T cells ［J］. Cancer Res, 2004, 64(3): 1140-1145.

［49］Chen D S, Irving B A, Hodi F S. Molecular pathways: next-generation immunotherapy--inhibiting programmed death-ligand 1 and programmed death-1 ［J］. Clin Cancer Res, 2012, 18(24): 6580-6587.

［50］Stahl M, Goldberg A D. Immune Checkpoint Inhibitors in Acute Myeloid Leukemia: Novel Combinations and Therapeutic Targets ［J］. Current oncology reports, 2019, 21(4), 37.

［51］Fucikova J, Kralikova P, Fialova A, et al. Human tumor cells killed by anthracyclines induce a tumor-specific immune response ［J］［J］. Cancer Res, 2011, 71(14): 4821-4833.

［52］Ravandi F, Assi R, Daver N, et al. Idarubicin, cytarabine, and nivolumab in patients with newly diagnosed acute myeloid leukaemia or high-risk myelodysplastic syndrome: a single-arm, phase 2 study ［J］. The Lancet Haematology, 2019, 6(9): e480-e488.

［53］Zeidner J F, Vincent B G, Esparza S, et al. Final Clinical Results of a Phase Ⅱ Study of High Dose Cytarabine Followed By Pembrolizumab in Relapsed/Refractory AML ［J］. Blood, 2019, 134(Supplement_1): 831.

［54］Zhong R K, Loken M, Lane T A, et al. CTLA-4 blockade by a human MAb enhances the capacity of AML-derived DC to induce T-cell responses against AML cells in an autologous culture system ［J］. Cytotherapy, 2006, 8(1): 3-12.

［55］Davids M S, Kim H T, Bachireddy P, et al. Ipilimumab for Patients with Relapse after Allogeneic Transplantation［J］. N Engl J Med, 2016, 375(2): 143-153.

［56］Schnorfeil F M, Lichtenegger F S, Emmerig K, et al. T cells are functionally not impaired in AML: increased PD-1 expression is only seen at time of relapse and correlates with a shift towards the memory T cell compartment ［J］. J Hematol Oncol, 2015, 8: 93.

［57］Salih H R, Wintterle S, Krusch M, et al. The role of leukemia-derived B7-H1 (PD-L1) in tumor-T-cell interactions in humans ［J］. Exp Hematol, 2006, 34(7): 888-894.

［58］Zhang L, Gajewski T F, Kline J. PD-1/PD-L1 interactions inhibit antitumor immune responses in a murine acute myeloid leukemia model ［J］. Blood, 2009, 114(8): 1545-1552.

［59］Chen X, Liu S, Wang L, et al. Clinical significance of B7-H1 (PD-L1) expression in human acute leukemia ［J］.

Cancer biology & therapy, 2008, 7(5): 622-627.

［60］Bashey A, Medina B, Corringham S, et al. CTLA4 blockade with ipilimumab to treat relapse of malignancy after allogeneic hematopoietic cell transplantation［J］. Blood, 2009, 113(7): 1581-1588.

［61］Merryman R W, Kim H T, Zinzani P L, et al. Safety and efficacy of allogeneic hematopoietic stem cell transplant after PD-1 blockade in relapsed/refractory lymphoma［J］. Blood, 2017, 129(10): 1380-1388.

［62］Oran B, Garcia-Manero G, Saliba R M, et al. Posttransplantation cyclophosphamide improves transplantation outcomes in patients with AML/MDS who are treated with checkpoint inhibitors［J］. Cancer, 2020, 126(10): 2193-2205.

［63］O'Reilly R J, Koehne G, Hasan A N, et al. T-cell depleted allogeneic hematopoietic cell transplants as a platform for adoptive therapy with leukemia selective or virus-specific T-cells［J］. Bone Marrow Transplant, 2015, 50 Suppl 2(Suppl 2): S43-50.

［64］Zeidan A M, Cavenagh J, Voso M T, et al. Efficacy and Safety of Azacitidine (AZA) in Combination with the Anti-PD-L1 Durvalumab (durva) for the Front-Line Treatment of Older Patients (pts) with Acute Myeloid Leukemia (AML) Who Are Unfit for Intensive Chemotherapy (IC) and Pts with Higher-Risk Myelodysplastic Syndromes (HR-MDS): Results from a Large, International, Randomized Phase 2 Study［J］. Blood, 2019, 134(Supplement_1): 829-829.

［65］Lichtenegger F S, Rothe M, Schnorfeil F M, et al. Targeting LAG-3 and PD-1 to Enhance T Cell Activation by Antigen-Presenting Cells［J］. Frontiers in immunology, 2018, 9: 385.

［66］Kikushige Y, Shima T, Takayanagi S, et al. TIM-3 is a promising target to selectively kill acute myeloid leukemia stem cells［J］. Cell Stem Cell, 2010, 7(6): 708-717.

［67］Dama P, Tang M, Fulton N, et al. Profiling the immune checkpoint pathway in acute myeloid leukemia［J］. Journal of Clinical Oncology, 2018, 36(15_suppl): 7015-7015.

［68］Deng M, Gui X, Kim J, et al. LILRB4 signalling in leukaemia cells mediates T cell suppression and tumour infiltration［J］. Nature, 2018, 562(7728): 605-609.

［69］Choi Y, Shi Y, Haymaker C L, et al. T-cell agonists in cancer immunotherapy［J］. J Immunother Cancer, 2020, 8(2).

［70］Fujii T, Naing A, Rolfo C, et al. Biomarkers of response to immune checkpoint blockade in cancer treatment［J］. Crit Rev Oncol Hematol, 2018, 130: 108-120.

［71］Naing A, Hajjar J, Gulley J L, et al. Strategies for improving the management of immune-related adverse events［J］. J Immunother Cancer, 2020, 8(2).

［72］Kim S T, Sheshadri A, Shannon V, et al. Distinct Immunophenotypes of T Cells in Bronchoalveolar Lavage Fluid From Leukemia Patients With Immune Checkpoint Inhibitors-Related Pulmonary Complications［J］. Frontiers in immunology, 2020, 11: 590494.

［73］Brown E J, Frazier W A. Integrin-associated protein (CD47) and its ligands［J］. Trends Cell Biol, 2001, 11(3): 130-135.

［74］Barclay A N, Brown M H. The SIRP family of receptors and immune regulation［J］. Nat Rev Immunol, 2006, 6(6): 457-464.

［75］Okazawa H, Motegi S, Ohyama N, et al. Negative regulation of phagocytosis in macrophages by the CD47-SHPS-1 system［J］. J Immunol, 2005, 174(4): 2004-2011.

［76］Chao M P, Weissman I L, Majeti R. The CD47-SIRPα pathway in cancer immune evasion and potential therapeutic implications［J］. Curr Opin Immunol, 2012, 24(2): 225-232.

［77］Taylor N A, Vick S C, Iglesia M D, et al. Treg depletion potentiates checkpoint inhibition in claudin-low breast cancer［J］. The Journal of clinical investigation, 2017, 127(9): 3472-3483.

［78］Simpson T R, Li F, Montalvo-Ortiz W, et al. Fc-dependent depletion of tumor-infiltrating regulatory T cells co-defines the efficacy of anti-CTLA-4 therapy against melanoma［J］. J Exp Med, 2013, 210(9): 1695-1710.

［79］Whiteside T L. FOXP3$^+$ Treg as a therapeutic target for promoting anti-tumor immunity［J］. Expert Opin Ther

Targets, 2018, 22(4): 353-363.

［80］Weber R, Fleming V, Hu X, et al. Myeloid-Derived Suppressor Cells Hinder the Anti-Cancer Activity of Immune Checkpoint Inhibitors［J］. Frontiers in immunology, 2018, 9: 1310.

［81］Kumar V, Patel S, Tcyganov E, et al. The Nature of Myeloid-Derived Suppressor Cells in the Tumor Microenvironment［J］. Trends Immunol, 2016, 37(3): 208-220.

［82］Liao W, Overman M J, Boutin A T, et al. KRAS-IRF2 Axis Drives Immune Suppression and Immune Therapy Resistance in Colorectal Cancer［J］. Cancer cell, 2019, 35(4): 559-572.e557.

［83］Gonzalez-Aparicio M, Alfaro C. Significance of the IL-8 pathway for immunotherapy［J］. Hum Vaccin Immunother, 2020, 16(10): 2312-2317.

［84］Hanson E M, Clements V K, Sinha P, et al. Myeloid-derived suppressor cells down-regulate L-selectin expression on CD4$^+$ and CD8$^+$ T cells［J］. J Immunol, 2009, 183(2): 937-944.

［85］Jia Y, Liu L, Shan B. Future of immune checkpoint inhibitors: focus on tumor immune microenvironment［J］. Ann Transl Med, 2020, 8(17): 1095.

［86］Meyer C, Cagnon L, Costa-Nunes C M, et al. Frequencies of circulating MDSC correlate with clinical outcome of melanoma patients treated with ipilimumab［J］. Cancer immunology, immunotherapy: CII, 2014, 63(3): 247-257.

［87］Weide B, Martens A, Zelba H, et al. Myeloid-derived suppressor cells predict survival of patients with advanced melanoma: comparison with regulatory T cells and NY-ESO-1- or melan-A-specific T cells［J］. Clin Cancer Res, 2014, 20(6): 1601-1609.

［88］Dehne N, Mora J, Namgaladze D, et al. Cancer cell and macrophage cross-talk in the tumor microenvironment［J］. Curr Opin Pharmacol, 2017, 35: 12-19.

［89］Kluger H M, Tawbi H A, Ascierto M L, et al. Defining tumor resistance to PD-1 pathway blockade: recommendations from the first meeting of the SITC Immunotherapy Resistance Taskforce［J］. J Immunother Cancer, 2020, 8(1).

［90］DeNardo D G, Ruffell B. Macrophages as regulators of tumour immunity and immunotherapy［J］. Nat Rev Immunol, 2019, 19(6): 369-382.

［91］Doedens A L, Stockmann C, Rubinstein M P, et al. Macrophage expression of hypoxia-inducible factor-1 alpha suppresses T-cell function and promotes tumor progression［J］. Cancer Res, 2010, 70(19): 7465-7475.

［92］Arlauckas S P, Garris C S, Kohler R H, et al. In vivo imaging reveals a tumor-associated macrophage-mediated resistance pathway in anti-PD-1 therapy［J］. Science translational medicine, 2017: 9(389).

［93］Neubert N J, Schmittnaegel M, Bordry N, et al. T cell-induced CSF1 promotes melanoma resistance to PD1 blockade［J］. Science translational medicine, 2018, 10(436).

［94］Zhu Y, Knolhoff B L, Meyer M A, et al. CSF1/CSF1R blockade reprograms tumor-infiltrating macrophages and improves response to T-cell checkpoint immunotherapy in pancreatic cancer models［J］. Cancer Res, 2014, 74(18): 5057-5069.

［95］Che F, Heng X, Zhang H, et al. Novel B7-H4-mediated crosstalk between human non-Hodgkin lymphoma cells and tumor-associated macrophages leads to immune evasion via secretion of IL-6 and IL-10［J］. Cancer immunology, immunotherapy: CII, 2017, 66(6): 717-729.

［96］De Henau O, Rausch M, Winkler D, et al. Overcoming resistance to checkpoint blockade therapy by targeting PI3Kγ in myeloid cells［J］. Nature, 2016, 539(7629): 443-447.

［97］Fisher J P, Yan M, Heuijerjans J, et al. Neuroblastoma killing properties of Vδ2 and Vδ2-negative γδT cells following expansion by artificial antigen-presenting cells［J］. Clin Cancer Res, 2014, 20(22): 5720-5732.

［98］Raverdeau M, Cunningham S P, Harmon C, et al. γδ T cells in cancer: a small population of lymphocytes with big implications［J］. Clin Transl Immunology, 2019, 8(10): e01080.

［99］Mao Y, Yin S, Zhang J, et al. A new effect of IL-4 on human γδ T cells: promoting regulatory Vδ1 T cells via IL-10 production and inhibiting function of Vδ2 T cells［J］. Cell Mol Immunol, 2016, 13(2): 217-228.

［100］ Wu P, Wu D, Ni C, et al. γδT17 cells promote the accumulation and expansion of myeloid-derived suppressor cells in human colorectal cancer ［J］. Immunity, 2014, 40(5): 785-800.

［101］ Daley D, Zambirinis C P, Seifert L, et al. γδ T Cells Support Pancreatic Oncogenesis by Restraining αβ T Cell Activation ［J］. Cell, 2016, 166(6): 1485-1499.e1415.

［102］ Li Y, Li G, Zhang J, et al. The Dual Roles of Human γδ T Cells: Anti-Tumor or Tumor-Promoting ［J］. Frontiers in immunology, 2020, 11: 619954.

［103］ Ma S, Li X, Wang X, et al. Current Progress in CAR-T Cell Therapy for Solid Tumors ［J］. International journal of biological sciences, 2019, 15(12): 2548-2560.

［104］ Capsomidis A, Benthall G, Van Acker H H, et al. Chimeric Antigen Receptor-Engineered Human Gamma Delta T Cells: Enhanced Cytotoxicity with Retention of Cross Presentation ［J］. Mol Ther, 2018, 26(2): 354-365.

［105］ Freeman P, Mielgo A. Cancer-Associated Fibroblast Mediated Inhibition of CD8+ Cytotoxic T Cell Accumulation in Tumours: Mechanisms and Therapeutic Opportunities ［J］. Cancers (Basel), 2020, 12(9).

［106］ Bertero T, Oldham W M, Grasset E M, et al. Tumor-Stroma Mechanics Coordinate Amino Acid Availability to Sustain Tumor Growth and Malignancy ［J］. Cell Metab, 2019, 29(1): 124-140.e110.

［107］ Sahai E, Astsaturov I, Cukierman E, et al. A framework for advancing our understanding of cancer-associated fibroblasts ［J］. Nat Rev Cancer, 2020, 20(3): 174-186.

［108］ Chen D S, Mellman I. Oncology meets immunology: the cancer-immunity cycle ［J］. Immunity, 2013, 39(1): 1-10.

［109］ Karagiannis G S, Poutahidis T, Erdman S E, et al. Cancer-associated fibroblasts drive the progression of metastasis through both paracrine and mechanical pressure on cancer tissue ［J］. Molecular cancer research: MCR, 2012, 10(11): 1403-1418.

［110］ Kumar V, Donthireddy L, Marvel D, et al. Cancer-Associated Fibroblasts Neutralize the Anti-tumor Effect of CSF1 Receptor Blockade by Inducing PMN-MDSC Infiltration of Tumors ［J］. Cancer cell, 2017, 32(5): 654-668.e655.

［111］ Falcone I, Conciatori F, Bazzichetto C, et al. Tumor Microenvironment: Implications in Melanoma Resistance to Targeted Therapy and Immunotherapy ［J］. Cancers (Basel), 2020, 12(10).

［112］ Cohen N, Shani O, Raz Y, et al. Fibroblasts drive an immunosuppressive and growth-promoting microenvironment in breast cancer via secretion of Chitinase 3-like 1 ［J］. Oncogene, 2017, 36(31): 4457-4468.

［113］ Chakravarthy A, Khan L, Bensler N P, et al. TGF-β-associated extracellular matrix genes link cancer-associated fibroblasts to immune evasion and immunotherapy failure ［J］. Nat Commun, 2018, 9(1): 4692.

［114］ Lan Y, Zhang D, Xu C, et al. Enhanced preclinical antitumor activity of M7824, a bifunctional fusion protein simultaneously targeting PD-L1 and TGF-β ［J］. Science translational medicine, 2018: 10(424).

［115］ Yu L, Liu Q, Huo J, et al. Cancer-associated fibroblasts induce immunotherapy resistance in hepatocellular carcinoma animal model ［J］. Cell Mol Biol (Noisy-le-grand), 2020, 66(2): 36-40.

［116］ Zagorulya M, Duong E, Spranger S. Impact of anatomic site on antigen-presenting cells in cancer ［J］. J Immunother Cancer, 2020, 8(2).

［117］ Broz M L, Binnewies M, Boldajipour B, et al. Dissecting the tumor myeloid compartment reveals rare activating antigen-presenting cells critical for T cell immunity ［J］. Cancer cell, 2014, 26(5): 638-652.

［118］ Spranger S, Dai D, Horton B, et al. Tumor-Residing Batf3 Dendritic Cells Are Required for Effector T Cell Trafficking and Adoptive T Cell Therapy ［J］. Cancer cell, 2017, 31(5): 711-723.e714.

［119］ Peng Q, Qiu X, Zhang Z, et al. PD-L1 on dendritic cells attenuates T cell activation and regulates response to immune checkpoint blockade ［J］. Nat Commun, 2020, 11(1): 4835.

［120］ DeVito N C, Plebanek M P, Theivanthiran B, et al. Role of Tumor-Mediated Dendritic Cell Tolerization in Immune Evasion ［J］. Frontiers in immunology, 2019, 10: 2876.

［121］ Kantoff P W, Higano C S, Shore N D, et al. Sipuleucel-T immunotherapy for castration-resistant prostate cancer［J］. N Engl J Med, 2010, 363(5): 411-422.

［122］ Ku J, Wilenius K, Larsen C, et al. Survival after sipuleucel-T (SIP-T) and low-dose ipilimumab (IPI) in men with metastatic, progressive, castrate-resistant prostate cancer (M-CRPC) ［J］. Journal of Clinical Oncology, 2018, 36(6_suppl): 368-368.

［123］ Dorff T B, Acoba J D, Pal S K, et al. Assessing different sequencing regimens of atezolizumab (atezo) and sipuleucel-T (sipT) in patients who have asymptomatic or minimally symptomatic metastatic castrate-resistant prostate cancer ［J］. Journal of Clinical Oncology, 2020, 38(6_suppl): 141.

［124］ Rajput M K S, Kesharwani S S, Kumar S, et al. Dendritic Cell-Targeted Nanovaccine Delivery System Prepared with an Immune-Active Polymer ［J］. ACS Appl Mater Interfaces, 2018, 10(33): 27589-27602.

［125］ Tel J, Aarntzen E H, Baba T, et al. Natural human plasmacytoid dendritic cells induce antigen-specific T-cell responses in melanoma patients ［J］. Cancer Res, 2013, 73(3): 1063-1075.

［126］ Schreibelt G, Bol K F, Westdorp H, et al. Effective Clinical Responses in Metastatic Melanoma Patients after Vaccination with Primary Myeloid Dendritic Cells ［J］. Clin Cancer Res, 2016, 22(9): 2155-2166.

［127］ Urban-Wojciuk Z, Khan M M, Oyler B L, et al. The Role of TLRs in Anti-cancer Immunity and Tumor Rejection ［J］. Frontiers in immunology, 2019, 10: 2388.

［128］ Pradere J P, Dapito D H, Schwabe R F. The Yin and Yang of Toll-like receptors in cancer ［J］. Oncogene, 2014, 33(27): 3485-3495.

［129］ Pavlick A, Blazquez A B, Meseck M, et al. Combined Vaccination with NY-ESO-1 Protein, Poly-ICLC, and Montanide Improves Humoral and Cellular Immune Responses in Patients with High-Risk Melanoma ［J］. Cancer Immunol Res, 2020, 8(1): 70-80.

［130］ Diab A, Haymaker C, Bernatchez C, et al. Intratumoral (IT) Injection of the TLR9 agonist tilsotolimod (IMO-2125) in combination with ipilimumab (ipi) triggers durable responses in PD-1 inhibitor refractory metastatic melanoma (rMM): Results from a multicenter, phase I/II study ［J］. Annals of oncology, 2018, 29.

［131］ Milhem M, Gonzales R, Medina T, et al. Abstract CT144: Intratumoral toll-like receptor 9 (TLR9) agonist, CMP-001, in combination with pembrolizumab can reverse resistance to PD-1 inhibition in a phase Ib trial in subjects with advanced melanoma ［J］. Cancer Research, 2018, 78(13_Supplement): CT144.

［132］ Ciciola P, Cascetta P, Bianco C, et al. Combining Immune Checkpoint Inhibitors with Anti-Angiogenic Agents ［J］. Journal of clinical medicine, 2020, 9(3).

［133］ Georganaki M, van Hooren L, Dimberg A. Vascular Targeting to Increase the Efficiency of Immune Checkpoint Blockade in Cancer ［J］. Frontiers in immunology, 2018, 9: 3081.

［134］ Alfaro C, Suarez N, Gonzalez A, et al. Influence of bevacizumab, sunitinib and sorafenib as single agents or in combination on the inhibitory effects of VEGF on human dendritic cell differentiation from monocytes ［J］. British journal of cancer, 2009, 100(7): 1111-1119.

［135］ Gabrilovich D I, Chen H L, Girgis K R, et al. Production of vascular endothelial growth factor by human tumors inhibits the functional maturation of dendritic cells ［J］. Nature medicine, 1996, 2(10): 1096-1103.

［136］ Curiel T J, Wei S, Dong H, et al. Blockade of B7-H1 improves myeloid dendritic cell-mediated antitumor immunity ［J］. Nature medicine, 2003, 9(5): 562-567.

［137］ Wada J, Suzuki H, Fuchino R, et al. The contribution of vascular endothelial growth factor to the induction of regulatory T-cells in malignant effusions ［J］. Anticancer research, 2009, 29(3): 881-888.

［138］ Muller W A. Mechanisms of leukocyte transendothelial migration ［J］. Annu Rev Pathol, 2011, 6: 323-344.

［139］ Allen E, Jabouille A, Rivera L B, et al. Combined antiangiogenic and anti-PD-L1 therapy stimulates tumor immunity through HEV formation ［J］. Science translational medicine, 2017, 9(385).

［140］ Hack S P, Zhu A X, Wang Y. Augmenting Anticancer Immunity Through Combined Targeting of Angiogenic and PD-1/PD-L1 Pathways: Challenges and Opportunities ［J］. Frontiers in immunology, 2020, 11: 598877.

［141］ Ribeiro A L, Okamoto O K. Combined effects of pericytes in the tumor microenvironment ［J］. Stem Cells Int,

2015, 2015: 868475.

［142］Pieper C, Marek J J, Unterberg M, et al. Brain capillary pericytes contribute to the immune defense in response to cytokines or LPS in vitro［J］. Brain Res, 2014, 1550: 1-8.

［143］Winkler E A, Bell R D, Zlokovic B V. Central nervous system pericytes in health and disease［J］. Nat Neurosci, 2011, 14(11): 1398-1405.

［144］Hamzah J, Jugold M, Kiessling F, et al. Vascular normalization in Rgs5-deficient tumours promotes immune destruction［J］. Nature, 2008, 453(7193): 410-414.

［145］Bose A, Barik S, Banerjee S, et al. Tumor-derived vascular pericytes anergize Th cells［J］. J Immunol, 2013, 191(2): 971-981.

［146］Nagarsheth N, Wicha M S, Zou W. Chemokines in the cancer microenvironment and their relevance in cancer immunotherapy［J］. Nat Rev Immunol, 2017, 17(9): 559-572.

［147］Berraondo P, Sanmamed M F, Ochoa M C, et al. Cytokines in clinical cancer immunotherapy［J］. British journal of cancer, 2019, 120(1): 6-15.

［148］Zou W, Wolchok J D, Chen L. PD-L1 (B7-H1) and PD-1 pathway blockade for cancer therapy: Mechanisms, response biomarkers, and combinations［J］. Science translational medicine, 2016, 8(328): 328rv324.

［149］Pagès F, Berger A, Camus M, et al. Effector memory T cells, early metastasis, and survival in colorectal cancer［J］. N Engl J Med, 2005, 353(25): 2654-2666.

［150］Nagarsheth N, Peng D, Kryczek I, et al. PRC2 Epigenetically Silences Th1-Type Chemokines to Suppress Effector T-Cell Trafficking in Colon Cancer［J］. Cancer Res, 2016, 76(2): 275-282.

［151］Peng D, Kryczek I, Nagarsheth N, et al. Epigenetic silencing of TH1-type chemokines shapes tumour immunity and immunotherapy［J］. Nature, 2015, 527(7577): 249-253.

［152］Lindblad K E, Thompson J, Gui G, et al. Pembrolizumab and Decitabine for Refractory or Relapsed Acute Myeloid Leukemia［J］. Blood, 2018, 132(Supplement 1): 1437-1437.

［153］Yan M, Jene N, Byrne D, et al. Recruitment of regulatory T cells is correlated with hypoxia-induced CXCR4 expression, and is associated with poor prognosis in basal-like breast cancers［J］. Breast Cancer Res, 2011, 13(2): R47.

［154］Righi E, Kashiwagi S, Yuan J, et al. CXCL12/CXCR4 blockade induces multimodal antitumor effects that prolong survival in an immunocompetent mouse model of ovarian cancer［J］. Cancer Res, 2011, 71(16): 5522-5534.

［155］Lee H J, Kim S W, Kim H Y, et al. Chemokine receptor CXCR4 expression, function, and clinical implications in gastric cancer［J］. International journal of oncology, 2009, 34(2): 473-480.

［156］Gil M, Komorowski M P, Seshadri M, et al. CXCL12/CXCR4 blockade by oncolytic virotherapy inhibits ovarian cancer growth by decreasing immunosuppression and targeting cancer-initiating cells［J］. J Immunol, 2014, 193(10): 5327-5337.

［157］Zeng Y, Li B, Liang Y, et al. Dual blockade of CXCL12-CXCR4 and PD-1-PD-L1 pathways prolongs survival of ovarian tumor-bearing mice by prevention of immunosuppression in the tumor microenvironment［J］. Faseb j, 2019, 33(5): 6596-6608.

［158］Fridlender Z G, Buchlis G, Kapoor V, et al. CCL2 blockade augments cancer immunotherapy［J］. Cancer Res, 2010, 70(1): 109-118.

［159］Bonapace L, Coissieux M M, Wyckoff J, et al. Cessation of CCL2 inhibition accelerates breast cancer metastasis by promoting angiogenesis［J］. Nature, 2014, 515(7525): 130-133.

［160］Long H, Xie R, Xiang T, et al. Autocrine CCL5 signaling promotes invasion and migration of CD133+ ovarian cancer stem-like cells via NF-κB-mediated MMP-9 upregulation［J］. Stem Cells, 2012, 30(10): 2309-2319.

［161］Kang S, Xie J, Ma S, et al. Targeted knock down of CCL22 and CCL17 by siRNA during DC differentiation and maturation affects the recruitment of T subsets［J］. Immunobiology, 2010, 215(2): 153-162.

［162］Kumai T, Nagato T, Kobayashi H, et al. CCL17 and CCL22/CCR4 signaling is a strong candidate for novel targeted therapy against nasal natural killer/T-cell lymphoma［J］. Cancer immunology, immunotherapy: CII, 2015, 64(6): 697-705.

［163］Yoshie O, Matsushima K. CCR4 and its ligands: from bench to bedside［J］. Int Immunol, 2015, 27(1): 11-20.

［164］Sugiyama D, Nishikawa H, Maeda Y, et al. Anti-CCR4 mAb selectively depletes effector-type FoxP3+CD4$^+$ regulatory T cells, evoking antitumor immune responses in humans［J］. Proc Natl Acad Sci U S A, 2013, 110(44): 17945-17950.

［165］Marshall L A, Marubayashi S, Jorapur A, et al. Tumors establish resistance to immunotherapy by regulating T(reg) recruitment via CCR4［J］. J Immunother Cancer, 2020, 8(2).

［166］Highfill S L, Cui Y, Giles A J, et al. Disruption of CXCR2-mediated MDSC tumor trafficking enhances anti-PD1 efficacy［J］. Science translational medicine, 2014, 6(237): 237ra267.

［167］Dominguez C, Mc Campbell K K, David J M, et al. Neutralization of IL-8 decreases tumor PMN-MDSCs and reduces mesenchymalization of claudin-low triple-negative breast cancer［J］. JCI insight, 2017, 2(21).

［168］Sanmamed M F, Perez-Gracia J L, Schalper K A, et al. Changes in serum interleukin-8 (IL-8) levels reflect and predict response to anti-PD-1 treatment in melanoma and non-small-cell lung cancer patients［J］. Ann Oncol, 2017, 28(8): 1988-1995.

［169］Bilusic M, Heery C R, Collins J M, et al. Phase I trial of HuMax-IL8 (BMS-986253), an anti-IL-8 monoclonal antibody, in patients with metastatic or unresectable solid tumors［J］. J Immunother Cancer, 2019, 7(1): 240.

［170］Tauriello D V F, Palomo-Ponce S, Stork D, et al. TGFβ drives immune evasion in genetically reconstituted colon cancer metastasis［J］. Nature, 2018, 554(7693): 538-543.

［171］Mariathasan S, Turley S J, Nickles D, et al. TGFβ attenuates tumour response to PD-L1 blockade by contributing to exclusion of T cells［J］. Nature, 2018, 554(7693): 544-548.

［172］Feun L G, Li Y Y, Wu C, et al. Phase 2 study of pembrolizumab and circulating biomarkers to predict anticancer response in advanced, unresectable hepatocellular carcinoma［J］. Cancer, 2019, 125(20): 3603-3614.

［173］Gachpazan M, Kashani H, Hassanian S M, et al. Therapeutic Potential of Targeting Transforming Growth Factor-beta in Colorectal Cancer: Rational and Progress［J］. Curr Pharm Des, 2019, 25(38): 4085-4089.

［174］Santini V, Valcárcel D, Platzbecker U, et al. Phase II Study of the ALK5 Inhibitor Galunisertib in Very Low-, Low-, and Intermediate-Risk Myelodysplastic Syndromes［J］. Clin Cancer Res, 2019, 25(23): 6976-6985.

［175］Wick A, Desjardins A, Suarez C, et al. Phase 1b/2a study of galunisertib, a small molecule inhibitor of transforming growth factor-beta receptor I, in combination with standard temozolomide-based radiochemotherapy in patients with newly diagnosed malignant glioma［J］. Investigational new drugs, 2020, 38(5): 1570-1579.

［176］Grenga I, Donahue R N, Gargulak M L, et al. Anti-PD-L1/TGFβR2 (M7824) fusion protein induces immunogenic modulation of human urothelial carcinoma cell lines, rendering them more susceptible to immune-mediated recognition and lysis［J］. Urol Oncol, 2018, 36(3): 93.e91-93.e11.

［177］Burvenich I J G, Goh Y W, Guo N, et al. Radiolabelling and preclinical characterization of (89)Zr-Df-radiolabelled bispecific anti-PD-L1/TGF-βRII fusion protein bintrafusp alfa［J］. Eur J Nucl Med Mol Imaging, 2021, 48(10): 3075-3088.

［178］Strauss J, Heery C R, Schlom J, et al. Phase I Trial of M7824 (MSB0011359C), a Bifunctional Fusion Protein Targeting PD-L1 and TGFβ, in Advanced Solid Tumors［J］. Clin Cancer Res, 2018, 24(6): 1287-1295.

［179］Paz-Ares L, Kim T M, Vicente D, et al. Bintrafusp Alfa, a Bifunctional Fusion Protein Targeting TGF-β and PD-L1, in Second-Line Treatment of Patients With NSCLC: Results From an Expansion Cohort of a Phase 1 Trial［J］. Journal of thoracic oncology: official publication of the International Association for the Study of Lung Cancer, 2020, 15(7): 1210-1222.

［180］Strauss J, Gatti-Mays M E, Cho B C, et al. Bintrafusp alfa, a bifunctional fusion protein targeting TGF-β and PD-L1, in patients with human papillomavirus-associated malignancies ［J］. J Immunother Cancer, 2020, 8(2).

［181］Cho B C, Daste A, Ravaud A, et al. Bintrafusp alfa, a bifunctional fusion protein targeting TGF-β and PD-L1, in advanced squamous cell carcinoma of the head and neck: results from a phase I cohort ［J］. J Immunother Cancer, 2020, 8(2).

［182］Sato T, Terai M, Tamura Y, et al. Interleukin 10 in the tumor microenvironment: a target for anticancer immunotherapy ［J］. Immunol Res, 2011, 51(2-3): 170-182.

［183］Saraiva M, O'Garra A. The regulation of IL-10 production by immune cells ［J］. Nat Rev Immunol, 2010, 10(3): 170-181.

［184］Llopiz D, Ruiz M, Silva L, et al. Enhancement of Antitumor Vaccination by Targeting Dendritic Cell-Related IL-10 ［J］. Frontiers in immunology, 2018, 9: 1923.

［185］Zhao S, Wu D, Wu P, et al. Serum IL-10 Predicts Worse Outcome in Cancer Patients: A Meta-Analysis ［J］. PLoS One, 2015, 10(10): e0139598.

［186］Rivas J R, Liu Y, Alhakeem S S, et al. Interleukin-10 suppression enhances T-cell antitumor immunity and responses to checkpoint blockade in chronic lymphocytic leukemia ［J］. Leukemia, 2021, 35(11): 3188-3200.

［187］Garcia-Diaz A, Shin D S, Moreno B H, et al. Interferon Receptor Signaling Pathways Regulating PD-L1 and PD-L2 Expression ［J］. Cell reports, 2017, 19(6): 1189-1201.

［188］Mocellin S, Pasquali S, Rossi C R, et al. Interferon alpha adjuvant therapy in patients with high-risk melanoma: a systematic review and meta-analysis ［J］. J Natl Cancer Inst, 2010, 102(7): 493-501.

［189］Terawaki S, Chikuma S, Shibayama S, et al. IFN-α directly promotes programmed cell death-1 transcription and limits the duration of T cell-mediated immunity ［J］. J Immunol, 2011, 186(5): 2772-2779.

［190］Knüpfer H, Preiss R. Serum interleukin-6 levels in colorectal cancer patients--a summary of published results ［J］. Int J Colorectal Dis, 2010, 25(2): 135-140.

［191］Johnson D E, O'Keefe R A, Grandis J R. Targeting the IL-6/JAK/STAT3 signalling axis in cancer ［J］. Nat Rev Clin Oncol, 2018, 15(4): 234-248.

［192］Zhang N, Zeng Y, Du W, et al. The EGFR pathway is involved in the regulation of PD-L1 expression via the IL-6/JAK/STAT3 signaling pathway in EGFR-mutated non-small cell lung cancer ［J］. International journal of oncology, 2016, 49(4): 1360-1368.

［193］Zerdes I, Wallerius M, Sifakis E G, et al. STAT3 Activity Promotes Programmed-Death Ligand 1 Expression and Suppresses Immune Responses in Breast Cancer ［J］. Cancers (Basel), 2019, 11(10).

［194］Angevin E, Tabernero J, Elez E, et al. A phase I/II, multiple-dose, dose-escalation study of siltuximab, an anti-interleukin-6 monoclonal antibody, in patients with advanced solid tumors ［J］. Clin Cancer Res, 2014, 20(8): 2192-2204.

［195］Fizazi K, De Bono J S, Flechon A, et al. Randomised phase II study of siltuximab (CNTO 328), an anti-IL-6 monoclonal antibody, in combination with mitoxantrone/prednisone versus mitoxantrone/prednisone alone in metastatic castration-resistant prostate cancer ［J］. European journal of cancer (Oxford, England: 1990), 2012, 48(1): 85-93.

［196］Dorff T B, Goldman B, Pinski J K, et al. Clinical and correlative results of SWOG S0354: a phase II trial of CNTO328 (siltuximab), a monoclonal antibody against interleukin-6, in chemotherapy-pretreated patients with castration-resistant prostate cancer ［J］. Clin Cancer Res, 2010, 16(11): 3028-3034.

［197］Zakiryanova G K, Wheeler S, Shurin M R. Oncogenes in immune cells as potential therapeutic targets ［J］. Immunotargets Ther, 2018, 7: 21-28.

［198］Chen M, Pockaj B, Andreozzi M, et al. JAK2 and PD-L1 Amplification Enhance the Dynamic Expression of PD-L1 in Triple-negative Breast Cancer ［J］. Clin Breast Cancer, 2018, 18(5): e1205-e1215.

［199］Kaufman P, Glaspy J, Zhang W, et al. Abstract OT2-02-05: A randomized trial of abemaciclib in combination with fulvestrant compared to chemotherapy in women with HR+, HER2- advanced breast cancer with visceral metastases〔J〕. Cancer Research, 2020, 80(4_Supplement): OT2-02-05-OT02-02-05.

〔200〕Loi S, Dushyanthen S, Beavis P A, et al. RAS/MAPK Activation Is Associated with Reduced Tumor-Infiltrating Lymphocytes in Triple-Negative Breast Cancer: Therapeutic Cooperation Between MEK and PD-1/PD-L1 Immune Checkpoint Inhibitors〔J〕. Clin Cancer Res, 2016, 22(6): 1499-1509.

〔201〕Liu L, Mayes P A, Eastman S, et al. The BRAF and MEK Inhibitors Dabrafenib and Trametinib: Effects on Immune Function and in Combination with Immunomodulatory Antibodies Targeting PD-1, PD-L1, and CTLA-4〔J〕. Clin Cancer Res, 2015, 21(7): 1639-1651.

〔202〕Shin M H, Kim J, Lim S A, et al. Current Insights into Combination Therapies with MAPK Inhibitors and Immune Checkpoint Blockade〔J〕. International journal of molecular sciences, 2020, 21(7).

〔203〕Ribas A, Algazi A, Ascierto P A, et al. PD-L1 blockade in combination with inhibition of MAPK oncogenic signaling in patients with advanced melanoma〔J〕. Nat Commun, 2020, 11(1): 6262.

〔204〕Rozeman E A, Versluis J M, Sikorska K, et al. The IMPemBra trial, a phase II study comparing pembrolizumab with intermittent/short - term dual MAPK pathway inhibition plus pembrolizumab in melanoma patients harboring the BRAFV600 mutation〔J〕. Journal of Clinical Oncology, 2020, 38(15_suppl): 10021-10021.

〔205〕George S, Miao D, Demetri G D, et al. Loss of PTEN Is Associated with Resistance to Anti-PD-1 Checkpoint Blockade Therapy in Metastatic Uterine Leiomyosarcoma〔J〕. Immunity, 2017, 46(2): 197-204.

〔206〕Peng W, Chen J Q, Liu C, et al. Loss of PTEN Promotes Resistance to T Cell-Mediated Immunotherapy〔J〕. Cancer discovery, 2016, 6(2): 202-216.

〔207〕Sullivan R J, Hong D S, Tolcher A W, et al. Initial results from first-in-human study of IPI-549, a tumor macrophage-targeting agent, combined with nivolumab in advanced solid tumors〔J〕. Journal of Clinical Oncology, 2018, 36(15_suppl): 3013-3013.

〔208〕Zhan T, Rindtorff N, Boutros M. Wnt signaling in cancer〔J〕. Oncogene, 2017, 36(11): 1461-1473.

〔209〕Spranger S, Bao R, Gajewski T F. Melanoma-intrinsic β-catenin signalling prevents anti-tumour immunity〔J〕. Nature, 2015, 523(7559): 231-235.

〔210〕Ruiz de Galarreta M, Bresnahan E, Molina-Sánchez P, et al. β-Catenin Activation Promotes Immune Escape and Resistance to Anti-PD-1 Therapy in Hepatocellular Carcinoma〔J〕. Cancer discovery, 2019, 9(8): 1124-1141.

〔211〕Liu C, Zheng S, Jin R, et al. The superior efficacy of anti-PD-1/PD-L1 immunotherapy in KRAS-mutant non-small cell lung cancer that correlates with an inflammatory phenotype and increased immunogenicity〔J〕. Cancer letters, 2020, 470: 95-105.

〔212〕Torralvo J, Friedlaender A, Achard V, et al. The Activity of Immune Checkpoint Inhibition in KRAS Mutated Non-small Cell Lung Cancer: A Single Centre Experience〔J〕. Cancer Genomics Proteomics, 2019, 16(6): 577-582.

〔213〕Hänggi K, Ruffell B. Oncogenic KRAS Drives Immune Suppression in Colorectal Cancer〔J〕. Cancer cell, 2019, 35(4): 535-537.

〔214〕Hamarsheh S, Groß O, Brummer T, et al. Immune modulatory effects of oncogenic KRAS in cancer〔J〕. Nat Commun, 2020, 11(1): 5439.

〔215〕Chen N, Fang W, Lin Z, et al. KRAS mutation-induced upregulation of PD-L1 mediates immune escape in human lung adenocarcinoma〔J〕. Cancer immunology, immunotherapy: CII, 2017, 66(9): 1175-1187.

〔216〕Sumimoto H, Takano A, Teramoto K, et al. xRAS-Mitogen-Activated Protein Kinase Signal Is Required for Enhanced PD-L1 Expression in Human Lung Cancers〔J〕. PLoS One, 2017, 11(11): e0166626.

〔217〕Coelho M A, de Carné Trécesson S, Rana S, et al. Oncogenic RAS Signaling Promotes Tumor Immunoresistance by Stabilizing PD-L1 mRNA〔J〕. Immunity, 2017, 47(6): 1083-1099.e1086.

〔218〕Zdanov S, Mandapathil M, Abu Eid R, et al. Mutant KRAS Conversion of Conventional T Cells into Regulatory T Cells〔J〕. Cancer Immunol Res, 2016, 4(4): 354-365.

［219］Skoulidis F, Goldberg M E, Greenawalt D M, et al. STK11/LKB1 Mutations and PD-1 Inhibitor Resistance in KRAS-Mutant Lung Adenocarcinoma［J］. Cancer discovery, 2018, 8(7): 822-835.

［220］Lee C K, Man J, Lord S, et al. Checkpoint Inhibitors in Metastatic EGFR-Mutated Non-Small Cell Lung Cancer-A Meta-Analysis［J］. Journal of thoracic oncology: official publication of the International Association for the Study of Lung Cancer, 2017, 12(2): 403-407.

［221］Rittmeyer A, Barlesi F, Waterkamp D, et al. Atezolizumab versus docetaxel in patients with previously treated non-small-cell lung cancer (OAK): a phase 3, open-label, multicentre randomised controlled trial［J］. Lancet (London, England), 2017, 389(10066): 255-265.

［222］Gainor J F, Shaw A T, Sequist L V, et al. EGFR Mutations and ALK Rearrangements Are Associated with Low Response Rates to PD-1 Pathway Blockade in Non-Small Cell Lung Cancer: A Retrospective Analysis［J］. Clin Cancer Res, 2016, 22(18): 4585-4593.

［223］Dong Z Y, Zhang J T, Liu S Y, et al. EGFR mutation correlates with uninflamed phenotype and weak immunogenicity, causing impaired response to PD-1 blockade in non-small cell lung cancer［J］. Oncoimmunology, 2017, 6(11): e1356145.

［224］Ji M, Liu Y, Li Q, et al. PD-1/PD-L1 expression in non-small-cell lung cancer and its correlation with EGFR/KRAS mutations［J］. Cancer biology & therapy, 2016, 17(4): 407-413.

［225］Yu S, Liu D, Shen B, et al. Immunotherapy strategy of EGFR mutant lung cancer［J］. American journal of cancer research, 2018, 8(10): 2106-2115.

［226］Wu L, Du H, Li Y, et al. Signal transducer and activator of transcription 3 (Stat3C) promotes myeloid-derived suppressor cell expansion and immune suppression during lung tumorigenesis［J］. Am J Pathol, 2011, 179(4): 2131-2141.

［227］Thress K S, Jacobs V, Angell H K, et al. Modulation of Biomarker Expression by Osimertinib: Results of the Paired Tumor Biopsy Cohorts of the AURA Phase I Trial［J］. Journal of thoracic oncology: official publication of the International Association for the Study of Lung Cancer, 2017, 12(10): 1588-1594.

［228］Oxnard G R, Yang J C, Yu H, et al. TATTON: a multi-arm, phase Ib trial of osimertinib combined with selumetinib, savolitinib, or durvalumab in EGFR-mutant lung cancer［J］. Ann Oncol, 2020, 31(4): 507-516.

［229］Munn D H, Mellor A L. Indoleamine 2, 3 dioxygenase and metabolic control of immune responses［J］. Trends Immunol, 2013, 34(3): 137-143.

［230］Stockinger B, Hirota K, Duarte J, et al. External influences on the immune system via activation of the aryl hydrocarbon receptor［J］. Semin Immunol, 2011, 23(2): 99-105.

［231］Pallotta M T, Orabona C, Volpi C, et al. Indoleamine 2, 3-dioxygenase is a signaling protein in long-term tolerance by dendritic cells［J］. Nat Immunol, 2011, 12(9): 870-878.

［232］Mitchell T C, Hamid O, Smith D C, et al. Epacadostat Plus Pembrolizumab in Patients With Advanced Solid Tumors: Phase I Results From a Multicenter, Open-Label Phase I/II Trial (ECHO-202/KEYNOTE-037)［J］. J Clin Oncol, 2018, 36(32) 3223-3230.

［233］Long G V, Dummer R, Hamid O, et al. Epacadostat plus pembrolizumab versus placebo plus pembrolizumab in patients with unresectable or metastatic melanoma (ECHO-301/KEYNOTE-252): a phase 3, randomised, double-blind study［J］. Lancet Oncol, 2019, 20(8): 1083-1097.

［234］Ghiringhelli F, Bruchard M, Chalmin F, et al. Production of adenosine by ectonucleotidases: a key factor in tumor immunoescape［J］. J Biomed Biotechnol, 2012, 2012: 473712.

［235］Helenius M, Jalkanen S, Yegutkin G. Enzyme-coupled assays for simultaneous detection of nanomolar ATP, ADP, AMP, adenosine, inosine and pyrophosphate concentrations in extracellular fluids［J］. Biochim Biophys Acta, 2012, 1823(10): 1967-1975.

［236］Jin D, Fan J, Wang L, et al. CD73 on tumor cells impairs antitumor T-cell responses: a novel mechanism of tumor-induced immune suppression［J］. Cancer Res, 2010, 70(6): 2245-2255.

［237］Chen S, Fan J, Zhang. ression on effector T cells sustained by TGF-β facilitates tumor resistance to anti-4-1BB/CD137 therapy［J］. Nat Commun, 2019, 10(1): 150.

［238］Borodovsky A, Barbon C M, Wang Y, et al. Small molecule AZD4635 inhibitor of A(2A)R signaling rescues immune cell function including CD103(+) dendritic cells enhancing anti-tumor immunity［J］. J Immunother Cancer, 2020, 8(2).

［239］Allard B, Pommey S, Smyth M J, et al. Targeting CD73 enhances the antitumor activity of anti-PD-1 and anti-CTLA-4 mAbs［J］. Clin Cancer Res, 2013, 19(20): 5626-5635.

［240］Beavis P A, Slaney C Y, Milenkovski N, et al. CD73: A potential biomarker for anti-PD-1 therapy［J］. Oncoimmunology, 2015, 4(11): e1046675.

［241］Overman M J, LoRusso P M, Strickler J H, et al. Safety, efficacy and pharmacodynamics (PD) of MEDI9447 (oleclumab) alone or in combination with durvalumab in advanced colorectal cancer (CRC) or pancreatic cancer (panc)［J］. Journal of Clinical Oncology, 2018, 36: 4123-4123.

［242］Bendell J, Bauer T, Patel M, et al. Abstract CT026: Evidence of immune activation in the first-in-human Phase Ia dose escalation study of the adenosine 2a receptor antagonist, AZD4635, in patients with advanced solid tumors［J］. Cancer Research, 2019, 79(13_Supplement): CT026-CT026.

［243］Tumeh P C, Hellmann M D, Hamid O, et al. Liver Metastasis and Treatment Outcome with Anti-PD-1 Monoclonal Antibody in Patients with Melanoma and NSCLC［J］. Cancer Immunol Res, 2017, 5(5): 417-424.

［244］Bénéchet A P, De Simone G, Di Lucia P, et al. Dynamics and genomic landscape of CD8(+) T cells undergoing hepatic priming［J］. Nature, 2019, 574(7777): 200-205.

［245］Frelaut M, Le Tourneau C, Borcoman E. Hyperprogression under Immunotherapy［J］. International journal of molecular sciences, 2019, 20(11).

［246］Kamada T, Togashi Y, Tay C, et al. PD-1(+) regulatory T cells amplified by PD-1 blockade promote hyperprogression of cancer［J］. Proc Natl Acad Sci U S A, 2019, 116(20): 9999-10008.

［247］Champiat S, Dercle L, Ammari S, et al. Hyperprogressive Disease Is a New Pattern of Progression in Cancer Patients Treated by Anti-PD-1/PD-L1［J］. Clin Cancer Res, 2017:23(8): 1920-1928.

［248］Ferrara R, Mezquita L, Texier M, et al. Hyperprogressive Disease in Patients With Advanced Non-Small Cell Lung Cancer Treated With PD-1/PD-L1 Inhibitors or With Single-Agent Chemotherapy［J］. JAMA oncology, 2018, 4(11): 1543-1552.

［249］Kanjanapan Y, Day D, Wang L, et al. Hyperprogressive disease in early-phase immunotherapy trials: Clinical predictors and association with immune-related toxicities［J］. Cancer, 2019, 125(8): 1341-1349.

［250］Lo Russo G, Moro M, Sommariva M, et al. Antibody-Fc/FcR Interaction on Macrophages as a Mechanism for Hyperprogressive Disease in Non-small Cell Lung Cancer Subsequent to PD-1/PD-L1 Blockade［J］. Clin Cancer Res, 2019, 25(3): 989-999.

［251］Stein R G, Ebert S, Schlahsa L, et al. Cognate Nonlytic Interactions between CD8(+) T Cells and Breast Cancer Cells Induce Cancer Stem Cell-like Properties［J］. Cancer Res, 2019, 79(7): 1507-1519.

# 第 3 章　黑色素瘤的免疫治疗

贾斯汀 T. 莫耶斯，伊莎贝拉 C. 格利兹·奥利瓦
（**Justin T. Moyers and Isabella C. Glitza Oliva**）

**摘要**　黑色素瘤是导致皮肤肿瘤患者死亡的主要原因。仅在美国，每年就有超过 7000 人因黑色素瘤而死亡。过去数十年，转移性黑色素瘤患者能够获得的治疗手段十分有限。然而最近十余年，肿瘤学家和患者迎来了一个新的治疗时代，靶向 v-RAF 鼠肉瘤病毒癌基因同源物 B（v-RAF murine sarcoma viral oncogene homolog B，BRAF）抑制剂和丝裂原活化蛋白 / 细胞外信号相关激酶（MAP/ERK，即 MEK）抑制剂成为转移性黑色素瘤治疗领域的重要基石。本章节详细综述了黑色素瘤过去及现在可及的治疗手段，同时着重阐述了以免疫疗法为基础的治疗方法。此外，我们还概述了 Ⅲ～Ⅳ 期黑色素瘤患者术后以及黑色素瘤脑转移患者辅助治疗方面的最新进展。最后，我们简要概述了当前黑色素瘤免疫肿瘤学领域的研究成果。

**关键词**　转移性黑色素瘤；免疫疗法；检查点抑制剂；辅助治疗；新辅助治疗

## 1　引言

黑色素瘤是由于黑色素细胞的恶性转化和增殖所致，主要见于皮肤，但也可发生于葡萄膜、胃肠道黏膜、泌尿生殖道黏膜以及脑膜 / 中枢神经系统（central nervous system，CNS）[1]。尽管黑色素瘤发病率仅占所有皮肤肿瘤的 1% 左右，却是导致皮肤肿瘤患者死亡的主要原因。此外全世界范围内，黑色素瘤的发生率正在逐年增加。依据美国癌症协会来源的数据，美国 2021 年新确诊黑色素瘤患者 106110 例，其中 7180 例患者预计死于该病[2]。黑色素瘤可能会影响任何人，对皮肤肿瘤认识的提高、加强肿瘤的早期筛查，同时皮肤紫外线暴露增加（日晒、美黑）均导致了黑色素瘤的发生率逐年增加[3]。其他危险因素包括皮肤白皙、幼年皮肤晒伤史、发育不良或不典型痣、50 个以上小痣以及家族性发育不良痣综合征等[4]。值得注意的是，尽管黑色素瘤能够由已经存在的痣转化而来，然而约 70% 黑色素瘤均为新出现病变（并非由癌前病变而来）[3]。影响黑色素瘤预后的因素很多：疾病晚期、浸润深度（> 4mm）、高龄、男性、病变部位（胸背部）、溃疡型

病变等均与不良预后相关[5]。患者的生存率主要与疾病分期相关，Ⅰ~Ⅱ期患者的5年生存率约为99%，Ⅲ期患者约为66%，Ⅳ期患者则降至27%[6]。令人鼓舞的是，随着免疫检查点抑制剂的应用，黑色素瘤的死亡率正在稳步改善[6]。

早期黑色素瘤的治疗手段为手术切除，治愈率很高。依据黑色素瘤原发部位的厚度、是否合并溃疡等因素，初始手术可能会包括前哨淋巴结活检以进行肿瘤分期。进展期和不可手术的黑色素瘤主要以系统性治疗为主。令人高兴的是，自2011年以来，新型免疫疗法及靶向治疗改善了众多转移性黑色素瘤患者的结局。然而对美国黑色素瘤患者而言，免疫疗法仍未普遍应用，这主要取决于患者的社会人口学因素[7]。

尽管本章节主要聚焦黑色素瘤的免疫治疗，概述免疫疗法的过去、现在和未来发展，我们仍然注意到，靶向治疗在黑色素瘤治疗领域亦取得了显著效果。RAS/RAF/MAPK信号通路参与黑色素瘤转化[8, 9]。BRAF突变，尤其是BRAF V600E或BRAF V600K突变在皮肤黑色素瘤中发生率可达50%，但在肢端雀斑样痣和黏膜黑色素瘤中的发生率显著降低[10]。因此，BRAF抑制剂联合MEK抑制剂（靶向抑制RAS/RAF/MAPK信号通路）在伴有BRAF突变的黑色素瘤中效果良好。表3.1列举了BRAF抑制剂在黑色素瘤中的主要临床试验。

由于靶向治疗和免疫治疗的适应证都在扩大，探索BRAF/MEK抑制剂和免疫疗法联合应用的试验目前正在局部晚期和转移性黑色素瘤中开展（例如：NCT02902029、NCT03235245、NCT02631447、NCT02968303、NCT02910700、NCT03554083、NCT02224781、NCT02967692、NCT04310397、NCT04375527、NCT03554083、NCT03178851）。

**表 3.1 BRAF 突变型转移性黑色素瘤相关的重要临床试验**

| 研究名称（参考文献） | 分期 | 病例数 | 实验组 | 对照组 | ORR（联合 *vs.* 单药） | 中位 PFS（个月） | 中位 OS（个月） |
|---|---|---|---|---|---|---|---|
| COMBI-d[11] | Ⅲ | 423 | 达拉非尼 + 曲美替尼 | 达拉非尼 + 安慰剂 | 69% *vs.* 53% | 11.0 *vs.* 8.8 | 25.1 *vs.* 18.7 |
| coBRIM[12, 13] | Ⅲ | 495 | 维莫非尼 + 考比替尼 | 维莫非尼 | 70% *vs.* 50% | 12.6 *vs.* 7.2 | 22.5 *vs.* 17.4 |
| COLUMBUS[14, 15] | Ⅲ | 577 | 康奈非尼 + 贝美替尼 | 维莫非尼 | 63.5% *vs.* 40.8% | 14.9 *vs.* 7.3 | 33.6 *vs.* 16.9 |
| | | | 康奈非尼 + 贝美替尼 | 康奈非尼 | 63.5% *vs.*51.5% | 14.9 *vs.* 9.6 | 33.6 *vs.* 23.5 |

注：ORR（overall response rate）：总反应率；PFS（progression free survival）：无进展生存期；OS（overall survival）：总生存期。

## 2 黑色素瘤治疗方案的历史概述（2011年以前）

### 2.1 大剂量白细胞介素-2

IL-2是T细胞生长因子，能够促进T细胞增殖和发挥细胞毒作用[16]。基于在患者中观察到的持久的客观缓解率，IL-2 于 1998 年首次被批准用于治疗转移性黑色素瘤，这也是第一个被批准用于转移性黑色素瘤治疗的免疫疗法。

在一项汇集了 1985—1993 年期间使用大剂量 IL-2 治疗的 270 例黑色素瘤的研究中，大剂量 IL-2 在人群中的总反应率达 16%，其中完全缓解率为 6%，部分缓解为 10%[17]。重要的是，对于随访 30 个月时仍处于缓解状态的患者，后续均未再出现疾病进展。该结果支持免疫治疗能够使患者获得长期疗效。该研究中，约 2.2% 的患者（n=6）因治疗相关的不良反应（AEs）而死亡，包括 3 ～ 4 级低血压（45%）、呕吐（37%）、腹泻（32%）、发热 / 寒战（19%）、意识模糊（13%）和呼吸困难（10%）。治疗相关的不良反应通常随治疗中止而减轻，被认为是由于毛细血管渗漏综合征和淋巴浸润所引起。一项回顾性研究纳入使用大剂量 IL-2 的 45 例肾癌和 245 例黑色素瘤患者，总体的中位总生存期为 16.8 个月[18]。治疗反应较好患者的中位 OS 还未达到；治疗后达到疾病稳定患者的中位 OS 为 38.2 个月；治疗后发生疾病进展患者的中位 OS 为 7.9 个月。达到 PR 或 CR 的患者，其 3 年 OS 率为 78%，证实了大剂量 IL-2 的疗效持久性。

采用大剂量 IL-2 疗法的患者通常需要具有良好的体能状态和心肺功能，治疗期间需要对其不良反应进行密切观察，并且大剂量 IL-2 疗法仅能在专科治疗中心进行使用[19]。

过去，尽管大剂量 IL-2 一度成为黑色素瘤的一线治疗，然而目前已经作为难治黑色素瘤患者的后线治疗选择。一项回顾性研究结果显示，对于那些大剂量 IL-2 前未使用过伊匹木单抗（Ipilimumab）的患者，ORR 为 12%；而前期接受过伊匹木单抗治疗的患者，再接受大剂量 IL-2 的 ORR 为 21%[20]。另外一项类似的回顾性研究也发现，抗程序性细胞死亡蛋白 1 治疗后进展的患者再接受大剂量 IL-2 后的 ORR 可达 22.5%（9/40，包括 4 例 CR 和 5 例 PR）；并且发现不良反应与前线治疗未使用 CPI 类似[21]。尽管近年来使用明显下降，大剂量 IL-2 仍然被用于过继细胞疗法或难治性黑色素瘤患者的治疗。此外，新型重组 IL-2 制剂正在开发当中（请参见下一节）。

## 2.2 化学治疗

尽管很难获得持续缓解，但是截至 2011 年以前，化学治疗仍是很多患者能够获得的唯一疗法。多种药物在黑色素瘤中进行了 Ⅱ 期和 Ⅲ 期临床试验，表 3.2 列举了相关临床数据。

表 3.2　黑色素瘤系统化疗相关的重要临床试验

| 药物<br>（参考文献） | 对照 | 分期 | 治疗线数 | 病例数 | ORR | 中位 PFS（个月） | 中位 OS（个月） | 主要毒性 |
|---|---|---|---|---|---|---|---|---|
| 达卡巴嗪（DTIC）[22, 23] | 无 | Ⅲ | 一线 | 62 | 8% ～ 20% | 4 ～ 6 | 未达到 | 骨髓抑制，中度恶心，呕吐，轻度脱发，乏力[24, 25] |
| 替莫唑胺（TMZ）[26] | DTIC | Ⅲ | 一线 | 305 | 13.5% vs. 12.1% | 1.9 vs. 1.5；HR=1.37，P=0.012 | 7.7 vs. 6.4；HR=1.18，P=0.20 | 未见明显不良反应[27, 28] |

续表

| 药物（参考文献） | 对照 | 分期 | 治疗线数 | 病例数 | ORR | 中位 PFS（个月） | 中位 OS（个月） | 主要毒性 |
|---|---|---|---|---|---|---|---|---|
| DHA- 紫杉醇（DHA-P）[29] | DTIC | III | 一线 | 393 | 5.2% vs. 5.5% | 两组 TTP 均为 48 天 | 267 天 vs. 226 天 | ≥ 3 级不良事件发生率分别为 73.6% 和 34.9%，包括中性粒细胞减少等 |
| 白蛋白紫杉醇 [30] | DTIC | III | 一线 | 529 | 15% vs. 11%（无显著差异） | 4.8 vs. 2.5；HR= 0.792，P=0.044 | 12.6 vs. 10.5；HR=0.897，P=0.271 | ≥ 3 级不良事件：神经病变（25%）和中性粒细胞减少（20%） |
| 紫杉醇 + 卡铂 [31, 32] | 不适用 | II | 一线治疗后，未使用过铂类及紫杉烷类 | 17 | 20% | 未达到 | 9 | ≥ 3 级不良事件：粒细胞减少（17%）、血小板减少（9%） |
| 白蛋白结合型紫杉醇和卡铂（AUC2）[33] | 无 | II | 未接受过化疗（CN）或既往接受过治疗（PT） | 76 | 25.6%（CN）；8.8%（PT） | 4.5（CN）；4.1（PT） | 11.1 | ≥ 3 级不良事件：中性粒细胞减少（28% ~ 41%）、血小板减少、神经感觉异常、乏力、恶心和呕吐（< 10%） |
| 卡铂、紫杉醇联合索拉非尼（CPS）[34] | 卡铂联合紫杉醇（CP） | III | 一线 | 823 | 20% vs. 18%（无显著差异） | 4.9 vs. 4.2 | 11.3 vs. 11.1 | ≥ 3 级不良事件发生率：84% vs. 78%；P= 0.027，其中主要差异包括皮疹、手足综合征和血小板减少 |
| 顺铂、长春碱和达卡巴嗪（CVD）[35] | 无 | II | 包含了既往已接受免疫治疗的患者 | 52 | 40% | 3 | 9 | 大多数患者接受 3 ~ 4 个疗程后出现恶心、呕吐、腹泻、脱发、中性粒细胞减少和严重贫血（需要输血支持）。剂量限制性毒性反应主要为周围神经病变 |

生物化学治疗（biochemotherapy，BCT）治疗包括顺铂、长春碱和达卡巴嗪三药化疗（Cisplatin、Vinblastine、Dacarbazine，CVD）联合大剂量 IL-2 和干扰素。一项 III 期临床研究对比了 BCT 和 CVD 的疗效 [36]。与 CVD 组相比，BCT 组总反应率稍高（BCT 组：n=200，总反应率 =19.5%；CVD 组：n=195，总反应率 =13.8%；P=0.140）、中位 PFS 显著延长（4.8 个月 vs. 2.9 个月，P=0.015），但并未转化为患者的 OS 获益（BCT 组 vs. CVD 组 =9.0 个月 vs. 8.7 个月，P=0.64）。此外，BCT 组的 3 ~ 4 级不良反应更常见（BCT 组 vs. CVD 组 = 95% vs. 73%，P=0.001）。

尽管现在化学治疗已很少用于黑色素瘤的一线治疗，一些临床试验仍在不断探索化疗联合免疫治疗的疗效，结果证实联合方案的反应率并不优于历史单独的免疫治疗。在一项白蛋白结合型紫杉醇联合伊匹木单抗一线用于晚期或转移性黑色素瘤的 Ⅱ 期临床研究中（ $n$ =21），患者的 ORR 达 28%，24 个月 OS 率达 60.6%（NCT0182711）[37]。在另一项伊匹木单抗联合卡铂和紫杉醇一线治疗晚期黑色素瘤患者的 Ⅱ 期临床研究中（ $n$ =30），患者的 ORR 达 27%，中位 OS 达 16.2 个月（NCT01676649）[38]。此外，一项帕博利珠单抗联合卡铂和紫杉醇的 Ⅱ 期临床试验（NCT02617849）正在进行中，化疗联合免疫治疗的疗效有待进一步确认。

最后，尽管马法兰在 CPI 时代已经极少使用，但作为隔离肢体输注（isolated limb infusion，ILP）方案的一部分，马法兰在过去数十年曾被用于局部的移行转移期（in-transit metastases）黑色素瘤的治疗[39]。尽管 ILP 也已经很少使用，在一项马法兰隔离肢体输注（M-ILP）一线治疗 Ⅲ B/ Ⅲ C 期（中文，AJCC 第 7 版）黑色素瘤患者的长期随访结果显示，患者的总有效率可达 64.1%，其中 CR 率 28.9%，PR 率 35.2%。中位随访 47 个月，患者的中位 OS 可达 38.2 个月[40]。

## 3 过继细胞疗法（adoptive cell therapy，ACT）

过继细胞疗法使用患者自身 T 细胞，是一种为患者个体定制的治疗方法。尽管已经数十年，过继细胞疗法目前仍然没有在黑色素瘤或实体瘤中获得监管批准。此外，由于过继细胞疗法需要由能够处理大剂量 IL-2 方案相关毒性的专业实验室和治疗中心实施，使得该方法的使用受到极大限制[41]。

用于治疗的细胞产品一般直接来源于肿瘤（即肿瘤浸润的淋巴细胞，tumor-infiltrating lymphocytes，TIL），通过单采制备成成品，多数治疗方案在 ACT 前需要使用氟达拉滨和环磷酰胺进行淋巴细胞清除。

早期研究使用 TIL 来源的 T 细胞产品联合大剂量 IL-2 序贯手术或系统治疗（93% 采取手术，50% 采取免疫治疗，23% 采取化疗）。所有患者（ $n$ =86）的 ORR 达 34%，不良反应主要与应用大剂量 IL-2 有关[42]。随后，另一项针对 35 例转移性黑色素瘤患者（100% 接受过免疫治疗，51% 接受过化疗）的临床试验结果显示，清淋预处理方案序贯 ACT 疗法获得的 ORR 达 51%（其中 CR 率为 9%），平均缓解持续时间为（11.5±2.2）个月[43]。一项荟萃分析汇总了 1988—2016 年共 13 项关于 TIL-ACT 联合 IL-2 用于黑色素瘤患者的临床试验结果（ $n$ =410 例）[44]。汇总结果显示，ORR 达 41%（95% $CI$ ：35% ~ 48%），CR 率 12%（95% $CI$ ：6% ~ 16%）。中位随访 40 个月，获得 CR 的患者几乎都处于缓解状态（ $n$ =27/28）。在此基础上，研究者尝试了各种方案以提高疗效、减小毒性。一些新颖的方法，如靶向 CD20 CAR-T 疗法（NCT03893019）以及修饰 / 转导 T 细胞疗法（NCT01955460）也在探索[45, 46]。

## 4 免疫检查点抑制剂

CPI 的发展深刻改变了转移性黑色素瘤的治疗，并且已经成功推及其他类型肿瘤。关于 T 细胞信号转导和调控的机制研究最早可以追溯到数十年前[47]。CTLA-4 最早于 1987 年被报道，其与 CD28 竞争性结合于 CD80（B7-1）和 CD86（B7-2）[48]。CTLA-4 通过竞争性与 B7 蛋白结合从而下调 T 细胞活化，后者参与了 T 细胞激活。抗 CTLA-4 还能够诱导 ICOS+Th1 样 CD4 效应 T 细胞的扩增，该途径不同于抗 PD-1 单抗涉及的细胞通路。Th1 样 CD4$^+$T 细胞能够特异性诱导肿瘤浸润的耗尽样 CD8$^+$T 细胞亚群的扩增[49]。与 CTLA-4 类似，PD-1 负向调控抗肿瘤作用。

## 4.1 抗 CTLA-4 单抗：伊匹木单抗

伊匹木单抗是一种靶向 CTLA-4 的全人源化单克隆 IgG$_1$ 抗体。伊匹单抗始于 2011 年经美国 FDA 批准用于治疗不可切除的转移性黑色素瘤。在一项随机双盲Ⅲ期临床研究中，676 例患者随机采取伊匹木单抗 + 糖蛋白 100 疫苗（gp100）vs. gp100 疫苗单药 vs. 伊匹木单抗单药治疗[50]。联合治疗组（中位 OS=10.0 个月）和伊匹木单抗单药组（中位 OS=10.1 个月）的 OS 均显著优于 gp100 疫苗单药（中位 OS=6.4 个月）。伊匹木单抗单药组的 ORR 为 10.9%，疾病控制率为 28.5%[50]。

另一项Ⅲ研究中，502 例初治转移性黑色素瘤患者随机接受试验组伊匹木单抗（10mg/kg）+ 达卡巴嗪（Dacarbazine，DTIC，850 mg/m$^2$）或对照组安慰剂 +DTIC（n=252）治疗[51]。试验组与对照组的 ORR（CR+PR）分别为 15.2% vs. 10.3%（P=0.09）。伊匹单抗显著延长了患者的中位 OS（11.2 个月 vs. 9.1 个月，相对危险度 HR=0.72，P < 0.001）。同时，伊匹单抗联合 DTIC 组的 3 ~ 4 级不良反应发生率更高（56.3% vs. 27.5%），最常见 4 级不良反应为肝脏转氨酶升高[51]。

除了与纳武利尤单抗联合，伊匹木单抗单药罕见用于黑色素瘤的一线治疗。但在 PD-1 单抗难治的黑色素瘤患者中，伊匹单抗仍然具有潜在价值。在一项关于黑色素瘤 PD-1 单抗一线治疗后进展的Ⅱ期临床试验中，帕博利珠单抗联合低剂量伊匹木单抗组（1mg/kg）的免疫应答率达 27%（19/70），其中 5 人获得 CR[52]。另一项多中心回顾性研究随访了 330 例 PD-1 抵抗的黑色素瘤患者采用伊匹单抗的治疗效果。结果显示，伊匹单抗联合 PD-1 单抗二线治疗的 ORR 为 32%（n=61/193），而对照组伊匹单抗单药的 ORR 为 13%（n=21/132）（P=0.0021）[53]。

目前，若干研究还在尝试将伊匹单抗与放疗、肿瘤疫苗、细胞因子、小分子药物以及其他免疫检查点抑制剂等进行联合（NCT02259231、NCT02307149、NCT02203604、NCT02073123、NCT03297463）[20]。

## 4.2 抗 PD-1 单抗

PD-1 是一类 T 细胞活性的负向调控蛋白，通常由 T 细胞过度暴露于抗原时表达。PD-1 的主要配体为 PD-L1，即 CD274，通常表达于肿瘤细胞以及肿瘤浸润淋巴细胞（TILs）表面[54]。PD-1 的另一个配体为 PD-L2，主要表达于抗原提呈细胞。PD-1 的这两个配体均为 B7 蛋白家族成员[55]。由于在转移性黑色素瘤相关临床试验中，PD-L1 的表达在预测治疗反应方面的作用存在相互矛盾，因此目前不建议转移性黑色素瘤依据 PD-L1 的表达来选用 CPI 治疗[56]。

### 4.2.1 纳武利尤单抗

纳武利尤单抗是一类靶向 PD-1 的全人源化免疫球蛋白 IgG$_4$ 单克隆抗体，在 2014 年被批准用于转移性黑色素瘤的治疗。在Ⅲ期随机双盲的 Checkmate-066 临床研究中，共有 418 例初治转移性黑色素瘤患者（不伴有 BRAF 突变）被随机分配至纳武利尤单抗组（3mg/kg）+DTIC 匹配的对照组 vs. DTIC（1000mg/m²）+ 纳武利尤单抗组匹配的对照组[57]。纳武利尤单抗组的 ORR 为 42.9%（95% CI：33.3 ～ 47.0），包括 CR 率 19%。DTIC 对照组 ORR 为 14.4%（95% CI：9.5 ～ 19.4），其中 CR 率为 1.4%。在 3 ～ 4 级不良事件发生率方面，纳武利尤单抗也优于 DTIC（15.0% vs. 17.6%）。3 年随访结果显示，纳武利尤单抗组与对照组的 3 年 OS 率分别为 51.2% 和 21.6%，中位 OS 分别为 37.5 个月和 11.2 个月[58]。

在纳武利尤单抗受试者群体中的药代动力学模型发现，每周 24 mg 剂量与 3 mg/kg 剂量相比，两者的暴露剂量 - 效应关系曲线平坦[59]。随后，有研究利用模拟数据将纳武利尤单抗每 2 周 3mg/kg 和每 2 周 240mg 固定剂量进行药代动力学比较。结果发现，纳武利尤单抗具有时间平均稳态暴露特性（time-averaged steady-state exposure），并且纳武利尤单抗每 4 周 480 mg 与每 2 周 3mg/kg 的安全性一致[60]。

#### 4.2.2　帕博丽珠单抗（帕博利珠单抗）

帕博丽珠单抗是另一种靶向 PD-1 受体的全人源化 IgG₄ 抗体，于 2014 年获批上市。在Ⅱ期多中心的 KEYNOTE-002 临床研究中，540 例经治黑色素瘤患者按照 1∶1 随机分配每 3 周接受一次帕博丽珠单抗 2mg/kg 组（n=180）、帕博丽珠单抗 10mg/kg 组（n=181），或研究者选择的化学治疗组（n=179）[61]。与化疗组相比，帕博丽珠单抗两个剂量组的 PFS 均有所提高。

KEYNOTE-006 研究是一项Ⅲ期临床试验，共有 834 例进展期或转移性黑色素瘤患者按照 1∶1∶1 随机分配接受帕博丽珠单抗（10mg/kg，每 2 周或每 3 周 1 次）或 4 次伊匹单抗（3mg/kg，每 3 周 1 次）[62]，绝大多数患者既往未接受过治疗。两个帕博丽珠单抗亚组的治疗总反应率（2 周 1 次帕博丽珠单抗组 33.7%；3 周 1 次帕博丽珠单抗组 32.9%）均高于伊匹单抗组（11.9%，P ＜ 0.001）。帕博丽珠单抗组的 6 个月 PFS 率近 47%，伊匹单抗组为 26.5%。此外，帕博丽珠单抗组 12 个月 OS 率也高于伊匹单抗组（2 周 1 次帕博丽珠单抗组 74.1%；3 周 1 次帕博丽珠单抗组 68.4%，伊匹单抗组 58.2%）。KEYNOTE-006 长期随访显示，帕博丽珠单抗组的中位 OS 为 32.7 个月，伊匹单抗组为 15.9 个月[63]。不良反应方面，帕博丽珠单抗组的甲状腺相关内分泌事件发生率更高，伊匹单抗组的结肠炎和垂体炎发生率更高。基于以上里程碑式的临床试验结果，以及帕博丽珠单抗 2mg/kg 以及 200mg 固定剂量的剂量分布特征，帕博丽珠单抗 200mg 固定剂量成为固定用法[64]。后续，基于更新的建模和仿真数据，每 6 周 1 次帕博丽珠单抗 400mg 也成为标准用法之一[65]。总之，同为 PD-1 单抗，帕博丽珠单抗与纳武利尤单抗不良反应谱相似，严重不良事件发生率低于伊匹木单抗。

研究发现，两种不同的基于体重的帕博丽珠单抗给药方案在黑色素瘤中具有相似的毒性反应发生率和疗效[61]。另外，由于预期暴露的建模数据在不同时间间隔的结果相似，目前 FDA 批准的帕博丽珠单抗用法为每 3 周 200mg 和每 6 周 400mg 固定剂量[65]。

#### 4.2.3　新型抗 PD-1 药物

靶向 PD-1/PD-L1 的新型药物也正用于免疫治疗的试验研究。斯巴达珠单抗（Spartalizumab，又称为 PDR-001）在不同患者群体中进行了Ⅰ期临床研究，随后被用于联合治疗[66, 67]。

另一种新型抗 PD-1 药物特瑞普利单抗（Toripalimab）是第一种在中国上市的抗 PD-1 单克隆抗体，近期也获得美国 FDA 批准上市[68]。最近，一项 Ⅰb 期临床试验将特瑞普利单抗用于治疗转移性黏膜黑色素瘤，具体方案为每 2 周 1 次特瑞普利单抗 1mg/kg 或 3mg/kg 与阿西替尼（Axitinib）5mg/ 每日 2 次联合应用。结果显示，总反应率为 48.3%（包括 14 例 PR、1 例 CR），中位 OS 为20.7 个月[69]。

### 4.3 伊匹单抗与纳武利尤单抗的联合治疗

基于前期结果中抗 CTLA-4 单抗以及抗 PD-1 单抗单药的治疗效果，以及研究者对 T 细胞活化机制的深入研究，伊匹单抗与纳武利尤单抗的联合方案被进一步评估。Checkmate-069 是一项随机、双盲、Ⅱ 期临床研究，共有 142 例初治转移性黑色素瘤患者按照 2∶1 随机分配接受伊匹单抗 3mg/kg 联合纳武利尤单抗 1mg/kg 或安慰剂（每 3 周 1 次，共 4 次）；伊匹单抗＋纳武利尤单抗组随后以纳武利尤单抗 3mg/kg（每 2 周 1 次）维持治疗至疾病进展；伊匹单抗单药组则以安慰剂维持[70]。结果显示，联合治疗组的总有效率为 56%（其中 CR 率为 22%），伊匹单抗单药组为 11%（P ＜ 0.0001）。中位随访 24.5 个月，联合治疗组的中位 PFS 未达到，伊匹单抗单药组为 3 个月（95% CI：2.7 ~ 5.1）（HR=0.36，95% CI：0.22 ~ 0.56，P ＜ 0.0001）。

另一项更大系列的 Checkmate-067 是一项随机、双盲、Ⅲ 期临床研究比较了纳武利尤单抗 3mg/kg（每 3 周 1 次）单药 vs. 伊匹单抗 3mg/kg 单药 vs. 纳武利尤单抗 1mg/kg 联合伊匹单抗 3mg/kg（每 3 周 1 次，共 4 次）、继以纳武利尤单抗 2mg/kg 单药维持（每 2 周 1 次）的疗效[71]。945 例初治的进展期或转移性黑色素瘤患者按照 1∶1∶1 随机分组。伊匹单抗组 ORR 为 19%（其中 CR 率 2.2%），纳武利尤单抗组 ORR 为 43.7%（其中 CR 率 8.9%），伊匹单抗＋纳武利尤单抗组 ORR 为 57.6%（其中 CR 率 11.5%）。PFS 方面，伊匹单抗＋纳武利尤单抗组（11.5 个月）显著优于伊匹单抗组（2.9个月）和纳武利尤单抗组（6.9 个月）。亚组分析显示，基线时乳酸脱氢酶升高、肿瘤 PD-L1 低表达或存在 BRAF 突变的患者联合治疗获益可能优于 PD-1 单药。正如预料，与伊匹单抗单药（27.3%）及纳武利尤单抗单药（16.3%）相比，联合治疗组 3 ~ 4 级治疗相关的不良事件发生率更高（55.0%）。

为了进一步提高疗效、同时降低不良反应，若干临床试验在肾细胞癌、高肿瘤突变负荷的非小细胞肺癌以及转移性胃癌中尝试了伊匹单抗的减量给药方案，即纳武利尤单抗 3mg/kg+ 伊匹单抗1mg/kg（NIVO3+IPI1）[72-74]。Checkmate-511 是一项 Ⅲb/Ⅳ 期临床研究，满足了主要研究终点。研究结果显示，NIVO3+IPI1 组 ≥ 3 级治疗相关不良事件发生率为 34%，显著低于 NIVO1+IPI3 组（48%，P=0.006）。两组的治疗中断发生率分别为 23.9% 和 33.1%，两组的 ORR 分别为 45.6%（95%CI：38.1 ~ 53.1）和 50.6%（95% CI：43.0 ~ 58.1）（P=0.35）。NIVO3+IPI1 组和 NIVO1+IPI3 组的中位 PFS 分别为 9.9 个月和 8.9 个月，两组的中位 OS 均未达到。值得注意的是，该研究的主要研究终点为两组的不良事件发生率，并非两个治疗组在疗效终点上的非劣效性比较[75]。

### 4.4 伊匹单抗与帕博丽珠单抗的联合方案

KEYNOTE-029 是一项帕博丽珠单抗联合减量的伊匹单抗的 Ⅰb 期临床研究，87% 为初治患者，其余患者既往接受过靶向治疗或者化疗。共有 153 例患者接受帕博丽珠单抗单抗（2mg/kg）联合伊匹单抗（1mg/kg）治疗，续以帕博丽珠单抗单抗（2mg/kg）维持治疗。ORR 为 61%，其中 CR 率为 15%。预计的 1 年 PFS 为 69%，1 年 OS 率为 89%。3 ~ 4 级不良事件发生率为 45%[76]。另一项研究纳入的人群为一线 PD-1 单抗治疗或完成 PD-1 辅助治疗后 6 个月内出现进展的患者[52]。其中，伊匹单抗剂量为 1mg/kg/ 每 3 周 1 次，共 4 次；帕博丽珠单抗剂量为 200mg，每 3 周 1 次。依据实体瘤免疫相关疗效评价标准（immune-related response evaluation criteria in solid tumors，irRECIST），ORR 为 27%（19/70），其中 5 例患者获得完全缓解。患者的中位 OS 为 24.7 个月，中位 PFS 为 5.0 个月[52]。但是，这一方案目前尚未获批。

### 4.5 脑转移患者的免疫治疗

临床和尸检数据显示，大量转移性黑色素瘤患者在疾病期间会出现脑转移（melanoma brain metastases，MBM）[77]。前期的单药研究结果显示，伊匹单抗和帕博丽珠单抗在合并脑转移的黑色素瘤患者均取得了较好反应率[78, 79]，并且反应持久[80]。

近期的两项研究评估了伊匹单抗联合纳武利尤单抗用于 MBM 患者的疗效[71]。Checkmate-204 研究共纳入初治黑色素瘤合并无症状脑转移患者 101 例（队列 A）和 18 例有症状脑转移患者（队列 B），两队列均采用标准剂量伊匹单抗 3mg/kg（共 4 次）+ 纳武利尤单抗 1mg/kg，序贯纳武利尤单抗 3mg/kg（每 2 周 1 次），直至疾病进展或发生不可接受的毒性反应[81]。中位随访 20.6 个月时，队列 A 患者的颅内治疗反应率为 58.4%（包括 CR 率 29%，PR 率 26%）；颅外治疗反应率为 54%（95% CI：44% ~ 64%）；中位 PFS 和中位 OS 均未达到。安全性方面，队列 A 中治疗相关 3 ~ 4 级不良事件发生率为 55%，整体不良事件谱与 CheckMate-067 研究相似[82]，3 ~ 4 级中枢神经系统不良事件发生率仅为 7%。队列 B 纳入 18 例有症状脑转移瘤患者（地塞米松使用 < 4mg/d），治疗反应率仅为 22%，颅内 PFS 仅为 1.2 个月[81]。第二项 II 期临床研究由澳大利亚协作组主持，将 79 例 MBM 患者随机分配接受联合靶向治疗或单药治疗。联合靶向治疗（队列 A，n=36）为伊匹单抗 3mg/kg+ 纳武利尤单抗 1mg/kg，共 4 次，后续以纳武利尤单抗 3mg/kg，每 2 周 1 次进行维持。单药治疗（队列 B，n=27）为纳武利尤单抗 3mg/kg[83]。有症状或有软脑膜病灶（leptomeningeal disease，LMD）的患者以非随机方式进入队列 C（n=16），接受纳武利尤单抗（3 mg/kg）单药治疗。中位随访 17 个月时，队列 A-C 的颅内反应率分别为 46%（16/35）、20%（5/25）和 6%（1/16），其中完全反应率分别为 17%（6/35）、12%（3/25）和 0。队列 A-C 中 3 ~ 4 级治疗相关不良事件发生率分别为 54%（19/35）、16%（4/25）和 13%（2/16）。与 Checkmate-204 研究相比，该研究纳入人群中合并脑转移的患者比例更高，允许患者合并 LMD。

鉴于 MBM 患者的治疗需求远未被满足，因此多项相关临床试验正在进行当中，其中包括有临床症状、需要使用糖皮质激素控制病情的 MBM 患者。目前正在研究当中的联合治疗策略包括贝伐珠单抗联合 CPIs（NCT03175432、NCT02681549）、化疗联合伊匹单抗（NCT02460068）、放疗联合免疫检查点抑制剂（NCT02716948）、靶向治疗联合 CPI（NCT02910700）等。

在所有黑色素瘤患者中，软脑膜受累的患者预后最差，通常只有几周[84]。NCT03025256

研究是一项正在进行的 I / II 期临床研究，该研究首次将纳武利尤单抗鞘内注射和静脉给药联合用于软脑膜受累的黑色素瘤患者。15 例接受 3 次治疗的患者，其中位 OS 为 46.1 周（95% $CI$: 0.1 ~ 83.3）。该方案耐受性可，没有发生与鞘内注射或静脉给药相关的 3 ~ 5 级不良事件[85]。目前，CPI 鞘内注射或静脉给药 ± 放疗 ±BRAF/MEK 靶向治疗等方案正在研究当中（NCT02939300、NCT03719768、NCT03719768、NCT02910700）。

### 4.6 抗 PD-L1 治疗

临床前研究数据显示，特异性靶向 PD-L1 的单克隆抗体通过阻止 PD-L1 与其受体 PD-1 和 B7.1 的结合，能够更有效抑制 PD-1 的功能[86, 87]。尽管临床试验结果显示，PD-L1 抗体在转移性黑色素瘤中获得了较好的疗效，但是目前可及的三种 PD-L1 药物阿替利珠单抗[88]、阿维单抗[89]和德瓦鲁单抗[90]均未获批，多种包括 PD-L1 抗体在内的联合治疗方案正处于临床试验阶段（NCT02535078、NCT02639026、NCT03178851）。

### 4.7 靶向 PD-1 或 PD-L1 联合 BRAF 和 MEK 抑制剂

IMSPIRE 170 研究在 BRAF 野生型、不可切除或转移性黑色素瘤患者中对 Atezolizumab 联合 Cobimetinib 与帕博丽珠单抗进行了比较[91]。该研究主要终点 PFS 未达到，PFS 并未获得改善，联合组和帕博丽珠单抗组中位 PFS 分别为 5.5 个月和 5.7 个月（$HR$=1.15，$P$=0.295）。

其他针对 BRAF 突变型黑色素瘤的类似研究也比较了 PD-1 或 PD-L1 与 BRAF/MEK 抑制剂联合应用的效果，以评估在 BRAF/MEK 抑制剂基础上增加免疫检查点抑制剂能否获得额外疗效。该研究纳入人群为初治的 BRAF 突变型转移性或不可切除的黑色素瘤患者，主要研究终点为 PFS。COMBI- I 研究（斯巴达珠单抗、达拉非尼、曲美替尼）[92]以及 KEYNOTE-022 研究（帕博利珠单抗、达拉非尼、曲美替尼）[93]均未达到各自预期的 PFS 终点。IMSPIRE 150 研究是一项随机、双盲、安慰剂 - 对照，III 期临床试验，对 Atezolizumab、Cobimetinib、和 Vemurafenib 三药联合进行了评估[94]。其中，实验组治疗方案为：Atezolizumab 840mg 每日 1 次，第 1 天和第 15 天；Vemurafenib 720 mg 每日 2 次，第 1 ~ 21 天；Cobimetinib 60 mg 每日 1 次，第 1 ~ 21 天（每周期 28 天）。对照组将 Atezolizumab 替换为安慰剂。结果显示，实验组与对照组的中位 PFS 分别为 15.1 个月（95% $CI$: 11.4 ~ 18.4）和 10.6 个月（95% $CI$: 9.3 ~ 12.7），因此实验组三药联合具有显著的生存获益（$HR$=0.78，$P$=0.0249）。两组 3 ~ 4 级治疗相关不良事件发生率基本相似（实验组为 79%，对照组为 73%）。中期生存分析显示，实验组与对照组的 OS 分别为 28.8 个月和 25.1 个月，但最终 OS 数据尚未被报道[94]。三药疗法于 2020 年被 FDA 批准。

## 5　免疫相关不良反应和结局

由于其不同的作用方式，CPIs 可导致不同类型的不良反应，这不同于以往细胞毒性化疗或靶向治疗带来的不良反应，通常称为免疫相关不良事件（irAEs）。免疫稳态的破坏由未经控制的 T 细胞活化介导[95]。早期识别和处理对于症状的缓解是非常重要的，因为 irAEs 随时可能影响任何器官功能[75]。CPIs 也可导致停药后数周或数月的延迟毒性反应[96]。此外，两种 CPIs 的联合方案（代表性的药物是纳武利尤单抗和伊匹单抗）会导致有临床意义的 irAEs 的发病风险更高，发病更早[97]。

有趣的是，irAEs 的出现可能预示着结局的改善。irAEs 的存在与生存改善相关。一项对 346 例黑色素瘤患者的回顾性分析发现，任何级别的胃肠道免疫相关不良事件（GI-irAEs）都与生存率的改善相关（$HR$=0.53；95% $CI$：0.36 ~ 0.78；$P$ < 0.01）[98]。此外，对手术切除后帕博丽珠单抗辅助治疗的双盲临床试验（EORTC1325/KEYNOTE-054）的二次分析发现，与安慰剂组发生 irAEs 的患者相比，手术后接受帕博丽珠单抗辅助治疗并发生 irAEs 的患者（$n$=190/509）无复发生存率提高（$HR$=0.61；95% $CI$：0.39 ~ 0.95；$P$=0.03）[99]。一项单独的单中心临床试验，纳入 290 例不同类型肿瘤的患者，均接受免疫为基础的治疗，发现 5.2% 的患者（$n$=15）经历了 3 级或以上的 irAEs。然而，与无 ≥ 3 级 irAEs 的患者相比，≥ 3 级 irAEs 患者的 ORR 更高（25% $vs.$ 6%；$P$=0.039），中位的疾病进展时间更长（30 周 $vs.$ 10.0 周，$P$=0.0040）[100]。

免疫检查点抑制剂带来的 irAEs，其不良反应等级和患者的临床特征影响再给药的选择。在一项关于 WHO 药物警戒队列研究 24079 例 irAEs 中，同一 irAEs 复发发生率为 28.8%，其中合并肝炎、结肠炎和肺炎的患者复发率最高[101]。另一项对法国药物警戒数据库中 180 例至少存在二级或二级以上 irAEs 且随后再次接受 CPI 治疗的患者的单独分析显示，38.9% 的患者发生了 irAEs，其中 70% 为相同的 irAEs[102]。

# 6　疫苗接种和瘤内途径

多种肿瘤内途径和疫苗接种已被用于治疗晚期黑色素瘤。疫苗的目的是引发针对黑色素瘤细胞表达的抗原的免疫应答，如肿瘤相关抗原（TAAs）或突变衍生抗原（新抗原）。已鉴定出多种 TAAs，如黑色素瘤抗原 A1（MAGE-A1）、gp100 或 T 细胞识别的黑色素瘤抗原（MART-1/Melan-A）[103]。然而，由于单药治疗效果不明显，组合方案可能获益更多。例如，gp100 作为一种合成多肽，被发现携带免疫原性表位，与高剂量 IL-2 联合使用，可被 T 淋巴细胞识别以诱导抗肿瘤活性[104]。在该Ⅲ期临床试验中，共有 185 名转移性黑色素瘤患者（前期接受化疗、干扰素和小剂量 IL-2 可被纳入）被随机分为两组，一组接受单独的高剂量 IL-2，另一组接受 gp100 联合高剂量 IL-2。单独接受高剂量 IL-2 的患者有效率为 10%，联合治疗的患者有效率为 20%（$P$=0.05）。单独接受高剂量 IL-2 组患者的中位 OS 为 11.1 个月，联合治疗组患者的中位 OS 为 17.8 个月（$P$=0.06）。两组的毒性事件相似；然而，疫苗 / 高剂量 IL-2 组患者的心律失常、代谢改变和神经系统事件发生率比单纯高剂量 IL-2 组更高[104]。最近，一项Ⅰb 期临床实验联合应用基于个人新抗原治疗的 NEO-PV-01 疫苗和纳武利尤单抗。这种方法诱导具有细胞毒性表型的 T 细胞进入肿瘤。在黑色素瘤患者的意向性治疗（ITT）人群中（$n$=34），ORR 为 59%（95% $CI$：39% ~ 78%），中位 PFS 为 23.5 个月[105]。

### 6.1 T-VEC

T-VEC 是一种基因修饰的单纯疱疹病毒（HSV）Ⅰ型，是目前唯一获得监管部门批准用于治疗黑色素瘤的肿瘤内溶瘤病毒。在黑色素瘤细胞内，它通过选择性瘤内复制和表达 GM-CSF，在局部和全身发挥抗肿瘤免疫作用[106]。T-VEC 的批准是基于一项对 436 例不可切除的Ⅲ期或Ⅳ期黑色素瘤患者的Ⅲ期随机临床试验[107]。所有患者按 2∶1 随机分为肿瘤内注射 T-VEC 组和皮下注射 GM-CSF 组。与 GM-CSF 组相比，T-VEC 组的总体应答率（26.4% *vs.* 5.7%）和持续反应率均更高（16.3% *vs.* 2.1%，$P < 0.001$）。T-VEC 组的中位 OS 优于 GM-CSF 组（23.3 个月 *vs.* 18.9 个月），但两者无统计学意义（$P=0.051$）。T-VEC 注射剂耐受性良好，最常见的不良事件包括疲劳、寒战、发热、恶心、流感样疾病、注射部位反应和呕吐。与 GM-CSF 组相比，T-VEC 组 3 级和 4 级不良反应的发生率相当低（11% *vs.* 5%）[107]。

T-VEC 与 CPIs 联合应用也显示出良好疗效。在一项关于 T-VEC 联合伊匹单抗治疗 19 例既往未经治疗的黑色素瘤患者的Ⅰb期临床试验中（末次治疗后接受辅助治疗 ≥ 6 个月的患者可以进入研究）[108]。结果显示，总体的 ORR 为 50%，持续反应 ≥ 6 个月的患者占 44%。中位随访 20 个月（1.0 ~ 25.4 个月），18 个月的 PFS 率为 50%，18 个月的 OS 率为 67%，未观察到意外毒性[108]。在 MASTERKEY-265Ⅰb期研究中，21 例既往未接受系统治疗的晚期黑色素瘤患者接受 T-VEC 治疗（第 1 天、第 22 天，随后每 2 周一次）、帕博丽珠单抗 200mg（第 36 天，随后每 2 周一次）[109]。结果显示，所有患者的 ORR 为 62%，其中 CR 率为 33%；未行注射的非内脏病变缓解率为 43%，未行注射的病灶缓解率为 33%。截至报道时，中位 PFS 和 OS 尚未达到，未发现意外的不良事件[109]。目前，多项关于 T-VEC 联合其他 CPI、靶向治疗以及放射治疗的临床研究正在进行中（NCT02263508、NCT03088176、NCT02819843、NCT02965716）。

### 6.2 PV-10（玫瑰红二钠）

玫瑰红二钠（RB）是一种水溶性的可注射碘化荧光素衍生物。病灶内注射后，PV-10 在肿瘤溶酶体中积聚，导致肿瘤细胞迅速溶解，并在电离辐射下产生细胞毒性活性氧[110]。PV-10 也可刺激产生对远处病变的抗肿瘤免疫反应。在一项Ⅱ期研究中，80 例难治性Ⅲ期和Ⅳ期黑色素瘤患者接受了病灶内 PV-10 注射，结果最佳 ORR 为 51%（CR 率为 26%）。8% 的患者在 52 周后仍没有复发的迹象[111]。重要的是，未注射 PV-10 的病变部位也出现肿瘤消退。PV-10 的毒性反应良好，无治疗相关的 4 级不良事件[111]。最新发表的一项前瞻性Ⅱ期临床试验共纳入 45 例黑色素瘤患者采取 PV-10 注射，ORR 为 87%（CR 率为 42%），CR 与注射 PV-10 时转移病灶 < 15 个有关[112]。一项Ⅰb/Ⅱ期临床试验采用肿瘤内注射 PV-10 联合静脉注射 PV-10。Ⅰb期结果显示，57% 的患者获得了部分缓解，9% 患者获得了完全缓解[113]。联合用药的扩展研究正在进行中（NCT02557321）。

### 6.3 Toll 样受体

TLRs 是免疫识别受体家族的成员，最初通过其在先天免疫反应和适应性免疫反应中的作用被描述[114]。许多肿瘤类型表达功能性 TLRs，诱导肿瘤增殖、转移形成和抗凋亡。目前正在研究评估基于 TLR 的治疗方法（特别是肿瘤内注射），将增加抗癌免疫治疗的有效性（NCT00960752、NCT04401995、NCT04364230、NCT04570332、NCT04126876）。

Tilsotolimod（也称为 IMO-2125）是一种寡核苷酸，它与 TLR-9 结合，并迅速上调 I 型 IFN，以诱导先天的和适应性的肿瘤反应以及激活树突状细胞，在前期 I 期研究中显示有临床疗效[115]。一项 I/II 期临床研究采用肿瘤内注射 Tilsotolimod 联合静脉输注伊匹单抗治疗抗 PD-1 治疗后进展的不能切除或转移性黑色素瘤患者（ILLUMINATE-204）。在 49 例可评估疗效的患者中，22.4% 的患者（n=11/49）达客观反应，两例达完全反应。注射和未注射 Tilsotolimod 的肿块均发现肿瘤消退，治疗相关的不良事件发生率为 26%[116]。后续一项随机分为伊匹单抗对比伊匹单抗联合 Tilsotolimod 的 III 期临床研究正在进行中（ILLUMINATE-301、NCT03445533）。

在一项抗 PD-1 难治性疾病的 I b/II 期临床试验中，肿瘤内注射 TLR9 激动剂，CMP-001，联合帕博丽珠单抗显示，最佳 ORR 为 23.5%（n=23/98），中位缓解持续时间大于 1 年[117, 118]。此外，在一项多中心 I b 期研究中，另一种 TLR9 激动剂（SD-101）联合帕博丽珠单抗用于治疗初治不能切除或转移的黑色素瘤患者，ORR 为 78%（n=7/9），而抗 PD-1 单药组 ORR 仅 15%（n=2/13）[119]。

## 7　辅助治疗

全身辅助治疗的目的是减少高危黑色素瘤术后的复发。传统上，辅助治疗主要用于 III 期黑色素瘤的患者，III 期定义为淋巴结受累和（或）转移。受累淋巴结数量增加，原发肿瘤浸润深度和有丝分裂率增加，原发性肿瘤溃疡的发生率都与较差的预后有关[120]。III 期黑色素瘤的结局具有异质性，在第八版美国癌症联合委员会（AJCC）皮肤黑色素瘤分期系统中，根据生存结局重新划分为 4 个亚阶段。5 年的黑色素瘤相关生存率从 III A 期的 93% 到 III D 期的 32% 不等（III D 期定义：病灶厚度 > 4mm 伴溃疡和 ≥ 4 个受累淋巴结）[121]。辅助治疗仍然是研究的一个重要焦点，立即完全的淋巴结清扫并不能改善黑色素瘤特异性生存率，因此经常被忽略[122]。此外，抗 PD-1 药物在高危 II 期患者辅助治疗的临床试验正在进行（NCT03553836）。

### 7.1 既往辅助治疗方法

干扰素是在辅助治疗中试验的第一种药物。虽然初步试验显示，与对照组相比，高剂量 IFN-α 治疗可改善无复发生存率和总生存率[123-125]，但除溃疡性原发肿瘤患者外，长期的随访和汇总分析未能证实 OS 的改善[123, 126]。

为提高辅助治疗的疗效，与标准高剂量 IFN-α 单药治疗相比，生物化学疗法的疗程更短（最多三个周期）[127]。中位随访 7.2 年，生物化疗和高剂量 IFN-α 治疗的中位 PFS 分别为 4.0 年和 1.9 年（P=0.029）。5 年的无复发生存率（RFS）分别为 48% 和 39%。两组间无统计学差异，但有倾向于生物化疗组更优的趋势。每个治疗组都如预期经历了不同的毒性。然而，目前这两种药物都不用于辅助治疗。

## 7.2 CPIs 在辅助治疗中的使用

鉴于 CPI 在不可切除的晚期黑色素瘤患者中，对生存率的显著改善和获得的持久反应，开始研究其在辅助治疗中的疗效。第一个 CPI 辅助治疗试验，EORTC18071，是一项Ⅲ期双盲随机对照研究，比较了大剂量伊匹单抗（10mg/kg，每 3 周一次，共 4 剂，随后每 3 个月 1 次，最多 3 年）对比安慰剂对完全切除的Ⅲ期黑色素瘤患者的疗效，这些患者前期未接受过任何全身性治疗。中位随访 2.74 年，伊匹单抗组的中位 RFS 优于安慰剂组（26.1 个月 *vs.* 17.1 个月，*P*=0.0013）[128]。正如预期，联合治疗组毒性显著，≥ 3 级胃肠道毒性为 16%、肝毒性 11% 和内分泌毒性 8%。应该注意的是，5 名患者（1%）死于 irAEs。最新数据显示，随访 6.9 年时，伊匹单抗组和安慰剂组的 5 年 OS 率分别为 65.2% 和 54.1%，持续随访至 7 年，5 年 OS 率分别为 60.0% 和 51.3%（*HR*=0.73；95% *CI*：0.60 ~ 0.89）[129]。

在一项随机、双盲、Ⅲ期临床试验（CheckMate-238）中，906 例Ⅲ B 期、Ⅲ C 期或Ⅳ期经完整切除的黑色素瘤患者，随机接受伊匹单抗（10 mg/kg）或纳武利尤单抗（3 mg/kg）治疗，观察主要终点为 RFS[130]。纳武利尤单抗组 12 个月 RFS 显著高于伊匹单抗组（70.5% *vs.* 60.8%，*P* < 0.001）。更新的 4 年数据显示，纳武利尤单抗组与伊匹单抗组的 RFS 分别为 51.7% 和 41.2%（*HR*=0.71，95% *CI*：0.60 ~ 0.86，*P*=0.0003）[131]。对预先设定的亚组进行分析，无论 PD-L1 和 BRAF 突变状态如何，都能观察到纳武利尤单抗的获益。然而，PD-L1 表达 > 5% 的患者 48 个月 RFS 增加（纳武利尤单抗组为 64.0% *vs.* 伊匹单抗组为 52.3%）。与先前的报道相似，纳武利尤单抗具有良好的安全性，因为只有 14.4% 的患者出现 ≥ 3 级的不良反应，而伊匹单抗组为 45.9%。

Keynote-054 Ⅲ期临床试验，纳入 1019 例完全切除的Ⅲ期黑色素瘤患者，随机分配接受 200 mg 帕博丽珠单抗（*n*=514）或安慰剂（*n*=505）治疗，每 3 周 1 次，共 18 剂，或直到复发或出现不可接受的毒性反应。长期随访的 3 年 RFS 在帕博丽珠单抗组为 63.7%，而在安慰剂组为 44.1%（*HR*=0.56；95% *CI*：0.47 ~ 0.68）。帕博丽珠单抗组和安慰剂组 3 ~ 5 级的毒性反应分别为 14.5% 和 3.4%。值得注意的是，与包括Ⅲ B- Ⅳ期患者的 CheckMate-238 进行交叉试验比较是困难的，因为 KEYNOTE-054 包括Ⅲ A 期患者而未纳入Ⅳ期的患者[132, 133]。

尽管 CPI 辅助治疗取得了成功，但是 25% ~ 30% 的高危黑色素瘤患者在 1 年内复发。在一个多中心回顾性队列研究中，17% 接受 CPI 辅助治疗的患者（*n*=147/850）在 1 年内复发，中位时间为 4.6 个月，其中 76% 的患者接受抗 PD1 治疗。43% 为局部复发（*n*=49/126），57% 为远处复发（*n*=77/126）。在抗 PD1 治疗后接受全身治疗的患者中，24% 的患者（*n*=8/33）对单独或联合使用伊匹单抗有反应，78% 的患者（*n*=18/23）对 BRAF/MEK 抑制剂有反应[134]。

除辅助免疫治疗外，手术切除后 BRAF/MEK 抑制剂的辅助靶向治疗已成功用于减少复发[135-137]。一项由接受辅助靶向治疗的 85 例患者组成的回顾性多中心队列研究发现，在辅助治疗期间 22% 的患者复发（*n*=19/85）。对于复发后的后续治疗，抗 PD-1 治疗的缓解率为 63%（*n*=12/19），纳武利尤单抗联合伊匹单抗缓解率为 62%（*n*=8/13），对于再次接受靶向治疗的患者的缓解率为 25%

（$n$=4/16），伊匹单抗单药治疗的缓解率为 10%（$n$=1/10）[138]。

鉴于纳武单抗和伊匹单抗联合治疗转移性肿瘤取得良好的疗效，其在辅助治疗中的效果目前正在进行试验。一项小型临床试验（NCT01176474）正在评估 NIVO1（纳武利尤单抗 1mg/kg）联合 IPI3（伊匹单抗 3mg/kg）（队列 1）和 NIVO3（纳武利尤单抗 3mg/kg）+IPI1（伊匹单抗 1mg/kg）（队列 2）两种治疗方案对于已切除Ⅲ C/Ⅳ期黑色素瘤的治疗疗效。两组患者的中位随访时间分别为 21.3 个月和 11 个月，中位 PFS 和 OS 尚未达到[139]。Ⅲ期临床试验 Checkmate 915（NCT03068455）观察在已行切除的Ⅲ B/C/D 期或Ⅳ期患者中使用伊匹单抗和纳武利尤单抗联合治疗与单独使用纳武利尤单抗进行辅助治疗的疗效。研究结果未达到联合治疗组 RFS 优于单药治疗组的研究终点[140]。

此外，KEYNOTE-716（NCT03553836）是一项Ⅲ期安慰剂对照试验，观察帕博丽珠单抗在已行手术切除的高危Ⅱ期黑色素瘤中的疗效。

# 8　黑色素瘤治疗的展望

随着我们对肿瘤微环境和 T 细胞稳态认识的加深，新的靶标将被识别并进行临床试验。我们将在下面的一节中重点介绍一些正在研究的靶标。

## 8.1 IDO 抑制剂

色氨酸的积累对 T 细胞有抑制作用，其中胞内酶 IDO 是限速酶。IDO 抑制剂可能会改变肿瘤微环境以使其对免疫治疗有反应[141, 142]。

艾卡哚司他（Epacadostat）是 IDO1 的选择性抑制剂，基于Ⅰ/Ⅱ期临床试验研究结果（ECHO-202/KEYNOTE-037、NCT 02178722），进入Ⅲ期临床试验[143, 144]。然而，Ⅲ期临床试验 ECHO-301/KEYNOTE-252（NCT02752074）的结果显示艾卡哚司他和帕博丽珠单抗联合应用相比单独应用帕博丽珠单抗并无临床获益。两组的中位 PFS 分别为 4.7 个月和 4.9 个月，12 个月的 OS 两组均为 74%[145]。

艾卡哚司他与纳武利尤单抗联合治疗某些类型癌症的Ⅱ期研究显示 ORR 为 62%（$n$=31/50），然而，由于对黑色素瘤治疗中 IDO 抑制剂的研究热情逐渐减弱，目前还没有计划将这种联合用药用于Ⅲ期临床研究[146]。

Ⅱ期和Ⅲ期临床试验结果差异可能与治疗人群的不同、艾卡哚司他相对较低的剂量和肿瘤内犬尿氨酸的不完全抑制有关[147]。该途径中药物的未来成功应用可能取决于药代动力学和药效学研究，以确定适当的剂量来维持血浆和瘤内犬尿氨酸的抑制。M4112，是一种吲哚胺 2，3- 过氧化酶 1 和色氨酸 2，3- 过氧化酶 2 双重抑制剂，在晚期实体瘤中的Ⅰ期研究发现，虽然观察到犬尿氨酸的初始变化，当达到稳定状态时，血浆犬尿氨酸无明显减少[148]。IDO 抑制剂在晚期癌症中应用的临床试验正在进行中（NCT02658890、NCT03695250、NCT03854032）。

## 8.2 淋巴细胞活化基因 3（LAG-3）

LAG-3 是一种免疫检查点受体（CD223），存在于活化的 CD4$^+$ 和 CD8$^+$T 细胞、NK 细胞、B 细胞和浆细胞样树突状细胞表面[149]。LAG-3 的主要配体是 MHC II 类分子。LAG-3 对 T 细胞功能有多种生物学作用，包括对 T 细胞增殖、活化和稳态的负调节，并且在 T 细胞衰竭期间 LAG-3 上调。LAG-3 阻断剂的发展现已进入临床试验阶段。在一项 I/IIa 期临床试验中，68 例在 PD1/PD L1 暴露后进展的黑色素瘤患者接受瑞拉利单抗（Relatlimab）80mg（以前称为 BMS-986016）联合纳武利尤单抗 240 mg 治疗，每 2 周 1 次[150, 151]。结果显示，疾病控制率为 49%，ORR 为 11.5%。重要的是，瑞拉利单抗似乎没有增加毒性，因为仅在 10% 的治疗患者中观察到 3 级或 4 级毒性反应。目前正在进行多项临床试验，以评估抗 LAG-3 与其他免疫疗法联合用于新辅助治疗（NCT02519322）和初始治疗（NCT03470922）、以及抗 PD-1 治疗后进展的患者的疗效（NCT03978611）[152]。

## 8.3 T 细胞免疫球蛋白 -3（TIM-3）

TIM-3 是一种共抑制性受体，表达于产生干扰素 -γ 的 CD4$^+$ 和 CD8$^+$T 细胞特异亚型以及树突状细胞、NK 细胞和单核细胞[153]。结果表明，晚期黑色素瘤患者的一个 T 细胞亚群［PD-1 阳性纽约食管鳞状细胞癌（NY-ESO）特异性 CD8$^+$T 细胞］上调 TIM-3 表达；与 TIM-3 未表达的细胞相比，这些细胞似乎功能失调，产生较少的免疫调节细胞因子[154]。研究还表明，这是一种 T 细胞严重耗竭表型，与抗 PD1 同时阻断可能在逆转肿瘤诱导的 T 细胞功能失调方面发挥协同作用[155]。

在一项 I/II 期试验中，对晚期癌症患者单独使用 TIM-3 单克隆抗体 MBG453，对比与斯巴达珠单抗（PD-L1 单克隆抗体）联合使用。在单药 MBG453 的剂量递增中，29%（25/87）的患者疾病稳定；联合治疗组中，40%（34/86）患者疾病稳定，其中包括 5 例黑色素瘤患者。5%（4/86）的患者达到部分缓解，但在黑色素瘤中没有。该药的剂量扩展队列研究正在对 PD-1/PD-L1 抑制剂耐药的黑色素瘤患者中进行[67]。其他几种 TIM-3 拮抗剂正在作为单一药物或与 PD-1/PD-L1 抑制剂联合使用（NCT04370704、NCT03744468、NCT04641871、NCT03099109、NCT03489343、NCT02817633）或作为双特异性 PD-1/TIM3 抗体（NCT03708328）进行早期临床开发。

### 8.3.1 T 细胞激动剂

与免疫检查点抑制剂不同，改善 T 细胞对肿瘤反应的替代策略包括 T 细胞激动剂，如 4-1BB 和 OX40，它们通过共刺激分子发挥作用[156]。

### 8.3.2 OX40

OX40（或 CD134）是肿瘤坏死因子受体超家族（TNFRSF）成员。在肿瘤发生时，肿瘤浸润性淋巴细胞中 CD8$^+$T 细胞的 OX40 表达增加[157]。体外研究表明，刺激其配体可诱导 T 细胞增殖，改善效应功能，延长 T 细胞的存活时间。使用 OX40 激动剂治疗可增加抗肿瘤免疫[158]。在使用 OX40 激动剂鼠单克隆抗体 9B12（后来称为 MEDI6469）的初始 I 期临床试验中，30 例患者中有 12 例（7 例转移性黑色素瘤）患者转移病灶消退。7 例患者出现 3 级和 4 级淋巴细胞减少，其他 1 级和 2 级毒性反应包括疲劳、恶心、呕吐、皮疹和流感样症状[159]。MEDI0562 是一种可与 OX40

结合的激动性人源化单克隆抗体，已完成 I 期临床试验，然而，纳入的黑色素瘤患者较少[160]。目前正在进行 OX40 激动剂联合检查点抑制剂的临床试验，包括 MOX40916 联合阿替利珠单抗（atezolizumab、NCT02410512）和 MEDI 0562 联合德瓦鲁单抗（NCT02705482）或曲美木单抗（CTLA-4 抗体、NCT02705482）。在临床前模型中，MEDI6383，一种人 OX40 配体融合蛋白，可以启动细胞内信号通路，以增强 T 细胞生存、活性和增殖，目前正在评估其与德瓦鲁单抗联合使用的疗效（NCT02221960）[161]。

### 8.3.3 4-1BB

4-1BB（CD137）是另一个 TNFRSF 成员，是一种在 T 细胞和其他免疫细胞上表达的可诱导型共刺激受体，能够恢复效应子功能[162]。4-1BB 和 4-1BBL 相互作用导致细胞因子分泌，延长 CD8$^+$T 细胞存活时间。乌瑞芦单抗（BMS-663513）是一种全人源化的 4-1BB 激动性单克隆抗体，已在 I 期剂量递增研究中进行了试验。54 例黑色素瘤患者中只有 3 例患者对单一治疗有反应[163]。4-1BB 激动剂开发项目曾由于肝毒性而被搁置，分析可能是由统计导致的相关不良事件，后重启试验[164]。然而，由于与纳武利尤单抗的临床前协同作用，在 I/II 期研究中评估了纳武利尤单抗和乌瑞芦单抗的协同活性及其联合作用。在 46 例可评估的患者中，23 例达到客观缓解（18 例确认，5 例未确认），ORR 为 50%，不良反应与单药纳武利尤单抗相似[165]。此外，另一种 4-1BB 激动剂单克隆抗体 PF-05082566 与帕博丽珠联合应用治疗实体瘤（NCT02253992、NCT02179918）[166]以及与阿维单抗（avelumab）联合治疗晚期黑色素瘤患者（NCT02554812）的疗效已被评估。

### 8.3.4 糖皮质激素诱导肿瘤坏死因子受体相关蛋白（GITR）

糖皮质激素诱导的肿瘤坏死因子受体相关蛋白是肿瘤坏死因子受体超家族的 1 型跨膜蛋白，也称为 TNFRSF18。GITR 表达于 NK 细胞和人 T 淋巴细胞（主要表达于调节性 T 细胞）。GITR 的表达随 T 细胞活化而增加，其连接作为共刺激信号正向调节抗原特异性 T 细胞反应[167]。抗 GIR 抗体 MK-4166 的开放标签 I 期研究作为单一疗法或与帕博丽珠单抗联合进行。在联合治疗转移性黑色素瘤的扩展队列中，免疫检查点抑制剂初治患者的总缓解率为 69%（n=9/13），9 例应答中有 4 例达完全缓解。然而，在接受免疫检查点抑制剂治疗的队列中，7 例患者均在抗 GIR 和抗 PD-1 联合治疗后疾病进展。严重不良事件发生率在单药治疗组和联合治疗组相似，分别为 4.2% 和 7.7%[168]。类似研究在抗 GITR IgG$_4$ 单克隆抗体 MK-1248 进行。20 例患者单药治疗，17 例患者联合帕博丽珠单抗治疗。单药治疗的 20 例患者均没有客观反应；而联合治疗组 17 例患者中 3 例有客观反应（1 例黑色素瘤患者为部分缓解）[169]。抗 GITR 药物的进一步研究正在进行中（NCT03799003、NCT04021043）。

## 8.4 新型重组 IL-2

由于在免疫稳态和多个淋巴细胞亚群的募集中起着关键作用，因此 IL-2 仍然是一个有吸引力的靶点。低浓度的 IL-2 通过与高亲和力 IL-2R（由 IL-2Rα、β 和 γ 亚基组成）结合诱导信号传导，高亲和力 IL-2R 主要表达于调节性 T 细胞。而高浓度的 IL-2 是激活中亲和力 IL-2R（由 IL-2Rβ 和 γ 亚基组成）所必需的，中亲和力 IL-2R 表达于记忆 CD8$^+$T 细胞和 NK 细胞[170]。设计针对中亲和力 IL-2R 的药物值得期待。

贝培阿地白介素（Bempegaldesleukin，NKTR-214/BEMPEG）由于聚乙二醇（PEG）分子的定位，使 IL-2 受体 β 优先激活于 IL-2 受体 α。与阿地白介素（Aldesleukin）相比，NKTR-214 诱导的肿瘤杀伤 CD8$^+$T 细胞与 Foxp3$^+$ 调节性 T 细胞比值更高[171]。NKTR-214 的 I 期临床研究纳入 28 例患者（其中黑色素瘤 $n$=7），总体耐受性良好，仅 21.4% 的患者发生 ≥ 3 级治疗相关不良事件[172]。PIVOT-2 II 期临床试验评估了 NKTR-214 联合纳武利尤单抗治疗初治转移性黑色素瘤的疗效，ORR 为 53%（$n$=20/38），完全缓解率为 34%（$n$=13/38）。中位 PFS 为 30.9 个月，中位 OS 尚未达到[173]。贝培阿地白介素（BEMPEG）的 III 期试验正在进行中，包括贝培阿地白介素（BEMPEG）联合纳武利尤单抗在一线治疗（PIVOT IO 001；NCT03635983）和辅助治疗（PIVOT-12；NCT04410445）以及贝培阿地白介素联合帕博丽珠单抗（NCT03138889）在晚期或转移性实体瘤中治疗的 I/II 期试验均正在进行。

在一项 I/II 期研究（ARTISTRY-1）中，使用 ALKS4230 单药或联合帕博丽珠单抗治疗，免疫检查点抑制剂预治疗黑色素瘤的单药剂量递增队列中，最好的疗效为部分缓解（$n$=1/6）和疾病稳定（$n$=2/6）。联合帕博丽珠单抗治疗组，一例皮肤黑色素瘤的患者获得持久的部分缓解。治疗耐受性良好，最常见的治疗相关不良事件为 < 2 级的发热或低血压[174]。进一步的研究正在进行中（NCT04592653、NCT03861793）。

## 8.5 双特异性抗体

同时阻断多个检查点的双特异性抗体正在被研发用于临床。双特异性抗体模式的优势在于允许靶向单一药物中的两个受体，可用于增加活性或靶向耐药机制。PD-L1-Fc-OX40 的组合显示出协同的临床前活性[175]。目前正在包括黑色素瘤在内的晚期实体肿瘤中进行双特异性抗体 PD-1/4-1BB（NCT03809624）治疗的临床试验。

## 9　黑色素瘤免疫治疗和肠道菌群

对接受抗 PD-1 治疗的黑色素瘤患者（$n$=43，30 例有应答，13 例无应答）粪便微生物组样本进行分析，在应答患者中，瘤胃球菌科细菌的多样性和相对丰度显著提高[176]。此外，最近发表的一项 I 期临床试验评估了 10 例抗 PD-1 耐药转移性黑色素瘤患者粪便微生物移植（FMT）和抗 PD-1 免疫治疗再诱导的安全性和可行性。其中 3 例患者达到临床缓解，包括 2 例部分缓解和 1 例完全缓解[177]。通过粪便移植在患者的肠道微生物中创造更多的多样性，可能会改善对免疫治疗的反应。目前，多项研究正在评估肠道微生物改变的作用以及对 CPI 治疗的反应或毒性（NCT03817125、NCT03772899、NCT03819296）。

# 10 结论

在过去的 10 年中，黑色素瘤免疫治疗取得了众多突破性进展，迎来了肿瘤学领域的免疫治疗革命。尽管有很大的理由保持乐观，但仍有许多未知，我们热切期待正在进行的试验的结果，以帮助指导肿瘤学家为每位患者选择最佳的治疗方案。

（张启科、冯友繁、毛雪涵　译，郭振兴　校）

## 参考文献

［1］Tas F, Keskin S, Karadeniz A, et al. Noncutaneous Melanoma Have Distinct Features from Each Other and Cutaneous Melanoma［J］. Oncology, 2011, 81(5-6): 353-358.

［2］Siegel R L, Miller K D, Fuchs H E, et al. Cancer Statistics, 2021［J］. CA: a cancer journal for clinicians, 2021, 71(1): 7-33.

［3］McCourt C, Dolan O, Gormley G. Malignant melanoma: a pictorial review［J］. Ulster Med J, 2014, 83(2): 103-110.

［4］Gandini S, Sera F, Cattaruzza M S, et al. Meta-analysis of risk factors for cutaneous melanoma: I. Common and atypical naevi［J］. European journal of cancer (Oxford, England: 1990), 2005, 41(1): 28-44.

［5］Andrė L, Julija M, Simona L. Analysis of prognostic factors for melanoma patients［J］. Acta medica Lituanica, 2017, 24(1).

［6］Society A C. Cancer Facts & Figures, 2021［J］. 2021.

［7］Moyers J T, Patel A, Shih W, et al. Association of Sociodemographic Factors With Immunotherapy Receipt for Metastatic Melanoma in the US［J］. JAMA Network Open, 2020, 3(9): e2015656-e2015656.

［8］Govindarajan B, Bai X, Cohen C, et al. Malignant Transformation of Melanocytes to Melanoma by Constitutive Activation of Mitogen-activated Protein Kinase Kinase (MAPKK) Signaling［J］. Journal of Biological Chemistry, 2003, 278(11): 9790-9795.

［9］Satyamoorthy K, Li G, Gerrero M R, et al. Constitutive mitogen-activated protein kinase activation in melanoma is mediated by both BRAF mutations and autocrine growth factor stimulation［J］. Cancer research, 2003, 63(4),: 756-759.

［10］Akbani R, Akdemir Kadir C, Aksoy B A, et al. Genomic Classification of Cutaneous Melanoma［J］. Cell, 2015, 161(7): 1681-1696.

［11］Long G V, Stroyakovskiy D, Gogas H, et al. Dabrafenib and trametinib versus dabrafenib and placebo for Val600 BRAF-mutant melanoma: a multicentre, double-blind, phase 3 randomised controlled trial［J］. The Lancet, 2015, 386(9992): 444-451.

［12］Larkin J, Ascierto P A, Dréno B, et al. Combined Vemurafenib and Cobimetinib in BRAF-Mutated Melanoma［J］. The New England journal of medicine, 2014, 371(20): 1867-1876.

［13］McArthur G A D B, & Larkin, J, et al. 5-year survival update of cobimetinib plus vemurafenib BRAF V600 mutation-positive advanced melanoma: Final analysis of the coBRIM study［J］. the 16th International Congress of the Society for Melanoma Research, 2019.

［14］Dummer R, Ascierto P A, Gogas H J, et al. Overall survival in patients with BRAF-mutant melanoma receiving encorafenib plus binimetinib versus vemurafenib or encorafenib (COLUMBUS): a multicentre, open-label, randomised, phase 3 trial［J］. The Lancet Oncology, 2018, 19(10): 1315-1327.

［15］Ascierto P A, Dummer R, Gogas H J, et al. Update on tolerability and overall survival in COLUMBUS: landmark analysis of a randomised phase 3 trial of encorafenib plus binimetinib vs vemurafenib or encorafenib in patients with BRAF V600&#x2013;mutant melanoma［J］. European Journal of Cancer, 2020, 126: 33-44.

［16］Jiang T, Zhou C, Ren S. Role of IL-2 in cancer immunotherapy［J］. OncoImmunology, 2016, 5(6): e1163462.

［17］Atkins M B, Lotze M T, Dutcher J P, et al. High-dose recombinant interleukin 2 therapy for patients with metastatic melanoma: analysis of 270 patients treated between 1985 and 1993［J］. Journal of clinical oncology: official journal of the American Society of Clinical Oncology, 1999, 17(7): 2105-2116.

［18］Hughes T, Klairmont M, Broucek J, et al. The prognostic significance of stable disease following high-dose interleukin-2 (IL-2) treatment in patients with metastatic melanoma and renal cell carcinoma［J］. Cancer Immunology, Immunotherapy, 2015, 64(4): 459-465.

［19］Schwartzentruber D J. Guidelines for the safe administration of high-dose interleukin-2［J］. Journal of immunotherapy (Hagerstown, Md: 1997), 2001, 24(4): 287-293.

［20］Buchbinder E I, Gunturi A, Perritt J, et al. A retrospective analysis of High-Dose Interleukin-2 (HD IL-2) following Ipilimumab in metastatic melanoma［J］. Journal for Immunotherapy of Cancer, 2016, 4(1): 52.

［21］Buchbinder E I, Dutcher J P, Daniels G A, et al. Therapy with high-dose Interleukin-2 (HD IL-2) in metastatic melanoma and renal cell carcinoma following PD1 or PDL1 inhibition［J］. Journal for Immunotherapy of Cancer, 2019, 7(1):49.

［22］Serrone L, Zeuli M, Sega F M, et al. Dacarbazine-based chemotherapy for metastatic melanoma: thirty-year experience overview［J］. Journal of experimental & clinical cancer research: CR, 2000, 19(1): 21-34.

［23］Hill G J, 2nd, Krementz E T, Hill H Z. Dimethyl triazeno imidazole carboxamide and combination therapy for melanoma. IV. Late results after complete response to chemotherapy (Central Oncology Group protocols 7130, 7131, and 7131A)［J］. Cancer, 1984, 53(6): 1299-1305.

［24］Bajetta E, Del Vecchio M, Bernard-Marty C, et al. Metastatic melanoma: chemotherapy［J］. Seminars in oncology, 2002, 29(5): 427-445.

［25］Bhatia S, Tykodi S S, Thompson J A. Treatment of metastatic melanoma: an overview［J］. Oncology, 2009, 23(6): 488-496.

［26］Middleton M R, Grob J J, Aaronson N, et al. Randomized Phase III Study of Temozolomide Versus Dacarbazine in the Treatment of Patients With Advanced Metastatic Malignant Melanoma［J］. Journal of Clinical Oncology, 2000, 18(1): 158-158.

［27］Li R H, Hou X Y, Yang C S, et al. Temozolomide for Treating Malignant Melanoma［J］. Journal of the College of Physicians and Surgeons--Pakistan: JCPSP, 2015, 25(9): 680-688.

［28］Quirt I, Verma S, Petrella T, et al. Temozolomide for the Treatment of Metastatic Melanoma: A Systematic Review［J］. The Oncologist, 2007, 12(9): 1114-1123.

［29］Bedikian A Y, DeConti R C, Conry R, et al. Phase 3 study of docosahexaenoic acid&#x2013;paclitaxel versus dacarbazine in patients with metastatic malignant melanoma［J］. Annals of Oncology, 2011, 22(4): 787-793.

［30］Hersh E M, O'Day S J, Ribas A, et al. A phase 2 clinical trial of nab-paclitaxel in previously treated and chemotherapy-naive patients with metastatic melanoma［J］. Cancer, 2010, 116(1): 155-163.

［31］Hodi F S, Soiffer R J, Clark J, et al. Phase II study of paclitaxel and carboplatin for malignant melanoma［J］. American journal of clinical oncology, 2002, 25(3): 283-286.

［32］Rao R D, Holtan S G, Ingle J N, et al. Combination of paclitaxel and carboplatin as second-line therapy for patients with metastatic melanoma［J］. Cancer, 2006, 106(2): 375-382.

［33］Kottschade L A, Suman V J, Amatruda T, 3rd, et al. A phase II trial of nab-paclitaxel (ABI-007) and carboplatin in patients with unresectable stage IV melanoma: a North Central Cancer Treatment Group Study, N057E(1)［J］. Cancer, 2011, 117(8): 1704-1710.

［34］Flaherty K T, Lee S J, Zhao F, et al. Phase Ⅲ Trial of Carboplatin and Paclitaxel With or Without Sorafenib in Metastatic Melanoma［J］. Journal of Clinical Oncology, 2012, 31(3): 373-379.

［35］Legha S S, Ring S, Papadopoulos N, et al. A prospective evaluation of a triple-drug regimen containing cisplatin, vinblastine, and dacarbazine (CVD) for metastatic melanoma［J］. Cancer, 1989, 64(10): 2024-2029.

［36］Atkins M B, Hsu J, Lee S, et al. Phase Ⅲ Trial Comparing Concurrent Biochemotherapy With Cisplatin, Vinblastine, Dacarbazine, Interleukin-2, and Interferon Alfa-2b With Cisplatin, Vinblastine, and Dacarbazine Alone in Patients With Metastatic Malignant Melanoma (E3695): A Trial Coordinated by the Eastern Cooperative Oncology Group［J］. Journal of Clinical Oncology, 2008, 26(35): 5748-5754.

［37］Ludford K, Johnson D H, Hennegan T, et al. Phase II trial of nab-paclitaxel (ABI) and ipilimumab (ipi) in patients with treatment naïve metastatic melanoma［J］. Journal of Clinical Oncology, 2019, 37(15_suppl): 9554-9554.

［38］Jamal R, Lapointe R, Cocolakis E, et al. Peripheral and local predictive immune signatures identified in a phase II trial of ipilimumab with carboplatin/paclitaxel in unresectable stage Ⅲ or stage IV melanoma［J］. Journal for Immunotherapy of Cancer, 2017, 5(1): 83.

［39］Grünhagen D J, Verhoef C. Isolated Limb Perfusion for Stage Ⅲ Melanoma: Does It Still Have a Role in the Present Era of Effective Systemic Therapy?［J］. Oncology 2016, 30(12): 1045-1052.

［40］Miura J T, Kroon H M, Beasley G M, et al. Long-Term Oncologic Outcomes After Isolated Limb Infusion for Locoregionally Metastatic Melanoma: An International Multicenter Analysis［J］. Annals of Surgical Oncology, 2019, 26(8): 2486-2494.

［41］Lotze M T, Rosenberg S A. Results of Clinical Trials with the Administration of Interleukin 2 and Adoptive Immunotherapy with Activated Cells in Patients with Cancer［J］. Immunobiology, 1986, 172(3): 420-437.

［42］Rosenberg S A, Yannelli J R, Yang J C, et al. Treatment of patients with metastatic melanoma with autologous tumor-infiltrating lymphocytes and interleukin 2［J］. Journal of the National Cancer Institute, 1994, 86(15): 1159-1166.

［43］Dudley M E, Wunderlich J R, Yang J C, et al. Adoptive Cell Transfer Therapy Following Non-Myeloablative but Lymphodepleting Chemotherapy for the Treatment of Patients With Refractory Metastatic Melanoma［J］. Journal of Clinical Oncology, 2005, 23(10): 2346-2357.

［44］Dafni U, Michielin O, Lluesma S M, et al. Efficacy of adoptive therapy with tumor-infiltrating lymphocytes and recombinant interleukin-2 in advanced cutaneous melanoma: a systematic review and meta-analysis［J］. Annals of Oncology, 2019, 30(12): 1902-1913.

［45］Baruch E N, Berg A L, Besser M J, et al. Adoptive T cell therapy: An overview of obstacles and opportunities［J］. Cancer, 2019, 123(S11): 2154-2162.

［46］Merhavi-Shoham E, Itzhaki O, Markel G, et al. Adoptive Cell Therapy for Metastatic Melanoma［J］. The Cancer Journal, 2017, 23(1): 48-53.

［47］Page D M, Kane L P, Allison J P, et al. xTwo signals are required for negative selection of CD4$^+$CD8$^+$ thymocytes［J］. Journal of immunology (Baltimore, Md: 1950), 2017, 151(4): 1868-1880.

［48］Brunet J-F, Dosseto M, Denizot F, et al. The inducible cytotoxic T-lymphocyte-associated gene transcript CTLA-1 sequence and gene localization to mouse chromosome 14［J］. Nature, 1986, 322(6076): 268-271.

［49］Wei S C, Levine J H, Cogdill A P, et al. Distinct Cellular Mechanisms Underlie Anti-CTLA-4 and Anti-PD-1 Checkpoint Blockade［J］. Cell, 2017, 170(6): 1120-1133.e1117.

［50］Hodi F S, O'Day S J, McDermott D F, et al. Improved Survival with Ipilimumab in Patients with Metastatic Melanoma［J］. The New England journal of medicine, 2010, 363(8): 711-723.

［51］Robert C, Thomas L, Bondarenko I, et al. Ipilimumab plus Dacarbazine for Previously Untreated Metastatic Melanoma［J］. The New England journal of medicine, 2010, 364(26): 2517-2526.

［52］Olson D, Luke J J, Poklepovic A S, et al. Significant antitumor activity for low-dose ipilimumab (IPI) with pembrolizumab (PEMBRO) immediately following progression on PD1 Ab in melanoma (MEL) in a phase II trial［J］.

Journal of Clinical Oncology, 2020, 38(15_suppl): 10004-10004.

[53] Pires Da Silva I, Ahmed T, Lo S, et al. Ipilimumab (IPI) alone or in combination with anti-PD-1 (IPI+PD1) in patients (pts) with metastatic melanoma (MM) resistant to PD1 monotherapy [J]. Journal of Clinical Oncology, 2020, 38(15_suppl): 10005-10005.

[54] Pardoll D M. The blockade of immune checkpoints in cancer immunotherapy [J]. Nature Reviews Cancer, 2012, 12(4): 252-264.

[55] Ohaegbulam K C, Assal A, Lazar-Molnar E, et al. Human cancer immunotherapy with antibodies to the PD-1 and PD-L1 pathway [J]. Trends in Molecular Medicine, 2015, 21(1): 24-33.

[56] Nishino M, Ramaiya N H, Hatabu H, et al. Monitoring immune-checkpoint blockade: response evaluation and biomarker development [J]. Nature Reviews Clinical Oncology, 2017, 14(11): 655-668.

[57] Robert C, Long G V, Brady B, et al. Nivolumab in Previously Untreated Melanoma without BRAF Mutation [J]. New England Journal of Medicine, 2014, 372(4): 320-330.

[58] Ascierto P A, Long G V, Robert C, et al. Survival Outcomes in Patients With Previously Untreated BRAF Wild-Type Advanced Melanoma Treated With Nivolumab Therapy: Three-Year Follow-up of a Randomized Phase 3 Trial [J]. JAMA Oncology, 2019, 5(2): 187-194.

[59] Zhao X, Suryawanshi S, Hruska M, et al. Assessment of nivolumab benefit-risk profile of a 240-mg flat dose relative to a 3-mg/kg dosing regimen in patients with advanced tumors [J]. Annals of Oncology, 2017, 28(8): 2002-2008.

[60] Long G V, Tykodi S S, Schneider J G, et al. Assessment of nivolumab exposure and clinical safety of 480 mg every 4 weeks flat-dosing schedule in patients with cancer [J]. Annals of Oncology, 2018, 29(11): 2208-2213.

[61] Ribas A, Puzanov I, Dummer R, et al. Pembrolizumab versus investigator-choice chemotherapy for ipilimumab-refractory melanoma (KEYNOTE-002): a randomised, controlled, phase 2 trial [J]. The Lancet Oncology, 2015, 16(8): 908-918.

[62] Robert C, Schachter J, Long G V, et al. Pembrolizumab versus Ipilimumab in Advanced Melanoma [J]. The New England journal of medicine, 2015, 372(26): 2521-2532.

[63] Robert C, Ribas A, Schachter J, et al. Pembrolizumab versus ipilimumab in advanced melanoma (KEYNOTE-006): post-hoc 5-year results from an open-label, multicentre, randomised, controlled, phase 3 study [J]. The Lancet Oncology, 2019, 20(9): 1239-1251.

[64] Freshwater T, Kondic A, Ahamadi M, et al. Evaluation of dosing strategy for pembrolizumab for oncology indications [J]. Journal for Immunotherapy of Cancer, 2017, 5(1): 43.

[65] Lala M, Li T R, de Alwis D P, et al. A six-weekly dosing schedule for pembrolizumab in patients with cancer based on evaluation using modelling and simulation [J]. European Journal of Cancer, 2020, 131: 68-75.

[66] Naing A, Gainor J F, Gelderblom H, et al. A first-in-human phase 1 dose escalation study of spartalizumab (PDR001), an anti-PD-1 antibody, in patients with advanced solid tumors [J]. Journal for Immunotherapy of Cancer, 2020, 8(1): e000530.

[67] Curigliano G, Gelderblom H, Mach N, et al. Abstract CT183: Phase (Ph) I/II study of MBG453 ± spartalizumab (PDR001) in patients (pts) with advanced malignancies [J]. Cancer research, 2019, 79(13_Supplement): CT183-CT183.

[68] Keam S J. Toripalimab: First Global Approval [J]. Drugs, 2019, 79(5): 573-578.

[69] Sheng X, Yan X, Chi Z, et al. Overall survival and biomarker analysis of a phase Ib combination study of toripalimab, a humanized IgG4 mAb against programmed death-1 (PD-1) with axitinib in patients with metastatic mucosal melanoma [J]. Journal of Clinical Oncology, 2020, 38(15_suppl): 10007-10007.

[70] Hodi F S, Chesney J, Pavlick A C, et al. Combined nivolumab and ipilimumab versus ipilimumab alone in patients with advanced melanoma: 2-year overall survival outcomes in a multicentre, randomised, controlled, phase 2 trial[J]. The Lancet Oncology, 2016, 17(11): 1558-1568.

［71］Larkin J, Chiarion-Sileni V, Gonzalez R, et al. Combined Nivolumab and Ipilimumab or Monotherapy in Untreated Melanoma［J］. The New England journal of medicine, 2015, 373(1): 23-34.

［72］Janjigian Y Y, Bendell J, Calvo E, et al. CheckMate-032 Study: Efficacy and Safety of Nivolumab and Nivolumab Plus Ipilimumab in Patients With Metastatic Esophagogastric Cancer［J］. Journal of Clinical Oncology, 2018, 36(28): 2836-2844.

［73］Motzer R J, Tannir N M, McDermott D F, et al. Nivolumab plus Ipilimumab versus Sunitinib in Advanced Renal-Cell Carcinoma［J］. The New England journal of medicine, 2018, 378(14): 1277-1290.

［74］Hellmann M D, Ciuleanu T-E, Pluzanski A, et al. Nivolumab plus Ipilimumab in Lung Cancer with a High Tumor Mutational Burden［J］. The New England journal of medicine, 2018, 378(22): 2093-2104.

［75］Lebbé C, Meyer N, Mortier L, et al. Evaluation of Two Dosing Regimens for Nivolumab in Combination With Ipilimumab in Patients With Advanced Melanoma: Results From the Phase Ⅲ b/IV CheckMate 511 Trial［J］. Journal of Clinical Oncology, 2019, 37(11): 867-875.

［76］Long G V, Atkinson V, Cebon J S, et al. Standard-dose pembrolizumab in combination with reduced-dose ipilimumab for patients with advanced melanoma (KEYNOTE-029): an open-label, phase 1b trial［J］. The Lancet Oncology, 2017, 18(9): 1202-1210.

［77］Cohen J V, Tawbi H, Margolin K A, et al. Melanoma central nervous system metastases: current approaches, challenges, and opportunities［J］. Pigment cell & melanoma research, 2016, 29(6): 627-642.

［78］Kluger H M, Chiang V, Mahajan A, et al. Long-Term Survival of Patients With Melanoma With Active Brain Metastases Treated With Pembrolizumab on a Phase II Trial［J］. Journal of Clinical Oncology, 2018, 37(1): 52-60.

［79］Margolin K, Ernstoff M S, Hamid O, et al. Ipilimumab in patients with melanoma and brain metastases: an open-label, phase 2 trial［J］. The Lancet Oncology, 2012, 13(5): 459-465.

［80］Goldberg S B, Gettinger S N, Mahajan A, et al. Pembrolizumab for patients with melanoma or non-small-cell lung cancer and untreated brain metastases: early analysis of a non-randomised, open-label, phase 2 trial［J］. The Lancet Oncology, 2016, 17(7): 976-983.

［81］Tawbi H A-H, Forsyth P A J, Hodi F S, et al. Efficacy and safety of the combination of nivolumab (NIVO) plus ipilimumab (IPI) in patients with symptomatic melanoma brain metastases (CheckMate 204)［J］. Journal of Clinical Oncology, 2019, 37(15_suppl): 9501-9501.

［82］Tawbi H A, Forsyth P A, Algazi A, et al. Combined Nivolumab and Ipilimumab in Melanoma Metastatic to the Brain［J］. The New England journal of medicine, 2018, 379(8): 722-730.

［83］Long G V, Atkinson V, Lo S, et al. Combination nivolumab and ipilimumab or nivolumab alone in melanoma brain metastases: a multicentre randomised phase 2 study［J］. The Lancet Oncology, 2018, 19(5): 672-681.

［84］Glitza I C, Smalley K S M, Brastianos P K, et al. Leptomeningeal disease in melanoma patients: An update to treatment, challenges, and future directions［J］. Pigment cell & melanoma research, 2020, 33(4): 527-541.

［85］Glitza I C, Phillips S, Brown C, et al. Single-center phase I/Ib study of concurrent intrathecal (IT) and intravenous (IV) nivolumab (N) for metastatic melanoma (MM) patients (pts) with leptomeningeal disease (LMD)［J］. Journal of Clinical Oncology, 2020, 38(15_suppl): 10008-10008.

［86］Chen Daniel S, Mellman I. Oncology Meets Immunology: The Cancer-Immunity Cycle［J］. Immunity, 2013, 39(1): 1-10.

［87］De Sousa Linhares A, Battin C, Jutz S, et al. Therapeutic PD-L1 antibodies are more effective than PD-1 antibodies in blocking PD-1/PD-L1 signaling［J］. Scientific Reports, 2019, 9(1): 11472.

［88］Hamid O, Sosman J A, Lawrence D P, et al. Clinical activity, safety, and biomarkers of MPDL3280A, an engineered PD-L1 antibody in patients with locally advanced or metastatic melanoma (mM)［J］. Journal of Clinical Oncology, 2013, 31(15_suppl),:9010-9010.

［89］Keilholz U, Mehnert J M, Bauer S, et al. Avelumab in patients with previously treated metastatic melanoma: phase 1b results from the JAVELIN Solid Tumor trial［J］. Journal for Immunotherapy of Cancer, 2019, 7(1): 12.

［90］Ribas A, Butler M, Lutzky J, et al. Phase I study combining anti-PD-L1 (MEDI4736) with BRAF (dabrafenib) and/or MEK (trametinib) inhibitors in advanced melanoma［J］. Journal of Clinical Oncology, 2015, 33(15_suppl): 3003-3003.

［91］Arance A M, Gogas H, Dreno B, et al. LBA69 - Combination treatment with cobimetinib (C) and atezolizumab (A) vs pembrolizumab (P) in previously untreated patients (pts) with BRAFV600 wild type (wt) advanced melanoma: Primary analysis from the phase Ⅲ IMspire170 trial［J］. Annals of Oncology, 2019, 30: v906.

［92］Dummer R, Lebbé C, Atkinson V, et al. Combined PD-1, BRAF and MEK inhibition in advanced BRAF-mutant melanoma: safety run-in and biomarker cohorts of COMBI-i［J］. Nature Medicine, 2020, 26(10): 1557-1563.

［93］Ascierto P A, Ferrucci P F, Fisher R, et al. Dabrafenib, trametinib and pembrolizumab or placebo in BRAF-mutant melanoma［J］. Nature Medicine, 2019, 25(6): 941-946.

［94］Gutzmer R, Stroyakovskiy D, Gogas H, et al. Atezolizumab, vemurafenib, and cobimetinib as first-line treatment for unresectable advanced BRAF V600 mutation-positive melanoma (IMspire150): primary analysis of the randomised, double-blind, placebo-controlled, phase 3 trial［J］. The Lancet, 2020, 395(10240): 1835-1844.

［95］Naing A, Hajjar J, Gulley J L, et al. Strategies for improving the management of immune-related adverse events［J］. Journal for ImmunoTherapy of Cancer, 2020, 8(2): e001754.

［96］Cousin S, Seneschal J, Italiano A. Toxicity profiles of immunotherapy［J］. Pharmacology & Therapeutics, 2018, 181: 91-100.

［97］Kanjanapan Y, Day D, Butler M O, et al. Delayed immune-related adverse events in assessment for dose-limiting toxicity in early phase immunotherapy trials［J］. European journal of cancer (Oxford, England: 1990), 2019, 107: 1-7.

［98］Abu-Sbeih H, Ali F S, Qiao W, et al. Immune checkpoint inhibitor-induced colitis as a predictor of survival in metastatic melanoma［J］. Cancer immunology, immunotherapy: CII, 2019, 68(4): 553-561.

［99］Eggermont A M M, Kicinski M, Blank C U, et al. Association Between Immune-Related Adverse Events and Recurrence-Free Survival Among Patients With Stage Ⅲ Melanoma Randomized to Receive Pembrolizumab or Placebo: A Secondary Analysis of a Randomized Clinical Trial［J］. JAMA Oncology, 2020, 6(4): 519-527.

［100］Fujii T, Colen R R, Bilen M A, et al. Incidence of immune-related adverse events and its association with treatment outcomes: the MD Anderson Cancer Center experience［J］. Investigational New Drugs, 2018, 36(4): 638-646.

［101］Dolladille C, Ederhy S, Sassier M, et al. Immune Checkpoint Inhibitor Rechallenge After Immune-Related Adverse Events in Patients With Cancer［J］. JAMA Oncology, 2020, 6(6): 865-871.

［102］Allouchery M, Lombard T, Martin M, et al. Safety of immune checkpoint inhibitor rechallenge after discontinuation for grade ≥ 2 immune-related adverse events in patients with cancer［J］. Journal for ImmunoTherapy of Cancer, 2020, 8(2): e001622.

［103］Hirayama M, Nishimura Y. The present status and future prospects of peptide-based cancer vaccines［J］. International Immunology, 2016, 28(7): 319-328.

［104］Schwartzentruber D J, Lawson D H, Richards J M, et al. gp100 Peptide Vaccine and Interleukin-2 in Patients with Advanced Melanoma［J］. New England Journal of Medicine, 2011, 364(22): 2119-2127.

［105］Ott P A, Hu-Lieskovan S, Chmielowski B, et al. A Phase Ib Trial of Personalized Neoantigen Therapy Plus Anti-PD-1 in Patients with Advanced Melanoma, Non-small Cell Lung Cancer, or Bladder Cancer［J］. Cell, 2020, 183(2): 347-362.e324.

［106］Conry R M, Westbrook B, McKee S, et al. Talimogene laherparepvec: First in class oncolytic virotherapy［J］. Human vaccines & immunotherapeutics, 2018, 14(4): 839-846.

［107］Andtbacka R H I, Kaufman H L, Collichio F, et al. Talimogene Laherparepvec Improves Durable Response Rate in Patients With Advanced Melanoma［J］. Journal of Clinical Oncology, 2015, 33(25): 2780-2788.

［108］Puzanov I, Milhem M M, Minor D, et al. Talimogene Laherparepvec in Combination With Ipilimumab in Previously

Untreated, Unresectable Stage Ⅲ B-IV Melanoma［J］. Journal of Clinical Oncology, 2016, 34(22): 2619-2626.

［109］Ribas A, Dummer R, Puzanov I, et al. Oncolytic Virotherapy Promotes Intratumoral T Cell Infiltration and Improves Anti-PD-1 Immunotherapy［J］. Cell, 2017, 170(6): 1109-1119.e1110.

［110］Thompson J F, Hersey P, Wachter E. Chemoablation of metastatic melanoma using intralesional Rose Bengal［J］. Melanoma Research, 2008, 18(6).

［111］Thompson J F, Agarwala S S, Smithers B M, et al. Phase 2 Study of Intralesional PV-10 in Refractory Metastatic Melanoma［J］. Annals of Surgical Oncology, 2015, 22(7): 2135-2142.

［112］Read T A, Smith A, Thomas J, et al. Intralesional PV-10 for the treatment of in-transit melanoma metastases—Results of a prospective, non-randomized, single center study［J］. Journal of Surgical Oncology, 2018, 117(4): 579-587.

［113］Agarwala S S, Ross M I, Zager J S, et al. Phase 1b study of PV-10 and anti-PD-1 in advanced cutaneous melanoma［J］. Journal of Clinical Oncology, 2019, 37(15_suppl): 9559-9559.

［114］Huang B, Zhao J, Unkeless J C, et al. TLR signaling by tumor and immune cells: a double-edged sword［J］. Oncogene, 2008, 27(2): 218-224.

［115］Babiker H M, Subbiah V, Ali A, et al. Abstract CT134: Tilsotolimod engages the TLR9 pathway to promote antigen presentation and Type-I IFN signaling in solid tumors［J］. Cancer research, 2020, 80(16_Supplement): CT134-CT134.

［116］Haymaker C, Andtbacka R H I, Johnson D B, et al. 1083MO Final results from ILLUMINATE-204, a phase I/II trial of intratumoral tilsotolimod in combination with ipilimumab in PD-1 inhibitor refractory advanced melanoma［J］. Annals of Oncology, 2020, 31: S736.

［117］Milhem M, Gonzales R, Medina T, et al. Abstract CT144: Intratumoral toll-like receptor 9 (TLR9) agonist, CMP-001, in combination with pembrolizumab can reverse resistance to PD-1 inhibition in a phase Ib trial in subjects with advanced melanoma［J］. Cancer research, 2018, 78(13_Supplement): CT144-CT144.

［118］Milhem M, Zakharia Y, Davar D, et al. 304 Intratumoral injection of CMP-001, a toll-like receptor 9 (TLR9) agonist, in combination with pembrolizumab reversed programmed death receptor 1 (PD-1) blockade resistance in advanced melanoma［J］. Journal for ImmunoTherapy of Cancer, 2018, 8(Suppl 3): A186.

［119］Ribas A, Medina T, Kummar S, et al. SD-101 in Combination with Pembrolizumab in Advanced Melanoma: Results of a Phase Ib, Multicenter Study［J］. Cancer Discovery, 2018, 8(10): 1250-1257.

［120］Balch C M, Gershenwald J E, Soong S-j, et al. Final Version of 2009 AJCC Melanoma Staging and Classification［J］. Journal of Clinical Oncology, 2009, 27(36): 6199-6206.

［121］Gershenwald J E, Scolyer R A. Melanoma Staging: American Joint Committee on Cancer (AJCC) 8th Edition and Beyond［J］. Annals of Surgical Oncology, 2018, 25(8): 2105-2110.

［122］Faries M B, Thompson J F, Cochran A J, et al. Completion Dissection or Observation for Sentinel-Node Metastasis in Melanoma［J］. New England Journal of Medicine, 2017, 376(23): 2211-2222.

［123］Agha A, Tarhini A A. Adjuvant Therapy for Melanoma［J］. Current Oncology Reports, 2017, 19(5): 36.

［124］Kirkwood J M, Resnick G D, Cole B F. Efficacy, safety, and risk-benefit analysis of adjuvant interferon alfa-2b in melanoma［J］. Seminars in oncology, 1997, 24(1 Suppl 4): S16-23.

［125］Kirkwood J M, Ibrahim J G, Sondak V K, et al. High- and Low-Dose Interferon Alfa-2b in High-Risk Melanoma: First Analysis of Intergroup Trial E1690/S9111/C9190［J］. Journal of Clinical Oncology, 2000, 18(12): 2444-2458.

［126］Kirkwood J M, Manola J, Ibrahim J, et al. A Pooled Analysis of Eastern Cooperative Oncology Group and Intergroup Trials of Adjuvant High-Dose Interferon for Melanoma［J］. Clinical Cancer Research, 2004, 10(5): 1670-1677.

［127］Flaherty L E, Othus M, Atkins M B, et al. Southwest Oncology Group S0008: A Phase Ⅲ Trial of High-Dose Interferon Alfa-2b Versus Cisplatin, Vinblastine, and Dacarbazine, Plus Interleukin-2 and Interferon in Patients With

High-Risk Melanoma—An Intergroup Study of Cancer and Leukemia Group B, Children's Oncology Group, Eastern Cooperative Oncology Group, and Southwest Oncology Group ［J］. Journal of Clinical Oncology, 2014, 32(33): 3771-3778.

［128］Eggermont A M M, Chiarion-Sileni V, Grob J-J, et al. Adjuvant ipilimumab versus placebo after complete resection of high-risk stageⅢ melanoma (EORTC 18071): a randomised, double-blind, phase 3 trial ［J］. The Lancet Oncology, 2015, 16(5): 522-530.

［129］Eggermont A M M, Chiarion-Sileni V, Grob J J, et al. Ipilimumab versus placebo after complete resection of stage Ⅲ melanoma: Long-term follow-up results the EORTC 18071 double-blind phase 3 randomized trial ［J］. Journal of Clinical Oncology, 2019, 37(15_suppl): 2512-2512.

［130］Weber J, Mandala M, Del Vecchio M, et al. Adjuvant Nivolumab versus Ipilimumab in Resected StageⅢ or IV Melanoma ［J］. New England Journal of Medicine, 2017, 377(19): 1824-1835.

［131］Ascierto P A, Del Vecchio M, Mandalá M, et al. Adjuvant nivolumab versus ipilimumab in resected stage Ⅲ B–C and stage IV melanoma (CheckMate 238): 4-year results from a multicentre, double-blind, randomised, controlled, phase 3 trial ［J］. The Lancet Oncology, 2020, 21(11): 1465-1477.

［132］Eggermont A M M, Blank C U, Mandala M, et al. Adjuvant Pembrolizumab versus Placebo in Resected Stage Ⅲ Melanoma ［J］. The New England journal of medicine, 2018, 378(19): 1789-1801.

［133］Eggermont A M M, Blank C U, Mandala M, et al. Longer Follow-Up Confirms Recurrence-Free Survival Benefit of Adjuvant Pembrolizumab in High-Risk StageⅢ Melanoma: Updated Results From the EORTC 1325-MG/KEYNOTE-054 Trial ［J］. Journal of Clinical Oncology, 2020, 38(33): 3925-3936.

［134］Owen C N, Shoushtari A N, Chauhan D, et al. Management of early melanoma recurrence despite adjuvant anti-PD-1 antibody therapy☆ ［J］. Annals of Oncology, 2020, 31(8): 1075-1082.

［135］Long G V, Hauschild A, Santinami M, et al. Adjuvant Dabrafenib plus Trametinib in StageⅢ BRAF-Mutated Melanoma ［J］. New England Journal of Medicine, 2017, 377(19): 1813-1823.

［136］Maio M, Lewis K, Demidov L, et al. Adjuvant vemurafenib in resected, *BRAF*V600 mutation-positive melanoma (BRIM8): a randomised, double-blind, placebo-controlled, multicentre, phase 3 trial［J］. The Lancet Oncology, 2018, 19(4): 510-520.

［137］Hauschild A, Dummer R, Schadendorf D, et al. Longer Follow-Up Confirms Relapse-Free Survival Benefit With Adjuvant Dabrafenib Plus Trametinib in Patients With Resected BRAF V600-Mutant StageⅢ Melanoma ［J］. Journal of Clinical Oncology, 2018, 36(35): 3441-3449.

［138］Bhave P, Pallan L, Long G V, et al. Melanoma recurrence patterns and management after adjuvant targeted therapy: a multicentre analysis ［J］. British Journal of Cancer, 2021, 124(3): 574-580.

［139］Khushalani N I, Kim Y, Gibney G T, et al. Adjuvant nivolumab (NIVO) plus ipilimumab (IPI) for resected high-risk stages Ⅲ C/IV melanoma (MEL) ［J］. Journal of Clinical Oncology, 2016, 34(15_suppl): 9586-9586.

［140］Squibb B M. Bristol Myers Squibb Announces Update on CheckMate -915 Evaluating Opdivo (nivolumab) Plus Yervoy (ipilimumab) Versus Opdivo in Resected High-Risk Melanoma Patients ［Z］. 2021

［141］Moon Y W, Hajjar J, Hwu P, et al. Targeting the indoleamine 2, 3-dioxygenase pathway in cancer ［J］. Journal for ImmunoTherapy of Cancer, 2015, 3(1) 51.

［142］Muller A J, DuHadaway J B, Donover P S, et al. Inhibition of indoleamine 2, 3-dioxygenase, an immunoregulatory target of the cancer suppression gene Bin1, potentiates cancer chemotherapy ［J］. Nature Medicine, 2005, 11(3): 312-319.

［143］Yue E W, Sparks R, Polam P, et al. INCB24360 (Epacadostat), a Highly Potent and Selective Indoleamine-2, 3-dioxygenase 1 (IDO1) Inhibitor for Immuno-oncology ［J］. ACS Medicinal Chemistry Letters, 2017, 8(5): 486-491.

［144］Hamid O, Gajewski T F, Frankel A E, et al. Epacadostat plus pembrolizumab in patients with advanced melanoma:

Phase 1 and 2 efficacy and safety results from ECHO-202/KEYNOTE-037〔J〕. Annals of Oncology, 2017, 28: v428-v429.

［145］Long G V, Dummer R, Hamid O, et al. Epacadostat plus pembrolizumab versus placebo plus pembrolizumab in patients with unresectable or metastatic melanoma (ECHO-301/KEYNOTE-252): a phase 3, randomised, double-blind study〔J〕. The Lancet Oncology, 2019, 20(8): 1083-1097.

［146］Daud A, Saleh M N, Hu J, et al. Epacadostat plus nivolumab for advanced melanoma: Updated phase 2 results of the ECHO-204 study〔J〕. Journal of Clinical Oncology, 2018, 36(15_suppl): 9511-9511.

［147］Labadie B W, Bao R, Luke J J. Reimagining IDO Pathway Inhibition in Cancer Immunotherapy via Downstream Focus on the Tryptophan-Kynurenine-Aryl Hydrocarbon Axis〔J〕. Clinical Cancer Research, 2019, 25(5): 1462-1471.

［148］Naing A, Eder J P, Piha-Paul S A, et al. Preclinical investigations and a first-in-human phase I trial of M4112, the first dual inhibitor of indoleamine 2, 3-dioxygenase 1 and tryptophan 2, 3-dioxygenase 2, in patients with advanced solid tumors〔J〕. Journal for ImmunoTherapy of Cancer, 2020, 8(2): e000870.

［149］Goldberg M V, Drake C G. LAG-3 in Cancer Immunotherapy〔M〕//DRANOFF G. Cancer Immunology and Immunotherapy. Berlin, Heidelberg; Springer Berlin Heidelberg. 2011: 269-278.

［150］Ascierto P A, Melero I, Bhatia S, et al. Initial efficacy of anti-lymphocyte activation gene-3 (anti-LAG-3; BMS-986016) in combination with nivolumab (nivo) in pts with melanoma (MEL) previously treated with anti-PD-1/PD-L1 therapy〔J〕. Journal of Clinical Oncology, 2017, 35(15_suppl): 9520-9520.

［151］Ascierto P A, Bono P, Bhatia S, et al. Efficacy of BMS-986016, a monoclonal antibody that targets lymphocyte activation gene-3 (LAG-3), in combination with nivolumab in pts with melanoma who progressed during prior anti&#x2013;PD-1/PD-L1 therapy (mel prior IO) in all-comer and biomarker-enriched populations〔J〕. Annals of Oncology, 2017, 28: v611-v612.

［152］Amaria R N, Reddy S M, Tawbi H A, et al. Neoadjuvant immune checkpoint blockade in high-risk resectable melanoma〔J〕. Nature Medicine, 2018, 24(11): 1649-1654.

［153］Hahn A W, Gill D M, Pal S K, et al. The future of immune checkpoint cancer therapy after PD-1 and CTLA-4〔J〕. Immunotherapy, 2017, 9(8): 681-692.

［154］Fourcade J, Sun Z, Benallaoua M, et al. Upregulation of Tim-3 and PD-1 expression is associated with tumor antigen-specific CD8$^+$ T cell dysfunction in melanoma patients〔J〕. Journal of Experimental Medicine, 2010, 207(10): 2175-2186.

［155］Sakuishi K, Apetoh L, Sullivan J M, et al. Targeting Tim-3 and PD-1 pathways to reverse T cell exhaustion and restore anti-tumor immunity〔J〕. Journal of Experimental Medicine, 2010, 207(10): 2187-2194.

［156］Choi Y, Shi Y, Haymaker C L, et al. T-cell agonists in cancer immunotherapy〔J〕. Journal for ImmunoTherapy of Cancer, 2020, 8(2): e000966.

［157］Peng W, Williams L J, Xu C, et al. Anti-OX40 Antibody Directly Enhances The Function of Tumor-Reactive CD8$^+$ T Cells and Synergizes with PI3Kβ Inhibition in PTEN Loss Melanoma〔J〕. Clinical Cancer Research, 2019, 25(21): 6406-6416.

［158］Buchan S L, Rogel A, Al-Shamkhani A. The immunobiology of CD27 and OX40 and their potential as targets for cancer immunotherapy〔J〕. Blood, 2018, 131(1): 39-48.

［159］Curti B D, Kovacsovics-Bankowski M, Morris N, et al. OX40 Is a Potent Immune-Stimulating Target in Late-Stage Cancer Patients〔J〕. Cancer research, 2013, 73(24): 7189-7198.

［160］Glisson B S, Leidner R S, Ferris R L, et al. Safety and Clinical Activity of MEDI0562, a Humanized OX40 Agonist Monoclonal Antibody, in Adult Patients with Advanced Solid Tumors〔J〕. Clinical Cancer Research, 2020, 26(20): 5358-5367.

［161］Oberst M D, Augé C, Morris C, et al. Potent Immune Modulation by MEDI6383, an Engineered Human OX40

Ligand IgG4P Fc Fusion Protein［J］. Molecular Cancer Therapeutics, 2018, 17(5): 1024-1038.

［162］Chester C, Sanmamed M F, Wang J, et al. Immunotherapy targeting 4-1BB: mechanistic rationale, clinical results, and future strategies［J］. Blood, 2018, 131(1): 49-57.

［163］Sznol M, Hodi F S, Margolin K, et al. Phase I study of BMS-663513, a fully human anti-CD137 agonist monoclonal antibody, in patients (pts) with advanced cancer (CA)［J］. Journal of Clinical Oncology, 2008, 26(15_suppl): 3007-3007.

［164］Segal N H, Logan T F, Hodi F S, et al. Results from an Integrated Safety Analysis of Urelumab, an Agonist Anti-CD137 Monoclonal Antibody［J］. Clinical Cancer Research, 2017, 23(8): 1929-1936.

［165］Massarelli E, Segal N H, Ribrag V, et al. Clinical safety and efficacy assessment of the CD137 agonist urelumab alone and in combination with nivolumab in patients with hematologic and solid tumor malignancies［J］. Journal for immunotherapy of cancer, 2016, 4(Suppl. 1): 82.

［166］Tolcher A W, Sznol M, Hu-Lieskovan S, et al. Phase Ib Study of Utomilumab (PF-05082566), a 4-1BB/CD137 Agonist, in Combination with Pembrolizumab (MK-3475) in Patients with Advanced Solid Tumors［J］. Clinical Cancer Research, 2017, 23(18): 5349-5357.

［167］Brunn N D, Mauze S, Gu D, et al. The Role of Anti-Drug Antibodies in the Pharmacokinetics, Disposition, Target Engagement, and Efficacy of a GITR Agonist Monoclonal Antibody in Mice［J］. Journal of Pharmacology and Experimental Therapeutics, 2017, 356(3): 574.

［168］Papadopoulos K P, Autio K A, Golan T, et al. Phase 1 study of MK-4166, an anti-human glucocorticoid-induced tumor necrosis factor receptor (GITR) antibody, as monotherapy or with pembrolizumab (pembro) in patients (pts) with advanced solid tumors［J］. Journal of Clinical Oncology, 2019, 37(15_suppl): 9509-9509.

［169］Geva R, Voskoboynik M, Dobrenkov K, et al. First-in-human phase 1 study of MK-1248, an anti-glucocorticoid-induced tumor necrosis factor receptor agonist monoclonal antibody, as monotherapy or with pembrolizumab in patients with advanced solid tumors［J］. Cancer, 2020, 126(22): 4926-4935.

［170］Lopes J E, Fisher J L, Flick H L, et al. xALKS 4230: a novel engineered IL-2 fusion protein with an improved cellular selectivity profile for cancer immunotherapy［J］. Journal for ImmunoTherapy of Cancer, 2020, 8(1): e000673.

［171］Charych D H, Hoch U, Langowski J L, et al. NKTR-214, an Engineered Cytokine with Biased IL2 Receptor Binding, Increased Tumor Exposure, and Marked Efficacy in Mouse Tumor Models［J］. Clinical Cancer Research, 2020, 22(3): 680-690.

［172］Bentebibel S-E, Hurwitz M E, Bernatchez C, et al. A First-in-Human Study and Biomarker Analysis of NKTR-214, a Novel IL2Rβγ-Biased Cytokine, in Patients with Advanced or Metastatic Solid Tumors［J］. Cancer Discovery, 2019, 9(6): 711-721.

［173］Diab A, Tykodi S, Daniels G, et al. 420 Progression-free survival and biomarker correlates of response with BEMPEG plus NIVO in previously untreated patients with metastatic melanoma: results from the PIVOT-02 study［J］. Journal for ImmunoTherapy of Cancer, 2020, 8(Suppl 3): A256.

［174］Vaishampayan U N, Muzaffar J, Velcheti V, et al. 1027MO ALKS 4230 monotherapy and in combination with pembrolizumab (pembro) in patients (pts) with refractory solid tumours (ARTISTRY-1)［J］. Annals of Oncology, 2020, 31,:S708-S709.

［175］Fromm G, de Silva S, Johannes K, et al. Agonist redirected checkpoint, PD1-Fc-OX40L, for cancer immunotherapy［J］. Journal for ImmunoTherapy of Cancer, 2018, 6(1): 149.

［176］Gopalakrishnan V, Spencer C N, Nezi L, et al. Gut microbiome modulates response to anti-PD-1 immunotherapy in melanoma patients［J］. Science, 2018, 359(6371): 97-103.

［177］Baruch Erez N, Youngster I, Ben-Betzalel G, et al. Fecal microbiota transplant promotes response in immunotherapy-refractory melanoma patients［J］. Science, 2021, 371(6529): 602-609.

# 第 4 章 肺癌免疫治疗：最终实现长期获益了吗？

迭戈·L·凯恩，尼古拉斯·米纳塔，亚历山德罗·鲁索，翁贝托·马拉佩尔，迭戈·德·米格尔-佩雷斯，克里斯蒂安·罗尔福
（ **Diego L. Kaen，Nicolas Minatta，Alessandro Russo，Umberto Malapelle，Diego de Miguel-Pérez，and Christian Rolfo** ）

**摘要** 过去的一段时间，多个临床机构报道了靶向免疫检查点的药物，在改善肺癌患者临床疗效方面的巨大潜力。PD-1/PD-L1 抑制剂已被美国 FDA 批准用于治疗各种类型肺癌，其既可单独使用，又可与化疗联用，还可以与他免疫检查点抑制剂（如抗 CTLA-4 药物）联合使用。这些药物的临床应用革新了肺癌的治疗方法，可使特定的患者群体保持长期获益。肺癌免疫治疗适应证快速增加，多种组合已在临床中应用，还有一些组合正在试验探索中。但是，寻找一种可靠的预测性生物标志物是我们永恒的追求，去克服目前已获批的临床试验对病例选择的局限性。在本章中，我们总结了抗 PD-1/PD-L1 药物在肺癌治疗中的现状和进展。

**关键词** 程序性细胞死亡蛋白 1（PD-1）；程序性细胞死亡蛋白配体 1（PD-L1）；细胞毒性 T 淋巴细胞抗原 4（CTLA-4）；免疫检查点抑制剂；非小细胞肺癌；小细胞肺癌；免疫治疗；肿瘤突变负荷；外周血肿瘤突变负荷（bTMB）

## 1 引言

我们都知道，肺癌患者的生存率逐年提高；非小细胞肺癌患者的 2 年相对生存率从 2009—2010 年的 34% 上升到 2015—2016 年的 42%，其中每个诊断阶段的绝对增长率为 5% ~ 6%；而小细胞肺癌患者的 2 年相对生存率则保持在 14% ~ 15%。这主要是归因于治疗方法的改进，其中免疫治疗发挥了重要作用[1]。

目前在临床实践中，免疫治疗已成为现实。认识和理解免疫治疗的作用机制，是提高肺癌患者

存活率的关键[2]。近年来，靶向 CTLA-4、PD-1 或 PD-L1 的 ICIs 在多种晚期癌症中的应用获得了成功，在免疫肿瘤学领域获得广泛关注。尽管第一个被确定的免疫检查点分子是 CTLA-4，但得到更广泛研究的却是 PD-1/PD-L1 轴，因为后者在 CD8$^+$T 细胞的耗竭中发挥作用。从生理学的意义上讲，PD-1/PD-L1 可以在感染引发炎症反应时，在外周组织中发挥限制 T 细胞活性的作用，从而限制自身免疫。与 CTLA-4 类似，PD-1 在活化的 T 细胞上表达，通过干扰 T 细胞受体信号来抑制 T 细胞应答。PD-1 有两个配体，PD-L1（B7-H1）可在抗原提呈细胞（antigen-presenting cells，APCs）、巨噬细胞、成纤维细胞和 T 细胞上表达，PD-L2（B7-DC）则主要在 APCs 上表达。PD-L1 在一些实体瘤的肿瘤细胞中也过表达，相对来说 PD-L2 则几乎很少在肿瘤细胞上表达。CTLA-4 和 PD-1/PD-L1 在免疫抑制中的作用，及其在实体瘤中的表达，为其治疗性开发提供了理论依据。此外，CTLA-4 和 PD-1 通过不同的途径发挥作用，因此也有研究尝试同时靶向这两条通路，用以恢复抗肿瘤免疫作用[3, 4]。

2012 年，早期临床试验首次证明了 PD（L）-1 药物在肺癌中的有效性。从那以后，免疫检查点阻断（immune checkpoint blockade，ICB）已成为一种在许多不同的临床场景中都有效的全新的治疗策略，使 NSCLC 和 SCLC 治疗方式发生巨大转变（图 4.1）[5]。血液和组织样本中的几种生物学因素已被确定具有预后和预测作用，但不幸的是，没有一种生物标志物可以完美地区分有效者和无效者。PD-L1 免疫组化表达水平仍然是迄今为止临床实践中唯一适用的标志物[6]。

迄今为止，用于肺癌的主要生物标志物是 PD-L1[10]，采用不同的抗体和评分系统开发了不同的免疫组织化学测定法。然而，很多研究结果都一致性显示，就 PD-L1 在肿瘤细胞（TC）上的表达而言，这些检测（22C3，SP263，28-8，73-10 和 E1L3N）之间大多数都存在高度的一致性[11-14]。在随机 Ⅱ / Ⅲ 期 KEYNOTE-010 试验中，开发了使用 Dako22C3 试剂盒的 PD-L1 肿瘤比例评分（tumor proportion score，TPS）评估方法，并验证其为帕博利珠单抗单药治疗在 NSCLC 治疗前的伴随诊断[15]。基于对预治疗患者的阳性结果，ICIs 被进一步应用于既往未接受过治疗的患者；在 PD-1/PD-L1 抑制剂单药或铂类药物化疗的治疗选择中，PD-L1 也成为了最广泛使用的生物标志物[16]。PD-L1TPS ≥ 50% 的患者在所有 NSCLC 患者中约占 30%，这一亚组患者可以从单药 ICIs 中获得比铂类化疗更大的益处[17-19]。迄今为止，已有三种不同的药物（帕博利珠单抗、阿替利珠单抗和西米普利单抗）获得这一适应证的审批。单药 ICI 用于 PD-L1 低表达（TPS 1% ~ 49%）患者的一线治疗，目前还存在争议，因为 KEYNOTE-042 研究中患者从帕博利珠单抗治疗得到的临床获益[20]可能归功于 PD-L1 表达相对较高[21]。

PD-L1 表达缺失并不意味着患者绝对无法从免疫治疗中获益，因而开展了许多其他生物标志物的研究[22-24]。

在本章中，我们总结了抗 PD-1/PD-L1 药物在肺癌治疗中的现状和进展。

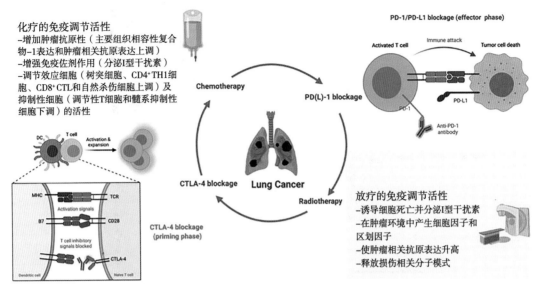

图 4.1　免疫检查点抑制剂在肺癌中的作用和常规治疗策略的免疫调节活性[3, 7-9]。

　　缩写：MHC 主要组织相容性复合物，TAA 肿瘤相关抗原，IFN 干扰素，TH1 Th1 辅助细胞，CTL 细胞毒性 T 淋巴细胞，NK 自然杀伤细胞，Tregs 调节性 T 细胞，MDSCs 髓系抑制性细胞，TCR T 细胞受体，DC 树突细胞

　　图片来源：Created with BioRender.com

　　译者注：免疫检查点抑制剂主要分为 CTLA-4 阻断和 PD（L）-1 阻断。CTLA-4 阻断主要作用在免疫反应的启动阶段，干扰树突细胞与初始 T 细胞之间的相互作用。PD（L）-1 阻断主要作用在免疫反应的效应阶段，感染激活的 T 细胞与肿瘤细胞直接相互作用。肺癌的常规治疗包括化疗、放疗。化疗的调节活性包括：增加肿瘤抗原性（主要组织相容性复合物 -1 表达和肿瘤相关抗原表达上调），免疫佐剂作用（分泌 Ⅰ 型干扰素），调节效应细胞（树突细胞、CD4+TH1 细胞、CD8+CTL 和自然杀伤细胞上调）及抑制性细胞（调节性 T 细胞和髓系抑制性细胞下调）的活性。放疗的免疫调节活性包括：诱导细胞死亡并分泌 Ⅰ 型干扰素，在肿瘤环境中产生细胞因子和区划因子，使肿瘤相关抗原表达升高，释放损伤相关分子模式。

## 2　早期和局部晚期非小细胞肺癌

　　大约 40% 的 NSCLC 患者在诊断时为局部病灶，具有手术切除的潜在可能性[25]。以铂类药物为基础的辅助化疗已被证明可提高 Ⅱ ~ Ⅲ 期患者的生存率，可以考虑用于具有高危因素（直径＞4cm、低分化癌、楔形切除术后、淋巴血管侵犯、脏层胸膜受累、淋巴结状态未知）的 ⅠB 期患者[26]。一份涵盖了 20 世纪 90 年代至 21 世纪初期进行的随机Ⅲ期试验的 Meta 分析发现，与单纯手术相比，辅助 / 新辅助治疗使得 ⅠB-ⅢA 期 NSCLC 患者的 5 年绝对生存率提高了 5%[27, 28]。

　　自这些试验以来，早期 NSCLC 的治疗前景在过去 20 年几乎没有改善。直到最近，一项随机Ⅲ期试验报告了在铂类化疗后使用奥希替尼在特定患者群体（激活 EGFR 突变）中具有生存获益[29]。众所周知，免疫治疗可以使疾病得到长期的控制，因此 ICIs 可能会使肺癌的辅助治疗模式发生彻底改变。目前有多项相关的临床试验正在开展中（表 4.1）。

表 4.1　评估免疫检查点抑制剂作为根治性切除 NSCLC 辅助治疗的正在进行的临床试验

| 研究 | 人群 | 治疗 | 研究阶段 | 研究终点 |
|---|---|---|---|---|
| IMpower010 | 切除和辅助化疗后的 IB 期至 ⅢA 期 NSCLC | Atezolizumab 与 BSC | 3 | DFS |
| CANOPY-A | 完全切除术后的 Ⅱ~Ⅲ期 | Canakinumab 与 安慰剂 | 3 | DFS |
| PEARLS | 完全切除术后的标准辅助化疗后的 ⅠB~ⅢA 期 NSCLC | 帕博利珠单抗 与安慰剂 | 3 | DFS |
| BR31 | 完全切除术后的标准辅助化疗后的 ⅠB~ⅢA 期 NSCLC | 度伐利尤单抗 与安慰剂 | 3 | PD-L1 ≥ 25%EGFR/ALK 野生型患者 DFS |
| ANVIL | 手术和辅助化疗后的 ⅠB~ⅢA 期 | 纳武利尤单抗 与观察 | 3 | DFS，OS |
| ALCHEMIST Chemo-IO | 完全切除术后的 ⅠB~ⅢA 期 NSCLC | 化疗 +/– 帕博利珠单抗 | 3 | DFS，OS |
| LungMate-008 | 完全切除术后的 EGFR/ALK 野生型的 Ⅱ~ⅢB（N2）期 NSCLC | 铂类化疗 +/– 特瑞普利单抗 | 3 | DFS |
| MERMAID-1 | 完全切除术后 MRD+ 的 Ⅱ~Ⅲ期非小细胞肺癌 | 度伐利尤单抗 +/– 化疗 | 3 | DFS |
| MERMAID-2 | 根治性意向治疗后 *MRD+ 的 Ⅱ~Ⅲ期 NSCLC | 度伐利尤单抗 与安慰剂 | 3 | PD-L1 ≥ 1% 患者 DFS |
| NCT04585477 | 接受手术或放射治疗并完成标准辅助化疗后 ctDNA 阳性的 Ⅰ~Ⅲ期 NSCLC | 度伐利尤单抗 | 2 | 2 个周期后 ctDNA 变化 |
| CATHAYA | 手术后 ctDNA 结果阳性的完全切除术后的 Ⅰ~Ⅲ期 NSCLC | 辅助化疗 +/– 阿替利珠单抗 | 2 | 6 个月时的 ctDNA 清除率 |
| BTCRC-LUN19-396 | 完全切除术后 ctDNA 清除的 Ⅰ期（≥ 4cm）~ⅢA 期 | 辅助化疗 + 阿替利珠单抗 | 2 | 4 个周期后无法检测到 ctDNA 的患者占比 |
| NCT03053856 | 新辅助放化疗后完全切除的 ⅢAN2 期 | 帕博利珠单抗 | 2 | DFS |
| NCT04317534 | Ⅰ期（1~4cm）NSCLC | 帕博利珠单抗 与观察 | 2 | DFS |

\* 完全切除术 ± 新辅助和（或）辅助治疗

缩写：NSCLC 非小细胞肺癌、OS 总生存期、DFS 无病生存期、MRD+ 微小残留病灶阳性

最近，一项单臂Ⅱ期研究（NCT03053856）的初步结果评估了帕博利珠单抗在术后患者中的疗效，入组的是接受新辅助同步放化疗（每周卡铂 / 紫杉醇和 DT44Gy/22fx 放射治疗）及治疗性手术切除后的ⅢA-N2 期 NSCLC 患者，接受帕博利珠单抗治疗最多 2 年或直到疾病复发。主要终点是无病生存期（disease-free survival，DFS），统计目标为 20 个月以上。迄今为止，在该试验接受治疗的 37 名患者中，有 14 名患者因疾病进展（9 例）、不良事件（4 例）或患者撤回知情（1 例）而停止治疗。不良事件包括导致停药的 4 级肺炎（1 例）和 3 级自身免疫性肝炎（1 例），以及 1 级或 2 级甲状腺功能减退（6 例）、肺炎（5 例）和皮疹（3 例）[30]。

2021 年 3 月，罗氏宣布Ⅲ期 IMpower010 试验达到主要研究终点，在 PD-L1 阳性的接受手术切除并进行最多四个周期含铂方案辅助化疗后的Ⅱ～ⅢA 期 NSCLC 患者中，与最佳支持治疗（best supportive care，BSC）相比，使用 PD-L1 抑制剂阿替利珠单抗可以显著改善患者 DFS。期待这项研究的全部结果早日公布。

除了辅助治疗外，免疫治疗单药或与含铂化疗联合应用也可能在新辅助治疗中发挥作用。这些研究的初步结果令人鼓舞，尤其是免疫联合化疗的研究（表 4.2）。

表 4.2　新辅助 ICI 在可切除 NSCLC 中的部分临床试验

| 研究 | 患者（例数） | 分期 | 药物 | 周期数 | MPR/pCR（%） | ORR（%） |
|---|---|---|---|---|---|---|
| 福特等[31] | 21 | ⅠB～ⅢA | 纳武利尤单抗 | 2 | 45%，15% | 10% |
| LCM3[32] | 144 | ⅠB～ⅢA，选择后的ⅢB | 阿替利珠单抗 | 2 | 21%，7% | — |
| NEOSTAR[33] | 23 | Ⅰ～ⅢA | 纳武利尤单抗 | 3 | 22%，9% | 23% |
| | 21 | | 纳武利尤单抗 - 伊匹木单抗 | 1 | 38%，29% | 20% |
| NADIM[34] | 46 | ⅠA～ⅢA | 纳武利尤单抗 /CP | 3 | 83%，63% | 76% |
| 舒等[35] | 30 | ⅠB～ⅢA | 阿替利珠单抗 +nab-P/C | 2 | 57%，33% | 63% |
| 瑞德等[36] | 30 | Ⅰ～ⅢA | 帕博利珠单抗 | 2 | 28%，8% | — |
| MSK3475-223[37] | 15 | Ⅰ～ⅢA | 帕博利珠单抗 | 2 | 40%，20% | 15% |
| 高等[38] | 22 | ⅠB～ⅢA | 辛迪利单抗 | 2 | 46%，18% | 13% |
| IoNESCO[39] | 50 | ⅠB～ⅢA | 度伐利尤单抗 | 3 | 18%，0% | 9% |
| PRINCEPS[40] | 30 | Ⅰ（＞2 厘米）～ⅢA | 阿替利珠单抗 | 1 | 14%，0% | 7% |
| 辛纳等[41] | 13 | Ⅰ～ⅢA | 纳武利尤单抗 + 化疗 | 3 | 84%，38% | — |
| TOP1201[42] | 24 | ⅠB～ⅢA | CPx2 → CP/ 伊匹木单抗 | 2 | NR，15% | 58% |
| SAKK16/14[43] | 67 | ⅢA | 顺铂 / 多西他赛 x3 → 度伐利尤单抗 | 2 | 60%，18% | 59% |

缩写：MPR 主要病理缓解、pCR 病理完全缓解、ORR 客观缓解率、CP 卡铂 / 紫杉醇、nab-P/C 白蛋白紫杉醇 / 卡铂、NR 未达到。

总的来说，化疗与免疫治疗联合应用似乎可以得到更高的客观缓解率（objective response rate，ORR）和主要病理缓解（major pathological response，MPR）甚至病理完全缓解（pathologic complete response，pCR）。这种治疗策略似乎比单药 ICB 更有希望，迅速进入到了Ⅲ期临床试验。

目前有一系列随机试验正在进行中，评估在含铂两药化疗基础上联合 PD-1/PD-L1 抑制剂作为可切除 NSCLC（Ⅰ~ⅢA 期）患者新辅助治疗方案的效果，包括 KEYNOTE-671（帕博利珠单抗）、AEGEAN（度伐利尤单抗）、NCT 04316364（阿得贝利单抗 /SHR-1316）、NCT 04379635（替雷利珠单抗）、JS001028 Ⅲ（特瑞普利单抗）、Check Mate-77T（纳武利尤单抗）和 Check Mate-816（纳武利尤单抗 / 化疗 vs. 纳武利尤单抗 - 伊匹木单抗）。

2020 年 10 月，百时美施贵宝（Bristol Myers Squibb）宣布 Check Mate-816 在手术前接受纳武单抗加化疗的患者中达到了改善 pCR 的主要终点。预计在未来几个月内，将公布该研究的全部结果。

在不能进行手术的Ⅲ期患者中，与单纯放疗相比，放化疗结合已被证明可以提高患者生存率[44]，与序贯方法相比，同步放化疗（concurrent chemoradiation，cCRT）患者 5 年总生存率提高 4.5%[45]。

一系列研究表明，cCRT 序贯免疫治疗有望用于不可切除的Ⅲ期局部晚期 NSCLC 患者。PACIFIC 试验（一项评估 MEDI4736 用于同步放化疗后的Ⅲ期不可切除非小细胞肺癌患者的全球研究）是一项评估 PD-L1 抗体度伐利尤单抗在此背景下使用的Ⅲ期临床研究，结果令人鼓舞。PACIFIC 试验首次证实了局部晚期 NSCLC 患者接受免疫检查点抑制剂可以改善患者结局。在这项Ⅲ期试验中，不可切除的Ⅲ期 NSCLC 患者以 2∶1 的比例随机接受度伐利尤单抗（PD-L1 抑制剂）或安慰剂作为巩固治疗，每 2 周一次，为期 1 年[46]。研究人群由 713 名患者组成，既往接受过含铂方案化疗和 66Gy 同步放疗，并且在治疗后未出现疾病进展。主要研究终点无进展生存期（Progression-free Survival，PFS）在度伐利尤单抗组中显著优于安慰剂组（中位 PFS，16.8 vs. 5.6 个月；$P < 0.001$）。此外，另一主要研究终点 OS 的结果与之前报道的一致 [分层 $HR$=0.69（95% $CI$：0.55 ~ 0.86）]；度伐利尤单抗组患者未达到中位 OS，安慰剂组患者中位 OS 为 29.1 个月。12 个月、24 个月和 36 个月 OS 率在度伐利尤单抗组和安慰剂组中分别为 83.1% vs. 74.6%、66.3% vs. 55.3%，和 57.0% vs. 43.5%[47]。无论 PD-L1 表达如何，度伐利尤单抗都可以改善 OS，这与分析主要终点 OS 时进行的预设分析和事后分析的结果都一致[46]。值得注意的是，PD-L1 数据是基于 cCRT 治疗前的样本，可能无法反映 cCRT 引起的表达变化，在得出明确结论时应把这点考虑在内。PACIFIC 试验的研究设计中并未包括根据 PD-L1 状态评估度伐利尤单抗疗效。总地来说，这项分析的结果强调了度伐利尤单抗在 cCRT 后的长期生存获益，并进一步确立了 PACIFIC 方案作为 cCRT 后没有进展的不可切除Ⅲ期 NSCLC 患者的标准治疗。一项探索性分析表明，放疗完成后 14 天内开始使用度伐利尤单抗的患者，其疗效优于放疗结束 14 天后才开始免疫治疗的患者[48]。

除了 cCRT 后的巩固治疗外，其他正在积极研究的治疗策略包括在放化疗期间同时使用 ICIs（PACIFIC-2、CheckMate73L、EA5181、DETERRED-PART Ⅱ、NICOLAS、KEYNOTE-799），以及序贯放化疗（PACIFIC-6）或单独放疗（DUART）后使用 ICIs。这些试验的结果将为 PD-1/PD-L1 抑制剂在不能手术的Ⅲ期 NSCLC 患者治疗应用中提供更多参考。

## 3　既往治疗后的 NSCLC

早期临床研究提示 PD-1/PD-L1 抑制剂可用于肺癌治疗的几年后[49, 50]，已有三种 PD-1/PD-L1 疗法在Ⅲ期临床研究中被证实可以在以前的标准治疗多西他赛基础上进一步改善患者总生存期（overall survival，OS），从而获得美国食品和药物管理局（Food and Drug Administration，FDA）和欧洲药品管理局（European Medicines Agency，EMA）批准的用于肺癌二线治疗的适应证（纳武利尤单抗、帕博利珠单抗和阿替利珠单抗）。

在两项Ⅲ期试验（CheckMate-017 和 CheckMate-057）中，纳武利尤单抗在既往治疗后的晚期鳞状和非鳞状 NSCLC 患者中显示出更好的 OS 和安全性[51, 52]。在对 CheckMate-017 和 CheckMate-057 分别进行 64.2、64.5 个月的随访后[53]，50 名接受纳武利尤单抗治疗的患者和 9 名接受多西他赛治疗的患者仍然存活。5 年综合 OS 率分别为 13.4% 和 2.6%；5 年 PFS 率分别为 8.0% 和 0。接受纳武利尤单抗治疗的患者，2 年和 3 年无进展的可能性分别为 82.0% 和 93.0%，在治疗后 5 年保持无进展的可能性分别为 59.6% 和 78.3%。在治疗后 3 ~ 5 年的随访期间，31 名接受纳武利尤单抗治疗的患者中有 8 名（25.8%）报告了治疗相关不良事件（treatment-related adverse events，TRAE），其中 7 名患者新出现了不良事件；1 个（3.2%）TRAE 为 3 级，没有 4 级 TRAE。很明显，与多西紫杉醇相比，纳武利尤单抗使患者的 OS 率提高了 5 倍，同时未出现新的安全信号。有趣的是，尽管研究设计和评估方法相似，但作为预测疗效的生物标志物，PD-L1 表达在这两项试验中的结果截然不同。鳞状细胞癌和非鳞状细胞癌肿瘤组织学的不同突变负荷，以及原癌基因异常概率的不同，可能导致了这种差异。此外，对 CheckMate-057 的一项界标分析（landmarkanalysis）表明，将治疗 3 个月内死亡的患者排除在外后，无论是 PD-L1 阳性还是 PD-L1 阴性患者，纳武利尤单抗疗效均优于多西他赛[54]。Ⅱ期（POPLAR 研究）和Ⅲ期随机临床试验（OAK 研究）在既往治疗后的 NSCLC 患者中比较了阿替利珠单抗与多西他赛，发现所有 PD-L1 表达的患者 OS 均得到改善。使用 SP142 试剂盒分析显示，肿瘤细胞（TC）或肿瘤浸润性免疫细胞（IC）中 PD-L1 IHC 表达的增加与疗效增强成正相关[55, 56]。无论是在 POPLAR 研究［中位 OS，12.6 个月 vs. 9.7 个月；HR=0.76（95% CI：0.58 ~ 1.00）］，还是在 OAK 研究［中位 OS，13.3 vs. 9.8 个月；HR=0.78（95% CI：0.68 ~ 0.89）］中，与多西他赛相比，接受阿替利珠单抗治疗的患者生存期均长于接受多西他赛治疗的患者。4 年 OS 率，在 POPLAR 研究中分别为 14.8%（8.7% ~ 20.8%）和 8.1%（3.2% ~ 13.0%），在 OAK 研究中分别为 15.5%（12.4% ~ 18.7%）和 8.7%（6.2% ~ 11.3%）。4 年后，多西他赛组中的幸存者大多数接受了后续免疫治疗（POPLAR 研究，50%；OAK 研究，65%）。这些 4 年幸存者大多数体力评分 ECOGPS 为 0，为非鳞状细胞癌；大约一半是有效者（POPLAR 研究中，阿替利珠单抗组有效者占 7/15；多西他赛组有效者占 3/4；OAK 研究中，阿替利珠单抗组有效者占 24/43；多西他赛组有效者占 11/26）。接受阿替利珠单抗治疗后 4 年仍幸存的患者中，治疗相关的 3/4 级不良事件的发生率分别为 27%（POPLAR 研究）和 16%（OAK 研究）[57]。

帕博利珠单抗在 NSCLC 中的应用始于 I 期多队列研究 KEYNOTE-001，该研究评估了该化合物的安全性和活性，同时验证了用于检测 PD-L1 表达的伴随诊断 22C3 免疫组化试剂盒。这项研究纳入患有鳞癌和非鳞癌的患者；然而，PD-L1 表达必须为 1% 或更高。所有患者在一线铂类双药治疗后都出现进展，而那些有驱动突变的患者在适当的酪氨酸激酶抑制剂治疗后也已出现进展[58]。更新后的 42.6 个月的随访分析结果显示[59]，无论是在 PD-L1 TPS ≥ 50% 组（$HR=0.53$；$P < 0.00001$）还是 TPS ≥ 1% 组（$HR=0.69$；$P < 0.00001$），帕博利珠单抗较多西他赛显著降低患者死亡风险。中位 OS 在 TPS ≥ 50% 组分别为 16.9 个月（95% $CI$: 12.3 ~ 21.4 个月）与 8.2 个月（95% $CI$: 6.4 ~ 9.8 个月），在 TPS ≥ 1% 组中分别为 11.8 个月（95% $CI$: 10.4 ~ 13.1 个月）与 8.4 个月（95% $CI$: 7.6 ~ 9.5 个月）。在两个 TPS 组中，帕博利珠单抗组的 36 个月 OS 的 Kaplan-Meier 估计值比多西他赛组更高，TPS ≥ 50% 组的 OS 率分别为 34.5% 和 12.7%，TPS ≥ 1% 组的 OS 率分别为 22.9% 和 11.0%。无论在 PD-L1 TPS ≥ 50% 组（$HR=0.57$；$P=0.00001$）还是 TPS ≥ 1% 组（$HR=0.83$；$P=0.005$）中，帕博利珠单抗与多西他赛相比显著降低患者疾病进展或死亡风险（盲态独立中心根据 RECIST v1.1 标准的评估结果，而非研究者评估）。在两个 TPS 组中，帕博利珠单抗与多西他赛相比均可以提高 Kaplan Meier 估计的 36 个月 PFS，TPS ≥ 50% 组的 PFS 率分别为 21.9% 和 1.2%，TPS ≥ 1% 组的 PFS 率分别为 12.7% 和 1.0%。

并非所有使用 PD-1/PD-L1 检查点抑制剂二线治疗晚期 NSCLC 的试验都取得了积极的结果。阿维鲁单抗（Avelumab）是一种抗 PD-L1 单克隆抗体，在 JAVELIN Lung200 试验中与多西他赛进行了比较[60]。研究结果显示，阿维鲁单抗组和多西他赛组之间患者的 OS 没有显著差异，即使在肿瘤 PD-L1 表达阳性的亚组中也是如此。研究试验后大量使用 ICIs 和试验的非盲设计可能会影响结果。

目前，ICIs 已成为晚期 NSCLC 二线治疗的标准方案，但因为未进行过头对头比较，暂无数据表明其中一种药物优于另一种药物。事实上，已发表的 ICIs 用于既往治疗后 NSCLC 患者临床研究的荟萃分析并未证明这些药物之间存在显著的生存差异[61, 62]。因此，在临床实践中，可能影响 ICIs 选择的因素可能包括药物获取、给药方案、成本和 PD-L1 表达。

## 4　转移性 NSCLC 的一线治疗

在二线治疗中引入纳武利尤单抗治疗转移性肺癌只是一个开始，免疫检查点抑制剂治疗逐渐被应用于不同的临床场景中[16]，包括在特定患者群体中的单药、或联合化疗 +/− 抗血管生成药物、或联合 CTLA-4 抑制剂用于一线治疗。

在不考虑组织学类型的无驱动基因突变（EGFR/ALK 野生型）的转移性肺癌患者的一线治疗中，两项关键的随机 III 期临床试验分别在 PD-L1 TPS ≥ 50%（KEYNOTE-024）和 PD-L1 TPS ≥ 1%（KEYNOTE-042）患者中对比了帕博利珠单抗与含铂双药方案的疗效。

KEYNOTE-024 达到了其主要终点，证明在 PD-L1 强表达（TPS50%）患者中，无论其肿瘤组织学类型，帕博利珠单抗疗效均优于化疗[17]。通过达到 30 个月的中位 OS[63]，帕博利珠单抗在这一选定患者群体中被认为比含铂双药化疗毒性更小、更有效，同时首次在无驱动基因异常的 NSCLC 患者的一线治疗中被认为比铂类药物化疗更具生存优势。基于这些结果，PD-L1 ⩾ 50% 且没有驱动基因突变的患者成为一个新的亚组，该患者亚组约占所有 NSCLC 患者的 30%，可从无化疗方案的一线治疗中获益。

最近两种 ICIs（阿替利珠单抗和西米普利单抗）的临床研究中报道了类似的结果，目前，这两种 ICIs 已被美国 FDA 批准，可作为具有强 PD-L1 表达且无 EGFR 突变和（或）ALK 重排患者的一线选择。

随机Ⅲ期试验 IMpower110 在 PD-L1 特定表达（通过 SP142 免疫组织化学测定评估，PD-L1 在至少 1% 的肿瘤细胞或至少 1% 的肿瘤浸润性免疫细胞上表达）的 NSCLC 患者中比较了阿替利珠单抗与铂类药物化疗[18]。该研究表明，在 PD-L1 高表达患者亚组中，意向治疗（intention-to-treat, ITT）人群（EGFR 或 ALK 均为野生型的患者）的 OS 有显著的统计学改善（20.2 个月 vs. 13.1 个月；死亡风险比 =0.59；P=0.01）。此外，通过血浆 394 基因二代测序检测组套 Foundation One CDx Liquid 评估，阿替利珠单抗应用于具有高血液肿瘤突变负荷（bTMB）亚组中，OS 和 PFS 较高，表明该生物标志物在患者选择中具有潜在的应用价值[18]。

在随机Ⅲ期试验 EMPOWER-Lung1 中，将西米普利单抗与以铂类药物为基础的化疗作为 PD-L1 肿瘤表达 50% 且无 EGFR 突变、ALK 易位或 ROS1 融合的晚期 NSCLC 患者的一线治疗进行了对比。如果患者从未吸烟（定义为一生中吸烟数量 ⩽ 100 支），则他们不符合入组资格。这是该条件下规模最大的研究（563 名 PD-L1 表达 ⩾ 50% 的患者），研究表明在 PD-L1 强阳性 NSCLC 患者中西米普利单抗相比化疗可以进一步改善患者 PFS（8.2 个月 vs. 5.7 个月，HR=0.54; P < 0.0001）和 OS（未达到与 14.2 个月，HR=0.57；P=0.0002）[19]。

最近，一项多中心回顾性研究分析了不同 PD-L1 表达水平对 NSCLC PD-L1 TPS ⩾ 50% 的无 EGFR/ALK 畸变患者亚组中帕博利珠单抗疗效的影响。与 PD-L1 表达水平为 50% ~ 89%（n=107）的患者相比，表达水平为 90% ~ 100%（n=80）的患者的 ORR 显著升高（60.0% vs. 32.7%），PFS 显著延长（14.5 个月 vs. 4.1 个月），OS 同样显著延长（未达到与 15.9 个月相比）。这些结果表明，在接受一线帕博利珠单抗治疗的 PD-L1 表达 ⩾ 50% 的 NSCLC 患者中，PD-L1 表达 ⩾ 90% 的 NSCLC 患者的临床疗效改善更加显著[64]。

其他研究试图扩大可能受益于 PD-1/PD-L1 阻断剂单药前线治疗的潜在患者数量，评估这些药物在 PD-L1 表达 ⩾ 1% 的患者中的应用。CheckMate-026 未能证明纳武利尤单抗与铂类化疗相比具有生存获益。在 PD-L1 表达水平超过 5% 的先前未经治疗的Ⅳ期或复发 NSCLC 患者中，纳武利尤单抗与化疗相比，并未显著延长该试验的主要终点 PFS。此外，未观察到组间 OS 的差异，即使在 PD-L1 ⩾ 50% 的亚组中也没有观察到优势（PFS 的 HR 为 1.07，OS 的 HR 为 0.90）[64]。然而，在使用全外显子组测序（WES）评估肿瘤突变负荷（tumor mutation burden，TMB）的部分患者（58% 的随机患者）中的探索性分析表明，在高 TMB（⩾ 243 个突变）的患者中，纳武利尤单抗与更高的 ORR（47% vs. 28%）和更长的 PFS（9.7 vs. 5.8 月；HR=0.62）相关。研究未观察到 TMB

和 PD-L1 表达水平之间的相关性。有趣的是，同时具有高 TMB 和强 PD-L1 表达的患者亚组具有更高反应率（75%），高于仅具有这些因素之一的患者亚组（仅具有高 TMB 的患者反应率为 32%，仅具有 PD-L1 ≥ 50% 的患者亚组反应率为 34%）或两者都没有的患者亚组（反应率为 16%）[65]。

相比之下，KEYNOTE-042 研究达到了其主要终点，证明在 TPS ≥ 50%（*HR*=0.69，*P*=0.0003）、TPS ≥ 20%（*HR*=0.77；*P*=0.0020）、TPS ≥ 1%（*HR*=0.81；*P*=0.0018）的患者中存在具有统计学意义的 OS 获益，从而使 FDA 批准帕博利珠单抗用于 TPS ≥ 1% 的 EGFR/ALK 野生型的初治 NSCLC 患者[20]。然而，这一决定引起了一些担忧，因为对于肿瘤 PD-L1 表达为 1% ~ 49% 的患者，帕博利珠单抗单药治疗可能并不是最佳的治疗策略，因为生存曲线在开始治疗后大约 7 个月出现交叉，在随机分组后的 6 个月内化疗的表现均优于帕博利珠单抗。这些结果表明，大量患者进展迅速，在治疗的前 6 个月内死亡，没有从免疫治疗中获益，因此在这一组患者中其他治疗策略可能更有可行性[21]，比如在一线治疗临床研究中取得阳性结果的化疗联合免疫疗法。

多项随机Ⅲ期试验研究了不同的化疗联合免疫疗法的有效性和安全性（表 4.3）。

Ⅲ期临床试验 KEYNOTE-189 研究评估了帕博利珠单抗联合铂类 + 培美曲塞化疗在非鳞状 EGFR/ALK 野生型 NSCLC 患者中的应用，不考虑 PD-L1 表达水平如何[66]。该试验达到了两个主要终点，通过盲法、独立的中心放射学审查评估，表明化疗联合免疫治疗在 OS 和 PFS 方面具有统计学意义的改善。无论 PD-L1 表达或是否存在肝 / 脑转移，一线帕博利珠单抗加化疗均能显著改善转移性非鳞状 NSCLC 患者的 OS 和 PFS，且安全性可接受[66, 67]。帕博利珠单抗联合铂类 + 培美曲塞治疗组患者的中位 OS 为 22.0 个月，而单独化疗组患者的中位 OS 为 10.6 个月（*HR*=0.60），3 年 OS 几乎翻了一番（31.3% *vs.* 17.4%）。实验组的中位 PFS 更长（9.0 个月 *vs.* 4.9 个月；*HR*=0.50），3 年 PFS 率为 11.8% *vs.* 1.3%[68]。在所有 PD-L1 亚组中均可见 PFS/OS 获益，PD-L1 强阳性亚组从联合帕博利珠单抗中获益更多。完成计划的 35 个治疗周期（2 年）的患者有持久的抗肿瘤效应，并且大部分患者在 4 年的随访中仍然存活（治疗完成后 2 年的 OS 率为 79.6%）[68]。

KEYNOTE-407 研究的设计与 KEYNOTE189 研究类似，与化疗相比，帕博利珠单抗联合卡铂加紫杉醇 / 白蛋白结合型紫杉醇在鳞状 NSCLC 患者中显示出 PFS/OS 获益。该研究达到了两个主要终点，化疗联合免疫治疗方案在 OS（15.9 个月 *vs.* 11.3 个月，*HR*=0.64；*P* < 0.001）和 PFS（6.4 个月 *vs.* 4.8 个月，*HR*=0.56；*P* < 0.001）均有显著获益[69]。与 KEYNOTE-189 试验相似，所有 PD-L1 亚组（包括 PD-L1 阴性（TPS < 1%）肿瘤）中，化疗基础上加用帕博利珠单抗都能有生存获益[70]。

在 3 年的随访中，与安慰剂加化疗相比，帕博利珠单抗联合卡铂和紫杉醇 / 白蛋白结合型紫杉醇继续使 OS 和 PFS 获益（中位 OS 17.2 个月 *vs.* 11.6 个月，3 年 OS 率为 29.7% *vs.* 18.2%；中位 PFS 8.0 个月 *vs.* 5.1 个月，3 年 PFS 率为 16.1% *vs.* 6.5%）。在完成计划的 35 个治疗周期的患者中可以观察到持久的抗肿瘤效应，从完成帕博利珠单抗起的 1 年 OS 率为 96%[71]。IMpower150 研究评价了贝伐单抗联合化疗基础上加用阿替利珠单抗一线治疗转移性非鳞状 NSCLC 患者，不限制 PD-L1 表达状态。与其他化疗联合免疫治疗的临床研究相比，存在 EGFR 或 ALK 基因异常的患者也被纳入研究，但被排除在 ITT 人群之外。患者按 1∶1∶1 的比例随机分配接受阿替利珠单抗加卡铂加紫杉醇（ACP

表 4.3　化疗联合免疫治疗一线治疗非小细胞肺癌的安全性

| 研究名称 | 患者例数 | 组别 | 免疫治疗持续时间 | 中位随访时间（个月） | 不良事件发生率 | 3～4 级不良事件发生率 | 治疗相关死亡 | 中断率 |
| --- | --- | --- | --- | --- | --- | --- | --- | --- |
| KEYNOTE-407[69] | 559 | 卡铂＋紫杉醇或白蛋白紫杉醇 ± 帕博利珠单抗 | 最多 35 周期 | 7.8 | 98.2% vs. 97.9% | 69.8% vs. 68.2% | 3.6% vs. 2.1% | 23.4% vs. 11.8% |
| KEYNOTE-189[66] | 616 | 顺铂或卡铂＋培美曲塞 ± 帕博利珠单抗 | 最多 35 周期 | 10.5 | 99.8% vs. 99.0% | 67.2% vs. 65.8% | 6.7% vs. 5.9% | 13.8% vs. 7.9% |
| IMpower-150（组 B 与 C）[72, 73] | 400 vs. 400 | ABCP vs. BCP | 直到疾病进展 | ～20 | 94% vs. 96% | 57% vs. 49% | 2.8% vs. 2.3% | 34% vs. 25% |
| IMpower-150（组 A 与 C）[73] | 402 vs. 400 | ACP vs. BCP | 直到疾病进展 | ～20 | 94% vs. 96% | 43% vs. 49% | 1% vs. 2.3% | 13% vs. 25% |
| IMpower-130[74] | 451 vs. 228 | 阿替利珠单抗＋卡铂＋白蛋白紫杉醇 vs. 卡铂＋白蛋白紫杉醇 | 直到疾病进展 | 19 | 99.6% vs. 99.1% | 73.3% vs. 60.3% | 1.7% vs. 0.4% | 26.4% vs. 22.0% |
| IMpower-131（组 B 与 C）[75] | 343 vs. 340 | 阿替利珠单抗＋卡铂＋白蛋白紫杉醇 vs. 卡铂＋白蛋白紫杉醇 | 直到疾病进展 | 17.1 | 99% vs. 97% | 68% vs. 57% | 1% vs. 1% | 30% vs. 17% |
| IMpower-132[76] | 292 vs. 286 | 阿替利珠单抗＋培美曲塞＋顺铂/卡铂＋培美曲塞 vs. 顺铂/卡铂＋培美曲塞 | 直到疾病进展 | 14.8 | 98% vs. 97% | 62% vs. 54% | 4% vs. 3% | 24% vs. 18% |

ABCP：阿替利珠单抗＋贝伐珠单抗＋卡铂＋紫杉醇
ACP：阿替利珠单抗＋卡铂＋紫杉醇
BCP：贝伐珠单抗＋卡铂＋紫杉醇

组）、阿替利珠单抗加贝伐珠单抗加卡铂加紫杉醇（ABCP 组）或贝伐珠单抗加卡铂加紫杉醇（BCP 组）[72]。

主要研究终点包括两个，分别是 ITT 野生型人群以及在肿瘤中高表达 Teff 基因标记的野生型人群中（高 Teff 野生型人群）的 PFS，和野生型人群的 OS。在 ITT 人群中与 BCP 方案相比，ABCP 组患者有更长的 PFS（8.3 个月 *vs.* 6.8 个月，*HR*=0.62；*P* < 0.001）和更长的 OS（19.2 个月 *vs.* 14.7 个月，*HR*=0.78；*P*=0.02）[72]。有趣的是，对该研究的一项探索性分析表明，在 EGFR 敏感突变患者（*HR*=0.31）和基线肝转移患者（*HR*=0.52）中，ABCP 组患者 OS 得到改善。相反，在 EGFR 敏感突变人群（*HR*=0.90）、ITT 人群（*HR*=0.85）或基线肝转移患者（*HR*=0.87）中，ACP 方案与 BCP 方案相比没有 OS 获益[73]。鉴于该分析中纳入的患者数量较少，应谨慎解释这些数据，但这表明贝伐珠单抗和阿特珠单抗之间可能存在协同作用。

另一种在初治的晚期 NSCLC 患者中探索的治疗策略是使用靶向 PD-1 联合 CTLA-4 的双重免疫检查点阻断。Checkmate-227（第 1 部分）试验是一项随机Ⅲ期研究，在 PD-L1 阳性（≥ 1%）患者中评估纳武利尤单抗联合伊匹木单抗对比化疗或纳武利尤单抗（第 1a 部分），在 PD-L1 阴性（< 1%）NSCLC 患者中评估纳武利尤单抗联合伊匹木单抗对比化疗 +/- 纳武利尤单抗（第 1b 部分）。在第 1a 部分中，与单独化疗相比，纳武利尤单抗联合伊匹木单抗与更长的中位 OS 时间显著相关（17.1 个月 *vs.* 14.9 个月；*P*=0.007）。在研究的第 1b 部分（PD-L1 < 1%）中也观察到 OS 获益，纳武利尤单抗加伊匹木单抗的中位持续时间为 17.2 个月，化疗为 12.2 个月。与化疗相比，两组的严重不良事件（G3 ~ 4AEs）发生率相似（纳武利尤单抗加伊匹木单抗组为 32.8%，化疗组为 36.0%）[77]。在 3 年的随访中，纳武利尤单抗联合伊匹木单抗相比化疗组能持续提供生存获益，且 PD-L1 ≥ 1% 患者和 PD-L1 < 1% 患者的 3 年 OS 率相似（分别为 33% 和 34%）[78]。这种无化疗方案最近被美国 FDA 批准用于 PD-L1 ≥ 1% 的患者。

与纳武利尤单抗联合伊匹木单抗方案不同的是，在一项随机Ⅲ期临床试验 MYSTIC 研究中，度伐利尤单抗联合曲美木单抗的双重阻断与显著的生存获益无关。主要研究终点是 PD-L1 ≥ 25% 的患者中度伐利尤单抗对比化疗的 OS，以及度伐利尤单抗联合曲美木单抗对比化疗的 OS 和 PFS。该研究未达到主要研究终点，在 PD-L1 阳性肿瘤患者中，度伐利尤单抗对比化疗的 OS（*HR*=0.76，*P*=0.04），以及度伐利尤单抗联合曲美木单抗对比化疗的 OS/PFS 均没有显著改善（*HR* 分别为 0.85 和 1.05）[79]。然而，在通过 500 基因血浆 NGS 平台 GuardantOMNI 试剂盒检测判断为高血 TMB（≥ 20 Mut/Mb）的患者中，这种联合方案与 OS 改善相关[80]。

在 PDL1 TPS ≥ 50% 的患者中，PD-1/CLTA-4 双重阻断方案是否优于单独抑制 PD-1，目前仍有争议。为了解决这个问题，随机、双盲、Ⅲ期试验 KEYNOTE-598 对比了帕博利珠单抗联合伊匹木单抗与帕博利珠单抗单药治疗。主要研究终点是 OS 和 PFS。该试验未能证明双重阻断方案与单药方案在 OS（帕博利珠单抗联合伊匹木单抗组为 21.4 个月，帕博利珠单抗联合安慰剂组为 21.9 个月；*HR*=1.08，*P*=0.74）和 PFS（帕博利珠单抗联合伊匹木单抗组为 8.2 个月，帕博利珠单抗联合安慰剂组为 8.4 个月；*HR*=1.06，*P*=0.72）方面的获益。3 ~ 5 级 AEs 的发生率分别为 62.4% 和 50.2%，导致死亡的比例分别为 13.1% 和 7.5%。由于外部数据结论和安全委员会意见，该研究被提前中止。

尽管如此，该研究提供的证据表明，在帕博利珠单抗基础上加用抗 CTLA-4 抑制剂不会提高 PDL1 强阳性 NSCLC 患者的疗效，还会加重毒性反应[81]。

为了在免疫治疗的前几周加强对疾病的控制，最近研究的另一种治疗策略是在双重检查点阻断的基础上增加有限疗程（两个周期）的铂类化疗。在 CheckMate-9LA 研究中，患者被随机分配（1∶1）接受纳武单抗（每 3 周静脉注射 360 mg）、伊匹木单抗（每 6 周静脉注射 1 mg/kg）联合含铂双药方案化疗（每 3 周静脉注射 2 个周期，实验组），或单独化疗（每 3 周 4 个周期，对照组）。随机化按肿瘤组织学、性别和 PD-L1 表达进行分层。主要终点是所有随机分配患者的 OS[82]。在预先计划的中期分析中，实验组的 OS 显著长于对照组（14.1 个月 *vs.* 10.7 个月，*HR*=0.69；*P*=0.00065）。与 Check Mate-227 研究相比，两条 OS 曲线提前分离，这表明增加短期化疗可能会克服无化疗方案前 3 个月疾病控制率较低的问题。所有 PD-L1TPS 亚组均未观察到差异。与单独化疗相比，这种方案与严重 AEs 发生率增加有关（30% *vs.* 18%），尽管两组的治疗相关死亡人数相似（2%）[82]。最近报道了该研究的探索性分析结果，分析了组织和血液 TMB（tTMB 和 bTMB）的作用。总体而言，所有随机患者中分别有 64% 和 73% 具有 tTMB（Foundation One CDx 检测）和 bTMB（Guardant OMNI）可评估样本。与 CheckMate-227 类似，无论 TMB 状态如何，都观察到纳武利尤单抗和伊匹木单抗联合化疗的 OS 获益，较高的 tTMB 和 bTMB 与更大的 ORR 和 PFS 获益相关，但 OS 结果相似。总的来说，这些结果支持使用纳武利尤单抗和伊匹木单抗联合两个周期的化疗作为晚期 NSCLC 患者的一线治疗选择，无论 PD-L1 表达、TMB 状态或其组合如何[83]。

总之，我们在选择转移性肺癌患者一线治疗方案时有很多选项。在日常实践中，患者并不总是与临床研究中的患者相似，因此方案的选择要考虑一系列因素。

# 5　免疫治疗与小细胞肺癌

在美国，SCLC 约占肺癌患者总数的 15%，每年约有 30000 人死亡，这归因于该疾病的病理生理学难以捉摸、患者预后不良以及过去几十年治疗效果改善甚微。在确诊 SCLC 时，近 2/3 的患者已经达到广泛期小细胞肺癌（ES-SCLC）阶段[84, 85]。

ES-SCLC 预后不良，5 年生存率＜ 7%[84, 86]。20 多年来，ES-SCLC 的标准治疗是铂类化疗，在初期通常有较高的有效率，但患者中位生存期仅为 10 个月。这些发现说明 ES-SCLC 患者的一线治疗需求仍未得到满足[84, 86, 87]。近年来，PD-L1/PD-1 抑制剂已显示出具有改善 ES-SCLC 患者预后的作用。

最近的研究表明，免疫疗法的疗效与肿瘤细胞的高肿瘤突变负荷（TMB）、高基因组不稳定性和高免疫原性有关。一些研究表明，小细胞肺癌在免疫治疗中可能具有一些优势。

肿瘤细胞中 PD-L1 的表达＞ 1% 的情况仅存在于少数（～ 20%）的 SCLC 标本中[87, 88]。在免疫治疗前，高计数的肿瘤浸润淋巴细胞与 SCLC 的更好预后相关[89]。事实上，抑制性 FOXP3$^+$ 调节性 T 细胞的存在与 LS-SCLC 患者的更好预后相关（*HR*=0.37；*P*=0.013），并且 ED-SCLC 脑转移瘤中 CD45RO[+] 记忆 T 细胞的存在与 OS 延长相关（11 个月 *vs.* 5 个月；*P*=0.007）[90, 91]。然而，旨在探索 SCLC 中是否存在替代的、潜在的临床重要免疫检查点（如 LAG3、TIM3、TIGIT、OX40 和 ICOS）的研究数据目前尚无法获得。更好地了解免疫微环境，是 SCLC 免疫生物学亟待解决的重要领域。

为了更好地了解 ES-SCLC 的治疗，可以将其分为一线治疗，维持治疗，二线或二线以上治疗。

## 6　小细胞肺癌的一线治疗

基于一项随机 Ⅱ 期研究的可靠结果，在 SCLC 中评估的第一个免疫检查点抑制剂是 CTLA-4 抑制剂伊匹木单抗[92]。在一项 Ⅲ 期安慰剂对照随机试验中，研究人员在 ES-SCLC 患者中对比了伊匹木单抗联合铂＋依托泊苷的序贯方案（两周期化疗后序贯两个周期伊匹单抗联合化疗，然后再序贯两个周期伊匹单抗）与单独化疗。在新诊断的 ES-SCLC 患者中，与单独化疗相比，在化疗中加入伊匹木单抗不会延长 OS（13.4 个月 *vs.* 12.4 个月，*HR*=0.91；*P*=0.25），并且与更高的严重 AEs 和治疗相关 AEs 导致的高停药率相关[93]。

IMpower133 试验在 ES-SCLC 患者中评估了阿替利珠单抗联合卡铂＋依托泊苷方案化疗的疗效。患者被随机分配接受四周期的卡铂＋依托泊苷方案化疗联合阿替利珠单抗或安慰剂，然后维持阿替利珠单抗或安慰剂，每 21 天为一个周期，直至出现不可接受的毒性、疾病进展或临床获益丧失。该研究达到了两个主要终点（研究者评估的 PFS 和 OS）[94]。与单独化疗相比，加用阿替利珠单抗的中位 OS 显著延长（12.3 个月 *vs.* 10.3 个月，*HR*=0.76；*P*=0.154），18 个月的 OS 分别为 34% 和 21%。无论 PD-L1 表达水平或 bTMB 状态如何，都可以看到生存获益[95]。阿替利珠单抗是第一个批准用于一线 ES-SCLC 的 ICIs，该试验是第一个随机 Ⅲ 期研究，在经过 30 年的不一致结果后，与铂／依托泊苷相比，该试验报告了在这种情况下的生存获益。

第二种证明了一线治疗 ES-SCLC 生存获益的 PD-L1 抑制剂是度伐利尤单抗联合顺铂／卡铂＋依托泊苷方案。随机 Ⅲ 期试验 CASPIAN 研究随机分配 805 名 ES-SCLC 患者接受度伐利尤单抗／曲美木单抗联合铂／依托泊苷，或度伐利尤单抗联合铂／依托泊苷，或铂／依托泊苷方案单独治疗。主要终点是 OS[96]。与铂／依托泊苷相比，度伐利尤单抗／曲美木单抗加铂／依托泊苷未能显著改善 OS（10.4 个月 *vs.* 10.5 个月，*HR*=0.82；*P*=0.045）。相比之下，度伐利尤单抗加铂／依托泊苷显示 OS 与铂／依托泊苷相比持续改善（12.9 个月 *vs.* 10.5 个月，*HR*=0.75，*P*=0.0032）。度伐利尤单抗＋铂／依托泊苷与铂／依托泊苷相比，在所有预先设定的患者亚组中都观察到生存获益，甚至在回顾性亚组分析时定义的基线存在肝转移的患者亚组中，也支持联合用药[97]。在 CASPIAN 研究中使用度伐利尤单抗加铂／依托泊苷观察到的总体生存获益与 IMpower133 试验的结果一致，为 ES-SCLC 的治疗方案增加了一种新的治疗选择。

与 IMpower133 和 CASPIAN 的阳性结果相反，随机 Ⅲ 期试验 KEYNOTE-604 未能证明在铂／依托泊苷中添加帕博利珠单抗可带来统计学上显著的 OS 获益。该研究将 453 名 ES-SCLC 患者随机分为两组，接受帕博利珠单抗 + 铂 / 依托泊苷 4 个周期序贯，帕博利珠单抗最多 35 个周期治疗，或者铂 / 依托泊苷方案治疗 4 个周期。主要终点是具有预设疗效边界的 PFS（通过盲法中心审查）和 OS，其中 PFS 的阈值为 $P=0.0048$，OS 的阈值为 $P=0.0128$。联合帕博利珠单抗显著改善了 PFS（$HR=0.75$；$P=0.0023$），并与持久反应相关（12 个月 PFS 率：13.6% $vs.$ 3.1%）。尽管实验组的中位 OS 较长，但未达到显著性阈值（$HR=0.80$；$P=0.0164$）。24 个月的 OS 预期分别为 22.5% 和 11.2%。无论选择何种铂类药物化疗，PD-L1 阳性和 PD-L1 阴性肿瘤的 PFS 和 OS 的 $HR$ 相似[98]。尽管是形式上的阴性结果，但该试验结果与 IMpower133 和 CASPIAN 试验的结果巩固了铂 / 依托泊苷联合 ICIs 作为一线 ES-SCLC 治疗的新标准，因为这与一小群患者的长期临床获益相关。三项试验患者的遗传差异和 KEYNOTE-604 试验中预后较差的人群的入组可能是这些研究中观察到生存获益差异的原因。预测性生物标志物的鉴定，及其与 SCLC 分子亚型的相关性，可能为找到最可能从该策略中获益患者提供新的启迪。

## 7　小细胞肺癌的二线或后线单药治疗

纳武利尤单抗或帕博利珠单抗的单药 ICIs 治疗已获 FDA 批准，可作为第三线或后续治疗用于 ES-SCLC 患者，无论 PD-L1 的状态。

纳武利尤单抗的批准是基于 Ⅱ 期研究 CheckMate-032 的初步结果。纳武利尤单抗单药治疗提供了持久的反应（中位反应持续时间为 17.9 个月，12 个月和 18 个月的 OS 率分别为 28.3% 和 20.0%），并且作为复发性 SCLC 的三线或后线治疗具有良好的耐受性[99]。该随机研究比较了纳武利尤单抗联合伊匹木单抗和纳武利尤单抗单药用于既往治疗后的 ES-SCLC 患者的疗效，采用盲法独立中心评价 ORR 作为主要终点。尽管与纳武利尤单抗单药治疗相比，纳武利尤单抗联合伊匹木单抗与更高的 ORR 相关（21.9% $vs.$ 11.6%；$P=0.03$），但加用伊匹木单抗并没有延长 OS（中位 OS4.7 个月 $vs.$ 5.7 个月；24 个月 OS 率，分别 16.9% $vs.$ 17.9%），代价是更高级别的 3/4 治疗相关 AEs（37.5% $vs.$ 12.9%）[100]。

随机 Ⅲ 期试验 CheckMate-331 研究对比了在二线治疗中纳武利尤单抗与现有治疗方案（拓扑替康或氨柔比星）的疗效。主要终点是 OS。该试验未能证明纳武利尤单抗与化疗相比具有显著的 OS 获益（7.5 个月 $vs.$ 8.4 个月，$HR=0.86$；$P=0.11$）。PD-L1 阳性和 PD-L1 阴性肿瘤之间没有差异。基线乳酸脱氢酶（LDH）低于正常上限的患者，和无基线肝转移的患者，似乎能从纳武利尤单抗治疗中获益。在 12 个月时观察到生存曲线的延迟分离，表明纳武利尤单抗存在长期疗效[101]。

美国 FDA 批准帕博利珠单抗作为 ES-SCLC 的第三线或后续疗法是基于 KEYNOTE-028 和 KEYNOTE-158 试验的结果。Ⅰb 期 KEYNOTE-028 试验在 PD-L1 联合阳性评分（combined positive score，CPS）≥ 1%（包含肿瘤细胞、浸润免疫细胞和基质细胞的 PD-L1 表达总和）的患者中评估了帕博利珠单抗的疗效。该研究包括 24 名复发性 SCLC 患者（占所有评估 PD-L1 样本的 31.7%）（12.5% 接受帕博利珠单抗作为二线治疗，50% 作为三线治疗）。帕博利珠单抗在该实验中显示出令人鼓舞的阳性结果，ORR 为 33%，中位 PFS 为 1.9 个月（1 年 PFS 23.8%），中位 OS 为 9.7 个月（1 年 OS 37.7%）[102]。KEYNOTE-158 是一项 II 期篮子试验，纳入了 107 例复发 SCLC 患者（79% 的患者在二线或三线环境中接受了帕博利珠单抗治疗），不限制患者的 PD-L1 状态（47% 患者患有 PD-L1 阴性肿瘤）。这项研究证实，在既往治疗后的 SCLC 中，使用帕博利珠单抗观察到有希望的抗肿瘤活性（ORR 18.7%，中位 PFS 2.0 个月和 OS 9.1 个月）和持久反应（77% 的患者的反应持续时间 ≥ 9 个月），尤其是在 PD-L1 阳性肿瘤患者中（PD-L1 阳性和 PD-L1 阴性亚组的 ORR 分别为 35.7% 和 6.0%）[103]。对这两项试验（包括 83 名复发性 SCLC 患者）的汇总分析证实了这些发现。帕博利珠单抗的 ORR 为 19.3%（2 个完全缓解和 14 个部分缓解），中位缓解持续时间尚未达到（61% 的缓解者的缓解持续时间 ≥ 18 个月）[104]。

一项 II 期随机临床试验在所有 PD-L1 表达的 SCLC 患者的二线治疗中，比较了阿替利珠单抗单药治疗与化疗（拓扑替康或铂类药物再激发）的疗效。该研究包括 73 名患者（阿替利珠单抗组 49 名，化疗组 24 名），64% 的患者对铂类药物敏感（定义为完成诱导化疗后 ≥ 90 天疾病进展）。本研究中，未发现中位 OS 存在显著差异（9.5 个月 *vs.* 8.7 个月，*HR*=0.84；*P*=0.60），接受阿替利珠单抗治疗的患者的中位 PFS 在统计学上较差（1.4 个月 *vs.* 4.3 个月；*P*=0.004）。两组的 ORR 均较低（阿替利珠单抗组为 2.3%，化疗组为 10%）[105]。

总之，在涉及需要二线治疗的复发性小细胞肺癌患者的随机对照试验中，与标准化疗相比，纳武利尤单抗和阿替利珠单抗均未能改善 OS。基于单臂研究中 10% ~ 30% 的 ORR，FDA 仅在三线或更后线批准了 ICI 单药治疗，包括纳武利尤单抗或帕博利珠单抗。

## 8 特殊人群中免疫治疗的疗效

### 8.1 体能状态不佳

由疾病负担导致体能状态（performance status，PS）不佳的患者通常预后不良。在 PD-L1 表达 ≥ 50%、PS ≥ 2NSCLC 患者中，一线 ICIs 的证据相对较少，因为该人群通常被排除在临床试验之外。最近在真实世界中进行的一项回顾性多中心研究探讨了这个问题。在纳入的 153 名患者中，中位 PFS 和 OS 分别为 2.4 个月（95% *CI*：1.6 ~ 2.5）和 3.0 个月（95% *CI*：2.4 ~ 3.5）。6 个月 PFS 率为 27%（95% *CI*：21% ~ 35%）。与由疾病负担导致的 PS 2 相比，由合并症引起的 PS 2 患者的预后明显更好（6 个月 PFS 率，49% *vs.* 19%；中位 OS 分别为 11.8 个月 *vs.* 2.8 个月）[106]。需要更多的数据来确定这种预后不良亚组患者的最佳治疗方法。

### 8.2 HIV/AIDS

抗 PD-1/PD-L1 检查点抑制剂已被批准用于艾滋病病毒感染者中发病率较高的各种癌症，包括肺癌。然而，HIV 感染患者被排除在所有使用 ICIs 治疗实体肿瘤的注册临床研究之外，因此这些药物在这一人群中的安全性和活性的证据相对较少，大多来自于小队列样本或个案报告[107]。

最近的一项前瞻性研究探讨了帕博利珠单抗免疫治疗在感染 HIV 病毒的实体瘤患者中的安全性（纳入 CD4 计数 ≥ 100 个细胞 /μL，抗逆转录病毒治疗 4 周或更长时间，HIV 病毒载量低于 200 拷贝 /ml 的患者）。该研究表明，与 HIV 阴性的受试者相比，帕博利珠单抗对免疫抑制性的抗逆转录病毒治疗的 HIV 合并晚期癌症患者具有相似的 irAEs 特征，与已发表研究中所见类似[108]。严重事件的比例与之前描述的接受 FDA 批准适应证的抗 PD-1 治疗的患者相似。在 20% 的参与者中，甲状腺功能减退是最常见的免疫相关不良事件，并且通过标准治疗可以得到充分控制[108]。

迄今为止，在 HIV 感染的 NSCLC 中的证据表明，PD-1/PD-L1 抑制剂单药可以安全地用于这一亚组患者，在整个 NSCLC 人群中观察到类似的疗效结果。正在进行的评估 ICIs 在 HIV 感染的 NSCLC（CHIVA-2/NCT03304093）和（或）不同实体肿瘤（NCT03094286、NCT02408861）患者中的临床试验结果，将为这部分人群提供决定性的结论[109]。

## 8.3 先前存在的自身免疫性疾病

绝大多数临床试验已排除患有严重的先前存在自身免疫性疾病（AID）的患者。然而，AID 在临床实践中相对常见。ICIs 对既往 AID 患者的安全性和有效性在很大程度上是未知的，迄今为止可用的证据主要基于回顾性分析。

在一项包含 751 名患者的大型回顾性研究中，65.5% 患有晚期 NSCLC，11.3% 先前存在 AID，包括临床活跃（17.6%）和非活跃（82.4%）疾病。与没有 AID 的患者相比，先前存在 AID 的患者任何级别的 irAEs 的发生率更高（65.9% vs. 39.9%）。然而，在 3/4 级 irAEs 方面，未观察到显著差异。有趣的是，先前存在的 AID 与 ICIs 疗效没有显著相关性[110]。同样，另一项回顾性多中心研究评估了 PD-1/PD-L1 抑制剂在已存在 AID 的 NSCLC 患者中的安全性，结果显示少数患者（23%）出现 AID 恶化，38% 的患者出现 irAEs（74%G1/2，26%G3/4），14% 因 irAEs 而停止治疗[111]。

鉴于数据的缺乏，在该患者群体中使用 ICIs 治疗应谨慎评估，应在多学科团队对风险 - 收益比进行准确评估后再进行治疗[112]。

## 8.4 实体器官移植

日常诊疗中经常围绕的一个话题就是治疗安全问题。实体器官移植受者（SOTR）通常被排除在免疫治疗试验之外，因此，该人群中这些药物的治疗数据有限。第一个与癌症和实体器官移植患者有关的消息发布于 2018 年，该研究评估了 26 名接受 ICIs 治疗的实体器官移植受者。伊匹木单抗治疗组、PD-1 抑制剂治疗组、伊匹木单抗序贯 PD-1 抑制剂治疗组分别有 3/7、6/15、1/2 的患者发生移植排斥反应。接受泼尼松龙联合或不联合环孢素治疗的患者中有 7/10 发生移植排斥反应，接受不同免疫抑制方案（他克莫司、依维莫司、西罗莫司或吗替麦考酚酯）治疗的患者中有 1/4 观察到移植排斥反应，这提示考虑接受 ICIs 的实体器官移植患者可能需要比泼尼松龙单药治疗更强的免疫抑制治疗。据报道，接受伊匹木单抗治疗的患者中有 27% 的患者出现肿瘤反应，而接受 PD-1 抑制剂治疗的患者中有 32% 的患者出现肿瘤反应。在使用 ICIs 获得 CR/PR 的 9 名患者中，4 名患者接受了他克莫司或西罗莫司的免疫抑制治疗，而其他 5 名患者接受泼尼松龙治疗。这可能表明当向器官移植受者施用 ICIs 时，可以继续使用含有他克莫司或西罗莫司的免疫抑制方案[113]。

最近对已发表数据的一项荟萃分析报告称，37% 的患者经历了器官排斥，14% 的患者因移植排斥而死亡。纳武利尤单抗的排斥率最高（52.2%），其次是帕博利珠单抗（26.7%）和伊匹木单抗（25%）。在分析器官移植排斥时，肾移植患者的排斥率最高（40.1%），其次是肝移植（35%）和心脏移植（20%），64% 出现疾病进展。在疗效方面，帕博利珠单抗的反应率（40%）最高，其次是纳武利尤单抗（30%）和伊匹木单抗（25%）[114]。

### 8.5 整合特殊人群

一项旨在阐明医疗保健实践中日常问题的包容性前瞻性队列研究临床试验，在Ⅳ期或复发性非小细胞肺癌的特殊人群中使用 ICIs，无论这些患者的 PD-L1 的表达水平如何，都没有已知的敏感 EGFR 或 ALK 基因突变。CheckMate-817 是一项Ⅲ b/Ⅳ期试验，开展这项研究是因为关于免疫治疗在体能状态差（ECOGPS2）或其他合并症（如肾脏和肾功能障碍）以及感染 HIV 患者中的安全性和有效性的现有数据有限。一线固定剂量的纳武利尤单抗联合基于体重的伊匹木单抗在晚期 NSCLC 特殊人群中显示出一致的安全性，包括 ECOG 表现评分为 2 的人群。高 TMB 或高 PD-L1 表达的患者表现出疗效改善的结果。特殊人群和参考队列之间的安全性相似。各组之间出现不良事件的平均时间相似[115]。同样，TAIL 研究评估了阿替利珠单抗在既往治疗后的 ECOGPS2、肾功能衰竭或既往自身免疫性疾病的 NSCLC 患者中的安全性和有效性[116]。615 名患者接受了阿替利珠单抗治疗。7.8% 的患者发生严重 AEs，8.3% 发生 irAEs。中位 OS 为 11.1 个月（95% $CI$：8.9，12.9），ORR 为 11.1%（95% $CI$：8.7，13.8），DOR 中位数为 14.6 个月（95% $CI$：8.4，15.4）[116]。这一人群中的长期安全性数据尚待公布。

抗 PD-1/PD-L1 治疗的肺癌临床试验中，研究者普遍排除了 ECOG PS ≥ 2、器官移植、艾滋病、慢性病毒感染或器官功能障碍的患者。免疫疗法很少被用于这些特殊人群，现有数据主要来源于小样本队列或专家经验，因此这些患者接受免疫治疗没有科学的支持。因为迄今为止可用的证据较少，在特殊患者人群中考虑使用这些药物时应谨慎。在这些特殊的临床场景中进行的临床试验结果将为 ICIs 在这些患者亚组中的安全性和有效性提供明确的结论。

## 9　分子特征在免疫治疗时代的作用以及未来方向

在个体化治疗的时代，二代测序（next-generation sequencing，NGS）在组织和血浆中的广泛应用迅速丰富了我们对肺肿瘤分子特征的认识。通过识别可用于靶向治疗的癌基因驱动因子，这些技术可以获得的大量信息显著改善了晚期 NSCLC 的治疗前景[117]。在无驱动基因肿瘤方面，肿瘤的分子特征可能提供有用的预后和疗效预测信息，克服 PD-L1 肿瘤表达水平的限制。

有报道称，肿瘤发生过程中体细胞突变的增加与新抗原形成和随后的免疫原性发展有关，因此，据推测，具有更多体细胞突变的肿瘤可能对免疫检查点阻断治疗更敏感。根据国际共识，肿瘤突变负荷定义为肿瘤基因组每个编码区域的非同义突变总数，计算为每兆 DNA 碱基（Mb）的突变数。这种新兴的生物标志物与 ICIs 疗效有不同的相关性，虽然其在临床实践中的临床效用尚不清楚。一方面，在晚期 NSCLC 大型随机研究的探索性分析中，组织（tTMB）或血浆（bTMB）上的 TMB 与单药 PD-1/PD-L1 抑制剂的疗效提高明显相关[65, 118, 119]，是 FDA 批准的一种与肿瘤无关的帕博利珠单抗生物标志物[120]。另一方面，在使用化疗联和免疫治疗方案时，tTMB 和 bTMB 的预测作用受到质疑[121, 122]。

最近，伴随突变的存在已被证实与 NSCLC 患者中 ICIs 单药治疗预后较差有关。

回顾性研究发现，有一种肿瘤，存在 TP53 突变而不同时发生 STK11 或 EGFR 突变（TP53- 突变 /STK11-EGFR- 野生型），无论 KRAS 突变状态如何，CD8$^+$T 细胞密度和 PD-L1 表达都是最高的。相比之下，STK11/LKB1 改变是 KRAS 突变肺腺癌中 PD-1 抑制剂原发性耐药最普遍的基因组驱动因素[123, 124]。正如最近的报道所说，对这些发现的可能解释之一，是 STK11、EGFR 或 SMARC4 突变通常在 PD-L1 阴性肿瘤中富集，而 TP53 突变更常见于 PD-L1 强阳性患者中[125]。总的来说，这些数据表明，由于存在免疫原性较低的肿瘤微环境（"冷肿瘤"），尽管 TMB 高于野生型肿瘤，伴随突变可能会影响 ICI 活性[126]。然而，关于这些突变的预后 / 预测作用的争论仍然悬而未决，最近的研究表明，这些突变代表了一种不良的预后因素，与治疗方案无关，不是一种疗效预测因素。有趣的是，MYSTIC 试验的血液生物标志物分析表明，与野生型患者相比，无论接受何种治疗（度伐利尤单抗、度伐利尤单抗 - 曲美木单抗或化疗），KEAP1 突变或 STK11 突变 NSCLC 患者的 OS 都更短[127]，表明这些突变可能是不良预后因素，而不是 ICIs 的预测因素。最近在一项评估 STK11 突变预后和预测作用的大型泛癌分析中报告了类似的结论。在多种实体瘤中，无论治疗方案如何，STK11 突变都与不良预后相关，并且与泛癌环境或 NSCLC 中较差的免疫治疗结果无关。此外，无论治疗类型如何，STK11/KRAS 共同改变的泛癌患者预后更差[126]。此外，这些伴随突变对接受化疗联合免疫治疗患者的影响尚不清楚。根据最初的回顾性研究报道，无论患者接受化疗联合免疫治疗（铂 - 培美曲塞 - 帕博利珠单抗）还是化疗（铂 - 培美曲塞），STK11 和 KEAP1 基因异常与非鳞状 NSCLC 中更短的 PFS 相关，因此是不良预后的生物标志物。但是，铂 - 培美曲塞方案基础上联合帕博利珠单抗不会进一步延长 PD-L1 阳性 STK11 和（或）KEAP1- 突变的非鳞 NSCLC 的 PFS[127]，提示了潜在的阴性预测作用[128, 129]。然而，KEYNOTE-189 研究的探索性分析并未证实这些发现，因为无论 STK11 或 KEAP1 突变状态如何，帕博利珠单抗加铂 / 培美曲塞的结果都比化疗更好[130]。

寻找一线最佳治疗策略是永恒的追求，这就需要对晚期 NSCLC 具有强预测作用的生物标志物[131]，可能有助于寻找无法从 ICI 单药或与化疗联合或不同检查点抑制剂联合中受益的患者。

晚期 NSCLC 治疗的基石集中在寻找能够预测反应且具有足够安全性的生物标志物。迄今为止，报道的生物标志物在有效预测单独或不同组合 ICIs 治疗效果方面存在局限性。ICIs 的使用正在迅速改变肺部肿瘤的治疗格局，显著改善了这些患者在多种临床环境中的总体生存率。对这些药物注册临床试验的长期随访的结果持续显示，患者的长期存活率达到前所未有的比例，这些药物将不治之症转变为慢性疾病。下一步，应该通过识别新的预测生物标志物，并且在免疫原性较低的肿瘤中引入更有效的治疗策略，将免疫治疗带来的生存获益扩大到更高比例的患者中。

　　致谢　凯恩（Kaen）博士报告了罗氏（Roche）、礼来（Lilly）肿瘤学、克洛维斯（Clovis）、默沙东（MSD）、艾伯维（AbbVie）、武田（Takeda）、诺华（Novartis）、辉瑞（Pfzer）、阿雷（Array）生物药品公司、施维雅（Servier）、内克塔（Nektar）治疗公司、默克（Merck）医疗集团和葛兰素史克（GlaxoSmithKline）的临床试验活动，以及为罗氏、勃林格殷格翰（Boehringer Ingelheim）、辉瑞、默沙东、百时美施贵宝（BMS）、诺华、阿斯利康（AstraZeneca）、拉福·特诺法马（Raffo Tecnofarma）、万瑞法马（Varifarma）和拜耳（Bayer）公司提供咨询服务。米纳塔（Minatta）博士是辉瑞、罗氏和武田制药的发言人以及拉丁美洲默沙东公司的顾问委员会成员。鲁索（Russo）博士在完成本工作之余为阿斯利康和默沙东公司提供咨询服务。马拉佩尔（Malapelle）博士［作为顾问和（或）讲者］从百时美施贵宝、罗氏、默沙东、安进（Amgen）、赛默飞世尔科技（Thermo Fisher Scientifc）、礼来制药（Eli Lilly）、钻石（Diaceutics）、葛兰素史克、默克和阿斯利康公司收到与当前工作无关的个人费用。鲁索博士获得来自默沙东、阿斯利康、阿契尔（Archer）、伊尼瓦塔（Inivata）、默克雪兰诺（Merck Serono）和迈兰（Mylan）制药的基金支持，以及来自康帕斯（Oncompass）、肺癌研究基金会 - 辉瑞（Pfzer）公司、GH（Guardant Health）公司和拜瑞曼克生物科技公司（Biomark Inc.）与本工作无关的非财务援助。以上作者均无利益冲突声明。

（莫红楠、刘斌　译，李斯丹　校）

## 参考文献

［1］Siegel R L, Miller K D, Fuchs H E, et al. Cancer Statistics, 2021［J］. CA Cancer J Clin, 2021, 71(1): 7-33.

［2］Thomas A, Giaccone G. Why has active immunotherapy not worked in lung cancer［J］. Ann Oncol, 2015, 26(11): 2213-2220.

［3］Pardoll D M. The blockade of immune checkpoints in cancer immunotherapy［J］. Nat Rev Cancer, 2012, 12(4): 252-264.

［4］Wei S C, Duffy C R, Allison JP. Fundamental Mechanisms of Immune Checkpoint Blockade Therapy［J］. Cancer Discov, 2018, 8(9): 1069-1086.

［5］Russo A, McCusker M G, Scilla K A, et al. Immunotherapy in Lung Cancer: From a Minor God to the Olympus［J］. Adv Exp Med Biol, 2020, 1244: 69-92.

［6］Rossi G, Russo A, Tagliamento M, et al. Precision Medicine for NSCLC in the Era of Immunotherapy: New Biomarkers to Select the Most Suitable Treatment or the Most Suitable Patient［J］. Cancers (Basel), 2020, 12(5).

［7］Weichselbaum R R, Liang H, Deng L, et al. Radiotherapy and immunotherapy: a beneficial liaison［J］. Nat Rev Clin Oncol, 2017, 14(6): 365-379.

［8］Galluzzi L, Humeau J, Buqué A, et al. Immunostimulation with chemotherapy in the era of immune checkpoint inhibitors［J］. Nat Rev Clin Oncol, 2020, 17(12): 725-741.

［9］Ribas A. Tumor immunotherapy directed at PD-1［J］. N Engl J Med, 2012, 366(26): 2517-2519.

［10］Doroshow D B, Bhalla S, Beasley M B, et al. PD-L1 as a biomarker of response to immune-checkpoint inhibitors［J］. Nat Rev Clin Oncol, 2021, 18(6): 345-362.

［11］Rimm D L, Han G, Taube J M, et al. A Prospective, Multi-institutional, Pathologist-Based Assessment of 4 Immunohistochemistry Assays for PD-L1 Expression in Non-Small Cell Lung Cancer［J］. JAMA Oncol, 2017,

3(8): 1051-1058.

[ 12 ] Marchetti A, Barberis M, Franco R, et al. Multicenter Comparison of 22C3 PharmDx (Agilent) and SP263 (Ventana) Assays to Test PD-L1 Expression for NSCLC Patients to Be Treated with Immune Checkpoint Inhibitors [ J ] . J Thorac Oncol, 2017, 12(11): 1654-1663.

[ 13 ] Hirsch F R, McElhinny A, Stanforth D, et al. PD-L1 Immunohistochemistry Assays for Lung Cancer: Results from Phase 1 of the Blueprint PD-L1 IHC Assay Comparison Project [ J ] . J Thorac Oncol, 2017, 12(2): 208-222.

[ 14 ] Tsao M S, Kerr K M, Kockx M, et al. PD-L1 Immunohistochemistry Comparability Study in Real-Life Clinical Samples: Results of Blueprint Phase 2 Project [ J ] . J Thorac Oncol, 2018, 13(9): 1302-1311.

[ 15 ] Herbst R S, Baas P, Kim D W, et al. Pembrolizumab versus docetaxel for previously treated, PD-L1-positive, advanced non-small-cell lung cancer (KEYNOTE-010): a randomised controlled trial [ J ] . Lancet, 2016, 387(10027): 1540-1550.

[ 16 ] Russo A, Franchina T, Ricciardi G, et al. The changing scenario of 1(st) line therapy in non-oncogene addicted NSCLCs in the era of immunotherapy [ J ] . Crit Rev Oncol Hematol, 2018, 130: 1-12.

[ 17 ] Reck M, Rodríguez-Abreu D, Robinson A G, et al. Pembrolizumab versus Chemotherapy for PD-L1-Positive Non-Small-Cell Lung Cancer [ J ] . N Engl J Med, 2016, 375(19): 1823-1833.

[ 18 ] Herbst R S, Giaccone G, de Marinis F, et al. Atezolizumab for First-Line Treatment of PD-L1-Selected Patients with NSCLC [ J ] . N Engl J Med, 2020, 383(14): 1328-1339.

[ 19 ] Sezer A, Kilickap S, Gümüş M, et al. Cemiplimab monotherapy for first-line treatment of advanced non-small-cell lung cancer with PD-L1 of at least 50%: a multicentre, open-label, global, phase 3, randomised, controlled trial [ J ] . Lancet, 2021, 397(10274): 592-604.

[ 20 ] Mok T, Wu Y L, Kudaba I, et al. Pembrolizumab versus chemotherapy for previously untreated, PD-L1-expressing, locally advanced or metastatic non-small-cell lung cancer (KEYNOTE-042): a randomised, open-label, controlled, phase 3 trial [ J ] . Lancet, 2019, 393(10183): 1819-1830.

[ 21 ] Mountzios G, Remon J, Novello S, et al. Position of an international panel of lung cancer experts on the decision for expansion of approval for pembrolizumab in advanced non-small-cell lung cancer with a PD-L1 expression level of ≥ 1% by the USA Food and Drug Administration [ J ] . Ann Oncol, 2019, 30(11): 1686-1688.

[ 22 ] Russo A, De Miguel Perez D, Gunasekaran M, et al. Liquid biopsy tracking of lung tumor evolutions over time [ J ] . Expert Rev Mol Diagn, 2019, 19(12): 1099-1108.

[ 23 ] Huang Q, Zhang H, Hai J, et al. Impact of PD-L1 expression, driver mutations and clinical characteristics on survival after anti-PD-1/PD-L1 immunotherapy versus chemotherapy in non-small-cell lung cancer: A meta-analysis of randomized trials [ J ] . Oncoimmunology, 2018, 7(12): e1396403.

[ 24 ] Russo A, Russano M, Franchina T, et al. Neutrophil-to-Lymphocyte Ratio (NLR), Platelet-to-Lymphocyte Ratio (PLR), and Outcomes with Nivolumab in Pretreated Non-Small Cell Lung Cancer (NSCLC): A Large Retrospective Multicenter Study [ J ] . Adv Ther, 2020, 37(3): 1145-1155.

[ 25 ] Howlader, N, Noone, A, Krapcho, M, et al. SEER Cancer Statistics Review, 1975-2014, National Cancer Institute [ EB/OL ] . Bethesda, MD, https: //seer.cancer.gov/ csr/1975_2014/, based on November 2019 SEER data submission, posted to the SEER web site, April 2019.

[ 26 ] Pignon J P, Tribodet H, Scagliotti G V, et al. Lung adjuvant cisplatin evaluation: a pooled analysis by the LACE Collaborative Group [ J ] . J Clin Oncol, 2008, 26(21): 3552-9.

[ 27 ] Preoperative chemotherapy for non-small-cell lung cancer: a systematic review and meta-analysis of individual participant data [ J ] . Lancet, 2014, 383(9928): 1561-71.

[ 28 ] Burdett S, Pignon J P, Tierney J, et al. Adjuvant chemotherapy for resected early-stage non-small cell lung cancer [ J ] . Cochrane Database Syst Rev, 2015, (3): CD011430.

[ 29 ] Wu Y L, Tsuboi M, He J, et al. Osimertinib in Resected EGFR-Mutated Non-Small-Cell Lung Cancer [ J ] . N Engl J

Med, 2020, 383(18): 1711-1723.

[30] Ahn M J, Park S, Jung H A, et al. Phase II, prospective single-arm study of adjuvant pembrolizumab in N2 positive non-small cell lung cancer (NSCLC) treated with neoadjuvant concurrent chemoradiotherapy followed by curative resection: Preliminary results [J]. JCO, 2019, 37(15_suppl): 8520-8520. https: //doi. org/10.1200/JCO.2019.37.15_suppl.8520

[31] Forde P M, Chaft J E, Smith K N, et al. Neoadjuvant PD-1 Blockade in Resectable Lung Cancer [J]. N Engl J Med, 2018, 378(21): 1976-1986.

[32] Lee J, Chaft J, Nicholas, A, et al. PS01.05 surgical and clinical outcomes with neoadjuvant Atezolizumab in Resectable stage IB-IIIB NSCLC: LCMC3 trial primary analysis [J]. Journal of Thoracic Oncology, 2021, 16(3): S59-S61. https: //doi.org/10.1016/j.jtho.2021.01.320

[33] Cascone T, William W N Jr, Weissferdt A, et al. Neoadjuvant nivolumab or nivolumab plus ipilimumab in operable non-small cell lung cancer: the phase 2 randomized NEOSTAR trial [J]. Nat Med, 2021, 27(3): 504-514.

[34] Provencio M, Nadal E, Insa A, et al. Neoadjuvant chemotherapy and nivolumab in resectable non-small-cell lung cancer (NADIM): an open-label, multicentre, single-arm, phase 2 trial [J]. Lancet Oncol, 2020, 21(11): 1413-1422.

[35] Shu C A, Gainor J F, Awad M M, et al. Neoadjuvant atezolizumab and chemotherapy in patients with resectable non-small-cell lung cancer: an open-label, multicentre, single-arm, phase 2 trial [J]. Lancet Oncol, 2020, 21(6): 786-795.

[36] Ready N, Tong B, Clarke J, et al. P2.04-89 neoadjuvant Pembrolizumab in early stage Non-Small Cell Lung Cancer (NSCLC): Toxicity, effcacy, and surgical outcomes [J]. Journal of Thoracic Oncology, 2019, 14(10): S745. https: //doi. org/10.1016/j.jtho.2019.08.1594.

[37] Bar J, Urban D, Ofek E, et al. Neoadjuvant pembrolizumab (Pembro) for early stage non-small cell lung cancer (NSCLC): Updated report of a phase I study. MK3475-223 [EB/OL]. JCO, 37(15_suppl), 8534-8534.https: //doi. org/10.1200/JCO.2019.37.15_suppl.8534.

[38] Gao S, Li N, Gao S, et al. Neoadjuvant PD-1 inhibitor (Sintilimab) in NSCLC [J]. J Thorac Oncol, 2020, 15(5): 816-826.

[39] Wislez M, Mazieres J. 1214O neoadjuvant durvalumab in resectable non-small cell lung cancer (NSCLC): Preliminary results from a multicenter study (IFCT-1601 IONESCO) [EB/OL]. Annals of Oncology, 31, S794.https: //doi. org/10.1016/j. annonc.2020.08.1416.

[40] Besse B, Adam J, Cozic, et al. 1215O - SC Neoadjuvant atezolizumab (A) for resectable non-small cell lung cancer (NSCLC): Results from the phase II PRINCEPS trial [J]. Annals of Oncology, 2020, 31, S794-S795.https: //doi. org/10.1016/j.annonc.2020.08.1417.

[41] Zinner R, Axelrod R, Solomides C C, et al. Neoadjuvant nivolumab (N) plus cisplatin (C)/pemetrexed (P) or cisplatin/gemcitabine (G) in resectable NSCLC [J]. JCO, 38(15_suppl), 9051-9051. https://doi.org/10.1200/JCO.2020.38.15_suppl.9051.

[42] Yang C J, McSherry F, Mayne N R, et al. Surgical Outcomes After Neoadjuvant Chemotherapy and Ipilimumab for Non-Small Cell Lung Cancer [J]. Ann Thorac Surg, 2018, 105(3): 924-929.

[43] Rothschild S I, Zippelius A, Eboulet E I, et al. SAKK 16/14: Durvalumab in Addition to Neoadjuvant Chemotherapy in Patients With Stage IIIA(N2) Non-Small-Cell Lung Cancer-A Multicenter Single-Arm Phase II Trial [J]. J Clin Oncol, 2021, 39(26): 2872-2880.

[44] Aupérin A, Le Péchoux C, Pignon J P, et al. Concomitant radio-chemotherapy based on platin compounds in patients with locally advanced non-small cell lung cancer (NSCLC): a meta-analysis of individual data from 1764 patients[J]. Ann Oncol, 2006, 17(3): 473-483.

[45] Aupérin A, Le Péchoux C, Rolland E, et al. Meta-analysis of concomitant versus sequential radiochemotherapy in locally advanced non-small-cell lung cancer [J]. J Clin Oncol, 2010, 28(13): 2181-2190.

［46］Antonia S J, Villegas A, Daniel D, et al. Overall Survival with Durvalumab after Chemoradiotherapy in Stage III NSCLC［J］. N Engl J Med, 2018, 379(24): 2342-2350.

［47］Gray J E, Villegas A, Daniel D, et al. Three-Year Overall Survival with Durvalumab after Chemoradiotherapy in Stage Ⅲ NSCLC-Update from PACIFIC［J］. J Thorac Oncol, 2020, 15(2): 288-293.

［48］Faivre-Finn C, Spigel D R, Senan S, et al. Impact of prior chemoradiotherapy-related variables on outcomes with durvalumab in unresectable Stage Ⅲ NSCLC (PACIFIC)［J］. Lung Cancer, 2021, 151: 30-38.

［49］Brahmer J R, Tykodi S S, Chow L Q, et al. Safety and activity of anti-PD-L1 antibody in patients with advanced cancer［J］. N Engl J Med, 2012, 366(26): 2455-2465.

［50］Topalian S L, Hodi F S, Brahmer J R, et al. Safety, activity, and immune correlates of anti-PD-1 antibody in cancer［J］. N Engl J Med, 2012, 366(26): 2443-2454.

［51］Brahmer J, Reckamp K L, Baas P, et al. Nivolumab versus Docetaxel in Advanced Squamous-Cell Non-Small-Cell Lung Cancer［J］. N Engl J Med, 2015, 373(2): 123-135.

［52］Borghaei H, Paz-Ares L, Horn L, et al. Nivolumab versus Docetaxel in Advanced Nonsquamous Non-Small-Cell Lung Cancer［J］. N Engl J Med, 2015, 373(17): 1627-1639.

［53］Borghaei H, Gettinger S, Vokes E E, et al. Five-Year Outcomes From the Randomized, Phase Ⅲ Trials CheckMate 017 and 057: Nivolumab Versus Docetaxel in Previously Treated Non-Small-Cell Lung Cancer［J］. J Clin Oncol, 2021, 39(7): 723-733.

［54］Peters S, Cappuzzo F, Horn L, et al. OA03.05 analysis of early survival in patients with advanced non-squamous NSCLC treated with Nivolumab vs docetaxel in CheckMate 057［EB/OL］. Journal of Thoracic Oncology, 2016, 12(1), S253. https: //doi.org/10.1016/j. jtho.2016.1 1.241

［55］Fehrenbacher L, Spira A, Ballinger M, et al. Atezolizumab versus docetaxel for patients with previously treated non-small-cell lung cancer (POPLAR): a multicentre, open-label, phase 2 randomised controlled trial［J］. Lancet, 2016, 387(10030): 1837-1846.

［56］Rittmeyer A, Barlesi F, Waterkamp D, et al. Atezolizumab versus docetaxel in patients with previously treated non-small-cell lung cancer (OAK): a phase 3, open-label, multicentre randomised controlled trial［J］. Lancet, 2017, 389(10066): 255-265.

［57］Mazieres J, Rittmeyer A, Gadgeel S, et al. Atezolizumab Versus Docetaxel in Pretreated Patients With NSCLC: Final Results From the Randomized Phase 2 POPLAR and Phase 3 OAK Clinical Trials［J］. J Thorac Oncol, 2021, 16(1): 140-150.

［58］Garon E B, Rizvi N A, Hui R, et al. Pembrolizumab for the treatment of non-small-cell lung cancer［J］. N Engl J Med, 2015, 372(21): 2018-2028.

［59］Herbst R S, Garon E B, Kim D W, et al. Long-Term Outcomes and Retreatment Among Patients With Previously Treated, Programmed Death-Ligand 1-Positive, Advanced Non-Small-Cell Lung Cancer in the KEYNOTE-010 Study ［J］. J Clin Oncol, 2020, 38(14): 1580-1590.

［60］Barlesi F, Vansteenkiste J, Spigel D, et al. Avelumab versus docetaxel in patients with platinum-treated advanced non-small-cell lung cancer (JAVELIN Lung 200): an open-label, randomised, phase 3 study［J］. Lancet Oncol, 2018, 19(11): 1468-1479.

［61］Tan P S, Aguiar P Jr, Haaland B, et al. Comparative effectiveness of immune-checkpoint inhibitors for previously treated advanced non-small cell lung cancer - A systematic review and network meta-analysis of 3024 participants［J］. Lung Cancer., 2018, 115: 84-88.

［62］Lee C K, Man J, Lord S, et al. Clinical and Molecular Characteristics Associated With Survival Among Patients Treated With Checkpoint Inhibitors for Advanced Non-Small Cell Lung Carcinoma: A Systematic Review and Meta-analysis［J］. JAMA Oncol, 2018, 4(2): 210-216.

［63］Reck M, Rodríguez-Abreu D, Robinson A G, et al. Updated Analysis of KEYNOTE-024: Pembrolizumab Versus

Platinum-Based Chemotherapy for Advanced Non-Small-Cell Lung Cancer With PD-L1 Tumor Proportion Score of 50% or Greater [J]. J Clin Oncol, 2019, 37(7): 537-546.

[64] Aguilar E J, Ricciuti B, Gainor J F, et al. Outcomes to first-line pembrolizumab in patients with non-small-cell lung cancer and very high PD-L1 expression [J]. Ann Oncol, 2019, 30(10): 1653-1659.

[65] Carbone D P, Reck M, Paz-Ares L, et al. First-Line Nivolumab in Stage IV or Recurrent Non-Small-Cell Lung Cancer [J]. N Engl J Med, 2017, 376(25): 2415-2426.

[66] Gandhi L, Rodríguez-Abreu D, Gadgeel S, et al. Pembrolizumab plus Chemotherapy in Metastatic Non-Small-Cell Lung Cancer [J]. N Engl J Med, 2018, 378(22): 2078-2092.

[67] Gadgeel S, Rodríguez-Abreu D, Speranza G, et al. Updated Analysis From KEYNOTE-189: Pembrolizumab or Placebo Plus Pemetrexed and Platinum for Previously Untreated Metastatic Nonsquamous Non-Small-Cell Lung Cancer [J]. J Clin Oncol, 2020, 38(14): 1505-1517.

[68] Horinouchi H, Nogami N, Saka H, et al. Pembrolizumab plus pemetrexed-platinum for metastatic nonsquamous non-small-cell lung cancer: KEYNOTE-189 Japan Study [J]. Cancer Sci, 2021, 112(8): 3255-3265.

[69] Paz-Ares L, Luft A, Vicente D, et al. Pembrolizumab plus Chemotherapy for Squamous Non-Small-Cell Lung Cancer [J]. N Engl J Med, 2018, 379(21): 2040-2051.

[70] Borghaei H, Langer C J, Paz-Ares L, et al. Pembrolizumab plus chemotherapy versus chemotherapy alone in patients with advanced non-small cell lung cancer without tumor PD-L1 expression: A pooled analysis of 3 randomized controlled trials [J]. Cancer, 2020, 126(22): 4867-4877.

[71] Powell S F, Rodríguez-Abreu D, Langer C J, et al. Outcomes With Pembrolizumab Plus Platinum-Based Chemotherapy for Patients With NSCLC and Stable Brain Metastases: Pooled Analysis of KEYNOTE-021, -189, and -407 [J]. J Thorac Oncol, 2021, 16(11): 1883-1892.

[72] Socinski M A, Jotte R M, Cappuzzo F, et al. Atezolizumab for First-Line Treatment of Metastatic Nonsquamous NSCLC [J]. N Engl J Med, 2018, 378(24): 2288-2301.

[73] Reck M, Mok T, Nishio M, et al. Atezolizumab plus bevacizumab and chemotherapy in non-small-cell lung cancer (IMpower150): key subgroup analyses of patients with EGFR mutations or baseline liver metastases in a randomised, open-label phase 3 trial [J]. Lancet Respir Med, 2019, 7(5): 387-401.

[74] West H, McCleod M, Hussein M, et al. Atezolizumab in combination with carboplatin plus nab-paclitaxel chemotherapy compared with chemotherapy alone as first-line treatment for metastatic non-squamous non-small-cell lung cancer (IMpower130): a multicentre, randomised, open-label, phase 3 trial [J]. Lancet Oncol, 2019, 20(7): 924-937.

[75] Jotte R, Cappuzzo F, Vynnychenko I, et al. Atezolizumab in Combination With Carboplatin and Nab-Paclitaxel in Advanced Squamous NSCLC (IMpower131): Results From a Randomized Phase III Trial [J]. J Thorac Oncol, 2020, 15(8): 1351-1360.

[76] Nishio M, Barlesi F, West H, et al. Atezolizumab Plus Chemotherapy for First-Line Treatment of Nonsquamous NSCLC: Results From the Randomized Phase 3 IMpower132 Trial [J]. J Thorac Oncol, 2021, 16(4): 653-664.

[77] Hellmann M D, Paz-Ares L, Bernabe Caro R, et al. Nivolumab plus Ipilimumab in Advanced Non-Small-Cell Lung Cancer [J]. N Engl J Med, 2019, 381(21): 2020-2031.

[78] Berling M, Chaudhary M A, Yuan Y, et al. Cost-effectiveness analysis of nivolumab plus ipilimumab versus platinum-doublet chemotherapy for first-line treatment of stage IV or recurrent non-small cell lung cancer in the United States [J]. J Med Econ, 2022, 25(1): 703-711.

[79] Rizvi N A, Cho BC, Reinmuth N, et al. Durvalumab With or Without Tremelimumab vs Standard Chemotherapy in First-line Treatment of Metastatic Non-Small Cell Lung Cancer: The MYSTIC Phase 3 Randomized Clinical Trial [J]. JAMA Oncol, 2020, 6(5): 661-674.

[80] Si H, Kuziora M, Quinn K J, et al. A Blood-based Assay for Assessment of Tumor Mutational Burden in First-line

Metastatic NSCLC Treatment: Results from the MYSTIC Study ［J］. Clin Cancer Res, 2021, 27(6): 1631-1640.

［81］ Boyer M, Şendur M, Rodríguez-Abreu D, et al. Pembrolizumab Plus Ipilimumab or Placebo for Metastatic Non-Small-Cell Lung Cancer With PD-L1 Tumor Proportion Score ≥ 50%: Randomized, Double-Blind Phase Ⅲ KEYNOTE-598 Study ［J］. J Clin Oncol, 2021, 39(21): 2327-2338.

［82］ Paz-Ares L, Ciuleanu T E, Cobo M, et al. First-line nivolumab plus ipilimumab combined with two cycles of chemotherapy in patients with non-small-cell lung cancer (CheckMate 9LA): an international, randomised, open-label, phase 3 trial ［J］. Lancet Oncol, 2021, 22(2): 198-211.

［83］ Paz-Ares L, Ciuleanu T E. 980 first-line nivolumab (NIVO) + ipilimumab (IPI) + 2 cycles chemotherapy (chemo) vs 4 cycles chemoin advanced non-small cell lung cancer (aNSCLC): Association of blood and tissue tumor mutational burden (TMB) with effcacy in CheckMate 9LA ［J］. Journal of Thoracic Oncology, 16(4): S750-S751.

［84］ Bernhardt E B, Jalal S I. Small Cell Lung Cancer ［J］. Cancer Treat Res, 2016, 170: 301-322.

［85］ Denninghoff V, Russo A, de Miguel-Pérez D, et al. Small Cell Lung Cancer: State of the Art of the Molecular and Genetic Landscape and Novel Perspective ［J］. Cancers (Basel), 2021, 13(7).

［86］ Rudin C M, Brambilla E, Faivre-Finn C, et al. Small-cell lung cancer ［J］. Nat Rev Dis Primers, 2021, 7(1): 3.

［87］ Armstrong S A, Liu S V. Dashing Decades of Defeat: Long Anticipated Advances in the First-line Treatment of Extensive-Stage Small Cell Lung Cancer ［J］. Curr Oncol Rep, 2020, 22(2): 20.

［88］ Schultheis A M, Scheel A H, Ozretić L, et al. PD-L1 expression in small cell neuroendocrine carcinomas ［J］. Eur J Cancer, 2015, 51(3): 421-426.

［89］ Iams W T, Shiuan E, Meador C B, et al. Improved Prognosis and Increased Tumor-Infiltrating Lymphocytes in Patients Who Have SCLC With Neurologic Paraneoplastic Syndromes ［J］. J Thorac Oncol, 2019, 14(11): 1970-1981.

［90］ Lin A, Wei T, Meng H, et al. Role of the dynamic tumor microenvironment in controversies regarding immune checkpoint inhibitors for the treatment of non-small cell lung cancer (NSCLC) with EGFR mutations ［J］. Mol Cancer, 2019, 18(1): 139.

［91］ Berghoff A S, Ricken G, Wilhelm D, et al. Tumor infiltrating lymphocytes and PD-L1 expression in brain metastases of small cell lung cancer (SCLC) ［J］. J Neurooncol, 2016, 130(1): 19-29.

［92］ Reck M, Bondarenko I, Luft A, et al. Ipilimumab in combination with paclitaxel and carboplatin as first-line therapy in extensive-disease-small-cell lung cancer: results from a randomized, double-blind, multicenter phase 2 trial ［J］. Ann Oncol, 2013, 24(1): 75-83.

［93］ Reck M, Luft A, Szczesna A, et al. Phase Ⅲ Randomized Trial of Ipilimumab Plus Etoposide and Platinum Versus Placebo Plus Etoposide and Platinum in Extensive-Stage Small-Cell Lung Cancer ［J］. J Clin Oncol, 2016, 34(31): 3740-3748.

［94］ Horn L, Mansfield A S, Szczęsna A, et al. First-Line Atezolizumab plus Chemotherapy in Extensive-Stage Small-Cell Lung Cancer ［J］. N Engl J Med, 2018, 379(23): 2220-2229.

［95］ Liu S V, Reck M, Mansfield A S, et al. Updated Overall Survival and PD-L1 Subgroup Analysis of Patients With Extensive-Stage Small-Cell Lung Cancer Treated With Atezolizumab, Carboplatin, and Etoposide (IMpower133)［J］. J Clin Oncol, 2021, 39(6): 619-630.

［96］ Paz-Ares L, Dvorkin M, Chen Y, et al. Durvalumab plus platinum-etoposide versus platinum-etoposide in first-line treatment of extensive-stage small-cell lung cancer (CASPIAN): a randomised, controlled, open-label, phase 3 trial［J］. Lancet, 2019, 394(10212): 1929-1939.

［97］ Goldman J W, Dvorkin M, Chen Y, et al. Durvalumab, with or without tremelimumab, plus platinum-etoposide versus platinum-etoposide alone in first-line treatment of extensive-stage small-cell lung cancer (CASPIAN): updated results from a randomised, controlled, open-label, phase 3 trial ［J］. Lancet Oncol, 2021, 22(1): 51-65.

［98］ Rudin C M, Awad M M, Navarro A, et al. Pembrolizumab or Placebo Plus Etoposide and Platinum as First-Line

Therapy for Extensive-Stage Small-Cell Lung Cancer: Randomized, Double-Blind, Phase Ⅲ KEYNOTE-604 Study ［J］. J Clin Oncol, 2020, 38(21): 2369-2379.

［99］Ready N, Farago A F, de Braud F, et al. Third-Line Nivolumab Monotherapy in Recurrent SCLC: CheckMate 032［J］. J Thorac Oncol, 2019, 14(2): 237-244.

［100］Ready N F, Ott P A, Hellmann M D, et al. Nivolumab Monotherapy and Nivolumab Plus Ipilimumab in Recurrent Small Cell Lung Cancer: Results From the CheckMate 032 Randomized Cohort［J］. J Thorac Oncol, 2020, 15(3): 426-435.

［101］Spigel D R, Vicente D, Ciuleanu T E, et al. Second-line nivolumab in relapsed small-cell lung cancer: CheckMate 331(☆)［J］. Ann Oncol, 2021, 32(5): 631-641.

［102］Ott P A, Elez E, Hiret S, et al. Pembrolizumab in Patients With Extensive-Stage Small-Cell Lung Cancer: Results From the Phase Ib KEYNOTE-028 Study［J］. J Clin Oncol, 2017, 35(34): 3823-3829.

［103］Chung H C, Lopez-Martin J A, Kao S C-H, et al. Phase 2 study of pembrolizumab in advanced small-cell lung cancer (SCLC): KEYNOTE-158［J］. JCO, 2018, 36(15_suppl), 8506-8506. https: //doi.org/10.1200/JCO.2018.36.15_suppl.8506.

［104］Chung H C, Piha-Paul S A, Lopez-Martin J, et al. Pembrolizumab After Two or More Lines of Previous Therapy in Patients With Recurrent or Metastatic SCLC: Results From the KEYNOTE-028 and KEYNOTE-158 Studies［J］. J Thorac Oncol, 2020, 15(4): 618-627.

［105］Pujol J L, Greillier L, Audigier-Valette C, et al. A Randomized Non-Comparative Phase II Study of Anti-Programmed Cell Death-Ligand 1 Atezolizumab or Chemotherapy as Second-Line Therapy in Patients With Small Cell Lung Cancer: Results From the IFCT-1603 Trial［J］. J Thorac Oncol, 2019, 14(5): 903-913.

［106］Facchinetti F, Mazzaschi G, Barbieri F, et al. First-line pembrolizumab in advanced non-small cell lung cancer patients with poor performance status［J］. Eur J Cancer, 2020, 130: 155-167.

［107］Hanna C R, O'Cathail S M, Graham J, et al. Immune Checkpoint Inhibition as a Strategy in the Neoadjuvant Treatment of Locally Advanced Rectal Cancer［J］. J Immunother Precis Oncol, 2021, 4(2): 86-104.

［108］Uldrick T S, Gonçalves P H, Abdul-Hay M, et al. Assessment of the Safety of Pembrolizumab in Patients With HIV and Advanced Cancer-A Phase 1 Study［J］. JAMA Oncol, 2019, 5(9): 1332-1339.

［109］Scilla K A, Russo A, Rolfo C, et al. Immunotherapy use in patients with HIV and non-small- cell lung Cancer: Current data［J］. Journal of Immunotherapy and Precision Oncology, 2019, 2(3): 55-58. https: //doi.org/10.4103/JIPO.JIPO_13_19

［110］Cortellini A, Buti S, Santini D, et al. Clinical Outcomes of Patients with Advanced Cancer and Pre-Existing Autoimmune Diseases Treated with Anti-Programmed Death-1 Immunotherapy: A Real-World Transverse Study［J］. Oncologist, 2019, 24(6): e327-e337.

［111］Leonardi G C, Gainor J F, Altan M, et al. Safety of Programmed Death-1 Pathway Inhibitors Among Patients With Non-Small-Cell Lung Cancer and Preexisting Autoimmune Disorders［J］. J Clin Oncol, 2018, 36(19): 1905-1912.

［112］Naing A, Hajjar J, Gulley J L, et al. Strategies for improving the management of immune-related adverse events［J］. J Immunother Cancer, 2020, 8(2).

［113］Smedman T M, Line P D, Guren T K, et al. Graft rejection after immune checkpoint inhibitor therapy in solid organ transplant recipients［J］. Acta Oncol, 2018, 57(10): 1414-1418.

［114］Fisher J, Zeitouni N, Fan W, et al. Immune checkpoint inhibitor therapy in solid organ transplant recipients: A patient-centered systematic review［J］. J Am Acad Dermatol, 2020, 82(6): 1490-1500.

［115］Barlesi F, Audigier-Valette C, Felip E, et al. Nivolumab plus low-dose IPILIMUMAB as frst-Line treatment of advanced NSCLC: Overall survival analysis of Checkmate 817［J］. Annals of Oncology, 30, xi33-xi34. https: //doi.org/10.1093/annonc/mdz451.001.

［116］Ardizzoni A, Azevedo S, Rubio Viquiera B, et al. LBA84-primary results from TAIL, a global single-arm safety study of atezolizumab (atezo) monotherapy in a diverse population of patients with previously treated advanced non-small cell lung cancer (NSCLC) ［J］. Annals of Oncology, 30, v920-v921. https: //doi.org/10.1093/annonc/ mdz394.082.

［117］ Russo A, Lopes A R, McCusker M G, et al. New Targets in Lung Cancer (Excluding EGFR, ALK, ROS1) ［J］. Curr Oncol Rep, 2020, 22(5): 48.

［118］ Gandara D R, Paul S M, Kowanetz M, et al. Blood-based tumor mutational burden as a predictor of clinical benefit in non-small-cell lung cancer patients treated with atezolizumab ［J］. Nat Med, 2018, 24(9): 1441-1448.

［119］ Herbst R S, Lopes G, Kowalski D M, et al. Association between tissue TMB (tTMB) and clinical outcomes with pembrolizumab monotherapy (pembro) in PD-L1-positive advanced NSCLC in the KEYNOTE-010 and -042 trials ［J］. Annals of Oncology, 30, v916-v917. https: //doi.org/10.1093/annonc/mdz394.077.

［120］ Marabelle A, Fakih M, Lopez J, et al. Association of tumour mutational burden with outcomes in patients with advanced solid tumours treated with pembrolizumab: prospective biomarker analysis of the multicohort, open-label, phase 2 KEYNOTE-158 study ［J］. Lancet Oncol, 2020, 21(10): 1353-1365.

［121］ Wang Z, Duan J, Cai S, et al. Assessment of Blood Tumor Mutational Burden as a Potential Biomarker for Immunotherapy in Patients With Non-Small Cell Lung Cancer With Use of a Next-Generation Sequencing Cancer Gene Panel ［J］. JAMA Oncol, 2019, 5(5): 696-702.

［122］ Yang Y, Wang Z, Fang J, et al. Efficacy and Safety of Sintilimab Plus Pemetrexed and Platinum as First-Line Treatment for Locally Advanced or Metastatic Nonsquamous NSCLC: a Randomized, Double-Blind, Phase 3 Study (Oncology pRogram by InnovENT anti-PD-1-11) ［J］. J Thorac Oncol, 2020, 15(10): 1636-1646.

［123］ Biton J, Mansuet-Lupo A, Pécuchet N, et al. TP53, STK11, and EGFR Mutations Predict Tumor Immune Profile and the Response to Anti-PD-1 in Lung Adenocarcinoma ［J］. Clin Cancer Res, 2018, 24(22): 5710-5723.

［124］ Skoulidis F, Goldberg M E, Greenawalt D M, et al. STK11/LKB1 Mutations and PD-1 Inhibitor Resistance in KRAS-Mutant Lung Adenocarcinoma ［J］. Cancer Discov, 2018, 8(7): 822-835.

［125］ Lamberti G, Spurr L F, Li Y, et al. Clinicopathological and genomic correlates of programmed cell death ligand 1 (PD-L1) expression in nonsquamous non-small-cell lung cancer ［J］. Ann Oncol, 2020, 31(6): 807-814.

［126］ Marinelli D, Mazzotta M, Scalera S, et al. KEAP1-driven co-mutations in lung adenocarcinoma unresponsive to immunotherapy despite high tumor mutational burden ［J］. Ann Oncol, 2020, 31(12): 1746-1754.

［127］ Nair J, Saeed U A, McDougall C C, et al. Radiogenomic Models Using Machine Learning Techniques to Predict EGFR Mutations in Non-Small Cell Lung Cancer ［J］. Can Assoc Radiol J, 2021, 72(1): 109-119.

［128］ Krishnamurthy N, Goodman A M, Barkauskas D A, et al. STK11 alterations in the pan-cancer setting: prognostic and therapeutic implications ［J］. Eur J Cancer, 2021, 148: 215-229.

［129］ Skoulidis F, Arbour K, Hellmann M, et al. MA11.11 STK11/LKB1 genomic alterations are associated with inferior clinical outcomes with chemo-immunotherapy in non-squamous NSCLC ［J］. Journal of Thoracic Oncology, 14(10), S294-S295.https: //doi.org/10.1016/j.jtho.2019.08.591.

［130］ Gadgeel S M, Rodriguez-Abreu D, Felip E, et al. Abstract LB-397: Pembrolizumab plus pemetrexed and platinum vs placebo plus pemetrexed and platinum as first-linetherapy for metastatic nonsquamous NSCLC: Analysis of KEYNOTE-189 by STK11 and KEAP1 status ［EB/OL］. Cancer Research, 80(16 Supplement), LB-397.https: // doi.org/10.1158/1538-7445.AM2020-LB-397.

［131］ Fujii T, Naing A, Rolfo C, et al. Biomarkers of response to immune checkpoint blockade in cancer treatment ［J］. Crit Rev Oncol Hematol, 2018, 130: 108-120.

# 第 5 章 泌尿生殖系统恶性肿瘤免疫治疗概览

迪帕克·拉文德拉纳坦，奥马尔·哈拉比，海德·瑞菲，
阿米什·约格·什沙，穆罕默德·阿西姆·比伦
（Deepak Ravindranathan，Omar Alhalabi，Hind Rafei，
Amishi Yogesh Shah，and Mehmet Asim Bilen）

**摘要** 在过去的 10 年中，免疫检查点抑制剂给多种实体肿瘤的治疗，带来了革命性的变化，包括泌尿生殖系统癌症。免疫检查点抑制剂已经明显改善了转移性肾细胞癌和转移性尿路上皮癌患者的治疗效果。在前列腺癌中，除了高度微卫星不稳定性（MSI-H）的肿瘤外，检查点抑制剂的免疫疗法的作用还不确切。在这些恶性肿瘤中已经探索的其他免疫治疗方法包括细胞因子、疫苗和细胞疗法。当前的研究正在探索免疫联合治疗的使用，以及与化疗和靶向治疗的联合在这些类型肿瘤中的应用。在转移性肿瘤之外使用免疫疗法也是研究的热点。此外，预测免疫疗法的反应和毒性风险的生物标志物研究受到普遍关注。本章全面回顾了已经批准的和正在研究的用于治疗肾细胞癌、尿路上皮癌和前列腺癌的免疫治疗相关策略。

**关键词** 免疫疗法；检查点抑制剂；细胞治疗；细胞因子；疫苗；肾细胞癌；尿路上皮癌；前列腺癌

## 1 肾细胞癌的免疫治疗

肾细胞癌约占所有肾脏癌症的 90%，其中肾透明细胞癌（ccRCC）是最常见的亚型（约占所有 RCC 的 85%）[1]。近 1/3 新确诊的 RCC 患者处于转移或疾病进展期[2,3]。对新确诊的转移性 RCC 患者进行风险分层，对于确定预后和治疗方案至关重要。转移性 RCC 风险评估的标准之一是由国际转移性肾细胞癌数据库（IMDC）建立的，它整合了 6 个临床因素，在纳入 645 名患者的多中心研究中证实这些因素有独立的预后价值[4]。这些标准包括贫血[1]，中性粒细胞增多[2]，血

小板增多[3]，高钙血症[4]，Karnofsky PS ＜ 80[5]，以及从诊断到一线系统治疗 ＜ 1 年[6]。没有这些因素的患者病情预后较好（低危），而有 1 ～ 2 个因素的患者病情为预后中等（中危），有 3 个以上因素的患者病情为预后差（高危）。另一个风险评估工具是纪念斯隆 - 凯特琳癌症中心（MSKCC）在晚期 RCC 中的模型，该模型同样将患者分为良好、中等或差的预后分层[5]。这个模型中包括了临床和实验室数据：低 Karnofsky PS、高乳酸脱氢酶、低血清白蛋白、高校正血清钙，以及从诊断到系统治疗的时间[5]。最近，研究人员对该模型进行了更新，纳入了基因组数据，因为 BAP1、PBRM1 和 TP53 的突变状态已被证明对接受一线酪氨酸激酶抑制剂（TKIs）治疗的晚期或转移性 RCC 患者有独立的预后价值（表 5.1）。

表 5.1 纪念斯隆凯特琳癌症中心（MSKCC）和国际转移性肾细胞癌数据库（IMDC）预测工具

| 变量 | MSKCC | IMDC |
| --- | --- | --- |
| 卡氏评分 | 0 ～ 1 | 0 ～ 1 |
| 从诊断到系统性治疗时间 ＜ 1 年 | 0 ～ 1 | 0 ～ 1 |
| 贫血 | 0 ～ 1 | 0 ～ 1 |
| 中性粒细胞增多 | | 0 ～ 1 |
| 血小板增多 | | 0 ～ 1 |
| LDH ＞ 1.5 × ULN | 0 ～ 1 | |
| 钙 ＞ 10 mg/dL | 0 ～ 1 | 0 ～ 1 |

LDH：乳酸脱氢酶，ULN：正常值上限。

过去 10 年来，随着靶向治疗的引入和免疫治疗的出现，ccRCC 的治疗经历了巨大的演变。抑制血管内皮生长因子受体（VEGFR）和哺乳动物雷帕霉素靶点（mTOR）的多靶点 TKIs，一直是治疗转移性 RCC（mRCC）的标准疗法[6, 7]。在过去 3 年内，免疫检查点抑制剂（CPI）大大改变了转移性 RCC 的自然病程。伊匹木单抗联合纳武利尤单抗已显示出明确的疗效，并在 2018 年被批准用于中高危转移性 RCC 患者的一线治疗（下文进一步详述）[8]。免疫系统及其与肿瘤微环境的相互作用，肿瘤发生的不同途径，对这些因素的深入理解引领了对 mRCC 新的免疫治疗模式的探索。现在，免疫 CPI 与 TKIs 的组合也已被批准用于转移性 RCC。然而，必须重视这些组合可能会增加毒性和治疗成本。其他正在研究中的免疫治疗模式令人振奋，包括疫苗、过继性细胞疗法和新型免疫联合治疗。这些综合治疗策略可能会进一步改变这个领域，为 RCC 患者提供新的选择。将免疫疗法从转移性肿瘤的治疗场景推进到辅助治疗场景的策略也正在进行中。在此，我们概述了在治疗 ccRCC 方面已经批准和正在研究的各种免疫疗法（图 5.1）。

## 1.1 RCC 免疫治疗基本原理

众所周知，RCC 对化疗高度耐药。这一特性可以归因于这种疾病的许多特点。首先，RCC 来自近端小管，高表达多药耐药（MDR）P- 糖蛋白[9]。此外，一些研究已经确定癌症干细胞是一个肿瘤具有自我更新能力并对化疗产生抗性的肿瘤亚群[10]。然而，与其他类型的肿瘤相比，RCC 对

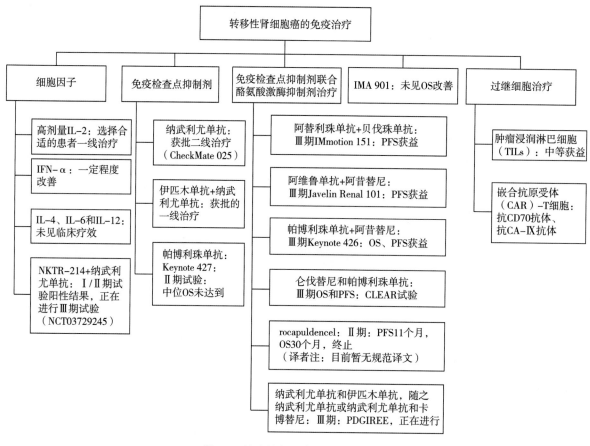

图 5.1　转移性肾细胞癌的免疫治疗

RCC：肾细胞癌；IL：白细胞介素；IFN：干扰素；Prelim：初步治疗；PFS：无进展生存期；OS：总生存期。

免疫疗法非常敏感。早期观察到切除原发肿瘤可以引发免疫反应，导致转移性 RCC 的自发消退，特别是在肺部，这有力地说明了 RCC 可能适合于免疫治疗[11]。此外，很多研究证实，大量的肿瘤浸润 T 细胞、NK 细胞、巨噬细胞和树突状细胞具有天然的抗肿瘤免疫作用[12, 13]。

早期采用 IL-2 和 IFN-α 对 RCC 进行免疫治疗，其临床效果证实 RCC 可能适合于免疫治疗，尽管在多数研究中只有少数患者获益。1992 年，美国 FDA 批准了大剂量的静脉注射 IL-2 用于治疗 RCC[14-16]。这是以初步数据为基础的，ORR 为 15%，CR 达到 5%[15]。在一项后续研究中，CR 为 7%，中位持续获益时间至少为 80 个月[14]。然而，显著的副作用以及无法预测治疗反应限制了其临床应用。为了减少毒性，研究人员对低剂量的 IL-2 也进行了研究，并与高剂量 IL-2 进行了比较，但低剂量 IL-2 的 ORR 明显降低（高剂量为 21%，低剂量为 13%，$P=0.048$）[17]。最近的一项纳入 352 名患者的前瞻性研究[18]和另一项纳入 391 名患者的回顾性研究[19]表明，高剂量 IL-2 的临床获益更多。以 SD 作为最佳反应的衡量标准，这些队列中分别有 39% 和 32% 的患者达到 SD，并与生存获益相关[18, 19]。IFN-α 尽管具有更好的耐受性和更广泛的适用性，但其结果却较为平淡 OS 比安慰剂大 2.5 个月），没有大剂量 IL-2 的持久获益反应[20]。

直到 2005 年，IL-2 和 IFN-α 是仅有的两种被批准用于治疗 RCC 的疗法，中位生存期约为 1 年[21]。

从那时起，一些新的治疗方法被批准，进而导致 RCC 治疗模式转变，包括 mTOR 抑制剂（依维莫司、替西罗莫司）、VEGF 抑制剂（舒尼替尼、索拉非尼、阿西替尼、培唑帕尼、卡博替尼、贝伐珠单抗、仑伐替尼），以及最近革命性的免疫检查点抑制剂疗法[22, 23]。大剂量 IL-2 作为一线治疗的使用仅限于严格挑选的年轻患者，他们身体状况良好且无合并症。

长期以来，利用免疫系统一直是治疗 mRCC 的着眼点，但由于 CPI 具有独特的免疫编辑功能，可以改变肿瘤和免疫系统之间的平衡，因此将 CPI 加入到治疗手段中是一个突破[24]。免疫编辑机制包括三个阶段：消除、稳态和逃逸[25]。消除阶段包括通过 CD8$^+$T 细胞和 NK 细胞杀死恶性细胞。有一些癌细胞躲过了最初的宿主防御机制，并在一些特定的环境中，与免疫细胞形成平衡，得以生存。最后，癌细胞逃避免疫监视处于逃逸阶段[25-27]。在来自免疫系统的持续压力下，肿瘤细胞通过以下机制，能够抵御免疫细胞[28]，如抗原的下调，主要组织相容性复合体Ⅰ类分子的缺失来干扰抗原表达，或上调抑制性途径和检查点分子如 PD-L1/PD-1[29-33]。目前，研究人员正在努力进行科学研究来对抗这些免疫逃逸机制。致力于逃避相关的机制探索正在推动科学研究和临床试验，以探索 RCC 的最佳治疗方式。

接受这些药物治疗的患者身上会出现 irAEs。有趣的是，在一项针对约 500 名接受免疫治疗的晚期 RCC 患者的回顾性研究中，其中 80 名患者出现了需要中断治疗的 irAEs。36/80（45%）的患者重新接受了治疗，与免疫治疗永久性中断的患者相比，重新治疗的患者需要皮质类固醇和住院治疗处理 IrAEs 的人数更少[34]。

## 1.2 免疫检查点阻断治疗局部晚期或转移性 RCC

### 1.2.1 纳武利尤单抗

纳武利尤单抗是一种全人源化的 IgG4 抗 PD-1 抗体，可以阻断 PD-1 与其配体 PD-L1 和 PD-L2 的相互作用，从而干扰免疫抑制途径[35]。两个Ⅰ期试验证明了纳武利尤单抗对 RCC 的初步疗效[36, 37]。共有 296 名患有各种转移性实体肿瘤的患者，包括 34 名多程治疗后的转移性 RCC 患者接受了不同剂量的纳武利尤单抗[37]。在至少 50.5 个月的随访中，ORR 为 29%，在 10 mg/kg 队列中，有一名患者达到 CR。对于所有剂量，ORR 为 29.4%。在应答者中，30% 的患者在 8 周前达到客观缓解（第一次评估），70% 的患者在 16 周（第二次评估）前实现了缓解。中位疗效持续时间 12.9个月（8.4 ~ 29.1 个月）。在数据分析时，40% 的有效患者仍在接受治疗[36]。这些早期数据是非常令人鼓舞的，表明免疫检查点阻断治疗 RCC 可以取得临床获益。

Ⅰ期临床试验的积极成果引领了一项Ⅱ期随机双盲临床试验的启动，即纳武利尤单抗在转移性 ccRCC 中的多中心临床试验[38]。该研究包括三组，以 1∶1∶1 的比例随机分配到 0.3，2 和 10 mg/kg 三个不同纳武利尤单抗剂量组。随机分组的因素包括先前治疗的线数［1 与 > 1（70%）］和 MSKCC 风险组［预后好的 / 中间的与差的（25%）］。主要研究终点是评估剂量 - 反应关系，以 PFS 来衡量。次要终点包括 ORR、OS 和安全性。有 168 例患者参加了研究。60 例患者接受纳武利尤单抗 0.3 mg/kg 治疗，54 例患者接受了纳武利尤单抗 2 mg/kg 的治疗，54 例接受纳武利尤单抗 10 mg/kg 的治疗。中位 PFS 为 2.7 个月（80% $CI$: 1.9 ~ 3.0 个月），4.0 个月（80% $CI$: 2.8 ~ 4.2 个月），以及 4.2 个月（80% *CI*：2.8 ~ 5.5 个月）。在 0.3、2 和 10 mg/kg 组的 ORR 分别为 20%、22% 和 20%。在 35 例治疗有效的患者中，有 14 人（40%）缓解持续时间超过 24 个月。随访至少 24 个月，0.3 mg/kg 组的中位 OS 为 18.2 个月（80% *CI*：16.2 ~ 24.0 个月），2 mg/kg 组为 25.5 个月（80% *CI*：19.8 ~ 28.8 个月），10 mg/kg 组为 24.7 个月（80% *CI*：15.3 ~ 26.0 个月）。3 个治疗组的不良反应发生率相似。最常见的治疗相关不良反应是疲劳（24%，22% 和 35%）。19 例患者（11%）出现了 3 ~ 4 级的治疗相关不良反应（恶心、关节痛、丙氨酸和精氨酸氨基转移酶升高），其中 4 例在 0.3 mg/kg 组，14 例在 1 mg/kg 组，1 例在 10 mg/kg 组[38]。

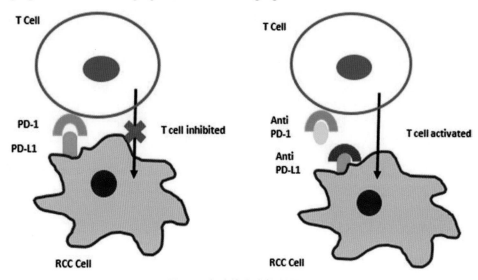

图 5.2　免疫检查点抑制原理

RCC：肾细胞癌；PD-1：程序性死亡分子 1；PD-L1：程序性死亡配体 1。

　　这项成功的 Ⅱ 期试验再次引领了转移性 ccRCC 的 Ⅲ 期、多中心、国际、开放标签的随机研究，应用纳武利尤单抗进行探索，即 CheckMate 025[39]。这项研究比较了纳武利尤单抗和依维莫司的疗效。依维莫司是一种获准用于治疗抗血管生长因子进展后的转移性 RCC 的二线药物[40]。主要终点是 OS 而不是 PFS，这与之前的几个转移性 RCC 新药的 Ⅲ 期临床试验一致[41, 42]。基于纳武利尤单抗的作用机制，纳武利尤单抗能增强肿瘤周围的炎症反应，导致在没有真正的临床进展的情况下，影像学上出现了进展。这种现象称为"假性进展"。与依维莫司相比，纳武利尤单抗组的 ORR 更高（25% *vs.* 5%，比值比，5.98［95% *CI*：3.68 ~ 9.72］；*P* < 0.001）。纳武利尤单抗组的中位 OS 明显好于依维莫司组，25.0 个月（95% *CI*：21.8 至无法估计［NE］）对依维莫司组为 19.6 个月（95% *CI*：17.6 ~ 23.1）。然而，在统计学上，纳武利尤单抗组和依维莫司组的中位 PFS 并无显著差异，分别为 4.6 个月（95% *CI*：3.7 ~ 5.4）与 4.4 个月（95% *CI*：3.7 ~ 5.5）。纳武利尤单抗组临床获益包括了所有 MSKCC 风险组。AEs 情况与早期试验中报道的相似。

　　一项独立的研究调查了 CheckMate 025 的不同治疗组的健康相关生活质量（HRQoL）。[43] HRQoL 分析应用了癌症治疗的功能评估 - 肾脏症状指数 - 疾病相关的症状（FKSI-DRS）和欧洲生活质量（EuroQol）-5 维度（EQ-5D）调查问卷。纳武利尤单抗组有更多的患者出现有临床意义的（即比基线至少增加两个点）HRQoL 改善［361 例患者中的 200 例（55%）］，高于依维莫司组［343 例患者中的 126 例（37%）；$P < 0.0001$］；纳武利尤单抗组患者 HRQoL 改善的中位时间更短（4.7 个月，95% $CI$：3.7 ~ 7.5）对依维莫司组患者（中位数未达到，NE-NE）[43]。基于 CheckMate 025 研究的积极结果，2015 年 11 月 23 日，FDA 批准纳武利尤单抗用于一线治疗进展后的晚期转移 RCC。关于纳武利尤单抗单药在进展期 RCC 前线治疗中的作用数据有限。已经对生物标志物进行了探索，以预测接受免疫治疗的晚期 RCC 患者的预后。Bilen 等[44]报告了一项回顾性研究，其中 38 例患者接受了纳武利尤单抗治疗，发现治疗前 NLR < 5.5 与较好的 PFS 和 OS 相关。低 NLR 与延长的 OS 有关（95% $CI$：0.01 ~ 0.55；$P=0.012$）。

### 1.2.2 纳武利尤单抗联合伊匹木单抗

在晚期黑色素瘤中，纳武利尤单抗联合伊匹木单抗（一种细胞毒性 T 淋巴细胞相关药物）的应用可提高疗效，导致了这种组合在 RCC 中的探索。Ⅲ期 CheckMate 214 试验确立了纳武利尤单抗联合伊匹木单抗治疗转移性 ccRCC 的疗效和安全性[8]。未接受过治疗的晚期或转移性患者 ccRCC 患者被随机分配到舒尼替尼（Sunitinib）（每天 50 mg，连用 4 周，每 6 周为一个周期）或伊匹木单抗（1 mg/kg）联合纳武利尤单抗（3 mg/kg）治疗组，每 3 周给药一次，共 4 次，然后再进行纳武利尤单抗（3 mg/kg）单药治疗。中位随访 25 个月时，与舒尼替尼组相比，联合治疗组的 OS 明显较高。在意向性治疗人群中，联合治疗组的 OS 明显高于舒尼替尼组（联合治疗组未达到中位数，而舒尼替尼组为 32.9 个月，$HR=0.68$，99.8% $CI$：0.49 ~ 0.95）。伊匹木单抗联合纳武利尤单抗组的 ORR 也明显较高（39% $vs.$ 32%），但在 PFS 方面没有差异（中位数 12.4 个月 $vs.$ 12.3 个月，$HR=0.98$）。

在 847 名中高危患者亚组中，与舒尼替尼相比，伊匹木单抗联合纳武利尤单抗治疗组的 OS 明显更高（中位 OS 未达到与 26 个月，$HR=0.63$，95% $CI$：0.44 ~ 0.82）。联合治疗组的 ORR 也明显高于舒尼替尼（42% $vs.$ 27%），疾病控制率（DCR）为 72%。虽然免疫治疗组合的中位 PFS 有所提高，但没有达到统计学意义（11.6 个月 $vs.$ 8.4 个月，$HR=0.82$，95% $CI$：0.64 ~ 1.05）。然而，PD-L1 表达 ≥ 1% 的患者（214 名患者）的 PFS 和反应获益似乎有所增加。中高危以及 PD-L1 表达 ≥ 1% 的患者有更明显的获益（ORR 58% $vs.$ 25%，中位 PFS 22.8 个月 $vs.$ 5.9 个月，$HR=0.48$，95% $CI$：0.28 ~ 0.82）。该组的 CR 率为 16%。另一方面，在中高危且 PD-L1 表达量 < 1% 的患者（562 名患者），只有 OS 显著增加（两组均未达到中位数，$HR=0.73$，95% $CI$：0.56 ~ 0.96），而联合用药与舒尼替尼组之间 ORR（联合治疗组为 37%，舒尼替尼组为 28%），中位 PFS（联合治疗组为 11 个月，舒尼替尼为 10.4 个月，$HR=1.0$，95% $CI$：0.74 ~ 1.36），均无显著差异。虽然该研究效力不足，无法从低危患者得出显著结论，但探索性分析表明与舒尼替尼相比，伊匹木单抗联合纳武利尤单抗组的反应率较低（29% $vs.$ 52%），而且 PFS 较短（中位数 15.3 个月 $vs.$ 25.1 个月，$HR=2.17$，95% $CI$：1.46 ~ 3.22）。目前尚无低危组的生存数据；然而，逐渐成熟的数据表明，伊匹木单抗联合纳武利尤单抗组在低危组有更好的结果，会超出预期[45]。

伊匹木单抗联合纳武利尤单抗组的毒性情况与其他适应证的联合使用所观察到的一致，并有利于联合使用组而不是舒尼替尼组。免疫疗法联合组有 46% 的患者出现 3 或 4 级 AEs，而舒尼替尼组有 63%。免疫治疗联合组最常见的 3 或 4 级 AEs 是脂肪酶增加（10%）、腹泻（4%）和疲劳（4%）。舒尼替尼组最常见的 AEs 是高血压（16%）、掌跖红肿（9%）和脂肪酶增加（7%）。80% 接受伊匹木单抗联合纳武利尤单抗的患者发生了不同等级的免疫相关 AEs，其中 35% 接受了大剂量皮质类固醇激素治疗。然而，需要注意的是，在接受免疫联合治疗的患者中，有 22% 的患者因治疗相关 AEs 而中断治疗；在接受舒尼替尼的患者中，有 12% 的患者因治疗相关 AEs 而中断。此外，在伊匹木单抗联合纳武利尤单抗组中，有 8 名患者因治疗相关 AEs 死亡（患者的死亡原因是肺炎、支气管炎、肺炎和再生障碍性贫血、下消化道出血、嗜血细胞综合征、猝死、肺部感染和肝脏毒性），舒尼替尼组有 4 例死亡（两名由于心脏骤停，一名由于心脏衰竭，一名由于多器官衰竭）。

一项独立的研究报道了 CheckMate 214 研究的病人报告结果（PROs）[46]。PROs 基于三种测量工具：癌症治疗功能评估 - 肾脏症状指数 -19（FKSI-19），它是针对肾癌验证的。癌症治疗的功能评估 - 一般（FACT-G），它被验证为适用于一般的癌症。以及欧洲五维度三层次的 EQol（EQ-5D-3L），这是对一般健康状况的验证。在三个评估工具中的两个方面，免疫治疗联合组的患者报告了比舒尼替尼组更好的 PROs，从治疗开始的中位随访时间为 2 年。在基线和 103 周之间 FKSI-19 总得分的平均变化，联合治疗组为 4.00（95% $CI$：1.91 ~ 6.09）。相比之下，舒尼替尼组为 –3.14（95% $CI$：–6.03 ~ –0.25）（$P < 0.0001$）；而 FACT-G 总分的平均变化，联合治疗组为 4.77（95% $CI$：1.73 ~ 7.82），舒尼替尼组的评分平均变化为 –4.32（95% $CI$：–8.54 ~ –0.11）（$P=0.0005$）。然而，EQ-5D-3L 评分在治疗组之间没有显著差异。

基于 CheckMate 214 临床试验的结果，伊匹木单抗联合纳武利尤单抗的组合于 2018 年 4 月 16 日被美国 FDA 批准用于以前未经治疗的中高危晚期或转移性 RCC 患者。

### 1.2.3 帕博利珠单抗

帕博利珠单抗是一种人源化的抗 PD1 IgG$_4$ 抗体。在 Keynote 427 Ⅱ 期试验中，帕博利珠单抗单药作为 CPI 用于晚期或转移性 RCC[47]。这项试验的队列 A 初步结果在 2018 年美国临床肿瘤学会（ASCO）年会上公布。110 例之前未经治疗的晚期或转移性透明细胞 RCC 患者入组，接受帕博利珠单抗 200mg 治疗，每 3 周一次，持续 2 年或直到确认疾病进展，出现不可接受的毒性，或患者决定退出。中位随访 12.1 个月（范围为 2.5 ~ 16.8），显示帕博利珠单抗单药 ORR 为 38.2%（95% $CI$：29.1 ~ 47.9），CR 率为 2.7%，PR 率为 35.5%，DCR 为 59%，中位缓解时间为 2.8 个月，74.8% 的患者缓解持续 6 个月或以上。中位 PFS 为 8.7 个月（95% $CI$：6.7 ~ 12.2），6 个月 PFS 率为 60.2%。中位 OS 没有达到，6 个月的 OS 率为 92.7%。在 69 例中高危患者的亚组中，ORR 为 42%（95% $CI$：30.2 ~ 54.5），而在 41 例低危患者亚组中，ORR 为 31.7%（95% $CI$：18.1 ~ 48.1）。在基于 PD-L1 表达的分析中，在 46 例肿瘤过度表达 PD-L1 [联合阳性评分（CPS）≥ 1；肿瘤和免疫细胞 PD-L1 表达] 的患者亚组中，ORR 为 50%（95% $CI$：34.9 ~ 65.1），CR 率为 6.5%，PR 率 43.5%；而在 53 例肿瘤 PD-L1 低表达（CPS < 1）的患者中，ORR 为 26.4%（95% $CI$：15.3 ~ 40.3），所有治疗反应均为部分缓解。

帕博利珠单抗的安全性与用于其他适应证的帕博利珠单抗一致。22.7% 的患者发生了治疗相关的 3 ~ 5 级 AEs。最常见的治疗相关 AEs 是瘙痒（27.3%）、疲劳（24.5%）、腹泻（19.1%）、皮疹（15.5%）、关节痛（12.7%）和甲状腺功能减退（10%）。最常见的任何级别的免疫介导的 AEs 是甲状腺功能减退（10.9%）、肺炎（4.5%）、甲状腺功能亢进（4.5%）、结肠炎（2.7%）、肝炎（1.8%）、严重皮肤反应（1.8%）和肌炎（1.8%）。有 12 例患者因治疗相关的 AEs 而中断治疗，有一例患者因肺炎而死亡。

### 1.3 抗血管生成疗法联合免疫检查点抑制剂免疫疗法治疗局部晚期或转移性 RCC

#### 1.3.1 帕博利珠单抗联合阿昔替尼

免疫检查点阻断剂帕博利珠单抗和血管内皮生长因子受体酪氨酸激酶抑制剂阿昔替尼的联合治疗，在既往未治疗的晚期 RCC 患者中显示出抗肿瘤活性[47, 48]。该组合在转移性 RCC 一线治疗的 Ⅰb 期试验中证实了这一点，ORR 为 73%（95% CI：59 ~ 84）[49]。

Ⅲ期 Keynote-426 试验表明，在晚期或转移性 RCC 的一线治疗中，帕博利珠单抗和阿昔替尼的联合治疗具有 OS 和 PFS 获益[50]。该研究包括 861 名患者，他们被随机分配到每天一次口服舒尼替尼组或联合治疗组。每 3 周给予帕博利珠单抗，同时口服阿昔替尼，每天两次。在 12.8 个月的中位随访中，两个治疗组均未达到中位 OS，联合治疗组的 12 个月生存率为 90%，而舒尼替尼组为 78%（死亡 HR=0.53，95% CI：0.38 ~ 0.74）。帕博利珠单抗联合阿昔替尼组的中位 PFS 为 15.1 个月，而舒尼替尼组为 11.1 个月（进展或死亡的 HR=0.69，95% CI：0.57 ~ 0.84）。而 ORR 分别为 59% 和 36%。免疫疗法组合的 DCR 为 83.8%。无论 PD-L1 表达或疾病风险类别如何，都能观察到帕博利珠单抗和阿昔替尼联合治疗的益处。在帕博利珠单抗和阿昔替尼联合治疗组中，75.8% 的患者出现任何原因的 3 级或更高的 AEs；在舒尼替尼组中，70.6% 的患者出现任何原因的 AEs。基于这项试验的结果，2019 年 4 月 19 日，帕博利珠单抗和阿昔替尼的联合治疗被 FDA 批准为晚期 RCC 的一线治疗，无论 IMDC 风险评分或 PD-L1 状态。

#### 1.3.2 阿维鲁单抗联合阿昔替尼

另一个由阿维鲁单抗和阿昔替尼组成的抗血管生成与免疫疗法的组合，在一项Ⅲ期研究中显示出良好的效果。Javelin Renal 101 Ⅲ期试验纳入 886 例未经治疗的晚期 ccRCC 患者，随机分配到阿维鲁单抗联合阿昔替尼组与舒尼替尼组[51]。在 PD-L1 阳性肿瘤患者组（560 例患者）中，阿维鲁单抗联合阿昔替尼组的中位 PFS 为 13.8 个月，而舒尼替尼组为 7.2 个月（病情进展或死亡的 HR=0.61；95% CI：0.47 ~ 0.79；P < 0.001），ORR 为 55.2% 对 25.5%。在整体人群中，阿维鲁单抗联合阿昔替尼组的 DCR 为 81%。联合治疗组的中位 PFS 较高，为 13.8 个月，而舒尼替尼组则为 8.4 个月（HR=0.69；95% CI：0.56 ~ 0.84；P < 0.001）。在两组的 OS 中位随访分别为 11.6 个月和 10.7 个月时，分别有 37 例患者和 44 例患者死亡。随着 OS 数据的成熟，该方案在 ccRCC 治疗中的作用将变得更加清晰。在治疗过程中，阿维鲁单抗联合阿昔替尼组 99.5% 的患者出现 AEs，舒尼替尼组为 99.3%。3 级或以上的 AEs 在两组之间相似，发生率分别为 71.2% 和 71.5%。

#### 1.3.3 阿替利珠单抗联合贝伐珠单抗

贝伐珠单抗联合阿替利珠单抗治疗的Ⅱ期试验的阳性结果[52]启动了在 915 例未经治疗的转移性 RCC 患者中进行该组合的Ⅲ期临床试验（IMmotion 151）。患者随机接受阿替利珠单抗联合贝伐珠单抗或舒尼替尼单药治疗[53]。与舒尼替尼单药组相比，联合组的中位 PFS 更长（11.2 个月 *vs.* 8.4 个月，*HR*=0.83，95% *CI*：0.70 ~ 0.97），ORR 分别为 37% 和 33%，CR 率为 5% 和 2%。在 PD-L1 阳性人群中，使用阿替利珠单抗和贝伐珠单抗的中位 PFS 比使用比舒尼替尼延长（11.2 个月 *vs.* 7.7 个月，*HR*=0.74，95% *CI*：0.67 ~ 0.96）。联合治疗组和舒尼替尼组的 ORR 分别为 43%（9%CRs）和 35%（4%CRs）。对具有肉瘤特征的肿瘤患者进行亚组分析，与接受舒尼替尼治疗的患者相比，联合治疗组的 PFS 更长（8.3 个月 *vs.* 5.3 个月；*HR*=0.52），ORR 更高（49% *vs.* 14%）[54]。

### 1.3.4 纳武利尤单抗联合卡博替尼

2020 年 9 月，CheckMate 9ER 研究的结果在欧洲医学肿瘤学会 2020 年虚拟大会上进行了报告，该研究评估了纳武利尤单抗联合卡博替尼对比舒尼替尼一线治疗晚期 RCC 的差异。在这项临床试验中，651 例患者根据 IMDC 风险评分、肿瘤 PD-L1 表达和地区因素 1∶1 随机接受纳武利尤单抗联合卡博替尼或舒尼替尼的治疗，直到疾病进展或出现不可耐受的毒性，总时间为 2 年。在参加试验的 651 例患者中，22.6% 属于低风险，57.6% 属于中度风险，19.7% 属于高风险。中位随访时间为 18.1 个月。该研究达到了所有的疗效终点；与舒尼替尼组相比，纳武利尤单抗联合卡博替尼组使 PFS 增加了一倍（16.6 个月 *vs.* 8.3 个月；*HR*=0.51，95% *CI*：0.41 ~ 0.4）。与舒尼替尼相比，纳武利尤单抗联合卡博替尼组 OS 也有改善，尽管中位 OS 没有达到（*HR*=0.60，98.89% *CI*：0.40 ~ 0.89，*P*=0.0010）。与舒尼替尼相比，联合用药的 ORR 更高（55.7% *vs.* 27.1%，95% *CI*：22.4 ~ 32.3）。约有 8.0% 的患者使用该组合获得了 CR，而舒尼替尼组的患者只有 4.6%。接受联合治疗的患者中任何级别的治疗相关不良事件发生率为 96.5%，而接受舒尼替尼组的患者中则有 93.1%。基于这项研究的结论是：在晚期 ccRCC 的一线治疗中，纳武利尤单抗联合卡博替尼，显示出优于舒尼替尼的 PFS、OS 和 ORR[55]。美国 FDA 于 2020 年 10 月 19 日批准了这个用药组合。

### 1.3.5 仑伐替尼联合帕博利珠单抗

Ⅲ期 CLEAR（NCT02811861）研究探讨了仑伐替尼和帕博利珠单抗的联合治疗。在晚期 RCC 患者的一线治疗中，与舒尼替尼相比，其 OS、PFS 和 ORR 都有所提高。这些发现最近已经发表。该试验由 1069 例患者组成，他们以 1∶1∶1 的方式随机接受伦仑伐替尼联合帕博利珠单抗、仑伐替尼联合依维莫司或舒尼替尼。

接受仑伐替尼联合帕博利珠单抗治疗的客观缓解率为 71.0%，接受仑伐替尼联合依维莫司的客观缓解率为 53.5%，而接受舒尼替尼的客观缓解率为 36.1%。接受仑伐替尼联合帕博利珠单抗治疗的患者中有 16.1% 达到 CR，接受仑伐替尼联合依维莫司治疗的患者有 9.8%，接受舒尼替尼的患者有 4.2%。接受仑伐替尼联合帕博利珠单抗联合治疗的中位 PFS 为 23.9 个月（95% *CI*：20.8 ~ 27.7），接受舒尼替尼的中位 PFS 为 9.2 个月（95% *CI*：6 ~ 11）（*HR*=0.39；95% *CI*：0.32 ~ 0.49；*P* < 0.001）。接受仑伐替尼联合依维莫司的患者的中位 PFS 为 14.7 个月（95% *CI*：11.1 ~ 16.7），而舒尼替尼组为 9.2 个月（*HR*=0.65；95% *CI*：0.53 ~ 0.8；*P* < 0.001）。PFS 获益在仑伐替尼联合帕博利珠单抗治疗组以及仑伐替尼联合依维莫司治疗组都得到了确认。与舒尼替尼治疗组相比，仑伐替尼联合帕博利珠单抗治疗组的中位 OS 更长（*HR*=0.66；95% *CI*：0.49 ~ 0.88；*P*=0.005）。与单独使用舒尼替尼相比，仑伐替尼联合依维莫司治疗组没有观察到 OS 获益（*HR*=1.15，

95% *CI*：0.88 ~ 1.5；*P*=0.3）。在每个治疗组中，超过 90% 的患者出现过任何级别治疗相关的 AEs，包括仑伐替尼联合帕博利珠单抗（96.9%）、仑伐替尼联合依维莫司（97.7%）和舒尼替尼（92.1%）。接受仑伐替尼联合帕博利珠单抗（67.3%）和仑伐替尼联合依维莫司（69.3%）治疗组的患者相比于舒尼替尼治疗组更有可能出现 TRAEs，导致剂量减少。这些研究结果支持将仑伐替尼联合帕博利珠单抗作为晚期 RCC 患者的潜在一线治疗方法[56]。

### 1.3.6 其他组合

舒尼替尼联合纳武利尤单抗和培唑帕尼联合纳武利尤单抗或帕博利珠单抗的联合治疗研究，由于毒性增加而提前停止，毒性表现为同时出现的疲劳和肝毒性[57, 58]。目前的一项 II 期研究正在评估卡博替尼、纳武利尤单抗和伊匹木单抗联合治疗晚期透明细胞 RCC 是否安全和有效（NCT04413123）。一项 III 期试验（NCT03793166）比较了在晚期 RCC 患者中，先用伊匹木单抗和纳武利尤单抗，再单独用纳武利尤单抗治疗，与先用伊匹木单抗和纳武利尤单抗，再用纳武利尤单抗与卡博替尼治疗的疗效。COSMIC-313 是一项 III 期对照试验，评估卡博替尼与纳武利尤单抗和伊匹木单抗联合治疗的效果，分两组：①纳武利尤单抗和伊匹木单抗与卡博替尼对比，②纳武利尤单抗和伊匹木单抗与匹配的安慰剂联合治疗。本研究将报告卡博替尼对 PFS 持续时间的影响，与纳武利尤单抗和伊匹木单抗相比，次要目标是评估联合治疗对 OS 持续时间的影响。

据报道，在最近的一项 II 期研究中，低氧诱导因子 -2α（HIF-2α）抑制剂贝组替分（Belzutifan）对晚期透明细胞 RCC 患者具有临床活性（NCT02974738）。目前，一项 III 期试验正在研究帕博利珠单抗、贝组替分联合仑伐替尼或帕博利珠单抗 /Quavonlimab（一种抗 CTLA-4 抗体）联合仑伐替尼对比帕博利珠单抗联合仑伐替尼作为一线治疗的有效性和安全性（NCT04736706）。

表 5.2 总结了第 3 阶段联合试验。

## 1.4 局部晚期或转移性 RCC 的其他免疫治疗方法

### 1.4.1 疫苗

已有研究在 RCC 中使用疫苗来加强对肿瘤的免疫识别。Rocapuldencel-T 是一种自体免疫疗法，由完全成熟和开放的单核细胞衍生的树突状细胞制备而成，这些树突状细胞与来自肾切除标本的扩增肿瘤 RNA 和合成的 CD40L RNA 共同培养。Rocapuldencel-T 在一项开放标签的 II 期研究中与舒尼替尼联合应用进行了评估，纳入 21 例中高危、未接受治疗的转移性 RCC 患者[59]。中位 PFS 为 11 个月（95% *CI*：6.0 ~ 19.4），中位 OS 为 30 个月（95% *CI*：9.4 ~ 57.1）。这些结果推动了 III 期 ADAPT 研究（NCT01582672），在该研究中，接受保留肾单位手术的转移性 RCC 患者被随机分配到舒尼替尼联合 Rocapuldencel-T 或单独舒尼替尼组。然而，由于缺乏疗效获益，试验被终止了[60]。

另一种基于肿瘤相关肽的癌症疫苗 IMA901，一线治疗 HLA-A*02 阳性的转移性 RCC 患者，在 II 期研究中取得了积极的结果[61]。一项 III 期研究，即 IMPRINT，探索了它与舒尼替尼的联合应用情况[62]。339 例患者被随机分配到舒尼替尼或舒尼替尼联合 IMA901 治疗组。疫苗与 75μg 粒细胞巨噬细胞集落刺激因子一起进行皮内注射，最多使用 10 次剂量。添加疫苗后，研究的主要终点——

表 5.2 转移性肾细胞癌免疫检查点抑制剂联合酪氨酸激酶抑制剂 III 期试验

| 试验名称/临床试验编码 | 治疗组 | 对照组 | 主要终点 | 治疗组 vs. 对照组 | | | | | |
| --- | --- | --- | --- | --- | --- | --- | --- | --- | --- |
| | | | | PFS（个月） | OS（个月） | CR | ORR | DCR | 3~4 级不良事件 |
| Clear/ NCT02811861 | 乐伐替尼/帕博利珠单抗 vs. 依维莫司/乐伐替尼 | 舒尼替尼 | PFS | 23.9 vs. 9.2; 14.7 vs. 9.2 | 在任何组均未达到 | 57 vs. 35 vs. 15 | 71.0 vs. 53.5 vs. 36.1 | 90.2 vs. 87.1 vs. 74.2 | 3 ~ 4 级：82.4 任何事件 vs. 83.1 任何事件 vs. 71.8 |
| IMmotion 151/ NCT02420821 | 贝伐珠单抗/阿替利珠单抗 | 舒尼替尼 | PD-L1 阳性患者 PFS；全部患者 OS | 11.2 vs. 8.4 PD-L1 阳性：11.2 vs. 7.7 | 尚未分析 | 5% vs. 2% PD-L1 阳性：9% vs. 4% | 37% vs. 33% PD-L1 阳性：43% vs. 35% | 75% vs. 72% PD-L1 阳性：75% vs. 69% | 3 ~ 4 级：治疗组 LFT 异常 vs. 对照组 LFT 异常 治疗组 16% 患者接受系统性类固醇治疗（治疗组 LFT 异常（3%）） |
| Javelin renal 101/ NCT0264006 | 阿昔替尼/阿维鲁单抗 | 舒尼替尼 | PFS | 13.8 vs. 8.4 PD-L1 阳性：13.8 vs. 7.2 | 11.6 vs. 10.7 | 3.4% vs. 1.8% PD-L1 阳性：4.4% vs. 2.1% | 51.4% vs. 25.7% PD-L1 阳性：55.2% vs. 25.5% | 81% vs. 71.2% PD-L1 阳性：81.8% vs. 68.6% | irAEs：治疗组 38.2% 3 ~ 4 级：治疗组 4%（HTN，HFS，ALT 升高）vs. 对照组 7%（疲劳、腹泻、血小板减少症、贫血） |
| Keynote 426/ NCT02853331 | 阿昔替尼/帕博利珠单抗 | 舒尼替尼 | PFS 和 OS | 15.1 vs. 11.1（PD-L1 表达或风险类别未见不同） | 在任何组均未达到 | 5.8% vs. 1.9% | 59.3% vs. 35.7% | 83.8% vs. 75.1% | 3 ~ 4 级：治疗组腹泻（9%），HTN（22%），HFS（5%），ALT 升高（13%），AST 升高 vs. 对照组腹泻（7%），HTN（19%）、疲劳（7%） |
| CheckMate 9ER/ NCT03141177 | 卡赞替尼/纳武利尤单抗 | 舒尼替尼 | PFS | 16.6 vs. 8.3 | 在任何组均未达到 | 8.0% vs. 4.6% | 55.7% vs. 27.1% | | 所有等级 TRAEs 发生 96.6% vs. 93.1% 3 ~ 4 级：TRAEs 60.6% vs. 50.9% |

注：vs.：相比于，PFS 无进展生存期，OS：总生存期，CR：完全缓解率，ORR：客观缓解率，DCR：疾病控制率，LFT：肝功能试验，irAE：免疫相关不良事件，Pts：患者，HTN：高血压，HFS：手足综合征，AST：天冬氨酸氨基转移酶，ALT：丙氨酸氨基转移酶。

中位 OS 没有改善（33.2 个月与未达到，*HR*=1.34，95% *CI*：0.96 ~ 1.86，*P*=0.08）。

**1.4.2　其他细胞因子**

多种白细胞介素已被研究用于 RCC，包括 IL-4[63]、IL-6[64] 和 IL-12[65, 66]，但它们的抗肿瘤活性并不高，或者有些的毒性令人担忧。在临床前研究中，IL-2 和 IL-12 的组合被证明是有效的，但这并没有在人体临床试验中得到再现[67]。

由于取得了有希望的结果，一种新型的聚乙二醇 IL-2 的前体药物 NKTR-214 最近获得了关注。NKTR-214 优先与免疫细胞表面的 CD122 结合并刺激其增殖。在临床前和临床研究中，NKTR-214 被证明可导致这些细胞的扩增并被动员到肿瘤微环境中[68]。PIVOT Ⅰ/Ⅱ 期研究目前正在评估纳武利尤单抗与 NKTR-214 联合治疗晚期实体恶性肿瘤。在 ASCO 2018 年年会上已公布了初步结果[69]，并报告了该研究 Ⅰ 期剂量递增阶段入组患者的安全性、疗效和生物标志物数据，以及第一批入组第 2 阶段特定剂量扩展队列的患者的安全性和生物标志物数据。在未经治疗的转移性 RCC 中，第一阶段的 ORR 达到了预先规定的疗效标准，7/11（64%）的患者获得了 PR。第 2 阶段的 26 名患者的中位研究时间为 5.6 个月。17 名 PD-L1 阴性肿瘤患者的 ORR 为 53%，而 PD-L1 阳性肿瘤的 7 名患者的 ORR 为 29%。两名 PD-L1 基线状态不明的患者中有一人（50%）达到 PR。在包括 283 名各种实体恶性肿瘤患者在内的整体人群中，最常见的治疗相关 AEs 是流感样症状（58.7%）、皮疹（14.1%）、乏力（42.0%）和瘙痒（31.4%）。14.1% 的患者出现 3 级或更高的 AEs，2.1% 的患者因治疗相关 AE 而中断治疗。3.5% 的患者发生了与治疗相关的免疫介导的 AEs。据报道，有一例与纳武利尤单抗相关的 5 级肺炎。

Ⅰ/Ⅱ 期研究的积极结果推动了 Ⅲ 期研究，包括一项 NKTR-214 联合纳武利尤单抗的组合对比肿瘤学家选择舒尼替尼或卡博替尼用于转移性 RCC 一线治疗的临床试验（NCT03729245）。一项 Ⅰ 期研究评估了 Bempegaldesleukin（NKTR-214/BEMPEG）联合纳武利尤单抗治疗包括 RCC 在内的实体肿瘤。包括所有肿瘤类型和剂量组的总客观反应率为 59.5%（22/37），其中 7 例 CR（18.9%）。对于 RCC，ORR 为 10/14（71.4%）。一项开放标签的 Ⅰb 期试验应用 IL-10 受体激动剂 Pegilodecakin，它与帕博利珠单抗或纳武利尤单抗联合使用，用于治疗对先前治疗方法耐药的晚期实体瘤患者。111 例患者参加了这项研究，其中 38/111（34%）例患有肾细胞癌，1/111（1%）为膀胱癌。在 38 例晚期 RCC 患者中，29 例患者接受了纳武利尤单抗联合研究药物，9 例患者接受了帕博利珠单抗联合研究药物。主要终点是安全性和耐受性，而客观缓解率是次要终点。总的来说，客观缓解见于 14/35（40%）的晚期 RCC 患者[70, 71]。

**1.4.3　过继性细胞治疗**

肿瘤浸润性淋巴细胞的产生和过继性转化在黑色素瘤中显示出持久的完全缓解[72]，但这种策略在其他癌种的成功率要低得多[73]。许多研究表明，RCC 的肿瘤微环境中存在肿瘤反应性 T 细胞[73, 74]，但这些细胞产生的反应的大小和质量以及与其他肿瘤类型的比较仍有待确定。在以往的临床试验中，TIL 治疗 RCC 中仅部分患者有效[75]。值得注意的是，这些早期的试验并没有使用目前先进的 TIL 采集和扩增方法以及术前化疗方案，这为重新审视 RCC 的 TIL 治疗打开了视野。特别是随着免疫疗法在 RCC 中取得的巨大成功，已经证明免疫控制对这种疾病是可行的。

CAR-T 细胞的使用也在临床前和临床研究中得到了研究。CAR-T 细胞通常是从患者身上分离出来的 T 细胞，并被设计为针对肿瘤相关抗原[76]。第二代和第三代 CAR 被设计为表达一种共刺激分子，如 CD28、4-1BB、CD27、ICOS 或 OX40，以增加 CAR-T 细胞的抗肿瘤效果、增殖和生存[77]。实体瘤的最大挑战是识别抗原靶点。许多 TAAs 在健康组织上也是低水平表达的，因此免疫反应可能导致严重的不良反应。转移性 RCC 中羧基脱水酶 - Ⅸ（CA-Ⅸ）的表达被用于 CAR-T 细胞治疗[78]。CA-Ⅸ是一种金属蛋白酶，在 RCC 中被认为是一种 TAAs。然而，它也在一些正常组织上表达，如胃黏膜、小肠、十二指肠和胆道上皮[79, 80]。第一代 CA-Ⅸ引导的 T 细胞在 RCC 中的临床前研究显示出强大的细胞因子产生和细胞毒性活性[81]。Lamers 等用第一代抗 CA-IX 的 CAR-T 细胞治疗 3 例 CA-Ⅸ阳性的转移性 RCC 患者，同时给予 IL-2 治疗，但没有事先进行淋巴清除[82]。其中两名患者出现了 2 ~ 4 级的肝脏毒性，肝脏活检显示 T 细胞浸润在胆管周围，导致了胆管炎。CA-Ⅸ在胆管上皮上过度表达。所有 3 例患者都检测到针对鼠源 scFv 的抗体。在随后的研究中，研究者预先使用未修饰的抗体，在 CAR-T 细胞给药前使肝脏达到饱和，从而消除肝脏毒性[78]。通过这种方法，在所有接受抗体预处理的 4 例患者中没有观察到肝脏毒性。在接受预处理的患者中没有检测到针对细胞产品的人类抗鼠抗体，这表明由胆管炎引起的炎症可能促成了人类抗鼠抗体的产生。不幸的是，尽管 CAR-T 细胞持续了 3 ~ 5 周，但并没有看到有意义的临床疗效。

其他的抗原也正在被研究，以便利用相应的 CAR-T 细胞，包括在 RCC 中明显过度表达的 CD70。在包括 RCC 在内的 CD70 表达的肿瘤中，对含有 CD27 的 CAR 进行临床前评估，支持其安全性和疗效[83]。抗 CD70 CAR 在包括 RCC 在内的 CD70 表达的实体肿瘤中的临床试验目前处于暂停状态。

多种机制参与了 T 细胞抑制，并通过骨髓源性抑制细胞（MDSCs）[61, 84]、精氨酸酶介导的 T 细胞受体 ζ 链下调[85]以及循环 Tregs[86, 87]进行调控。舒尼替尼是一种治疗转移性 RCC 的多激酶抑制剂，已经证明它可以减少 MDSCs[88]，增强 Ⅰ 型 IFN 反应，并降低 Tregs 功能[89]。研究 VEGFR-TKI 在 RCC 的 CAR-T 细胞治疗的预处理和维持中的作用将会广受关注[90]。

## 1.5 免疫疗法术后辅助治疗

免疫治疗在晚期和转移性 RCC 中的成功推动其作为辅助治疗的研究。在多个临床试验中，对局部晚期、非转移性 RCC 的 IL-2 和 IFN-α 辅助治疗进行了研究。一项随机的 Ⅲ 期研究比较了 IFN-α 与肾切除术后观察的结果，纳入 283 名 pT3-4 M0 和（或）病理淋巴结阳性患者[91]。在 10.4 年的中位随访中，IFN 组的 OS 为 7.4 年，而观察组为 5.2 年，但这种差异无统计学意义（P=0.09）。两组之间的无复发生存期（RFS）也无差异（3 年 vs. 对 2.2 年，P=0.33）。本研究中与治疗相关的毒性很突出，12% 的患者出现了 4 级 AEs（最常见的是中性粒细胞减少症和肌痛）。本研究无治疗相关的死亡。

另一项 Ⅲ 期试验是由细胞因子工作组进行的，该试验在完全切除 pT3-T4 Nx 或 pTany N1-3 和（或）M1 RCC 后，随机让患者接受单次大剂量的 IL-2 治疗或观察[92]。该研究在按方案进行的中期分析显示 DFS 没有改善后被停止，尽管入组完成，但最初预计 IL-2 组会有 30% 的改善。同时，

IL-2 的毒性明显。88% 的患者出现了至少 3 级或 4 级的不良反应，最常见的是低血压（52% 需要血管升压素支持）。

疫苗也被作为潜在的辅助免疫治疗剂进行研究。Reniale® 是一种源自患者自身肾脏肿瘤裂解液的自体 RCC 肿瘤疫苗，已被研究用于辅助治疗。一项 III 期试验对 379 名接受肾切除术的疑似 RCC 患者进行调查，如果疾病是高复发风险的（pT2-T3b，pN0-3），则随机接受肿瘤疫苗或术后观察[93]。疫苗每 4 周给药一次，共 6 次剂量。疫苗组的 5 年 PFS 有一定改善（77.4% *vs.* 67.8%，*P*=0.02）。在 pT3 肿瘤中，生存率的提高更为明显。尽管这项 III 期试验是积极的，但由于其病理分期是基于 1993 年的 UICC 分类，且缺乏盲法，对照组的患者没有接受安慰剂注射，以及由于非 RCC 组织学、6 个月内失去随访以及其他原因，在随机分组后排除了大量的患者（179 例患者），因此对其适用性产生了质疑。

维特斯朋（HSPPC-96）是一种源自自体肿瘤的热休克蛋白 - 肽复合物的疫苗[94]。它在辅助治疗中的应用在一项多中心的 III 期临床试验中进行了研究。随机试验中，纳入 cT1b-T4N0M0 或 TanyN1-2 M0 RCC 患者，计划进行治愈性肾切除术[95]。该疫苗使用方法为：每周给药一次，持续 4 周，然后每 2 周给药一次，持续或直到疾病进展。实验组和对照组之间的 RFS 和 OS 没有统计学上的显著差异。预先计划的和事后亚组分析表明，维特斯朋改善了相对早期（T1b ~ T2）高级别肿瘤患者的 RFS。治疗的耐受性良好，没有发生 3 级或 4 级不良反应。

免疫检查点阻断在辅助治疗中也被积极研究。PROSPER 试验（NCT03055013）目前正在探索纳武利尤单抗在新辅助治疗和辅助治疗方面的应用。患有 cT2-T4 和（或）cN+ 疾病的患者随机接受观察或在根治性或部分肾切除术前接受两个疗程的纳武利尤单抗，然后再接受 9 个月的纳武利尤单抗辅助治疗。这种设计利用了原发肿瘤存在时引起的强大的抗肿瘤免疫反应，新辅助治疗的纳武利尤单抗可以在辅助治疗中放大其疗效。

IMmotion 010（NCT03024996）III 期试验正在评估阿替利珠单抗在 RCC 辅助治疗中的疗效。患有 pT2 Fuhrman 4 级、pT3a Fuhrman 3 或 4 级、pT3b-4 或任何 N+ 疾病的患者都可以入组。该研究仅限于透明细胞、透明细胞成分的 RCC 以及不具有肉瘤样去分化的 RCC。主要终点是无疾病生存。

其他 CPI 用于辅助治疗的临床试验正在进行中，包括帕博利珠单抗（KEYNOTE-564、NCT03142334）和伊匹木单抗与纳武利尤单抗的组合（CheckMate914、NCT03138512）。到目前为止，还没有关于 CPI 在 RCC 辅助治疗中使用的数据。

## 1.6 疗效的生物标志物

对预测免疫疗法反应的生物标志物的研究是至关重要的，但仍然具有挑战性。不同的 RCC 免疫 CPI 试验使用不同的检测方法来评估肿瘤的 PD-L1 表达。CheckMate 025 和 214 试验使用 Dako 公司的 PD-L1 IHC 28-8 pharmDx 测试来评估 PD-L1 的表达。在 CheckMate 025 中，虽然纳武利尤单抗的疗效不受 PD-L1 表达的影响，但肿瘤表达 ≥ 1% PD-L1 的患者的 OS 更差，这表明 PD-L1 的预后作用大于预测作用[39]。另一方面，CheckMate 214 显示，表达 PD-L1（≥ 1%）的患者 PFS 获益更明显[8]。在所有类别中都保持了 OS 改善。两项试验的结果表明，PD-L1 IHC 表达不是接受免疫 CPI 的转移性 RCC 患者的反应预测因素。不仅不同的试验采用了不同的检测 PD-L1 表达的方法，结果各不相同，而且在不同的试验中看到的结果不一致，使 PD-L1 作为预测 RCC 反应所依赖的标志物具有挑战性。多位点肿瘤取样策略[96]证明了 PD-L1 表达的瘤内异质性，由于同一肿瘤表现为多个区域的阳性和阴性表达，该策略发现的阳性病例比目前的取样方案所检测到的更多。

另一个在其他疾病中用于预测对免疫疗法反应的生物标志物是肿瘤突变负荷和非同义表达，其中肿瘤新抗原的高表达与免疫疗法的疗效好有关[97, 98]。在 RCC 中，免疫疗法被证明对肿瘤突变负荷较高的风险类别有效，这就需要进一步研究 TMB 作为免疫疗法反应的生物标志物的作用[99]。在 CheckMate-214 中，亚组分析显示，伊匹木单抗与纳武利尤单抗的联合治疗在中高危的疾病类别中效果明显更好，部分的原因是这些较差风险类别中有较高的 TMB 和新抗原[8]。然而，与这些想法相反的是，不同的 IMDC 或 MSKCC 预后标准的 TMB 并没有显示出不同[99]。此外，TMB 在不同肿瘤样本的透明细胞和肉瘤成分之间没有差异，表明 TMB 与较差的临床特征无关，尽管需要进一步研究这一假说[100]。另一项研究对 9 名接受纳武利尤单抗治疗的转移性 RCC 患者进行了全外显子组和转录组测序[101]，确定 RCC 的非同义突变和新抗原相对较少。有趣的是，在接受纳武利尤单抗治疗的患者中，无反应者的新抗原负荷明显高于有反应者（$P=0.048$），但非同义突变负荷则没有。一个经历了 CR（PFS > 30 个月）的特殊应答者与其他 8 个患者样本相比，其选定的免疫相关基因的表达量偏高（PD-L1、PD-L2 的 $P < 0.05$；CTLA4、PD-1、PRF1 的 $P < 0.01$；GZMA、BTLA、CD8A 的 $P < 0.001$），在所有癌症基因组图谱（TCGA）的数据中，这些基因的表达量处于前 1% ~ 5%。虽然这项研究的样本量太小，无法得出普遍性的结论，但这项研究可以表明 TMB 在预测免疫疗法反应方面的作用在 RCC 中与其他类型的肿瘤不同。

其他生物标志物也在积极研究中。对Ⅲ期 IMmotion151 试验的分析发现，与舒尼替尼相比，RCC 中的基因特征与阿替利珠单抗加贝伐单抗治疗患者的 PFS 改善相关[102]。这些发现由 Rini 等在 ESMO 2018 大会上提出。一组具有 T 效应细胞高表达的基因特征的患者中，与舒尼替尼相比，阿替利珠单抗和贝伐单抗联合治疗的 PFS 有所改善（12.45 个月 vs. 8.34 个月）。另一方面，在 T 效应细胞基因低表达的患者中，与舒尼替尼相比，联合使用的 PFS 增幅较小（9.72 个月 vs. 8.41 个月）。此外，他们研究了血管生成相关基因的特征，发现在这些基因低表达的患者群体中，与舒尼替尼相比，使用阿替利珠单抗和贝伐单抗联合治疗的患者的中位 PFS 更高（8.94 个月 vs. 5.95 个月）。在血管生成相关基因高表达的患者组中，与舒尼替尼相比，接受联合治疗的患者的 PFS 改善不那么强劲，分别为 12.45 个月 vs. 10.2 个月。他们还证明，在舒尼替尼治疗的患者组中，血管生成相关基因高表达的患者比低表达的患者，PFS 更高（分别为 10.12 个月 vs. 5.95 个月）。

正在探索中的其他标志物包括 PD-L2 的表达、胃肠道微生物组的组成以及其他。这是一个活跃的研究领域，未来也许会涉及综合使用各种生物标志物来预测反应。

对Ⅲ期 JAVELIN 肾脏 101 试验（NCT02684006）的基线肿瘤样本的分析发现，PD-L1 和 TMB 的表达在两个治疗组（阿维鲁单抗＋阿昔替尼，舒尼替尼）中都没有区分 PFS。FcγR 单核苷酸多态性的存在并没有任何影响。作者报道了新的免疫调节和血管生成基因表达特征（GESs），为确定晚期 RCC 中 PD-1/PD-L1 和血管生成途径的联合抑制提供了启示[103]。

### 1.7 RCC 免疫治疗的未来方向

目前晚期 RCC 的免疫治疗适应证包括在转移性 RCC 中事先使用抗血管生成药物后的纳武利尤单药治疗，纳武利尤单抗和伊匹木单抗在中高危转移性 RCC 的一线治疗中的组合，以及帕博利珠单抗和阿昔替尼在前线 mRCC 的组合。最近，纳武利尤单抗和卡博替尼的组合也被批准用于前线治疗。目前还没有关于免疫疗法在治愈性肾切除术后辅助治疗中的作用的数据，但这是一个正在研究的领域。目前正在研究 RCC 管理中的其他免疫治疗策略，包括疫苗、过继性细胞输注、细胞因子等。免疫疗法在 RCC 中的突破是有希望的，但必须认识到，如果不持续努力优化与免疫相关的副作用管理，就很难实现最大的临床效益，免疫治疗的毒性已经阻碍了这些治疗方法的广泛使用和推广。在肺病专家、内分泌专家、心脏病专家、胃病专家和其他专家的协助下，采取多学科的方法是必要的。此外，在处理免疫相关的毒性时，需要将基于证据和算法的方法标准化。需要在以下领域进行更多的研究分层和优先考虑那些能从免疫疗法中获得最大收益的患者，以及那些容易出现高毒性的患者。发现和开发新的方法来操纵免疫系统，以便在有免疫 CPI 或其他免疫疗法的情况下增强 T 细胞和免疫细胞反应。其他免疫疗法将导致这些突破性治疗的受益范围扩大。

## 2 免疫疗法治疗尿道上皮癌

膀胱癌是第六大最常见的癌症，估计 2019 年美国有 80470 个新诊断病例，同年有 17760 人死亡[104]。尿路上皮癌（UC）在美国和欧洲是最常见的病理亚型[105, 106]。膀胱癌最常见于 65 ~ 74 岁人群[107]；因此，在治疗选择中考虑其他医疗合并症是很重要的。因此，在选择治疗方法时，必须考虑到其他医疗合并症。大约 75% 的新病例为非肌层浸润性疾病，其特点是容易再发[108, 109]。另一方面，肌层浸润性疾病（延伸过基底膜）和转移性 UC 占另外 25%，其结局明显较差[110]。尽管铂类药物治疗有效，转移性 UC 的中位 OS 仍然不高，约为 15 个月[108, 111]。同样，二线化疗也提供了中等程度的 OS 获益[112, 113]。CPI 对铂类难治性和铂类不适用的患者来说，都提供了解决方案[114-121]。可调控的基因改变，可见于 50% 以上的高级别 UCs，正在引起人们的兴趣，特别是成纤维细胞生长因子受体（FGFR）的改变[122]。此外，UC 中的几个 TAAs 是抗体药物结合物（ADC）开发的有前景的目标，目前正在单独以及与 CPI 联合研究[123, 124]。这里，我们描述了 FDA 批准的免疫肿瘤学（I-O）模式和早期或晚期 UC 的主要研究策略。

### 2.1 UC 中免疫治疗的原理

1976 年，通过使用卡介苗（Bacillus Calmette-Guerin，BCG），发现免疫调节对非肌层浸润性膀胱癌（NMIBC）的治疗有帮助[125]。40 年后，基因组研究显示，就体细胞突变率而言，膀胱癌在黑色素瘤和非小细胞肺癌之后排名第三[126, 127]。这种高突变负荷和基因组不稳定性似乎决定了对免疫疗法的敏感性[128, 129]。基因组的改变会转化为可被细胞毒性 T 细胞识别的外来蛋白，并增强癌细胞对 CPI 的反应[130]。然而，浸润的 CD4+ 和 CD8+T 细胞在 UC 中表达高水平的 PD-1[131]，使它们不能有效地根除肿瘤。此外，UC 细胞上 PD-L1 的表达与较高的等级、分期、术后复发率和膀胱切除术后的死亡风险有关[131-133]。这些发现为使用抗 PD-1 和抗 PD-L1 免疫疗法治疗 UC 患者提供了理论依据。

目前，在转移性 UC 中还没有公认的风险评分。修正的格拉斯哥预后评分（mGPS）是一个结合了白蛋白和 C 反应蛋白的系统。Brown 等研究了 mGPS 对接受 ICIs 的转移性 UC 患者生存结果的影响。在 53 例首次接受 ICIs 的患者中，单变量、多变量和 Kaplan-Meier 分析时，mGPS 的增加 OS 和 PFS 较短相关[134]。Shabto 等报告了一个新的风险分层系统，用于接受 ICIs 治疗的 UC 患者，除了东部肿瘤合作组织的体力状态评分、肝转移的存在和白蛋白之外，还使用血小板 - 淋巴细胞比值作为炎症标志物[135]。

### 2.2 NMIBC 的免疫治疗

在内镜下切除肿瘤后，肿瘤的大小、多发程度、等级和其他风险因素有助于确定 NIMBC 进一步的管理策略。复发的风险决定了治疗类型和持续时间，甚至在需要时进行膀胱切除术( 如需要)[136]。

#### 2.2.1 卡介苗

第一个显示卡介苗对 NMIBC 有益的试验是由 Lamm 等在 1980 年完成的，结果显示肿瘤复发率降低[137]。此后，FDA 于 1990 年批准了这一适应证[138]。在减少复发方面，高级别 NMIBC 切除后的卡介苗优于观察，也优于静脉化疗[139-141]。基于 SWOG8507，卡介苗通常先诱导（灌注 6 周），然后再维持用药（卡介苗每周一次，持续 3 周，给予 3、6、12、18、24、30 和 36 个月）[142]。卡介苗无反应可分为卡介苗难治性疾病（诱导期和一个疗程后仍有高等级肿瘤存在诱）和卡介苗复发疾病（无病状态后重新出现疾病）。了解卡介苗免疫反应的机制对于制定卡介苗难治性疾病的治疗策略至关重要。人们认为卡介苗侵入尿道后会诱发先天性免疫反应，然后是基于 T 辅助因子 1 的适应性免疫反应，以防止肿瘤复发。目前还不清楚这种免疫反应是肿瘤特异性的，还是卡介苗特异性的，是其抗肿瘤作用的副效应[138]。目前正在对未经 BCG 治疗的高危 NIMBC 和 BCG 复发的 NIMBC 进行联合静脉注射帕博利珠单抗 + 静脉注射 BCG 的研究（NCT02808143）。

#### 2.2.2 卡介苗无反应人群

在抗 PD-1/PD-L1 临床应用于 UC 之前的几年，Inman 等报告，在 12 名卡介苗诱导的膀胱肉芽肿中，有 11 名患者对卡介苗治疗失败，PD-L1 表达丰富。2020 年 1 月，根据 KEYNOTE-057 的结果，FDA 批准了 Pembrolizumab 用于治疗对卡介苗无反应的高危非肌层浸润性膀胱癌患者。这是一项多中心单臂试验，招募了 148 名高危非肌层浸润性膀胱癌患者，其中 96 名患者患有 BCG 无反应的 CIS，伴有或没有乳头状肿瘤。96 名 BCG 无反应的高危 NMIBC 合并 CIS 患者的 CR 率为 41%（95% CI：31 ~ 51），中位反应持续时间为 16.2 个月。46% 的应答患者出现了持续至少 12 个月的 CR。SWOG1605（NCT02844816）是一项基于阿替利珠单抗的疗效报告的 II 期试验，研究对象是转移性 UC，对卡介苗治疗后的 NMIBC 患者已经明确 PD-L1 表达情况。这项试验将评估阿替利珠单抗在 BCG 无反应的高危 NMIBC 中的活性[143]。两个类似的正在进行的临床试验，即帕博利

珠单抗 +BCG（NCT02324582）和纳武利尤单抗 +BCG（CheckMate 9UT；NCT03519256）在卡介苗难治性患者中进行，目的也是为了解决这个问题[144]。

## 2.3 肌层浸润性膀胱癌（MIBC）的免疫疗法

除了切除 MIBC 外，大多数患者需要进一步的治疗，如全膀胱切除、部分膀胱切除、新辅助治疗、辅助治疗或这些方式的组合[145, 146]。对于可切除的 MIBC 患者，在膀胱切除术前进行以顺铂为基础的新辅助化疗，可提高 5% 的 5 年 OS 和 9% 的 5 年 DFS[147]。因此，新辅助化疗后进行根治性膀胱切除术是 MIBC 的 1 级推荐。

### 2.3.1 可耐受顺铂治疗患者的新辅助免疫治疗

有听力损失、神经病变、体力评分差或心肾功能不全的患者通常被认为不适合使用顺铂治疗。据估计，50% 的患者不符合顺铂的条件[148, 149]。抗 CTLA-4 的新辅助治疗显示了可测量的免疫学效应，包括肿瘤组织和全身循环中 CD4 + ICOS$^{hi}$ T 细胞的频率增加[150]。PURE-01（NCT02736266）是一项开放标签、单臂、Ⅱ 期研究，评估了帕博利珠单抗在 MIBC 新辅助治疗中对符合顺铂条件的患者的作用。50 名患者入组，全部接受了膀胱切除术，42% 达到病理完全反应（pCR）。TMB 为 15 个突变 /Mb 与更高的 pCR 显著相关[151]。阿替利珠单抗正在以类似方式进行研究（ABACUS；NCT02662309）。中期分析显示，39% 的患者实现了降期。然而，10% 的患者没有进行膀胱切除术[152]。Gao 等报告了一项试验的结果，该试验应用度伐利尤单抗联合曲美木单抗治疗顺铂不耐受的高危尿路上皮癌患者。主要终点是安全性，28 例患者中有 6 人出现 3 级或更高的免疫相关 AE。事实上，37.5% 的患者达到病理 CR，58% 的患者在手术时降至 pT1 或以下[153]。DUTRENEO 研究（NCT03472274）比较了度伐利尤单抗联合曲美木单抗与顺铂在可耐受顺铂的患者的新辅助治疗中的作用。在这项研究中，根据 Nanostring 技术确定的肿瘤 TIS，肿瘤被分为"热"肿瘤或"冷"肿瘤。"热"肿瘤患者随机接受标准的新辅助化疗（n=22）或度伐利尤单抗联合曲美木单抗（n=23）治疗，pCR 率分别为 8/22 pts.（36.4%）vs. 8/23 pts.（34.8%）。在"冷"肿瘤患者中，接受常规化疗的 16 名患者获得了 68.8% 的 pCR 率（11/16 pts）。3 ~ 4 级毒性反应在 CT 组中更为常见。从这项试验中得出的结论是，度伐利尤单抗联合曲美木单抗在 MIBC 患者的新辅助治疗中是安全和有效的[154]。CPI 加顺铂化疗也在研究之中（NCT02690558）。

### 2.3.2 免疫疗法与放疗联合治疗局限期膀胱癌

有研究评估了联合放疗联合 CPI 单药治疗顺铂不耐受的 MIBC。DUART 研究是一项 Ⅰ b 期的研究，首先进行度伐利尤单抗和放疗（DurvaRT），然后再进行度伐利尤单抗单抗的辅助治疗。有 6 名患者入选，5 名患者完成了 DurvaRT 阶段的治疗。4 例患者中的 3 例有效，一例患者病情进展。总的来说，这种免疫治疗和放疗的结合似乎是可以耐受的。放疗加 CPI 加化疗对 MIBC 适合顺铂治疗的患者也进行了探索。正在进行的 ANZUP 1502 试验 NCT02662062）报告了中期结果，表明帕博利珠单抗联合顺铂及同期放疗耐受性良好，9/10 的患者在 CRT 后达到膀胱镜下完全缓解，并且没有远处转移。NCT02621151 研究需要特别关注，因为它是一项针对希望保留膀胱或不符合膀胱切除术的 MIBC 患者的试验研究。这项试验预计需要 2 年时间入组 30 名患者[155]。

### 2.3.3 高危患者的辅助免疫治疗

在标准的新辅助治疗和膀胱切除术后，对于 pT3、pT4 疾病或阳性淋巴结的患者，辅助化疗的作用尚不明确。CheckMate 274（NCT02632409）是一项随机的Ⅲ期试验，比较纳武利尤单抗作为辅助治疗与安慰剂在膀胱、输尿管或肾盂高危浸润性 UC 患者切除术后的作用。在这项试验中，与接受安慰剂的患者（10.9 个月）相比，切除后接受纳武利尤单抗患者的中位 DFS 明显更长（21 个月）。治疗相关的副作用（3 ~ 4 级），接受纳武利尤单抗的患者（17.9%）比安慰剂组（7.2%）多。这项试验还需要更长时间的随访[156]。而 IMvigor010（NCT02450331）试验没有达到 DFS 的主要终点[157]。目前还不清楚为什么 IMvigor010 和 CheckMate274 的结果有差异；这可能是由于试验设计的不同和作用机制的不同，因为纳武利尤单抗是 PD-1 抑制剂，而阿替利珠单抗是 PDL-1 抑制剂。AMBASSADOR 试验（NCT03244384）正在研究帕博利珠单抗的辅助治疗。表 5.3 列出了已经完成和正在进行的侵袭性 UC 用检查点抑制剂进行辅助治疗的 3 期研究。NIAGARA（NCT03732677）是一项应用度伐利尤单抗 + 顺铂新辅助治疗、术后度伐利尤单抗辅助治疗的Ⅲ期研究。

表 5.3　完成和正在进行的Ⅲ期试验：研究浸润性 UC 免疫检查点抑制剂辅助治疗

| NCT 标识符（试验） | 干预 | 分期 | 人群 | 样本数量 | 结果 |
| --- | --- | --- | --- | --- | --- |
| NCT02632409（CheckMate 274） | 纳武利尤单抗 | 3 | 辅助治疗高风险 MIBC | 709 | NR |
| NCT02450331（IMvigor010） | 阿替利珠单抗 | 3 | 辅助治疗高风险 MIBC | 809 | NR |
| NCT03244384（AMBASSADOR） | 帕博利珠单抗 | 3 | 辅助治疗高风险 MIBC 和局部进展 UC | 739 | NR |

注：MIBC 肌肉浸润性膀胱癌，NR 未报道

### 2.3.4 晚期 UC 的免疫疗法

到目前为止，美国 FDA 已经批准了五种 CPI 制剂作为一线或二线治疗晚期膀胱癌患者，这些患者不适合顺铂治疗，或者在顺铂治疗后出现进展[114-121]。

### 2.3.5 不适合接受铂类治疗

#### 1. 帕博利珠单抗

KEYNOTE-052 是一项Ⅱ期临床试验，研究了帕博利珠单抗作为不适合接受顺铂治疗的转移性 UC 患者的一线治疗方案[120]。总体而言，ORR 为 24%（CR 6%），但在 CPS ≥ 10% 的患者中较高，为 38%（CR 13.3%）。KEYNOTE-361（NCT02853305）是一项帕博利珠单抗一线治疗转移性 UC 的Ⅲ期研究。治疗组为帕博利珠单抗单药治疗、帕博利珠单抗 + 基于顺铂的化疗或单独化疗[158, 159]。不适合接受顺铂的患者用卡铂替代。基于 KEYNOTE-052 的结果，美国 FDA 于 2017 年批准帕博利珠单抗用于不适合接受顺铂治疗的人群。然而，2018 年 6 月，FDA 宣布，与卡铂化疗相比，使用帕博利珠单抗单药治疗 CPS < 10% 的初治患者的 OS 更低。因此，FDA 变更了帕博利珠单抗的处方标签，仅适用于依据 FDA 批准的检测标准 CPS ≥ 10% 的不适合接受顺铂治疗的患者。如果患者不适合顺铂和卡铂治疗，那么无论 PD-L1 状态如何，帕博利珠单抗仍然适用（图 5.3）。

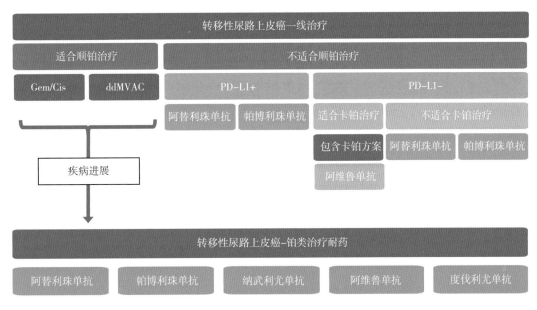

**图 5.3　转移性尿路上皮癌目前治疗**

### 2. 阿替利珠单抗

Ⅱ期 IMvigor210 试验包括两个队列（初治和既往接受过治疗的患者）。队列 1 研究了阿替利珠单抗在不适合接受顺铂治疗的初治转移性 UC 患者中的效果[160]。该队列中不适合顺铂治疗的患者分类不同：70% 有肾损害，20% ECOG PS 为 2，14% 有听力丧失。根据免疫细胞的 PD-L1 表达将其分层为 IC0（< 1%）、IC1（≥ 1% 但 < 5%）和 IC2/3（≥ 5%）。未经选择患者的 ORR 为 23%，与既往结果相反，ORR 与 PD-L1 表达不相关。与帕博利珠单抗相似，FDA 于 2017 年批准阿替利珠单抗作为不适合接受顺铂治疗患者的一线治疗。IMvigor130 是一项正在进行的Ⅲ期临床试验，将初治患者随机分为三组：阿替利珠单抗联合铂类化疗组、阿替利珠单抗单药组和化疗单药组[161]。IMvigor130 分层与 IMvigor210 相似。与帕博利珠单抗相似，2018 年 6 月，FDA 宣布，与卡铂化疗相比，使用阿替利珠单抗治疗 IC0/1 PD-L1 状态的初治患者 OS 更低。因此，FDA 改变了阿替利珠单抗的处方标签，适用于 FDA 批准的检测标准 IC2/3 的不适合接受顺铂治疗的患者。如果患者不适合接受顺铂和卡铂治疗，那么无论 PD-L1 状态如何，阿替利珠单抗仍然适用（图 5.3）。

### 2.3.6 铂类治疗耐药

5 种药物纳武利尤单抗、帕博利珠单抗、阿替利珠单抗、度伐利尤单抗和阿维鲁单抗（前 2 种为 PD-1 抗体，后 3 种为 PD-L1 抗体）在铂类治疗后的转移性 UC 中表现出临床活性，ORR 范围为 15% ～ 25%[114-119]。

### 1. 帕博利珠单抗

帕博利珠单抗治疗 UC 首次在Ⅰb 期 KEYNOTE-12 试验中进行了研究[162]，该试验要求 PD-L1 表达 ≥ 1%。在未经选择、耐受性良好的患者中，ORR 为 26%，耐受性良好，仅 15% 患者发生 ≥ 3 级 AEs。Ⅲ期 KEYNOTE-45 试验在铂类难治性 UC 患者中比较了帕博利珠单抗与二线化疗效果[121]。对照组为研究者选择的化疗（紫杉醇、多西他赛或长春氟宁）。帕博利珠单抗与化疗相比，具有生存优势（10.3 个月 *vs.* 7.4 个月）和更好的缓解率（21% *vs.* 11%）。30 年来，这些结果首次发现了一种在二线治疗中改善生存期的药物。FDA 批准帕博利珠单抗（2017 年 5 月）用于含铂化疗期间或之后、含铂化疗新辅助或辅助治疗后 12 个月内进展的转移性 UC。对于经过治疗的 UC，几项临床试验正在尝试帕博利珠单抗联合化疗（NCT02437370）。

### 2. 阿替利珠单抗

阿替利珠单抗是首个 FDA 批准的 CPI，用于铂类药物治疗期间疾病进展的局部晚期或转移性 UC 患者。在一项入组了 68 例既往接受过治疗的转移性 UC 患者的 I 期试验中，阿替利珠单抗的 ORR 在 11% ~ 43% 之间[118]。在表达高水平 PD-L1（定义为肿瘤细胞或肿瘤浸润免疫细胞中 ≥ 5%）的肿瘤中观察到 ORR 更高。来自上述 IMvigor210 研究队列 2（既往接受过治疗）的所有患者 ORR 为 15%，而二线细胞毒性化疗的历史对照 ORR 为 10%。然而，IC2/3 患者的 ORR 为 27%，IC1/2/3 患者的 ORR 为 18%[116]。这为 FDA 在 2016 年 5 月批准阿替利珠单抗作为二线治疗提供了依据。IMvigor211 是一项 III 期试验，将铂类药物治疗后进展的患者随机分配至接受阿替利珠单抗组或化疗组（医生在紫杉烷类或长春氟宁之间选择）。与 IMvigor210 相似，使用免疫细胞的 PD-L1 对患者进行分层。按固定程序分层检验主要终点 OS：首先是 IC2/3 人群，其次是 IC1/2/3 人群，然后是意向治疗人群。在对后续人群进行正式检验之前，要求前序步骤具有统计学显著性。IC2/3 人群未表现出生存期改善；因此，未评价其他人群[152]。尽管如此，FDA 基于与二线化疗历史数据相比 ORR 的提高，批准阿替利珠单抗用于铂类药物治疗后的转移性 UC。

### 3. 纳武利尤单抗

纳武利尤单抗首先在 CheckMate 032 中进行研究，这是一项 I/II 期单臂试验。临床试验表明，在铂类药物治疗后进展的局部晚期或转移性 UC 患者中，ORR 为 24.4%。PD-L1 高（肿瘤细胞 ≥ 1%）和 PD-L1 低（肿瘤细胞 < 1%）组的缓解率相似（24% *vs.* 26%）。然而，PD-L1 高表达肿瘤患者的中位 OS 长于 PD-L1 低表达肿瘤患者（16.2 个月 *vs* 9.9 个月）[117]。CheckMate 275 是验证这些结果的 II 期研究[163]。主要终点为所有治疗患者的 ORR，并对肿瘤 PD-L1 表达进行了略有不同的分层（≥ 5%、≥ 1% 和 < 1%）。未经选择患者的 ORR 为 19%。然而，按照肿瘤 PD-L1 的表达分析，PD-L1 ≥ 5%、PD-L1 ≥ 1% 和 PD-L1 < 1% 的患者 ORR 分别为 28.4%、23.8% 和 16.1%。纳武利尤单抗耐受性良好，18% 的患者发生 ≥ 3 级 AEs。FDA 于 2017 年批准纳武利尤单抗用于转移性 UC，作为顺铂治疗后的二线治疗。

### 4. 阿维鲁单抗

除了检查点抑制外，阿维鲁单抗还具有通过抗体依赖性细胞介导的细胞毒性溶解表达 PD-L1 的肿瘤细胞的额外能力[164]。在一项 Ib 期临床试验中，阿维鲁单抗在铂类治疗后 UC 中 ORR 为 18.2%，耐受性好，仅 6.8% 的患者发生 ≥ 3 级 AEs。在来自 JAVELIN 实体瘤 I 期研究剂量扩展的铂类治疗后队列的汇总分析中，阿维鲁单抗的 OR 为 17%。JAVELIN 试验中的患者并非基于 PD-L1 表达进行选择。JAVELIN Bladder 100 这一 III 期临床试验（NCT02603432）的研究终点是在 4 ~ 6 个周期铂类药物化疗后未进展的转移性 UC 患者中比较阿维鲁单抗维持治疗与支持治疗效果。这项临床试验的结果最近发表，表明与支持治疗相比，阿维鲁单抗维持治疗可显著延长 OS。所有接受阿维鲁单抗治疗的患者中位 OS 为 21.4 个月，支持治疗组为 14.3 个月（$HR=0.69$；95% $CI$：0.56 ~ 0.86；$P=0.001$）。在 PD-L1 阳性肿瘤患者（51%）中，OS 的 $HR=0.56$（95% $CI$：0.40 ~ 0.79；$P < 0.001$）。鉴于此，FDA 于 2020 年 6 月加速批准阿维鲁单抗维持治疗。GCISAVE（NCT03324282）是一项 Ⅱ 期研究，正在研究吉西他滨、顺铂（GC）+/– 阿维鲁单抗一线治疗局部晚期或转移性 UC 患者的安全性和疗效。

### 5. 度伐利尤单抗

一项在铂类耐药 UC 患者中进行的度伐利尤单抗 Ⅰ 期临床试验表明，PD-L1 阳性亚组（定义为 ≥ 25% 的肿瘤细胞或肿瘤浸润免疫细胞）ORR 为 46.4%，PD-L1 阴性亚组为 0[165]。随后在转移性 UC 患者中开展了一项 Ⅰ/Ⅱ 期临床试验，95.3% 的入组患者铂类治疗失败[115]。所有患者的 ORR 为 17.8%，PD-L1 高的患者 ORR 为 27.6%，PD-L1 低的患者 ORR 为 5.1%。这些结果促使 FDA 在 2017 年加速批准度伐利尤单抗用于顺铂治疗失败后的二线治疗。但是到了 2021 年 2 月，度伐利尤单抗自动撤回了膀胱癌的治疗选择。

## 2.4 缓解和耐药的预测生物标志物

如上所述，仅少数患者对 CPI 有反应。因此，几项研究旨在确定预测反应的生物标志物。如前所述，UC 的 PD-L1 表达与肿瘤分级较高[131]、临床结局较差和术后生存期较短相关[132]。直观地说，PD-L1 被认为是 CPI 治疗的潜在预测生物标志物。在 IMvigor210 试验中，较高的 PD-L1 表达与较好的应答相关[116]。相反，CheckMate 275 表明纳武利尤单抗是否应答，与肿瘤 PD-L1 的表达情况不相关[163]。使用 PD-L1 作为预测标志物面临几个挑战。首先，通过免疫组织化学检测染色 PD-L1 重复性差。例如，IMvigor210 使用 Ventana SP142 试剂盒检测肿瘤浸润 IC 的 PD-L1，度伐利尤单抗临床试验使用 Ventana SP263 试剂盒检测肿瘤细胞和 IC 的 PD-L1，CheckMate 275 使用 Dako PD-L1 28-8 pharmDx 试剂盒仅检测肿瘤细胞的 PD-L1[116, 163, 165]。其次，用于定义低或高表达的临界值并不统一。最后，PD-L1 表达是动态的，单次活检不太可能提供整个疾病期间 PD-L1 状态的完整评估[166]。在 CheckMate 275 试验中，25 基因 IFN-γ 标记与 PD-L1 表达应答相关[163]。IFN-γ 通路基因的基因组缺陷与抗 PD-1 和抗 CTLA-4 耐药有关[167-171]。IMvigor210 队列 Ⅱ 的探索性亚组分析表明，与无应答患者相比，应答患者的 TMB 显著增加（12.4 Mut/Mb *vs.* 6.4Mut/Mb）[116]。吸烟状况和 TCGA 亚型与 TMB 不相关。统一的测序深度、全面的基因测序组合和沉默的胚系变异是 TMB 临床应用的挑战之一。其他可能的生物标志物包括 TCGA 项目阐明的 4 个 mRNA 亚型簇 Ⅰ ~ Ⅳ（Luminal Ⅰ、Luminal Ⅱ、basal Ⅰ 和 basal Ⅱ）[127]。对原发肿瘤、淋巴结或转移病灶进行 TCGA 亚型采样可能导致不一致的肿瘤分类，这限制了其作为标志物的实用性。目前尚未证明 TCGA 亚型是免疫治疗的强预测性生物标志物。寻找 CPI 生物标志物的重要性已得到公认，因为它将有助于确定对治疗反应最佳且毒性极小的最佳患者。目前，患者的血清、肿瘤组织、循环 DNA 和肠道微生物组是生物标志物的来源。然而，没有单一的生物标志物可以帮助预测患者对治疗的反应或其可能遇到的毒性，结合多种生物标志物可能有助于开发预测模型[172]。

## 2.5 未来方向和正在进行的试验

尽管 CPI 为历史上治疗选择非常少的疾病提供了一种有效的替代方案，但 CPI 的客观缓解率仍然较低，超过 75% 的患者无缓解。不幸的是，大多数 UC 患者的 PD-L1 表达水平并未升高[173]，许多一线治疗患者也不适合接受顺铂治疗[148]。因此，需要其他有效的治疗方式，目前正在进行研究，以考察 CPI 联合其他靶向免疫微环境的药物[158]。

### 2.5.1 抗 PD-L1 单抗联合抗 CTLA4 单抗

DANUBE（NCT02516241）是一项度伐利尤单抗单药治疗或联合 tremelimumab（译者注：目前暂无规范译文）对比标准方案化疗治疗转移性或不可切除 UC 患者的Ⅲ期临床试验。OS 是这项三臂临床试验的主要终点。在 PD-L1 高表达患者人群中比较了度伐利尤单抗单药治疗与化疗效果，在意向治疗人群中比较了度伐利尤单抗联合 tremelimumab 治疗与化疗效果，遗憾的是，其共同主要终点 OS 均为阴性。但是，次要分析结果表明，联合治疗改善了抗肿瘤活性，尤其是在 PD-L1 高表达的患者中[174]。如前所述，度伐利尤单抗于 2021 年 2 月被自愿撤回。CheckMate 901（NCT03036098）是一项在初治转移性 UC 患者中评价纳武利尤单抗 + 伊匹木单抗和纳武利尤单抗 + SOC 化疗 vs. SOC 化疗的相似的Ⅲ期试验[175]。

### 2.5.2 联合 CPI+ 化疗

最近，几项临床试验（总结见表 5.4）试图阐述，在转移性 UC 中，联合免疫治疗 - 化疗是否比单用免疫治疗更为有效。IMvigor130（NCT02807636）入组了 451 例转移性 UC 患者，将其随机分为 3 组：（A）阿替利珠单抗联合铂类药物化疗，（B）阿替利珠单抗单药治疗，（C）安慰剂联合铂类药物化疗。所有患者的中位生存随访时间为 11.8 个月。共同主要疗效终点为 PFS、OS（A 组 vs. C 组）和 OS（B 组 vs. C 组）。A 组的中位 PFS 在统计学上显著长于 B 组（8.2 个月 vs. 6.3 个月）。A 组和 C 组的中位 OS 无显著差异（16 个月 vs. 13.4 个月）。此外，B 组和 C 组的中位 OS 无显著

表 5.4　已完成和正在进行的Ⅲ期研究评估了未经治疗的转移性或不可切除 UC 的 CPIs 与化疗组合方案

| NCT 标识符（试验） | 干预措施 | 对照 | 分期 | 主要终点 | 结果 |
| --- | --- | --- | --- | --- | --- |
| NCT02853305（KEYNOTE-361） | 帕博利珠单抗加基于顺铂的化疗或帕博利珠单抗单药 | 基于铂类的化疗 | 3 | PFS, OS | 所有患者 P+C，P 和的中位 PFS 为 8.3 个月，3.9 个月和 7.1 个月；中位 OS 为 17.0 个月，15.6 个月 和 14.3 个月。P+C vs. C 的 HR（95% CI）为 PFS 0.78（0.65 ~ 0.93，$P=0.0033$），OS 0.86（0.72 ~ 1.02，$P=0.0407$）。ORR 为 P+C（54.7%），P（30.3%）和 C（44.9%）。 |
| NCT03036098（CheckMate 901） | 纳武利尤单抗 + 伊匹木单抗 +SOC 化疗 | SOC 化疗 | 3 | PFS, OS | NR |

注：OS 总生存期，PFS 无进展生存期、AEs 不良事件患者百分比，NR 未见报道。

差异（15.7 个月 *vs.* 13.1 个月）。A 组 156 例患者（34%）、B 组 22 例患者（6%）和 C 组 132 例患者（34%）发生了导致任何药物停药的 AEs。此外，A 组 50 例患者（11%）、B 组 21 例患者（6%）和 C 组 27 例患者（7%）发生了导致阿替利珠单抗或安慰剂停药的 AEs。

KEYNOTE-361 研究了帕博利珠单抗 +/– 化疗治疗晚期 UC。遗憾的是，在铂类药物化疗基础上加用帕博利珠单抗并未提供具有统计学意义的 PFS 或 OS 获益[176]。目前正在等待 CheckMate 901（NCT03036098）结果[158, 159, 161, 175]。有趣的是，IMvigor210 研究的队列 2 表明 PD-L1 高表达与较高的 ORR 相对应，而在队列 1 中，PD-L1 表达与 ORR 之间无相关性。队列之间的主要差异是队列 1 患者在接受阿替利珠单抗之前暴露于化疗[116]。这表明既往化疗可调节免疫微环境和 PD-L1 的表达。事实上，最近的一项回顾性研究表明，新辅助化疗后标本的 PD-L1 表达显著高于配对的新辅助治疗前标本，支持这一假设[177]。

### 2.5.3 其他联合治疗

几项临床试验正在研究新型药物联合免疫治疗，包括其他 I-O 药物、ADC、FGFR 抑制剂和其他药物。Enfortumab vedotin（EV）（一种针对 UC 细胞表面高表达的粘连蛋白 -4 的抗体药物耦联物，译者注：目前暂无规范译文）联合帕博利珠单抗治疗不适合顺铂治疗的局部晚期或转移性 UC 患者的一线联合治疗试验 EV-103（NCT03288545）已启动。在该临床试验中，45 例转移性尿路上皮癌患者接受了 EV+ 帕博利珠单抗治疗。最常见的 AEs 为疲乏（58%，11% ≥ G3）、脱发（53%）和周围感觉神经病变（53%，4% ≥ G3）。中位随访时间为 11.5 个月时，ORR 为 73.3%（95% *CI*：58.1 ～ 85.4），其中 CR 为 15.6%。PD-L1 高表达（11/14）和 PD-L1 低表达（12/19）患者的 ORR 分别为 78.6% 和 63.2%。中位 PFS 为 12.3 个月（95% *CI*：7.98 ～ –）。最近，Ⅲ期试验 EV-301 的结果发表；在 608 例入组患者中，一臂接受 EV，另一臂接受研究者选择的化疗。EV 组 OS 长于化疗组（中位 OS，12.88 个月 *vs.* 8.97 个月；死亡 *HR*=0.70；95% *CI*：0.56 ～ 0.89；*P*=0.001）。EV 组 PFS 也长于化疗组（中位 PFS，5.55 个月 *vs.* 3.71 个月；进展或死亡 *HR*=0.62；95% *CI*：0.51 ～ 0.75；*P* < 0.001）。EV302（NCT04223856）是一项在既往未经治疗的局部晚期或转移性尿路上皮癌受试者中评价 EV+ 帕博利珠单抗联合治疗对比标准治疗吉西他滨 + 含铂化疗的Ⅲ期临床试验[178]。

2019 年 4 月 12 日，FDA 批准厄达替尼用于治疗携带 FGFR 2 或 3 基因变异的转移性铂难治性 UC。FGFR 靶向治疗的可喜结果促使研究者将其与免疫治疗联合使用。FORT-2（NCT03473756）是一项在未经治疗的 FGFR 阳性转移性 UC 患者中评价 FGFR 抑制剂 rogaratinib（译者注：目前暂无规范译文） + 阿替利珠的 Ⅰ b/ Ⅱ期临床试验。FIERCE-22（NCT03123055）是一项 FGFR3 抑制剂 vofatamab（译者注：目前暂无规范译文） + 帕博利珠单抗联合治疗铂类药物难治性 UC 的 Ⅰ / Ⅱ 期临床试验。Bintrafushα 或 M7824 是一种新型的首创的双功能融合蛋白，由人转化生长因子 β（TGFβ）受体 2 的胞外域组成，可作为所有 3 种 TGF-β 同源异构体的"陷阱"，与阿维鲁单抗来源的抗 PD-L1 抗体重链的 C 末端共价连接[179]。Ⅰ 期剂量递增研究的初步数据表明，M7824 在既往接受过多程治疗的晚期实体瘤患者中具有临床活性和可控的安全性特征[180]，正在 UC 中进一步探索。NKTR-214 是一种 CD122 偏向性 IL-2 通路激动剂，目前正在 Ⅰ / Ⅱ 期 PIVOT-2（NCT02983045）中研究其与纳武单抗联合用于不适合接受顺铂治疗的患者。Siefker-Radtke 等在 2019 年 GU 恶性肿瘤研讨会期间提供了有前景的数据，显示 27 例可评价患者的 ORR 为 48%[181]。

### 2.5.4 细胞治疗

膀胱癌的细胞治疗尚处于起步阶段。NCT02153905 是一项使用靶向 MAGE-A3 的自体 T 细胞受体免疫治疗 HLA-A*01 阳性转移性实体瘤患者的 I 期临床试验，但该试验被提前终止了。NCT03389438 是一项使用自体中央记忆 T 细胞联合吉西他滨加顺铂一线治疗转移性膀胱 UC 的 I 期临床试验。NCT02457650 是一项正在进行的使用转导 T 细胞受体后靶向 NY-ESO-1 的 T 细胞治疗 NY-ESO-1 高表达恶性肿瘤患者的 I 期临床试验。

## 2.6 UC 免疫治疗的未来方向

转移性 UC 预后较差，免疫治疗是一个重大进展，为转移性 UC 患者提供了新的治疗方案。然而，CPI 单药治疗的缓解率仍然较低，了解耐药机制、识别选择潜在缓解者的生物标志物以及开发更有效的联合治疗非常重要。目前正进行围术期研究的免疫治疗有望通过降低复发风险改善临床结果。

## 3　前列腺癌的免疫治疗

前列腺癌（PC）被认为是 2019 年男性人群中最常见的确诊癌症，占新发病例的近 1/5。在美国，据估计，2019 年 PC 仍将是男性癌症死亡的第二大原因[104]。PC 死亡人数已从 2017 年的 26739 例和 2018 年的 29430 例增加至 2019 年的 31620 例[182, 183]。也许，这可以由反对筛查来解释，其导致诊断时远处转移率增加[184, 185]。通常使用药物去势的雄激素剥夺治疗（ADT）仍然是转移性 PC 患者初始治疗的现行标准治疗[186]。2018 年 2 月，根据 LATITUDE 试验，FDA 批准阿比特龙和泼尼松联合 ADT 治疗新诊断的去势敏感性 PC（CSPC）[187, 188]。此外，基于 CHAARTED 和 STAMPEDE Ⅲ期试验[189, 190]，化疗（多西他赛）联合 ADT（化学激素治疗）也是转移性 CSPC 的一种选择。ENZAMET 试验研究了恩杂鲁胺联合 ADT 治疗转移性去势敏感性前列腺癌 mCSPC 的疗效[191]，TITAN 试验[192]证明，在 mCSPC 患者中，终身 ADT 加用阿帕鲁胺也能改善 OS；两项Ⅲ期试验均批准恩杂鲁胺和阿帕鲁胺用于激素敏感性疾病。尽管上述治疗有效，但最终所有 CSPC 患者将进展为去势抵抗性 PC（CRPC）[187-190]。根据美国国家综合癌症网络（NCCN）指南，可考虑对 CRPC 患者进行微卫星不稳定性/错配修复（MSI/MMR）检测。此外，还可考虑对胚系和肿瘤组织中的同源重组基因进行突变检测[193]。这些信息有助于为恶性肿瘤风险增加的家庭提供咨询，在疾病早期使用铂类药物，或指导入组靶向和免疫治疗临床试验。目前获批的转移性 CRPC（mCRPC）疗法包括阿比特龙、恩杂鲁胺、镭-223、Sipuleucel-T（译者注：目前暂无规范译文），化疗包括多西他赛和卡巴他赛（图 5.4）[194-201]。对于 mCRPC 男性患者，近期Ⅲ期研究的中位生存期范围为 12.2 ~ 21.7 个月[194-200]。对激素和化疗不可避免的耐药表明需要开发新型治疗方法[202]，如免疫治疗。在此，我们讨论 PC 的基础免疫生物学。然后，我们强调已获批和正在研究的免疫治疗方法，这些方法已进展到后期临床试验。

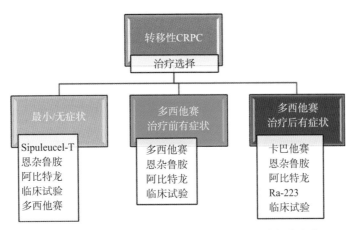

图 5.4　目前转移性 CRPC 的治疗方案，包括唯一被批准的免疫治疗 Sipuleucel-T

## 3.1 PC 免疫治疗的依据

几个原因使免疫治疗成为靶向 PC 的有吸引力的选择。20 世纪 90 年代，据报道 PC 细胞表达前列腺特异性抗原（PSA）、前列腺酸性磷酸酶（PAP）和前列腺特异性膜抗原（PSMA）等特异性 TAA[203-205]。这些前列腺特有的蛋白质可以作为免疫系统攻击的免疫原性抗原。PC 生长缓慢及其 TAA 表达使免疫系统有时间产生应答[206, 207]。事实上，在 PC 患者，尤其是 CRPC 患者的外周血中发现了对 PC TAA 有反应的效应 T 细胞[208, 209]。临床前数据表明，抗前列腺免疫应答可特异性靶向正常以及癌变的前列腺组织，而不影响缺乏 PC TAA 的其他组织[210-212]。此外，PC 组织的组织学评价已鉴别出寡克隆扩增的浸润 CD4+ 和 CD8+ T 淋巴细胞，表明其存在是由于特异性抗原刺激所致[213]。ADT 治疗通过诱导 CD8+ TIL 以及 CD68+ 巨噬细胞浸润前列腺肿瘤来调节免疫微环境[214, 215]。CD68+ 巨噬细胞似乎与生化复发风险增加相关[215]，表明 ADT 驱动的免疫变化具有复杂性。尽管 TIL 发生了克隆扩增，但 PD-1 的高表达使其可能无法产生有效的免疫应答[213]。TIL 共抑制主要由 B7 家族与其受体 CD28 家族相互作用产生，是 PC 的另一种主要免疫逃避途径[216]。基于这些发现，针对 PC，尤其是 CRPC 的有效免疫治疗策略，聚焦于训练免疫系统对抗 PC TAA（通过治疗性疫苗）[217]和拮抗免疫检查点。

## 3.2 疫苗

"疫苗"是旨在刺激免疫细胞最终靶向特异性 TAA 并破坏 PC 细胞的机制的广义概念。PC 疫苗可分为离体加工疫苗（如 Sipuleucel）、载体疫苗（如 PROSTVAC）和全肿瘤细胞疫苗（如 GVAX）[218]。离体加工疫苗通常是个性化的（即，由患者自身的肿瘤反应性免疫细胞产生），如 Sipuleucel-T。相反，基于载体的和全肿瘤细胞疫苗通常是通用的（即，创建或设计用于递送选定的、具有免疫原性的 TAA）[219]。有研究者尝试开发了几种靶向 PC 的疫苗，但未显示临床有效性[220]。我们将讨论已达到 FDA 批准或后期临床试验的药物。

### 3.2.1 Sipuleucel-T

Sipuleucel-T 是针对 PC 的个性化、基于细胞、离体处理的 DCs 疫苗的一个例子。用重组融合蛋白（PAP 与 GM-CSF 融合）离体激活患者外周血单个核细胞包括抗原提呈细胞，回输到患者体内（图 5.5）。D9901 是一项在 127 例转移性 CRPC 男性患者中进行的安慰剂对照Ⅲ期研究，显示出 4.5 个月的生存优势，但至疾病进展时间（预期的主要结局）未显著延长[221, 222]。D9902A 是一项相同的研究，显示 Sipuleucel-T 有延长生存期的趋势，但无统计学意义，主要结局 TTP 无优势[221]。D9902B 或前列腺腺癌免疫治疗（IMPACT）试验是一项更大规模的Ⅲ期临床试验，OS 是其主要结局。512 例转移性 CRPC 男性患者随机接受 Sipuleucel-T 或安慰剂治疗。中位生存期延长 4.1 个月（Sipuleucel-T 组 25.8 个月 *vs.* 安慰剂组 21.7 个月），但对 TTP 同样无影响[198]。基于这些发现，Sipuleucel-T 是第一个被 FDA 批准的抗癌免疫疗法。尽管 Sipuleucel-T 获得批准，IMPACT 研究仍被质疑，其安慰剂组收获的 2/3 细胞丢失，未进行回输。细胞的大量损失为生存改善提供了另一种解释[223]。然而，由于仔细考虑了安慰剂组的白细胞分离程序，FDA 审查期间没有采纳这些质疑[224]。

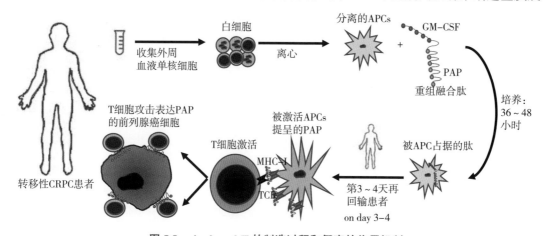

**图 5.5　sipuleucel-T 的制造过程和假定的作用机制**

目前正在研究 Sipuleucel-T 与其他疫苗、抗雄激素药物、化疗药物、细胞因子或 CPI 的不同组合。加用药物的例子包括 Sipuleucel-T 给药后给予编码 PAP 的 DNA 疫苗（NCT01706458）[225]；但是，PAP 特异性 T 细胞应答、中位 TTP 和中位 OS 与 Sipuleucel-T 单独给药时无统计学差异。STRIDE（NCT01981122）是一项在转移性 CRPC 患者中比较恩杂鲁胺和 Sipuleucel-T 联合治疗与序贯治疗的研究，但不足以评估 OS 或 PFS 的差异[226]。STAMP（NCT01487863）是一项使用阿比特龙而不是恩杂鲁胺的 STRIDE 类似研究，也不足以报告临床结局的差异[227]。Sipuleucel-T 联合化疗的临床试验不是终止，就是撤销（NCT01420965、NCT02793765 和 NCT02793219）。另一方面，NCT01804465 是一项Ⅱ期研究，比较了在 Sipuleucel-T 中立即与延迟添加伊匹木单抗的治疗效果，该试验截至 2019 年 4 月仍在招募患者。最后，值得一提的是，影像学或 PSA 进展不能准确反映 Sipuleucel-T 的生存期，迫切需要找到能够准确反映临床获益的免疫生物标志物[228]。缺乏客观参数来判断 Sipuleucel-T 是否使患者获益，给临床何时确认 Sipuleucel-T 无效和转换治疗带来了重大困难。

### 3.2.2　GVAX

GVAX 是一种常备的同种异体全细胞疫苗，由经辐照的 PC 细胞系制成，通过基因转导表达 GM-CSF。两项Ⅰ/Ⅱ期研究确定了 GVAX 在 CSPC 和 CRPC 的安全性，并通过降低 PSA 提示了临床缓解[229, 230]。然而，Ⅱ期和Ⅲ期临床试验至今还未展现出疗效。NCT00771017 是一项联合 ADT 针对非转移性生化复发 PC 的Ⅱ期临床试验，目前已经被撤销。VITAL-1（NCT00089856）是一项在未接受过化疗的转移性 CRPC 患者中比较 GVAX 与多西他赛疗效的Ⅲ期临床试验，但基于无效分析表明达到主要终点的概率＜ 30% 而终止。VITAL-2（NCT00133224）是 GVAX 与多西他赛联合治疗的另一项Ⅲ期临床试验，由于独立数据监查委员会的提议公布了试验组死亡过多而终止[220]。

### 3.2.3 PROSTVAC

PROSTVAC 是一种重组牛痘病毒，被修饰后能够表达 PSA。它是安全的，可以在一半接受治疗的患者中诱导 PSA 稳定表达，但不能有效诱导足够的 PSA 特异性 T 细胞群[231, 232]。因此，PROSTAVAC-VF 使用牛痘（引物）和鸡痘（加强剂）重组病毒载体，被开发为引物 / 加强剂免疫策略。对载体进行改构，同时表达三种共刺激分子（CD80、CD54 和 CD58），因此命名为 PROSTVAC-VF/TRICOM。尽管，在转移性 CRPC 中，该疫苗的Ⅱ期临床试验结果表明 OS 获益（8.5 个月），但其主要终点 PFS 未获益[233]。因此，进行了Ⅲ期临床试验 PROSPECT，以进一步研究这些结果，但 OS 仍未获益。事实上，该试验在符合无效标准后提前停止[234, 235]。尽管如此，PROSTVAC-VF 联合治疗临床试验仍在进行。例如，Ⅱ期临床试验 NCT03315871 在 PROSTVAC 中加入一种抗 PD-L1 抗体（阿维鲁单抗）和 TGF-β-Trap 分子。此外，PROSTVAC 联合其他 CPI（NCT03532217、NCT02933255）、恩杂鲁胺（NCT01867333、NCT01875250）和化疗（NCT02649855）正在进行研究。

## 3.3 CPI

在过去几年中，CPI 彻底改变了实体瘤的管理模式[236, 237]。遗憾的是，CPI 在 PC 中并不那么成功，可能是由于其多层面和多方向的免疫肿瘤微环境[238]。特别是，单独使用 CPI 的抗肿瘤活性证据有限，可能是由于肿瘤的免疫学"冷"性质和肿瘤细胞的 PD-L1 低表达。然而，如果现有 PC 治疗可触发适应性免疫应答，吸引免疫浸润细胞并增加肿瘤 PD-L1 表达，则联合治疗可改善预后[239]（表 5.5 和表 5.6）。AZD4635 已被证明可以抑制腺苷 2a 受体信号传导，并改善免疫激活和抗肿瘤活性；鉴于此，进行了一项Ⅰ期临床试验（NCT02740985），使用 AZD4635 作为单药治疗以及联合度伐利尤单抗治疗多线治疗后难治性实体瘤患者。38 例成人晚期恶性肿瘤受试者接受 AZD4635 单药治疗（n=15）或联合度伐利尤单抗治疗（n=23）。有趣的是，在 8 例 RECIST 可评价的 mCRPC 受试者中观察到 3 例缓解，1 例接受 AZD4635 单药治疗后部分缓解，1 例完全缓解，另 1 例联合度伐利尤单抗治疗后部分缓解。在接受 AZD4635 单药治疗的 4 例 RECIST 不可评价的 mCRPC 患者中，观察到 1 例患者 PSA 降低大于 99%[240]。

### 3.3.1 用于转移性 PC 的抗 CTLA-4 单抗

伊匹木单抗阻断 T 细胞负调控因子 CTLA-4，允许 CD28 和 B7 相互作用，从而导致 T 细胞活化、增殖、肿瘤浸润，并最终导致癌细胞死亡。在一项Ⅰ / Ⅱ期研究（NCT00323882）中，使用递增剂量的伊匹木单抗（3 ～ 10mg/kg）联合和不联合放疗治疗转移性 CRPC。10 mg/kg 伊匹木单抗联合放疗队列显示出活性，且 irAEs 发生率与既往报告的发生率相似[241]。因此，选择 10 mg/kg 作为Ⅲ期试验的剂量。NCT00861614 是一项在多西他赛治疗后 CRPC 患者中开展的Ⅲ期临床试验，

表5.5 转移性CRPC（mCRPC）患者检查点抑制剂联合口服疗法的后期临床试验

| NCT标识符（试验） | 分期 | 结果评价 | 干预措施 | 受试者 | 预期样本大小 | 初步结果 |
|---|---|---|---|---|---|---|
| NCT01688492 | 1/2 | 主要：安全性，PFS 次要：PSA动力学，骨扫描改变 | 伊匹木单抗+阿比特龙+泼尼松 | 未经化疗的mCRPC | 57 | NR |
| NCT02861573（KEYNOTE-365）[a] | Ⅰb/2伞试验 | 主要：PSA RR, AEs, 中止率 次要：DCR, OS, DOR, ORR, rPFS（PCWG3 RECIST） | 队列A：帕博利珠单抗+奥拉帕利 mCRPC | 多西他赛处理后的mCRPC | 70 | 入组41例患者，DCR≥6个月：29%，ORR：7%（28个可评价的患者）[275] |
| | | | 队列C：帕博利珠单抗+恩杂鲁胺 | 醋酸阿比特龙处理后但化疗前mCRPC | 70 | 入组69例患者，DCR≥6个月：33%，ORR：20%（25个可评价的患者）[256] |
| | | | 队列D：帕博利珠单抗+阿比特龙+泼尼松 | 醋酸恩杂鲁胺处理后但化疗前mCRPC | 70 | NR |
| NCT02787005（KEYNOTE-199: cohort 4 and 5） | 2 | 主要：ORR 次要：DCR, PSA RR, AEs, 中止率 | 帕博利珠单抗+恩杂鲁胺 | 未经化疗mCRPC | 370（所有队列） | 多西他赛处理后单药帕博利珠单抗队列1，2和3结果表明ORR 3%~5%[248] |
| NCT03338790（CheckMate-9KD）[b] | 2 | 主要：ORR, PSA RR 次要：rPFS, TTR, DOR, TTP-PSA, OS, AEs | A臂：纳武利尤单抗+芦卡帕尼 | 多西他赛处理后mCRPC | 330（所有队列） | NR |
| | | | C臂：纳武利尤单抗+恩杂鲁胺 | 醋酸阿比特龙处理后但化疗前mCRPC | | NR |
| NCT03016312（IMbassador 250） | 3 | 主要：OS 次要：rPFS, PSA RR, TTP PSA, AEs, ORR | 阿替利珠单抗+恩杂鲁胺 | 醋酸阿比特龙处理后紫杉醇失败mCRPC | 730 | 入组759例患者，阿替利珠单抗+恩杂鲁胺组中位OS 15.2个月，恩杂鲁胺组16.6个月 |
| NCT03330405（JAVELIN PARP MEDLEY） | 2 | 主要：毒性，ORR 次要：阿维鲁单抗和他拉唑帕尼动力学，TTR, DOR, PFS | 阿替利珠单抗+他拉唑帕尼 | mCRPC | 242（所有臂） | NR |

续表

| NCT标识符（试验） | 分期 | 结果评价 | 干预措施 | 受试者 | 预期样本大小 | 初步结果 |
| --- | --- | --- | --- | --- | --- | --- |
| NCT02484404 | 1/2 | 主要：RP2D, ORR | 度伐利尤单抗和奥拉帕尼和（或）西地尼布 | mCRPC | 384（所有臂） | 入组 17 例患者，47% PSA 应答 > 50%[265] |

注：PFS 无进展生存期，PSA RR 前列腺特异性抗原应答率，ORR 客观缓解率，AE 不良事件，DCR 疾病控制率，OS 总生存期，DOR 应答率，rPFS 放疗无进展生存期，TTP-PSA 前列腺特异性抗原应答时间，TTR 肿瘤应答时间，pts. 患者，NR 未被报道，RECIST 1.1，PCWG3 RECIST 前列腺癌工作小组 3 修改后的 RECIST 1.1，多西他赛 + 强的松

a　KEYNOTE-365 队列 B 为帕博利珠单抗 + 多西他赛 + 强的松
b　CheckMate-9KD 臂 B 是纳武利尤单抗联合多西他赛

表 5.6　前列腺癌检查点抑制剂联合疫苗选定的临床试验

| NCT标识符（试验） | 分期 | 状态 | 干预措施 | 结果评价 | 受试者 | 预期样本大小 | 初步结果 |
| --- | --- | --- | --- | --- | --- | --- | --- |
| NCT02933255 | 1/2 | 招募中 | PROSTVAC-VF+纳武利尤单抗 | 主要：安全性 | 未经过化疗的 mCRPC | 29 | NR |
| NCT03315871 | 2 | 招募中 | PROSTVAC-VF+连接 TGF-β-Trap 分子的阿维鲁单抗 | 主要：PSA RR 次要：AEs，随时间推移 PSA 斜率 | 生化反应复发的前列腺癌 | 34 | NR |
| NCT03532217 | 1 | 启动，未招募 | PROSTVAC-VF+伊匹木单抗+纳武利尤单抗+新抗原 DNA 疫苗 | 主要：安全性，新抗原反应 T 细胞 次要：PSA RR, OS, rPFS | mCSPC | 20 | NR |
| NCT01832870 | 1 | 完成 | Sipuleucel-T+伊匹木单抗 | 主要：PAP/PA2024 特异性免疫反应 次要：PSA，放射性，临床反应，T 细胞活性 | 未经过化疗的 mCRPC | 实际入组 9 | 升高的 PAP/PA2024-特定的免疫反应[246] |
| NCT01804465 | 2 | 完成 | Sipuleucel-T+立即或之后进行伊匹木单抗治疗 | 主要：PAP/PA2024 特异性免疫反应 次要：PSA，放射性，临床反应，T 细胞活性 | 未经过化疗的 mCRPC | 54 | NR |

mCRPC：转移性去势抵抗的前列腺癌，mCSPC：转移性去势敏感的前列腺癌，RECIST：前列腺癌工作小组 3 修改后的 RECIST 1.1，NR：未被报道。
rPFS：放疗无进展生存期，PCWG3 RECIST：前列腺癌工作小组 3 修改后的 RECIST 1.1，NR：未被报道。

允许骨定向放疗，然后随机分配至伊匹木单抗组或安慰剂组[242]。NCT01057810是第二项Ⅲ期临床试验，将无内脏转移的未经化疗的转移性CRPC患者随机分配至伊匹木单抗单药治疗组或安慰剂组[243]。在两项研究中，伊匹木单抗均未改善OS，当单独给药时，PFS增加，PSA RR更高，表明在特定患者亚群中具有抗肿瘤活性。一项使用伊匹木单抗 + 化疗的小型Ⅱ期试验未能改善伊匹木单抗的抗肿瘤活性[244]。另一项Ⅱ期临床试验评价了伊匹木单抗联合ADT早期治疗CSPC的效果，并确定了联合治疗的安全性[245]。一项Ⅰ期临床试验联合伊匹木单抗和Sipuleucel-T治疗转移性去势抵抗性前列腺癌，发现联合治疗的耐受性良好[246]。伊匹单木抗与阿比特龙（NCT01688492）和ADT（NCT01194271、NCT01377389、NCT00170157）联合治疗的临床试验正在进行中。

### 3.3.2 转移性PC的抗PD-1单抗

帕博利珠单抗是另一种CPI，根据Ⅰb期KEYNOTE-028试验（$n$=23），可阻断PD-1及其配体PD-L1的相互作用，从而在PD-L1阳性mCRPC患者中产生T细胞活化和抗肿瘤活性[247]。PD-L1阳性定义为 ≥ 1% 的肿瘤或基质细胞表达。ORR为17.4%，中位缓解期为13.5个月。KEYNOTE-199是一项Ⅱ期研究，在队列1 ~ 3（C1 ~ 3）中入组了258例多西他赛难治性mCRPC患者。131例患者有可测量的PD-L1+疾病（C1），67例患者有可测量的PD-L1-疾病（C2），60例患者有不可测量的骨相关疾病（C3）。队列4和5中恩杂鲁胺治疗失败或表现失败体征的未经过化疗的mCRPC受试者在当前恩杂鲁胺治疗方案的基础上加用帕博利珠单抗单药治疗。ORR范围为3% ~ 5%，DCR持续 ≥ 6个月为11%。C1和C2之间的ORR无差异，表明抗肿瘤活性和疾病控制与PD-L1状态无关。体细胞BRCA1/2或ATM突变患者（12%）的RR数值更高，进而支持在同源重组缺陷（HRD）患者中进行深入研究[248]。一项小规模Ⅱ期单臂临床试验证明了帕博利珠单抗 + 恩杂鲁胺在恩杂鲁胺治疗进展后的CRPC患者中的抗肿瘤活性。在入组的10例患者中，3例患者出现生化缓解，2例患者出现影像学缓解。遗传分析表明1例患者存在MSI标志物[249]。MSI已被证明是帕博利珠单抗疗效的预测标志物[250]。

#### 帕博利珠单抗治疗MSI-H肿瘤

转移性CRPC患者MMR缺陷的比率估计为2% ~ 5%[251, 252]。在MSKCC的一系列人群中，20/839例PC患者（2.4%）患有MSI-H/dMMR肿瘤，定义为通过IHC和突变特征分析证实MSI评分 ≥ 3，TMB ≥ 10。在同意进行胚系分析的13/20例MSI-H患者中，3/13例（23%）发生胚系MMR基因突变。共有10例MSI-H肿瘤患者接受了PD-1/PD-L1药物治疗。5/10例患者出现影像学PR或PSA降低 > 60%。1/10例SD持续6个月。4/10例无缓解或未评价[253]。事实上，FDA已批准帕博利珠单抗用于MSI-H或dMMR晚期实体瘤（包括CRPC），患者既往治疗后进展，且没有令人满意的替代治疗选择。

### 3.3.3 抗CTLA-4单抗联合抗PD-1单抗

在2019年泌尿生殖系统癌症研讨会上，莎玛等列出了来自Ⅱ期CheckMate 650研究[254]的mCRPC患者中纳武利尤单抗 + 伊匹木单抗预先计划的中期疗效 / 安全性分析。无症状 / 症状极轻微的mCRPC患者被分为紫杉烷治疗前（队列1）和紫杉烷治疗后（队列2）。治疗方案为纳武利尤单抗 1mg/kg + 伊匹木单抗 3mg/kg 每3周一次，给药4次，然后纳武利尤单抗 480mg 每4周一次。

共同主要终点为 PC 工作组 2 确定的 ORR 和影像学 PFS[255]。62 例患者入组，队列 1 和队列 2 的 ORR 分别为 26% 和 10%。未经过化疗队列中的较高活性与其他免疫治疗模式（如 Sipuleucel-T）数据一致。在两个队列中，PD-L1 ≥ 1%、DNA 损伤修复（DDR）、HRD 或 TMB 高于中位值患者的 ORR 均较高。考虑到样本量较少，结果需谨慎解读。队列 1 和队列 2 中分别有 39% 和 51% 的患者发生 3 ~ 4 级 TRAE。

### 3.3.4 CPI + 恩杂鲁胺

KEYNOTE-365 是一项 Ⅰ b/ Ⅱ 期伞型试验[256]，基于在 KEYNOTE-199 中观察到的帕博利珠单抗活性和随后加用恩杂鲁胺的数据[248, 249]。本研究评估了帕博利珠单抗与奥拉帕利［聚 ADP 核糖聚合酶（PARP）抑制剂］（队列 A）、多西他赛（队列 B）、恩杂鲁胺（队列 C）或阿比特龙（队列 D）的不同联合治疗。已发布了队列 A、B 和 C 的数据更新，并报告了每种药物与帕博利珠单抗联合治疗的临床活性。在队列 A 9%、队列 B 28% 和队列 C 22% 的患者中观察到 PSA 缓解[256-258]。CheckMate 9KD（NCT03338790）是另一项评价纳武利尤单抗联合芦卡帕利（PARP 抑制剂）、多西他赛或恩杂鲁胺的 Ⅱ 期伞型试验[239]。到目前为止，纳武利尤单抗 + 多西他赛联合治疗表现出临床活性，根据初始分析，已被证实的 ORR 为 36.8%，已被证实的 PSA 缓解率为 46.3%[259]。关于化疗，KEYNOTE 921（NCT03834506）将研究帕博利珠单抗（MK-3475）和多西他赛治疗未接受 mCRPC 化疗但在下一代激素药物治疗期间进展或不耐受的转移性 CRPC 男性患者的情况。另外，还有一些正在进行的临床试验也将帕博利珠单抗与恩杂鲁胺联合使用。KEYNOTE-991（NCT04191096）将研究帕博利珠单抗、恩杂鲁胺联合 ADT 与安慰剂、恩杂鲁胺联合 ADT 对比治疗转移性 CSPC 的安全性和疗效，目前正在进行中。另一方面，KEYNOTE-641（NCT03834493）是一项 Ⅲ 期临床试验，旨在评价帕博利珠单抗联合恩杂鲁胺与安慰剂联合恩杂鲁胺相比在去势抵抗性疾病患者中的疗效和安全性。imambassador 250（NCT03016312）是一项评价阿替利珠单抗联合恩杂鲁胺对比恩扎卢胺单药治疗 CRPC 的 Ⅲ 期多中心临床试验[260]。与恩杂鲁胺单药治疗相比，该联合治疗未实现 OS 改善，研究终止[261]。

## 3.4 其他正在进行的 PC 免疫治疗试验

### 3.4.1 CPI + PARP 抑制剂

数据表明，25% ~ 30% 的散发性 mCRPC 患者存在可能对 PARP 抑制（PARPi）敏感的体细胞或胚系 DNA 修复通路缺陷[193]。上述 CheckMate 650、KEYNOTE-199 和其他报告表明，当用 CPI 治疗时，携带 DDR 突变的 CRPC 活性可能改善[248, 254, 262]。NCT02484404 是一项基于以下假设的 Ⅰ / Ⅱ 期临床试验：奥拉帕利增加的 DNA 损伤将补充抗 PD-L1 度伐利尤单抗的抗肿瘤活性，部分原因是通过 STING（干扰素基因的刺激物）通路增加信号传导和促进 IFN 生成[263]。在 17 例接受治疗的 CRPC 患者中，8 例（47%）PSA 缓解 > 50%。8 例应答者中 6 例存在 DDR 通路突变[264, 265]。这是第一项证明 PARPi + CPI 联合治疗在无 DDR 基因缺陷的 PC 患者中具有活性的研究。虽然本研究患者队列样本量较小，但在紫杉烷难治性人群中 51.5% 患者 PFS 达到 12 个月，具有一定的前景。如上所述，KEYNOTE-199 和 CheckMate 9KD 研究旨在进一步解决该问题。

### 3.4.2 PSMA 放射配体治疗和联合免疫治疗

PSMA 在去分化型 PC 和 CRPC 中上调，使其成为有前景的治疗靶点[266]。177Lu-PSMA-617 由治疗性放射性核素 Lutetium-177 与高亲和力 PSMA 配体（称为 PSMA-617）结合而成。基于一项纳入 455 例患者的荟萃分析，177Lu-PSMA-617 在转移性 CRPC 中表现出良好的活性[267]。在一项澳大利亚 I/II 期临床试验（NCT03658447）中，PSMA-lutetium 放射性核素治疗联合 PC 免疫治疗（PRINCE）旨在评估帕博利珠单抗联合 177Lu-PSMA-617 的安全性和疗效。NCT03805594 是在美国进行的一项类似研究。

澳大利亚的一项 II 期临床试验 TheraP（NCT03392428）旨在比较 177Lu-PSMA-617 与卡巴他赛治疗转移性 CRPC 患者的情况。与卡巴他赛组相比，177Lu-PSMA-617 组 65% 男性中观察到 PSA 应答，意向治疗组为 37%（95% $CI$: 16 ~ 42；$P < 0.0001$）。关于 AEs，177Lu-PSMA-617 组 32/98 例（33%）男性和卡巴他赛组 45/85 例（53%）男性发生了 3 ~ 4 级 AEs。鉴于此，在多程治疗后的人群中，177Lu-PSMA-617 可能是卡巴他赛的潜在替代品。最近报告了本试验的次要终点，LuPSMA 组的 1 年 PFS 率显著优于卡巴他赛组，分别为 19% 和 3%，HR 为 0.63。有趣的是，两组的中位 PFS 均为 5.1 个月[268]。

UpFrontP SMA 试验也在澳大利亚进行，是一项 II 期临床试验，旨在评价 177Lu-PSMA-617 序贯多西他赛治疗新诊断的转移性 mCSPC 的疗效和安全性。

### 3.4.3 趋化因子受体 2（CXCR2）拮抗剂联合恩杂鲁胺

ACE（NCT03177187）是一项在转移性 CRPC 中研究 AZD5069（CXCR2 拮抗剂）+ 恩杂鲁胺逆转恩杂鲁胺耐药的 I/II 期研究。据报道，CXCR2 拮抗作用可阻止 MDSCs 募集到转移前微环境中，从而降低发生癌症转移的概率[269]。

## 3.5 嵌合抗原受体和双特异性 T 细胞衔接器

在 CRPC 中，两组报告开发了靶向 PSMA 的 CAR 结构[270, 271]。NCT01140373 是一项 I 期临床试验，于 2010 年开始使用 PSMA CAR T 细胞，目前尚未报告结果。一个主要的问题是免疫抑制微环境；因此，开发了 TGF-β 不敏感的 PSMA 导向的 CAR-T 细胞。在人 PC 小鼠模型中，这种新结构导致增殖增加、细胞因子分泌增强、抵抗耗竭和长期体内持久性[272]。NCT03089203 是一项在宾夕法尼亚大学进行的 I 期临床试验，旨在评估这种慢病毒转导的 PSMA 定向 /TGFβ 不敏感 CAR-T 细胞在转移性 CRPC 男性患者中的安全性和初步疗效[273]。

T 细胞重定向可以通过 CAR-T 以及双特异性 T 细胞衔接系统（BiTE®）实现。一项 I 期临床试验旨在研究 AMG 160（一种半衰期延长的 BiTE® 抗体构建体）单药治疗和联合帕博利珠单抗治疗既往接受过多程治疗的转移性 CRPC 患者的情况。据近期报告的结果，截至 2020 年 7 月 20 日，43 例患者至少接受了一个剂量的 AMG 160，分布在 6 个剂量水平范围内，19 例患者（44.2%）治疗时间超过 6 个月。就安全性特征而言，细胞因子释放综合征是最常见的 AEs（$n=30$，90.7% 任意级别；$n=11$，25.6% 为 3 级），通常在第 1 周期可逆、可管理且最严重。未发生 5 级 TRAE 或因 AEs 停止治疗。

在所有单药治疗剂量队列中，68.6% 患者 PSA 降低，34.3% 患者 PSA 降低＞ 50%，在 15 例有可测量病灶的患者中，3 例获得部分缓解，8 例疾病稳定。尚未确定最大耐受剂量。目前正在研究 AMG 160 与帕博利珠单抗联合治疗（NCT03792841）[274]。

### 3.6 PC 免疫治疗的未来方向

PC 具有潜在的诱导免疫应答的能力，临床数据已经证明了免疫调节可延长生存期的理论[198]。然而，开发 PC 的免疫治疗面临着几个挑战。也许，在疾病早期使用或以组合方式使用时，免疫治疗可能最有效。确定激素治疗、化疗、CPI 和疫苗的有益组合是目前几项临床试验的目标（图 5.6）。免疫治疗的另一个重要考虑因素是确定最可能从治疗中获益的患者。最有趣的是，对于高危局限期 PC 患者，如何确定其中具有先前存在的抗肿瘤免疫应答人群，并在新辅助或辅助治疗模式下使用免疫治疗对其进行治疗，以使获益最大化。目前有大量证据表明，免疫治疗可能对 PC 有效且有益，需要对免疫治疗进行进一步评估。

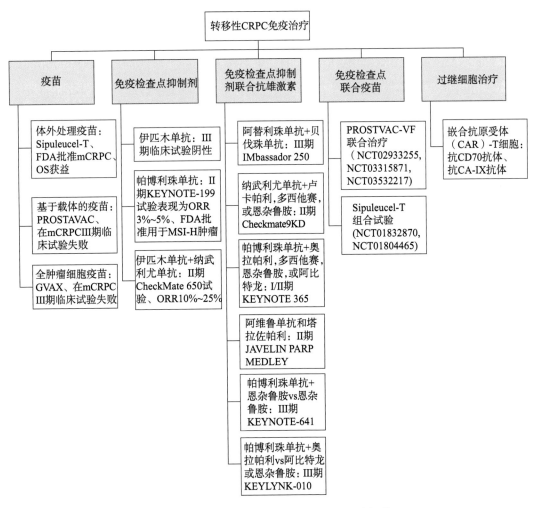

**图 5.6　分类显示的当前前列腺癌免疫治疗概览**

Sipuleucel-T 仍然是 FDA 唯一批准的药。

（王佳妮、刘姝宁　译，孙永琨　校）

## 参考文献

［1］ Siegel R L, Miller K D, Jemal, A. Cancer statistics, 2015 ［J］. CA: A Cancer Journal for Clinicians, 2015, 65(1), 5-29.

［2］ Fisher R, Gore M, Larkin J. (Eds.). Current and future systemic treatments for renal cell carcinoma ［J］. Seminars in Cancer Biology, 2013, 23(1): 38-45. Elsevier.

［3］ Howlader N, Noone A, Krapcho M, et al. SEER cancer statistics review, 1975-2014 ［J］. National Cancer Institute; 2018.

［4］ Heng D Y, Xie W, Regan M M, et al. Prognostic factors for overall survival in patients with metastatic renal cell carcinoma treated with vascular endothelial growth factor-targeted agents: Results from a large, multicenter study ［J］. Journal of Clinical Oncology, 2009, 27(34): 5794-5799.

［5］ Motzer R J, Mazumdar M, Bacik J. Survival and prognostic stratification of 670 patients with advanced renal cell carcinoma ［J］. Journal of Clinical Oncology, 1999, 17(8): 2530-2540.

［6］ Vachhani P, George S. VEGF inhibitors in renal cell carcinoma ［J］. Clinical Advances in Hematology & Oncology, 2019, 14(12): 1016-1028.

［7］ Buti S, Leonetti A, Dallatomasina A, et al. Everolimus in the management of metastatic renal cell carcinoma: An evidence-based review of its place in therapy ［J］. Core Evidence, 2016, 11: 23-36.

［8］ Motzer R J, Tannir N M, McDermott D F, et al. Nivolumab plus ipilimumab versus sunitinib in advanced renal-cell carcinoma ［J］. New England Journal of Medicine, 2018, 378(14): 1277-1290.

［9］ Walsh N, Larkin A, Kennedy S, et al. Expression of multidrug resistance markers ABCB1 (MDR-1/P-gp) and ABCC1 (MRP-1) in renal cell carcinoma ［J］. BMC Urology, 2009, 9: 6.

［10］ Hu J, Guan W, Liu P, et al. Endoglin is essential for the maintenance of self-renewal and chemoresistance in renal cancer stem cells ［J］. Stem Cell Reports, 2017, 9(2): 464-477.

［11］ Vogelzang N J, Priest E R, Borden L. Spontaneous regression of histologically proved pulmonary metastases from renal cell carcinoma: A case with 5-year followup ［J］. The Journal of Urology, 1992, 148(4): 1247-1248.

［12］ Nakano O, Sato M, Naito Y, et al. Proliferative activity of intratumoral CD8$^+$ T-lymphocytes as a prognostic factor in human renal cell carcinoma: Clinicopathologic demonstration of antitumor immunity ［J］. Cancer Research, 2001, 61(13): 5132-5136.

［13］ Komohara Y, Hasita H, Ohnishi K, et al. Macrophage infiltration and its prognostic relevance in clear cell renal cell carcinoma ［J］. Cancer Science, 2011, 102(7): 1424-1431.

［14］ Fisher R I, Rosenberg S A, Fyfe G. Long-term survival update for high-dose recombinant interleukin-2 in patients with renal cell carcinoma ［J］. The Cancer Journal from Scientific American, 2000, 6(Suppl 1): S55-S57.

［15］ Fyfe G, Fisher R I, Rosenberg S A, et al. Results of treatment of 255 patients with metastatic renal cell carcinoma who received high-dose recombinant interleukin-2 therapy [J] . Journal of Clinical Oncology, 1995, 13(3): 688-696.

[16] McDermott D F, Cheng S C, Signoretti S, et al. The high-dose aldesleukin "select" trial: A trial to prospectively validate predictive models of response to treatment in patients with metastatic renal cell carcinoma [J] . Clinical Cancer Research, 2015, 21(3): 561-568.

[17] Yang J C, Sherry R M, Steinberg S M, et al. Randomized study of high-dose and low-dose inter leukin-2 in patients with metastatic renal cancer [J] . Journal of Clinical Oncology: Official Journal of the American Society of Clinical Oncology, 2003, 21(16): 3127.

[18] Clark J I, Wong M K, Kaufman H L, et al. Impact of sequencing targeted therapies with high-dose interleukin-2 immunotherapy: An analysis of outcome and survival of patients with metastatic renal cell carcinoma from an on-going observational IL-2 clinical trial: PROCLAIMSM [J] . Clinical Genitourinary Cancer, 2017, 15(1): 31-41, e4.

[19] Stenehjem D D, Toole M, Merriman J, et al. Extension of overall survival beyond objective responses in patients with metastatic renal cell carcinoma treated with high-dose interleukin-2 [J] . Cancer Immunology, Immunotherapy, 2016, 65(8): 941-949.

[20] Collaborators MRCRC. Interferon-α and survival in metastatic renal carcinoma: Early results of a randomised controlled trial [J] . The Lancet, 1999, 353(9146): 14-17.

[21] Motzer R J. Perspective: What next for treatment [J] ? Nature, 2016, 537(7620): S111.

[22] Albiges L, Oudard S, Negrier S, et al. Complete remission with tyrosine kinase inhibitors in renal cell carcinoma [J] . Journal of Clinical Oncology, 2012, 30(5): 482-487.

[23] Yip S M, Wells C, Moreira R, et al. Checkpoint inhibitors in patients with metastatic renal cell carcinoma: Results from the international metastatic renal cell carcinoma database consortium [J] . Cancer, 2018, 124(18): 3677-3683.

[24] Harshman L C, Drake C G, Choueiri T K. PD-1 blockade in renal cell carcinoma: to equilibrium and beyond [J] . Cancer Immunology Research, 2014, 2(12): 1132-1141.

[25] Teng M W, Swann J B, Koebel C M, et al. Immune-mediated dormancy: An equilibrium with cancer [J] . Journal of Leukocyte Biology, 2008, 84(4): 988-993.

[26] Dunn G P, Old L J, Schreiber R D. The immunobiology of cancer immunosurveillance and immunoediting [J] . Immunity, 2004, 21(2): 137-148.

[27] Schreiber R D, Old L J, Smyth M J. Cancer immunoediting: Integrating immunity's roles in cancer suppression and promotion [J] . Science (New York, N.Y.), 2011, 331(6024): 1565-1570.

[28] Hanahan D, Weinberg R A. Hallmarks of cancer: The next generation [J] . Cell, 2011, 144(5): 646-674.

[29] Dong H, Strome S E, Salomao D R, et al. Tumor-associated B7-H1 promotes T-cell apoptosis: A potential mechanism of immune evasion [J] . Nature Medicine, 2002, 8(8): 793-800.

［30］Gabrilovich D I, Chen H L, Girgis K R, et al. Production of vascular endothelial growth factor by human tumors inhibits the functional maturation of dendritic cells［J］. Nature Medicine, 1996, 2(10): 1096-1103.

［31］Gabrilovich D I, Ciernik I F, Carbone, D P. Dendritic cells in antitumor immune responses. I. Defective antigen presentation in tumor-bearing hosts［J］. Cellular Immunology, 1996, 170(1): 101-110.

［32］Taube J M, Anders R A, Young G D, et al. Colocalization of inflammatory response with B7-h1 expression in human melanocytic lesions supports an D. Ravindranathan et al. 181 adaptive resistance mechanism of immune escape［J］. Science Translational Medicine, 2012, 4(127): 127ra37.

［33］Woo S R, Turnis M E, Goldberg M V, et al. Immune inhibitory molecules LAG-3 and PD-1 synergistically regulate T-cell function to promote tumoral immune escape［J］. Cancer Research, 2012, 72(4): 917-927.

［34］Abou Alaiwi S, Xie W, Nassar A H, et al. Safety and efficacy of restarting immune checkpoint inhibitors after clinically significant immune-related adverse events in metastatic renal cell carcinoma［J］. Journal for Immunotherapy of Cancer, 2012, 8(1): e000144.

［35］Brahmer J R, Hammers H, Lipson E J. Nivolumab: Targeting PD-1 to bolster antitumor immunity［J］. Future Oncology, 2015, 11(9): 1307-1326.

［36］Topalian S L, Hodi F S, Brahmer J R, et al. Safety, activity, and immune correlates of anti-PD-1 antibody in cancer［J］. New England Journal of Medicine, 2012, 366(26): 2443-2454.

［37］Brahmer J R, Drake C G, Wollner I, et al. Phase I study of single-agent anti-programmed death-1 (MDX-1106) in refractory solid tumors: Safety, clinical activity, pharmacodynamics, and immunologic correlates［J］. Journal of Clinical Oncology, 2012, 28(19): 3167.

［38］Motzer R J, Rini B I, McDermott D F, et al. Nivolumab for metastatic renal cell carcinoma: Results of a randomized phase II trial［J］. Journal of Clinical Oncology, 2015, 33(13): 1430-1437.

［39］Motzer R J, Escudier B, McDermott D F, et al. Nivolumab versus everolimus in advanced renal-cell carcinoma［J］. The New England Journal of Medicine, 2015, 373(19): 1803-1813.

［40］Motzer R J, Escudier B, Oudard S, et al. Efficacy of everolimus in advanced renal cell carcinoma: A double-blind, randomised, placebo-controlled phase III trial［J］. Lancet (London, England), 2008, 372(9637): 449-456.

［41］Motzer R J, Hutson T E, Tomczak P, et al. Sunitinib versus interferon alfa in metastatic renal-cell carcinoma［J］. The New England Journal of Medicine, 2007, 356(2): 115-124.

［42］Rini B I, Escudier B, Tomczak P, et al. Comparative effectiveness of axitinib versus sorafenib in advanced renal cell carcinoma (AXIS): A randomised phase 3 trial［J］. Lancet (London, England), 2011, 378(9807): 1931-1939.

［43］Cella D, Grunwald V, Nathan P, et al. Quality of life in patients with advanced renal cell carcinoma given nivolumab versus everolimus in CheckMate 025: A randomised, open-label, phase 3 trial〔J〕. The Lancet Oncology, 2016, 17(7): 994-1003.

〔44〕Bilen M A, Dutcher G M A, Liu Y, et al. Association between pretreatment neutrophil-to-lymphocyte ratio and outcome of patients with metastatic renal-cell carcinoma treated with nivolumab〔J〕. Clinical Genitourinary Cancer, 2018, 16(3): e563-e575.

〔45〕Tannir N M, Frontera O A, Hammers H J, et al. Thirty-month follow-up of the phase Ⅲ CheckMate 214 trial of first-line nivolumab+ ipilimumab (N+ I) or sunitinib (S) in patients (pts) with advanced renal cell carcinoma (aRCC)〔J〕. American Society of Clinical Oncology, 2019, 37: 547-547.

〔46〕Cella D, Grunwald V, Escudier B, et al. Patient-reported outcomes of patients with advanced renal cell carcinoma treated with nivolumab plus ipilimumab versus sunitinib (CheckMate 214): A randomised, phase 3 trial〔J〕. The Lancet Oncology, 2019, 20(2): 297-310.

〔47〕McDermott D F, Lee J L, Szczylik C, et al. Pembrolizumab monotherapy as first-line therapy in advanced clear cell renal cell carcinoma (accRCC): Results from cohort A of KEYNOTE-427〔J〕. American Society of Clinical Oncology, 2018, 36: 4500-4500.

〔48〕Hutson T E, Lesovoy V, Al-Shukri S, et al. Axitinib versus sorafenib as first-line therapy in patients with metastatic renal-cell carcinoma: A randomised open-label phase 3 trial〔J〕. The Lancet Oncology, 2013, 14(13): 1287-1294.

〔49〕Atkins M B, Plimack E R, Puzanov I, et al. Axitinib in combination with pembrolizumab in patients with advanced renal cell cancer: A non-randomised, open-label, dose-finding, and dose-expansion phase 1b trial〔J〕. The Lancet Oncology, 2018, 19(3): 405-415.

〔50〕Rini B I, Plimack E R, Stus V, et al. Pembrolizumab plus axitinib versus sunitinib for advanced renal-cell carcinoma〔J〕. The New England Journal of Medicine, 2019, 380(12): 1116-1127.

〔51〕Motzer R J, Penkov K, Haanen J, et al. Avelumab plus axitinib versus sunitinib for advanced renal-cell carcinoma〔J〕. The New England Journal of Medicine, 2019, 380(12): 1103-1115.

〔52〕McDermott D, Atkins M, Motzer R, et al. (Eds.) A phase II study of atezolizumab with or without bevacizumab vs. sunitnib in untreated metastatic renal cell carcinoma patients〔J〕. 2017 Genitourinary Cancer Symposium (ASCO GU).

〔53〕Motzer R J, Powles T, Atkins M B, et al. IMmotion151: A randomized phase III study of atezolizumab plus bevacizumab vs sunitinib in untreated metastatic renal cell carcinoma (mRCC)〔J〕. American Society of Clinical Oncology, 2018, 36: 578-578.

〔54〕Rini B I, Motzer R J, Powles T, et al. Atezolizumab plus bevacizumab versus sunitinib for patients with untreated metastatic renal cell carcinoma and sarcomatoid features: A prespecified subgroup analysis of the IMmotion151 clinical trial〔J〕. European Urology, 2020, 79: 659-662.

〔55〕Motzer R, Choueiri T K, Powles T, et al. (Eds.). Nivolumab + cabozantinib (NIVO+CABO) versus sunitinib (SUN) for advanced renal cell carcinoma (aRCC): Outcomes by sarcomatoid histology and updated trial results with extended follow-up of CheckMate 9ER［J］. Genitourinary Cancers Symposium. Journal of Clinical Oncology, 2021, 39(suppl 6; abstr): 308.

［56］ Motzer R, Alekseev B, Rha S Y, et al. Lenvatinib plus pembrolizumab or everolimus for advanced renal cell carcinoma［J］. The New England Journal of Medicine, 2021, 384(14): 1289-1300.

［57］ Chowdhury S, McDermott D F, Voss M H, et al. A phase I/II study to assess the safety and efficacy of pazopanib (PAZ) and pembrolizumab (PEM) in patients (pts) with advanced renal cell carcinoma (aRCC)［J］. American Society of Clinical Oncology, 2017, 35(15_suppl): 4506-4506.

［58］ Amin A, Plimack E R, Ernstoff M S, et al. Safety and efficacy of nivolumab in combination with sunitinib or pazopanib in advanced or metastatic renal cell carcinoma: The CheckMate 016 study［J］. Journal for Immunotherapy of Cancer, 2018, 6(1): 109.

［59］ Amin A, Dudek A Z, Logan T F, et al. Survival with AGS-003, an autologous dendritic cell-based immunotherapy, in combination with sunitinib in unfavorable risk patients with advanced renal cell carcinoma (RCC): Phase 2 study results［J］. Journal for Immunotherapy of Cancer, 2015, 3: 14.

［60］ Figlin R A, Tannir N M, Uzzo R G, et al. Results of the ADAPT phase 3 study of rocapuldencel-T in combination with sunitinib as first-line therapy in patients with metastatic renal cell carcinoma［J］. Clinical Cancer Research, 2020, 26(10): 2327-2336.

［61］ Walter S, Weinschenk T, Stenzl A, et al. Multipeptide immune response to cancer vaccine IMA901 after single-dose cyclophosphamide associates with longer patient survival［J］. Nature Medicine, 2012, 18(8): 1254.

［62］ Rini B I, Stenzl A, Zdrojowy R, et al. IMA901, a multipeptide cancer vaccine, plus sunitinib versus sunitinib alone, as first-line therapy for advanced or metastatic renal cell carcinoma (IMPRINT): A multicentre, open-label, randomised, controlled, phase 3 trial［J］. The Lancet Oncology, 2016, 17(11): 1599-1611.

［63］ Margolin K, Aronson F R, Sznol M, et al. Phase II studies of recombinant human interleukin-4 in advanced renal cancer and malignant melanoma［J］. Journal of Immunotherapy with Emphasis on Tumor Immunology: Official Journal of the Society for Biological Therapy, 1994, 15(2): 147-153.

［64］ Weiss G R, Margolin K A, Sznol M, et al. A phase II study of the continuous intravenous infusion of interleukin-6 for metastatic renal cell carcinoma.［J］. Journal of Immunotherapy with Emphasis on Tumor Immunology: Official Journal of the Society for Biological Therapy, 1995, 18(1): 52-56.

［65］ Atkins M B, Robertson M J, Gordon M, et al. Phase I evaluation of intravenous recombinant human interleukin 12 in patients with advanced malignancies［J］. Clinical Cancer Research, 1997, 3(3): 409-417.

［66］ Motzer R J, Rakhit A, Schwartz L H, et al. Phase I trial of subcutaneous recombinant human interleukin-12 in patients with advanced renal cell carcinoma［J］. Clinical Cancer Research, 1998, 4(5): 1183-1191.

［67］Gollob J A, Veenstra K G, Parker R A, et al. Phase I trial of concurrent twice-weekly recombinant human interleukin-12 plus low-dose IL-2 in patients with melanoma or renal cell carcinoma［J］. Journal of Clinical Oncology, 2003, 21(13), 2564-2573.

［68］Charych D H, Hoch U, Langowski J L, et al. NKTR-214, an engineered cytokine with biased IL2 receptor binding, increased tumor exposure, and marked efficacy in mouse tumor models［J］. Clinical Cancer Research, 2016, 22(3), 680-690.

［69］Diab A, Hurwitz M E, Cho D C, et al. NKTR-214 (CD122-biased agonist) plus nivolumab in patients with advanced solid tumors: Preliminary phase 1/2 results of PIVOT［J］. Journal of Clinical Oncology, 2018, 36(15_suppl): 3006.

［70］Naing A, Wong D J, Infante J R, et al. Pegilodecakin combined with pembrolizumab or nivolumab for patients with advanced solid tumours (IVY): A multicentre, multicohort, open-label, phase 1b trial［J］. The Lancet Oncology, 2019, 20(11): 1544-1555.

［71］Rausch, M., Hua, J., Moodley, D., White, K. F., Walsh, K. H., Miller, C. E., et al. (2020). Abstract 4550: Increased IL-27 is associated with poor prognosis in renal cell carcinoma and supports use of SRF388, a first-in-class IL-27p28 blocking antibody, to counteract IL-27-mediated immunosuppression in this setting［J］. Cancer Research, 2020, 80(16 Supplement): 4550.

［72］Rosenberg S A, Yang J C, Sherry R M, et al. Durable complete responses in heavily pretreated patients with metastatic melanoma using T-cell transfer immunotherapy［J］. Clinical Cancer Research, 2011, 17(13): 4550-4557.

［73］Markel G, Cohen-Sinai T, Besser M J, et al. Preclinical evaluation of adoptive cell therapy for patients with metastatic renal cell carcinoma［J］. Anticancer Research, 2009, 29(1): 145-154.

［74］Baldan V, Griffiths R, Hawkins R E, et al. Efficient and reproducible generation of tumour-infiltrating lymphocytes for renal cell carcinoma［J］. British Journal of Cancer, 2015, 112(9): 1510.

［75］Andersen R, Donia M, Westergaard M C W, et al. Tumor infiltrating lymphocyte therapy for ovarian cancer and renal cell carcinoma［J］. Human Vaccines & Immunotherapeutics, 2015, 11(12): 2790-2795.

［76］Srivastava S, & Riddell S R. Engineering CAR-T cells: Design concepts. Trends in Immunology, 2015, 36(8): 494-502.

［77］Long A H, Haso W M, Shern J F, et al. 4-1BB costimulation ameliorates T cell exhaustion induced by tonic signaling of chimeric antigen receptors［J］. Nature Medicine, 2015, 21(6): 581-590.

［78］Lamers C H, Sleijfer S, Van Steenbergen S, et al. Treatment of metastatic renal cell carcinoma with CAIX CAR-engineered T cells: Clinical evaluation and management of on-target toxicity［J］. Molecular Therapy, 2013, 21(4): 904-912.

［79］Tafreshi N K, Lloyd M C, Bui M M, et al. Carbonic anhydrase IX as an imaging and therapeutic target for tumors and metastases [J]. In Carbonic anhydrase: Mechanism, regulation, links to disease, and industrial applications (pp. 221-254). 2014, Springer.

[80] Pastorekova S, Parkkila S, Parkkila A K, et al. Carbonic anhydrase IX, MN/CA IX: Analysis of stomach complementary DNA sequence and expression in human and rat alimentary tracts [J]. Gastroenterology, 1997, 112(2): 398-408.

[81] Weijtens M E, Willemsen R A, Valerio D, et al. (1996). Single chain Ig/gamma gene-redirected human T lymphocytes produce cytokines, specifically lyse tumor cells, and recycle lytic capacity[J]. The Journal of Immunology, 1996, 157(2): 836-843.

[82] Lamers C H J, Sleijfer S, Vulto A G, et al. Treatment of metastatic renal cell carcinoma with autologous T-lymphocytes genetically retargeted against carbonic anhydrase IX: First clinical experience [J].Journal of Clinical Oncology, 2006, 24(13): e20-ee2.

[83] Wang Q J, Yu Z, Hanada K-I, et al. Preclinical evaluation of chimeric antigen receptors targeting CD70-expressing cancers [J].Clinical Cancer Research, 2017, 23(9): 2267-2276.

[84] Finke J H, Rayman P A, Ko J S, et al. Modification of the tumor microenvironment as a novel target of renal cell carcinoma therapeutics [J].Cancer Journal (Sudbury, Mass), 2013, 19(4): 353-364.

[85] Rodriguez P C, Zea A H, Culotta K S, et al. Regulation of t cell receptor cd3 $\zeta$ chain expression byl-arginine. Journal of Biological Chemistry, 2002, 277(24): 21123-21129.

[86] Cesana G C, DeRaffele G, Cohen S, et al. Characterization of CD4$^+$ CD25$^+$ regulatory T cells in patients treated with high-dose interleukin-2 for metastatic melanoma or renal cell carcinoma [J]. Journal of Clinical Oncology, 2006, 24(7): 1169-1177.

[87] Siddiqui S A, Frigola X, Bonne-Annee S, et al. Tumor-infiltrating Foxp3- CD4$^+$ CD25$^+$ T cells predict poor survival in renal cell carcinoma [J].Clinical Cancer Research, 2007, 13(7): 2075-2081.

[88] Ko J S, Zea A H, Rini B I, et al. Sunitinib mediates reversal of myeloid-derived suppressor cell accumulation in renal cell carcinoma patients [J].Clinical Cancer Research, 2009, 15(6): 2148-2157.

[89] Finke J H, Rini B, Ireland J, et al. Sunitinib reverses type-1 immune suppression and decreases T-regulatory cells in renal cell carcinoma patients [J].Clinical Cancer Research, 2008, 14(20): 6674-6682.

[90] Yeku O, Li X, & Brentjens R J. Adoptive T-cell therapy for solid tumors [J].American Society of Clinical Oncology Educational Book, 2017, 37: 193-204.

[91] Messing E M, Manola J, Wilding G, et al. Phase III study of interferon alfa-NL as adjuvant treatment for resectable renal cell carcinoma: An eastern cooperative oncology group/intergroup trial [J]. Journal of Clinical Oncology, 2003, 21(7): 1214-1222.

[92] Clark J I, Atkins M B, Urba W J, et al. Adjuvant high-dose bolus interleukin-2 for patients with

high-risk renal cell carcinoma: A cytokine working group randomized trial〔J〕.Journal of Clinical Oncology, 2003, 21(16): 3133-3140.

〔93〕Jocham D, Richter A, Hoffmann L, et al. Adjuvant autologous renal tumour cell vaccine and risk of tumour progression in patients with renal-cell carcinoma after radical nephrectomy: Phase III, randomised controlled trial〔J〕.Lancet (London, England), 2004, 363(9409): 594-599.

〔94〕Jonasch E, Wood C, Tamboli P, et al. Vaccination of metastatic renal cell carcinoma patients with autologous tumour-derived vitespen vaccine: Clinical findings〔J〕.British Journal of Cancer, 2008, 98(8): 1336-1341.

〔95〕Wood C, Srivastava P, Bukowski R, et al. An adjuvant autologous therapeutic vaccine (HSPPC-96; vitespen) versus observation alone for patients at high risk of recurrence after nephrectomy for renal cell carcinoma: A multicentre, open-label, randomised phase III trial〔J〕.Lancet (London, England), 2008, 372(9633): 145-154.

〔96〕López J I, Pulido R, Cortés J M, et al. Potential impact of PD-L1 (SP-142) immunohistochemical heterogeneity in clear cell renal cell carcinoma immunotherapy〔J〕.Pathology Research and Practice, 2018, 214(8): 1110-1114.

〔97〕Yarchoan M, Hopkins A, & Jaffee E M. Tumor mutational burden and response rate to PD-1 inhibition〔J〕.New England Journal of Medicine, 2017, 377(25): 2500-2501.

〔98〕Rizvi N A, Hellmann M D, Snyder A, et al. Mutational landscape determines sensitivity to PD-1 blockade in non-small cell lung cancer〔J〕.Science (New York, N.Y.), 2015, 348(6230): 124-128.

〔99〕De Velasco G, Miao D, Voss M H, et al. Tumor mutational load and immune parameters across metastatic renal cell carcinoma risk groups. Cancer Immunology Research, 2016, 4(10): 820-822.

〔100〕Malouf G G, Ali S M, Wang K, et al. Genomic characterization of renal cell carcinoma with sarcomatoid dedifferentiation pinpoints recurrent genomic alterations〔J〕.European Urology, 2016, 70(2): 348-357.

〔101〕De Velasco G, Miao D, Shukla S, et al. Integrated genomic correlates of response to PD-1 inhibitor nivolumab in metastatic renal cell carcinoma (mRCC)〔J〕.American Society of Clinical Oncology, 2016, 34(2_suppl): 545-545.

〔102〕Rini B, Huseni M, Atkins M, et al. Molecular correlates differentiate response to atezolizumab (atezo)+ bevacizumab (bev) vs sunitinib (sun): results from a Phase III study (IMmotion151) in untreated metastatic renal cell carcinoma (mRCC). Abstract LBA31 Presented at: ESMO Annual Meeting, Genitourinary Cancers/ Cancer Immunology and Immunotherapy/ Anticancer Agents & Biologic Therapy Munich, Germany, 2018.

〔103〕Motzer R J, Robbins P B, Powles T, et al. Avelumab plus axitinib versus sunitinib in advanced renal cell carcinoma: Biomarker analysis of the phase 3 JAVELIN renal 101 trial〔J〕.Nature Medicine, 2020, 26(11): 1733-1741.

［104］Siegel R L, Miller K D, & Jemal A. Cancer statistics, 2019［J］. CA: a Cancer Journal for Clinicians, 2019, 69(1): 7-34.

［105］Athanazio D A, & Trpkov K. What is new in genitourinary pathology? Recent developments and highlights of the new 2016 World Health Organization classification of tumors of the urinary system and male genital organs［J］. Applied Cancer Research, 2016, 36(1): 1.

［106］Torre L A, Bray F, Siegel R L, et al. Global cancer statistics, 2012［J］. CA: A Cancer Journal for Clinicians, 2015, 65(2): 87-108.

［107］NIH NCI. Surveillance E, and End Results Program. Cancer Stat Facts: Bladder Cancer 2018. Available from: https://seer.cancer.gov/statfacts/html/urinb. html

［108］Kamat A M, Hahn N M, Efstathiou J A, et al. Bladder cancer［J］. The Lancet, 2016, 388(10061): 2796-2810.

［109］Pasin E, Josephson D Y, Mitra A P, et al. Superficial bladder cancer: An update on etiology, molecular development, classification, and natural history［J］. Reviews in Urology, 2008, 10(1): 31-43.

［110］NCI. Surveillance, epidemiology, and end results program. Cancer Stat Facts: Bladder Cancer 2018. Available from: https://seer.cancer.gov/statfacts/ html/urinb.html.

［111］von der Maase H, Hansen S W, Roberts J T, et al. (2000). Gemcitabine and cisplatin versus methotrexate, vinblastine, doxorubicin, and cisplatin in advanced or metastatic bladder cancer: Results of a large, randomized, multinational, multicenter, phase III study［J］. Journal of Clinical Oncology, 2022, 18(17): 3068-3077. (0732-183X (Print)).

［112］Galsky M D, Mironov S, Iasonos A, et al. Phase II trial of pemetrexed as second-line therapy in patients with metastatic urothelial carcinoma［J］. Investigational New Drugs, 2007, 25(3): 265-270.

［113］Vaughn D J, Broome C M, Hussain M, et al. Phase II trial of weekly paclitaxel in patients with previously treated advanced urothelial cancer［J］. Journal of Clinical Oncology, 2002, 20(4): 937-940.

［114］Patel M R, Ellerton J, Infante J R, et al. Avelumab in metastatic urothelial carcinoma after platinum failure (JAVELIN solid tumor): Pooled results from two expansion cohorts of an open-label, phase 1 trial［J］. The Lancet Oncology, 2018, 19(1): 51-64.

［115］Powles T, O'Donnell P H, Massard C, et al. (2017). Efficacy and safety of durvalumab in locally advanced or metastatic urothelial carcinoma: Updated results from a phase 1/2 open-label study［J］. JAMA Oncology, 2017, 3(9): e172411.

［116］Rosenberg J E, Hoffman-Censits J, Powles T, et al. Atezolizumab in patients with locally advanced and metastatic urothelial carcinoma who have progressed following treatment with platinum-based chemotherapy: A single-arm, multicentre, phase 2 trial［J］. The Lancet, 2016, 387(10031): 1909-

1920.

［117］Sharma P, Callahan M K, Bono P, et al. (2016). Nivolumab monotherapy in recurrent metastatic urothelial carcinoma (CheckMate 032): A multicentre, open-label, two-stage, multi-arm, phase 1/2 trial［J］. The Lancet Oncology, 2016, 17(11): 1590-1598.

［118］Powles T, Eder J P, Fine G D, et al. MPDL3280A (anti-PD-L1) treatment leads to clinical activity in metastatic bladder cancer［J］. Nature, 2014, 515, 558.

［119］Apolo A B, Infante J R, Balmanoukian A, et al. Avelumab, an anti-programmed death-ligand 1 antibody, in patients with refractory metastatic urothelial carcinoma: Results from a multicenter, phase Ib study［J］. Journal of Clinical Oncology, 2017, 35(19): 2117-2124.

［120］Balar A V, Castellano D, O'Donnell P H, et al. First-line pembrolizumab in cisplatin-ineligible patients with locally advanced and unresectable or metastatic urothelial cancer (KEYNOTE-052): A multicentre, single-arm, phase 2 study［J］. The Lancet Oncology, 2017, 18(11): 1483-1492.

［121］Bellmunt J, de Wit R, Vaughn D J, et al. Pembrolizumab as second-line therapy for advanced urothelial carcinoma［J］. New England Journal of Medicine, 2017, 376(11): 1015-1026.

［122］Iyer G, Al-Ahmadie H, Schultz N, et al. Prevalence and co-occurrence of actionable genomic alterations in high-grade bladder cancer［J］. Journal of Clinical Oncology: Official Journal of the American Society of Clinical Oncology, 2013, 31(25): 3133-3140.

［123］Nagayama A, Ellisen L W, Chabner B, et al. Antibody-drug conjugates for the treatment of solid tumors: Clinical experience and latest developments［J］. Targeted Oncology, 2017, 12(6): 719-739.

［124］Alhalabi O, Rafei H, Shah A, et al. Targeting advanced urothelial carcinoma-developing strategies［J］. Current Opinion in Oncology, 2019, 31(3): 207-215.

［125］Morales A, Eidinger D, & Bruce A W. Intracavitary Bacillus Calmette-Guerin in the treatment of superficial bladder tumors［J］. The Journal of Urology, 1976, 116(2): 180-183.

［126］Alexandrov L B, Nik-Zainal S, Wedge D C, et al. Signatures of mutational processes in human cancer［J］. Nature, 2013, 500, 415.

［127］The Cancer Genome Atlas Research N. Comprehensive molecular characterization of urothelial bladder carcinoma［J］. Nature, 2014, 507, 315.

［128］Rizvi N A, Hellmann M D, Snyder A, et al. Cancer immunology. Mutational landscape determines sensitivity to PD-1 blockade in non-small cell lung cancer［J］. Science, 2015, 348(6230): 124-128.

［129］Hellmann M D, Ciuleanu T-E, Pluzanski A, et al. Nivolumab plus Ipilimumab in lung cancer with a high tumor mutational burden［J］. New England Journal of Medicine, 2018, 378(22): 2093-2104.

［130］Schumacher T N, & Schreiber R D. Neoantigens in cancer immunotherapy［J］. Science, 2015,

348(6230): 69.

［131］Nakanishi J, Wada Y, Matsumoto K, et al. Overexpression of B7-H1 (PD-L1) significantly associates with tumor grade and postoperative prognosis in human urothelial cancers［J］. Cancer Immunology, Immunotherapy, 2007, 56(8): 1173-1182.

［132］Boorjian S A, Sheinin Y, Crispen P L, et al. T-cell coregulatory molecule expression in urothelial cell carcinoma: Clinicopathologic correlations and association with survival［J］. Clinical Cancer Research, 2008, 14(15): 4800.

［133］Xylinas E, Robinson B D, Kluth L A, et al. Association of T-cell co-regulatory protein expression with clinical outcomes following radical cystectomy for urothelial carcinoma of the bladder ［J］. European Journal of Surgical Oncology: The Journal of the European Society of Surgical Oncology and the British Association of Surgical Oncology, 2014, 40(1): 121-127.

［134］Brown J T, Liu Y, Shabto J M, et al. Baseline modified Glasgow prognostic score associated with survival in metastatic urothelial cell carcinoma treated with immune checkpoint inhibitors［J］. The Oncologist, 2021, 26(5): 397-405.

［135］Shabto J M, Martini D J, Liu Y, et al. Novel risk group stratification for metastatic urothelial cancer patients treated with immune checkpoint inhibitors［J］. Cancer Medicine, 2020, 9(8): 2752-2760.

［136］Herr H W, & Sogani P C. Does early cystectomy improve the survival of patients with high risk superficial bladder tumors?［J］. The Journal of Urology, 2001, 166(4): 1296-1299.

［137］Lamm D L, Thor D E, Harris S C, et al. Bacillus Calmette-Guerin immunotherapy of superficial bladder cancer［J］. The Journal of Urology, 1980, 124(1): 38-40.

［138］Pettenati C, & Ingersoll M A. Mechanisms of BCG immunotherapy and its outlook for bladder cancer［J］. Nature Reviews Urology, 2018, 15(10): 615-625.

［139］Bohle A, Jocham D, & Bock P R. Intravesical Bacillus Calmette-Guerin versus mitomycin C for superficial bladder cancer: A formal meta-analysis of comparative studies on recurrence and toxicity［J］. The Journal of Urology, 2003, 169(1): 90-95.

［140］Shelley M D, Kynaston H, Court J, et al. A systematic review of intravesical Bacillus Calmette-Guerin plus transurethral resection vs transurethral resection alone in Ta and T1 bladder cancer［J］. BJU International, 2001, 88(3): 209-216.

［141］Shelley M D, Wilt T J, Court J, et al. Intravesical Bacillus Calmette-Guerin is superior to mitomycin C in reducing tumour recurrence in high-risk superficial bladder cancer: A meta-analysis of randomized trials［J］. BJU International, 2004, 93(4): 485-490.

［142］Lamm D L, Blumenstein B A, Crissman J D, et al. Maintenance Bacillus Calmette-Guerin immunotherapy for recurrent TA, T1 and carcinoma in situ transitional cell carcinoma of the bladder: A randomized Southwest Oncology Group Study［J］. The Journal of Urology, 2000,

163(4): 1124-1129.

［143］Singh P, Catherine T, Lerner S P, et al. S1605: Phase II trial of atezolizumab in BCG-unresponsive non-muscle invasive bladder cancer ［J］. Journal of Clinical Oncology, 2017, 35(15_suppl): TPS4591-TPS.

［144］Balar A V, Kulkarni G S, Uchio E M, et al. Keynote 057: Phase II trial of pembrolizumab (pembro) for patients (pts) with high-risk (HR) nonmuscle invasive bladder cancer (NMIBC) unresponsive to bacillus calmette-guérin (BCG) ［J］. Journal of Clinical Oncology, 2019, 37(7_suppl): 350.

［145］Solsona E, Iborra I, Collado A, et al. Feasibility of radical transurethral resection as monotherapy for selected patients with muscle invasive bladder cancer ［J］. The Journal of Urology, 2010, 184(2): 475-480.

［146］Leibovici D, Kassouf W, Pisters L L, et al. Organ preservation for muscle-invasive bladder cancer by transurethral resection ［J］. Urology, 2007, 70(3): 473-476.

［147］Vale C L. Neoadjuvant chemotherapy in invasive bladder cancer: Update of a systematic review and meta-analysis of individual patient data advanced bladder cancer (ABC) meta-analysis collaboration ［J］. European Urology, 2005, 48(2), 202-205. discussion 5-6.

［148］Balducci L, & Extermann M. Management of cancer in the older person: A practical approach［J］. The Oncologist, 2000, 5(3): 224-237.

［149］Boyd C M, Darer J, Boult C, et al. Clinical practice guidelines and quality of care for older patients with multiple comorbid diseases: Implications for pay for performance ［J］. JAMA, 2005, 294(6): 716-724.

［150］Carthon B C, Wolchok J D, Yuan J, et al. Preoperative CTLA-4 blockade: Tolerability and immune monitoring in the setting of a presurgical clinical trial ［J］. Clinical Cancer Research, 2010, 16(10): 2861.

［151］Necchi A, Anichini A, Raggi D, et al. Pembrolizumab as neoadjuvant therapy before radical cystectomy in patients with muscle-invasive urothelial bladder carcinoma (PURE-01): An open-label, single-arm, phase II study ［J］. Journal of Clinical Oncology, 2018, 36(34), 3353-3360.

［152］Powles T, Durán I, van der Heijden M S, et al. Atezolizumab versus chemotherapy in patients with platinum-treated locally advanced or metastatic urothelial carcinoma (IMvigor211): A multicentre, open-label, phase 3 randomised controlled trial ［J］. The Lancet, 2018, 391(10122): 748-757.

［153］Gao J, Navai N, Alhalabi O, et al. Neoadjuvant PD-L1 plus CTLA-4 blockade in patients with cisplatin-ineligible operable high-risk urothelial carcinoma ［J］. Nature Medicine, 2020, 26(12): 1845-1851.

［154］Grande E, Guerrero F, Puente J, et al. DUTRENEO trial: A randomized phase II trial of DUrvalumab and TREmelimumab versus chemotherapy as a NEOadjuvant approach to muscle-invasive urothelial bladder cancer (MIBC) patients (pts) prospectively selected by an interferon

(INF)-gamma immune signature［J］. Journal of Clinical Oncology, 2020, 38(15_suppl): 5012.

［155］Weickhardt A J, Foroudi F, Sengupta S, et al. Pembrolizumab and chemoradiotherapy for muscle invasive bladder cancer: The ANZUP 1502 PCR-MIB trial［J］. Journal of Clinical Oncology, 2018, 36(6_suppl): TPS531-TPS.

［156］Bajorin D F, Witjes J A, Gschwend J, et al. (Eds.). First results from the phase 3 CheckMate 274 trial of adjuvant nivolumab vs placebo in patients who underwent radical surgery for highrisk muscle-invasive urothelial carcinoma (MIUC). Genitourinary Cancers Symposium［J］. Journal of Clinical Oncology, 2021, 39(suppl 6; abstr): 391.

［157］Hussain M H A, Powles T, Albers P, et al. IMvigor010: Primary analysis from a phase III randomized study of adjuvant atezolizumab (atezo) versus observation (obs) in high-risk muscle-invasive urothelial carcinoma (MIUC)［J］. Journal of Clinical Oncology, 2020, 38(15_suppl): 5000.

［158］NIH. U.S. National Library of Medicine. ClinicalTrials.gov. Available from: U.S. National Library of Medicine. ClinicalTrials.gov. 2018.

［159］Powles T, Gschwend J E, Loriot Y, et al. Phase 3 KEYNOTE-361 trial: Pembrolizumab (pembro) with or without chemotherapy versus chemotherapy alone in advanced urothelial cancer［J］. Journal of Clinical Oncology, 2017, 35(15_suppl): TPS4590-TPS.

［160］Balar A V, Galsky M D, Rosenberg J E, et al. Atezolizumab as first-line treatment in cisplatin-ineligible patients with locally advanced and metastatic urothelial carcinoma: A single-arm, multicentre, phase 2 trial［J］. The Lancet, 2017, 389(10064): 67-76.

［161］Galsky M D, Grande E, Davis I D, et al. IMvigor130: A randomized, phase III study evaluating first-line (1L) atezolizumab (atezo) as monotherapy and in combination with platinum-based chemotherapy (chemo) in patients (pts) with locally advanced or metastatic urothelial carcinoma (mUC)［J］. Journal of Clinical Oncology, 2018, 36(15_suppl): TPS4589-TPS.

［162］Plimack E R, Bellmunt J, Gupta S, et al. Safety and activity of pembrolizumab in patients with locally advanced or metastatic urothelial cancer (KEYNOTE-012): A non-randomised, open-label, phase 1b study［J］. The Lancet Oncology, 2017, 18(2): 212-220.

［163］Sharma P, Retz M, Siefker-Radtke A, et al. Nivolumab in metastatic urothelial carcinoma after platinum therapy (CheckMate 275): A multicentre, single-arm, phase 2 trial［J］. The Lancet Oncology, 2017, 18(3): 312-322.

［164］Boyerinas B, Jochems C, Fantini M, et al. Antibody-dependent cellular cytotoxicity activity of a novel anti-PD-L1 antibody avelumab (MSB0010718C) on human tumor cells［J］. Cancer Immunology Research, 2015, 3(10): 1148.

［165］Massard C, Gordon M S, Sharma S, et al. Safety and efficacy of durvalumab (MEDI4736), an anti-programmed cell death ligand-1 immune checkpoint inhibitor, in patients with advanced urothelial bladder cancer［J］. Journal of Clinical Oncology, 2016, 34(26): 3119-3125.

［166］Apolo A B. PDL1: The illusion of an ideal biomarker［J］. European Urology Focus, 2016, 1(3): 269-271.

［167］Gao J, Shi L Z, Zhao H, et al. Loss of IFN-γ pathway genes in tumor cells as a mechanism of resistance to anti-CTLA-4 therapy［J］. Cell, 2016, 167(2): 397-404.e9.

［168］Zaretsky J M, Garcia-Diaz A, Shin D S, et al. Mutations associated with acquired resistance to PD-1 blockade in melanoma［J］. New England Journal of Medicine, 2018, 375(9): 819-829.

［169］Shin D S, Zaretsky J M, Escuin-Ordinas H, et al. Primary resistance to PD-1 blockade mediated by JAK1/2 mutations［J］. Cancer Discovery, 2016, 7(2): 188-201.

［170］Garcia-Diaz A, Shin D S, Moreno B H, et al. Interferon receptor signaling pathways regulating PD-L1 and PD-L2 expression［J］. Cell Reports, 2017, 19(6): 1189-1201.

［171］Patel S J, Sanjana N E, Kishton R J, et al. Identification of essential genes for cancer immunotherapy［J］. Nature, 2017, 548: 537.

［172］Fujii T, Naing A, Rolfo C, et al. Biomarkers of response to immune checkpoint blockade in cancer treatment［J］. Critical Reviews in Oncology/Hematology, 2018, 130: 108-120.

［173］Pichler R, Heidegger I, Fritz J, et al. PD-L1 expression in bladder cancer and metastasis and its influence on oncologic outcome after cystectomy［J］. Oncotarget, 2017, 8(40): 66849-66864.

［174］Powles T, van der Heijden M S, Castellano D, et al. Durvalumab alone and durvalumab plus tremelimumab versus chemotherapy in previously untreated patients with unresectable, locally advanced or metastatic urothelial carcinoma (DANUBE): A randomised, open-label, multicentre, phase 3 trial［J］. The Lancet Oncology, 2020, 21(12): 1574-1588.

［175］Galsky M D, Powles T, Li S, et al. A phase 3, open-label, randomized study of nivolumab plus ipilimumab or standard of care (SOC) versus SOC alone in patients (pts) with previously untreated unresectable or metastatic urothelial carcinoma (mUC; CheckMate 901)［J］. Journal of Clinical Oncology, 2018, 36(6_suppl): TPS539-TPS.

［176］Galsky M D, Arija J A A, Bamias A, et al. Atezolizumab with or without chemotherapy in metastatic urothelial cancer (IMvigor130): A multicentre, randomised, placebo-controlled phase 3 trial［J］. Lancet, 2020, 395(10236): 1547-1557.

［177］Alva A S, McDaniel A, Zhan T, et al. Expression of PDL1 (B7-H1) before and after neoadjuvant chemotherapy (NAC) in urothelial carcinoma［J］. Journal of Clinical Oncology, 2015, 33(7_suppl): 313.

［178］Hoimes C J, Rosenberg J E, Petrylak D P, et al. EV-103: Enfortumab vedotin plus pembrolizumab and/or chemotherapy for locally advanced or metastatic urothelial cancer［J］. Journal of Clinical Oncology, 2019, 37(15_suppl): TPS4593-TPS.

［179］Lan Y Z D, Xu C, Marelli B, et al. (Eds.). Preclinical evaluation and mechanistic characterization of M7824 (MSB0011359C), a novel bifunctional fusion protein targeting the PD-L1 and TGF β pathways. AACR 2017 Annual Meeting, April 1-5, 2017, Washington, DC, 2017.

［180］Gulley J L, Heery C R, Schlom J, et al. Preliminary results from a phase 1 trial of M7824 (MSB0011359C), a bifunctional fusion protein targeting PD-L1 and TGF-β, in advanced solid tumors ［J］. Journal of Clinical Oncology, 2017, 35(15_suppl): 3006.

［181］Siefker-Radtke A O, Fishman M N, Balar A V, et al. NKTR-214 + nivolumab in first-line advanced/metastatic urothelial carcinoma (mUC): Updated results from PIVOT-02 ［J］. Journal of Clinical Oncology, 2019, 37(7_suppl): 388.

［182］Siegel R L, Miller K D, & Jemal A. Cancer statistics, 2018 ［J］. CA: A Cancer Journal for Clinicians, 2018, 68(1): 7-30.

［183］Siegel R L, Miller K D, & Jemal A. Cancer statistics, 2017 ［J］. CA: A Cancer Journal for Clinicians, 2017, 67(1): 7-30.

［184］Fedewa S A, Ward E M, Brawley O, et al. Recent patterns of prostate-specific antigen testing for prostate cancer screening in the United States ［J］. JAMA Internal Medicine, 2017, 177(7): 1040-1042.

［185］Hu J C, Nguyen P, Mao J, et al. Increase in prostate cancer distant metastases at diagnosis in the United States ［J］. JAMA Oncology, 2017, 3(5): 705-707.

［186］Loblaw D A, Virgo K S, Nam R, et al. Initial hormonal management of androgen-sensitive metastatic, recurrent, or progressive prostate cancer: 2007 update of an American Society of Clinical Oncology Practice Guideline ［J］. Journal of Clinical Oncology, 2007, 25(12): 1596-1605.

［187］James N D, de Bono J S, Spears M R, et al. Abiraterone for prostate Cancer not previously treated with hormone therapy ［J］. The New England Journal of Medicine, 2017, 377(4): 338-351.

［188］Fizazi K, Tran N, Fein L, et al. Abiraterone plus prednisone in metastatic, castration-sensitive prostate cancer ［J］. The New England Journal of Medicine, 2017, 377(4): 352-360.

［189］James N D, Sydes M R, Clarke N W, et al. Addition of docetaxel, zoledronic acid, or both to first-line long-term hormone therapy in prostate cancer (STAMPEDE): Survival results from an adaptive, multiarm, multistage, platform randomised controlled trial ［J］. Lancet (London, England), 2016, 387(10024): 1163-1177.

［190］Sweeney C J, Chen Y H, Carducci M, et al. Chemohormonal therapy in metastatic hormone-sensitive prostate cancer ［J］. The New England Journal of Medicine, 2015, 373(8): 737-746.

［191］Davis I D, Martin A J, Stockler M R, et al. Enzalutamide with standard first-line therapy in metastatic prostate cancer ［J］. The New England Journal of Medicine, 2019, 381(2): 121-131.

［192］Chi K N, Agarwal N, Bjartell A, et al. Apalutamide for metastatic, castration-sensitive prostate cancer ［J］. The New England Journal of Medicine, 2019, 381(1): 13-24.

［193］Abida W, Armenia J, Gopalan A, et al. Prospective genomic profiling of prostate cancer across disease states reveals germline and somatic alterations that may affect clinical decision making［J］. JCO Precision Oncology, 2017, PO.17.00029, 2017.

［194］Ryan C J, Smith M R, de Bono J S, et al. Abiraterone in metastatic prostate cancer without previous chemotherapy［J］. The New England Journal of Medicine, 2015, 368(2): 138-148.

［195］Scher H I, Fizazi K, Saad F, et al. Increased survival with enzalutamide in prostate cancer after chemotherapy［J］. The New England Journal of Medicine, 2012, 367(13): 1187-1197.

［196］Fizazi K, Scher H I, Miller K, et al. Effect of enzalutamide on time to first skeletal-related event, pain, and quality of life in men with castration-resistant prostate cancer: Results from the randomised, phase 3 AFFIRM trial［J］. The Lancet Oncology, 2014, 15(10): 1147-1156.

［197］Parker C, Nilsson S, Heinrich D, et al. Alpha emitter radium-223 and survival in metastatic prostate cancer［J］. The New England Journal of Medicine, 2013, 369(3), 213-223.

［198］Kantoff P W, Higano C S, Shore N D, et al. Sipuleucel-T immunotherapy for castration-resistant prostate cancer［J］. New England Journal of Medicine, 2010, 363(5): 411-422.

［199］de Bono J S, Oudard S, Ozguroglu M, et al. Prednisone plus cabazitaxel or mitoxantrone for metastatic castration-resistant prostate cancer progressing after docetaxel treatment: A randomised open-label trial［J］. Lancet (London, England), 2010, 376(9747): 1147-1154.

［200］Berthold D R, Pond G R, Soban F, et al. Docetaxel plus prednisone or mitoxantrone plus prednisone for advanced prostate cancer: Updated survival in the TAX 327 study［J］. Journal of Clinical Oncology: Official Journal of the American Society of Clinical Oncology, 2008, 26(2): 242-245.

［201］McNeel D G, Bander N H, Beer T M, et al. The Society for Immunotherapy of Cancer consensus statement on immunotherapy for the treatment of prostate carcinoma［J］. Journal for Immunotherapy of Cancer, 2016, 4(1): 92.

［202］Attard G, Parker C, Eeles R A, et al. Prostate cancer［J］. Lancet (London, England), 2016, 387(10013): 70-82.

［203］Bostwick D G, Pacelli A, Blute M, et al. Prostate specific membrane antigen expression in prostatic intraepithelial neoplasia and adenocarcinoma: A study of 184 cases［J］. Cancer, 1998, 82(11): 2256-2261.

［204］Riegman P H J, Vlietstra R J, van der Korput J A G M, et al. Characterization of the prostate-specific antigen gene: A novel human kallikrein-like gene［J］. Biochemical and Biophysical Research Communications, 1989, 159(1): 95-102.

［205］Solin T, Kontturi M, Pohlmann R, et al. Gene expression and prostate specificity of human prostatic acid phosphatase (PAP): Evaluation by RNA blot analyses［J］. Biochimica et Biophysica Acta (BBA) - Gene Structure and Expression, 1990, 1048(1): 72-77.

［206］Coffey D S, & Isaacs J T. Prostate tumor biology and cell kinetics - Theory［J］. Urology, 1981, 17(Suppl 3): 40-53.

［207］Olson B M, & McNeel D G. CD8$^+$ T cells specific for the androgen receptor are common in patients with prostate cancer and are able to lyse prostate tumor cells［J］. Cancer Immunology, Immunotherapy: CII, 2011, 60(6): 781-792.

［208］Hadaschik B, Su Y, Huter E, et al. Antigen specific T-cell responses against tumor antigens are controlled by regulatory T cells in patients with prostate cancer［J］. The Journal of Urology, 2012, 187(4): 1458-1465.

［209］Chakraborty N G, Stevens R L, Mehrotra S, et al. Recognition of PSA-derived peptide antigens by T cells from prostate cancer patients without any prior stimulation［J］. Cancer Immunology, Immunotherapy: CII, 2003, 52(8): 497-505.

［210］Peshwa M V, Shi J D, Ruegg C, et al. Induction of prostate tumor-specific CD8+ cytotoxic T-lymphocytes in vitro using antigen-presenting cells pulsed with prostatic acid phosphatase peptide［J］. The Prostate, 1998, 36(2): 129-138.

［211］Machlenkin A, Paz A, Bar Haim E, et al. Human CTL epitopes prostatic acid phosphatase-3 and six-transmembrane epithelial antigen of prostate-3 as candidates for prostate cancer immunotherapy ［J］. Cancer Research, 2005, 65(14): 6435-6442.

［212］Johnson L E, Frye T P, Chinnasamy N, et al. Plasmid DNA vaccine encoding prostatic acid phosphatase is effective in eliciting autologous antigen-specific CD8$^+$ T cells［J］. Cancer Immunology, Immunotherapy: CII, 2007, 56(6): 885-895.

［213］Sfanos K S, Bruno T C, Meeker A K, et al. Human prostate-infiltrating CD8$^+$ T lymphocytes are oligoclonal and PD-1+［J］. The Prostate, 2009, 69(15): 1694-1703.

［214］Mercader M, Bodner B K, Moser M T, et al. T cell infiltration of the prostate induced by androgen withdrawal in patients with prostate cancer［J］. Proceedings of the National Academy of Sciences of the United States of America, 2001, 98(25): 14565-14570.

［215］Gannon P O, Poisson A O, Delvoye N, et al. Characterization of the intra-prostatic immune cell infiltration in androgen-deprived prostate cancer patients［J］. Journal of Immunological Methods, 2009, 348(1): 9-17.

［216］Barach Y S, Lee J S, & Zang X. T cell coinhibition in prostate cancer: New immune evasion pathways and emerging therapeutics［J］. Trends in Molecular Medicine, 2011, 17(1): 47-55.

［217］Degl' Innocenti E, Grioni M, Boni A, et al. Peripheral T cell tolerance occurs early during spontaneous prostate cancer development and can be rescued by dendritic cell immunization［J］. European Journal of Immunology, 2005, 35(1): 66-75.

［218］Madan R A, Gulley J L, & Kantoff P W. Demystifying immunotherapy in prostate cancer: Understanding current and future treatment strategies［J］. Cancer Journal (Sudbury, Mass),

2013, 19(1): 50-58.

［219］Quinn D I, Shore N D, Egawa S, et al. Immunotherapy for castration-resistant prostate cancer: Progress and new paradigms［J］. Urologic Oncology: Seminars and Original Investigations, 2015, 33(5): 245-260.

［220］Goldman B, & DeFrancesco L. The cancer vaccine roller coaster［J］. Nature Biotechnology, 2009, 27: 129.

［221］Higano C S, Schellhammer P F, Small E J, et al. Integrated data from 2 randomized, double-blind, placebo-controlled, phase 3 trials of active cellular immunotherapy with sipuleucel-T in advanced prostate cancer［J］. Cancer, 2009, 115(16): 3670-3679.

［222］Small E J, Schellhammer P F, Higano C S, et al. Placebo-controlled phase III trial of immunologic therapy with sipuleucel-T (APC8015) in patients with metastatic, asymptomatic hormone refractory prostate cancer［J］. Journal of Clinical Oncology, 2006, 24(19): 3089-3094.

［223］Parker C, Haynes L, Huber M L, et al. Interdisciplinary critique of sipuleucel-T as immunotherapy in castration-resistant prostate cancer［J］. Journal of the National Cancer Institute, 2012, 104(4): 273-279.

［224］Higano C S, Small E J, Whitmore J B, et al. Re: Interdisciplinary critique of sipuleucel-T as immunotherapy in castration-resistant prostate cancer［J］. Journal of the National Cancer Institute, 2012, 104(14): 1107-1109.

［225］Wargowski E, Johnson L E, Eickhoff J C, et al. Prime-boost vaccination targeting prostatic acid phosphatase (PAP) in patients with metastatic castration-resistant prostate cancer (mCRPC) using sipuleucel-T and a DNA vaccine［J］. Journal for Immunotherapy of Cancer, 2018, 6(1): 21.

［226］Petrylak D P, Drake C G, Pieczonka C M, et al. Overall survival and immune responses with sipuleucel-T and enzalutamide: STRIDE study［J］. Journal of Clinical Oncology, 2018, 36(6_ suppl): 246.

［227］Small E J, Lance R S, Redfern C H, et al. Long-term follow-up from STAMP, a phase II trial, evaluating sipuleucel-T and concurrent (CON) vs sequential (SEQ) abiraterone acetate + prednisone in metastatic castration-resistant prostate cancer patients (pts)［J］. Journal of Clinical Oncology, 2017, 35(6_suppl): 190.

［228］Strauss J, Madan R A, & Figg W D. Evaluating immune responses after sipuleucel-T therapy［J］. Cancer Biology & Therapy, 2015, 16(8): 1119-1121.

［229］Higano C S, Corman J M, Smith D C, et al. Phase 1/2 dose-escalation study of a GM-CSF-secreting, allogeneic, cellular immunotherapy for metastatic hormone-refractory prostate cancer. Cancer, 2008, 113(5): 975-984.

［230］Simons J W, Carducci M A, Mikhak B, et al. Phase I/II trial of an allogeneic cellular immunotherapy in hormone-naïve prostate cancer［J］. Clinical Cancer Research, 2006, 12(11):

3394.

[231] Sanda M G, Smith D C, Charles L G, et al. Recombinant vaccinia-PSA (PROSTVAC) can induce a prostate-specific immune response in androgen-modulated human prostate cancer [J]. Urology, 1999, 53(2): 260-266.

[232] Eder J P, Kantoff P W, Roper K, et al. A phase I trial of a recombinant vaccinia virus expressing prostate-specific antigen in advanced prostate cancer [J]. Clinical Cancer Research: An Official Journal of the American Association for Cancer Research, 2000, 6(5): 1632-1638.

[233] Kantoff P W, Schuetz T J, Blumenstein B A, et al. Overall survival analysis of a phase II randomized controlled trial of a poxviral-based PSA-targeted immunotherapy in metastatic castration-resistant prostate cancer [J]. Journal of Clinical Oncology, 2010, 28(7): 1099-1105.

[234] Gulley J L, Borre M, Vogelzang N J, et al. Results of PROSPECT: A randomized phase 3 trial of PROSTVAC-V/F (PRO) in men with asymptomatic or minimally symptomatic metastatic, castration-resistant prostate cancer [J]. Journal of Clinical Oncology, 2018, 36(15_suppl): 5006.

[235] Gulley J L, Borre M, Vogelzang N J, et al. Phase III trial of PROSTVAC in asymptomatic or minimally symptomatic metastatic castration-resistant prostate cancer [J]. Journal of Clinical Oncology, 2018, 37(13): JCO.18.02031.

[236] Sharma P, & Allison J P. Immune checkpoint targeting in cancer therapy: Toward combination strategies with curative potential [J]. Cell, 2015, 161(2): 205-214.

[237] Sharma P, & Allison J P. The future of immune checkpoint therapy [J]. Science, 2015, 348(6230): 56.

[238] Gulley J L, & Madan R A. Finding an immunologic beachhead in the prostate cancer microenvironment [J]. Journal of the National Cancer Institute, 2018, 111(3): 219-220.

[239] Fizazi K, Drake C G, Shaffer D R, et al. An open-label, phase 2 study of nivolumab in combination with either rucaparib, docetaxel, or enzalutamide in men with castration-resistant metastatic prostate cancer (mCRPC; CheckMate 9KD) [J]. Journal of Clinical Oncology, 2018, 36(15_suppl): TPS3126-TPS.

[240] Bendell J, Bauer T, Patel M, et al. Abstract CT026: Evidence of immune activation in the first-in-human phase Ia dose escalation study of the adenosine 2a receptor antagonist, AZD4635, in patients with advanced solid tumors [J]. Cancer Research, 2019, 79(13 Supplement): CT026-CT.

[241] Scher H I, Slovin S F, Higano C S, et al. Ipilimumab alone or in combination with radiotherapy in metastatic castration-resistant prostate cancer: Results from an open-label, multicenter phase I/II study [J]. Annals of Oncology, 2013, 24(7): 1813-1821.

[242] Kwon E D, Drake C G, Scher H I, et al. Ipilimumab versus placebo after radiotherapy in patients with metastatic castration-resistant prostate cancer that had progressed after docetaxel

chemotherapy (CA184-043): A multicentre, randomised, double-blind, phase 3 trial [J]. The Lancet Oncology, 2014, 15(7): 700-712.

[243] Beer T M, Kwon E D, Drake C G, et al. Randomized, double-blind, phase III trial of Ipilimumab versus placebo in asymptomatic or minimally symptomatic patients with metastatic chemotherapy-naive castration-resistant prostate cancer [J]. Journal of Clinical Oncology, 2016, 35(1): 40-47.

[244] Small E, Higano C, Tchekmedyian N, et al. Randomized phase II study comparing 4 monthly doses of ipilimumab (MDX-010) as a single agent or in combination with a single dose of docetaxel in patients with hormone-refractory prostate cancer [J]. Journal of Clinical Oncology, 2006, 24(18_ suppl): 4609.

[245] Autio K A, Eastham J A, Danila D C, et al. A phase II study combining ipilimumab and degarelix with or without radical prostatectomy (RP) in men with newly diagnosed metastatic noncastration prostate cancer (mNCPC) or biochemically recurrent (BR) NCPC [J]. Journal of Clinical Oncology, 2017, 35(6_suppl): 203.

[246] Scholz M, Yep S, Chancey M, et al. Phase I clinical trial of sipuleucel-T combined with escalating doses of ipilimumab in progressive metastatic castrate-resistant prostate cancer [J]. Immunotargets and Therapy, 2017, 6: 11-16.

[247] Hansen A R, Massard C, Ott P A, et al.Pembrolizumab for advanced prostate adenocarcinoma: Findings of the KEYNOTE-028 study [J]. Annals of Oncology: Official Journal of the European Society for Medical Oncology, 2018, 29(8): 1807-1813.

[248] Bono J S D, Goh J C, Ojamaa K, et al. KEYNOTE-199: Pembrolizumab (pembro) for docetaxel-refractory metastatic castration-resistant prostate cancer (mCRPC) [J]. Journal of Clinical Oncology, 2018, 36(15_suppl): 5007.

[249] Graff J N, Alumkal J J, Drake C G, et al. Early evidence of anti-PD-1 activity in enzalutamide-resistant prostate cancer [J]. Oncotarget, 2016, 7(33): 52810-52817.

[250] Le D T, Uram J N, Wang H, et al. (2015). PD-1 blockade in tumors with mismatch-repair deficiency [J]. New England Journal of Medicine, 2015, 372(26): 2509-2520.

[251] Le D T, Durham J N, Smith K N, et al. Mismatch repair deficiency predicts response of solid tumors to PD-1 blockade [J]. Science, 2017, 357(6349): 409-413.

[252] Robinson D, Van Allen E M, Wu Y M, et al. Integrative clinical genomics of advanced prostate cancer [J]. Cell, 2015, 161(5): 1215-1228.

[253] Abida W, Cheng M L, Armenia J, et al. Microsatellite instability in prostate cancer and response to immune checkpoint blockade [J]. Journal of Clinical Oncology, 2015, 36(15_suppl): 5020.

[254] Sharma P, Pachynski R K, Narayan V, et al. Initial results from a phase II study of nivolumab (NIVO) plus ipilimumab (IPI) for the treatment of metastatic castration-resistant prostate cancer (mCRPC; CheckMate 650) [J]. Journal of Clinical Oncology, 2019, 37(7_suppl): 142.

［255］Scher H I, Halabi S, Tannock I, et al. Design and end points of clinical trials for patients with progressive prostate cancer and castrate levels of testosterone: Recommendations of the Prostate Cancer Clinical Trials Working Group［J］. Journal of Clinical Oncology, 2008, 26(7): 1148-1159.

［256］Fong P C C, Retz M, Drakaki A, et al. Keynote-365 cohort C: Pembrolizumab (pembro) plus enzalutamide (enza) in abiraterone (abi)-pretreated patients (pts) with metastatic castrate resistant prostate cancer (mCRPC)［J］. Journal of Clinical Oncology, 2019, 37(7_suppl): 171.

［257］Kolinsky M P, Gravis G, Mourey L, et al. KEYNOTE-365 cohort B updated results: Pembrolizumab (pembro) plus docetaxel and prednisone in abiraterone (abi) or enzalutamide (enza)-pretreated patients (pts) with metastatic castrate-resistant prostate cancer (mCRPC)［J］. Journal of Clinical Oncology, 2020, 38(6_suppl): 103.

［258］Yu E Y, Piulats J M, Gravis G, et al. KEYNOTE-365 cohort A updated results: Pembrolizumab (pembro) plus olaparib in docetaxel-pretreated patients (pts) with metastatic castration-resistant prostate cancer (mCRPC)［J］. Journal of Clinical Oncology, 2020, 38(6_suppl): 100.

［259］Fizazi K, Mella P G, Castellano D, et al. (Eds.). Efficacy and safety of nivolumab in combination with docetaxel in men with metastatic castration-resistant prostate cancer in CheckMate 9KD. ESMO 2019［J］. Annals of Oncology, 2019, 30(suppl_5): v851-v934.

［260］Powles T, Fizazi K, Gillessen S, et al. A phase III trial comparing atezolizumab with enzalutamide vs enzalutamide alone in patients with metastatic castration-resistant prostate cancer (mCRPC)［J］. Journal of Clinical Oncology, 2017, 35(15_suppl): TPS5090-TPS.

［261］Sweeney C J, Gillessen S, Rathkopf D, et al. (Eds.). IMbassador250: A phase III trial comparing atezolizumab with enzalutamide vs enzalutamide alone in patients with metastatic castration-resistant prostate cancer (mCRPC)［J］. AACR Annual Meeting, 2020.

［262］Teo M Y, Seier K, Ostrovnaya I, et al. Alterations in DNA damage response and repair genes as potential marker of clinical benefit from PD-1/PD-L1 blockade in advanced urothelial cancers［J］. Journal of Clinical Oncology: Official Journal of the American Society of Clinical Oncology, 2018, 36(17): 1685-1694.

［263］Barber G N. STING: Infection, inflammation and cancer［J］. Nature Reviews Immunology, 2015, 15(12): 760-770.

［264］Karzai F, Madan R A, Owens H, et al. A phase 2 study of olaparib and durvalumab in metastatic castrate-resistant prostate cancer (mCRPC) in an unselected population［J］. Journal of Clinical Oncology, 2018, 36(6_suppl): 163.

［265］Karzai F, Vander Weele D, Madan R A, et al. Activity of durvalumab plus olaparib in metastatic castration-resistant prostate cancer in men with and without DNA damage repair mutations［J］. Journal for Immunotherapy of Cancer, 2018, 6(1): 141.

［266］Ghosh A, & Heston W D. Tumor target prostate specific membrane antigen (PSMA) and its regulation in prostate cancer［J］. Journal of Cellular Biochemistry, 2004, 91(3): 528-539.

［267］Kim Y J, & Kim Y-I. Therapeutic responses and survival effects of 177Lu-PSMA-617 radioligand therapy in metastatic castrate-resistant prostate cancer: A meta-analysis［J］. Clinical Nuclear Medicine, 2018, 43(10): 728-734.

［268］Hofman M S, Emmett L, Sandhu S K, et al. TheraP: A randomised phase II trial of 177Lu-PSMA-617 (LuPSMA) theranostic versus cabazitaxel in metastatic castration resistant prostate cancer (mCRPC) progressing after docetaxel: Initial results (ANZUP protocol 1603)［J］. Journal of Clinical Oncology, 2020, 38(15_suppl): 5500.

［269］Yang L, Huang J, Ren X, et al. Abrogation of TGF beta signaling in mammary carcinomas recruits Gr-1+CD11b+ myeloid cells that promote metastasis［J］. Cancer Cell, 2008, 13(1): 23-35.

［270］Zuccolotto G, Fracasso G, Merlo A, et al. PSMA-specific CAR-engineered T cells eradicate disseminated prostate cancer in preclinical models［J］. PLoS One, 2014, 9(10): e109427.

［271］Slovin S F, Wang X, Hullings M, et al. Chimeric antigen receptor (CAR+) modified T cells targeting prostate specific membrane antigen (PSMA) in patients (pts) with castrate metastatic prostate cancer (CMPC)［J］. Journal of Clinical Oncology, 2013, 31(15_suppl): TPS3115-TPS.

［272］Kloss C C, Lee J, Zhang A, et al. Dominant-negative TGF-β receptor enhances PSMA-targeted human CAR T cell proliferation and augments prostate cancer eradication［J］. Molecular Therapy, 2018, 26(7): 1855-1866.

［273］Narayan V, Gladney W, Plesa G, et al. A phase I clinical trial of PSMA-directed/TGF β -insensitive CAR-T cells in metastatic castration-resistant prostate cancer［J］. Journal of Clinical Oncology, 2019, 37(7_suppl): TPS347-TPS.

［274］Tran B, Horvath L, Dorff T B, et al. Phase I study of AMG 160, a half-life extended bispecific T-cell engager (HLE BiTE) immune therapy targeting prostate-specific membrane antigen (PSMA), in patients with metastatic castration-resistant prostate cancer (mCRPC)［J］. Journal of Clinical Oncology, 2020, 38(6_suppl): TPS261-TPS.

［275］Yu E Y, Massard C, Retz M, et al. Keynote-365 cohort a: Pembrolizumab (pembro) plus olaparib in docetaxel-pretreated patients (pts) with metastatic castrate-resistant prostate cancer (mCRPC)［J］. Journal of Clinical Oncology, 2019, 37(7_suppl): 145.

# 第6章 妇科恶性肿瘤免疫治疗

豪·杰弗里，帕特尔·艾米，贾扎耶里·阿米尔
（How Jeffrey A，Patel Aim and Jazaeri Amir A）

**摘要** 晚期或复发性妇科恶性肿瘤患者从现有的细胞毒性和靶向治疗中获益有限。近年来，免疫疗法在其他难治性恶性肿瘤（如转移性黑色素瘤和晚期肺癌）中取得了成功，这使得人们对该疗法在妇科恶性肿瘤中的临床应用产生了浓厚的兴趣。目前，在妇科肿瘤领域，FDA 批准的免疫检查点抑制剂的应用仅限于微卫星不稳定性高（MSI-H）的肿瘤、肿瘤突变负荷（TMB）高的肿瘤和 PD-L1 阳性的宫颈癌。然而，近年来在妇科恶性肿瘤中，单纯免疫治疗、或与化疗和（或）靶向药物联合的免疫治疗的临床试验呈指数级增长。本章将回顾部分已经报道的和正在进行的子宫内膜癌、宫颈癌和上皮性卵巢癌免疫治疗临床试验。

**关键词** 子宫内膜癌；宫颈癌；卵巢癌；免疫治疗；免疫检查点抑制剂；癌症疫苗；过继细胞疗法

## 1 引言

一直以来，晚期或复发性妇科恶性肿瘤的治疗都是一项挑战，因为常规治疗通常疗效有限且作用时间短暂[1-3]。为了寻找更有效的替代疗法，人们将注意力更多地转向靶向和免疫治疗。最近的临床试验发现，免疫治疗明显改善了一些难治性恶性肿瘤（如转移性黑色素瘤和非小细胞肺癌）的治疗反应率[4, 5]。免疫系统在保护人体免受外来病原体的侵害方面发挥着不可或缺的作用，它也通过免疫监视功能在机体清除癌细胞方面起重要作用[6]。然而，恶性肿瘤细胞可通过多种机制逃避免疫系统，如激活免疫检查点通路：包括 PD-1/PD-L1、CTLA-4 和各种免疫抑制细胞因子。这些机制能够抑制 T 细胞的活性，从而促进肿瘤细胞的耐受性和生长[7]。免疫疗法有助于增强宿主的抗肿瘤免疫应答、抑制肿瘤微环境中的免疫抑制信号[6]。本章将首先简要回顾用于妇科恶性肿瘤治疗的各种免疫治疗方法，包括免疫检查点抑制剂、癌症疫苗和过继细胞治疗（ACT）[8]。之后我们会总结一些主要发现，详细介绍不同妇科肿瘤接受免疫治疗的已经完成或正在进行中的临床试验。

## 1.1 免疫检查点抑制剂

通过平衡协同刺激信号与抑制信号的调节作用，免疫检查点帮助人体免疫系统有效地应对外来病原体，同时防止过度活化导致自身免疫或周边组织损伤[7]。在 T 细胞受体识别抗原的初始，CTLA-4 通过对抗 CD28 的协同刺激活性，减轻细胞毒性 T 淋巴细胞中 TCR 介导的信号传导的程度。具体而言，CTLA-4 可阻止 CD80、CD86 与 CTL 中的 CD28 结合，同时增强调节性 T 细胞的免疫抑制活性。CTLA-4 主要作用于新激活的 T 细胞，而 PD-1 受体在 PD-L1 和 PD-L2 的激活作用下，主要对位于外周组织的 CD-8$^+$ 效应 T 细胞活性（由于 PD-1 配体在各种正常和恶性细胞上的广泛表达模式）进行负向调控，从而预防周边组织损伤。在肿瘤微环境中，炎症信号刺激（获得性免疫抵抗），或是原癌基因信号上调（先天性免疫抵抗），都会导致肿瘤细胞过度表达 PD-L1。在这两种情况下，PD-1 都会下调效应 T 细胞反应，进而因长期接触肿瘤细胞抗原导致 T 细胞失能和自我耐受。

因此，通过抗 CTLA-4 抗体（如伊匹木单抗、曲美木单抗等），抗 PD-1 抗体（如帕博利珠单抗、纳武利尤单抗、多塔利单抗等）和（或）抗 PD-L1 抗体（如度伐利尤单抗度伐利尤单抗、阿维鲁单抗、阿替利珠单抗等）阻断免疫检查点可作为增强适应性免疫抗肿瘤活性的潜在治疗选择。

## 1.2 癌症疫苗

癌症疫苗的基本原则是诱导宿主对目标肿瘤细胞产生适应性免疫反应，可用于预防或治疗[9, 10]。预防性疫苗通常需要在暴露于肿瘤诱导抗原之前接种，以预防癌前病变和细胞恶变。一个典型的例子是面向青少年和成人接种的人乳头瘤病毒（HPV）系列疫苗，该系列疫苗含有针对高危型 HPV（如16 和 18）的特异性 L1 病毒样颗粒，接种后可以降低 HPV 感染率，从而降低宫颈不典型增生或宫颈癌的发病率。而治疗性疫苗由肿瘤特异性抗原（如多肽或抗原激活的树突状细胞）组成，用于癌症患者，可以增强宿主的抗肿瘤免疫反应[9]。此外，通过多种方法制备的全肿瘤抗原疫苗（包括但不限于冻融裂解物、经紫外线照射处理、RNA 电穿孔或次氯氧化的肿瘤细胞）是一种新兴的癌症疫苗技术，与单一抗原相比，增加了肿瘤相关抗原种类，可能产生更广泛且更强的免疫反应[11]。

## 1.3 过继细胞治疗

过继细胞治疗是提取患者自体的 T 细胞（从肿瘤组织或从外周血中），然后在体外扩增，无论是否经过基因修饰，再回输至患者体内[12, 13]。临床使用的 ACT 疗法包括 TIL 疗法、基因工程 TCR 疗法和 CAR-T 免疫疗法[12, 13]。TIL 疗法包括几个步骤：手术提取肿瘤组织，获得能够识别肿瘤特异性抗原的异质性 T 淋巴细胞群[13, 14]。分离 TIL 后，再进行体外细胞扩增，淋巴细胞预清除，TIL 回输，再辅以 IL-2 来帮助 TIL 在患者体内生长和扩增[14, 15]。淋巴细胞预清除至关重要，它既可以清除与 TIL 竞争刺激性细胞因子 /IL-2 的内源性 T 淋巴细胞，又可以清除抑制 T 细胞活性的调节性 T 细胞，从而提升 TIL 疗法的治疗效果[13, 16]。与 TIL（自然产生的多克隆 T 淋巴细胞群，对肿瘤相关抗原具有不同的识别能力和亲和性）不同，基因工程 TCR 和 CAR-T 细胞是经过修饰的从外周血中获得的 T 淋巴细胞群，使其表达统一的高亲和性的肿瘤识别部分[12, 13]。分离获得白细胞后，外周血来源的 T 细胞接受基因修饰（通常采用逆转录病毒载体），从而获得对肿瘤特异性抗原的特异性识别能力，然后被扩增并重新输入患者体内[12, 13]。这些基因修饰后的 T 细胞疗法通常需要在治疗前使用消耗淋巴细胞的化疗进行预处理。CAR 与 TCR 工程 T 细胞疗法的重要区别在于：TCR- 修饰的 T 细胞在特定的 MHC-Ⅰ的背景下识别肿瘤特异性抗原[12, 13]。因此，TCR-T 细胞的局限性之一是其只能应用于具有常见 HLA 类型（通常是 HLA-A*0201）的患者。另一个限制是肿瘤可能下调 MHC 蛋白表达，从而减少 TCR-T 细胞对肿瘤的识别作用。CAR-T 细胞解决了这一限制，因为这些细胞通过基因修饰，将抗原识别部分融合到细胞内的 T 细胞信号域。这使得 CAR-T 细胞对肿瘤抗原的识别不依赖于 MHC 蛋白的提呈[17]。然而，CAR-T 细胞方法的主要限制是需要肿瘤抗原出现在细胞表面。

精准医疗时代中，免疫治疗是有一种有希望改善妇科癌症肿瘤结局的治疗方法之一。以下文章将回顾已发表的、正在进行的和即将进行的子宫内膜癌、卵巢癌和宫颈癌的临床试验。

## 2 子宫内膜癌

癌症基因组图谱研究网络的结果公开之后，子宫内膜癌的分类从传统的两种组织学类型（子宫内膜样与非子宫内膜样；有时被称为Ⅰ型和Ⅱ型子宫内膜癌），转变为根据基因组测序区分的四种类型：POLE（DNA 聚合酶）超突变型、微卫星不稳定高突变型（MSI-H）、低拷贝型和高拷贝性[18]。微卫星是 DNA 的重复序列，当 DNA 错配修复途径出现缺陷时发生微卫星不稳定性（MSI），导致其在 DNA 复制过程中发生错误。在 20% ~ 30% 的子宫内膜癌中，MMR 功能缺陷（dMMR）导致了 MSI[18, 19]。MMR 功能的丧失通常是因为散发性 MLH1 启动子的高度甲基化造成的，一小部分是由于胚系突变［如遗传性非息肉病性大肠癌（HNPCC）综合证，也称为林奇综合证］造成的[18, 20]。MMR 缺陷和 POLE 突变的子宫内膜癌表现出大量的肿瘤浸润淋巴细胞及较高的肿瘤抗原负荷（由于肿瘤 DNA 体细胞突变负荷高），有可能引发强烈的抗肿瘤免疫反应[18, 21-23]。

### 2.1 免疫检查点抑制剂在子宫内膜癌中的应用

#### 2.1.1 MSI-H 肿瘤

自米克洛（Le）和同事们[24]发表了具有里程碑意义的文章以来，人们对免疫检查点抑制剂在 MSI-H 子宫内膜癌中的应用越来越感兴趣。在一项应用 PD-1 抑制剂帕博利珠单抗（Pembrolizumab）治疗 MMR 缺陷型（dMMR）结直肠癌、非结直肠实体瘤和 MMR 正常型（MMR-proficient：pMMR）结直肠癌患者的Ⅱ期临床试验中，dMMR 肿瘤患者的 ORR 高达 30% ~ 70%，PFS 也有显著改善；在结直肠癌患者中，pMMR 肿瘤患者没有疗效反应[24]。虽然该队列主要由结直肠癌患者组成，但其中有两名 dMMR 子宫内膜癌患者表现出较好的治疗效果（1 例 PR，1 例 CR）[24]。在另一项研究中，米克洛和同事们扩大了对帕博利珠单抗（10 mg/kg，每 2 周一次）疗效评估的范围，他们纳入了包括 12 种不同 dMMR 肿瘤类型的 86 名患者，这些患者在此前的治疗中至少出现过一次疾病进展（表 6.1）[25]。其中 15 名子宫内膜癌患者，ORR 为 53%（3 例 CR，例 PR），DCR 为 73%（20% 的患者 SD）[25]。与微卫星稳定（microsatellite stable，MSS）肿瘤相比，MSI-H 肿瘤的 PD-L1 表达更高，这可能是 MSI-H 肿瘤对 PD-1 和 PD-L1 抑制剂响应率高的原因[23, 26]。KEYNOTE-158 是一项关于 MSI-H/dMMR 肿瘤的 II 期篮子试验（basket trial），结果显示，在既往全身治疗失败的晚期 MSI-H 子宫内膜癌患者中，ORR 为 57.1%（28/49；8 例 CR，20 例 PR）。此外，中位持续缓解时间（DoR）尚未达到（95% CI：2.9 ~ 27.0+ 个月）[27]。帕博利珠单抗对患者生存期有显著的改善，中位 PFS 为 25.7 个月（95% CI：4.9 ~ NR），中位 OS 为 NR（95% CI：27.2 ~ NR）。鉴于其在临床试验的疗效，帕博利珠单抗于 2017 年 5 月获得美国 FDA 的加速批准，用于治疗标准治疗方案后复发或进展的 MSI-H/dMMR 实体肿瘤。

另一种正在研究的 PD-1 抑制剂是纳武利尤单抗。在一项日本的 II 期多中心研究中，研究者使用纳武利尤单抗（240 mg，静脉注射，每 2 周 1 次）治疗包括晚期子宫癌患者在内的混合队列（临床试验 JapicCTI-163，212）[28]。田村（Tamura）和同事们[28]发现，23 例子宫癌患者的总体 ORR 为 23%，药物安全性可以接受。无论是否存在 PD-L1 表达，ORR 相似（分别为 25% 和 21.4%）[28]。无论 PD-L1 表达是否存在，ORR 均相似（分别为 25% vs. 21.4%）。该项研究还对 8 名患者进行了 MSI 检测，MSI-H 和 MSI-L 肿瘤的 ORR 分别为 100%（2/2，PR）和 0（0/6）。在 NCI-MATCH 试验中，研究者使用免疫组化在复发或难治性非结直肠肿瘤患者中筛选出具有 dMMR 的患者，并给予静脉注射纳武利尤单抗，研究主要终点为 ORR[29]。对于子宫内膜肿瘤队列中可评估的患者（n=14），ORR 为 42.9%（4 例 PR，2 例 CR），疾病控制率为 64.3%（9/14）[29]。

多塔利单抗（Dostarlimab）是另一种 PD-1 抑制剂，也被应用于子宫内膜癌研究。在 GARNET I b/ II 期临床试验中，研究人员在前 4 个周期中，给予受试者多塔利单抗（每 3 周一次）500 mg 静脉注射；随后每 6 周一次 1000 mg 静脉注射[30]。研究纳入了包括 dMMR 子宫内膜癌（n=104）在内的多种恶性肿瘤患者。在可评估的 dMMR 复发 / 晚期子宫内膜癌患者中，ORR 为 42.3%（30/71），其中 21 例 PR（29.6%）和 9 例 CR（12.7%）；中位 DOR 为 NR[30]。最常见的 TRAEs 为虚弱、腹泻、疲劳和恶心。3 级或以上的 TRAE 发生率为 11.5%，其中最常见的是贫血（2.9%）[30]。

PD-L1 抑制剂在 dMMR/MSI-H 子宫内膜癌中也显示出良好的活性。在 PHAEDRA II 期临床试验的初步结果中，研究者使用度伐利尤单抗度伐利尤单抗（Durvalumab）（1500 mg，静脉注射，每 4 周一次）治疗既往系统治疗后疾病进展的晚期子宫内膜癌患者（n=71）[31]。在 dMMR 子宫内膜癌患者中，ORR 为 40%（14/35），10 例 PR，4 例 CR，安全性良好[31]。在另一项 PD-L1 抑制剂试验中，康斯坦丁诺普洛斯（Konstantinopoulos）等将子宫内膜癌患者按突变情况分为两组：高突变组（dMMR/POLE 突变，n=15），低突变组（非 dMMR，n=16）。研究者每 2 周 1 次给予受试者阿维鲁单抗 10 mg/kg，静脉注射[32]。在高突变组的 12 名可评估患者中，没有 POLE 突变，ORR 为 33.3%（3 例 PR，1 例 CR）。在 PD-L1 阴性表达的对药物有应答者中，6 个月 PFS 率为 40%，到数据截止日期时此部分患者仍有响应[32]。相比之下，阿维鲁单抗在非 dMMR 队列中观察到活性较差，ORR 为 7.1%，6 个月 PFS 率为 6.3%[32]。

**表 6.1　已报道的子宫内膜癌免疫检查点抑制剂临床试验**

| 研究 | 设计 | 数量 | 患者总体 | 治疗 | 结果 | 治疗相关不良事件 |
|---|---|---|---|---|---|---|
| **PD-1 抑制剂** | | | | | | |
| 2017，奥特（Ott）等[36] | I b 期 | 24 | 标准治疗后进展的 PD-L1 阳性局部晚期或转移性子宫内膜癌 | 帕博利珠单抗（10 mg/kg，q2 周）共计 24 个月 | ORR: 12.5%（3 PR/0 CR），DCR: 25%，PFS: 1.8 个月；6 和 12 个月 PFS 率: 19.0% 和 14.3%；6 和 12 个月 OS 率: 67.0% 和 51.0% | 总体: 54.2%（最常见的是疲劳、瘙痒、发热、食欲下降）；3 级: 16.7%（虚弱、背痛；贫血、高血糖、低钠血症；发冷和发热、腹泻） |
| 2017，米克洛（Le）等[25] | II 期 | 15 | 疾病进展的 dMMR 子宫内膜癌 | 帕博利珠单抗（10 mg/kg IV q2 周） | ORR: 53%（5 PR/3 CR），DCR: 73% | 总体ª: 74%（主要为皮疹/瘙痒、疲劳、腹泻/结肠炎）；3 ～ 4 级: 20%（腹泻/结肠炎、腹膜炎、高淀粉酶血症） |
| 2019，马拉贝尔（Marabelle）等[27] | II 期 | 49 | 系统治疗后进展的 NSI-H 子宫内膜癌 | 帕博利珠单抗 200mg IV q3 周 | ORR: 57.1%（20 PR/8 CR），mPFS: 25.7 个月（95% CI，4.9-NR），mOS: NR（95% CI，27.2-NR） | 总体ª: 64.8%（主要为疲劳、瘙痒、腹泻和虚弱），3 ～ 5 级: 15% TRAE（有 1 例 5 级 TRAE，为治疗相关的肺炎） |
| 2019，田村（Tamura）等[28] | II 期 | 23 | 晚期/复发子宫内膜癌 | 纳武利尤单抗 240 mg IV q2 周 | 总体: ORR: 23%（不论 PD-L1 状态如何结果相似），mPFS: 3.4 个月，mOS: 8.7 个月；MSI-H: ORR: 100%（2/2）mPFS: NR；MSS: ORR: 0%（0/6）mPFS: 2.2 个月 | 总体ª: 56.3%；3 ～ 4 级毒性反应: 12.5%（主要为瘙痒、脂肪酶升高，腹泻） |
| 2020，阿扎德（Azad）等[29] | II 期 | 14 | 复发或难治性 dMMR 子宫内膜癌 | 纳武利尤单抗 3 mg/kg IV q2 周（28 天 1 周期）；4 周期后，480 mg IV q4 周 | ORR: 42.9%（4 PR/1 CR），DCR: 64.3% | 主要是轻微的毒性反应（最常见的是疲劳、贫血、皮疹和低蛋白血症）；2 名患者出现 4 级毒性反应（腹泻和肺炎） |
| 2020，马拉贝尔（Marabelle）等[33] | II 期 | 82 | 系统治疗后进展的晚期子宫内膜癌 | 帕博利珠单抗 200mg IV q3 周 | TMB-H: ORR: 46.7%（7/15），TMB-L: ORR: 6%（4/67） | 总体ª: 3 ～ 5 级 TRAE: 15%（结肠炎）；是唯一发生 ≥ 1 名患者的 AE；有 1 例 5 级 TRAE，是治疗相关的肺炎（irAE）；任何级别免疫相关不良反应: 16%（最常见的是甲状腺功能减退） |

| 研究 | 设计 | 数量 | 患者总体 | 治疗 | 结果 | 治疗相关不良事件 |
|---|---|---|---|---|---|---|
| 2020, 奥克宁（Oaknin）等[30] | Ib/II期 | 104 | 复发/晚期的dMMR子宫内膜癌 | 多塔利单抗500mg IV q3周, 4周期后；1000 mg IV q6周 | ORR: 42.3%（21 PR/9 CR）; DCR: 57.7%; mDOR: NR; mPFS: 8.1个月（95% CI, 3~18个月）; mOS: NR | 大多数TRAE为1级（最常见的是虚弱，腹泻，疲劳和恶心）; 3级以上TRAE: 11.5%（最常见的是贫血） |
| 2020, 奥克宁（Oaknin）等[38] | I/II期 | 142 | 复发/持续性子宫内膜癌（pMMR队列） | 多塔利单抗500mg IV q3周, 4周期后；1000 mg IV q6周 | ORR: 13.4%（16 PR/3 CR）; DCR: 50%; 18个月DOR: 61.3% | 最常见的3级以上TRAE是贫血（12.2%），腹痛（4.8%）和呼吸困难（4.1%）PD-L1抑制剂 |
| 2019, 安蒂尔（Antill）等[31] | II期 | 71 | 系统治疗后进展的晚期子宫内膜癌 | 度伐利尤单抗1500 mg IV q4周 | dMMR子宫内膜癌（n=35）: ORR: 40%（10 PR/4 CR）; DCR: 60%; pMMR子宫内膜癌（n=36）: ORR: 3%（1 PR/0 CR）; DCR: 19% | 14名患者出现irAE（主要为甲状腺功能亢进/减退） |
| 2019, 刘（Liu）等[28] | I期 | 15 | 复发子宫癌 | 阿替利珠单抗（Atezolizumab）15 mg/kg 或 1200 mg q3周 | ORR: 13.3%（2 PR/0 CR）; DCR: 26.7% | 总体TRAE: 46.7%（主要是1-2级不良反应，以腹泻和疲劳为主）。 |
| 2019, 康斯坦丁诺普洛斯（Konstantinopoulos）等[32] | II期 | 31 | 复发/持续性子宫内膜癌，按突变状态分为：高突变组: dMMR/POLE突变; 低突变组: 非dMMR | 阿维鲁单抗10 mg/kg IV q2周 | 高突变组（n=12）: ORR: 33.3%（3PR/1CR）; DCR: 66.7%, 6个月PFS率: 40%; mPFS: 4.4个月, mOS: NR; 低突变组（n=14）: ORR: 7.1%（1PR）; DCR: 35.7%, 6个月PFS率: 6.3%; mPFS: 1.9个月, mOS: 6.6个月 | 总体TRAE: 71%; 3级: 19.4% |

续表

| 研究 | 设计 | 数量 | 患者总体 | 治疗 | 结果 | 治疗相关不良事件 |
|---|---|---|---|---|---|---|
| 2020, 马克（Makker）等[40] | II期 | 124 | 转移性子宫内膜癌 | 帕博利珠单抗 200 mg IV q3 周和乐伐替尼（Lenvatinib）20 mg po qd 联用 | ORR: 38.9%（目前总体 34 PR/8CR），37.2%（MSS）63.6%（MSI-H）DCR: 84.3%（总体），84%（MSS），90.9%（MSI-H）mPFS: 7.4个月，mOS: 16.7个月 | 总体: 96.8%（常见: 高血压, 腹泻, 疲劳, 甲状腺功能减退）3级: 68%, 2例与治疗相关的死亡, 死亡原因是败血症和颅内出血 大多数人需要乐伐替尼剂量降低（62.9%）或中断（70.2%） |
| 2019, 鲁宾斯坦（Rubinstein）等[41] | II期 | 每组 28 人 | 复发/持续性子宫内膜癌和子宫内膜癌肉瘤 | 度伐利尤单抗 1500 mg IV q4 周 vs. 度伐利尤单抗 1500 mg IV q4 周和曲美木单抗（Tremelimumab）75 mg IV q4 周联用 | 单药组: ORR: 14.8%（3PR/1CR），24 周 PFS: 13.3% 联合用药组: ORR 11.1%（1PR/2CR），24 周 PFS: 18.5% | 3级: 7% vs. 32% 4级: 4% vs. 11% |

注：AST: 天冬氨酸氨基转移酶；DCR: 疾病控制率＝疾病稳定率＋部分缓解率＋完全缓解率；DOR: 缓解持续时间；irAE: 免疫相关不良事件；mOS: 中位总生存期；CR: 完全缓解；IV: 静脉注射；MMR: 错配修复；MSI-H: 微卫星不稳定性高；MSS: 微卫星稳定；NR: 未达到；ORR: 客观缓解率；OS: 总生存期；PFS: 无进展生存期；PO: 口服；q: 每次；PR: 部分缓解；TMB-H: 高肿瘤突变负荷；TMB-L: 低肿瘤突变负荷；TRAE: 治疗相关不良事件；95% CI＝95%置信区间。

a：包括其他非子宫内膜癌。

### 2.1.2 TMB-H 肿瘤

与 MSI 的状态类似,肿瘤突变负荷是潜在的可以提示 PD-1 抑制剂疗效的生物标志物[33-35]。TMB 的定义是肿瘤基因组中每个编码区域的体细胞突变总数,高肿瘤突变负荷通常被定义为肿瘤具有 ≥ 10 Mut/Mb[33, 35]。与低肿瘤突变负荷(TMB-L)的肿瘤相比,TMB-H 的肿瘤被认为会产生更多的新抗原,从而在不同癌种中都对免疫检查点抑制剂有更强的反应能力[33-35]。在 KEYNOTE-158 试验的前瞻性探索性分析中,与 TMB-L 的子宫内膜癌患者($n=67$)相比,TMB-H 的患者($n=15$)对帕博利珠单抗的反应更好(ORR 分别为 46.7% 和 6%)[33]。值得注意的是,在 15 例 TMB-H 子宫内膜肿瘤患者中,有 10 例同时也是 MSI-H 的,而在 TMB-L 的队列中未见 MSI-H 肿瘤[33]。在纪念斯隆凯特琳癌症中心进行的一项回顾性研究中,瓦莱罗(Valero)等将 TMB 与 MSS 实体瘤患者对免疫检查点抑制剂治疗(PD-1/PD-L1 单药治疗或联合治疗)的反应程度进行了关联分析[34]。子宫内膜癌队列中,TMB-H 和 TMB-L 肿瘤的 ORR 分别为 66.7%(2/3)和 20.5%(9/44)[34]。2020 年 6 月,FDA 加速批准了帕博利珠单抗用于 TMB-H 的既往治疗后疾病进展、无法切除或转移性实体瘤。

### 2.1.3 MSS 肿瘤

对于 MSS 肿瘤,免疫检查点抑制剂单药疗效有限。作为一项正在进行的开放标签Ⅰb 期试验,KEYNOTE-028 正在评估帕博利珠单抗治疗 PD-L1 阳性表达的晚期实体瘤的有效性和安全性[36]。其中,24 例 PD-L1 阳性的晚期子宫内膜癌患者在之前的 2 线治疗失败后,使用帕博利珠单抗 10 mg/kg,每 2 周一次,治疗共计 24 个月(或直到疾病进展、或不可接受的毒性时终止)[36]。ORR 为 12.5%($n=3$;均为 PR),DCR 为 25%($n=6$)[36]。54.2%($n=13$)的患者出现疾病进展,20.8%($n=5$)的患者无法评估。值得注意的是,24 个肿瘤样本中有 19 个可以评估 MSI-H 状态,其主要是 MSS 型;唯一一个 MSI-H 肿瘤出现了疾病进展[36]。3 例 PR 患者中 1 例肿瘤具有 POLE 突变[36]。POLE 突变的肿瘤高表达大量与免疫相关的基因,大量免疫相关抗原的高表达与新抗原负荷的增加,这可能解释了 POLE 突变的肿瘤对免疫检查点抑制剂有良好应答的原因[18, 37]。此外,与 MSI-H 和 MSS 子宫内膜癌相比,POLE 突变的肿瘤不仅 PD-L1/PD-L2 蛋白表达更多,而且 T 淋巴细胞浸润程度也更高[18, 22, 23, 37]。其他 PD-1/PD-L1 试验也在 MMS 肿瘤中得到了相似的 ORRs。在田村(Tamura)等开展的一项临床试验中,纳武利尤单抗在 MSS 肿瘤中的 ORR 为 0(0/6)[28]。阿维鲁单抗、度伐利尤单抗度伐利尤单抗(PD-L1 抑制剂)和多塔利单抗(PD-1 抑制剂)在 pMMR 肿瘤中的 ORR 分别为 7.1%、3% 和 13.4%[31, 32, 38]。在刘(Liu)等的Ⅰ期研究中,阿替利珠单抗(PD-L1 抑制剂)在以 MSS 为主的子宫癌人群中总体 ORR 为 13.3%,2 例 PR,分别为 1 例 MSI-H 和 1 例 MSS 患者[39]。

虽然免疫检查点抑制剂单药方案在 MSS 肿瘤中疗效有限,但据已有报道来看,免疫检查点抑制剂和多靶点酪氨酸激酶抑制剂联合方案可显著提高反应率。KEYNOTE-146/Study111 是一项Ⅰb/Ⅱ期研究,纳入以 MSS 型肿瘤为主(85%)的晚期子宫内膜癌患者,使用乐伐替尼(Lenvatinib)每天口服 20 mg(血管内皮生长因子 1 ~ 3、成纤维细胞生长因子受体 1 ~ 4 和其他激酶的多靶点抑制剂)和帕博利珠单抗(200 mg Ⅳ,每 3 周 1 次)对患者进行治疗[40]。在 108 名可评估的患者中,总体 ORR 为 38.9%(8 例 CR,34 例 PR),DCR 为 84.3%[40]。值得注意的是,该方案对浆液性癌患者也有效，ORR 为 42.4%[40]。基于其疗效显著，2019 年 9 月 FDA 加速批准了帕博利珠单抗和乐伐替尼联合方案用于治疗在既往至少 1 线的系统治疗失败的非 MSI-H/dMMR 型晚期子宫内膜癌。该治疗方案虽然观察到令人印象深刻的肿瘤疗效，但其毒性作用也很明显，3 ~ 4 级 TRAEs 达 66.9%（最常见的是高血压、疲劳和腹泻）[40]。还有 2 例与 TRAE 相关的死亡病例（败血症和颅内出血）[40]。17.7% 的患者因无法耐受毒性（主要与乐伐替尼相关）而中断治疗，大多数患者出现乐伐替尼剂量中断（70.2%）[40]。尽管 FDA 批准的联合用药方案中乐伐替尼的用量为 20 mg/d，但大多数患者在使用乐伐替尼时减量（62.9%），平均剂量强度为 14.4 mg/d[40]。帕博利珠单抗和乐伐替尼的联合方案为复发性子宫内膜癌的治疗提供了一种有前景的治疗选择，但其耐受性和可行性还有待在临床实践中继续观察。目前，一项关于乐伐替尼和帕博利珠单抗联合方案 vs. 医生选择方案的 III 期临床试验正在进行中（NCT03517449）。

在 2019 年美国临床肿瘤学会会议上，报告了一项 II 期试验度伐利尤单抗联合或不联合曲美木单抗（CTLA-4 抑制剂）治疗顽固 / 复发性子宫内膜癌的初步结果（NCT03015129）[41]。每个治疗组纳入 28 名患者，度伐利尤单抗单药组在 24 周时的 ORR 为 14.8%（1 例 CR，3 例 PR），PFS 为 13.3%[41]。联合用药组在 24 周时的 ORR 为 11.1%（2 例 CR，1 例 PR），PFS 为 18.5%。3 级和 4 级 TRAE 在单药组分别为 7% 和 4%，在联合用药组分别为 32% 和 11%[41]。

目前有许多正在进行的与免疫检查点抑制剂联合治疗的临床试验，包括但不限于以下研究：

（1）KEYNOTE-775（NCT03517449）：帕博利珠单抗单抗联合乐伐替尼 vs. 医生选择方案，III 期临床试验；

（2）LEAP-001（NCT03884101）：帕博利珠单抗单抗联合乐伐替尼 vs. 卡铂联合紫杉醇，III 期临床试验；

（3）RUBY（NCT03981796）：卡铂、紫杉醇联合多塔利单抗 vs. 卡铂、紫杉醇和安慰剂，III 期临床试验；

（4）AtTEnd（NCT03603184）：卡铂、紫杉醇联合阿替利珠单抗 vs. 卡铂、紫杉醇和安慰剂，III 期临床试验；

（5）NRG-GY018（NCT02549209）：卡铂 / 紫杉醇联合帕博利珠单抗，II 期临床试验；

（6）DOMEC（NCT03951415）：度伐利尤单抗联合奥拉帕利（Olaparib），II 期临床试验；

（7）EndoBARR（NCT03694262）：鲁卡帕利（Rucaparib）、贝伐珠单抗（Bevacizumab）联合阿替利珠单抗，II 期临床试验。

## 2.2 肿瘤疫苗在子宫内膜癌中的应用

作为治疗型疫苗的靶点之一，威尔姆瘤（Wilm tumor）基因产物 WT1 是一种已明确的可被利用的肿瘤相关抗原[42, 43]。WT1 通常被归类为抑癌基因，但其可能在许多恶性肿瘤中执行致癌功能，在多种恶性肿瘤中高度表达，包括妇科恶性肿瘤[43]。在一项 II 期临床试验中，大野（Ohno）等对 12 例标准治疗耐药的 HLA-A*2402 阳性妇科癌症患者使用了 WT1 肽疫苗（表 6.2）[43]。2 例子宫内膜癌患者（组织学类型为癌肉瘤和子宫内膜样腺癌）均在 3 个月后出现疾病进展，但治疗的耐受

表6.2　已报道的子宫内膜癌疫苗临床试验

| 研究 | 设计 | 数量 | 患者群体 | 治疗 | 结果 | 治疗相关不良事件 |
|---|---|---|---|---|---|---|
| 2006, 雅格 (Jager)等[45] | Ⅰb期 | 1 | 晚期NY-ESO-1阳性肿瘤 | 2针 rV-NY-ESO-1 (3.1×10⁷ PFU), 之后2针 rV-NY-ESO-1 (7.41×10⁷ PFU), 之间间隔4周 | ORR: 0%, DCR: 0% 由产生NY-ESO-1特异性抗体和CD4/8细胞表明体液和细胞免疫反应增加 | 注射部位轻度红斑 无3～4级毒性 |
| 2009, 镰仓 (Kaumaya)等[46] | Ⅰ期 | 2 | 复发和(或)转移性病病 | 2个B细胞的HER2表位与1个T细胞表位融合的混合疫苗, 加入在Montanide ISA 720辅剂乳化后的去甲胞壁酰二肽(nor-muramyl-dipeptide, n-MDP)佐剂, 0.25或0.5 mg IM q3周, 共3次。随后根据是否有毒性给予额外接种 | ORR: 50% (1 PR/0 CR), DCR: 50% | 3级[a]: 12.5%(腹泻, 疼痛, 高血糖) 无3～4级毒性 |
| 2009, 大野 (Ohno)等[43] | Ⅱ期 | 2 | HLA-A*2402阳性的对标准治疗耐药的子宫内膜样腺癌和癌肉瘤 | 皮内注射用Montanide ISA51佐剂乳化的9-mer WT1 HLA-A*2402限制性佐剂修饰的肽疫苗3.0mg, 每周注射一次, 共计12周 | ORR: 0%, DCR: 0% | 注射部位轻度红斑 无3～4级毒性 |
| 2013, 科瑟芒斯 (Coosemans)等[44] | Ⅰ/Ⅱ期 | 3 | 晚期子宫癌 | WT1mRNA电穿孔法转染的自体树突状疫苗, 每4周注射一次 | ORR: 0%, DCR: 0% HLA-A2阳性子宫内膜癌中WT1特异性T细胞和NK细胞增加 | 注射部位轻度红斑 无3～4级毒性 |
| 2019, 布朗 (Brown)等[48] | Ⅰ/Ⅱ[a]期 | 治疗组(n=29) 对照组(n=22) | 完成一线治疗或复发治疗有复发风险, 且且人组时为无疾病状态的子宫内膜癌和卵巢癌 | HLA-A2限制的FBP-E39衍生肽(1.5ml)疫苗 分如下剂量注射: 100 mcg/0.5 ml 500 mcg/0.5 ml 1000 mcg/0.5 ml+250 mcg/1.0 ml GM-CSF 皮内注射, 每月一次, 注射6剂。治疗组的患者还随机接种E39或E39' 加强针 | 2年DFS率: 55.5%(治疗组) vs. 40%(对照组)(P=0.339) 按剂量分组: 1000 mcg相较于<1000 mcg组和对照组, DFS率明显增高: 77.9% vs. 31.2% vs. 40%(P=0.013) 接种加强针的患者相较有接种的的患者DFS率明显提高: 77.2% vs. 45.5%(P=0.023) 首次治疗就使用1000 mcg组的患者相较于<1000 mcg组或对照组的患者DSF率明显增高: 90% vs. 33.6% vs. 42.9%(P=0.007) | 最常见的不良反应是注射部位压痛、红斑和瘙痒 1～3级毒性(胸痛/呼吸困难) 无4～5级毒性 |

CR: 完全缓解; DCR: 疾病控制率=疾病稳定+部分缓解+完全缓解率; DFS: 无疾病生存期; FBP: 叶酸结合蛋白; HLA: 人类白细胞抗原; IV: 静脉注射; NK细胞: 自然杀伤细胞; ORR: 客观缓解率; OS: 总生存期; Pfu: 噬斑形成单位; PFS: 无进展生存期; PR: 部分缓解; q: 每次; TRAE: 治疗相关不良事件; WT1: Wilm肿瘤基因。

a: 包括其他非子宫内膜癌。

性良好[43]。在另一项Ⅰ/Ⅱ期研究中，终末期浆液性子宫内膜癌（*n*=3）和平滑肌肉瘤（*n*=3）患者每4周接种一次通过电穿孔法转染了WT1 mRNA的自体树突状细胞疫苗[44]。尽管所有浆液性子宫内膜癌患者（2例HLA-A2阳性，1例HLA-A2阴性）都表现出疾病进展，但HLA-A2阳性患者展现出一些免疫活性，如WT1特异性T细胞和NK细胞增加[44]。2例HLA-A2阳性的平滑肌肉瘤患者表现出一定程度的疾病控制（1例病情稳定但最终进展，另1例在进展前出现混合反应）[44]。

另一个可以靶向的表位与NY-ESO-1有关，它被归类为"癌症种系性抗原"（cnacer-germ line antigen）（一种在生殖细胞和多种不同类型的恶性肿瘤细胞中表达的抗原）。一项纳入了36例Ⅲ/Ⅳ期NY-ESO-1表达阳性的恶性肿瘤患者的临床试验中，患者接受了重组痘苗/鸡痘-NY-ESO-1系列疫苗治疗[45]。队列中唯一的一例子宫内膜癌患者对疫苗产生了体液和细胞免疫反应，体内产生了NY-ESO-1特异性抗体，并出现了CD4/CD8 T细胞反应，尽管最终患者疾病进展[45]。

人表皮生长因子受体-2（HER2）在许多上皮源性癌症（通常见于乳腺癌）中过度表达，并已成为多种恶性肿瘤相关疫苗的重要靶点[46]。在一项Ⅰ期临床研究中，患有各种转移性癌症的患者接种了在T细胞表位上融合了2个B细胞HER2表位的混合疫苗[46]。在入组的24例患者中，2例子宫内膜癌患者在2次化疗失败后接受了疫苗治疗，其中1例患者表现出高抗体产生并有部分缓解[46]。

叶酸结合蛋白（FBP）是另一种在子宫内膜癌（以及卵巢癌）中过度表达的免疫原性蛋白[47]。在布朗（Brown）及其同事发起的一项Ⅰ/Ⅱa期试验中，51例子宫内膜癌或卵巢癌患者（在一线治疗或复发治疗后无疾病证据状态）接种了HLA-A2限制性FBP衍生的E39肽疫苗+/-加强针以防止复发[48]。总体而言，疫苗耐受性良好，高剂量组（1000 μg）相较于低剂量组（< 1000 μg）和对照组的无病生存率（Disease-Free-Survival, DFS）明显提高（77.9% *vs.* 31.2% *vs.* 40%; *P*=0.013）[48]。与降低肿瘤复发风险相关的其他因素包括注射加强针、一线治疗注射疫苗及FBP在肿瘤中低表达[48]。

## 2.3 ACT 在子宫内膜癌中的应用

与TIL、TCR-T或CAR-T治疗子宫内膜癌相关的报道很少。在乔（Qiao）等进行的一项Ⅰ期临床试验中，研究者对既往治疗失败的各种实体瘤患者进行了多种治疗方案（肿瘤热疗+ACT+/-帕博利珠单抗+/-化疗）[49]。ACT治疗需要从患者外周血中分离收集单核细胞，在体外培养，并将通过细胞因子诱导产生的T细胞和自然杀伤免疫效应细胞混合回输患者体内[49]。在子宫内膜癌队列中（*n*=5），有1例患者PR，2例SD[49]。总体而言，大多数毒性反应为1级或2级，多与化疗相关[49]。另一种ACT治疗方案包含淋巴因子激活的杀伤细胞（LAK）。这一过程包括从外周血中分离收集单核细胞，在体外用IL-2刺激分化为LAK细胞[50]。这些LAK细胞被重新回输患者体内，它们能够在不受MHC限制的情况下溶解肿瘤细胞，同时保留正常组织细胞[50]。在斯泰斯（Steis）等的研究中，纳入了各种癌症患者，其转移位置仅限于腹腔[51]。这些患者先接受IL-2（100000 U/kg静脉注射，每8小时一次）治疗3天，随后5天进行白细胞分离[51]。外周血单核细胞体外经IL-2培养7天后扩增为LAK细胞。之后LAK细胞进行腹腔注射（IP），同时给予IL-2腹腔注射（25000 U/kg IP，每8小时一次），连续给药5天[51]。在该队列中，仅有1例子宫内膜癌患者，但其对治疗没有反应。该治疗方案出现多种副反应，包括腹膜内纤维化[51]。在另一项研究中，桑丁（Santin）等为一例无法切除的、化疗耐药且肝转移的子宫内膜癌患者回输了经肿瘤裂解液处理后的自体树突状细胞刺激的外周 T 细胞，该名患者治疗后病情稳定[52]。

# 3 宫颈癌

宫颈癌的致癌过程引起了人们使用免疫治疗的极大兴趣。在几乎所有的病例中，慢性 HPV 感染被认为是宫颈癌发生的病因。尽管大多数人感染 HPV 后不会发展为宫颈癌（因为 HPV 可以被正常的自身免疫系统清除），有少部分患者会发展成慢性 HPV 感染，导致癌蛋白 E6 和 E7 过表达，进一步结合并失活 TP53 和 Rb 抑癌基因的产物，诱导宫颈癌的发生。宫颈癌特殊的发生机制给免疫治疗的应用提供了潜在的机会。我们将对既往宫颈癌的免疫治疗方案进行综述。

## 3.1 免疫检查点抑制剂在宫颈癌中的应用

一些研究表明，宫颈肿瘤中 PD-1/PD-L1 的表达相对较高（宫颈上皮内瘤样病变中高达 95%，鳞状细胞癌中高达 80%），因此免疫检查点抑制剂可能对这些恶性肿瘤有潜在治疗效果[53-55]。在 KEYNOTE-028 中，宫颈癌亚组由 24 名晚期、PD-L1 阳性的肿瘤患者组成，这些患者既往的标准治疗后发生疾病进展[56]。使用帕博利珠单抗（每 2 周 10 mg/kg，持续 24 个月）后，该亚组的 ORR 为 17%（4 例 PR），DCR 为 17%（表 6.3）[56]。KEYNOTE-158 是一项开放标签的 Ⅱ 期临床试验，中期分析显示，98 名宫颈癌患者接受了帕博利珠单抗（每 3 周 200mg），其中 83.7% 的患者肿瘤 PD-L1 表达阳性（定义为 CPS ≥ 1），78.6% 的患者曾因复发或晚期疾病接受过化疗（NCT02628067）[57]。这些患者 ORR 为 12.2%（9 例 PR，3 例 CR），缓解者均为 PD-L1 阳性肿瘤（包括 1 例腺癌患者）。DCR 为 30.6%，18 例 SD 患者中有 15 例 PD-L1 表达阳性（83.3%）[57]。此外，mDOR 为 NR，91% 的患者缓解持续时间至少为 6 个月[57]。2018 年 6 月，FDA 批准帕博利珠单抗用于化疗期间或化疗后出现疾病进展，且 PD-L1（CPS ≥ 1）阳性表达的晚期宫颈癌。

另一个已有文献报道应用在宫颈癌中的 PD-1 抑制剂是纳武利尤单抗，目前也显示出较好的效果。宫颈神经内分泌癌已知是一种高侵袭性宫颈癌亚型，从目前已有的两个病例报告显示，患者（尽管 PD-L1 阴性）用纳武利尤单抗单药治疗达 CR，另一例对纳武利尤单抗联合立体定向放射治疗方案也几乎达到了 CR（靶病灶分辨率为 95%）[58, 59]。在一项更大规模的研究中，研究人员为 5 种 HPV 相关恶性肿瘤（包括宫颈癌、外阴癌和阴道癌）患者进行纳武利尤单抗（每 2 周 240 mg）方案治疗，这些患者此前曾有最多两次的全身治疗失败（CheckMate358；NCT02488759）[60]。从这项正在进行的 Ⅰ/Ⅱ 期多队列研究的初步结果中可以看出，队列组成主要为宫颈癌（19/24），还有部分阴道癌和外阴癌。总体 ORR 为 20.8%，DCR 为 62.5%（15/24），耐受性良好[60]。所有治疗反应仅出现在宫颈癌患者中（ORR 26.3%），1 例 CR，4 例 PR，与 PD-L1 状态无关[60]。NRG-GY002 是另一项使用纳武利尤单抗治疗宫颈癌的 Ⅱ 期临床试验，结果显示在 25 名既往至少一种全

表 6.3 已报道的宫颈癌免疫检查点抑制剂临床试验

| 研究 | 设计 | 数量 | 患者群体 | 治疗 | 结果 | 治疗相关不良事件 |
|---|---|---|---|---|---|---|
| **单药** | | | | | | |
| 2017, 菲涅尔 (Frenel) 等[56] | I b 期 | 24 | 既往治疗进展的 PD-L1 阳性的晚期宫颈癌 | 帕博利珠单抗 10 mg/kg q2 周，共计 24 个月 | ORR: 17% (4 PR/0 CR); DCR: 17%, mPFS: 2 个月; mOS: 11 个月; 6 个月和 12 个月 PFS: 21% 和 4%; 6 个月和 12 个月 OS: 67% 和 40% | 总体: 75%，主要为皮疹、发热; 3 级: 皮疹和蛋白尿 |
| 2017, 奥勒贝克 (Hollebecque) 等[60] | I / II 期 | 19 | 复发或转移性宫颈癌，既往系统治疗中有最多两次失败 | 纳武利尤单抗 240 mg q2 周 | ORR: 26.3% (4 PR/1 CR); DCR: 70.8%ᵃ, mPFS: 5.5 个月 | 总体: 70.8%; 3～4 级: 12.5% |
| 2018, 勒尤里乌克斯 (Lheureux) 等[65] | I / II 期 | 42 | 转移性或复发性宫颈癌 | 伊匹木单抗 3 mg/kg q3 周，4 个周期；或伊匹木单抗 10 mg/kg q3 周，4 个周期；之后维持 4 个周期，q12 周 | ORR: 2.9% (1 PR/0 CR); DCR: 32.40%; mPFS: 2.5 months; mOS: 8.5 months | 3 级: 11.7%（主要为腹泻和结肠炎） |
| 2019, 钟 (Chung) 等[57] | II 期 | 98 | 既往治疗进展的宫颈癌 | 帕博利珠单抗 200 mg q3 周，共计 24 个月 | ORR: 12.2% (9 PR/3 CR); DCR: 30.60%; mPFS: 2.1 个月; 6 个月 PFS: 25%; mOS: 9.4 个月; 6 个月和 12 个月 OS: 75.2% 和 41.4% | 总体: 65.3%，最常见为甲状腺功能减退，食欲减退，疲劳; 3～4 级: 12.2% |
| 2020, 里奇 (Rischin) 等[63] | I 期 | 队列 #1: (n=10) 队列 #2: (n=10) | 复发或转移性宫颈癌 | 队列 #1: 西米普利单抗 3 mg/kg 静脉注射 q2 周，共计 48 周; 队列 #2: 西米普利单抗联合大分割放疗 | 队列 #1: ORR: 10% (1 PR); DCR: 40%; DOR: 11.2 个月; 队列 #2: ORR: 10% (1 PR); DCR: 60%; DOR: 6.4 个月 | 总体: 队列 #1: 90%; 队列 #2: 100%; 最常见腹泻，疲劳和低钾血症; 3 级以上：两个队列均为 40% |

续表

| 研究 | 设计 | 数量 | 患者群体 | 治疗 | 结果 | 治疗相关不良事件 |
|---|---|---|---|---|---|---|
| 2020, 桑丁（Santin）等[61] | II期 | 26 | 持续性或复发性宫颈癌 | 纳武利尤单抗 3 mg/kg q3周, 共计46剂, 92周 | ORR: 4%（1 PR/0 CR）; DCR: 36%; 6个月PFS率: 16%; 6个月OS率: 78.4% | 总体: 84%; 3级: 24%; 4级: 8% |
| **联合用药** | | | | | | |
| 2017, 玛雅德夫（Mayadev）等[64] | I期 | 19 | IB2-IVA宫颈癌, 淋巴结阳性, 正在接受放化疗治疗 | 顺铂（40 mg/m²）每周1次, 6个周期+延伸野放射, 之后序贯伊匹木单抗 3 mg/kg, 10 mg/kg, 扩展队列 10 mg/kg | DCR: 74%; 1年DFS: 74% | 主要为1-2级, 最常见为胃肠道不适, 皮疹和内分泌疾病; 3级: 16%, 一过性消退（脂肪酶升高, 中性粒细胞减少和皮疹） |
| 2019, 弗里德曼（Friedman）等[62] | II期 | 10 | 复发性, 持续性或转移性宫颈癌 | 阿替利珠单抗 1200 mg IV q3周和贝伐珠单抗 15 mg/kg IV q3周 | DCR: 50%; mPFS: 2.9个月; mOS: 9个月 | 3级: 23%（蛛网膜炎, 感觉神经性耳聋, 下肢无力, 血栓形成, 直肠出血） |
| 2019, 诺曼（Naumann）等[66] | II期 | 队列#1: (n=45)  队列#2: (n=46) | 复发性或转移性宫颈癌, 有既往系统治疗（prior systemic therapy: PST）（或无） | 队列#1: 低剂量伊匹木单抗: 纳武利尤单抗 3 mg/kg q2周和伊匹木单抗 1 mg/kg q6周; 队列#2: 高剂量伊匹木单抗: 纳武利尤单抗 1 mg/kg和伊匹木单抗 3 mg/kg q3周, 4个周期; 之后纳武利尤单抗 240 mg IV q2周 | 队列#1: ORR: 31.6%（无PST）, 23.1%（PST）; DCR: 63.2%（无PST）, 53.8%（PST）; mPFS: 13.8个月（无PST）,3.6个月（PST）; mOS: NR（无PST）, 0.3个月（PST）; 队列#2: ORR: 45.8%（无PST）, 36.4%（PST）; DCR: 60.8%（无PST）, 72.8%（PST）; mPFS: 8.5个月（无PST）,5.8个月（PST）; mOS: NR（无PST）, 25.4个月（PST） | 总体: 队列#1: 80%; 队列#2: 28.9%; 3~4级: 队列#1: 28.9%; 队列#2: 37% |

AE: 不良事件; CR: 完全缓解; ORR: 客观缓解率; DCR: 疾病控制率 = 疾病稳定率+部分缓解率+完全缓解率; DFS: 无疾病生存期; IV: 静脉注射; mOS: 中位总生存期; mPFS: 中位无进展生存期; NR: 未达到; OS: 总生存期; PFS: 无进展生存期; PST: 既往系统治疗; PR: 部分缓解; q: 每次; TRAE: 治疗相关不良事件。

a: 包括5例阴道癌和外阴癌。

身治疗失败的持续性或复发性宫颈癌患者组成的队列中，纳武利尤单抗的缓解率较低（尽管 77.3% 的肿瘤 PD-L1 阳性），ORR 仅为 4%（1 例 PR），DCR 为 36%[61]。在弗里德曼（Friedman）等的一项 II 期研究中，研究者对复发性、持续性或转移性宫颈癌患者使用阿替利珠单抗（每 3 周静脉注射 1200 mg）和贝伐珠单抗（每 3 周静脉注射 15 mg/kg）（NCT02921269）[62]。10 例可评估的患者无明确反应，DCR 为 50%[62]。中位 PFS 为 2.9 个月，OS 为 9 个月，23% 的患者有 3 级 TRAEs[62]。在一项 I 期临床试验中，里奇（Rischin）等报告了西米普利单抗（Cemiplimab，一种 PD-L1 抑制剂）治疗复发或转移性宫颈癌患者的安全性和抗肿瘤活性的结果[63]。方案为西米普利单抗伴或不伴大分割放疗，结果显示单药治疗组和联合治疗组的 ORR 均为 10%，DOR 分别为 11.2 个月和 6.4 个月[63]。

另一种用于宫颈癌中的免疫检查点抑制剂是伊匹木单抗。在一项 I 期研究（GOG 9929）中，I B2～II B 或 III B～IV A 宫颈癌淋巴结阳性的患者，在放化疗结束后给予伊匹木单抗（NCT01711515）。从 19 例可评估受者的初步结果显示，1 年 DFS 为 74%，不良反应可耐受[64]。在另一项 I／II 期临床试验中，42 例既往接受过至少一组含铂化疗后进展的转移性宫颈癌（鳞状细胞癌或腺癌）患者接受了伊匹木单抗治疗。在 34 名可评估患者中，ORR 为 2.9%（1 例 PR），DCR 为 32.4%，mPFS 和 mOS 分别为 2.5 个月和 8.5 个月[65]。CD3、CD4、CD8、FoxP3、吲哚胺 2，3- 双加氧酶和 PD-L1 的表达情况均不能预测疗效[65]。最近，在 2019 年欧洲医学肿瘤学会大会上，CheckMate-358（NCT02488759）的研究人员公布了正在进行中的 I／II 期研究的初步结果，该研究评估了伊匹木单抗联合纳武利尤单抗的两种给药方案对晚期／复发性宫颈癌患者的疗效[66]。值得注意的是，这项研究根据患者之前是否接受过系统化疗进行了分层[66]。两种方案［低剂量伊匹木单抗（1 mg/kg）和高剂量纳武利尤单抗（3 mg/kg）*vs.* 高剂量伊匹木单抗（3 mg/kg）和低剂量纳武利尤单抗（1 mg/kg），之后用低剂量纳武利尤单抗（1 mg/kg）维持治疗］均显示出令人印象深刻的客观缓解率，在之前未接受过系统治疗的受试者中更高（分别为 31.6% 和 45.8%）[66]。两种方案的临床获益率同样令人印象深刻，在之前未接受过系统治疗的受试者中更高（分别为 63.2% 和 70.8%）。此外，无论受试者 PD-L1 状态如何，均能观察到治疗反应[66]。尽管不存在安全性问题，但在低剂量和高剂量伊匹木单抗方案中，分别有 28.9% 和 37% 的患者出现 3～4 级治疗相关不良事件[66]。

目前还有许多正在进行的免疫检查点抑制剂联合治疗临床试验，包括但不限于以下内容：

（1）KEYNOTE-826（NCT03635567）：帕博利珠单抗联合研究者选择的化疗方案 *vs.* 安慰剂联合研究者选择的化疗方案，III 期临床试验；

（2）BEATcc（NCT03556839）：含铂化疗 + 紫杉醇 + 贝伐珠单抗 + 阿替利珠单抗 *vs.* 含铂化疗 + 紫杉醇 + 贝伐珠单抗，III 期临床试验；

（3）NCT03614949：立体定向体部放疗 + 阿替利珠单抗，II 期临床试验；

（4）NCT03508570：腹腔注射纳武利尤单抗 +/ 伊匹木单抗，I b 期临床试验；

（5）KEYNOTE-A18/ENGOT-cx11（NCT04221945）：局部晚期宫颈癌放化疗 +/– 帕博利珠单抗，III 期临床试验；

（6）CALLA（NCT03830866）：局部晚期宫颈癌放化疗 +/– 度伐利尤单抗，Ⅲ期临床试验；

（7）NCT03894215：宫颈癌二线治疗，巴替利单抗（Balstilimab）+/– 泽弗利单抗（Zalifrelimab），Ⅱ期临床研究。

### 3.2 肿瘤疫苗在宫颈癌中的应用

鉴于慢性 HPV 感染在宫颈癌发生过程中的重要作用，以及预防性 HPV 疫苗在预防宫颈不典型增生和宫颈癌方面取得的成功，人们就开发针对 E6 和 E7 癌蛋白的治疗性 HPV 疫苗产生了强烈的兴趣。在宫颈癌疫苗 Ⅰ 期临床试验中，哈桑（Hasan）等将 MEDI0457 用于原发和复发性宫颈癌患者放化疗后的治疗，MEDI0457 是以 HPV-16/18 的 E6 和 E7 为靶点的 DNA 疫苗，并与 IL-12 质粒共同注射入患者，然后用 CELLECTRA 5P 装置进行电穿孔处理[67]。在这项仅有 10 例患者的小型研究中，研究人员观察到有 8 例患者出现可检测到的细胞或体液免疫反应，其中 6 例患者产生了抗 HPV 抗体和产生 IFN-γ 的 T 细胞反应[67]。同时，该疫苗的安全性良好[67]。在一项 Ⅱ 期研究中，印度的 109 名复发或难治性宫颈癌患者随机分配到两组，一组使用 Axalimogene filolisbac 疫苗（ADXS11-001）［含有 HPV-16 E7 癌蛋白的单核细胞增生李斯特菌（Lm）减毒活疫苗］联合顺铂治疗，一组只使用疫苗治疗。两组的缓解率相似（17.1% vs. 14.7%），生存率相当，但联合用药组出现的不良事件更多（与研究药物无关）[68]。GOG/NRG0265（NCT01266460）Ⅱ期临床试验也对 ADXS11-001 进行了评估（表 6.4）[69]。该试验纳入了 50 名既往至少一次的全身化疗进展的持续性或复发转移性宫颈癌患者，使用 ADXS11-001 单药对患者进行治疗[69]。在初步结果中，12 个月的 OS 为 38%，ORR 为 2%（1 例 CR），DCR 为 32%[69]。96% 的患者发生 TRAEs，最常见的是疲劳、寒战、贫血和恶心；3 级和 4 级 TRAEs 为 39% 和 4%[69]。另一项 Ⅰ/Ⅱ 期研究检测了度伐利尤单抗（抗 PD-1 抑制剂）单药或联用 ADSX11-001 对既往接受过治疗的复发性或转移性宫颈癌和其他 HPV 相关头颈部鳞状细胞癌中的安全性和有效性（NCT02291055）[70]。在试验的第一阶段，8 例宫颈癌患者接受了联合治疗[70]。在 5 例可评估患者中，ORR 和 DCR 均为 40%（1 例 CR，1 例 PR），91% 的患者出现 TRAEs，3 级和 4 级 TRAE 分别为 27% 和 9%。最常见的 TRAEs 是发冷/寒战、发热、恶心、低血压、腹泻、疲劳、心动过速和头痛。

在另一项疫苗联合免疫检查点抑制剂治疗中，尹（Youn）等对无法手术的复发性或晚期 HPV-16 或 18 阳性宫颈癌患者（n=36）进行帕博利珠单抗与 GX-18E（编码 HPV-16 和 HPV-18 E6 和 E7 的治疗性 HPV DNA 疫苗）的联合治疗。中期结果显示在 26 名可评估患者中，ORR 为 42%（7 例 PR，4 例 CR），安全性可耐受[71]。值得注意的是，疗效主要出现在 PD-L1 阳性肿瘤患者：PD-L1 阳性肿瘤的 ORR 为 50%（10/20），PD-L1 阴性肿瘤的 ORR 为 17%（1/6）[71]。

### 3.3 ACT 在宫颈癌中的应用

在斯特万诺维奇（Stevanovic）及其同事的一项 Ⅱ 期临床试验中，纳入了既往至少接受过一次标准化疗或放化疗方案的 HPV 相关的转移性癌症患者。在进行淋巴耗竭化疗后，向患者单次输注 E6 和 E7 反应性 TIL[72, 73]。在宫颈癌亚组中，ORR 和 DCR 分别为 28%（5/18），其中 2 例患者

表 6.4 已报道的宫颈癌肿瘤疫苗和 ACT 临床试验

| 研究 | 设计 | 数量 | 患者群体 | 治疗 | 结果 | 治疗相关不良事件 |
|---|---|---|---|---|---|---|
| 2016, 斯洛莫维兹（Slomovitz）等[70] | I/II期 | 5 | 复发性或转移性宫颈癌 | ADXS11-001 q4 周联合度伐利尤单抗（3 mg/kg 或 10 mg/kg）q2 周 | ORR: 40%（1 PR/1 CR） | ᵃ总体: 91%（最常见症状为发冷/寒战、发热、恶心、低血压、腹泻、乏力、心动过速和头痛）3 级: 27%, 4 级: 9% |
| 2017, 哈（Huh）等[69] | II期 | 50 | 持续性或复发转移性宫颈癌 | 第 1 阶段: ADXS11-001（1×10⁹ CFU）q3 周 ×3 剂 第 2 阶段: ADXS11-001（1×10⁹ CFU）q3 周, 共 1 年 | ORR: 2%（0 PR/1 CR）12 个月 OS: 38% | 总体: 96%（最常见症状为乏力、寒战、贫血和恶心）3 级: 39%, 4 级: 4% |
| 2017, 陆（Lu）等[76] | I期 | 3 | 转移性或局部晚期/复发性癌症 HLA-DPB1ᵃ 0401 阳性, 肿瘤 50%MAGE-A-阳性 | 非清髓性化疗预处理方案后, 单次静脉输注自体 TCR 转导的 CD4⁺ T 细胞, 细胞剂量从 $10^7$ 个细胞开始递增, 以半对数递增（最高至 $10^{11}$ 个细胞）; 输注 CD4⁺ T 细胞后, 静脉输注大剂量 IL-2, 每 8 小时静脉注射 72000IU/kg, 达到生理耐受限制 | ORR: 33%（0 PR/1 CR） | 一过性 3 级不良反应来自化疗和高剂量 IL-2; 输注细胞后持续性高热（39.0℃～40.0℃） |
| 2018, 巴苏（Basu）等[68] | II期 | 单药组:（n=35）联合用药组:（n=34） | 复发性或难治性癌 | 单药组: 1 个周期 ADXS11-001（3 次输注）（1×10⁹ CFUs 80 mL 静脉输注 15 分钟以上, 第 1, 29, 57 天 联合用药组: ADX-011（仅第 1 天输注）+打完疫苗 4 个星期后行顺铂化疗（40 mg/m²）q4 周, 共 5 周, 之后进行 1 个周期 ADS11-011 治疗 | 单药组: ORR: 17.1%（3 PR/3 CR）mPFS: 6.08 个月 mOS: 8.28 个月 联合用药组: ORR: 14.7%（2 PR/3 CR）mPFS: 6.44 个月 mOS: 8.78 个月 | 联合用药组 TRAE 较多（联合组 46.3%, 单药组 36.4%）最常见为发冷和发热 |
| 2019, 斯特万诺维奇（Stevanovic）等[73] | II期 | 18 | 标准治疗后转移性宫颈癌 | 淋巴细胞耗竭性化疗后, 单次输注 E6 和 E7 反应性 TILs | ORR: 28%（3 PR/2 CR） | ᵃ3～4 级: 主要为化疗药物导致（常见骨髓抑制和感染） |

续表

| 研究 | 设计 | 数量 | 患者群体 | 治疗 | 结果 | 治疗相关不良事件 |
|---|---|---|---|---|---|---|
| 2019, 贾扎耶里（Jazaeri）等[75] | II期 | 27 | 复发性、转移性或持续性鳞癌/腺鳞状/腺癌 | 非清髓性淋巴细胞耗竭治疗后，向患者输注自体TIL（LN-145），随后给予IL-2 | ORR: 44%（11 PR/1 CR）DCR: 89% | TRAE 通常与潜在的晚期疾病、淋巴细胞耗竭治疗方案和IL-2方案有关 |
| 2020, 哈桑（Hasan）等[67] | I期 | 10 | 新确诊的，IB1-IVA期或既在接受过放化疗的持续性/复发性宫颈癌 | 放化疗（2~4周后）应用MEDI0457每月×1次，共4剂， | 免疫应答：细胞/体液免疫: 8/10 产生抗-HPV抗体: 6/10 产生INF-γ的T细胞: 6/10 | 都是1级不良反应，与首次注射位置有关 |
| 2020, 尹（Youn）等[71] | II期 | 36 | 无法手术的复发性或晚期HPV-16/18阳性宫颈癌 | 帕博利珠单抗200 mg IV q3周；在第1, 2, 4, 7, 13和19周行GX-188E 2 mg肌注，第46周可选择性再注射1剂 | 总体ORR: 42%（7 PR/4 CR）PD-L1阳性的肿瘤: ORR: 50% PD-L1阴性的肿瘤: ORR: 17% DCR: 58% | 总体: 44% 3~4级: 11% |

注：AE: 不良反应；CFU: 菌落形成单位；Combo: 联合治疗；CR: 完全缓解；DCR: 疾病控制率（疾病稳定率+部分缓解率+完全缓解率）；IV: 静脉注射；Mono: 单药治疗；OS: 总生存期；mOS: 中位总生存期；mPFS: 中位无进展生存期；ORR: 客观缓解率；PFS: 无进展生存期；PR: 部分缓解；q: 每次；TRAE: 治疗相关不良事件。

a: 包括其他癌症。

分别在治疗 22 个月和 15 个月后完全缓解，67 个月和 53 个月后无疾病复发迹象（表 6.4）[72, 73]。输注后外周血中 HPV 反应性 T 细胞的比例与治疗效果程度正相关[72]。有趣的是，对完全客观缓解的患者进行 TIL 靶向肿瘤抗原分析表明，除了预期的靶向 HPV 病毒抗原外，TIL 还能识别其他肿瘤新抗原和肿瘤种系抗原[74]。鉴于上述试验的结果充满希望，目前又有一项 II 期多中心研究正在进行，用以评估 TIL 在治疗复发性、转移性或复发性宫颈癌时的疗效（NCT03108495）。在 2019 年美国临床肿瘤学会年度会议上，该试验的初步结果被公布，ORR 为 44%（1 例 CR，11 例 PR），DCR 为 89%，但随访期尚短（中位随访时间 3.5 个月）[75]。

陆（Lu）和同事们[76]使用带有转基因 T 细胞的 ACT，对 17 名患有各种癌症的患者进行了剂量递增的自体纯化 CD4$^+$T 细胞治疗，这种基因编辑的 T 细胞含有能识别肿瘤种系抗原，黑色素瘤相关抗原 -A3（MAGE-A3）的 MHC II 类限制性 TCR。初步结果显示，3 例宫颈癌患者中有 2 例对治疗没有反应，另 1 例接受 2.7×10$^9$ 个细胞治疗的患者在 29 个月时出现了完全客观缓解[76]。

## 4　卵巢癌

免疫治疗成为卵巢癌潜在的治疗策略之一是有原因的。与其他恶性肿瘤相比，PD-L1 在卵巢癌中表达似乎更为广泛，其高表达与较差的生存期相关[77]。此外，卵巢癌普遍有较高的 TIL，且某些特定患者的肿瘤新抗原负荷高，因此卵巢肿瘤也是治疗性疫苗和 ACT 治疗应用的目标之一[78, 79]。

### 4.1 免疫检查点抑制剂在上皮性卵巢癌中的应用

在一项多中心的 I 期临床试验中，布拉默（Brahmer）等使用一种 PD-L1 抗体治疗多种晚期实体瘤，其中包括 17 名卵巢癌患者[80]。在卵巢癌队列中，ORR 为 6%（1 例 PR），DCR 为 23.5%（表 6.5）[80]。在一项开放标签的 II 期临床试验中，滨西（Hamanishi）及其同事对晚期或复发性、铂耐药的卵巢癌患者使用纳武利尤单抗治疗（不超过 6 个周期）[81]。在 20 例患者的队列中，ORR 为 15%（2 例 CR，1 例 PR），DCR 为 45%。mPFS 为 3.5 个月，mOS 为 20 个月[81]。在 KEYNOTE-028 临床试验中，26 例 PD-L1 阳性的晚期、转移性卵巢癌患者接受了帕博利珠单抗治疗，其中大多数患者此前至少接受过三线系统治疗[82]。ORR 为 11.5%（1 例 CR，2 例 PR），DCR 为 38.5%，副作用可耐受[82]。在 KEYNOTE-100 研究中，376 名晚期复发性卵巢癌患者接受了帕博利珠单抗治疗，并根据既往系统治疗线数和无治疗间隔时间分为两个队列（A 组，$n$=285；B 组，$n$=91）[83]。A 组的 ORR 为 7.4%（5 例 CR，16PR），DCR 为 37.2%；而 B 组 ORR 为 9.9%（2 例 CR，7 例 PR），DCR 为 37.4%。PD-L1 表达高（以 CPS 进行衡量）可能与较高的免疫治疗获益相关（CPS ≥ 10，1-10，< 1 的 ORR 分别为 17.1%、5.2%、5.0%）[83]。

JAVELIN 临床试验评估了阿维鲁单抗在上皮性卵巢癌中的应用。在 1B 期 JAVELIN 实体瘤研究中，125 例晚期、复发或难治性卵巢癌患者接受了阿维鲁单抗治疗[84]。ORR 为 9.6%（1 例 CR，11 例 PR），DCR 为 52%[84]。1 年 PFS 率为 10.2%，中位 OS 为 11.2 个月，副反应可接受[84]。

表 6.5　已报道的上皮性卵巢癌免疫检查点抑制剂临床实验

| 研究 | 设计 | 数量 | 患者群体 | 治疗 | 结果 | 治疗相关不良事件 |
|---|---|---|---|---|---|---|
| 单药治疗 | | | | | | |
| 2012，布拉默（Brahmer）等[80] | I 期 | 17 | 进展性晚期或转移性卵巢癌 | 抗 PD-L1 3 mg/kg 或 10 mg/kg，共计 16 个周期 | ORR：6%（1 PR/0 CR）<br>DCR：23.50%<br>（仅在 10 mg/kg 组有 DCR） | a 总体：61%（乏力，注射反应，腹泻，关节痛，皮疹，恶心，瘙痒和头痛）<br>3 ～ 4 级：9% |
| 2015，滨西（Hamanishi）等[81] | II 期 | 20 | 铂耐药卵巢癌 | 纳武利尤单抗 1 或 3 mg/kg q2 周，共计 6 个周期 | ORR：15%（1 PR/2 CR）<br>DCR：45%<br>mPFS：3.5 个月，mOS：20 个月 | 最常见：血清 AST 升高，甲状腺功能减退，淋巴细胞减少，白蛋白减少、发热，血清 ALT 升高，斑丘疹皮疹，关节痛，心律失常，疲劳和贫血<br>3 ～ 4 级：40% |
| 2016，因凡特（Infante）等[86] | I a 期 | 9 | 晚期，复发卵巢癌 | 阿替利珠单抗 0.3 mg/kg，10 mg/kg，或 15 mg/kg q3 周 | ORR：22.2%（2 PR/0 CR）<br>DCR：22.20%<br>mPFS：2.9 个月，mOS：11.3 个月 | 总体：91.7%（以 1 ～ 2 级的乏力，疼痛为主）<br>3 级：17%（自身免疫性肝炎和斑丘疹皮疹） |
| 2019，迪赛思（Disis）等[84] | I b 期 | 125 | 铂耐药卵巢癌 | 阿维鲁单抗 10mg/kg q2 周，直至疾病进展或患者退出 | ORR：9.6%（11 PR/1 CR）<br>DCR：52%<br>mPFS：2.6 个月<br>6 个月和 12 个月 PFS 率：16.1% 和 10.2%<br>mOS：11.2 个月<br>12 个月 OS 率：47%<br>PD-L1 和 BRCA 状态都与疗效无关 | 总体：68.8%<br>3 ～ 4 级：7.2% |

| 研究 | 设计 | 数量 | 患者群体 | 治疗 | 结果 | 治疗相关不良事件 |
|---|---|---|---|---|---|---|
| 2019, 马图罗尼斯（Matulonis）等[83] | Ⅱ期 | A组：(n=285) B组：(n=91) | 晚期复发性卵巢癌 A组：接受过1~3线治疗且无治疗间隔（TFI）3~12个月；B组：接受过4~6线治疗且TFI至少3个月 | 帕博利珠单抗200mg IV q3周，共治疗2年 | A组：ORR: 7.4%（16 PR/5 CR）DCR: 37.2% mPFS: 2.1月，mOS: NR B组：ORR: 9.9%（7 PR/2 CR）DCR: 37.4%. mPFS: 2.1个月，mOS: 17.6个月 CPS ≥ 10与更好的临床治疗反应相关 | 总体：73.1% 3~5级：19.7%（最常见乏力 2.7%，2例因史蒂文斯—约翰逊综合征死亡，1例出现低醛固酮血症）Ir-AEs: 22.6%，最常见甲状腺功能亢进/减退，3~5级：严重的皮肤反应和结肠炎 |
| 2019, 瓦尔加（Varga）等[82] | Ⅰb期 | 26 | 既往治疗失败的晚期PD-L1阳性卵巢癌 | 帕博利珠单抗10 mg/kg q2周，共计24个月 | ORR: 11.5%（2 PR/1 CR）DCR: 38.50% mPFS: 1.9个月，mOS: 13.8个月 | 总体：73.1%（最常见关节痛、恶心、瘙痒）1名患者出现3级TRAE |
| 2019, 马拉贝尔（Marabelle）等[27] | Ⅱ期 | 15 | 复发性MSI-H卵巢癌 | 帕博利珠单抗200mg IV q3周 | ORR: 33.3%（2 PR/3 CR）mPFS: 2.3个月（95% CI: 1.9~6.2）mOS: NR（95% CI: 3.8-NR） | 总体[a]: 64.8%（最常见乏力、瘙痒、腹泻和虚弱）3~5级：15%（1例5级为治疗相关肺炎） |
| 联合治疗：IO-化疗 | | | | | | |
| 2018, 韦纳姆（Wenham）等[87] | Ⅱ期 | 37 | 复发铂耐药卵巢癌，此前最多接受过3线治疗 | 紫杉醇周疗（80 mg/m²），帕博利珠单抗200 mg iV q3周 | ORR: 51.4%（只有PR）DCR: 86.50%，6个月PFS: 64.5% mPFS: 7.6个月 mOS: 13.4个月 | 最常见：贫血，乏力，中性粒细胞减少，恶心，水肿，腹泻，呼吸困难，白细胞减少，神经病变，呕吐，腹痛，淋巴细胞减少，咳嗽，低镁血症 3~4级：白细胞增多，贫血，中性粒细胞减少，淋巴细胞减低，低钠血症，糖耐量减低 |

续表

| 研究 | 设计 | 数量 | 患者群体 | 治疗 | 结果 | 治疗相关不良事件 |
|---|---|---|---|---|---|---|
| 2019, 普杰德·劳雷尼 (Pujade-Lauraine) 等[85] | Ⅲ期 | 566 | 铂耐药/铂抵抗卵巢癌 | 随机 1：1：1 分组 队列#1: 阿维鲁单抗单药 队列#2: PLD 单药 队列#3: 阿维鲁单抗 +PLD | 队列#1 vs. 队列#2 vs. 队列#3: ORR: 3.7% vs. 4.2% vs. 13.3%; PFS: 1.9 个月 vs. 3.5 个月 vs. 3.7 个月 OS: 11.8 个月 vs. 13 个月 vs. 15.7 个月 | 3 级及以上: 队列#3 发生率最高 (42.9%), 其次为队列#2 (31.6%), 队列#1 (16.0%) 掌足红肿触痛综合征 (PPR syndrome): 9.9% 中性粒细胞减少: 9.3%, 皮疹: 9.3%, 乏力: 7.1%, 口腔炎: 5.5% |
| 2020, 莱德曼 (Ledermann) 等[89] | Ⅲ期 | 998 | Ⅲ～Ⅳ期卵巢癌 (减瘤手术后或拟进行新辅助化疗患者) | 随机 1：1：1 分组 队列#1: 卡铂 (AUC5-6) q3 周和紫杉醇 175 mg/m² q3 周或紫杉醇 80 mg/m² q 周, 用阿维鲁单抗维持治疗 (10 mg/kg IV q2 周) 队列#2: 化疗 + 阿维鲁单抗 10 mg/kg IV q3 周, 随后用阿维鲁单抗维持治疗 队列#3: 化疗后观察 | 阿维鲁单抗 2 组与对照组对比 PFS HR: 1.43 (95% CI: 1.051～1.946) 阿维鲁单抗组同队列#1 与队列#2 对比 PFS HR: 1.14 (95% CI: 0.832～1.565) mPFS: 16.8 个月 (队列#1), 18.1 个月 (队列#2), NR (队列#3) ORR: 30.4% (队列#1), 36.0% (队列#2), 30.4% (队列#3) | ≥ 3 级与治疗相关急不良事件: 队列#1: 66.5% 队列#2: 70.8% 队列#3: 62.6% |
| 2020, 摩尔 (Moore) 等[90] | Ⅲ期 | 1301 | Ⅲ～Ⅳ期, 减瘤术后仍有肉眼残存病灶或拟进行新辅助化疗患者 | 随机 1：1：1 分组 队列#1: 卡铂 AUC 6, 紫杉醇 175 mg/m², 阿替利珠单抗 1200 mg IV q3 周 ×6 个周期, 随后使用阿替利珠单抗维持治疗 1200 mg IV q3 周; 队列#2: 化疗 + 安慰剂, 随后使用安慰剂维持治疗 | 化疗联合阿替利珠单抗无统计学意义的 PFS 改善, HR0.92 (95% CI: 0.79～1.07) mPFS: 19.5 个月 (队列#1) vs. 18.4 个月 (队列#2) | 任何级别: 2 个队列均为 100% 3 级以上: 79% (队列#1), 73% (队列#2) |

续表

| 研究 | 设计 | 数量 | 患者群体 | 治疗 | 结果 | 治疗相关不良事件 |
|---|---|---|---|---|---|---|
| 2020, 兹索斯（Zsiros）等[88] | Ⅱ期 | 40 | 复发卵巢癌 | 帕博利珠单抗 200 mg IV, 贝伐单抗 15 mg/kg IV q3 周, 环磷酰胺 50 mg/天 po | 铂耐药（n=30）: ORR: 43.3%, DCR: 93.3% DOR: 5.5个月 铂敏感（n=10）: ORR: 60%, DCR: 100% DOR: 11.5个月 | 最常见: 疲劳, 腹泻和高血压 3~4级: 最常见高血压和淋巴细胞减少 |
| 联合治疗: IO- 靶向治疗 | | | | | | |
| 2017, 李（Lee）等[91] | Ⅰ期 | 队列#1: (n=10) 队列#2: (n=9) | 符合条件的复发或转移性卵巢癌 | 剂量递增 队列#1: 度伐利尤单抗（10 mg/kg q2 周 ~1500 mg q4 周）+ 奥拉帕利（200 ~ 300 mg 口服 BID） 队列#2: 度伐利尤单抗（10 mg/kg q2 周 ~1500 mg q4 周）+ 西地尼布（30 mg 口服 qd 或奥拉帕利 20 mg 持续用药 5 天后休息 2 天） | 队列#1: ORR: 20%（2 PR/0 CR） DCR: 90% 队列#2: ORR: 50%（3 PR/6 CR） DCR: 83% | 队列#1: 3级包括贫血和淋巴细胞减少 队列#2: 3级为乏力, 4级为高血压 反复2级TRAE和非剂量限制性毒性3级和4级TRAE, 患者对西地尼布的每日剂量无法耐受 |
| 2018, 德鲁（Drew）等[94] | Ⅱ期 | 32 | gBRCAm 铂敏感的复发卵巢癌 | 奥拉帕利 300 mg po BID×4 周, 随后奥拉帕利 300 mg po BID+ 度伐利尤单抗 1.5g IV q4 周 | ORR: 63%（14 PR/6 CR） DCR: 81% | 3级: 主要不良反应为贫血, 脂肪酶升高, 淀粉酶升高, 中性粒细胞减少 |
| 2018, 李（Lee）等[93] | Ⅱ期 | 35 | 复发性、铂耐药的卵巢癌 | 度伐利尤单抗 1500 mg IV q4 周和奥拉帕利 300 mg po BID | ORR: 14.7%（5 PR/0 CR）, DCR: 52.90% | 3~4级: 贫血, 淋巴细胞减少 由于贫血, 房颤和恶心支持治疗无法改善导致奥拉帕利剂量减低 |
| 2018, 刘（Liu）等[96] | Ⅱ期 | 38 | 铂敏感的持续性卵巢癌 | 贝伐单抗 10 mg/kg 和纳武利尤单抗 240 mg q2 周, 直到疾病进展 | ORR: 26.3%（10 PR/0 CR）, DCR: 34.2%, mPFS: 9.4个月 | 最常见的不良反应为乏力, 肌痛, 皮肤改变 ALT升高, AST/ |

续表

| 研究 | 设计 | 数量 | 患者群体 | 治疗 | 结果 | 治疗相关不良事件 |
|---|---|---|---|---|---|---|
| 2019, 康斯坦丁欧普洛斯（Konstantino-poulos）等[95] | I/II 期 | 60 | 复发性卵巢癌 | 帕博利珠单抗 200 mg IVq3 周 + 尼拉帕利 200 mg po qd | ORR：18%（8 PR/3 CR）DCR：65%，mPFS：3.4 个月 6 个月和 12 个月 PFS 率：31% 和 12% ORR 与对铂化疗的敏感性、既往是否贝伐珠单抗治疗、体细胞 BRCA 突变或 HRD 生物标志物的状态相关 | 最常见的不良反应为乏力、恶心、贫血、便秘 3 级：骨髓抑制 |
| **联合治疗：IO 联合治疗** | | | | | | |
| 2020, 扎马林（Zamarin）等[97] | II 期 | 队列 #1：（n=49）队列 #2：（n=51） | 复发性卵巢癌且无铂间隔＜12 个月 | 队列 #1：纳武利珠单抗 3 mg/kg IV q2 周 × 4 剂，随后那武利尤单抗维持性治疗 3 mg/kg IV q2 周，共计 42 剂 队列 #2：纳武利尤单抗 1 mg/kg IV+伊匹木单抗 3 mg/kg q3 周 × 4 剂，随后纳武利尤单抗维持性治疗 3 mg/kg IV q2 周 | ORR：31.4% vs. 12.2%（P=0.034）mPFS：3.9 个月 vs. 2 个月（P=0.004）mOS：28.1 个月 vs. 21.8 个月（P=0.43） | 总体：队列 #2 的发生率比队列 #1 高 3 级及以上：49（队列 #2）vs. 33%（队列 #1） |

注：AE：不良反应；CPS：联合阳性评分；CR：完全缓解；DCR：疾病控制率=疾病稳定率+部分缓解率+完全缓解率；DOR：反应持续时间；gBRCAm：BRCA 胚系突变；IrAEs：免疫相关不良事件；mOS：中位总生存期；mPFS：中位无进展生存期；ORR：客观缓解率；OS：总生存期；PFS：无进展生存期；PPE：掌足红肿痛；PR：部分缓解；RFS：无复发生存期；TRAE：治疗相关不良事件。

研究作者未发现 PD-L1 和 BRCA 状态与治疗反应之间的关联性[84]。在 JAVELIN Ovarian 200 临床试验中，566 例铂耐药 / 难治性卵巢癌患者被随机分配到三个组中治疗：阿维鲁单抗单药组，聚乙二醇化脂质体阿霉素（pegylated loposomal doxorubicin，PLD）单药组，阿维鲁单抗和 PLD 联合治疗（NCT02580058）组[85]。初步结果显示，阿维鲁单抗单药治疗的 PFS 最差，且联合用药组并没有显示出额外的治疗获益（三组的 PFS 分别为 1.9、3.5、3.7 个月）。OS 也显示出相似的结果（11.8、13、15.7 个月）[85]。然而，亚组分析显示，PD-L1 阳性与联合治疗在改善 PFS 方面有轻微的临床获益相关（PFS 为 3.7 个月 vs. 3.0 个月；$HR=0.65$，95% $CI$：0.46 ~ 0.92），且 OS 也有类似的改善趋势（17.7 个月 vs. 13.1 个月；$HR=0.72$，95% $CI$：0.48 ~ 1.08）[85]。3 级 TRAEs 在联合治疗组中最高（42.9%），其次是 PLD 单药组（31.6%）和阿维鲁单抗单药组（16.0%）[85]。

在因凡特（Infante）及其同事[86]开展的一项 I 期研究中，12 名晚期卵巢癌患者接受了阿替利珠单抗治疗，其中大多数患者此前至少接受过 2 种治疗方案[86]。公布的初步结果显示，9 例可评估的患者中 ORR 为 22%（两例 PR），DCR 为 22%。

### 4.1.1 联合治疗：IO+ 化疗

鉴于肿瘤微环境有较强的免疫抑制且免疫检查点抑制剂单药疗效有限，人们对使用联合用药方案治疗卵巢癌的尝试越发感兴趣。温汉姆（Wenham）及其同事[87]在 2018 年国际妇科癌症学会（International Gynecologic Cancer Society）会议上展示了他们的初步研究结果。他们使用紫杉醇周疗联合帕博利珠单抗对铂耐药的复发性卵巢癌患者进行治疗（NCT02440425）[87]。在 37 名可评估的患者中，ORR 为 51.4%（全部为 PR），DCR 为 86.5%。6 个月 PFS 率为 64.5%，mPFS 为 7.6 个月，mOS 为 13.4 个月。在另一项 II 期非随机临床试验中，兹索斯（Zsiros）等评估了帕博利珠单抗、贝伐珠单抗和口服环磷酰胺在铂敏感和铂耐药的卵巢癌混合队列中的治疗效果（$n=40$）[88]。铂耐药的队列中（$n=30$），10 例 PR，3 例 CR，ORR 为 43.3%。mDOR 为 5.5 个月，mPFS 为 7.6 个月，DCR 为 93.3%[88]。该方案耐受性良好，是铂耐药卵巢癌潜在的治疗选择，未来应进行更大规模的研究进一步评估。

两项 III 期临床试验的中期结果显示，在一线治疗中化疗联合免疫检查点抑制剂并没有显示出比单纯化疗更好的疗效。在 JAVELIN 100 研究中，将接受一线治疗的 III ~ IV 期晚期卵巢癌患者（$n=998$）（接受初次肿瘤细胞减灭术或新辅助化疗后 - 间歇性细胞减灭术）按 1：1：1 的比例随机分为 3 组：①6 个周期的化疗（卡铂 / 紫杉醇），随后进行阿维鲁单抗维持治疗；②化疗与阿维鲁单抗联合治疗，随后使用阿维鲁单抗维持治疗；③化疗后观察[89]。所有队列的有效率相似（ORR 分别为 30.4% vs. 36% vs. 30.4%）[89]。阿维鲁单抗组与对照组相比，PFS 的 $HR$ 没有统计学差异：第 1 组相较于第 3 组的 $HR$ 为 1.43（95% $CI$：1.1 ~ 1.9），第 2 组相较于第 3 组的 $HR$ 为 1.14（95% $CI$：0.8 ~ 1.6）[89]。在 IMagyn050/GOG 3015/ENGOT-OV39 试验中，将接受一线治疗的 III ~ IV 期晚期卵巢癌患者（$n=1301$）（接受初始肿瘤细胞减灭术后有明显残存病灶或新辅助化疗后再间歇性细胞减灭术治疗）按 1：1 的比例随机分为 2 组：①6 个周期的化疗（卡铂 / 紫杉醇 / 贝伐珠单抗）联合阿替利珠单抗治疗，然后阿替利珠单抗进行维持治疗；②6 个周期的化疗联合安慰剂治疗，然后安慰剂进行维持治疗[90]。阿替利珠单抗治疗组相较于安慰剂组在 PFS 上没有统计学意义上的改善（mPFS 为 19.5

个月 *vs.* 18.4 个月；*HR*=0.92，95% *CI*：0.70 ～ 1.07）[90]。此外，PD-L1 状态并无显著 PFS 改善[90]。

### 4.1.2 联合治疗：IO+ 靶向治疗

李（Lee）与同事在一项 I 期研究中，对 26 例不同类型癌症患者给予度伐利尤单抗联合奥拉帕利（Olaparib，PARP 抑制剂），或度伐利尤单抗联合西地尼布（Cediranib，血管内皮生长因子受体 1-3 抑制剂）治疗，该队列大部分是卵巢癌患者（73%）[91]。接受度伐利尤单抗联合奥拉帕利治疗的 10 例可评估的复发性卵巢癌患者中，ORR 为 20%（2 例 PR），DCR 为 90%[91]。该治疗组的持久反应无法用 DNA 同源重组修复缺陷来解释，并且该队列所有患者均无 BRCA 胚系突变（2 例有体细胞 BRCA 突变的患者疗效 SD）。对于接受度伐利尤单抗和间歇性西地尼布联合治疗的 6 例可评估患者中，ORR 为 50%（均为 PR），DCR 为 83%[91]。虽然联合治疗在总体上具有可接受的安全性，但由于出现反复 2 级 TRAEs 和非剂量限制性毒性 3 级和 4 级 TRAEs，患者无法耐受西地尼布的每日剂量[91]。对亚组的肿瘤生物标志物进行分析表明，某些临床获益可能与肿瘤的 PD-L1 表达相关[92]。在一个更大的复发铂耐药的卵巢癌患者队列中（大多数由 BRCA 野生型组成），李和同事们发现度伐利尤单抗联合奥拉帕利度伐利尤单抗奥拉帕利的 ORR 为 14.7%（5 例 PR，其中 2 例为 BRCA 胚系突变型，3 例为 BRCA 野生型），DCR 为 52.9%（NCT02484404）[93]。在另一项度伐利尤单抗 / 奥拉帕利的研究中，德鲁（Drew）等对有胚系 BRCA 突变的、铂敏感的卵巢癌患者使用奥拉帕利治疗，然后再进行度伐利尤单抗联合奥拉帕利的维持治疗（MEDIOLA 研究；NCT02734004）[94]。在 32 名患者中，ORR 为 63%（14 例 PR，6 例 CR），12 周时 DCR 为 81%，安全性可耐受[94]。在 TOPACIO/KEYNOTE-162 中，研究者在不同的患者群体中评估了另一种 PARPi/ 免疫检查点抑制剂联合用药方案，其中包括复发铂耐药卵巢癌患者，无论 BRCA 突变状态如何[95]。这项 I / II 期研究中，67 名卵巢癌或三阴性乳腺癌患者接受了尼拉帕利（Niraparib）和帕博利珠单抗联合治疗[95]。在 60 例可评估的卵巢癌患者中，ORR 为 18%（3 例 CR，8 例 PR），DCR 为 65%（3 例出现可耐受的治疗副作用）[95]。从 ORR 的结果来看，不论患者对基于铂类化疗的敏感性、既往是否使用过贝伐珠单抗、体细胞 BRCA 突变状态如何，或者同源重组缺陷相关的生物标志物状态如何，该治疗方案的 ORR 均类似[95]。

在另一项二联组合用药研究中，刘和同事在铂敏感和铂耐药的卵巢癌患者组成的混合队列中评估了纳武利尤单抗联合贝伐珠单抗治疗的疗效[96]。在 38 例患者的初步分析中，ORR 为 26.3%（10 例 PR，其中多数为对铂敏感患者），DCR 为 34.2%，可耐受副反应（NCT02873962）[96]。

### 4.1.3 联合治疗：IO 联合治疗

在 II 期 NRG-GY003 试验中，100 例无铂间期＜ 12 个月的复发卵巢癌患者被随机分为单独使用纳武利尤单抗组（*n*=49）或使用纳武利尤单抗 / 伊匹木单抗，然后纳武利尤单抗维持组（*n*=51）[97]。联合组 6 个月的 ORR 显著高于单药组（分别为 31.4% *vs.* 12.2%；*OR*=3.28，*P*=0.034）[97]。此外，联合组的 mPFS 稍好（联合组 3.9 个月，单药组 2 个月；*HR*=0.53，95% *CI*：0.34 ～ 0.82）。有趣的是，与其他组织学类型相比，透明细胞癌对联合治疗的缓解率是其他肿瘤类型的 5 倍（*P*=0.0498）[97]。联合组 3 级及以上不良事件的发生率高于单药组（分别为 49% 和 33%），但总体耐受性良好[97]。

目前还有大量免疫检查点抑制剂联合治疗的临床试验正在进行，包括但不限于以下内容：

（1）NCT02839707：阿替利珠单抗与聚乙二醇化多柔比星脂质体（PLD）*vs.* 阿替利珠单抗、PLD 和贝伐珠单抗 *vs.* PLD 和贝伐珠单抗，Ⅱ/Ⅲ期临床试验；

（2）ATLANTE（NCT02891824）：医生选择的铂类化疗、贝伐珠单抗和阿替利珠单抗 *vs.* 铂类化疗、贝伐珠单抗和安慰剂，Ⅲ期临床试验；

（3）FIRST（NCT03602859）：标准化疗方案与尼拉帕利 *vs.* 标准化疗方案与多塔利单抗 *vs.* 标准化疗方案与安慰剂；

（4）MK-7339-001/KEYLYNK-001/ENGOT-ov43/GOG-3036（NCT03740165）：标准化疗、尼拉帕利联合帕博利珠单抗 *vs.* 标准化疗、尼拉帕利的安慰剂联合帕博利珠单抗 *vs.* 标准化疗、尼拉帕利联合和帕博利珠单抗的安慰剂，Ⅲ期临床试验；

（5）DUO-O（NCT03737643）：标准化疗、奥拉帕利、度伐利尤单抗和贝伐珠单抗联用 *vs.* 标准化疗、奥拉帕利的安慰剂、度伐利尤单抗和贝伐珠单抗联用 *vs.* 标准化疗、奥拉帕利、度伐利尤单抗的安慰剂和贝伐珠单抗联用，Ⅲ期临床试验；

（6）ATHENA（NCT03522246）：一线治疗后，鲁卡帕利（Rucaparib）单药维持 *vs.* 鲁卡帕利联合纳武利尤单抗维持，Ⅲ期临床试验；

（7）NCT02608684：帕博利珠单抗、吉西他滨和顺铂，Ⅱ期临床试验。

## 4.2 肿瘤疫苗在上皮性卵巢癌中的应用

以肿瘤抗原作为靶点的肿瘤疫苗一直是卵巢癌治疗方面的研究热点。其中，NY-ESO-1 是肿瘤相关抗原之一，在晚期上皮性卵巢癌中的表达率超过 40%，是肿瘤疫苗治疗研究的热点[98]（表 6.6）。迪芬巴赫（Diefenbach）等的一项研究中，HLA-A*0201 阳性的高危卵巢癌患者在初始减瘤术和化疗后，接受了 NY-ESO-1b 肽和 Montanide 系列疫苗治疗[99]。在接受评估的 9 例患者中，该系列疫苗总体上耐受性良好，且无论肿瘤是否表达 NY-ESO-1，似乎都能产生 T 细胞免疫反应，其中有 3 例 NY-ESO-1 阴性肿瘤患者在 25、38 和 52 个月时达到临床缓解[99]。在另一项 I 期研究中，10 例复发性上皮卵巢癌患者在多柔比星化疗后加入 NY-ESO-1 疫苗和地西他滨（DNA 甲基化抑制剂）联用治疗，结果显示抗体产生增加，且 T 细胞免疫反应增加，ORR 为 10%（1 例 PR），DCR 为 60%[100]。萨巴蒂尼（Sabbatini）等开展的 I 期临床试验显示，NY-ESO-1 的疫苗佐剂，如 Montanide-ISA-51 制剂和 Toll 样受体的配体 poly-ICLS（赖氨酸和羧甲基纤维素稳定的多聚胞苷酸）能产生更强的免疫应答反应，如产生更强的抗体、提高 CD8$^+$T 细胞的活性[101]。

树突状细胞疫苗也被应用于一些临床试验中。在一项 I/Ⅱ期试验中，11 例第一次或第二次临床缓解的卵巢癌患者接受了单核细胞来源树突状细胞疫苗注射，这种疫苗载入了 Her2/neu（在卵巢癌中高度表达）、人类端粒酶逆转录酶和泛 DR 肽抗原。接种前患者进行/不进行环磷酰胺化疗）[102]。总体的 3 年生存率为 90%，接种疫苗前接受环磷酰胺化疗的患者似乎有提高趋势[102]。在一项 I/Ⅱ期临床试验中，拜克（Baek）等向减瘤术后并化疗后的 10 例卵巢癌患者给予了自体树突状细胞疫苗接种和 IL-2 巩固治疗，结果表明该治疗方案耐受性良好[103]。3 例患者在接种疫苗后 83、80.9 和 38.2 个月后保持完全缓解，1 例患者 CR 持续 50.8 个月[103]。患者的免疫反应明显增加，免

表 6.6 已报道的上皮性卵巢癌疫苗临床实验

| 研究 | 设计 | 数量 | 患者群体 | 治疗 | 结果 | 治疗相关不良事件 |
|---|---|---|---|---|---|---|
| 2008, 迪芬巴赫（Diefenbach）等[99] | I 期 | 9 | HLA-A*0201 阳性, 高危上皮性卵巢癌（定义为初始减瘤术不理想, 3 周期化疗后 CA-125 未恢复正常, 或二次探查手术阳性） | HLA-A*0201 特异性 NY-ESO-1b 多肽 + Montanide-ISA-51 疫苗 q3 周 × 5 剂 | ORR: 33.33%（0 PR /3 CR）DCR: 33.33% NY-ESO-1 阳性和阴性的肿瘤中都产生了 T 细胞免疫 | 乏力、贫血、瘙痒、肌痛、甲状腺功能亢进或减退 无 3 ～ 4 级不良反应 |
| 2011, 朱（Chu）等[102] | I/II 期 | 每队列 5 人 | HLA-A2+, II ～ IV 期且初始减瘤术与化疗后无疾病临床证据的患者; 或为 I ～ IV 期至少 2 年无进展间隔后诊断为首次复发, 在二次手术治疗后无疾病临床证据的患者 | 队列 #1: 用 HLA-A2 限制性 hTERT 988Y, HER2/neu 369V2V9, HER2/neu 689, PADRE 多肽（PolyPeptide laboratories, San Diego, CA）脉冲的成熟自身树突细胞疫苗联合环磷酰胺 队列 #2: 与队列 #1 相同, 但没有环磷酰胺 | PFS: 40%（队列 #1）vs. 80%（队列 #2）（P=0.17）队列 #2: 总淋巴细胞或调节细胞数量没有变化 T 细胞对疫苗有一定反应, 但比对照疫苗（白喉结合蛋白 CRM197）的正常反应低 | 最常见症状为: 红斑、硬结、瘙痒, 注射部位疼痛, 发热和疲劳 无 3 ～ 4 级不良反应 |
| 2012, 萨巴蒂尼（Sabbatini）等[101] | I 期 | 队列 #1: (n=4) 队列 #2: (n=13) 队列 #3: (n=11) | II ～ IV 期卵巢、输卵管或腹膜上皮癌, 在第二或第三次缓解期 | 队列 #1: NY-ESO-1 OLP 单药 队列 #2: NY-ESO-1 OLP+ Montanide-ISA-51 队列 #3: NY-ESO-1 OLP+ Montanide-ISA-51+ poly-ICLC | NY-ESO-1 特异性抗体和 CD8+T 细胞: 接受疫苗注射后均无法检测, 队列 #1: 分别为 46% 和 62% 队列 #2: 分别为 91% 和 91%, 队列 #3: Montanide ISA-51 增加 NY-ESO-1- 特异性 CD4+T 细胞频率和多克隆性; Poly-ICLC 加速免疫反应的诱导。 | 注射部位反应与治疗一定相关 疲劳可能与治疗相关 |
| 2014, 奥顿西（Odunsi）等[100] | I 期 | 10 | 复发性卵巢癌患者（通常接受多柔比星和疫苗（NY-ESO-1）作为挽救性治疗） | 地西他滨、多柔比星和疫苗（NY-ESO-1 多肽 +Montanide-ISA-51+ 粒细胞集落刺激因子 GM-CSF）× 4 周期 | ORR: 10%（1 PR/0 CR）DCR: 60% | 主要是注射部位反应 3 ～ 4 级: 中性粒细胞减少, 注射部位反应 |

| 研究 | 设计 | 数量 | 患者群体 | 治疗 | 结果 | 治疗相关不良事件 |
|---|---|---|---|---|---|---|
| 2015，拜克（Baek）等[103] | Ⅰ/Ⅱ期 | 10 | 在最初接受减瘤术和化疗的患者中接种DC疫苗作为巩固治疗 | 自体肿瘤裂解液和KLH脉冲的自体单核细胞来源的DC细胞疫苗，每4周注射一次 | DCR：50% PFS：21.7个月，OS：43.8个月 NK细胞活性增加，IFN-γ分泌型T细胞数量增加，免疫刺激性细胞因子分泌增加，免疫抑制性细胞因子分泌减少 | 最常见的不良反应：流感样症状 |
| 2018，西布拉（Cibula）等[104] | Ⅱ期 | 每队列32人 | 铂敏感复发的晚期上皮性卵巢癌 | 队列#1：化疗+卵巢癌树突状细胞疫苗DCVAC（1×10^7 DCs/剂） 队列#2：单纯化疗 | 队列#1： ORR：87.5% mPFS：10.9个月 队列#2： ORR：62.5% mPFS：9.4个月 | 大多数AE与化疗相关 没有与疫苗相关的3级不良反应 |
| 2018，多里戈（Dorigo）等[108] | Ⅰ/Ⅱ期 | 10 | 晚期卵巢癌患者（Ⅱc-Ⅳ期），有疾病进展证据 | DPX-Survivac（剂量递增）+节律性小剂量环磷酰胺化疗+艾卡哚司他（Epacadostat） | ORR：30%（3 PR/0 CR） DCR：60% | 耐受性良好 |
| 2018，罗伯（Rob）等[105] | Ⅱ期 | 队列#1：(n=34) 队列#2：(n=34) 队列#3：(n=31) | Ⅲ期卵巢上皮癌（浆液性，子宫内膜样或黏液性），PS 0-2，PDS后最大残留灶<1cm，既往没有接受过系统治疗 | 队列#1：DCVAC（1×10^7 DCs/剂）+化疗 队列#2：序贯化疗，之后DCVAC治疗 队列#3：单纯化疗 | mPFS：18.3 vs. 24.4 vs. 18.6个月 队列#2：PFS获益趋势（P=0.05），OS也呈现相同的趋势 | 没有与DCVAC相关的3级不良反应 |
| 2018，塔尼（Tanyi）等[107] | Ⅰ期 | 25 | 既往接受过铂类治疗，没有接受过免疫治疗的复发性卵巢癌 | 队列#1：仅OCDC 队列#2：OCDC+贝伐珠单抗 队列#3：OCDC+贝伐珠单抗+环磷酰胺 | ORR：0 vs. 10% vs. 10% DCR：30% vs. 50% vs. 70% 疫苗诱导对自体肿瘤抗原产生的T细胞免疫反应，且与显著延长的生存期相关 | 主要为1~2级不良反应，最常见疼痛 |

续表

| 研究 | 设计 | 数量 | 患者群体 | 治疗 | 结果 | 治疗相关不良事件 |
|---|---|---|---|---|---|---|
| 2019, 欧·卡罗尔 (O'Cearbhaill) 等[110] | I 期 | 队列 #1: (n=86) 队列 #2: (n=85) | 处于第 2 次或第 3 次临床缓解期的卵巢癌患者 | 随机 1:1 队列 #1: 注射与佐剂 OPT-821 结合的多价疫苗,第 1、2、3、7、11 周及每 12 周 队列 #2: 仅注射佐剂 OPT-821,第 1、2、3、7、11 周及每 12 周 | PFS 的 HR 0.98,(95% CI 0.7 ~ 1.36) mOS: 47 个月(队列 #1),46 个月(队列 #2) | 3 级: 4 例出现胃肠道紊乱 4 级: 1 例骨髓增生异常综合症,1 例抑郁 |
| 2020, 罗科尼 (Rocconi) 等[109] | II 期 | 队列 #1: (n=47) 队列 #2: (n=44) | III /IV 期高级别浆液性、子宫内膜样或透明细胞卵巢癌,治疗后后完全缓解 | 队列 #1: Gemogenovatucel-T 队列 #2: 安慰剂 | 总体分析: PFS 两队列相似(11.5 个月 vs. 8.4 个月,P=0.078) BRCA 野生型患者的事后分析: 队列 #1: PFS 明显改善,HR=0.50,90% CI 0.30 ~ 0.88,p=0.02。队列 #1 组 1 年 PFS 率提高: 51% vs. 14%,P=0.036 队列 #1 组 2 年 PFS 率也提高: 33% vs. 14%,P=0.048 | 耐受性良好 无 3 ~ 4 级不良反应 |
| 2014, 川野 (Kawano) 等[106] | II 期 | 42 | 铂敏感和铂耐药的复发卵巢癌 | 基于 HLA 类型和预先存在的宿主免疫状态选择的多肽个体化疫苗,通过对 31 种不同候选疫苗中每一种的 IgG 水平进行评估 +Montanide ISA-51 (Seppic,巴黎,法国)+/-化疗(如果患者耐受) | ORR: 2.3%(0 PR/1 CR) DCR: 7.10% mOS: 19.1 个月 | 除 1 例 3 级腿部感染外,其余主要为 1 ~ 2 级注射部位皮肤反应 严重不良反应与化疗相关,而不是与接种疫苗直接相关 |

注: AE: 不良反应; Chemo: 化疗; Combo: 联合治疗; CR: 完全响应; DCR: 疾病控制率 = 疾病稳定率 + 部分缓解率 + 完全缓解率; DCVAC: 树突状细胞疫苗; RP2D: 推荐的 II 期剂量; HLA: 人类白细胞抗原; IL-2: 白介素 -2; KLH: 钥孔虫戚血蓝蛋白; mOS: 中位总生存期; mPFS: 中位无进展生存期; MTD: 最大耐受剂量; OCDC: 淋巴结内注射氧化的自体全肿瘤细胞裂解物; ORR: 客观缓解率; OS: 总生存期; PDS: 初始肿瘤细胞减灭术; PFS: 无进展生存期; PR: 部分缓解; RFS: 无复发生存期; TRAE: 治疗相关不良事件; *: HLA 单倍型的类型。

疫抑制因子的分泌也明显减少[103]。另一项研究比较了自体树突状细胞疫苗联合化疗与单纯化疗治疗铂敏感复发卵巢癌患者的疗效，结果表明疫苗联合化疗组相较于化疗治疗组 ORR 有提升趋势（分别为 87.5% 和 62.5%）（NCT02107950）[104]。一项欧洲多中心 Ⅱ 期研究发现，与辅助化疗同时注射树突疫苗相比，在初始减瘤术和化疗后序贯应用树突状细胞疫苗的方案 PFS 有改善的趋势（24.3 个月 *vs.* 18.3 个月，*P*=0.05）（NCT02107937）[105]。

桑野（Kuwano）等研究了基于 HLA 类型和之前存在的宿主免疫状态（通过对肿瘤相关抗原的 IGG 反应水平表征）的个性化疫苗接种，并证明了一定的疾病稳定性和良好的耐受性[106]。由氧化的自体全肿瘤细胞裂解物脉冲自体树突状细胞制成的个性化疫苗也表现出广泛的抗肿瘤免疫反应活性[107]。

在 DeCidE 试验中，Ⅰ C-Ⅳ 期复发卵巢癌患者接受了 DPX-Survivac（含有针对存活蛋白 Survivin 抗原的 HLA- Ⅰ 类多肽混合疫苗）、低剂量环磷酰胺和艾卡哚司他（Epacadostat，吲哚胺 2，3- 双加氧酶 1 选择性抑制剂）方案治疗（NCT02785250）[108]。10 例可评估患者的初步结果显示，ORR 为 30%（3 例 PR），DCR 为 60%，治疗耐受性良好[108]。

在 VITAL 研究中，研究者使用自体肿瘤细胞疫苗（Gemogenovatucel-T）对在卡铂 / 紫杉醇一线治疗中完全缓解的 Ⅲ/Ⅳ 期高级别浆液性、子宫内膜样或透明细胞卵巢癌患者进行治疗[109]。Gemogenovatucel-T 是一种自体肿瘤细胞疫苗，通过采集肿瘤组织，在体外转染编码 GMCSF 基因和双功能短发夹 RNA（bi-shRNA）的质粒，最终降低患者免疫抑制性 TGF-$\beta_1$ 和 TGF-$\beta_2$ 的表达[109]。在这项 Ⅱ b 期试验中，91 例患者被随机分配到 Gemogenovatucel-T 治疗组（*n*=47）或安慰剂组（*n*=44）[109]。治疗组和安慰剂组的无复发生存期（RFS）相似（分别为 11.5 个月和 8.4 个月；*P*=0.078）[109]。但在 BRCA 野生型亚组事后分析的结果显示，与安慰剂组相比治疗组的 RFS 有所提高（*HR*=0.50，90% *CI*：0.30 ~ 0.88；*P*=0.02）[109]；且与安慰剂相比治疗组的 1 年和 2 年 RFS 率也有提高（分别为 51% *vs.* 28%，*P*=0.036；33% *vs.* 14%，*P*=0.048）[109]。研究人员观察到该疫苗是安全的，无 3 ~ 4 级 TRAEs[109]。

欧·卡罗尔（O'Cearbhaill）等发起的一项临床试验旨在评估与单独的 OPT-821 相比，多价疫苗 - 钥孔虫戚血蓝蛋白（KLH）与 OPT-821 佐剂结合的安全性和有效性。研究者按 1：1 的比例将 171 例处于第二次或第三次临床缓解期的卵巢癌患者随机分配到疫苗 + 佐剂组（*n*=86）与单独佐剂组（*n*=85）。试验结果显示，尽管患者可耐受该治疗，但联合治疗的免疫原性有限，PFS 和 OS 均无改善[110]。

## 4.3 ACT 在上皮性卵巢癌中的应用

目前已经有多个临床试验评估了 ACT 在卵巢癌中的治疗效果。第一项试验是由青木（Aoki）等 1991 年进行的，该研究考察了不输注 IL-2 的 TIL 疗法单用或联合顺铂化疗在晚期或复发性卵巢癌中的作用[111]。在 TIL 单药组中，ORR 为 71.4%（1 例 CR，4 例 PR），而在联合治疗组中，ORR 为 90%（7 例 CR，2 例 PR），7 例 CR 患者中有 4 例在超过 15 个月的随访中一直没有复发（表 6.7）[111]。五十岚（Ikarashi）等的另一项研究表明，TIL 治疗也可诱导细胞毒性 T 细胞和自

表 6.7 已报道的上皮性卵巢癌 ACT 临床实验

| 研究 | 设计 | 数量 | 患者群体 | 治疗 | 结果 | 治疗相关不良事件 |
|---|---|---|---|---|---|---|
| 1991, 青木 (Aoki) 等[111] | I 期 | TIL组: (n=7) TIL+化疗组: (n=10) | 晚期或复发性 EOC | 队列 #1: TIL（至少 1×10^{10} 个细胞），不输注 IL-2 队列 #2: 含顺铂化疗方案后输注 TIL，不输注 IL-2 | TIL组: ORR: 71.4%（4 PR/1 CR） DCR: 85.7% TIL+化疗组: ORR: 90%（2 PR/7 CR） DCR: 100% | 发热和寒战: 30% |
| 1994, 弗里德曼 (Freedman) 等[116] | I 期 | 8 | 晚期铂难治上皮性卵巢癌 | IP TIL+IP IL-2 | ORR: 0% 腹水消退（2例）肿瘤缩小和 CA-125 减少（1例）手术证实肿瘤和 CA-125 稳定（1例） | 3 级：贫血和腹膜炎 |
| 1994, 五十岚 (Ikarashi) 等[112] | I 期 | TIL组: (n=12) 对照组: (n=10) | PDS 后 FIGO 分期 II、III 或 IV 期的晚期上皮性卵巢癌 | TIL组: PDS 后行含顺铂方案化疗，随后用 TIL（5×10^8 个细胞），不用 IL-2 对照组: PDS 后行化疗方案 | CD8+ 细胞数目、细胞介导免疫、CD16 和 CD56 APCs 的 NK 细胞活性增加 | 毒性主要系化疗导致（恶心/呕吐，脱发，骨髓抑制） |
| 1995, 藤田 (Fujita) 等[113] | I 期 | TIL+化疗组: (n=13) 化疗组: (n=11) | PDS 后无残余病灶的 FIGO 分期 II、III 或 IV 期的晚期上皮性卵巢癌 | TIL组: PDS 后行含顺铂方案化疗，随后用 TIL（5×10^8 个细胞），不用 IL-2 对照组: PDS 后行化疗方案 | 3 年 PFS: 82.1%（TIL 组）vs. 54.5%（对照组），P<0.05 无病生存患者的 3 年 OS: 100%(TIL 组) vs. 67.5（对照），P<0.01 ORR 0%, DCR 100% | 毒性主要系化疗导致（恶心/呕吐，脱发，骨髓抑制） |
| 2018, 彼得森 (Pedersen) 等[114] | I 期 | 6 | 铂耐药进展性转移性卵巢癌 | 标准淋巴耗竭化疗后输注 TIL 治疗并用递减的 IL-2 刺激 | ORR: 0, DCR: 100% mPFS: 3个月, mOS: 10个月 高表达 LAG-3 和 PD-1 | 轻度 TRAEs: 低磷血症，发热，低钾血症，贫血，淋巴细胞减少，血小板减少 |

续表

| 研究 | 设计 | 数量 | 患者群体 | 治疗 | 结果 | 治疗相关不良事件 |
|---|---|---|---|---|---|---|
| 2019，格兰（Kverneland）等[115] | I期 | 6 | 铂耐药的晚期高级别浆液性卵巢癌 | 在采集TIL之前2周伊匹木单抗（3 mg/kg）Ⅳ×1剂，随后采集TIL，体外扩增。患者接受淋巴耗竭化疗，随后接受TIL回输，同时纳武利尤单抗（3 mg/kg q2周×4剂），并接受低剂量IL-2 2周 | 1例PR，5例SD（84～342天） | 大多数3级以上TRAE是淋巴耗竭化疗和IL-2导致的（包括3例功能状态评分3～4，3例发热，2例乏力） |

注：EOC：上皮性卵巢癌；AE：不良事件；CFU：菌落形成单位；Chemo：化疗；Combo：联合治疗；CR：完全缓解；DCR：疾病控制率＝疾病稳定率＋部分缓解率＋完全缓解率；DOR：缓解持续时间；IL-2：白介素-2；IrAEs：免疫相关不良事件；LAG3：淋巴细胞激活基因3；Mono：单药治疗；MTD：最大耐受剂量；OS：总生存率；PD-1：程序性死亡受体1；PDS：初始肿瘤细胞减灭术；PK：药代动力学；PFS：无进展生存期；PR：部分缓解；PROs：患者报告结果；TIL：肿瘤浸润淋巴细胞；TRAEs：治疗相关不良事件；RFS：无复发生存期；RP2D：推荐的Ⅱ期剂量；WT1：Wilm肿瘤基因。

然杀伤细胞的活性增加[112]。藤田（Fujita）及其同事的另一项研究比较了经初始减瘤术及化疗后的 EOC 患者，接受 TIL 治疗而不输注 IL-2 与对照组的治疗效果。该小型研究结果显示，接受 TIL 治疗的患者与对照组相比，3 年总生存率（100% *vs.* 65.5%）和 PFS（82.1% *vs.* 54.5%）有明显提高[113]。与上述三项研究结果不同，彼得森（Pedersen）等为 6 例铂耐药的进展期卵巢癌患者进行了 TIL 治疗后使用 IL-2 输注[114]。DCR 为 100%，5 例患者的靶病灶均缩小（但未达到 PR 标准），且在 TIL 输注产品中显示了抗肿瘤反应[114]。但他们指出，缺乏更好的治疗反应可能是因为淋巴细胞激活基因 3（LAG-3）和 PD-1 高表达，这两种基因分别与 MHC Ⅱ 和 PD-L1 相互作用时参与免疫抑制性信号传导[114]。在前一组的另一项研究中，格兰（Kverneland）等使用伊匹木单抗治疗 6 名晚期转移性高级别浆液性卵巢癌患者，然后提取 TIL，体外扩增后，与低剂量 IL-2 和纳武利尤单抗一起重新输注回患者体内[115]。该试验的结果显示，1 例 PR，其余 5 例 SD 长达 12 个月[115]。大多数 3 ~ 4 级毒性与 TIL 输注前的化疗相关[115]。弗里德曼（Freedman）等发起的一项研究对 11 例患者进行了 TIL 和 IL-2 的腹腔注射，其中 4 例患者有临床作用：2 例腹水消退，1 例肿瘤缩小且 CA-125 下降，1 例肿瘤和 CA-125 稳定[116]。

# 5  其他妇科恶性肿瘤

目前很少有针对其他妇科恶性肿瘤的免疫治疗研究。奎勒克斯（Quéreux）及其同事在一项回顾性研究中评估了免疫检查点抑制剂在转移性或不可切除性外阴 / 阴道黑色素瘤患者中的疗效[117]。在接受伊匹木单抗治疗的 6 例患者中，4 例患者 PD；1 例 SD；1 例 PR 且肿瘤体积减少 89%，生存期为 31 个月[117]。在接受纳武利尤单抗治疗的 8 例患者中，有 4 例 PR[117]。一例阴道黑色素瘤患者接受了伊匹木单抗和纳武利尤联合治疗，疗效 PR[117]。在 CheckMate 358 临床试验中，外阴阴道队列（2 例阴道癌和 3 例外阴鳞状细胞癌患者）使用纳武利尤单抗治疗，观察到有 1 例外阴癌 PR[118]。在一项晚期罕见肿瘤的 Ⅱ 期篮子试验中，包括阴道、外阴鳞状细胞癌（2 例阴道癌和 1 例外阴癌）、卵巢颗粒细胞瘤（4 例成人型和 1 例青少年型）和妇科肺外小细胞癌患者接受帕博利珠单抗治疗[119-121]。虽然没有出现明确的治疗反应，其中 1 例阴道癌患者的靶病灶缩小了 81%，1 例外阴癌患者的靶病灶缩小了 30%，但因出现 3 级黏膜炎而终止了治疗，之后才进行影像确认为 PR[119]。在卵巢颗粒细胞瘤患者中也没有疾病缓解，但 2 例成人型颗粒细胞瘤患者的疾病控制时间为 565 天和 453 天[120]。在妇科肺外小细胞癌的队列中包括 6 例宫颈癌和 1 例外阴癌患者[121]，帕博利珠单抗的疗效非常有限（无治疗反应：1 例 SD，6 例 PD）[121]。针对妇科罕见肿瘤，未来应在免疫联合治疗方案进行更多尝试。

# 6 结论

　　免疫疗法在妇科肿瘤中应用的结果尚可，但仍有希望。尽管一些早期研究发现单独使用疫苗进行治疗的临床疗效有限，但治疗性疫苗仍可以作为肿瘤治疗的一种辅助治疗手段，我们期待未来的临床试验结果。ACT 在其他实体瘤（如转移性黑色素瘤）中显示出令人印象深刻的临床反应，它在妇科恶性肿瘤中的应用也在逐渐增加，并且 ACT 在宫颈癌和卵巢癌相关研究中显示出有希望的初步结果。此外，免疫检查点抑制剂在各种临床试验中也显示出持久的临床反应，因此被获批在特定患者群体中使用（例如帕博利珠单抗治疗 MSI-H/dMMR/TMB-H 肿瘤和 PD-L1 阳性宫颈癌）。免疫检查点抑制剂联合疗法在治疗晚期 / 复发性宫颈癌方面展现出良好的前景。虽然免疫检查点抑制剂一直是免疫治疗的焦点，但近年来也有大量新的临床试验来研究其他治疗方式。鉴于单一使用一种免疫治疗药物的效果并不明显，多项研究正在使用多种免疫治疗 / 细胞毒 / 靶向药物模式进行联合治疗，以确定针对患者的最适亚组及最佳治疗方案。正如帕博利珠单抗和乐伐替尼（Lenvatinib）联合治疗 MSS 子宫内膜癌的显著缓解率显示，联合方案还可以克服免疫检查点抑制剂的耐药性。然而随着大量新的免疫调节药物出现，广大医学工作者需要重新思考和创新临床检测和临床试验的设计，以优化财政和临床资源，追求肿瘤结局的改善。

（孙阳春、钟睿琦　译，莫红楠　校）

## 参考文献

［1］Dellinger T H, & Monk B J. Systemic therapy for recurrent endometrial cancer: A review of North American trials［J］. Expert Review of Anticancer Therapy, 2009, 9(7): 905-916.

［2］Liontos M, et al. Systemic therapy in cervical cancer: 30 years in review［J］. Critical Reviews in Oncology/Hematology, 2019, 137: 9-17.

［3］Armbruster S, Coleman R L, & Rauh-Hain J A. Management and treatment of recurrent epithelial ovarian cancer［J］. Hematology/Oncology Clinics of North America, 2018, 32(6): 965-982.

［4］Hodi F S, et al. Improved survival with ipilimumab in patients with metastatic melanoma［J］. The New England Journal of Medicine, 2010, 363(8): 711-723.

［5］Topalian S L, et al. Safety, activity, and immune correlates of anti-PD-1 antibody in cancer［J］. The New England Journal of Medicine, 2012, 366(26): 2443-2454.

［6］Koebel C M, et al. Adaptive immunity maintains occult cancer in an equilibrium state［J］. Nature, 2007, 450(7171): 903-907.

［7］Pardoll D M. The blockade of immune checkpoints in cancer immunotherapy［J］. Nature Reviews. Cancer, 2012, 12(4): 252-264.

［8］Pakish J B, & Jazaeri, A. A. Immunotherapy in gynecologic cancers: Are we there yet?［J］. Current Treatment Options in Oncology, 2017, 18(10): 59.

［9］Lohmueller J, & Finn O J. Current modalities in cancer immunotherapy: Immunomodulatory antibodies, CARs and vaccines〔J〕. Pharmacology & Therapeutics, 2017, 178: 31-47.

〔10〕Matanes E, & Gotlieb W H. Immunotherapy of gynecological cancers〔J〕. Best Practice & Research. Clinical Obstetrics & Gynaecology, 2019.

〔11〕Chiang C L, Benencia F, & Coukos G. Whole tumor antigen vaccines. Seminars in Immunology, 2010, 22(3): 132-143.

〔12〕Houot R, et al. T-cell-based immunotherapy: Adoptive cell transfer and checkpoint inhibition〔J〕. Cancer Immunology Research, 2015, 3(10): 1115-1122.

〔13〕Rosenberg S A, & Restifo N P. Adoptive cell transfer as personalized immunotherapy for human cancer〔J〕. Science, 2015, 348(6230): 62-68.

〔14〕Rosenberg S A, Spiess P, & Lafreniere, R. A new approach to the adoptive immunotherapy of cancer with tumor-infiltrating lymphocytes〔J〕. Science, 1986, 233(4770): 1318-1321.

〔15〕Rosenberg S A, et al. Use of tumor-infiltrating lymphocytes and interleukin-2 in the immunotherapy of patients with metastatic melanoma. A preliminary report〔J〕. The New England Journal of Medicine, 1988, 319(25): 1676-1680.

〔16〕Mayor P, Starbuck K, & Zsiros E. Adoptive cell transfer using autologous tumor infiltrating lymphocytes in gynecologic malignancies〔J〕. Gynecologic Oncology, 2018, 150(2): 361-369.

〔17〕Gross G, Waks T, & Eshhar Z. Expression of immunoglobulin-T-cell receptor chimeric molecules as functional receptors with antibody-type specificity〔J〕. Proceedings of the National Academy of Sciences of the United States of America, 1989, 86(24): 10024-10028.

〔18〕Cancer Genome Atlas Research, N, et al. Integrated genomic characterization of endometrial carcinoma〔J〕. Nature, 2013, 497(7447): 67-73.

〔19〕Karamurzin Y, & Rutgers J K. DNA mis- match repair deficiency in endometrial carcinoma〔J〕. International Journal of Gynecological Pathology, 2009, 28(3): 239-255.

〔20〕Murali R, Soslow R A, & Weigelt B. Classification of endometrial carcinoma: More than two types〔J〕. The Lancet Oncology, 2014, 15(7): e268-e278.

〔21〕Shukla S A, et al. Predicted neoantigen load in non-hypermutated endometrial cancers: Correlation with outcome and tumor-specific genomic alterations〔J〕. Gynecologic Oncology Reports, 2017, 19: 42-45.

〔22〕van Gool I C, et al. POLE proofreading mutations elicit an antitumor immune response in endometrial cancer〔J〕. Clinical Cancer Research, 2015, 21(14): 3347-3355.

〔23〕Howitt B E, et al. Association of polymerase e-mutated and microsatellite-instable endometrial cancers with Neoantigen load, number of tumor-infiltrating lymphocytes, and expression of PD-1 and PD-L1〔J〕. JAMA Oncology, 2015, 1(9): 1319-1323.

〔24〕Le D T, et al. PD-1 blockade in tumors with mismatch-repair deficiency〔J〕. The New England Journal of Medicine, 2015, 372(26): 2509-2520.

〔25〕Le D T, et al. Mismatch repair deficiency predicts response of solid tumors to PD-1 blockade〔J〕. Science, 2017, 357(6349): 409-413.

〔26〕Carbognin L, et al. Differential activity of Nivolumab, Pembrolizumab and MPDL3280A according to the tumor expression of programmed death-ligand-1 (PD-L1): Sensitivity analysis of trials in melanoma, lung and genitourinary cancers〔J〕. PLoS One, 2015, 10(6): e0130142.

〔27〕Marabelle A, et al. Efficacy of Pembrolizumab in patients with noncolorectal high microsatellite instability/mismatch repair-deficient cancer: Results from the phase II KEYNOTE-158 study〔J〕. Journal of Clinical Oncology, 2019, 38(1): 1-10.

〔28〕Tamura K, et al. Efficacy and safety of nivolumab in Japanese patients with uterine cervical cancer, uterine corpus cancer, or soft tissue sarcoma: Multicenter, open-label phase 2 trial〔J〕. Cancer Science, 2019, 110(9): 2894-2904.

〔29〕Azad N S, et al. Nivolumab is effective in mismatch repair-deficient noncolorectal cancers: Results from arm Z1D-A subprotocol of the NCI- MATCH (EAY131) study［J］. Journal of Clinical Oncology, 2020, 38(3): 214-222.

［30］Oaknin A, et al. Clinical activity and safety of the anti-programmed death 1 monoclonal antibody Dostarlimab for patients with recurrent or advanced mismatch repair-deficient endometrial cancer: A nonrandomized phase 1 clinical trial［J］. JAMA Oncology, 2020, 6(11): 1-7.

［31］Antill Y C, et al. Activity of durvalumab in advanced endometrial cancer (AEC) according to mismatch repair (MMR) status: The phase II PHAEDRA trial (ANZGOG1601)［J］. Journal of Clinical Oncology, 2019, 37(15 suppl): 5501-5501.

［32］Konstantinopoulos P A, et al. Phase II study of Avelumab in patients with mismatch repair deficient and mismatch repair proficient recurrent/ persistent endometrial cancer［J］. Journal of Clinical Oncology, 2019, 37(30): 2786-2794.

［33］Marabelle A, et al. Association of tumour mutational burden with outcomes in patients with advanced solid tumours treated with pembrolizumab: Prospective biomarker analysis of the multicohort, open-label, phase 2 KEYNOTE-158 study［J］. The Lancet Oncology, 2020, 21(10): 1353-1365.

［34］Valero C, et al. Response rates to anti-PD-1 immunotherapy in microsatellite-stable solid tumors with 10 or more mutations per megabase［J］. JAMA Oncology, 2021.

［35］Goodman A M, et al. Tumor mutational burden as an independent predictor of response to immunotherapy in diverse cancers［J］. Molecular Cancer Therapeutics, 2017, 16(11): 2598-2608.

［36］Ott P A, et al. Safety and antitumor activity of Pembrolizumab in advanced programmed death ligand 1-positive endometrial cancer: Results from the KEYNOTE-028 study［J］. Journal of Clinical Oncology, 2017, 35(22): 2535-2541.

［37］Mehnert J M, et al. Immune activation and response to pembrolizumab in POLE-mutant endometrial cancer［J］. The Journal of Clinical Investigation, 2016, 126(6): 2334-2340.

［38］Oaknin A, et al. LBA36 safety and anti-tumor activity of dostarlimab in patients (pts) with advanced or recurrent DNA mismatch repair deficient (dMMR) or proficient (MMRp) endometrial cancer (EC): Results from GARNET［J］. Annals of Oncology, 2020, 31: S1166.

［39］Liu J F, et al. Safety, clinical activity and biomarker assessments of atezolizumab from a phase I study in advanced/ recurrent ovarian and uterine cancers［J］. Gynecologic Oncology, 2019, 154(2): 314-322.

［40］Makker V, et al. Lenvatinib plus pembrolizumab in patients with advanced endometrial cancer［J］. Journal of Clinical Oncology, 2020, Jco1902627.

［41］Rubinstein M, et al. A phase II trial of durvalumab with or without tremelimumab in patients with persistent or recurrent endometrial carcinoma and endometrial carcinosarcoma［R］. In American Society of Clinical Oncologists annual meeting. 2019, Chicago, USA.

［42］Nakatsuka S, et al. Immunohistochemical detection of WT1 protein in a variety of cancer cells［J］. Modern Pathology, 2006, 19(6): 804-814.

［43］Ohno S, et al. Wilms' tumor 1 (WT1) pep- tide immunotherapy for gynecological malignancy［J］. Anticancer Research, 2009, 29(11): 4779-4784.

［44］Coosemans A, et al. Wilms' tumor gene 1 (WT1) loaded dendritic cell immunotherapy in patients with uterine tumors: A phase I/II clinical trial［J］. Anticancer Research, 2013, 33(12): 5495-5500.

［45］Jager E, et al. Recombinant vaccinia/ fowlpox NY-ESO-1 vaccines induce both humoral and cellular NY-ESO-1-specific immune responses in cancer patients［J］. Proceedings of the National Academy of Sciences of the United States of America, 2006, 103(39): 14453-14458.

［46］Kaumaya P T, et al. Phase I active immunotherapy with combination of two chimeric, human epidermal growth factor receptor 2, B-cell epitopes fused to a promiscuous T-cell epitope in patients with metastatic and/or recurrent solid tumors［J］. Journal of Clinical Oncology, 2009, 27(31): 5270-5277.

［47］ Li P Y, et al. Local concentration of folate binding protein GP38 in sections of human ovarian carcinoma by in vitro quantitative autoradiography ［J］. Journal of Nuclear Medicine, 1996, 37(4): 665-672.

［48］ Brown T A, et al. Final analysis of a phase I/IIa trial of the folate-binding protein-derived E39 peptide vaccine to prevent recurrence in ovarian and endometrial cancer patients ［J］. Cancer Medicine, 2019, 8(10): 4678-4687.

［49］ Qiao G, et al. Immune correlates of clinical benefit in a phase I study of hyperthermia with adoptive T cell immunotherapy in patients with solid tumors ［J］. International Journal of Hyperthermia, 2019, 36(sup1): 74-82.

［50］ Grimm E A, et al. Lymphokine-activated killer cell phenomenon. Lysis of natural killer-resistant fresh solid tumor cells by interleukin 2-activated autologous human peripheral blood lymphocytes ［J］. The Journal of Experimental Medicine, 1982, 155(6): 1823-1841.

［51］ Steis R G, et al. Intraperitoneal lymphokine-activated killer-cell and interleukin-2 therapy for malignancies limited to the peritoneal cavity ［J］. Journal of Clinical Oncology, 1990, 8(10): 1618-1629.

［52］ Santin A D, et al. Development and therapeutic effect of adoptively transferred T cells primed by tumor lysate-pulsed autologous dendritic cells in a patient with metastatic endometrial cancer ［J］. Gynecologic and Obstetric Investigation, 2000, 49(3): 194-203.

［53］ Meng Y, et al. PD-L1 expression correlates with tumor infiltrating lymphocytes and response to Neoadjuvant chemotherapy in cervical cancer ［J］. Journal of Cancer, 2018, 9(16): 2938-2945.

［54］ Cancer Genome Atlas Research N, et al. Integrated genomic and molecular characterization of cervical cancer ［J］. Nature, 2017, 543(7645): 378-384.

［55］ Mezache L, et al. Enhanced expression of PD L1 in cervical intraepithelial neoplasia and cervical cancers ［J］. Modern Pathology, 2015, 28(12): 1594-1602.

［56］ Frenel J S, et al. Safety and efficacy of Pembrolizumab in advanced, programmed death ligand 1-positive cervical Cancer: Results from the phase Ib KEYNOTE-028 trial ［J］. Journal of Clinical Oncology, 2017, 35(36): 4035-4041.

［57］ Chung H C, et al. Efficacy and safety of Pembrolizumab in previously treated advanced cervical cancer: Results from the phase II KEYNOTE-158 study ［J］. Journal of Clinical Oncology, 2019, 37(17): 1470-1478.

［58］ Paraghamian S E, Longoria T C, & Eskander R N. Metastatic small cell neuroendocrine carcinoma of the cervix treated with the PD-1 inhibitor, nivolumab: A case report ［J］. Gynecologic Oncology Research Practice, 2017, 4: 3.

［59］ Sharabi A, et al. Exceptional response to Nivolumab and stereotactic body radiation therapy (SBRT) in neuroendocrine cervical carcinoma with high tumor mutational burden: Management considerations from the center for personalized cancer therapy at UC San Diego Moores Cancer Center ［J］. The Oncologist, 2017, 22(6): 631-637.

［60］ Hollebecque A, et al. An open-label, multi- cohort, phase I/II study of nivolumab in patients with virus-associated tumors (CheckMate 358): Efficacy and safety in recurrent or metastatic (R/M) cervical, vaginal, and vulvar cancers［J］. Journal of Clinical Oncology, 2017, 35(15 suppl): 5504.

［61］ Santin A D, et al. Phase II evaluation of nivolumab in the treatment of persistent or recurrent cervical cancer (NCT02257528/NRG-GY002) ［J］. Gynecologic Oncology, 2020, 157(1): 161-166.

［62］ Friedman C F, et al. A phase II study of atezolizumab in combination with bevacizumab in patients with recurrent, persistent or metastatic cervical cancer ［J］. Gynecologic Oncology, 2019, 154(suppl 1): 17-18.

［63］ Rischin D, et al. PD-1 blockade in recurrent or metastatic cervical cancer: Data from cemiplimab phase I expansion cohorts and characterization of PD-L1 expression in cervical cancer ［J］. Gynecologic Oncology, 2020, 159(2): 322-328.

［64］ Mayadev J, et al. A phase I study of sequential ipilimumab in the definitive treatment of node positive cervical cancer: GOG 9929 ［J］. Journal of Clinical Oncology, 2017, 35(15 suppl): 5526.

［65］ Lheureux S, et al. Association of Ipilimumab with safety and antitumor activity in women with metastatic or recurrent human papillomavirus-related cervical carcinoma ［J］. JAMA Oncology, 2018, 4(7): e173776.

［66］ Naumann R W, et al. LBA62 - Efficacy and safety of nivolumab (Nivo) + ipilimumab (Ipi) in patients (pts) with recurrent/

metastatic (R/M) cervical cancer: Results from CheckMate 358［J］. Annals of Oncology, 2019, 30: v898-v899.

［67］Hasan Y, et al. A phase 1 trial assessing the safety and tolerability of a therapeutic DNA vaccination against HPV16 and HPV18 E6/E7 oncogenes after Chemoradiation for cervical cancer［J］. International Journal of Radiation Oncology, Biology, Physics, 2020, 107(3): 487-498.

［68］Basu P, et al. A randomized phase 2 study of ADXS11-001 Listeria monocytogenes-Listeriolysin O immunotherapy with or without cisplatin in treatment of advanced cervical cancer［J］. International Journal of Gynecological Cancer, 2018, 28(4): 764-772.

［69］Huh W, et al. A prospective phase II trial of the listeria-based human papillomavirus immunotherpay axalimogene filolisbac in second- and third- line metastatic cervical cancer: A NRG oncology group trial［J］. Gynecologic Oncology, 2017, 145(suppl 1): 220.

［70］Slomovitz B, et al. A Phase 1/2 study of durvalumab alone or in combination with AXAL in recurrent/persistent or metastatic cervical or human papillomavirus (HPV)+ squamous cell cancer of the head and neck (SCCHN): Preliminary Phase 1 results［R］. In Society for Immunotherapy of Cancer Annual Meeting. 2016, National Harbor, MD.

［71］Youn J W, et al. Pembrolizumab plus GX-188E therapeutic DNA vaccine in patients with HPV-16-positive or HPV-18-positive advanced cervical cancer: Interim results of a single-arm, phase 2 trial［J］. The Lancet Oncology, 2020, 21(12): 1653-1660.

［72］Stevanovic S, et al. Complete regression of metastatic cervical cancer after treatment with human papillomavirus-targeted tumor-infiltrating T cells［J］. Journal of Clinical Oncology, 2015, 33(14): 1543-1550.

［73］Stevanovic S, et al. A phase II study of tumor-infiltrating lymphocyte therapy for human papillomavirus-associated epithelial cancers［J］. Clinical Cancer Research, 2019, 25(5): 1486-1493.

［74］Stevanovic S, et al. Landscape of immunogenic tumor antigens in successful immunotherapy of virally induced epithelial cancer［J］. Science, 2017, 356(6334): 200-205.

［75］Jazaeri A A, et al. Safety and efficacy of adoptive cell transfer using autologous tumor infiltrating lymphocytes (LN-145) for treatment of recurrent, metastatic, or persistent cervical carcinoma［J］. Journal of Clinical Oncology, 2019, 37(15 suppl): 2538.

［76］Lu Y C, et al. Treatment of patients with metastatic cancer using a major histocompatibility complex class II-restricted T-cell receptor targeting the cancer germline antigen MAGE-A3［J］. Journal of Clinical Oncology, 2017, 35(29): 3322-3329.

［77］Hamanishi J, et al. Programmed cell death 1 ligand 1 and tumor-infiltrating CD8[+] T lymphocytes are prognostic factors of human ovarian cancer［J］. Proceedings of the National Academy of Sciences of the United States of America, 2007, 104(9): 3360-3365.

［78］Raspollini M R, et al. Tumour-infiltrating gamma/delta T-lymphocytes are correlated with a brief disease-free interval in advanced ovarian serous carcinoma［J］. Annals of Oncology, 2005, 16(4): 590-596.

［79］Levinson K, et al. Immunotherapy in gynecologic cancers: What we know now and where we are headed［J］. American Society of Clinical Oncology Educational Book, 2019, 39: e126-e140.

［80］Brahmer J R, et al. Safety and activity of anti-PD-L1 antibody in patients with advanced cancer［J］. The New England Journal of Medicine, 2012, 366(26): 2455-2465.

［81］Hamanishi J, et al. Safety and antitumor activity of anti-PD-1 antibody, Nivolumab, in patients with platinum-resistant ovarian cancer［J］. Journal of Clinical Oncology, 2015, 33(34): 4015-4022.

［82］Varga A, et al. Pembrolizumab in patients with programmed death ligand 1-positive advanced ovarian cancer: Analysis of KEYNOTE-028［J］. Gynecologic Oncology, 2019, 152(2): 243-250.

［83］Matulonis U A, et al. Antitumor activity and safety of Pembrolizumab in patients with advanced recurrent ovarian cancer: Results from the phase 2 KEYNOTE-100 study［J］. Annals of Oncology, 2019.

［84］Disis M L, et al. Efficacy and safety of Avelumab for patients with recurrent or refractory ovarian cancer: Phase 1b results from the JAVELIN solid tumor trial［J］. JAMA Oncology, 2019.

［85］Pujade-Lauraine E, et al. Avelumab alone or in combination with pegylated liposomal doxorubicin versus pegylated liposomal doxorubicin alone in platinum-resistant or refractory epithelial ovarian cancer: Primary and biomarker analysis of the phase Ⅲ JAVELIN Ovarian 200 trial［J］. Gynecologic Oncology, 2019, 154(Supplement 1): 21-22.

［86］Infante J R, et al. Safety, clinical activity and biomarkers of atezolizumab (atezo) in advanced ovarian cancer (OC)［J］. Annals of Oncology, 2016, 27(Suppl 6): 871.

［87］Wenham R, et al. Phase 2 Trial of weekly paclitaxel with pembrolizumab in platinum-resistant recurrent ovarian cancer［R］. In 17th Biennial Meeting of the International Gynecological Cancer Society. 2018, Kyoto, Japan.

［88］Zsiros E, et al. Efficacy and safety of Pembrolizumab in combination with Bevacizumab and oral metronomic cyclophosphamide in the treatment of recurrent ovarian cancer: A phase 2 nonrandomized clinical trial［J］. JAMA Oncology, 2021, 7(1): 78-85.

［89］Ledermann J A, et al. Avelumab in combination with and/or following chemotherapy vs chemotherapy alone in patients with previously untreated epithelial ovarian cancer: Results from the phase 3 javelin ovarian 100 trial［J］. Gynecologic Oncology, 2020, 159: 13-14.

［90］Moore K N, et al. LBA31 primary results from IMagyn050/GOG 3015/ENGOT-OV39, a double-blind placebo (pbo)-controlled randomised phase Ⅲ trial of bevacizumab (bev)-containing therapy +/− atezolizumab (atezo) for newly diagnosed stage Ⅲ /IV ovarian cancer (OC)［J］. Annals of Oncology, 2020, 31: S1161-S1162.

［91］Lee J M, et al. Safety and clinical activity of the programmed death-ligand 1 inhibitor Durvalumab in combination with poly (ADP-ribose) polymerase inhibitor Olaparib or vascular endothelial growth factor receptor 1-3 inhibitor Cediranib in women's cancers: A dose-escalation, Phase I Study［J］. Journal of Clinical Oncology, 2017, 35(19): 2193-2202.

［92］Zimmer A S, et al. A phase I study of the PD-L1 inhibitor, durvalumab, in combination with a PARP inhibitor, olaparib, and a VEGFR1-3 inhibitor, cediranib, in recurrent women's cancers with biomarker analyses［J］. Journal for Immunotherapy of Cancer, 2019, 7(1): 197.

［93］Lee J, et al. A phase 2 study of durvalumab, a PD-L1 inhibitor and olaparib in recurrent ovarian cancer (OvCa)［R］. In European Society for Medical Oncology meeting. 2018, Munich, Germany.

［94］Drew Y, et al. An open-label, phase II basket study of olaparib and durvalumab (MEDIOLA): Results in germline BRCA-mutated (gBRCAm) platinum-sensitive relapsed (PSR) ovarian cancer (OC)［J］. Gynecologic Oncology, 2018, 149: 246-247.

［95］Konstantinopoulos P A, et al. Single-arm phases 1 and 2 trial of Niraparib in combination with Pembrolizumab in patients with recurrent platinum- resistant ovarian carcinoma［J］. JAMA Oncology, 2019.

［96］Liu J F, et al. A phase 2 trial of combination nivolumab and bevacizumab in recurrent ovarian cancer［J］. Annals of Oncology, 2018, 29(Suppl 8): viii332-viii358.

［97］Zamarin D, et al. Randomized phase II trial of Nivolumab versus Nivolumab and Ipilimumab for recurrent or persistent ovarian cancer: An NRG oncology study［J］. Journal of Clinical Oncology, 2020, 38(16): 1814-1823.

［98］Jager E, et al. Simultaneous humoral and cellular immune response against cancer-testis antigen NY-ESO-1: Definition of human histocompatibility leukocyte antigen (HLA)-A2-binding peptide epitopes［J］. The Journal of Experimental Medicine, 1998, 187(2): 265-270.

［99］Diefenbach C S, et al. Safety and immunogenicity study of NY-ESO-1b peptide and montanide ISA-51 vaccination of patients with epithelial ovarian cancer in high-risk first remission［J］. Clinical Cancer Research, 2008, 14(9): 2740-2748.

［100］Odunsi K, et al. Epigenetic potentiation of NY-ESO-1 vaccine therapy in human ovarian cancer［J］. Cancer Immunology Research, 2014, 2(1): 37-49.

［101］Sabbatini P, et al. Phase I trial of overlapping long peptides from a tumor self-antigen and poly-ICLC shows rapid induction of integrated immune response in ovarian cancer patients［J］. Clinical Cancer Research, 2012, 18(23): 6497-6508.

［102］Chu C S, et al. Phase I/II randomized trial of dendritic cell vaccination with or without cyclophosphamide for consolidation therapy of advanced ovarian cancer in first or second remission［J］. Cancer Immunology, 2012, Immunotherapy, 61(5): 629-641.

［103］Baek S, et al. Therapeutic DC vaccination with IL-2 as a consolidation therapy for ovarian cancer patients: A phase I/II trial［J］. Cellular & Molecular Immunology, 2015, 12(1): 87-95.

［104］Cibula D, et al. Dendritic cell vaccine (DCVAC) with chemotherapy (ct) in patients (pts) with recurrent epithelial ovarian carcinoma (EOC) after complete response (CR) to 1st-line platinum (Pt)-based ct: Primary analysis of a phase 2, open-label, randomized, multicenter trial［J］. Journal of Clinical Oncology, 2018, 36(15 suppl): e17515.

［105］Rob L, et al. Dendritic cell vaccine (DCVAC) with chemotherapy (ct) in patients (pts) with epithelial ovarian carcinoma (EOC) after primary debulking surgery (PDS): Interim analysis of a phase 2, open-label, randomized, multicenter trial［J］. Journal of Clinical Oncology, 2018, 36(suppl 1): 5509.

［106］Kawano K, et al. Feasibility study of personalized peptide vaccination for recurrent ovarian cancer patients［J］. Immunopharmacology and Immunotoxicology, 2014, 36(3): 224-236.

［107］Tanyi J L, et al. Personalized cancer vaccine effectively mobilizes antitumor T cell immunity in ovarian cancer［J］. Science Translational Medicine, 2018, 10(436).

［108］Dorigo O, et al. Clinical data from the DeCidE1 trial: Assessing the first combination of DPX-Survivac, low dose cyclophosphamide (CPA), and epacadostat (INCB024360) in subjects with stage IIc-IV recurrent epithelial ovarian cancer［J］. Journal of Clinical Oncology, 2018, 36(15 suppl): 5510.

［109］Rocconi R P, et al. Gemogenovatucel-T (vigil) immunotherapy as maintenance in frontline stage Ⅲ/IV ovarian cancer (VITAL): A randomised, double-blind, placebo-controlled, phase 2b trial［J］. The Lancet Oncology, 2020, 21(12): 1661-1672.

［110］O'Cearbhaill R E, et al. A phase II randomized, double-blind trial of a polyvalent vaccine-KLH conjugate (NSC 748933 IND# 14384) + OPT-821 versus OPT-821 in patients with epithelial ovarian, fallopian tube, or peritoneal cancer who are in second or third complete remission: An NRG oncology/GOG study［J］. Gynecologic Oncology, 2019, 155(3): 393-399.

［111］Aoki Y, et al. Use of adoptive transfer of tumor-infiltrating lymphocytes alone or in combination with cisplatin-containing chemotherapy in patients with epithelial ovarian cancer［J］. Cancer Research, 1991, 51(7): 1934-1939.

［112］Ikarashi H, et al. Immunomodulation in patients with epithelial ovarian cancer after adoptive transfer of tumor-infiltrating lymphocytes［J］. Cancer Research, 1994, 54(1): 190-196.

［113］Fujita K, et al. Prolonged disease-free period in patients with advanced epithelial ovarian cancer after adoptive transfer of tumor-infiltrating lymphocytes［J］. Clinical Cancer Research, 1995, 1(5): 501-507.

［114］Pedersen M, et al. Adoptive cell therapy with tumor-infiltrating lymphocytes in patients with metastatic ovarian cancer: A pilot study［J］. Oncoimmunology, 2018, 7(12): e1502905.

［115］Kverneland A H, et al. Adoptive cell therapy in combination with checkpoint inhibitors in ovarian cancer［J］. Oncotarget, 2020, 11(22): 2092-2105.

［116］Freedman R S, et al. Intraperitoneal adoptive immunotherapy of ovarian carcinoma with tumor-infiltrating lymphocytes and low-dose recombinant interleukin-2: A pilot trial［J］. Journal of Immunotherapy with Emphasis on Tumor Immunology, 1994, 16(3): 198-210.

［117］Quereux G, et al. Are checkpoint inhibitors a valuable option for metastatic or unresectable vulvar and vaginal melanomas?［J］ Journal of the European Academy of Dermatology and Venereology, 2018, 32(1): e39-e40.

［118］Naumann R W, et al. Safety and efficacy of Nivolumab monotherapy in recurrent or meta- static cervical, vaginal, or vulvar carcinoma: Results from the phase I/II CheckMate 358 trial ［J］. Journal of Clinical Oncology, 2019, 37(31): 2825-2834.

［119］How J A, et al. Pembrolizumab in vaginal and vulvar squamous cell carcinoma: A case series from a phase II basket trial ［J］. Scientific Reports, 2021, 11(1): 3667.

［120］How J A, et al. The clinical efficacy and safety of single-agent pembrolizumab in patients with recurrent granulosa cell tumors of the ovary: A case series from a phase II basket trial ⌊J］. Investigational New Drugs, 2021.

［121］Frumovitz M, et al. Phase II study of pembrolizumab efficacy and safety in women with recurrent small cell neuroendocrine carcinoma of the lower genital tract ［J］. Gynecologic Oncology, 2020.

# 第 7 章　神经系统肿瘤免疫治疗

纳赞宁·马吉德，普尚·达斯古普塔，约翰·德格罗特
（Pushan R. Dasgupta、Nazanin K. Majd and John F. de Groot）

**摘要**　免疫治疗作为癌症的突破性疗法，改变了很多实体瘤及血液系统恶性肿瘤的治疗前景。中枢神经系统由于其有限的炎症反应空间，重复采样困难，使用皮质类固醇治疗脑水肿以及肿瘤和脑实质内的免疫抑制等特点，使颅内肿瘤免疫治疗的临床应用面临很大挑战。尽管如此，免疫治疗成功应用于恶性黑色素瘤、非小细胞肺癌等实体瘤脑转移，证明中枢神经系统仍可启动和调节免疫反应从而控制肿瘤生长。然而，对于恶性程度最高的颅内原发肿瘤—脑胶质母细胞瘤，由于其特有的肿瘤免疫抑制调节系统，瘤内和瘤间异质性，抗原表达缺乏稳定性等为免疫治疗带来挑战。本章综述神经系统肿瘤，重点为脑转移瘤、脑胶质瘤、罕见中枢神经系统肿瘤等免疫治疗进展。

**关键词**　恶性胶质瘤；脑转移瘤；免疫检查点抑制剂；免疫抑制巨噬细胞；免疫联合疗法；脑胶质母细胞瘤；免疫微环境；肿瘤突变负荷；肿瘤浸润淋巴细胞；细胞疗法；肽疫苗；细胞疫苗；溶瘤病毒治疗

## 1　中枢神经系统免疫监视

早期的临床前研究证实小鼠大脑对同种皮肤移植不具备免疫原性，从而认为中枢神经系统为免疫豁免器官[1]。而后来在多发性硬化和流行性乙型脑炎中观察到，中枢神经系统表现出明显的免疫反应[2]，近期发现 T 细胞能通过硬膜窦脑膜淋巴管（连接脑脊液和颈深部淋巴结）进入中枢神经系统[3]。中枢神经系统抗原通过抗原提呈细胞如小胶质细胞和树突状细胞提呈给 T 细胞，并改变了长期以来中枢神经系统是免疫特权器官的观念。除了向中枢神经系统淋巴管转运外，免疫细胞还能够通过破坏的血 - 脑脊液屏障（BBB）向脑实质浸润，因此脑转移瘤和高级别脑原发肿瘤在增强 MRI 的 T1 加权相上表现出强化。

## 2 脑转移瘤免疫治疗

脑转移瘤（BM）是最为常见的颅内恶性肿瘤，随着肿瘤系统治疗的进步，生存期的延长，其发病率呈上升趋势[4]。脑转移瘤发病率是原发脑肿瘤的 10 倍，其发病率占所有癌症的9% ~ 10%，发病率（11.2 ~ 14.3）/10 万[5]。肺癌、乳腺癌和恶性黑色素瘤最易发生脑转移，分别占 20% ~ 56%、5% ~ 20%、7% ~ 16%[6]。目前免疫检查点抑制剂（CPIs）在恶性黑色素瘤脑转移及非小细胞肺癌脑转移方面初见成效[7, 8]，这提示中枢神经系统肿瘤并不妨碍免疫治疗的疗效。在癌症免疫治疗中，CPIs 取得突出疗效，临床上获 FDA 批准的适应证也不断增加[9]。CPIs 作为抗体与 T 细胞和 APC、肿瘤细胞上 T 细胞抑制信号结合，从而使前期受抑制的 T 细胞恢复活性，刺激免疫反应达到抑制肿瘤的作用。最为广泛使用的 CPIs 包括 CTLA-4、PD-1（表达于 T 细胞）、PD-L1（表达于抗原提呈细胞和肿瘤细胞）单克隆抗体[10, 11]。在靶向治疗和免疫治疗取得进展前，转移性恶性黑色素瘤预后很差，2008 年一项荟萃分析纳入了 42 项晚期恶性黑色素瘤 Ⅱ 期临床研究显示其一年总生存（OS）率为 25.5%[12]。2018 年一项 Ⅰ 期临床研究显示，94 例具有可测量病灶，不可切除的 Ⅲ 或 Ⅳ 期恶性黑色素瘤患者，接受伊匹木单抗（抗 CTLA-4 单抗）和纳武利尤单抗（抗PD-1 单抗）联合治疗，3 年 OS 率为 63%[13]。随着新型靶向治疗和免疫治疗在转移性恶性黑色素瘤中的应用，患者的生存得以改善，伴随影像筛查频率的增加，恶性黑色素瘤脑转移发生率逐年增加[14]。约 ≥ 50% 的转移性恶性黑色素瘤患者会发生脑转移[14, 15]。常规治疗如手术、立体定向放射治疗能达到局部控制肿瘤的作用，但并不改善 OS。此外，全脑放疗和化疗（如替莫唑胺）在恶性黑色素瘤中疗效有限[15, 16]。随着 CPI 为转移性恶性黑色素瘤患者带来生存改善，其在恶性黑色素瘤脑转移中的疗效亟待研究。

早期的临床研究评估了 CPI 联合细胞毒药物治疗的疗效。迪吉·亚科莫（Di Giacomo）团队[17]开展的一项 Ⅱ 期单臂临床研究，纳入了 20 例转移性恶性黑色素瘤无症状脑转移患者，评估伊匹木单抗联合福莫司丁的疗效，结果显示 10 例患者获得完全缓解（CR），5 例患者疗效稳定（SD），中位 PFS 为 3 个月。在中位随访 39.9 个月时，3 年 OS 率为 27.8%，中位 OS 为 12.7 个月[18]。随后马格林（Margolin）团队[19]开展一项开放性研究评估伊匹木单抗治疗恶性黑色素瘤脑转移疗效，纳入 72 例恶性黑色素瘤脑转移患者，其中 51 例为无症状脑转移患者未使用糖皮质激素，21 例为有症状脑转移患者，在接受伊匹木单抗治疗期间接受糖皮质激素治疗。研究结果表明无脑转移症状未接受糖皮质激素治疗的患者具有更高的缓解率（18%）和更长的中位 OS 时间（7 个月），而接受糖皮质激素治疗的患者仅有 5% 的缓解率和 3.7 个月的中位 OS 时间。使用糖皮质激素患者缓解率及总生存更差的原因可能与该组患者疾病进展更快或糖皮质激素可能会影响免疫治疗疗效有关。上述研究令人鼓舞，但纳入的脑转移患者均接受过前期治疗，因此，在托威比（Tawbi）团队[7]开展的关键研究报道结果前，CPI 在脑转移患者的前线治疗中的疗效尚不清楚。

托威比（Tawbi）团队[7]开展的是一项开放、多中心 Ⅱ 期临床研究，评估了纳武利尤单抗联合伊匹木单抗一线治疗恶性黑色素瘤无症状脑转移患者的临床疗效。初始治疗后 57% 的患者颅内病灶缓解时间达 6 个月（26% 取得完全缓解、30% 取得部分缓解、2% 取得疾病稳定），64% 的患者颅内无进展时间超过 6 个月。同样戈尔德（Goldberg）团队[8]开展的 II 期非随机临床研究证实了帕博利珠单抗在非小细胞肺癌或恶性黑色素瘤初治脑转移中的疗效，18 例肺癌患者中 6 例获得缓解，18 例恶性黑色素瘤患者 4 例获得缓解。克鲁格（Kluger）团队[20]开展的队列研究长期随访显示在脑转移患者中缓解率为 26%，中位 PFS 为 2 个月，中位 OS 为 17 个月，2 年生存率为 48%。帕博利珠单抗 II 期研究的最新数据分析了 PD-L1 表达 ≥ 1% 和 < 1% 亚组中的疗效[21]。在 PD-L1 表达 ≥ 1% 的亚组中可以观察到 29.7% 的缓解率，而在 PD-L1 表达 < 1% 患者中未观察到肿瘤缓解。

CPIs 联合治疗实体瘤脑转移也被证明有效。近期，III 期临床研究 CheckMate 227 的事后分析显示纳武利尤单抗联合伊匹木单抗一线治疗进展期非小细胞肺癌初始脑转移患者的疗效至少与化疗接近[22]。在基线存在脑转移的患者中，PD-L1 表达 ≥ 1% 者接受纳武利尤单抗和伊匹木单抗免疫联合治疗组中位 OS 为 20.6 个月，化疗组 13.7 个月，纳武利尤单抗治疗组为 12 个月。而在 PD-L1 表达 < 1% 患者中免疫联合治疗组中位 OS 为 16.7 个月，化疗组 15 个月，纳武利尤单抗单药组为 16.1 个月。基于这些研究，纳武利尤单抗联合伊匹单抗于 2020 年 5 月获批无 EGFR 或 ALK 突变，且 PD-L1 表达 ≥ 1% 的转移性非小细胞肺癌一线治疗。CPI 在脑转移瘤治疗中获得成功给神经肿瘤界带来了鼓舞，因为它表明大脑能够启动和调节免疫反应，并提高了研究者对免疫治疗在原发性恶性脑肿瘤中的认识。上述免疫治疗在实体瘤脑转移中的临床研究总结见表 7.1。

**表 7.1　选择性 CPI 在实体瘤脑转移中的临床研究**

| 标题 | 治疗方案 | 阶段 | 样本量 | 结果 | 临床试验编码 | 参考文献 |
|---|---|---|---|---|---|---|
| 恶性黑色素瘤无症状 BM | 伊匹单抗联合福莫司汀 | II | 20 | CR：10<br>SD：5<br>mPFS：3 个月<br>3 年 OS：27.8% | NCT01654692 | [17，18] |
| 恶性黑色素瘤有或无症状 BM | 伊匹单抗 | II | 72 | 51 无症状 BM<br>RR：18%<br>mOS：7 个月<br>21 有症状 BM+ 激素<br>RR：5%<br>mOS：3.7 个月 | NCT00623766 | [19] |
| 未经治疗恶性黑色素瘤 BM | 纳武利尤单抗联合伊匹单抗 | II | 94 | 颅内获益：57%<br>CR：26%<br>PR：30%<br>SD > 6 个月：2% | NCT02320058 | [7] |
| 未经治疗或进展期 NSCLC 和恶性黑色素瘤 BM | 帕博利珠单抗 | II | 65 | 恶黑 BM<br>RR26%<br>mPFS：2 个月<br>mOS：17 个月<br>NSCLC BM<br>PDL1 ≥ 1%<br>RR：29.7% | NCT02085070 | [20，21] |

续表

| 标题 | 治疗方案 | 阶段 | 样本量 | 结果 | 临床试验编码 | 参考文献 |
|------|---------|------|--------|------|-------------|---------|
| CheckMate 227 | 纳武利尤单抗 / 伊匹单抗 | Ⅲ | 2220 | 联合治疗组 mOS: 20.6 个月 化疗组: mOS: 13.7 个月 纳武单抗组 mOS: 12 个月 | NCT0247782 | [22] |

缩写：CR：完全缓解；BM：脑转移；NSCLC：非小细胞肺癌；OS：总生存期；PFS：无进展生存期；RR：缓解率；SD：稳定疾病。

## 3 脑胶质瘤

脑胶质瘤（GBM）为成人最为常见的脑部恶性肿瘤，目前标准治疗中位 OS 为 14.6 个月[23]。标准治疗包括尽可能最大范围手术安全切除序贯放疗[24]，60Gy/6w（2Gy/30f），放疗同步替莫唑胺（TMZ）治疗，75mg/m$^2$ × 6 周。放疗结束后再给予 TMZ 150 ~ 200mg/m$^2$ 第 1 ~ 5 天 /28 天一个周期 × 6 ~ 12 周期，尽管在多学科治疗后，大部分 GMB 患者仍不可避免复发，2 年 OS 率仅为 26.5%[23]。临床前研究能观察到 CPI 在小鼠脑胶质瘤模型中的疗效，CPI 通过上调 CD8$^+$T 细胞从而实现长期的无肿瘤生存[25, 26]。然而，纳武利尤单抗对比贝伐珠单抗在复发 GBM 中的大型Ⅲ期临床研究没有观察到类似的抗肿瘤效应（n=184，纳武单抗；n=185，贝伐珠单抗）[27]。此外，两项大型Ⅲ期临床研究（CheckMate 498，CheckMate 548）结果显示，初诊 GBM 在放疗及替莫唑胺的基础上联合纳武利尤单抗并没有得到生存获益[28, 29]。多种因素会导致临床前研究与临床研究的显著差异，包括 GBM 细胞系克隆的高度异质性以及人类 GBM 特有的局部和全身系统免疫抑制[30]。了解 GBM 的免疫抑制机制对于采用免疫治疗方法治疗这种致命疾病至关重要。

### 3.1 脑胶质瘤免疫抑制

GBM 特有的局部和全身系统免疫抑制机制阻碍了其免疫治疗的临床发展。导致 GBM 局部免疫抑制的几个原因包括：肿瘤本身固有的因素、肿瘤免疫微环境以及两者交互的因素。GBM 细胞在抗原提呈上存在缺陷。肿瘤抗原由 HLA- Ⅰ 类复合物提呈给活化的 T 细胞，是免疫系统识别和杀灭癌细胞所必需的，而成人 GBM 常常存在 HLA- Ⅰ 类复合物杂合性丢失[31]，这可能是导致其免疫抑制从而影响生存的原因[32]。此外，GBM 细胞过度表达 T 细胞抑制配体（PD-L1）[33]，后者能使 T 细胞失活及凋亡从而抑制 T 细胞活性。GBM 肿瘤细胞还能上调免疫抑制信号通路比如信号传导与转录激活因子 3（STAT3）通路和 IDO[34, 35]。除了肿瘤本身的因素外，肿瘤微环境也是导致 GBM 免疫抑制的关键因素。GBM 免疫微环境富集了免疫抑制性巨噬细胞、骨髓源性抑制细胞（MDSCs）、调节性 T 细胞[36-38]。而且，在神经胶质瘤里观察到中枢神经系统的主要抗原提呈细胞如小胶质细胞、细胞毒性 T 细胞、NK 细胞以及单核细胞失活[39, 40]。肿瘤微环境里肿瘤细胞和免疫细胞的相互作用更进一步地促进了 GBM 免疫抑制。GBM 细胞常过度表达 FasL，FasL 与 T 细胞表面 Fas 结合导致 T 细胞凋亡[41]。同样，通过非典型 HLA 分子促使 GBM 细胞和 NK 细胞相互作用能抑制 NK 细胞活性[42, 43]。另外，GBM 细胞、巨噬细胞、小胶质细胞、调节性 T 细胞等释放 TGF-β[44] 和 IL-10[45] 进一步促进了 GBM 局部免疫抑制。

有趣的是，尽管 GBM 局限于颅内，却能导致宿主机体系统性免疫抑制，甚至在未经治疗的 GBM 患者也能观察到总 T 细胞计数减少[45-47]。由于表面鞘氨醇 -1- 磷酸受体 1（S1P1）表达减少，外周 T 细胞被认为隔离在骨髓中，S1P1 能调节淋巴器官或骨髓 T 细胞的释放[47]。GBM 患者外周血有大量的单核细胞，其能抑制 T 细胞增殖、削弱其向成熟树突状细胞分化的能力[48]。此外，研究发现从 GBM 患者中分离的循环单核细胞和巨噬细胞的 PD-L1 表达升高，并能抑制共培养 T 细胞的活性[49]。另外 GBM 患者在接受放疗、替莫唑胺、糖皮质激素治疗后由于淋巴毒性作用会进一步加重免疫系统抑制[46, 50]。总的来说，要取得 GBM 免疫治疗的成功，必须深入认识其复杂的局部和全身性免疫抑制机制。

## 3.2 GBM 免疫治疗

### 3.2.1 PD-1/PD-L1 抑制剂

PD-1/PD-L1 抑制剂是 GBM 中研究最多的免疫检查点抑制剂。已有报道 GBM 高突变负荷患者对抗 PD-1 抗体、纳武利尤单抗和帕博利珠单抗的免疫反应。另有病例报道伴有双等位基因错配修复缺陷、多发转移的兄妹两 GMB 患者对纳武利尤单抗产生了持久的应答[51]。以及帕博利珠单抗成功应用在一胚系 POLE 缺陷 GBM 椎体转移的患者[52]。目前已知的预测实体瘤 CPI 疗效的生物靶标为高肿瘤突变负荷和错配修复缺失[53]，但只有极少数 GBM 患者表现这些分子生物特性[54]，并且与 CPI 临床疗效的相关性还不明确。目前正在开展一项帕博利珠单抗治疗高突变负荷复发恶性神经胶质瘤的临床试验，该试验目的是验证高突变负荷与 GBM 免疫治疗疗效的相关性（NCT02658279）。

已完成的 GBM 免疫治疗临床研究汇总见表 7.2。CheckMate 143（NCT02017717）为第一项大型随机临床研究，比较了 PD-1 抑制剂纳武利尤单抗与贝伐珠单抗在初次复发 GBM 患者中的疗效（$n=184$，纳武单抗；$n=185$，贝伐珠单抗）[27]，中位随访时间为 9.5 个月，两组中位 OS 分别为 9.8 个月（95% $CI$：8.2 ～ 11.8）和 10.0 个月（95% $CI$：9.0 ～ 11.8）[$HR=1.04$（95% $CI$：0.83 ～ 1.30）；$P=0.76$]。

CheckMate 143 为一项探索性 I 期临床研究，旨在评估纳武利尤单抗单药（$n=10$）对比纳武利尤单抗联合伊匹木单抗（$n=30$）的安全性，结果显示双免治疗导致停药的不良事件发生率更高[55]。因此，双免治疗临床试验未继续开展。

因复发性 GBM 为高度耐药肿瘤，因此提倡免疫治疗临床研究纳入初治患者。CheckMate 143 研究探索性分析了纳武利尤单抗联合放疗 +/– 替莫唑胺治疗新诊断 GBM 患者的安全性和耐受性，结果显示其神经系统不良事件与其他无免疫治疗临床研究相似[56]。然而，III 期临床研究显示纳武利尤单抗联合放疗对比替莫唑胺联合放疗治疗 MGMT 非甲基化或 MGMT 甲基化 GBM 患者并未带来生存获益[28, 29]。

表 7.2　已完成的 GBM 检查点抑制剂临床研究

| 标题 | 治疗方法 | 阶段 | N | 结果 | 项目编号 | 参考文献 |
|---|---|---|---|---|---|---|
| CheckMate143 复发性 GBM | NIVOvsBEV | Ⅲ | 369 | mOS 9.8 个月 vs. 10 个月，与队列中使用过糖皮质激素组类似 | NCT02017717 | [27] |
| CheckMate143 复发性 GBM | 队列 1B NIVO ± IPI | Ⅰ | 40 | NIVO 单药治疗的不良事件发生率低于联合两组治疗 | NCT02017717 | [55] |
| CheckMate143 ND GBM | 队列 1C：NIVO+TMZ ± RTTMZ（MGMT 甲基化和未甲基化） | Ⅰ | 55 | 神经系统不良事件与其他没有免疫治疗的试验相似 | NCT02017717 | [56] |
| | 队列 1D：NIVO ± RTTMZ（MGMT 非甲基化） | Ⅰ | 58 | | | |
| 复发性 GBM | Pembro vs. Pembro+BEV | Ⅱ | 80 | PFS-66.7% vs. 26% | NCT02337491 | [57] |
| 复发性 GBM | Pembro 新辅助 vs. 辅助治疗 | Ⅱ | 35 | mOS 为 13.7 个月 vs. 7.5 个月 mPFS 3.3 个月 vs. 2.4 个月 | NCT02852655 | [61] |
| 复发性 GBM | NIVO 新辅助 | Ⅱ | 30 | mOS 7.3 个月 mPFS 4.1 个月 | NCT02550249 | [62] |
| 复发性 GBM | NIVO 新辅助 | Ⅱ | 15 | mPFS：4.5 个月 mOS：20 个月 1 年 OS：63% | NCT02337686 | [37] |

缩写：BEV：贝伐珠单抗；GBM：胶质母细胞瘤；IPI：伊匹木单抗；ND：新诊断；NIVO：纳武利尤单抗；OS：总生存期；Pembro：帕博利珠单抗；PFS：无进展生存期；RT：放疗；TMZ：替莫唑胺。

与纳武利尤单抗相似，帕博利珠单抗单药治疗复发 GBM 疗效有限，帕博利珠单抗单药或联合贝伐珠单抗一线或二线治疗复发 GBM 的Ⅱ期临床研究显示联合贝伐珠单抗组 6 个月 PFS 率为26%，优于帕博利珠单抗单药组，在核磁上观察到的肿瘤退缩符合预期，然而，帕博利珠单抗单药组患者 6 个月 PFS 率仅 6.7%，这与其既往研究结果相似[57]，不良反应方面，帕博利珠单抗联合贝伐单抗治疗显示了较好的耐受性。

不久前，PD-1 抑制剂才在临床研究中被用于 GBM 辅助治疗。然而，近期 PD-1 抑制剂在恶性黑色素瘤新辅助治疗[58, 59]及可切除肺癌新辅助治疗[60]上取得的成功激发了研究者对 PD-1 单抗新辅助治疗 GBM 研究的兴趣，以期改变 GBM 免疫微环境。克洛赫西（Cloughesy）团队[61]近期报道了帕博利珠单抗新辅助治疗复发 GBM 取得了成功。该研究纳入 35 例 GBM 患者随机分为两组，一组接受新辅助治疗序贯手术，术后继续帕博利珠单抗治疗，另一组直接手术，术后接受帕博利珠单抗辅助治疗，结果表明新辅助治疗组相比辅助治疗组获得了生存获益（新辅助治疗对比辅助治疗：13.7 个月 *vs.* 7.5 个月；*HR*=0.39，*P*=0.04）。帕博利珠单抗新辅助治疗组可观察到 T 细胞和干扰素 -γ 相关基因表达上调和细胞周期相关基因下调。虽然这些结果令人鼓舞，但是需注意的是该研究的主要目的是组织分析而非生存分析。同样，夏佩尔（Schalper）等[62]开展了一项单臂 Ⅱ 期临床研究（NCT02550249），该研究结果表明术前及术后给予纳武利尤单抗治疗能增加切除肿瘤组织趋化因子转录表达，上调免疫细胞浸润，并增强了切除肿瘤组织中浸润性 T 细胞的 T 细胞抗原受体克隆多样性。格罗特（Groot）团队[37]的另一项单臂研究纳入 15 例复发 GBM 患者，接受帕博利珠单抗新辅助治疗，结果显示中位 PFS 为 4.5 个月，中位 OS 为 20 个月，1 年生存率约 63%，肿瘤组织标本分析发现肿瘤组织中富含 CD68 阳性细胞，而 T 细胞浸润很低，与其免疫抑制肿瘤微环境相一致。传统观念认为免疫治疗有效的前提是肿瘤负荷最小化，而 PD-1 抑制剂新辅助治疗 GBM 能改变其肿瘤微环境对这一观念提出了挑战。两项 PD-L1 抑制剂，阿替利珠单抗和度伐利尤单抗治疗初治 GBM 的临床试验（NCT03174197 和 NCT02336165）目前正在进行中，目前还没有最终结果。

### 3.2.2 CTLA-4 抑制剂

相比单免治疗，PD-1/PD-L1 单抗联合抗 CTLA-4 单抗双免治疗恶性黑色素瘤取得了更大的成功[63]。然而，CheckMate 143 GBM 临床研究显示双免治疗不良事件发生率更高[57]。CPI 联合其他免疫治疗的临床研究正在开展中。

### 3.2.3 相比 GBM，为何 CPI 治疗脑转移瘤疗效更好

CPI 在脑转移瘤和 GBM 中疗效的差异可能取决于 GBM 肿瘤突变负荷较低，GBM 局部和系统免疫抑制特性，更为重要的原因是 GBM 肿瘤在脑实质浸润性生长的特性。

在恶性黑色素瘤和非小细胞肺癌方面，已明确免疫治疗疗效与高肿瘤突变负荷和（或）PD-L1 表达密切相关，但目前还不明确这些因素是否与免疫治疗在实体瘤脑转移中的疗效相关[7, 8]。在其他癌症中，肿瘤突变负荷高提示富含抗原及新抗原从而提高免疫原性，CPI 疗效更为突出，而 GBM 肿瘤突变负荷常较低[64]，相比脑转移瘤其 T 细胞抑制配体表达更高[65]；然而，目前仍不清楚 PD-L1 是否能作为 GBM 免疫治疗疗效的生物标志物。另一个关键不同点是 GBM 尽管局限于颅内，但与实体瘤相比，其免疫抑制的特性更强[66]。事实上，GBM 利用各种免疫抑制机制阻止机体免疫监测及免疫清除作用[67]。这些免疫抑制机制包括 GBM 免疫微环境里大量免疫抑制性 T 细胞（调节性 T 细胞）和巨噬细胞浸润以及 TGF-ß 和 IL-10 等释放[67, 68]。除了局部免疫抑制，研究表明 GBM 甚至在放化疗前就具有全身系统性免疫抑制特性[47]。关于局部和系统免疫抑制机制，已在概述里进行了详细描述。

此外，GBM 肿瘤细胞沿脑实质浸润和播散[69]，而脑转移瘤未在脑实质内浸润性生长，常是在血管周围生长。GBM 沿脑实质浸润性生长和播散的特性是阻止药物有效达到肿瘤组织的原因，因单抗隆抗体药物更倾向于聚集在血 - 脑脊液屏障破坏的坏死中心，而不是血 - 脑脊液屏障完整的浸润区边缘[70]。由于 GBM 细胞具有高度的浸润性，单个细胞可以迁移到远离原发灶的区域，并且有极高的复发风险，这些因素给免疫治疗带来了巨大挑战[71, 72]。

### 3.3 疫苗

癌症疫苗的理论基础是诱导抗肿瘤免疫反应，通过靶向细胞毒性 T 细胞效应介导肿瘤退缩，同时不损伤正常组织。癌症疫苗主要包括两种类型：肽疫苗和细胞疫苗。多肽疫苗利用肿瘤特异性抗原（由肿瘤中突变基因编码的蛋白质）来诱导对肿瘤细胞的免疫应答。细胞疫苗由触发抗肿瘤免疫反应的自体或异体免疫细胞组成。

#### 3.3.1 肽疫苗

20% ~ 30% 的 GBM 患者中表达表皮生长因子受体Ⅲ型突变体（EGFRv Ⅲ），这是药物和一种肽疫苗治疗 GBM 的靶点。EGFRv Ⅲ的形成是由于 EGFR 外显子 2 ~ 7 的缺失导致 EGFR 细胞外截短，使其在没有配体的情况下仍保持其功能活性[73]。ACT Ⅳ研究[74]为 EGFRv Ⅲ靶向疫苗 PEP-3-KLH（PEP3 耦联钥孔戚血蓝蛋白）（Rindopepimut，又名 CDX-110，肽类肿瘤疫苗）治疗 GBM 的大型多中心，双臂Ⅲ期临床研究，将纳入的 700 例 GBM 初治患者分为两组，PEP-3-KLH 联合替莫唑胺治疗组和替莫唑胺组（对照组）。研究中 PEP-3-KLH 安全性很好，但却没有带来生存获益。无论是在最小残留病灶患者或 ITT 人群，PEP-3-KLH 组与对照组中位 OS 没有差异。在 MRD 人群中，PEP-3-KLH 组对比对照组的中位 OS 分别为 20.1 个月和 20 个月，在 ITT 人群中 PEP-3-KLH 组和对照组的中位 OS 均 17.4 个月。有趣的是，研究后期分析 PET-3-KLH 治疗组中大肿块患者能获得生存获益，与对照组相比，两年 OS 为 30%，高于对照组的 19%（P=0.029）[74]。这一发现对免疫治疗多对较小肿瘤负荷的肿瘤有效这一传统认知提出了挑战。

由于 ACT Ⅳ Ⅲ期临床研究未取得满意的结果，故而终止了 EGFRv Ⅲ靶向肽疫苗的开发。值得注意的是，在大约 60% 的复发时可取材到肿瘤组织的一小部分患者中发现了 EGFRv Ⅲ表达缺失的证据，这可能是一个普遍的进化现象，与 EGFRv Ⅲ靶向疫苗接种无关。EGFRv Ⅲ表达缺乏稳定性可能是阻碍其成为 GBM 治疗疗效预测的分子靶标。由于 GBM 存在肿瘤异质性，免疫治疗仅采用单一靶标如 EGFRv Ⅲ仍然不够充分，况且其表达不稳定且不是普遍表达，这就意味着亟需开发具有更高免疫原性针对更多靶点的多肽疫苗。

约 80% 的低级别神经胶质瘤存在异枸橼酸脱氢酶（IDH）突变，从而影响多条代谢途径[75]。这类突变中最常见的是 IDH1 中的 R123H 突变，约占所有 IDH 突变的 70%[75]。通常，从低级别胶质瘤演化而来的 GBM 肿瘤具有 IDH1 突变，然而，只有一小部分原发 GBM 病例具有 IDH1 突变[76]。舒马赫（Schumacher）团队[77]证明了 IDH1（R132H）含有一个免疫原性表位，适合于突变特异性疫苗接种，并开发了一个靶向 IDH1 R132H 的 15 氨基酸多肽。他们发现围绕突变区域的多肽被提呈给 MHC- Ⅱ类分子，并诱导突变特异性 CD4+ 反应。在小鼠模型中，IDH1 肽疫苗可改善生存，导致肿瘤内 TGF-$\beta_2$ 和 IL-10 的下调和颗粒酶 -b、IFN-γ 和穿孔素 -1 的上调[78]。普拉滕（Platten）团队[79]开展的 I 期临床研究，评价了一种靶向 IDH1R132H 的突变特异性肽疫苗用于初诊的间变性星形细胞瘤和有 IDH1R132H 突变的 GBM 患者的安全性，结果展示了该疫苗的安全性和免疫原性。目前，一项 IDH1 肽疫苗用于复发性低级别胶质瘤的 I 期临床研究正在进行（NCT02193347）。

最新的脑肿瘤多肽疫苗的研发已经转向针对多个靶点的个体化多肽疫苗。GBM 特异性多肽疫苗（IMA950），其靶点为人 GBM 组织中 HLA 表面受体上识别的 11 种肿瘤相关多肽[80]。兰普琳（Rampling）和同事[80]开展了 IMA950 Ⅰ期临床研究，发现 40 名可评估的患者中有 20 名对多肿瘤相关肽（TUMAP）发生缓解，这超过了预设的 30% 缓解率的研究终点目标。类似地，一项Ⅰ/Ⅱ期研究观察了 IMA950 和 poly-ICLC 辅助治疗 HA-A2+ 胶质瘤患者，观察到 CD8+ T 细胞对单一或多种多肽的反应率分别为 63.2% 和 36.8%[81]。

此外，虽然 GBM 相对其他肿瘤具有低突变负荷以及"冷肿瘤"的免疫微环境的特点，凯思金（Keskin）团队[82]仍证实了这种多表位、个体化的新抗原疫苗用于 GBM 的可行性。他们开展了一项Ⅰ/Ⅰb 期临床研究，纳入了 10 例新确诊的 GBM 患者，在每个患者体内都检测到了新抗原，并比较了手术切除肿瘤细胞和正常细胞的全外显子测序数据[82]。对于每个患者，疫苗选择 7～20 个多肽作为可结合表位并能与患者的 HLA Ⅰ类分子结合。结果显示疫苗是安全的，没有观察到严重的不良反应。接受糖皮质类固醇治疗产生副作用的患者对疫苗没有产生 T 细胞反应。然而，2 例未接受地塞米松治疗的患者产生了强烈的抗肿瘤免疫反应，产生的新抗原特异性 T 细胞能够穿过血 - 脑脊液屏障，进入颅脑内肿瘤。T 细胞由 CD8+ 和 CD4+T 细胞组成，具有记忆表型[83]。肿瘤新生抗原反应性 T 细胞克隆扩增与循环 T 细胞相同。这些相关的结果是令人鼓舞的，但需要谨慎作出解释，因为只有两名患者出现了这样的反应。抗肿瘤免疫反应出现在没有使用类固醇的患者中，提示在免疫治疗的临床研究中要合理使用类固醇。

同样，希尔夫（Hilf）等[84]使用类似的基于多表位的个性化疫苗，同时靶向新生抗原和未突变的肿瘤特异性抗原，以增加可激活的表位的数量。该Ⅰ期临床试验通过多中心胶质瘤个性化疫苗联盟（GAPVAC）纳入 15 例患者，试验了 2 种类型的疫苗。对患者转录组的微阵列分析和对 HLA 免疫肽酶的质谱分析结果确定了两种疫苗的组成。患者首先接种了 APVAC1 疫苗，APVAC1 由 9 个未突变多肽组成，来源于预制备的未突变抗原，这些抗原在 GBM 肿瘤中大量存在。第二种疫苗 APVAC2 优先靶向突变的新生抗原，如果没有在患者身上发现新生抗原，那么疫苗优先针对预制备中不存在的未突变的抗原。这两种疫苗都是安全的，并介导 T 细胞应答，APVAC1 疫苗诱导持续的 CD8+T 细胞反应，APVAC2 同时诱导 CD4+ 和 CD8+T 细胞反应[84]。与既往临床研究相比，该研究中位 OS 为 29 个月，取得了较为满意的临床获益。最近两项针对 GBM 患者的个体化新生抗原疫苗的首次临床Ⅰ期研究表明，具有低突变负荷的"冷肿瘤"可以通过使用个体化疫苗，促进抗原特异性 T 细胞浸润。

另一个已开发的多肽疫苗是热休克蛋白（HSP）疫苗。HSP 是细胞中普遍存在的胞内蛋白，在激活天然免疫和适应性免疫中也起到重要作用。HSP 参与蛋白折叠、蛋白稳定、MHC Ⅰ类分子上的肽装载、肿瘤的发生、发展和增殖[85]。与 GAPVAC 疫苗研发相似，HSP 疫苗不只是针对一个抗原，而是针对 GBM 中涉及的肿瘤特异性抗原提呈的机制。热休克蛋白肽复合物（HSPPCs）介导内吞作用并通过抗原提呈触发对肿瘤抗原肽的免疫反应[86]。布洛赫（Bloch）等[87]开展了首个Ⅱ期临床试验，研究 HSPCC-96 疫苗在全切术后复发的 GBM 中的作用，患者每周接种疫苗连续 4 周，然后每 2 周接种一次，直到肿瘤复发。随访观察，研究的中位 OS 为 42.6 周（95% $CI$：34.7～50.5），12 个月的 OS 为 29.3%（95% $CI$：16.6～45.7）。该疫苗的毒性也很小，仅观察到一例与疫苗相关的 3 级不良事件发生。表 7.3 总结了肽疫苗和细胞疫苗临床研究。

表 7.3　优选的 GBM 疫苗临床研究

| 标题 / 设置 | 治疗 | 阶段 | N | 结果 | 临床试验标识 | 参考文献 |
|---|---|---|---|---|---|---|
| ACT Ⅳ ND GBM | TMZ+Rindopepimut-KLH versus KLH | Ⅲ | 745 | MRD mOS：20.1 个月 *vs.* 20 个月 | NCT01480479 | [74] |
| NOA-16 ND GBM and AA（IDH1R132H-mutated | IDH1 肽疫苗 | Ⅰ | 32 | 证明安全性和免疫原性 | NCT02454634 | [79] |
| IMA950 ND GBM | GBM 多肽疫苗 IMA950 | Ⅰ | 40 | 至少 30% 多重 TUMAP 耐受良好 | NCT01222221 | [80] |
| IMA950 ND GBM、AA HLA-A2 + | IMA950/poly-ICLC 疫苗 | Ⅰ / Ⅱ | GBM=16 AA=3 | 安全性好 GBM mOS 19 个月 CD8$^+$ T 细胞多肽反应：36.8% | NCT01920191 | [81] |
| GAPVAC ND GBM | APVAC1 疫苗 + 多聚 -ICLC+GM-CSF APVAC2 疫苗 + 多聚 -ICLC+GM-CS | Ⅰ | 16 | 安全性好 mOS：29 个月 | NCT02149225 | [84] |
| GP96 HSPPC 疫苗 复发 GBM | HSPPC-96 | Ⅰ / Ⅱ | 41 | mPFS 19.1 周 mOS 42.6 周 | NCT00293423 | [87] |
| HGG-2006 ND GBM | 基于 DCs 的肿瘤疫苗 | Ⅰ / Ⅱ | 77 | mPFS：10.4 个月 mOS：18.3 个月 不良反应较其他 DC 疫苗临床试验多 | 2006-002881-20 | [90] |
| DCVax-L ND GBM | TMZ plus DCVax-L 对比 TM 辅助治疗 | Ⅲ | DCVax-L=232 对照 =99 | mOS 23.1 个月（90% ITT 接受 DCVax-L）3 年生存率：46.2% 3 年生存率：25.4% | NCT00045968 | [91] |
| SurVaxM ND GBM | SVN53-67/M57-KLH 多肽疫苗 | Ⅱ | 64 | 1 年生存率 93.5% *vs.* 65%（标准治疗） | NCT02455557 | [88] |

缩写：AA：间变性星形细胞瘤；DC：树突状细胞；GBM：胶质母细胞瘤；HGG：高级别胶质瘤；HSPPC：热休克蛋白 - 肽复合物；IDH：异丙酸脱氢酶；ITT：意向治疗；KLH：锁孔帽状血蓝蛋白；MRD：微小残留病；ND：新诊断；OS：总生存期；PFS：无进展生存期；TMZ：替莫唑胺。

　　肽疫苗与标准治疗联合治疗 GBM 显示出一些前景。阿鲁瓦利亚（Ahluwalia）团队[88]最近发表了免疫治疗疫苗 SurVaxM（SVN53-67/M57-KLH）联合标准方案治疗新诊断的胶质母细胞瘤的结果。该肽疫苗可靶向 survivin，survivin 是一种抗凋亡蛋白，在包括恶性胶质瘤在内的许多不同类型的癌症中高度表达。该疫苗显示出较小的毒性，并产生由 survivin 特异性抗体和 CD8$^+$T 细胞介导的免疫反应。在 67% 的患者中，该疫苗使 survivin 特异性 IgG 滴度较使用疫苗前基线水平提高到 ≥ 1：10000，约 27% ≥ 1：10000 者与 OS 相关。

总之，胶质瘤多肽疫苗的研发是可行的，相关研究表明其具有生物活性，但目前还没有观察到持续的临床效益。

### 3.3.2 细胞疫苗

除肽疫苗外，研究者对脑胶质瘤 DCs 疫苗的研发产生了浓厚的兴趣。树突状细胞是免疫系统中最有效的 APC。为了生产自体 DCs 疫苗，首先从患者体内分离 DCs，装载肿瘤抗原，通过暴露于细胞因子使其成熟，再注入患者体内。利亚乌（Liau）团队[89]在 2000 年首次报道 DCs 疫苗用于 GBM，在该研究中，他们用同种异体 MHC- I 肿瘤多肽触发的树突状疫苗治疗 1 例复发性脑干 GBM 患者。接种疫苗后，在获得的颅内肿瘤活检样本中可观察到 T 细胞浸润的增加，这提示疫苗注射后与同种异体 GBM 发生了细胞免疫反应，但没有观察到生存改善。

艾登（Ardon）团队[90]开展了更大样本量的临床研究，用自体 DCs 疫苗治疗了 77 名新诊断 GBM 的患者。他们将疫苗接种纳入 GBM Stupp 治疗方案，发现中位 PFS 和 OS 分别为 10.4 个月和 18.3 个月。然而，不良事件比其他 DC 疫苗研究更为严重，在 30 例患者中累计发生 38 例严重不良事件，在 18 例患者中累计出现 19 例血液学不良事件。

随后，利亚乌（Liau）等[91]开展了一项Ⅲ期研究，旨在评估 DCVax-L（一种自体肿瘤裂解液触发的 DCs 疫苗）联合标准方案治疗新诊断 GBM 的疗效。研究中，患者在手术和放化疗后被随机分配到 TMZ+DCVax-L 组或 TMZ+ 安慰剂组，主要研究终点为 PFS，次要终点为 OS。意向治疗人群的中位 OS 为 23.1 个月，其中近 90% 的 ITT 人群接受了 DCVax-L 治疗，2 年和 3 年生存率分别为 46.2% 和 25.4%。在标准治疗中加入 DCVax-L 是可行和安全的，并可能延长生存期。但研发出针对众多肿瘤患者特异性抗原或针对大多数肿瘤的共同抗原的 DC 疫苗还需要大量时间和资源。

## 3.4 细胞治疗

另一种形式的免疫治疗是将激活的免疫细胞（如 CAR-T 细胞和 NK 细胞）转移到供体，以利用它们的抗肿瘤活性。GBM 细胞治疗发展的主要挑战是肿瘤的颅内定位，确定最有效的细胞传递途径（静脉内或鞘内），以及识别靶点的通用细胞表面抗原。

### 3.4.1 CAR-T 细胞

CAR-T 细胞是一种基因工程 T 细胞，靶向肿瘤细胞上的特定靶点，启动 T 细胞介导的抗肿瘤反应[92]。CAR-T 细胞疗法为淋巴瘤和白血病等高度克隆性肿瘤的前沿免疫治疗方法[93]。除了普遍表达的单克隆抗原，肿瘤细胞（外周血）的部位分布使血液系统恶性肿瘤更适合 CAR-T 细胞治疗。

目前 CAR-T 细胞疗法在实体肿瘤中还没有取得很好的疗效[94]。然而，一例 CAR-T 细胞成功治疗 GBM 的病例报道，提高了人们对研发 CAR-T 细胞治疗 GBM 的兴趣。布朗（Brown）等[95]报道了一名患有多灶性 GBM 的 50 岁男性患者，通过将导管置入切除腔内，将靶向 IL13Rα2 的 CAR-T 细胞腔内注入右侧颞枕部病变区。局部肿瘤得以控制，但与此同时，肿瘤在软脑膜脊髓间隙生长，患者通过在侧脑室放置鞘内导管接受治疗。脊髓肿瘤和颅内肿瘤在鞘内注射靶向 IL13R-α2-CAR-T 细胞后达到完全缓解，持续缓解时间 7.5 个月。初步分析认为肿瘤复发的原因是 IL13R-α2 表达降低。这个病例揭示了阻碍 CAR-T 鞘内注射治疗 GBM 取得成功的原因可能是缺乏稳定表达的抗原和有效给药途径。IL13R-α2-CAR-T 细胞的有效性可归因于肿瘤细胞在脑脊液中的浓度和 CAR-T 细胞鞘内注射更易分布到肿瘤细胞。

除了 IL13R-α2，评价靶向 EGFRv Ⅲ 和 HER2 的 CAR-T 细胞的临床研究也在进行中[96, 97]。欧洛尔克（O'Rourke）团队[96]用 EGFRv Ⅲ CAR 注射治疗了 10 例 EGFRv Ⅲ 突变的复发性 GBM 患者。他们证明了所有患者外周血中 CAR-T-EGFRv Ⅲ 细胞的瞬时扩增，7 例治疗后患者有 5 例存在肿瘤组织抑制分子表达和 Tregs 浸润增加，在肿瘤中检测到有限数量的 CAR-T-EGFRv Ⅲ 细胞。然而，尽管有良好的结果，患者的 mOS 并没有改善。阿迈得（Ahmed）等[97]在 2010 年使用 HER2 阳性的自体 GBM 细胞生成了 HER2 特异性 T 细胞，并在严重免疫缺陷小鼠的大脑自体 GBM 异种移植瘤中证明了它们的抗肿瘤效果。此外，一项 HER2-CAR-T 细胞治疗进展性 HER2 阳性 GBM 的 Ⅰ 期试验正在进行中[98]。研究显示患者在接受注射后耐受良好，在注射后 12 个月，外周血中检测到 HER2-CAR-T 细胞。在 16 例可评估患者中，1 例患者部分缓解时间超过 9 个月，7 例患者疾病稳定时间为 8 周 ~ 29 个月，8 例患者在 T 细胞输注后病情进展。

最近，韦瑟斯（Weathers）团队[99]报道了一项自体多克隆 CMV pp65 特异性 T 细胞体外扩增的临床研究，并将其应用于替莫唑胺诱导的淋巴耗竭后的患者。反复静脉输注 CMV-T 细胞与循环 CMV$^+$ CD8$^+$ T 细胞的显著增加相关，但反应效应活性的细胞因子产生受到抑制，特别是直接从胶质母细胞瘤获得的 T 细胞。

一些因素导致 CAR-T 细胞或自体抗原特异性 T 细胞在 GBM 中缺乏疗效，包括缺乏抗原的稳定表达、肿瘤异质性、运送到肿瘤的效应 T 细胞，以及免疫微环境受到抑制等。确定细胞治疗的有效给药方式（静脉、腔内、鞘内、瘤内途径）仍然是提高 GBM 细胞治疗有效性的关键举措。目前改变肿瘤微环境的研究集中在联合免疫治疗方面。例如，在小鼠中，经抗 PD-L1 + 肿瘤细胞抗原特异性刺激后，转导的抗 HER2 CD8$^+$ T 细胞 PD-1 表达水平增加[100]。目前评估 EGFRv Ⅲ CAR-T 细胞联合帕博利珠单抗治疗新确诊 GBM 的临床研究仍在进行（NCT03726515）。

### 3.4.2 NK 细胞

几十年来针对 GBM 靶向治疗和近期的靶向特异性抗原的免疫治疗（包括检查点抑制剂，疫苗肽和 CAR-T 细胞）的失败表明，在 GBM 中，可考虑不依赖于肿瘤抗原提呈的策略。其中一种方法是利用先天免疫系统，其能够在不需要抗原提呈的情况下杀伤肿瘤细胞。NK 细胞是天然免疫系统的大淋巴细胞，能够通过分泌颗粒和颗粒酶或通过抗体依赖的细胞毒作用直接裂解靶细胞[101]。

NK 细胞在实体瘤治疗上已显示出一定前景[102]。早期临床研究已开展自体 NK 细胞局部和静脉全身给药用于胶质瘤的治疗，在安全性上未观察到严重的神经毒性[103]。然而，从患者自身提取自体 NK 细胞需消耗大量时间，且只有在特定的医疗机构才有制备条件，因此，研究者对同种异体 NK 细胞更感兴趣。美国 MD 安德森癌症中心正在开展一项 Ⅰ 期临床试验，研究人类胎盘造血干细胞来源 NK 细胞（CYNK-001）用于成人复发性 GBM 的治疗，目前正在招募患者（NCT04489420）[104]。

该研究评估了从脐血和胎盘中提取的 CYNK-001 细胞静脉和瘤内给药安全性和有效性。与 CAR-T 细胞类似，目前 NK 细胞的给药途径仍有争议，将在今后开展的 NK 细胞试验中进一步验证。美国 MD 安德森癌症中心目前正开展 NK 细胞经后颅窝治疗儿童髓母细胞瘤的临床研究（NCT02271711）。

### 3.5 溶瘤病毒治疗

溶瘤病毒一直是癌症治疗研究的热点。最初，溶瘤病毒的作用机制被认为是直接使肿瘤溶解和细胞毒性作用[105]。随着肿瘤细胞高度免疫抑制和免疫逃逸特性的发现，溶瘤病毒可能通过释放病原体相关分子模式（PAMP）和损伤相关分子模式（DAMP）分子，从而改变肿瘤免疫微环境。目前认为，病毒感染肿瘤细胞通过 T 细胞启动诱导肿瘤内炎症反应，并促进机体免疫系统识别抗原[106]。溶瘤病毒治疗可能通过细胞毒性和适应性免疫反应发挥抗肿瘤作用。已开展几种溶瘤病毒包括脊髓灰质炎病毒、逆转录病毒、腺病毒、麻疹和疱疹病毒等治疗 GBM 的临床研究，目前还处于早期阶段。在这里，我们将介绍三项最新进展的溶瘤病毒治疗 GBM 的临床研究：PVSRIPO（脊髓灰质炎病毒），Toca 511（逆转录病毒）和 DNX2401（腺病毒）（临床研究总结见表 7.4）。重组溶瘤脊髓灰质炎病毒（PVSRIPO）是经基因改造的 Sabin 1 型脊髓灰质炎病毒，经基因改造后其神经毒性减弱。PVSRIPO 用于治疗复发性 GBM 的 I 期临床研究取得很好的结果，这款溶瘤病毒疗法于 2016 年被 FDA 授予认定是突破性治疗（NCT01491893）。德斯贾丁（Desjardin）研究团队[107] 于 2018 年公布了该项研究的结果，在剂量爬坡试验中，通过瘤内灌注方式给药，纳入了 61 例复发性 GBM 患者。在剂量 5 水平观察到 1 次剂量限制性毒性（拔除导管后立即发生Ⅳ级颅内出血），最终研究者选择剂量 1 水平作为Ⅱ期研究剂量（$5.0 \times 10^7$ TCID$_{50}$）。该研究的 24 个月和 36 个月的患者总生存率为 21%，安全性结果表明 PVSRIPO 有效消除了脊髓灰质炎病毒的潜在神经毒性。

表 7.4　溶瘤病毒治疗 GBM 临床研究

| 题目 | 给药途径 | 阶段 | 样本量 | 结果 | 试验项目编号 | 参考文献 |
|---|---|---|---|---|---|---|
| 脊髓灰质炎病毒（PVSRIPO）复发 GBM | 对流增强给药 | I | 61 | 24 个月和 36 个月 OS：21% | NCT01491893 | [107] |
| 逆转录病毒 Toca 511（vocimagene amiretrorepvec）复发 GBM | 腔内注射 | Ⅲ | 403 | mOS：11 个月 Toca 511/FC 组 vs. 12.22 个月对照组（P=0.62） | NCT02414165 | [110] |
| 腺病毒 DNX-2401 复发 GBM | 瘤内直接注射 | I | 37 | 72 个月 OS：20% | NCT00805376 | [111] |

Toca 511 是一种非溶解性逆转录病毒，感染肿瘤细胞后通过编码一种修饰过的酵母胞嘧啶脱氨酶，将受感染的肿瘤细胞中的 5- 氟胞嘧啶（5-FC）转化为有效的抗癌药物 5- 氟尿嘧啶（5-FU），从而杀死肿瘤细胞[108]。感染细胞将 5-FU 前药 5-FC 转化为 5-FU，通过胞嘧啶脱氨酶导致细胞死亡，而未感染的正常细胞不受影响。在 Toca 511 治疗复发或进展期高级别胶质瘤开放性 I 临床研究中，53 例患者接受了递增剂量的 Toca 511 治疗，其中有 6 例（11.3%）获得了完全缓解[109]。Ⅲ期亚组分析显示，23 例患者客观缓解率为 21.7%（5 例 CR），临床获益率（CBR）为 43.5%。一项多中心、

随机、开放 Ⅱ / Ⅲ 期临床研究（TOCA 5），旨在比较肿瘤切除术后 TOCA 511 序贯 TOCA FC 治疗与获批的可选治疗（SOC）之一的差异[110]，没有到达主要终点目标，Toca 511/FC 组的中位 OS 为 11.10 个月，对照组为 12.22 个月（HR=1.06；95% CI：0.83 ~ 1.35；P=0.62）。

DNX-2401 是一种溶瘤腺病毒，其作用原理是 E1A 区缺失了 24bp 碱基，并在病毒衣壳蛋白上插入精氨酸 - 甘氨酸 - 天冬氨酸（RGD）序列来靶向肿瘤细胞。在一项 Ⅰ 期临床研究中，使用肿瘤内注射 DNX-2401 治疗复发的恶性胶质瘤，观察到 20% 的患者生存时间＞3 年[111]。对治疗前后组织标本进行分析显示 CD4+ 和 CD8+ T 细胞浸润肿瘤增加，TIM-3 表达降低，提示 DNX-2401 可能有抑制 T 细胞耗竭。另一项 Ⅰ/Ⅱ 期临床试验，旨在评估 DNX-2401 联合帕博利珠单抗引起免疫介导的抗胶质瘤反应（NCT02798406），目前正在进行中。

在上述溶瘤病毒的临床研究中，患者 2 年生存率为 20% ~ 30%，因此其临床意义受到质疑[112]。回顾性分析和文献综述显示，与入组其他非溶瘤病毒治疗临床研究的患者生存率相似[112, 113]。生存期较长的患者似乎具有更好的生物学和（或）人口统计学特征[114]。因此，亟需开展大型的随机临床研究，对分子病理特征等进行分层，如 IDH 突变和 MGMT 状态，以确定溶瘤病毒单药治疗和联合 CPI 治疗的疗效差异。

### 3.6 联合治疗方法

CPI 一直是各种实体瘤免疫治疗的主要方式。然而，Ⅲ 期临床研究显示其单药治疗 GBM 疗效甚微，为克服 GBM 高度免疫抑制的特性，增强 CPI 的抗肿瘤作用，目前临床研究通常将 CPI 与其他形式的免疫疗法联合应用。联合疗法临床研究聚焦于研究 GBM CPI 耐药的潜在机制，包括缺乏 T 细胞浸润、T 细胞活化受损及如何增强血 - 脑脊液屏障穿透性。

上述的溶瘤病毒疗法被认为可以诱导肿瘤 T 细胞浸润，目前 DNX2401（NCT02798406）联合 CPI、诱导改构的腺病毒载体表达 hIL-12（ad-rds-hIL-12）（NCT03636477）联合 CPI 的临床研究正在进行中。CAR-T 细胞的主动转运被认为可以克服 GBM 肿瘤微环境中缺乏 T 细胞浸润的问题，CAR T-EGFRvⅢ 联合帕博利珠单抗以及 IL13Ra1 联合纳武利尤单抗的临床研究目前正在进行中（NCT03726515 和 NCT04003649）。另一种增加瘤内 T 细胞浸润的方法是通过接种树突状细胞疫苗[115-117]。同样，DCs 疫苗联合 PD-1 单抗治疗复发性 GBM 的研究正在进行（NCT02529072 和 NCT03014804）。

其他改变 GBM 微环境的研究多集中在通过抑制免疫调节酶（IDO1）、细胞因子（TGF-β，CSF-1）和免疫细胞表面分子（LAG-3）表达等促进 T 细胞激活。IDO1 是色氨酸转化为犬尿氨酸及其代谢物的限速酶[118]。IDO1 表达升高被认为是通过消耗色氨酸下调 T 细胞活性，并通过提高犬尿氨酸及其产物的水平诱导 T 细胞凋亡[119]。目前两种 IDO1 抑制剂艾卡朵司他（ECHO-204）和 INT230-6（IT-01）正在 Ⅰ/Ⅱ 期临床试验中，它们与纳武利尤单抗联合用于治疗进展期癌症，包括复发性 GBMs（分别为 NCT02327078 和 NCT03058289）。

TGF-β 是由 GBM 微环境中 GBM 肿瘤细胞、TAMs、Tregs 和小胶质细胞释放的最成熟的可溶性免疫抑制因子[120]。除了具有免疫抑制作用外，TGF-β 还能够激活与细胞增殖、侵袭、血管生成和胶质瘤干细胞有关的基因。多种 TGF-β 复合物已被用于单药治疗胶质瘤，包括靶向细胞外可溶性 TGF-$\beta_2$ 的反义寡核苷酸[121]，与可溶性 TGF-β 螯合的 TGF-β 受体（GC1008）[122]，以及 TGF-$\beta_1$ 受体激酶抑制剂（galunisertib/LY2157299）[123]。与化疗相比，这些药物作为单药治疗复发性 GBM 并没有显示出疗效优势[121,122]，原因可能是与 TGF-β 表达差异及 GBM 进化过程中出现特定亚型相关。最近的一项关于 TGF-β 亚型在 GBM 中的差异表达和临床意义的研究表明，在新诊断 GBM 中，TGF-β 的表达亚型与生存结局更为相关，主要相关亚型是 TGF-$\beta_1$，而不是 TGF-$\beta_2$[124]。目前正在进行的一项 I/II 期临床研究为 Galunisertib（一种 TGF-β 受体激酶 I 的小分子抑制剂）联合纳武利尤单抗用于复发性 GBM（NCT02423343），该研究旨在通过改变肿瘤微环境来增强 CPI 的有效性。另一个与 GBM 免疫抑制微环境有关的生长因子是集落刺激因子 -1（CSF-1）配体。CSF-1 配体与其受体（CSF-1R）的相互作用已被证实可以诱导产生免疫抑制的 M2 巨噬细胞，并促进胶质瘤细胞的进展[125]。与 TGF-β 抑制剂单药治疗的临床研究类似，尽管 CSF-1R 和 KIT 抑制剂 -PLX3397 能够轻易地穿过血 - 脑脊液屏障，但是在复发性 GBM 中依然没有显示出疗效[126]。其他两项 CSF-1R 联合两种 PD-1 抗体 spartalizumab 和纳武利尤单抗治疗包括胶质瘤在内的晚期癌症的临床研究正在进行中（NCT02829723、NCT02526017）。

淋巴细胞相关球蛋白 -3（LAG-3）是活化的 T 细胞、B 细胞和 NK 细胞上表达的一种表面分子[127]，在 9 个 GBM 肿瘤组织样本中，有 6 个肿瘤组织血管周围微环境中能检测到 LAG-3 表达[128]。在临床前小鼠模型中，抗 PD-1 和抗 LAG-3 双抗在提高携带胶质母细胞瘤小鼠的存活率方面优于任何一种单独治疗[128]。一项纳武利尤单抗联合抗 LAG3 抗体或 Urelumab（抗 CD37）治疗复发性 GBM 的 I/II 期研究正在进行中[129]（NCT02658981）。Urelumab 是一种完全人源化的靶向 CD137 或 4-1BB 的 $IgG_4$ 单克隆抗体，CD137 或 4-1BB 是一种在细胞毒性 T 细胞和辅助性 T 细胞中均表达的诱导受体样蛋白，与抗 CD3 刺激的 T 细胞交联后可增强 T 细胞增殖[130]。

CPIs 联合破坏血 - 脑脊液屏障策略的相关临床研究正处于进行中，目的是增加肿瘤内抗原对免疫细胞的暴露以及促进免疫细胞到达肿瘤微环境。帕博利珠单抗联合 MRI 引导激光消融（MLA）治疗复发性 GBM 的 I 期和 II 期临床研究目前正在招募患者（NCT02311582）。

此外，增加肿瘤突变负荷的治疗干预可能克服 GBM 的 CPI 耐药性，有推测认为，DNA 损伤反应和聚腺苷二磷酸核糖聚合酶（PARP）抑制剂可能通过诱导 S 期 DNA 损伤而增加肿瘤的突变负荷和新抗原负荷[131]。在胶质瘤中已经开展了一些 PARP 抑制剂的临床研究[132]，在 GBM 中使用 DDR 抑制剂的临床研究数量也呈上升趋势[133]。在 GBM 临床研究中，PARP 和 DDR 抑制剂能否增强 CPI 的疗效仍待明确。我们提倡通过"机会窗"试验来确定抑制 DNA 修复通路是否会提高肿瘤新抗原的负载并增加其免疫细胞成分的改变，从而为未来 PARP 和 DDR 抑制剂联合 CPI 的研究奠定理论基础。

未来仍需继续努力逐步开展多模式免疫治疗策略，以期克服 GBM 的免疫抑制机制，以期使免疫治疗在 GBM 中取得成功。

# 4 罕见原发性中枢神经系统肿瘤的免疫治疗

根据世界卫生组织标准及中枢神经系统肿瘤分类、分子信息和实践方法委员会（cIMPACT-NOW）更新，原发性中枢神经系统肿瘤约有 150 种[134, 135]。在美国，大多数罕见的中枢神经系统肿瘤每年会影响不到 1000 名患者[136]。这些实体肿瘤包括垂体癌、室管膜瘤、非典型性脑膜瘤、胚胎肿瘤等，其治疗手段很有限。在罕见的侵袭性原发性中枢神经系统肿瘤中进行临床研究是尤为艰难的，原因包括肿瘤非常罕见，缺乏资金支持，药企缺乏研究兴趣等，并且对大多数患者来说，获得专业中心治疗的机会有限。随着帕博利珠单抗首个获批用于微卫星高度不稳定或错配修复缺陷实体瘤，越来越多的证据支持 CPI 在实体瘤中的作用[137]。已经在多队列篮子试验中评估 CPI 在晚期罕见癌症患者中的疗效，包括一项帕博利珠单抗治疗罕见晚期癌症的 II 期研究和一项纳武利尤单抗治疗成人罕见中枢神经系统肿瘤的 II 期研究（NCT03173950）[138]。在此，我们简要回顾了 CPI 在几种罕见中枢神经系统肿瘤中的临床报道。

垂体癌（PC）是在解剖学角度定义为已转移到鞍区以外的垂体腺瘤，而不是从组织学角度进行定义[139]。与垂体腺瘤相似，PCs 可起源于各种类型的垂体前叶细胞。然而，与惰性的良性垂体腺瘤不同，PC 是一种侵袭性肿瘤，在美国每年大约报道 200 ~ 300 例[140]。临床上已有 4 例 PC 患者对 CPI 产生应答的个案报道，有趣的是，所有的反应都发生在分泌 ACTH 的肿瘤中。琳（Lin）等[141]报道了分泌 ACTH 的 PC 对伊匹木单抗和纳武利尤单抗产生了显著的疗效。同样，杜哈默尔（Duhamel）团队[142]用伊匹木单抗和纳武利尤单抗治疗了两名 PC 患者，观察到分泌 ACTH 的 PC 患者用药后生化、影像学发生改变，而分泌催乳素的 PC 患者则没有发生相应应答。马吉德（Majd）团队[143]开展了使用帕博利珠单抗治疗罕见癌症的 II 期临床研究，报道了 4 例 PC 患者使用帕博利珠单抗治疗，其中两例分泌 ACTH 的 PC 患者对帕博利珠单抗出现了应答，但未分泌促肾上腺皮质激素肿瘤和泌乳素的患者中没有类似反应（NCT02721732）。琳（Lin）等报告的病例和马吉德（Majd）团队报告的表现出持久反应的病例在病理特征上表现为高突变表型，包括既往接受替莫唑胺治疗诱发的 MMR 突变。在 4 个表现出应答的患者中均未观察到肿瘤 PD-L1 表达升高。因此，CPI 在垂体癌患者中的作用，以及垂体癌中肿瘤亚型、高突变和免疫治疗反应之间的关系值得进一步研究。

室管膜瘤是一种通常表现为细胞密度低，有丝分裂指数低的胶质瘤[134]。不同分子亚型的室管膜瘤其临床预后不同，在儿童中更为常见[144]。黏液乳头状室管膜瘤（MPE）是一种生长缓慢的室管膜瘤，肿瘤位于脊髓圆锥和终丝，偶尔见于脊髓中。MPE 根治术后一般预后良好，很少发生颅内或颅外播散。目前 FDA 还未批准成人系统疗法。塔皮·亚里科（Tapia Rico）团队[145]报道了一名转移性 MPE 患者，接受抗 PD-1 治疗［替雷利珠单抗（BGB-A317）］疾病稳定超过 18 个月，PFS 优于之前报道的室管膜瘤的系统性治疗方案。该研究未对接受治疗前的组织标本进行二代测序，PD-L1 在肿瘤浸润细胞和免疫细胞上的表达分别为 5% 和 0。

脑膜瘤是中枢神经系统最常见的原发肿瘤，在大量基因突变驱动下形成异质性肿瘤[146]。对于复发的高级别脑膜瘤，目前还没有 FDA 批准的全身治疗方案。PD-L1 在部分脑膜瘤中表达，并与高级别肿瘤相关[147]，提示 CPI 治疗脑膜瘤的潜在可能。一项纳武利尤单抗治疗复发性高级别脑膜瘤（NCT02648997）的 II 期临床研究正在进行中，有报道称，该研究中纳入的一名非典型脑膜瘤患者获得了持续的缓解[148]。肿瘤在最初诊断时表现为 MMR 缺陷，TMB 呈进行性增加。两项大样本研究表明，高 TMB 和 MMR 相关基因突变在脑膜瘤中罕见[149]。尽管如此，部分具有分子靶标的侵袭性罕见中枢神经系统肿瘤包括不典型脑膜瘤患者使用 CPI 治疗可能会有获益。

中枢神经系统胚胎性肿瘤，如成神经管细胞瘤、非典型畸胎瘤 / 横纹肌瘤（ATRT）和一种以前称为原始神经外胚层瘤的肿瘤，在成人中是极其罕见的恶性肿瘤。髓母细胞瘤是后颅窝的恶性肿瘤，也是儿童最常见的脑恶性肿瘤，因此是研究最多的中枢神经系统胚胎性肿瘤。复发的髓母细胞瘤的治疗选择有限，相关免疫治疗的临床研究正在进行中。髓母细胞瘤和其他罕见胚胎肿瘤的各种免疫治疗临床研究包括 CPIs、CAR-T 细胞、NK 细胞、溶瘤病毒疗法和肽疫苗[150]。与 GBM 相似，这些肿瘤免疫治疗的成功临床开发需要克服肿瘤异质性、免疫抑制肿瘤微环境和血 - 脑脊液屏障等。此外，随着我们对罕见中枢神经系统肿瘤分子水平层面的逐步了解，需要对这些肿瘤进行免疫分析，了解肿瘤微环境，同时注意分子亚型的不同，以确定能预测罕见中枢神经系统肿瘤免疫治疗疗效的生物标志物和最佳的免疫治疗模式。

## 5　结论

实体瘤如黑色素瘤和 NSCLC 的免疫治疗取得的突破性进展，提高了研究者对 GBM 实施免疫治疗的兴趣。CPI 一直处于各种实体瘤免疫治疗进展的前沿，然而其在 GBM 中的 III 期临床研究结果令人失望。CPI 在复发性 GBM 中的新辅助研究有助于我们对 GBM 微环境和潜在耐药机制的理解。通过这些研究，我们了解到 GBM 微环境缺乏细胞毒性 T 细胞，富含免疫抑制巨噬细胞和骨髓源性抑制细胞。目前的免疫联合治疗的临床研究旨在通过诱导 T 细胞浸润来克服 GBM 免疫抑制微环境，包括溶瘤病毒疗法、肽疫苗、树突状细胞疫苗和 CAR-T 细胞等。但在 GBM 抗原选择（GAPVAC 疫苗和 NK 细胞），T 细胞激活（对抗 T 细胞刺激配体和促炎细胞因子的抗体）和 T 细胞活化的维持（CPI 和 TGF-β 抑制）方面仍缺少成功经验。免疫疗法在黑色素瘤和 NSCLC 脑转移瘤取得的成功、以及在 GBM 和罕见的中枢神经系统肿瘤部分病例中取得的疗效，提示我们用 CPI 治疗颅内肿瘤是可行的，而且 GBM 等颅内肿瘤并不排斥抗肿瘤免疫反应。今后需进一步开展设计良好的"机会窗"和新辅助临床研究，将成功激活和维持肿瘤特异性反应作为重点，以促进 GBM 和其他中枢神经系统肿瘤的免疫治疗的临床进展。

（欧开萍、吕丹　译，孙永琨　校）

## 参考文献

[1] Medawar P B. Immunity to homologous grafted skin; the fate of skin homografts transplanted to the brain, to subcutaneous tissue, and to the anterior chamber of the eye [J]. British journal of experimental pathology, 2021, 29(1): 58-69.

[2] Woodroofe M N, Bellamy A S, Feldmann M, et al. Immunocytochemical characterisation of the immune reaction in the central nervous system in multiple sclerosis [J]. Possible role for microglia in lesion growth. Journal of the neurological sciences, 1986, 74(2-3): 135-152.

[3] Louveau A, Smirnov I, Keyes T J, et al. Structural and functional features of central nervous system lymphatic vessels [J]. Nature, 2015, 523(7560): 337-341.

[4] Venur V A, Karivedu V, Ahluwalia M S. Systemic therapy for brain metastases [J]. Handbook of clinical neurology, 2018, 149: 137-153.

[5] Ostrom Q T, Wright C H, Barnholtz-Sloan J S. Brain metastases: epidemiology [J]. Handbook of clinical neurology, 2018, 149: 27-42.

[6] Achrol A S, Rennert R C, Anders C, et al. Brain metastases [J]. Nature reviews Disease primers, 2019, 5(1): 5.

[7] Tawbi H A, Forsyth P A, Algazi A, et al. Combined Nivolumab and Ipilimumab in Melanoma Metastatic to the Brain [J]. The New England journal of medicine, 2018, 379(8): 722-730.

[8] Goldberg S B, Gettinger S N, Mahajan A, et al. Pembrolizumab for patients with melanoma or non-small-cell lung cancer and untreated brain metastases: early analysis of a non-randomised, open-label, phase 2 trial [J]. The Lancet Oncology, 2016, 17(7): 976-983.

[9] Robert C, Schachter J, Long G V, et al. Pembrolizumab versus Ipilimumab in Advanced Melanoma [J]. The New England journal of medicine, 2015, 372(26): 2521-2532.

[10] Hargadon K M, Johnson C E, Williams C J. Immune checkpoint blockade therapy for cancer: An overview of FDA-approved immune checkpoint inhibitors [J]. International immunopharmacology, 2018, 62: 29-39.

[11] Callahan M K, Wolchok J D, Allison J P. Anti-CTLA-4 antibody therapy: immune monitoring during clinical development of a novel immunotherapy [J]. Seminars in oncology, 2010, 37(5): 473-484.

[12] Korn E L, Liu P Y, Lee S J, et al. Meta-analysis of phase II cooperative group trials in metastatic stage IV melanoma to determine progression-free and overall survival benchmarks for future phase II trials [J]. Journal of clinical oncology: official journal of the American Society of Clinical Oncology, 2008, 26(4): 527-534.

[13] Callahan M K, Kluger H, Postow M A, et al. Nivolumab Plus Ipilimumab in Patients With Advanced Melanoma: Updated Survival, Response, and Safety Data in a Phase I Dose-Escalation Study [J]. Journal of clinical oncology: official journal of the American Society of Clinical Oncology, 2018, 36(4):s 391-398.

[14] Chukwueke U, Batchelor T, Brastianos P. Management of Brain Metastases in Patients With Melanoma [J]. Journal of oncology practice, 2016, 12(6): 536-542.

[15] Davies M A, Liu P, McIntyre S, et al. Prognostic factors for survival in melanoma patients with brain metastases [J]. Cancer, 2011, 117(8): 1687-1696.

[16] Sloan A E, Nock C J, Einstein D B. Diagnosis and treatment of melanoma brain metastasis: a literature review [J]. Cancer control: journal of the Moffitt Cancer Center, 2009, 16(3): 248-255.

[17] Di Giacomo A M, Ascierto P A, Pilla L, et al. Ipilimumab and fotemustine in patients with advanced melanoma (NIBIT-M1): an open-label, single-arm phase 2 trial [J]. The Lancet Oncology, 2012, 13(9): 879-886.

[18] Di Giacomo A M, Ascierto P A, Queirolo P, et al. Three-year follow-up of advanced melanoma patients who received ipilimumab plus fotemustine in the Italian Network for Tumor Biotherapy (NIBIT)-M1 phase II study [J]. Annals of oncology: official journal of the European Society for Medical Oncology, 2015, 26(4): 798-803.

[19] Margolin K, Ernstoff M S, Hamid O, et al. Ipilimumab in patients with melanoma and brain metastases: an open-label,

phase 2 trial［J］. The Lancet Oncology, 2012, 13(5): 459-465.

［20］Kluger H M, Chiang V, Mahajan A, et al. Long-Term Survival of Patients With Melanoma With Active Brain Metastases Treated With Pembrolizumab on a Phase II Trial［J］. Journal of clinical oncology: official journal of the American Society of Clinical Oncology, 2019, 37(1): 52-60.

［21］Goldberg S B, Schalper K A, Gettinger S N, et al. Pembrolizumab for management of patients with NSCLC and brain metastases: long-term results and biomarker analysis from a non-randomised, open-label, phase 2 trial［J］. The Lancet Oncology, 2020, 21(5): 655-663.

［22］Borghaei H, Pluzanski A, Caro R B, et al. Abstract CT221: Nivolumab (NIVO) + ipilimumab (IPI) as first-line (1L) treatment for patients with advanced non-small cell lung cancer (NSCLC) with brain metastases: Results from CheckMate 227［J］. Cancer Research, 2020, 80(16_Supplement): CT221-CT221.

［23］Stupp R, Mason W P, van den Bent M J, et al. Radiotherapy plus concomitant and adjuvant temozolomide for glioblastoma［J］. The New England journal of medicine, 2005, 352(10): 987-996.

［24］Sanai N, Berger M S. Glioma extent of resection and its impact on patient outcome［J］. Neurosurgery, 2008, 62(4): 753-764; discussion 264-756.

［25］Reardon D A, Gokhale P C, Klein S R, et al. Glioblastoma Eradication Following Immune Checkpoint Blockade in an Orthotopic, Immunocompetent Model［J］. Cancer immunology research, 2016, 4(2): 124-135.

［26］Fecci P E, Ochiai H, Mitchell D A, et al. Systemic CTLA-4 blockade ameliorates glioma-induced changes to the CD4+ T cell compartment without affecting regulatory T-cell function［J］. Clinical cancer research: an official journal of the American Association for Cancer Research, 2007, 13(7): 2158-2167.

［27］Reardon D A, Brandes A A, Omuro A, et al. Effect of Nivolumab vs Bevacizumab in Patients With Recurrent Glioblastoma: The CheckMate 143 Phase 3 Randomized Clinical Trial［J］. JAMA oncology, 2020, 6(7): 1003-1010.

［28］K R. Nivolumab Plus Temozolomide/Radiotherapy Misses OS End Point in Glioblastoma Multiforme 2020［J］. Available from: https://www.onclive.com/view/nivolumab-plus-temozolomide-radiotherapy-misses-os-end-point-in-glioblastoma-multiforme.

［29］Squibb. B-M. Bristol-Myers Squibb Announces Phase 3 CheckMate -498 Study Did Not Meet Primary Endpoint of Overall Survival with Opdivo (nivolumab) Plus Radiation in Patients with Newly Diagnosed MGMT-Unmethylated Glioblastoma Multiforme 2019, May 9. Available from: https://news.bms.com/press-release/corporatefinancial-news/bristol-myers-squibb-announces-phase-3-checkmate-498-study-did.

［30］Genoud V, Marinari E, Nikolaev S I, et al. Responsiveness to anti-PD-1 and anti-CTLA-4 immune checkpoint blockade in SB28 and GL261 mouse glioma models［J］. Oncoimmunology, 2020, 7(12): e1501137.

［31］Lawrence M S, Stojanov P, Polak P, et al. Mutational heterogeneity in cancer and the search for new cancer-associated genes［J］. Nature, 2013, 499(7457), 214-218.

［32］Yeung J T, Hamilton R L, Ohnishi K, et al. LOH in the HLA class I region at 6p21 is associated with shorter survival in newly diagnosed adult glioblastoma［J］. Clinical cancer research: an official journal of the American Association for Cancer Research, 2013, 19(7): 1816-1826.

［33］Parsa A T, Waldron J S, Panner A, et al. Loss of tumor suppressor PTEN function increases B7-H1 expression and immunoresistance in glioma［J］. Nature medicine, 2007, 13(1): 84-88.

［34］Wainwright D A, Chang A L, Dey M, et al. Durable therapeutic efficacy utilizing combinatorial blockade against IDO, CTLA-4, and PD-L1 in mice with brain tumors［J］. Clinical cancer research: an official journal of the American Association for Cancer Research, 2014, 20(20): 5290-5301.

［35］Chang N, Ahn S H, Kong D S, et al. The role of STAT3 in glioblastoma progression through dual influences on tumor cells and the immune microenvironment［J］. Molecular and cellular endocrinology, 2017, 451: 53-65.

［36］Ceccarelli M, Barthel F P, Malta T M, et al. Molecular Profiling Reveals Biologically Discrete Subsets and Pathways of Progression in Diffuse Glioma［J］. Cell, 2016, 164(3): 550-563.

［37］de Groot J, Penas-Prado M, Alfaro-Munoz K, et al. Window-of-opportunity clinical trial of pembrolizumab in patients with recurrent glioblastoma reveals predominance of immune-suppressive macrophages［J］. Neuro-oncology, 2020, 22(4): 539-549.

［38］Heimberger A B, Sun W, Hussain S F, et al. Immunological responses in a patient with glioblastoma multiforme treated with sequential courses of temozolomide and immunotherapy: case study［J］. Neuro-oncology, 2008, 10(1): 98-103.

［39］Schartner J M, Hagar A R, Van Handel M, et al. Impaired capacity for upregulation of MHC class II in tumor-associated microglia［J］. Glia, 2005, 51(4): 279-285.

［40］Stevens A, Klöter I, Roggendorf W. Inflammatory infiltrates and natural killer cell presence in human brain tumors［J］. Cancer, 1988, 61(4): 738-743.

［41］Didenko V V, Ngo H N, Minchew C, et al. Apoptosis of T lymphocytes invading glioblastomas multiforme: a possible tumor defense mechanism［J］. Journal of neurosurgery, 2002, 96(3): 580-584.

［42］Wischhusen J, Friese M A, Mittelbronn M, et al. HLA-E protects glioma cells from NKG2D-mediated immune responses in vitro: implications for immune escape in vivo［J］. Journal of neuropathology and experimental neurology, 2005, 64(6): 523-528.

［43］Wiendl H, Mitsdoerffer M, Hofmeister V, et al. A functional role of HLA-G expression in human gliomas: an alternative strategy of immune escape［J］. Journal of immunology (Baltimore, Md: 1950), 2002, 168(9), 4772-4780.

［44］Huettner C, Czub S, Kerkau S, et al. Interleukin 10 is expressed in human gliomas in vivo and increases glioma cell proliferation and motility in vitro［J］. Anticancer research, 1997, 17(5a): 3217-3224.

［45］Dix A R, Brooks W H, Roszman T L, et al. Immune defects observed in patients with primary malignant brain tumors［J］. Journal of neuroimmunology, 1999, 100(1-2): 216-232.

［46］Grossman S A, Ye X, Lesser G, et al. Immunosuppression in patients with high-grade gliomas treated with radiation and temozolomide［J］. Clinical cancer research: an official journal of the American Association for Cancer Research, 2011, 17(16): 5473-5480.

［47］Chongsathidkiet P, Jackson C, Koyama S, et al. Sequestration of T cells in bone marrow in the setting of glioblastoma and other intracranial tumors［J］. Nature medicine, 2018, 24(9): 1459-1468.

［48］Gustafson M P, Lin Y, New K C, et al. Systemic immune suppression in glioblastoma: the interplay between CD14+HLA-DRlo/neg monocytes, tumor factors, and dexamethasone［J］. Neuro-oncology, 2010, 12(7): 631-644.

［49］Bloch O, Crane C A, Kaur R, et al. Gliomas promote immunosuppression through induction of B7-H1 expression in tumor-associated macrophages［J］. Clinical cancer research: an official journal of the American Association for Cancer Research, 2013, 19(12): 3165-3175.

［50］Iorgulescu J B, Gokhale P C, Speranza M C, et al. Concurrent Dexamethasone Limits the Clinical Benefit of Immune Checkpoint Blockade in Glioblastoma［J］. Clinical cancer research: an official journal of the American Association for Cancer Research, 2021, 27(1): 276-287.

［51］Bouffet E, Larouche V, Campbell B B, et al. Immune Checkpoint Inhibition for Hypermutant Glioblastoma Multiforme Resulting From Germline Biallelic Mismatch Repair Deficiency［J］. Journal of clinical oncology: official journal of the American Society of Clinical Oncology, 2016, 34(19): 2206-2211.

［52］Johanns T M, Miller C A, Dorward I G, et al. Immunogenomics of Hypermutated Glioblastoma: A Patient with Germline POLE Deficiency Treated with Checkpoint Blockade Immunotherapy［J］. Cancer discovery, 2016, 6(11): 1230-1236.

［53］Viale G, Trapani D, Curigliano G. Mismatch Repair Deficiency as a Predictive Biomarker for Immunotherapy Efficacy［J］. BioMed research international, 2017, 2017: 4719194.

［54］Kamiya-Matsuoka C, Metrus N R, Shaw K R, et al. The natural course of hypermutator gliomas［J］. 2018, 36(15_ suppl): 2014-2014.

［55］Omuro A, Vlahovic G, Lim M, et al. Nivolumab with or without ipilimumab in patients with recurrent glioblastoma: results from exploratory phase I cohorts of CheckMate 143［J］. Neuro-oncology, 2018, 20(5): 674-686.

［56］Lim M, Omuro, A, Vlahovic, G, et al. 325ONivolumab (nivo) in combination with radiotherapy (RT) ± temozolomide (TMZ): Updated safety results from CheckMate 143 in pts with methylated or unmethylated newly diagnosed glioblastoma (GBM)［J］. Annals of Oncology, 2017, 28, mdx366-mdx.

［57］Nayak L, Molinaro A M, Peters K, et al. Randomized Phase II and Biomarker Study of Pembrolizumab plus Bevacizumab versus Pembrolizumab Alone for Patients with Recurrent Glioblastoma［J］. Clinical cancer research: an official journal of the American Association for Cancer Research, 2021, 27(4): 1048-1057.

［58］Amaria R N, Reddy S M, Tawbi H A, et al. Publisher Correction: Neoadjuvant immune checkpoint blockade in high-risk resectable melanoma［J］. Nature medicine, 2018, 24(12): 1942.

［59］Blank C U, Rozeman E A, Fanchi L F, et al. Neoadjuvant versus adjuvant ipilimumab plus nivolumab in macroscopic stage Ⅲ melanoma［J］. Nature medicine, 2018, 24(11): 1655-1661.

［60］Forde P M, Chaft J E, Pardoll D M. Neoadjuvant PD-1 Blockade in Resectable Lung Cancer［J］. The New England journal of medicine, 2018, 379(9): e14.

［61］Cloughesy T F, Mochizuki A Y, Orpilla J R, et al. Neoadjuvant anti-PD-1 immunotherapy promotes a survival benefit with intratumoral and systemic immune responses in recurrent glioblastoma［J］. Nature medicine, 2019, 25(3): 477-486.

［62］Schalper K A, Rodriguez-Ruiz M E, Diez-Valle R, et al. Neoadjuvant nivolumab modifies the tumor immune microenvironment in resectable glioblastoma［J］. Nature medicine, 2019, 25(3): 470-476.

［63］Larkin J, Hodi F S, Wolchok J D. Combined Nivolumab and Ipilimumab or Monotherapy in Untreated Melanoma［J］. The New England journal of medicine, 2015, 373(13): 1270-1271.

［64］Hodges T R, Ott M, Xiu J, et al. Mutational burden, immune checkpoint expression, and mismatch repair in glioma: implications for immune checkpoint immunotherapy［J］. Neuro-oncology, 2017, 19(8): 1047-1057.

［65］McGranahan T, Li G, Nagpal S. History and current state of immunotherapy in glioma and brain metastasis［J］. Therapeutic advances in medical oncology, 2017, 9(5): 347-368.

［66］Dunn G P, Fecci P E, Curry W T. Cancer immunoediting in malignant glioma［J］. Neurosurgery, 2012, 71(2): 201-222; discussion 222-203.

［67］Nduom E K, Weller M, Heimberger A B. Immunosuppressive mechanisms in glioblastoma［J］. Neuro-oncology, 17 Suppl 2015, 7(Suppl 7): vii9-vii14.

［68］Wainwright D A, Sengupta S, Han Y, et al. Thymus-derived rather than tumor-induced regulatory T cells predominate in brain tumors［J］. Neuro-oncology, 2011, 13(12): 1308-1323.

［69］Lampson L A. Monoclonal antibodies in neuro-oncology: Getting past the blood-brain barrier［J］. mAbs, 2011, 3(2): 153-160.

［70］Gerstner E R, Fine R L. Increased permeability of the blood-brain barrier to chemotherapy in metastatic brain tumors: establishing a treatment paradigm［J］. Journal of clinical oncology: official journal of the American Society of Clinical Oncology, 2007, 25(16): 2306-2312.

［71］Ou A, Yung W K A, Majd N. Molecular Mechanisms of Treatment Resistance in Glioblastoma［J］. International journal of molecular sciences, 2020, 22(1).

［72］Desai R, Suryadevara C M, Batich K A, et al. Emerging immunotherapies for glioblastoma［J］. Expert opinion on emerging drugs, 2016, 21(2): 133-145.

［73］Heimberger A B, Suki D, Yang D, et al. The natural history of EGFR and EGFRvⅢ in glioblastoma patients［J］. Journal of translational medicine, 2005, 3: 38.

［74］Weller M, Butowski N, Tran D D, et al. Rindopepimut with temozolomide for patients with newly diagnosed,

EGFRv Ⅲ -expressing glioblastoma (ACT IV): a randomised, double-blind, international phase 3 trial ［J］. The Lancet Oncology, 2005, 18(10): 1373-1385.

［75］ Yan H, Parsons D W, Jin G, et al. IDH1 and IDH2 mutations in gliomas ［J］. The New England journal of medicine, 2009, 360(8): 765-773.

［76］ Parsons D W, Jones S, Zhang X, et al. An integrated genomic analysis of human glioblastoma multiforme ［J］. Science (New York, NY), 2008, 321(5897): 1807-1812.

［77］ Schumacher T, Bunse L, Pusch S, et al. A vaccine targeting mutant IDH1 induces antitumour immunity ［J］. Nature, 2014, 512(7514): 324-327.

［78］ Pellegatta S, Valletta L, Corbetta C, et al. Effective immuno-targeting of the IDH1 mutation R132H in a murine model of intracranial glioma ［J］. Acta neuropathologica communications, 2015, 3: 4.

［79］ Platten M, Schilling D, Bunse L, et al. ATIM-33. NOA-16: A FIRST-IN-MAN MULTICENTER PHASE I CLINICAL TRIAL OF THE GERMAN NEUROONCOLOGY WORKING GROUP EVALUATING A MUTATION-SPECIFIC PEPTIDE VACCINE TARGETING IDH1R132H IN PATIENTS WITH NEWLY DIAGNOSED MALIGNANT ASTROCYTOMAS ［J］. Neuro-oncology, 2018, 20(Suppl 6): vi8-vi9.

［80］ Rampling R, Peoples S, Mulholland P J, et al. A Cancer Research UK First Time in Human Phase I Trial of IMA950 (Novel Multipeptide Therapeutic Vaccine) in Patients with Newly Diagnosed Glioblastoma ［J］. Clinical cancer research: an official journal of the American Association for Cancer Research, 2016, 22(19): 4776-4785.

［81］ Migliorini D, Dutoit V, Allard M, et al. Phase I/II trial testing safety and immunogenicity of the multipeptide IMA950/ poly-ICLC vaccine in newly diagnosed adult malignant astrocytoma patients ［J］. Neuro-oncology, 2019, 21(7): 923-933.

［82］ Keskin D B, Anandappa A J, Sun J, et al. Neoantigen vaccine generates intratumoral T cell responses in phase Ib glioblastoma trial ［J］. Nature, 2019, 565(7738): 234-239.

［83］ Baratta M G. Glioblastoma is 'hot' for personalized vaccines ［J］. Nature reviews Cancer, 2019, 19(3): 129.

［84］ Hilf N, Kuttruff-Coqui S, Frenzel K, et al. Actively personalized vaccination trial for newly diagnosed glioblastoma ［J］. Nature, 2019, 565(7738): 240-245.

［85］ Graner M W, Bigner D D. Chaperone proteins and brain tumors: potential targets and possible therapeutics ［J］. Neuro-oncology, 2005, 7(3): 260-278.

［86］ Ampie L, Choy W, Lamano J B, et al. Heat shock protein vaccines against glioblastoma: from bench to bedside ［J］. Journal of neuro-oncology, 2015, 123(3): 441-448.

［87］ Bloch O, Crane C A, Fuks Y, et al. Heat-shock protein peptide complex-96 vaccination for recurrent glioblastoma: a phase II, single-arm trial ［J］. Neuro-oncology, 2014, 16(2): 274-279.

［88］ Ahluwalia M S, Reardon D A, Abad A P, et al. SurVaxM with standard therapy in newly diagnosed glioblastoma: Phase II trial update ［J］. Journal of Clinical Oncology, 2019, 37(15_suppl): 2016-2016.

［89］ Liau L M, Black K L, Martin N A, et al. Treatment of a patient by vaccination with autologous dendritic cells pulsed with allogeneic major histocompatibility complex class I-matched tumor peptides. Case Report ［J］. Neurosurgical focus, 2000, 9(6): e8.

［90］ Ardon H, Van Gool S W, Verschuere T, et al. Integration of autologous dendritic cell-based immunotherapy in the standard of care treatment for patients with newly diagnosed glioblastoma: results of the HGG-2006 phase I/II trial ［J］. Cancer immunology, immunotherapy: CII, 2012, 61(11): 2033-2044.

［91］ Liau L M, Ashkan K, Tran D D, et al. First results on survival from a large Phase 3 clinical trial of an autologous dendritic cell vaccine in newly diagnosed glioblastoma ［J］. Journal of translational medicine, 2018, 16(1): 142.

［92］ Jena B, Dotti G, Cooper L J. Redirecting T-cell specificity by introducing a tumor-specific chimeric antigen receptor ［J］. Blood, 2010, 116(7): 1035-1044.

［93］ Maher J. Clinical immunotherapy of B-cell malignancy using CD19-targeted CAR T-cells ［J］. Current gene therapy,

2014, 14(1): 35-43.

［94］Knochelmann H M, Smith A S, Dwyer C J, et al. CAR T Cells in Solid Tumors: Blueprints for Building Effective Therapies ［J］. Frontiers in immunology, 2018, 9: 1740.

［95］Brown C E, Alizadeh D, Starr R, et al. Regression of Glioblastoma after Chimeric Antigen Receptor T-Cell Therapy［J］. The New England journal of medicine, 2016, 375(26): 2561-2569.

［96］O'Rourke D M, Nasrallah M P, Desai A, et al. A single dose of peripherally infused EGFRvIII-directed CAR T cells mediates antigen loss and induces adaptive resistance in patients with recurrent glioblastoma ［J］. Science translational medicine, 2017, 9(399).

［97］Ahmed N, Salsman V S, Kew Y, et al. HER2-specific T cells target primary glioblastoma stem cells and induce regression of autologous experimental tumors ［J］. Clinical cancer research: an official journal of the American Association for Cancer Research, 2010, 16(2): 474-485.

［98］Ahmed N, Brawley V, Hegde M, et al. HER2-Specific Chimeric Antigen Receptor-Modified Virus-Specific T Cells for Progressive Glioblastoma: A Phase 1 Dose-Escalation Trial ［J］. JAMA oncology, 2017, 3(8): 1094-1101.

［99］Weathers S P, Penas-Prado M, Pei B L, et al. Glioblastoma-mediated Immune Dysfunction Limits CMV-specific T Cells and Therapeutic Responses: Results from a Phase I/II Trial ［J］. Clinical cancer research: an official journal of the American Association for Cancer Research, 2020, 26(14): 3565-3577.

［100］John L B, Devaud C, Duong C P, et al. Anti-PD-1 antibody therapy potently enhances the eradication of established tumors by gene-modified T cells ［J］. Clinical cancer research: an official journal of the American Association for Cancer Research, 2013, 19(20): 5636-5646.

［101］Vivier E, Raulet D H, Moretta A, et al. Innate or adaptive immunity? The example of natural killer cells ［J］. Science (New York, NY), 2011, 331(6013): 44-49.

［102］Nayyar G, Chu Y, Cairo M S. Overcoming Resistance to Natural Killer Cell Based Immunotherapies for Solid Tumors ［J］. Frontiers in oncology, 2019, 9: 51.

［103］Ishikawa E, Tsuboi K, Saijo K, et al. Autologous natural killer cell therapy for human recurrent malignant glioma［J］. Anticancer research, 2004, 24(3b): 1861-1871.

［104］Majd N, Rizk M, Ericson S, et al. RTID-07. HUMAN PLACENTAL HEMATOPOIETIC STEM CELL DERIVED NATURAL KILLER CELLS (CYNK-001) FOR TREATMENT OF RECURRENT GLIOBLASTOMA ［J］. Neuro-oncology, 2020, 22(Suppl 2): ii194-ii195.

［105］Jiang H, McCormick F, Lang F F, et al. Oncolytic adenoviruses as antiglioma agents ［J］. Expert review of anticancer therapy, 2006, 6(5): 697-708.

［106］Jiang H, Fueyo J. Healing after death: antitumor immunity induced by oncolytic adenoviral therapy ［J］. Oncoimmunology, 2014, 3(7): e947872.

［107］Desjardins A, Gromeier M, Herndon J E, 2nd, et al. Recurrent Glioblastoma Treated with Recombinant Poliovirus［J］. The New England journal of medicine, 2018, 379(2): 150-161.

［108］Perez O D, Logg C R, Hiraoka K, et al. Design and selection of Toca 511 for clinical use: modified retroviral replicating vector with improved stability and gene expression ［J］. Molecular therapy: the journal of the American Society of Gene Therapy, 2012, 20(9): 1689-1698.

［109］Cloughesy T F, Landolfi J, Vogelbaum M A, et al. Durable complete responses in some recurrent high-grade glioma patients treated with Toca 511 + Toca FC ［J］. Neuro-oncology, 2018, 20(10): 1383-1392.

［110］Cloughesy T F, Petrecca K, Walbert T, et al. Effect of Vocimagene Amiretrorepvec in Combination With Flucytosine vs Standard of Care on Survival Following Tumor Resection in Patients With Recurrent High-Grade Glioma: A Randomized Clinical Trial ［J］. JAMA oncology, 2020, 6(12): 1939-1946.

［111］Lang F F, Conrad C, Gomez-Manzano C, et al. Phase I Study of DNX-2401 (Delta-24-RGD) Oncolytic Adenovirus: Replication and Immunotherapeutic Effects in Recurrent Malignant Glioma ［J］. Journal of clinical oncology:

official journal of the American Society of Clinical Oncology, 2018, 36(14): 1419-1427.

［112］Chiocca E A, Nassiri F, Wang J, et al. Viral and other therapies for recurrent glioblastoma: is a 24-month durable response unusual?［J］. Neuro-oncology, 2019, 21(1): 14-25.

［113］Harrison R A, Anderson M D, Cachia D, et al. Clinical trial participation of patients with glioblastoma at The University of Texas MD Anderson Cancer Center［J］. European journal of cancer (Oxford, England: 1990), 2019, 112: 83-93.

［114］Chiocca E A, Abbed K M, Tatter S, et al. A phase I open-label, dose-escalation, multi-institutional trial of injection with an E1B-Attenuated adenovirus, ONYX-015, into the peritumoral region of recurrent malignant gliomas, in the adjuvant setting［J］. Molecular therapy: the journal of the American Society of Gene Therapy, 2004, 10(5): 958-966.

［115］Prins R M, Soto H, Konkankit V, et al. Gene expression profile correlates with T-cell infiltration and relative survival in glioblastoma patients vaccinated with dendritic cell immunotherapy［J］. Clinical cancer research: an official journal of the American Association for Cancer Research, 2011, 17(6): 1603-1615.

［116］Yu J S, Liu G, Ying H, et al. Vaccination with tumor lysate-pulsed dendritic cells elicits antigen-specific, cytotoxic T-cells in patients with malignant glioma［J］. Cancer Res, 2004, 64(14): 4973-4979.

［117］Yamanaka R, Abe T, Yajima N, et al. Vaccination of recurrent glioma patients with tumour lysate-pulsed dendritic cells elicits immune responses: results of a clinical phase I/II trial［J］. British journal of cancer, 2003, 89(7): 1172-1179.

［118］Zhai L, Lauing K L, Chang A L, et al. The role of IDO in brain tumor immunotherapy［J］. Journal of neuro-oncology, 2015, 123(3): 395-403.

［119］Fallarino F, Grohmann U, Vacca C, et al. T cell apoptosis by tryptophan catabolism［J］. Cell death and differentiation, 2002, 9(10): 1069-1077.

［120］Han J, Alvarez-Breckenridge C A, Wang Q E, et al. TGF-β signaling and its targeting for glioma treatment［J］. American journal of cancer research, 2015, 5(3): 945-955.

［121］Bogdahn U, Hau P, Stockhammer G, et al. Targeted therapy for high-grade glioma with the TGF-β2 inhibitor trabedersen: results of a randomized and controlled phase IIb study［J］. Neuro-oncology, 2011, 13(1): 132-142.

［122］den Hollander M W, Bensch F, Glaudemans A W, et al. TGF-β Antibody Uptake in Recurrent High-Grade Glioma Imaged with 89Zr-Fresolimumab PET［J］. Journal of nuclear medicine: official publication, Society of Nuclear Medicine, 2015, 56(9): 1310-1314.

［123］Rodon J, Carducci M A, Sepulveda-Sánchez J M, et al. First-in-human dose study of the novel transforming growth factor-β receptor I kinase inhibitor LY2157299 monohydrate in patients with advanced cancer and glioma［J］. Clinical cancer research: an official journal of the American Association for Cancer Research, 2015, 21(3): 553-560.

［124］Roy L O, Poirier M B, Fortin D. Differential Expression and Clinical Significance of Transforming Growth Factor-Beta Isoforms in GBM Tumors［J］. International journal of molecular sciences, 2018, 19(4).

［125］Pyonteck S M, Akkari L, Schuhmacher A J, et al. CSF-1R inhibition alters macrophage polarization and blocks glioma progression［J］. Nature medicine, 2013, 19(10): 1264-1272.

［126］Butowski N, Colman H, De Groot J F, et al. Orally administered colony stimulating factor 1 receptor inhibitor PLX3397 in recurrent glioblastoma: an Ivy Foundation Early Phase Clinical Trials Consortium phase II study［J］. Neuro-oncology, 2016, 18(4): 557-564.

［127］Goldberg M V, Drake C G. LAG-3 in Cancer Immunotherapy［J］. Current topics in microbiology and immunology, 2011, 344: 269-278.

［128］Harris-Bookman S, Mathios D, Martin A M, et al. Expression of LAG-3 and efficacy of combination treatment with anti-LAG-3 and anti-PD-1 monoclonal antibodies in glioblastoma［J］. International journal of cancer, 2018, 143(12): 3201-3208.

［129］Lim M, Ye X, Piotrowski A F, et al. Updated phase I trial of anti-LAG-3 or anti-CD137 alone and in combination with anti-PD-1 in patients with recurrent GBM［J］. 2019, 37(15_suppl): 2017-2017.

［130］Pollok K E, Kim Y J, Zhou Z, et al. Inducible T cell antigen 4-1BB. Analysis of expression and function ［J］. Journal of immunology (Baltimore, Md: 1950), 1993, 150(3): 771-781.

［131］Pilié P G, Gay C M, Byers L A, et al. PARP Inhibitors: Extending Benefit Beyond BRCA-Mutant Cancers ［J］. Clinical cancer research: an official journal of the American Association for Cancer Research, 2019, 25(13): 3759-3771.

［132］Majd N, Yap T A, Yung W K A, et al. The Promise of Poly(ADP-Ribose) Polymerase (PARP) Inhibitors in Gliomas［J］. Journal of immunotherapy and precision oncology, 2020, 3(4): 157-164.

［133］Majd N K, Yap T A, Koul D, et al. The promise of DNA damage response inhibitors for the treatment of glioblastoma ［J］. Neuro-oncology advances, 2021, 3(1): vdab015.

［134］Louis D N, Perry A, Reifenberger G, et al. The 2016 World Health Organization Classification of Tumors of the Central Nervous System: a summary ［J］. Acta neuropathologica, 2016, 131(6): 803-820.

［135］Louis D N, Ellison D W, Brat D J, et al. cIMPACT-NOW: a practical summary of diagnostic points from Round 1 updates ［J］. Brain pathology (Zurich, Switzerland), 2019, 29(4): 469-472.

［136］Ostrom Q T, Cioffi G, Gittleman H, et al. CBTRUS Statistical Report: Primary Brain and Other Central Nervous System Tumors Diagnosed in the United States in 2012-2016 ［J］. Neuro-oncology, 2019, 21(Suppl 5): v1-v100.

［137］Marabelle A, Le D T, Ascierto P A, et al. Efficacy of Pembrolizumab in Patients With Noncolorectal High Microsatellite Instability/Mismatch Repair-Deficient Cancer: Results From the Phase II KEYNOTE-158 Study ［J］. Journal of clinical oncology: official journal of the American Society of Clinical Oncology, 2020, 38(1): 1-10.

［138］Naing A, Meric-Bernstam F, Stephen B, et al. Phase 2 study of pembrolizumab in patients with advanced rare cancers ［J］. Journal for immunotherapy of cancer, 2020, 8(1).

［139］Lloyd R V. WHO classification of tumours of endocrine organs, 4th ed.

［140］Daly A F, Tichomirowa M A, Beckers A. The epidemiology and genetics of pituitary adenomas ［J］. Best practice & research Clinical endocrinology & metabolism, 2009, 23(5): 543-554.

［141］Lin A L, Jonsson P, Tabar V, et al. Marked Response of a Hypermutated ACTH-Secreting Pituitary Carcinoma to Ipilimumab and Nivolumab ［J］. The Journal of clinical endocrinology and metabolism, 2018, 103(10): 3925-3930.

［142］Duhamel C, Ilie M D, Salle H, et al. Immunotherapy in Corticotroph and Lactotroph Aggressive Tumors and Carcinomas: Two Case Reports and a Review of the Literature ［J］. Journal of personalized medicine, 2020, 10(3).

［143］Majd N, Waguespack S G, Janku F, et al. Efficacy of pembrolizumab in patients with pituitary carcinoma: report of four cases from a phase II study ［J］. Journal for immunotherapy of cancer, 2020, 8(2).

［144］Pajtler K W, Witt H, Sill M, et al. Molecular Classification of Ependymal Tumors across All CNS Compartments, Histopathological Grades, and Age Groups ［J］. Cancer cell, 2015, 27(5): 728-743.

［145］Tapia Rico G, Townsend A, Price T, et al. Metastatic myxopapillary ependymoma treated with immunotherapy achieving durable response ［J］. BMJ case reports, 2020, 13(12).

［146］Clark V E, Erson-Omay E Z, Serin A, et al. Genomic analysis of non-NF2 meningiomas reveals mutations in TRAF7, KLF4, AKT1, and SMO ［J］. Science (New York, NY), 2013, 339(6123): 1077-1080.

［147］Han S J, Reis G, Kohanbash G, et al. Expression and prognostic impact of immune modulatory molecule PD-L1 in meningioma ［J］. Journal of neuro-oncology, 2016, 130(3): 543-552.

［148］Dunn I F, Du Z, Touat M, et al. Mismatch repair deficiency in high-grade meningioma: a rare but recurrent event associated with dramatic immune activation and clinical response to PD-1 blockade ［J］. JCO precision oncology, 2018, 2018.

［149］Campbell B B, Light N, Fabrizio D, et al. Comprehensive Analysis of Hypermutation in Human Cancer ［J］. Cell, 2017, 171(5): 1042-1056.e1010.

［150］Kabir T F, Kunos C A, Villano J L, et al. Immunotherapy for Medulloblastoma: Current Perspectives ［J］. ImmunoTargets and therapy, 2020, 9: 57-77.

# 第 8 章　胃肠道恶性肿瘤的免疫治疗

里希·苏拉纳，舒巴姆·潘特
（Rishi Surana and Shubham Pant）

**摘要**　胃肠道（GI）肿瘤是一类具有异质性的恶性肿瘤，每一种肿瘤都有独特的肿瘤生物学特性，从而影响肿瘤患者对治疗的疗效及其预后。GI 肿瘤细胞和其局部免疫微环境之间的相互作用也是多种多样的，并且预示了肿瘤的预后以及对治疗的疗效。免疫检查点抑制剂已经改变了多种实体肿瘤的治疗格局，包括（但不限于）肾细胞癌、黑色素瘤和肺癌。随着对免疫系统和肿瘤细胞之间相互作用理解的不断深入，免疫治疗已成为多种 GI 恶性肿瘤的标准治疗方法。例如，无论肿瘤的原发部位如何，只要肿瘤伴随 DNA 错配修复蛋白缺陷或者携带高突变负荷，免疫治疗就是主要的治疗方法之一。根据近期的临床研究数据，免疫治疗已经成为部分胃食管肿瘤和肝细胞癌的标准治疗方案。这里，我们概述了目前 GI 恶性肿瘤免疫治疗的情况，并介绍了一些正在进行的临床试验。这些临床试验将帮助我们进一步了解免疫治疗以何种方式以及何时能够纳入各种消化道恶性肿瘤的治疗中。

**关键词**　免疫治疗；胃；结肠；肝脏；肿瘤

## 1　引言

2020 年，美国将有超过 33 万人被诊断为胃肠道（GI）肿瘤，其中大约有 50% 的患者将死于 GI 恶性肿瘤[1]。GI 肿瘤包括了多种具有不同组织病理学、致癌驱动因素和治疗耐药机制的疾病。为了评估当前免疫治疗在消化道肿瘤中的作用，我们须单独讨论每个器官。在美国国立综合癌症网络指南中，程序 PD-1 和（或）CTLA-4 抗体可用于治疗特定情况的胃癌、结直肠癌和原发性肝癌，但它们目前还不是胰腺癌患者的标准治疗。为什么某些 GI 恶性肿瘤与其他 GI 恶性肿瘤相比，对免疫治疗的疗效更好，存在诸多假说，包括了肿瘤突变负荷的差异以及肿瘤浸润淋巴细胞数量和表型的差异[2-4]。下面，我们将评估目前免疫治疗在 GI 恶性肿瘤治疗中的作用，并讨论将免疫疗法整合到各种 GI 恶性肿瘤标准治疗中的各种有希望的治疗策略。

## 2　胃、食管癌

### 2.1 当前证据

早在免疫检查点抑制剂广泛应用于临床之前，PD-L1 在胃癌中的表达是最先被报道的[5, 6]。2007 年，孙教授的团队[5] 描述了经免疫组化（immunohistochemistry，IHC）手段证实的 PD-L1 表达与胃癌的临床结果之间的关系，即表达 PD-L1 的肿瘤表现出更高的淋巴结转移率、更大的肿瘤体积、更大的侵袭深度以及更短的总生存期。KEYNOTE-012 是一项评估帕博利珠单抗治疗晚期实体瘤的 I b 期临床研究，其结果显示，在包含 39 名复发性或转移性 PD-L1 阳性胃或胃食管交界处（gastroesophageal junction，GEJ）恶性肿瘤患者的队列中，ORR 为 22%，OS 为 11.4 个月[7]。II 期临床研究 KEYNOTE-059 招募了 259 名先前接受过治疗的胃和 GEJ 恶性肿瘤患者，包括了 PD-L1 阳性和 PD-L1 阴性肿瘤，其研究结果显示所有患者的 ORR 为 11.6%[8]。值得注意的是，在 PD-L1 阳性的患者中 ORR 为 15.5%，而 PD-L1 阴性的患者中 ORR 仅为 6.4%。在 PD-L1 阳性和 PD-L1 阴性的队列中都有出现完全缓解的病例。基于 KEYNOTE-059 研究的结果，美国 FDA 加速批准了帕博利珠单抗治疗 PD-L1 阳性的复发性或转移性胃癌或 GEJ 肿瘤的适应证。在 III 期临床试验 KEYNOTE-061 中，592 名经一线铂类联合氟尿嘧啶化疗后进展的胃或 GEJ 肿瘤患者被随机分配到帕博利珠单抗组或紫杉醇组行二线治疗[9]。未考虑最初入组的 489 名患者 PD-L1 的表达情况，但经过修改方案之后，后续入组的患者需要符合 PD-L1 联合阳性分数 ≥ 1 分的标准。研究结果显示帕博利珠单抗组的中位 OS 为 9.1 个月，而紫杉醇组的中位 OS 为 8.3 个月（HR=0.82，单侧 P=0.04）。这一研究的研究者认为，与紫杉醇相比，帕博利珠单抗并没有明显改善一线化疗后进展的胃或 GEJ 恶性肿瘤患者的 OS。他们还指出，方案预设的亚组分析和事后亚组分析表明，在 PD-L1 表达水平较高的患者中，帕博利珠单抗的疗效有所提升。

ATTRACTION-2 研究和 CheckMate-032 研究均评估了其他免疫检查点抑制剂在胃或 GEJ 恶性肿瘤患者中的作用[10]。ATTRACTION-2 试验是在东亚开展的一项 III 期临床研究，将 493 名先前至少接受过二线系统治疗的胃或 GEJ 恶性肿瘤患者按 2：1 的比例随机分配至纳武利尤单抗（抗 PD-1 单克隆抗体）组或安慰剂组。纳武利尤单抗组的中位 OS 为 5.26 个月，而安慰剂组为 4.14 个月（HR=0.63，P=0.0001）。纳武利尤单抗组中 10% 的患者出现 3 ~ 4 级不良反应事件，安慰剂组为 4%[11]。类似地，III 期临床研究 ATTRACTION-3 评估了纳武利尤单抗在经一线氟尿嘧啶和铂类药物治疗进展的晚期食管鳞癌（或腺鳞癌）或 GEJ 恶性肿瘤患者中的作用，结果显示纳武利尤单抗组的中位 OS 为 10.9 个月，而化疗组的中位 OS 为 8.4 个月（HR=0.77，95% CI：0.62 ~ 0.96，P=0.019），表明纳武利尤单抗在这一人群的二线治疗具有疗效[12]。在美国和欧洲开展的 CheckMate-032 研究，对化疗耐药的胃癌、食管癌或 GEJ 恶性肿瘤患者进行随机分组，使其接受纳武利尤单抗单药治疗或纳武利尤单抗联合抗 CTLA-4 抗体伊匹木单抗联合治疗。接受纳武利尤单抗单药治疗的患者 ORR 为 12%，12 个月 PFS 为 8%[10]。KEYNOTE-181 试验评估了帕博利珠单抗在一线治疗后进展的转移性食管癌（腺癌或鳞状细胞癌）患者中的治疗效果。结果显示，CPS > 10 分的患者接受帕博利珠单抗治疗后中位 OS 为 9.3 个月，而化疗组的中位 OS 为 6.7 个月（HR=0.69；95% CI：0.52 ~ 0.93，P=0.0074），该结果进一步巩固了免疫治疗在晚期食管癌和胃癌患者二线及以上治疗中的作用[13]。

目前，研究者已在进展期胃或 GEJ 恶性肿瘤患者中进行了 PD-L1 抗体 Avelumab（译者注：目前暂无规范译文）的疗效评估。Ⅰb 期 JAVELIN 实体瘤临床研究入组了 150 例胃癌或 GEJ 癌患者，其中 90 例接受一线维持治疗，60 例接受二线治疗[14]。两组的 RR 均为 6.7%。一线维持治疗组的中位 PFS 为 2.8 个月，二线治疗组的中位 PFS 为 1.4 个月。在 JAVELIN Gastric 100 研究中，患者接受为期 12 周的一线氟尿嘧啶联合铂类化疗后疾病至少稳定，随机分组接受 Avelumab 治疗或继续原方案化疗。这项研究未能证明 Avelumab 维持治疗相较于继续化疗有 OS 获益[15]。Ⅲ期 JAVELIN Gastric 300 研究将 371 例晚期胃癌或 GEJ 癌患者随机分配至 Avelumab 组或研究者选择的三线化疗组[16]。该研究未在 Avelumab 组和化疗组之间观察到显著差异，其中位 OS 分别为 4.6 个月和 5.0 个月[16]。尽管获得了阴性结果，JAVELIN Gastric 100 和 JAVELIN Gastric 300 两项研究均表明了 Avelumab 的安全性优于化疗。

无论肿瘤的原发部位如何，在具有高肿瘤突变负荷的肿瘤患者中，免疫检查点抑制剂的疗效也得到了证实。KEYNOTE-158 研究入组了治疗后疾病进展且目前无标准治疗方案的肿瘤微卫星高度不稳定 / 错配修复蛋白缺陷实体瘤患者（除原发性结直肠癌），给予单药帕博利珠单抗治疗。高 TMB（> 10 Mut/Mb）的患者 ORR 为 29%，CR 率为 4%，且 50% 的患者反应持续时间 ≥ 24 个月[17]。基于这项研究，FDA 批准了帕博利珠单抗用于无其他治疗选择的高 TMB 肿瘤患者。

## 2.2 未来策略

正在进行的胃癌和食管癌临床研究的一个主要重点是评估 T 细胞免疫检查点抑制剂在局部肿瘤和晚期肿瘤的前线治疗中的疗效。Ⅲ期临床研究 Checkmate-577 评估了纳武利尤单抗辅助治疗在新辅助放化疗后手术标本提示疾病残留的食管癌或 GEJ 癌患者中的疗效。在 2020 年欧洲医学肿瘤学会大会上发表了这项研究结果，提示接受纳武利尤单抗辅助治疗的患者的中位无病生存期（Disease Free Survival，DFS）为 22.4 个月，而接受安慰剂的患者中位 DFS 为 11.0 个月（HR=0.69；95% CI：0.56 ~ 0.86；P=0.0003）[18]。值得注意的是，本研究中大多数患者的肿瘤 PD-L1 表达为阴性。虽然该研究的 OS 数据尚不成熟，但在接受纳武利尤单抗辅助治疗的患者中可以看到研究主要终点 DFS 的明显改善，这可能会改变新辅助放化疗后疾病残留的局限性食管癌或 GEJ 肿瘤患者的标准治疗。Checkmate-649 研究评估、比较了纳武利尤单抗联合化疗、单独化疗、伊匹木单抗联合纳武利尤单抗治疗在先前未接受治疗的进展期胃癌、食管腺癌或 GEJ 癌患者中的作用。研究主要终点是 PD-L1 CPS 评分 ≥ 5 的患者的 OS 和 PFS。该研究的结果也在 2020 年 ESMO 大会上得以公布，表明 PD-L1 CPS 评分 ≥ 5 的患者接受纳武利尤单抗联合化疗组的中位 OS 为 14.4 个月，而单独化疗组中位 OS 为 11.1 个月（HR=0.71；95% CI：0.59 ~ 0.86；P < 0.0001）[19]。纳武利尤单抗联

合化疗组的中位 PFS 为 7.7 个月，也优于化疗组的 6.1 个月。有趣的是，与单独化疗相比，PD-L1 CPS 评分 ≥ 1 的患者和所有随机化的患者接受纳武利尤单抗联合化疗均获得了更长的 OS。伊匹木单抗联合纳武利尤单抗组的研究结果尚未公布。ATTRACTION-4 是一项在亚洲进行的 Ⅱ/Ⅲ 期临床研究，评估纳武利尤单抗联合化疗（奥沙利铂 +S-1 或卡培他滨）对比单独化疗一线治疗进展期胃癌或 GEJ 癌患者的疗效，无论 PD-L1 表达情况如何。研究结果显示接受纳武利尤单抗联合化疗治疗的患者的中位 PFS 为 10.5 个月，而仅接受化疗的患者的中位 PFS 为 8.3 个月（*HR*=0.68；95% *CI*: 0.51 ~ 0.90；*P*=0.007）。两组的 OS 没有显著差异[20]。对于纳武利尤单抗联合化疗的治疗方案，监管机构是否仅批准用于 CPS ≥ 5 的患者，还是会扩大人群范围，目前尚不清楚。

Keynote-590 是一项 Ⅲ 期研究，评估帕博利珠单抗联合化疗对先前未经治疗的晚期食管癌或 Siewert 1 型 GEJ 癌患者的疗效。在 PD-L1 CPS 评分 ≥ 10 的患者中，接受帕博利珠单抗联合化疗的患者的中位 OS 为 13.5 个月，而单独化疗组的中位 OS 仅为 9.4 个月（*HR*=0.62; 95% *CI*: 0.49 ~ 0.78; *P* < 0.0001）。在意向治疗人群分析中，无论 PD-L1 表达如何，两组的中位 OS 分别为 12.4 个月和 9.4 个月（*HR*=0.73，95% *CI*: 0.62 ~ 0.86；*P* < 0.0001）[21]。

在 HER-2 扩增的 GI 恶性肿瘤患者的前线治疗中加入免疫治疗也是热点之一。一项纳入了 24 例 HER-2 扩增的胃食管癌患者的 Ⅱ 期临床研究结果显示，采用帕博利珠单抗、曲妥珠单抗联合化疗进行一线治疗，患者的 ORR 为 83%，其中 3 例实现完全缓解；患者的中位 PFS 为 11.4 个月[22]。目前 Ⅲ 期临床研究 KEYNOTE 811 正对这种治疗方案进行评估[23]。另一项日本的研究正在评估纳武利尤单抗、曲妥珠单抗联合化疗方案对 HER-2 扩增的胃癌患者的疗效[24]。

# 3　结直肠癌：MSI-H

## 3.1 当前证据

肿瘤微卫星高度不稳定或存在错配修复缺陷的结直肠癌（colorectal cancer，CRC）患者经免疫治疗获益显著。尽管与微卫星稳定的 CRC 相比，MSI-H CRC 具有更好的预后，尤其是在早期肿瘤中，但是 MSI-H CRC 仅见于不到 20% 的 CRC 病例[25, 26]。仅有 4% ~ 5% 的转移性结直肠癌患者表现为 MSI-H，其中大多数病例是由错配修复蛋白的散发突变引起的，而非 Lynch 综合征相关[27]。MSI-H 肿瘤的免疫原性已得到了充分的阐释，其主要假设是高突变负荷导致了更高密度的肿瘤浸润淋巴细胞，并增加了免疫检查点抑制剂的表达[28-30]。

已有研究证明，MSI-H 状态是免疫检查点抑制剂的强有力的疗效预测生物标志物。最初在一项里程碑式的 Ⅱ 期临床研究中证实了这一发现，该研究使用帕博利珠单抗治疗一组接受过治疗的伴或不伴错配修复缺陷的转移性 CRC 患者[31]。dMMR 结直肠癌患者的 ORR 为 40%，而无错配修复缺陷的结直肠癌患者的 ORR 为 0。KEYNOTE-164 研究评估了帕博利珠单抗在至少接受二线治疗（A组）和至少接受一线治疗（B组）后的 MSI-H 结直肠癌患者中的疗效。A 组的缓解率为 27.9%，而

B 组的缓解率为 32%，其中有两例实现完全缓解且 12 个月的 OS 率为 76%[32, 33]。基于帕博利珠单抗在上述研究以及其他在先前接受治疗的实体瘤和 dMMR 患者中的探索性研究，在 2017 年 FDA 首次批准与原发肿瘤部位无关的治疗方案，即帕博利珠单抗治疗 dMMR 肿瘤。

CheckMate-142 是一项 Ⅱ 期研究，评估了至少一线治疗后进展的 MSI-H 和 MSS 转移性结直肠癌患者接受纳武利尤单抗单药治疗或纳武利尤单抗联合伊匹木单抗的治疗效果[34]。2017 年，首先报道了最初入组的 74 例 MSI-H 转移性结直肠癌患者接受纳武利尤单抗单药治疗的疗效。MSI-H 转移性 CRC 患者的 ORR 为 31.1%，有效的患者均为部分缓解；在数据公布时，尚未达到中位反应持续时间。中位 PFS 为 14.3 个月，12 个月生存率为 73%，且中位 OS 未达到。2018 年，公布了纳武利尤单抗联合伊匹木单抗治疗组的结果[35]。共 119 名患者接受了该方案的联合治疗，其客观缓解率为 54.6%，其中 3.4% 的患者实现完全缓解。令人印象深刻的是，83% 的有效患者的疗效持续超过了 6 个月，且平均反应持续时间未达到。这组患者的中位 PFS 和 OS 均未达到，而 12 个月 PFS 率和 OS 率分别为 71% 和 85%。与纳武利尤单抗单药治疗相比，联合治疗组的 3 ~ 4 级 TRAEs 发生率更高（32% *vs.* 20%），但任何级别的治疗相关不良反应发生率在两组中是相似的（73% *vs.* 70%）。基于 CheckMate-142 研究结果，FDA 加速批准了纳武利尤单抗和纳武利尤单抗联合伊匹木单抗方案用于治疗至少接受过一线治疗后进展的 MSI-H 或 dMMR 转移性结直肠癌患者。

虽然免疫检查点抑制剂对经治疗的 MSI-H 结直肠癌患者的临床获益已被证实，但直到最近才证实免疫治疗在这些患者一线治疗中的临床价值。KEYNOTE-177 是一项开放标签的 Ⅲ 期临床研究，评估、比较了帕博利珠单抗和化疗在 307 例未经治疗的 MSI-H/dMMR 转移性结直肠癌患者中的疗效[36]。帕博利珠单抗组的中位 PFS 为 16.5 个月，而化疗组的中位 PFS 为 8.2 个月。帕博利珠单抗组和化疗组的 ORR 分别为 43.8% 和 33.1%。值得注意的是，在有效人群中，帕博利珠单抗组 83% 的患者疗效持续超过 24 个月，而化疗组中仅为 35%。22% 接受帕博利珠单抗治疗的患者出现 ≥ 3 级不良反应事件，而化疗组 ≥ 3 级不良反应事件发生率为 66%，提示帕博利珠单抗的耐受性优于化疗[36]。正是基于这项研究，FDA 批准帕博利珠单抗作为 MSI-H/dMMR 转移性结直肠癌患者的一线治疗方案。

## 3.2 未来策略

KEYNOTE-177 研究的结果确立了帕博利珠单抗作为转移性 MSI-H/dMMR CRC 一线治疗的地位，在这类人群中其他几类免疫检查点抑制剂也在进行相应的研究。COMMIT 研究是一项评估 PD-L1 抑制剂阿特珠单抗一线治疗 MSI-H 转移性结直肠癌患者疗效的三臂临床研究（阿特珠单抗单药治疗 *vs.* FOLFOX+ 阿特珠单抗 + 贝伐单抗 *vs.* FOLFOX+ 贝伐单抗）[37]。

另一个探索方向是评估免疫检查点抑制剂在 Ⅲ 期 MSI-H 结直肠癌患者的疗效。ATOMIC 研究正在评估 FOLFOX 辅助治疗联合或不联合阿特珠单抗方案，而 POLEM 研究入组已完成 24 周辅助化疗的患者，评估 Avelumab 维持治疗的疗效，其中包括携带 POLE 外切酶结构域突变的患者[38, 39]。这两项临床研究都在进行中，我们热切期待其结果的公布。

## 4 结直肠癌：MSS

### 4.1 当前证据

尽管几种免疫检查点抑制剂在治疗 MSI-H 转移性 CRC 患者方面取得了成功，但绝大多数转移性 CRC 患者并非 MSI-H/dMMR 疾病，并且尚未从免疫治疗中获益。加拿大癌症试验组（Canadian Cancer Trials Group，CCTG）CO.26 II 期研究试验将难治性转移性 CRC 患者按 2：1 随机分配至抗 PD-L1 抗体度伐利尤单抗和抗 CTLA-4 抗体曲美木单抗联合治疗组或最佳支持治疗组。入组的 180 名患者都不是 MSI-H 肿瘤。两组的中位 PFS 没有差异（1.8 个月与 1.9 个月），但 OS 有改善的趋势，治疗组的中位 OS 为 6.6 个月，最佳支持治疗组为 4.1 个月（$HR$=0.72，$P$=0.07）[40]。IMblaze370 III 期研究入组转移性 CRC 三线治疗人群，评估了阿替利珠单抗和考比替尼（MEK 抑制剂）联合治疗、阿替利珠单抗单药治疗以及瑞戈非尼三种治疗方式的差异。本研究中约 90% 患者为 MSS CRC。该研究未达到主要终点，OS 未改善[41]。迄今为止，免疫治疗还没有获批用于 MSS CRC 患者。

### 4.2 未来策略

如何将免疫学"冷"肿瘤（如 MSS CRC）转化为炎性肿瘤，是目前活跃的研究领域。有几项正在进行的临床试验将放射治疗与免疫治疗相结合，用于 MSS CRC 患者，目的是利用"远隔效应"。这种"效应"假设，放射治疗会诱导局部细胞死亡（和新抗原的释放），并刺激一种有效的免疫反应，这种反应会扩展到放射野以外的远隔部位。免疫检查点抑制剂联合细胞毒化疗，如 FOLFOX，也可能是促进 CRC 的免疫反应的一种机制[42, 43]。将免疫检查点抑制剂与针对 MEK 或 VEGF 的疗法相结合，以扩大免疫治疗对 MSS CRC 患者的治疗获益，研究的初步结果显示部分患者有一定疗效[44, 45]。免疫治疗在 MSS CRC 患者中的作用仍然是研究热点之一，许多正在进行的临床试验评估了联合免疫治疗（例如双重免疫检查点阻断）、化学免疫治疗或免疫治疗+酪氨酸激酶抑制剂（TKI）在该人群中的疗效（表 5.2）。

## 5 肛管癌

### 5.1 当前证据

肛管鳞状细胞癌（squamous cell carcinoma，SCC）是一种与人乳头瘤病毒（HPV）相关的恶性肿瘤，其病理生理学与其他 HPV 相关恶性肿瘤相似[46-48]。KEYNOTE-028 是一项 I b 期多队列研究[49]，评估了帕博利珠单抗的安全性和有效性。在 24 名肛管 SCC 患者的队列中，ORR

为 17%，疾病控制率为 58%。64% 的患者发生了治疗相关的不良事件。KEYNOTE-158 是另一项 Ⅰb 期多队列研究，评估了帕博利珠单抗在多程治疗后的实体瘤患者中的疗效。其中纳入了 112 名肛管 SCC 患者，ORR 为 11.6%，5 例患者达到完全缓解，在 PD-L1 阳性或 PD-L1 阴性肿瘤患者中没有观察到疗效差异[50]。多中心 Ⅱ 期试验 NCI9673 评估了单药纳武利尤单抗在 37 例经治的转移性肛管 SCC 患者中的临床获益[51]。ORR 为 24%，两名患者达到完全缓解。患者肿瘤样本的免疫组织化学分析表明，与无反应的患者相比，对纳武利尤单抗有反应的患者肿瘤中 PD-1 和 PD-L1 的表达显著升高。这两项研究的作者均认为，由于晚期患者缺乏标准治疗，免疫检查点抑制剂作为肛管 SCC 患者的新治疗选择值得进一步研究。

## 5.2 未来策略

与其他肿瘤类似，抗 CTLA-4 和抗 PD-1 联合用于治疗肛管 SCC 的研究正在进行。NCI9673 研究进行了调整，在 Ⅱ 期研究增加了一个额外队列，评估纳武利尤单抗和伊匹木单抗联合治疗在难治性转移性肛管 SCC 患者中的疗效。目前，尚未公布该组患者的数据。

评估帕博利珠单抗单药治疗在难治性转移性肛管 SCC 患者的疗效的 Ⅱ 期临床研究也正在进行。在法国进行的一项 Ⅱ 期研究将评估阿替利珠单抗和一种 HPV 导向疫苗 UCPVax 治疗 HPV 阳性癌症患者的疗效（NCT03946358）。一项随机 Ⅱ 期临床研究正尝试将免疫治疗应用于早期肛管癌，研究纳入接受标准联合治疗后的高危 Ⅱ~ⅢB 期肛管 SCC 患者，对比纳武利尤单抗维持治疗和单纯观察的差异（NCT03233711）。在未接受化疗的转移性肛管 SCC 患者中，SCARCE 试验将评估阿替利珠单抗联合化疗与单纯化疗的差异[52]。

新的免疫治疗方法，如利用转基因 T 细胞或肿瘤浸润 T 细胞的自体 T 细胞治疗和基于疫苗的方法，也在肛管 SCC 中进行研究[53]（NCT02858310、NCT02399813）。这些研究利用了 HPV 相关蛋白的天然免疫原性，是改善这种疾病临床结局的有前景的策略。

## 6　肝细胞癌

### 6.1 当前证据

免疫检查点抑制剂改变了肝细胞癌（hepatocellular carcinoma，HCC）的治疗格局。曲美木单抗是第一个在 HCC 中研究的免疫检查点抑制剂[54]。在最初的临床试验中，20 例患者接受治疗，17 例可评估疗效，其中 17.6% 达到部分缓解。这些患者都患有慢性丙型肝炎，曲美木单抗治疗的耐受性良好。2017 年，FDA 加速批准单药纳武利尤单抗 HCC 二线治疗的适应证，不需要生物标志物伴随诊断。该批准基于 CheckMate-040 研究，这是一项 Ⅰ/Ⅱ 期试验，纳入 262 例患者，部分患者初治，部分患者之前接受过索拉非尼治疗[55]。在这项研究中，安全性是可控的，在剂量扩展阶段使用 3mg/kg 纳武利尤单抗的客观 RR 为 20%（95% CI：15%~26%）。该试验还评估了纳武利尤单抗 1mg/kg+ 伊匹木单抗 3 mg/kg 的安全性和疗效，ORR 为 32%，CR 率为 8%，中位 OS 为 22.8 个月[56]。KEYNOTE-240 是一项Ⅲ期研究，评估纳武利尤单抗二线治疗晚期 HCC 患者的疗效。根据预先设定的标准，共同主要终点 OS 和 PFS 均无统计学差异[57]。KEYNOTE-224 是一项Ⅱ期研究，评估了帕博利珠单抗在既往接受过索拉非尼治疗的 HCC 患者中的疗效。在接受治疗的 104 例患者中，18 名（17%）有效，其中 1 名完全缓解，12 个月的 OS 率为 54%[58]。根据 CheckMate-040 和 KEYNOTE-224 的结果，纳武利尤单抗、帕博利珠单抗以及纳武利尤单抗 1 mg/kg 联合伊匹木单抗 3 mg/kg 均被 FDA 批准用于一线治疗后进展的晚期 HCC。

IMbrave-150 研究的结果最近发表，改变了不可切除、初治 HCC 患者一线治疗的治疗标准。IMbrave-150 是一项Ⅲ期、开放标签试验，纳入未接受过全身治疗、不可切除的 HCC 患者，这些患者随机分配至阿替利珠单抗 + 贝伐单抗组或索拉非尼组。阿替利珠单抗 + 贝伐珠单抗组 12 个月的总生存率为 67.2%，索拉非尼组为 54.6%，相对于索拉非尼组，阿替利珠单抗 + 贝伐单抗组的 PFS 获益大约为 2.5 个月[59]。正是基于这项研究，FDA 批准阿替利珠单抗 + 贝伐珠单抗用于治疗初治、不可切除的 HCC 患者。

### 6.2 未来策略

目前正尝试将免疫治疗与 TKI 或局部治疗相结合，以提高有效率和疗效的持久性。IMMULAB 是帕博利珠单抗联合局部消融治疗 HCC 的Ⅱ期研究（NCT03753659）。EMERALD-1 试验是评估经动脉化疗栓塞（transcatheter arterial chemoembolization，TACE）联合度伐利尤单抗和贝伐珠单抗治疗局限期 HCC 的疗效的Ⅲ期研究[60]。这些试验目前正在积极招募患者。一项Ⅰb 期试验评估了帕博利珠单抗 + 仑伐替尼在初治晚期 HCC 患者中的疗效，ORR 为 46%，中位缓解持续时间为 8.6 个月，1 名患者达到 CR[61]。根据现有数据，在局部治疗和 TKI 中加入免疫检查点抑制剂，可能会提高有效率，但这些治疗应如何排序还不清楚。同样，在免疫治疗进展后，如何确定最佳的后续治疗，需要更多的探索。

## 7 胆道癌

### 7.1 当前证据

胆道癌（biliary tract cancers，BTC）是一种罕见的 GI 恶性肿瘤，包括胆管癌和胆囊癌。临床研究中免疫检查点抑制剂治疗 BTC 患者的疗效很令人失望。与其他的实体瘤一样，有临床获益的患者群体是携带有 MSI-H 或 dMMR 肿瘤的少数 BTC 患者（占 1% ~ 10%）[62]。Ⅱ期 KEYNOTE-158 篮子试验共纳入 104 名 BTC 患者，其中没有人患有 MSI-H 肿瘤。ORR 仅为 5.8%，PFS 为 2.0 个月，OS 为 7.4 个月[63]。

### 7.2 未来策略

对于 BTC 患者，免疫治疗在晚期疾病中的作用并不确定。迄今为止，研究证据显示，单药检查点抑制剂对少数 MSI-H/dMMR 肿瘤患者之外的 BTC 患者不会带来任何益处。其他免疫治疗靶点，如 T 细胞免疫球蛋白和含有黏蛋白结构域 3（T-cell immunoglobulin and mucin-domain containing-3，TIM3）、LAG3 和 IDO，正在进行多种联合方式的临床研究[64]。除了免疫检查点抑制剂外，BTC 患者中评估其他免疫治疗策略，例如过继性 T 细胞治疗和疫苗。黏蛋白 1 和 Wilms 肿瘤蛋白 1 是两种肿瘤相关抗原，在超过 80% 的 BTC 上表达[64]。在一项对 8 名接受吉西他滨和 WT1 疫苗治疗的 BTC 患者进行的 I 期研究中，一半的患者在 2 个月时病情稳定[65]。另一项 I 期研究中，纳入了 8 名 BTC 和胰腺癌患者，使用 MUC1 疫苗治疗，疾病控制率更低[66]。一项评估过继性 T 细胞辅助治疗联合术后树突状细胞疫苗治疗可切除肝内胆管癌患者的临床试验表明，接受基于疫苗的辅助治疗与单纯手术治疗相比，OS 和 PFS 都有增加[67]。这些结果令人鼓舞，免疫治疗在 BTC 患者中的作用值得进一步研究。

## 8　胰腺癌

### 8.1 当前证据

胰腺导管腺癌（pancreatic ductal adenocarcinoma，PDAC）在许多方面代表了典型的免疫"冷"肿瘤。PDAC 肿瘤微环境的特点是 $CD8^+T$ 细胞密度低、MHC 表达紊乱以及含有免疫抑制酶和细胞因子[68, 69]。多项研究显示，PDAC 中的 PD-L1 表达与预后不良有关[70]。尽管存在这些免疫治疗的障碍，但仍有几项临床试验评估了免疫检查点抑制剂对晚期 PDAC 患者的疗效。

在纳武利尤单抗具有里程碑意义的 I 期试验中，评估了纳武利尤单抗对晚期实体瘤患者的影响，其中纳入了 14 例 PDAC 患者[71]。不幸的是，没有一个 PDAC 患者达到客观缓解。在晚期 PDAC 患者的 II 期试验中，评估了伊匹木单抗 3mg/kg 作为单药治疗的疗效[72]。纳入研究的 27 例患者均未达到客观缓解，但 1 例患者在初始进展后继续使用伊匹木单抗，并获得显著的延迟缓解。约翰霍普金斯大学的一项研究将伊匹木单抗与 GVAX（一种基于 GM-CSF 细胞的疫苗）联合用于晚期 PDAC 患者。与单独使用伊匹木单抗相比，伊匹木单抗联合 GVAX 显示出中位 OS（5.7 个月 *vs.* 3.6 个月，*HR*=0.51，*P*=0.07）和 1 年 OS 率（27% *vs.* 7%）增加的趋势[73]。化疗联合免疫治疗在一项 I b/ II 期研究中进行了评估，该研究采用了吉西他滨、白蛋白结合型紫杉醇和帕博利珠单抗治疗转移性 PDAC 患者[74]。17 例患者接受了治疗，在 II 期研究阶段，11 例患者可评估疗效。3 例患者达到部分缓解的，其中一名缓解长达 15 个月，疾病控制率为 100%。对于初治患者，中位 PFS 和 OS 分别为 9.1 个月和 15.0 个月。同样，在晚期 PDAC 患者中，纳武单抗联合吉西他滨＋白蛋白结合型紫杉醇的 I 期研究显示 ORR 为 18%[75]。

目前，免疫检查点抑制剂免疫治疗的作用仅限于 MSI-H/dMMR PDAC 患者，这一人群可能仅占所有 PDAC 患者的不到 1%[76, 77]。

## 8.2 未来策略

在早期 PDAC 患者中，研究者仍在尝试将免疫疗法与其他治疗方式（包括放射治疗）相结合。一项研究评估了 51 例晚期 PDAC 患者，这些患者接受了立体定向放射治疗（SBRT）和度伐利尤单抗，联合或不联合曲美木单抗的治疗。作者报告总体 RR 为 9.6%，其中 2 例患者的部分缓解持续时间超过 12 个月。同样，度伐利尤单抗与 SBRT 治疗局部晚期胰腺癌的 Ⅰ/Ⅱ 期研究显示，部分缓解率为 54%，CR 率为 6%，切缘阴性切除率（R0）高[78]。目前正在进行多项研究，评估放疗和免疫治疗联合用于 PDAC 患者（NCT02648282、NCT03915678、NCT03563248）。

CD40 已被证明是治疗 PDAC 的新兴靶点。CD40 激动剂的抗体已被证明可将肿瘤浸润巨噬细胞从免疫抑制表型改变为抗肿瘤表型。在临床前模型以及 PDAC 患者的实际临床应用中，CD40 激动剂抗体和吉西他滨的联合治疗可以使肿瘤消退[79]。一项 Ⅰb 期研究评估了 CD40 激动剂抗体 APX005M+ 吉西他滨 + 白蛋白结合型紫杉醇，联合或不联合纳武利尤单抗治疗晚期 PDAC 患者。联合或者不联合纳武利尤单抗的方案都可以耐受，有效率为 58%[75]。虽然这种疗效令人赞叹，但在解释这项 Ⅰb 期研究的结果时必须谨慎，需要进行更大规模的 Ⅲ 期研究才能真正阐明在这些患者的标准化疗中添加 APX005M 的任何的临床益处。

过继性细胞疗法（如 CAR-T）也正在 PDAC 患者中进行评估。CAR-T 细胞显著推进了部分复发性和难治性血液系统恶性肿瘤患者的治疗，但将这些治疗应用于实体瘤患者，仍处于早期阶段。特别是对于 PDAC 患者，已经设计出能够识别 MUC1、癌胚抗原（CEA）和间皮素（MSLN）的多种 CAR-T 细胞[80-82]。我们乐观却又谨慎地认为，针对 PDAC 这种恶性程度极高的恶性肿瘤，CAR-T 细胞疗法可以作为一种新型免疫治疗策略。针对 PDAC 患者的有效免疫治疗方法很可能包括靶向 T 细胞的策略（例如，免疫检查点抑制剂、过继性 T 细胞疗法）以及重塑抑制性肿瘤免疫微环境的策略（例如，CD40 激动剂抗体）。

## 9 结论

免疫治疗改变了多种实体瘤的治疗格局，包括一部分 GI 恶性肿瘤。免疫检查点抑制剂对 MSI-H/dMMR 肿瘤和 TMB 高的肿瘤患者具有持久的疗效。免疫检查点抑制剂联合化疗可能会成为胃癌和 GEJ 肿瘤患者新的一线治疗标准。免疫检查点抑制剂联合贝伐珠单抗已经取代单药 TKI，成为晚期 HCC 患者的一线治疗。尽管取得了这些进展，但 GI 恶性肿瘤对免疫治疗的有效率仍然很低。PDAC 和 BTC 等恶性肿瘤似乎特别难以从免疫治疗中获益。为了提高有效率和改善总体临床结局，我们需要更彻底地了解为什么有些患者会从免疫治疗中受益，而另一些患者则不会。最新的研究数据表明，免疫抑制性肿瘤微环境是限制传统免疫治疗效果的关键因素，重塑 GI 恶性肿瘤中免疫微环境是目前研究的热点。化疗、放疗和（或）靶向治疗联合免疫治疗的新策略，可能会增强免疫，从而克服免疫治疗耐药。新一代癌症疫苗和过继细胞疗法为 GI 恶性肿瘤提供了治疗希望。GI 恶性肿瘤免疫治疗的未来很可能囊括多种形式的免疫治疗，并联合应用，包括免疫检查点抑制剂、共刺激连接分子、过继细胞治疗；同时，免疫治疗要联合传统的化疗、放疗以改善肿瘤免疫微环境，最大限度地提高临床获益。

（孙永琨、杨文蔚、牛雅茹　译，郭振兴　校）

## 参考文献

［1］ Siegel R L, Miller K D, Jemal A. Cancer statistics, 2020［J］. CA Cancer J Clin, 2020, 70(1): 7-30.

［2］ Chan T A, Wolchok J D, Snyder A. Genetic Basis for Clinical Response to CTLA-4 Blockade in Melanoma［J］. N Engl J Med, 2015, 373(20): 1984.

［3］ Goodman A M, Kato S, Bazhenova L, et al. Tumor Mutational Burden as an Independent Predictor of Response to Immunotherapy in Diverse Cancers［J］. Mol Cancer Ther, 2017, 16(11): 2598-2608.

［4］ Tumeh P C, Harview C L, Yearley J H, et al. PD-1 blockade induces responses by inhibiting adaptive immune resistance［J］. Nature, 2014, 515(7528): 568-571.

［5］ Sun J, Xu K, Wu C, et al. PD-L1 expression analysis in gastric carcinoma tissue and blocking of tumor-associated PD-L1 signaling by two functional monoclonal antibodies［J］. Tissue Antigens, 2007, 69(1): 19-27.

［6］ Qing Y, Li Q, Ren T, et al. Upregulation of PD-L1 and APE1 is associated with tumorigenesis and poor prognosis of gastric cancer［J］. Drug Des Devel Ther, 2015, 9: 901-909.

［7］ Muro K, Chung H C, Shankaran V, et al. Pembrolizumab for patients with PD-L1-positive advanced gastric cancer (KEYNOTE-012): a multicentre, open-label, phase 1b trial［J］. Lancet Oncol, 2016, 17(6): 717-726.

［8］ Fuchs C S, Doi T, Jang R W, et al. Safety and Efficacy of Pembrolizumab Monotherapy in Patients With Previously Treated Advanced Gastric and Gastroesophageal Junction Cancer: Phase 2 Clinical KEYNOTE-059 Trial［J］. JAMA Oncol, 2018, 4(5): e180013.

［9］ Shitara K, Özgüroğlu M, Bang Y J, et al. Pembrolizumab versus paclitaxel for previously treated, advanced gastric or gastro-oesophageal junction cancer (KEYNOTE-061): a randomised, open-label, controlled, phase 3 trial［J］. Lancet, 2018, 392(10142): 123-133.

［10］ Janjigian Y Y, Bendell J, Calvo E, et al. CheckMate-032 Study: Efficacy and Safety of Nivolumab and Nivolumab Plus Ipilimumab in Patients With Metastatic Esophagogastric Cancer［J］. J Clin Oncol, 2018, 36(28): 2836-2844.

［11］ Kang Y K, Boku N, Satoh T, et al. Nivolumab in patients with advanced gastric or gastro-oesophageal junction cancer refractory to, or intolerant of, at least two previous chemotherapy regimens (ONO-4538-12, ATTRACTION-2): a randomised, double-blind, placebo-controlled, phase 3 trial［J］. Lancet, 2017, 390(10111): 2461-2471.

［12］ Kato K, Cho B C, Takahashi M, et al. Nivolumab versus chemotherapy in patients with advanced oesophageal squamous cell carcinoma refractory or intolerant to previous chemotherapy (ATTRACTION-3): a multicentre, randomised, open-label, phase 3 trial［J］. Lancet Oncol, 2019, 20(11): 1506-1517.

［13］ Kojima T, Shah M A, Muro K, et al. Randomized Phase Ⅲ KEYNOTE-181 Study of Pembrolizumab Versus Chemotherapy in Advanced Esophageal Cancer［J］. J Clin Oncol, 2020, 38(35): 4138-4148.

［14］ Chung H C, Arkenau H T, Lee J, et al. Avelumab (anti-PD-L1) as first-line switch-maintenance or second-line therapy in patients with advanced gastric or gastroesophageal junction cancer: phase 1b results from the JAVELIN Solid Tumor trial［J］. J Immunother Cancer, 2019, 7(1): 30.

［15］Moehler M, Dvorkin M, Boku N, et al. Phase Ⅲ Trial of Avelumab Maintenance After First-Line Induction Chemotherapy Versus Continuation of Chemotherapy in Patients With Gastric Cancers: Results From JAVELIN Gastric 100［J］. J Clin Oncol, 2021, 39(9): 966-977.

［16］Bang Y J, Ruiz E Y, Van Cutsem E, et al. Phase Ⅲ, randomised trial of avelumab versus physician's choice of chemotherapy as third-line treatment of patients with advanced gastric or gastro-oesophageal junction cancer: primary analysis of JAVELIN Gastric 300［J］. Ann Oncol, 2018, 29(10): 2052-2060.

［17］Marabelle A, Fakih M, Lopez J, et al. Association of tumour mutational burden with outcomes in patients with advanced solid tumours treated with pembrolizumab: prospective biomarker analysis of the multicohort, open-label, phase 2 KEYNOTE-158 study［J］. Lancet Oncol, 2020, 21(10): 1353-1365.

［18］Kelly R J, Ajani J A, Kuzdzal J, et al. Adjuvant Nivolumab in Resected Esophageal or Gastroesophageal Junction Cancer［J］. N Engl J Med, 2021, 384(13): 1191-1203.

［19］Moehler M, Shitara K, Garrido M, et al. LBA6_PR Nivolumab (nivo) plus chemotherapy (chemo) versus chemo as first-line (1L) treatment for advanced gastric cancer/gastroesophageal junction cancer (GC/GEJC)/esophageal adenocarcinoma (EAC): First results of the CheckMate 649 study - ScienceDirect. Annals of Oncology, 31.

［20］Boku N, Ryu M H, Oh D Y, et al. LBA7_PR Nivolumab plus chemotherapy versus chemotherapy alone in patients with previously untreated advanced or recurrent gastric/gastroesophageal junction (G/GEJ) cancer: ATTRACTION-4 (ONO-4538-37) study. Annals of Oncology, 31.

［21］Kato K, Sun J M, Shah M A, et al. LBA8_PR Pembrolizumab plus chemotherapy versus chemotherapy as first-line therapy in patients with advanced esophageal cancer: The phase 3 KEYNOTE-590 study［J］. Annals of Oncology, 2020, 31: S1192-S1193.

［22］Janjigian Y Y, Chou J F, Simmons M, et al. First-line pembrolizumab (P), trastuzumab (T), capecitabine (C) and oxaliplatin (O) in HER2-positive metastatic esophagogastric adenocarcinoma (mEGA)［J］. Journal of Clinical Oncology, 2019, 37(4_suppl): 62-62.

［23］Janjigian Y Y, Bang Y-J, Fuchs C S, et al. KEYNOTE-811 pembrolizumab plus trastuzumab and chemotherapy for HER2+ metastatic gastric or gastroesophageal junction cancer (mG/GEJC): A double-blind, randomized, placebo-controlled phase 3 study［J］. Journal of Clinical Oncology, 2019, 37(15_suppl): TPS4146-TPS4146.

［24］Takahari D, Wakatsuki T, Ishizuka N, et al. A phase Ib study of nivolumab plus trastuzumab with S-1/capecitabine plus oxaliplatin for HER2 positive advanced gastric cancer (Ni-HIGH study)［J］. Journal of Clinical Oncology, 2019, 37(4_suppl): TPS177-TPS177.

［25］Peltomäki P. Role of DNA mismatch repair defects in the pathogenesis of human cancer［J］. J Clin Oncol, 2003, 21(6): 1174-1179.

［26］Popat S, Hubner R, Houlston R S. Systematic review of microsatellite instability and colorectal cancer prognosis［J］. J Clin Oncol, 2005, 23(3): 609-618.

［27］Battaglin F, Naseem M, Lenz H J, et al. Microsatellite instability in colorectal cancer: overview of its clinical significance and novel perspectives［J］. Clin Adv Hematol Oncol, 2018, 16(11): 735-745.

［28］Lee V, Murphy A, Le D T, et al. Mismatch Repair Deficiency and Response to Immune Checkpoint Blockade［J］. Oncologist, 2016, 21(10): 1200-1211.

［29］Llosa N J, Cruise M, Tam A, et al. The vigorous immune microenvironment of microsatellite instable colon cancer is balanced by multiple counter-inhibitory checkpoints［J］. Cancer Discov, 2015, 5(1): 43-51.

［30］Alexander J, Watanabe T, Wu T T, et al. Histopathological identification of colon cancer with microsatellite instability［J］. Am J Pathol, 2001, 158(2): 527-535.

［31］Le D T, Uram J N, Wang H, et al. PD-1 Blockade in Tumors with Mismatch-Repair Deficiency［J］. N Engl J Med, 2015, 372(26): 2509-2520.

［32］Le D T, Kavan P, Kim T W, et al. KEYNOTE-164: Pembrolizumab for patients with advanced microsatellite instability high (MSI-H) colorectal cancer［J］. Journal of Clinical Oncology, 2018, 36(15_suppl): 3514-3514.

［33］Diaz L, Marabelle A, Kim T W, et al. 386PEfficacy of pembrolizumab in phase 2 KEYNOTE-164 and KEYNOTE-158 studies of microsatellite instability high cancers［J］. Annals of Oncology, 2017, 28(suppl_5): v128-v129.

［34］Overman M J, McDermott R, Leach J L, et al. Nivolumab in patients with metastatic DNA mismatch repair-deficient or microsatellite instability-high colorectal cancer (CheckMate 142): an open-label, multicentre, phase 2 study［J］. Lancet Oncol, 2017, 18(9): 1182-1191.

［35］Overman M J, Lonardi S, Wong K Y M, et al. Durable Clinical Benefit With Nivolumab Plus Ipilimumab in DNA Mismatch Repair-Deficient/Microsatellite Instability-High Metastatic Colorectal Cancer［J］. J Clin Oncol, 2018, 36(8): 773-779.

［36］André T, Shiu K K, Kim T W, et al. Pembrolizumab in Microsatellite-Instability-High Advanced Colorectal Cancer［J］. N Engl J Med, 2020, 383(23): 2207-2218.

［37］Lee J J, Yothers G, Jacobs S A, et al. Colorectal Cancer Metastatic dMMR Immuno-Therapy (COMMIT) study (NRG-GI004/SWOG-S1610): A randomized phase Ⅲ study of mFOLFOX6/bevacizumab combination chemotherapy with or without atezolizumab or atezolizumab monotherapy in the first-line treatment of patients with deficient DNA mismatch repair (dMMR) metastatic colorectal cancer［J］. Journal of Clinical Oncology, 2018, 36(15_suppl): TPS3615-TPS3615.

［38］Sinicrope F A, Ou F-S, Zemla T, et al. Randomized trial of standard chemotherapy alone or combined with atezolizumab as adjuvant therapy for patients with stage Ⅲ colon cancer and deficient mismatch repair (ATOMIC, Alliance A021502)［J］. Journal of Clinical Oncology, 2019, 37(15_suppl): e15169-e15169.

［39］Lau D, Cunningham D, Gillbanks A, et al. POLEM: Avelumab plus fluoropyrimidine-based chemotherapy as adjuvant treatment for stage Ⅲ dMMR or POLE exonuclease domain mutant colon cancer—A phase Ⅲ randomized study［J］. Journal of Clinical Oncology, 2019, 37(15_suppl): TPS3615-TPS3615.

［40］Chen E X, Jonker D J, Kennecke H F, et al. CCTG CO.26 trial: A phase II randomized study of durvalumab (D) plus tremelimumab (T) and best supportive care (BSC) versus BSC alone in patients (pts) with advanced refractory colorectal carcinoma (rCRC). Journal of Clinical Oncology, 2019, 37(4_suppl): 481-481.

［41］Eng C, Kim T W, Bendell J, et al. Atezolizumab with or without cobimetinib versus regorafenib in previously treated metastatic colorectal cancer (IMblaze370): a multicentre, open-label, phase 3, randomised, controlled trial［J］. Lancet Oncol, 2019, 20(6): 849-861.

［42］Galluzzi L, Buque A, Kepp O, et al. Immunological Effects of Conventional Chemotherapy and Targeted Anticancer Agents［J］. Cancer Cell, 2015, 28(6): 690-714.

［43］Tesniere A, Schlemmer F, Boige V, et al. Immunogenic death of colon cancer cells treated with oxaliplatin［J］. Oncogene, 2010, 29(4): 482-491.

［44］Bendell J C, Kim T W, Goh B C, et al. Clinical activity and safety of cobimetinib (cobi) and atezolizumab in colorectal cancer (CRC)［J］. Journal of Clinical Oncology, 2016, 34(15_suppl): 3502-3502.

［45］Bendell J C, Powderly J D, Lieu C H, et al. Safety and efficacy of MPDL3280A (anti-PDL1) in combination with bevacizumab (bev) and/or FOLFOX in patients (pts) with metastatic colorectal cancer (mCRC)［J］. Journal of Clinical Oncology, 2017, 33(3_suppl): 704-704.

［46］Frisch M, Glimelius B, van den Brule A J, et al. Sexually transmitted infection as a cause of anal cancer［J］. The New England Journal of Medicine, 1997, 337(19): 1350-1358.

［47］Vuyst H D, Clifford G M, Nascimento M C, et al. Prevalence and type distribution of human papillomavirus in carcinoma and intraepithelial neoplasia of the vulva, vagina and anus: A meta-analysis［J］. International Journal of Cancer, 2009, 124(7): 1626-1636.

［48］Hoots B E, Palefsky J M, Pimenta J M, et al. Human papillomavirus type distribution in anal cancer and anal intraepithelial lesions［J］. International Journal of Cancer, 2009, 124(10): 2375-2383.

［49］Ott P A, Piha-Paul S A, Munster P, et al. Safety and antitumor activity of the anti-PD-1 antibody pembrolizumab in patients with recurrent carcinoma of the anal canal［J］. Annals of Oncology, 2017, 28(5): 1036-1041.

［50］Marabelle A, Cassier P A, Fakih M, et al. Pembrolizumab for advanced anal squamous cell carcinoma (ASCC): Results from the multicohort, phase II KEYNOTE-158 study［J］. Journal of Clinical Oncology, 2020, 38(4_suppl): 1-1.

［51］Morris V K, Salem M E, Nimeiri H, et al. Nivolumab for previously treated unresectable metastatic anal cancer (NCI9673): a multicentre, single-arm, phase 2 study［J］. Lancet Oncol, 2017, 18(4): 446-453.

［52］Kim S, Buecher B, André T, et al. Atezolizumab plus modified docetaxel-cisplatin-5-fluorouracil (mDCF) regimen versus mDCF in patients with metastatic or unresectable locally advanced recurrent anal squamous cell carcinoma: a randomized, non-comparative phase II SCARCE GERCOR trial［J］. BMC Cancer, 2020, 20(1): 352.

［53］Stevanovic S, Draper L M, Langhan M M, et al. Complete regression of metastatic cervical cancer after treatment with human papillomavirus-targeted tumor-infiltrating T cells［J］. J Clin Oncol, 2015, 33(14): 1543-1550.

［54］Sangro B, Gomez-Martin C, de la Mata M, et al. A clinical trial of CTLA-4 blockade with tremelimumab in patients with hepatocellular carcinoma and chronic hepatitis C［J］. Journal of Hepatology, 2013, 59(1): 81-88.

［55］El-Khoueiry A B, Sangro B, Yau T, et al. Nivolumab in patients with advanced hepatocellular carcinoma (CheckMate 040): an open-label, non-comparative, phase 1/2 dose escalation and expansion trial［J］. Lancet, 2017, 389(10088): 2492-2502.

［56］Yau T, Kang Y K, Kim T Y, et al. Efficacy and Safety of Nivolumab Plus Ipilimumab in Patients With Advanced Hepatocellular Carcinoma Previously Treated With Sorafenib: The CheckMate 040 Randomized Clinical Trial［J］. JAMA Oncology, 2020, 6(11): e204564.

［57］Finn R, Ryoo B Y, Merle P, et al. Pembrolizumab as second-line therapy in patients with advanced hepatocellular carcinoma in KEYNOTE-240: a randomized, double-blind, phase Ⅲ trial, Journal of Clinical Oncology, 2020, 38(3): 193-202.

［58］Zhu A X, Finn R S, Edeline J, et al. Pembrolizumab in patients with advanced hepatocellular carcinoma previously treated with sorafenib (KEYNOTE-224): a non-randomised, open-label phase 2 trial［J］. The Lancet Oncology, 2018, 19(7): 940-952.

［59］Finn R S, Qin S, Ikeda M, et al. Atezolizumab plus bevacizumab in unresectable hepatocellular carcinoma. The New England Journal of Medicine, 2020, 382(20): 1894-1905.

［60］Sangro B, Kudo M, Qin S, et al. P-347 A phase 3, randomized, double-blind, placebo-controlled study of transarterial chemoembolization combined with durvalumab or durvalumab plus bevacizumab therapy in patients with locoregional hepatocellular carcinoma: EMERALD-1［J］. Annals of Oncology, 2020, 31: S202-S203.

［61］Finn R S, Ikeda M, Zhu A X, et al. Phase Ib Study of Lenvatinib Plus Pembrolizumab in Patients With Unresectable Hepatocellular Carcinoma［J］. J Clin Oncol, 2020, 38(26): 2960-2970.

［62］Bonneville R, Krook M A, Kautto E A, et al. Landscape of Microsatellite Instability Across 39 Cancer Types［J］. JCO Precis Oncol, 2017, 2017.

［63］Shapira-Frommer R, Mileshkin L, Manzyuk L, et al. Efficacy and safety of pembrolizumab for patients with previously treated advanced vulvar squamous cell carcinoma: Results from the phase 2 KEYNOTE-158 study. Gynecol Oncol, 2022.

［64］Blair A B, Murphy A. Immunotherapy as a treatment for biliary tract cancers: A review of approaches with an eye to the future［J］. Curr Probl Cancer, 2018, 42(1): 49-58.

［65］Kaida M, Morita-Hoshi Y, Soeda A, et al. Phase 1 trial of Wilms tumor 1 (WT1) peptide vaccine and gemcitabine combination therapy in patients with advanced pancreatic or biliary tract cancer［J］. J Immunother, 2011, 34(1): 92-99.

［66］Yamamoto K, Ueno T, Kawaoka T, et al. MUC1 peptide vaccination in patients with advanced pancreas or biliary tract cancer［J］. Anticancer Res, 2005, 25(5): 3575-3579.

［67］ Shimizu K, Kotera Y, Aruga A, et al. Clinical utilization of postoperative dendritic cell vaccine plus activated T-cell transfer in patients with intrahepatic cholangiocarcinoma ［J］. J Hepatobiliary Pancreat Sci, 2012, 19(2): 171-178.

［68］ Bauer C, Kuhnemuth B, Duewell P, et al. Prevailing over T cell exhaustion: New developments in the immunotherapy of pancreatic cancer ［J］. Cancer Lett, 2016, 381(1): 259-268.

［69］ Witkiewicz A, Williams T K, Cozzitorto J, et al. Expression of indoleamine 2, 3-dioxygenase in metastatic pancreatic ductal adenocarcinoma recruits regulatory T cells to avoid immune detection ［J］. J Am Coll Surg, 2008, 206(5): 849-854; discussion 854-846.

［70］ Macherla S, Laks S, Naqash A R, et al. Emerging Role of Immune Checkpoint Blockade in Pancreatic Cancer ［J］. Int J Mol Sci, 2018, 19(11).

［71］ Brahmer J R, Tykodi S S, Chow L Q, et al. Safety and activity of anti-PD-L1 antibody in patients with advanced cancer ［J］. N Engl J Med, 2012, 366(26): 2455-2465.

［72］ Royal R E, Levy C, Turner K, et al. Phase 2 trial of single agent Ipilimumab (anti-CTLA-4) for locally advanced or metastatic pancreatic adenocarcinoma ［J］. J Immunother, 2010, 33(8): 828-833.

［73］ Le D T, Lutz E, Uram J N, et al. Evaluation of ipilimumab in combination with allogeneic pancreatic tumor cells transfected with a GM-CSF gene in previously treated pancreatic cancer ［J］. J Immunother, 2013, 36(7): 382-389.

［74］ Weiss G J, Blaydorn L, Beck J, et al. Phase Ib/II study of gemcitabine, nab-paclitaxel, and pembrolizumab in metastatic pancreatic adenocarcinoma ［J］. Invest New Drugs, 2018, 36(1): 96-102.

［75］ Wainberg Z A, Hochster H S, Kim E J, et al. Open-label, Phase I Study of Nivolumab Combined with nab-Paclitaxel Plus Gemcitabine in Advanced Pancreatic Cancer ［J］. Clin Cancer Res, 2020, 26(18): 4814-4822.

［76］ Hu Z I, Shia J, Stadler Z K, et al. Evaluating Mismatch Repair Deficiency in Pancreatic Adenocarcinoma: Challenges and Recommendations ［J］. Clin Cancer Res, 2018, 24(6): 1326-1336.

［77］ Kim S T, Klempner S J, Park S H, et al. Correlating programmed death ligand 1 (PD-L1) expression, mismatch repair deficiency, and outcomes across tumor types: implications for immunotherapy ［J］. Oncotarget, 2017, 8(44): 77415-77423.

［78］ Tuli R, Nissen N, Lo S, et al. Abstract B58: A phase I/II study of durvalumab and stereotactic radiotherapy in locally advanced pancreatic cancer; Cancer Research, 79(24 Supplement), B58-B.

［79］ Beatty G L, Chiorean E G, Fishman M P, et al. CD40 Agonists Alter Tumor Stroma and Show Efficacy Against Pancreatic Carcinoma in Mice and Humans ［J］. Science, 2011.

［80］ Posey A D, Jr., Schwab R D, Boesteanu A C, et al. Engineered CAR T Cells Targeting the Cancer-Associated Tn-Glycoform of the Membrane Mucin MUC1 Control Adenocarcinoma ［J］. Immunity, 2016, 44(6): 1444-1454.

［81］ Chmielewski M, Hahn O, Rappl G, et al. T cells that target carcinoembryonic antigen eradicate orthotopic pancreatic carcinomas without inducing autoimmune colitis in mice ［J］. Gastroenterology, 2012, 143(4): 1095-1107.e1092.

［82］ Stromnes I M, Schmitt T M, Hulbert A, et al. T Cells Engineered against a Native Antigen Can Surmount Immunologic and Physical Barriers to Treat Pancreatic Ductal Adenocarcinoma ［J］. Cancer Cell, 2015, 28(5):- 638-652.

# 第9章 急性髓系白血病免疫治疗的最新进展：2021年及以后

法迪·哈达德，纳瓦尔·达韦尔
（Fadi Haddad and Naval Daver）

**摘要** 尽管 AML 的治疗取得进展，但复发仍广泛存在，是患者死亡的主要原因。复发后的治疗选择有限，主要依赖于异基因造血干细胞移植（allo-HSCT）和细胞毒化疗，但结局不佳。正在研究的新靶向药物和基于维奈克拉的药物组合结果令人鼓舞。免疫检查点抑制剂联合低强度化疗在复发和（或）难治性（R/R）AML 患者中，尤其在 allo-HSCT 前后，表现出令人振奋的反应率和生存结果。阻断 CD47/SIRPα 通路的治疗策略显示出强大的抗白血病活性，在新诊断的高危骨髓增生异常综合征患者和具有 TP53 突变的 AML 患者中，缓解率约为 70%，中位总生存期令人鼓舞。CAR-T 细胞也已被证明是治疗复发淋巴肿瘤的一种特别有效的方法，它依赖于输注能够识别白血病细胞表面特定表位的基因工程 T 细胞来发挥作用。不同靶抗原的 CAR 构建体在 R/R AML 患者的评估中安全可行。然而，靶向 AML 白血病细胞的同时兼顾保留正常细胞的困境限制了其应用，目前正在研究如何克服这一难点。另一种方法是基于内源性重定向患者的系统细胞，通过双特异性 T 细胞接合器（BiTEs）或双亲和重定向抗体（DARTs）靶向来破坏白血病细胞。早期结果已经证明以上药物的安全性和可行性，目前正在开发半衰期更长的 BiTEs，从而降低给药频率，在更早期、肿瘤负荷更低时应用。

**关键词** 免疫治疗；检查点抑制剂；急性髓系白血病；纳武利尤单抗；帕博利珠单抗；阿扎胞苷；莫洛利单抗；双特异性 T 细胞接合器；双亲和重定向抗体；三特异性杀伤接合器

## 1 引言

AML 是一种恶性克隆性造血疾病，由遗传和（或）表观遗传改变引起，影响骨髓中的造血祖细胞，并对关键细胞途径（如自我更新、分化和增殖）造成有害影响[1]。AML 诊断时的中位年龄为 67 岁，约 1/3 的患者年龄 ≥ 75 岁[2]。大约 80% 的 AML 属于原发，该病也可以继发于先前的血液疾病或骨髓毒性治疗。

急性髓系白血病是一种异质性疾病，根据欧洲白血病网络 2017 标准，以细胞遗传学和分子特征分为三个风险组，与缓解和生存密切相关[3]。AML 的治愈率相对较低，而且随着年龄的增长逐渐降低。年龄＜ 60 岁和≥ 60 岁患者的 5 年总生存率分别约为 35% 和 11%[4]。细胞毒性化疗一直是 AML 治疗的支柱，包括针对中 / 高风险患者的高强度阿糖胞苷方案和（或）异基因造血干细胞移植[5]。然而，强化治疗与老年患者和有合并症和（或）体能状况不佳个体的高死亡率相关[6, 7]。在过去的 15 ~ 20 年中，低强度疗法去甲基化药物（hypomethylating agents，HMA）已用于体弱的患者。这些方案的缓解率和早期死亡率较低，中位 OS 为 7 ~ 8 个月[8]。最近研究显示去甲基化药物阿扎胞苷联合维奈克拉优于阿扎胞苷单药，缓解率更高，约为 70%，中位 OS 提高至 15 ~ 18 个月。

然而，常规治疗后疾病复发是 AML 患者死亡的主要原因。目前，allo-HSCT 是唯一被认为可能治愈复发性和（或）难治性（R/R）AML 的治疗方式，它主要是由供体 T 细胞识别宿主造血组织上的外来抗原并依靠移植物抗白血病效应消除肿瘤[9, 10]。然而，allo-HSCT 后复发仍然是面临的主要挑战，常常预后不佳[11]。因此，对于 R/R AML 患者，尤其是那些没有可靶向治疗的突变（如 FLT3 和 IDH）以及标准治疗方案耗尽的患者，大量治疗需求丞待满足。

最近，众多研究聚焦于将患者自身的免疫系统重定向到靶向白血病细胞上。这些方法包括 T 细胞或巨噬细胞免疫检查点抑制剂、CAR-T 细胞和 BiTEs，本综述将对此进行讨论[12, 13]。

## 2 急性髓系白血病的免疫治疗

在过去几年里，基于免疫治疗的不同策略已经在血液系统恶性肿瘤患者的临床前和临床研究中进行评估，即使在复发 / 难治性患者中，疗效和治愈率均较显著[14]。B 淋巴恶性肿瘤的进展最为明显，例如霍奇金淋巴瘤和非霍奇金淋巴瘤以及急性淋巴细胞白血病，其中 CAR T 细胞、BiTEs 和免疫检查点抑制剂已显示出卓越的临床疗效[15-18]。目前研究者已努力尝试在髓系恶性肿瘤领域复制这些阳性的结果。

### 2.1 免疫检查点抑制剂

细胞毒 T 淋巴细胞相关抗原 4（或 CD152）是 B7/CD28 家族成员，通过与树突状细胞、巨噬细胞和单核细胞等抗原提呈细胞表面的 B7 相互作用，从而减少共刺激受体 CD28 传导信号，抑制 T 细胞功能[19, 20]。抗 CTLA-4 抗体伊匹木单抗是第一个被美国 FDA 批准用于治疗转移性黑色素瘤的免疫检查点抑制剂[21, 22]。PD-1 是另一种在 T 细胞上表达的重要检查点分子，与 CD28 同源，主要参与抑制性免疫信号传导[23]。PD-L1（CD274）和 PD-L2（CD273）是在抗原提呈细胞表面发现的两个 PD-1 配体（图 9.1）[24, 25]。PD-1 干扰 TCR/CD28 信号传导并导致细胞因子产生减少（如白细胞介素 2、干扰素 γ 和肿瘤坏死因子 α）、细胞周期进展和促生存基因 Bcl-xL 表达[26-28]。抑制 PD-1/PD-L1 和 CTLA-4 通路能刺激机体产生抗肿瘤效应[29]。鉴于在多种类型癌症的临床试验中疗效显著，美国 FDA 在过去几年中批准了该疗法在多种晚期和早期肿瘤中的应用[30, 31]。

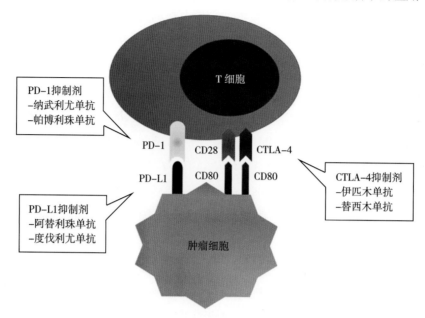

**图 9.1　免疫检查点抑制剂的作用机制**

迄今为止，ICI 疗法在恶性实体肿瘤中的显著疗效尚未在髓系恶性肿瘤中得到重现。一种可能的解释是 AML 的细胞突变负荷是人类癌症中最低的一种，这意味着 T 细胞识别的新抗原更少[32, 33]。

### 2.1.1 在异基因造血干细胞移植前的疗效

在血液系统恶性肿瘤中，尽管纳武利尤单抗单药阻断 PD-1 对复发或难治性霍奇金淋巴瘤患者疗效显著[34]，但 ICI 单一疗法在非霍奇金淋巴瘤中并不成功[35]，只应用于特定组合[36]。鉴于 ICI 单药在 AML 中疗效有限，联合策略一直是临床研究的热点。去甲基化药物阿扎胞苷和地西他滨用于治疗骨髓增生异常综合征（myelodysplastic syndromes，MDS）和新诊断的老年 AML 患者[37, 38]，研究发现这两种药物都能上调干扰素 -γ 通路基因，增加人类 HLA- I 类抗原的表达，并激活病毒防御通路，从而促进抗肿瘤免疫信号传导[39]。在 MDS/AML 以及实体瘤使用中，HMA 直接使 PD-1 和 PD-L1 的启动子去甲基化，导致转录增加，从而上调 PD-1 和 PD-L1 表达[40, 41]。因此，ICI 联合 HMA 具有潜在的协同作用。得克萨斯大学 MD 安德森癌症中心进行了一项 R/R AML 患者的 II 期研究，其中阿扎胞苷（$75mg/m^2$，第 1 ~ 7 天）联合纳武利尤单抗（3mg/kg，第 1 天和 14 天），每 4 ~ 6 周一次[42]。纳入 70 例患者，中位年龄为 70 岁（范围：22 ~ 90 岁），先前治疗的中位线数为 2（范围：1 ~ 7）。15 例患者（22%）获得 CR/CR 伴血细胞计数不完全恢复（CR with incomplete count recovery，CRi），1 例 PR，7 例血液学改善维持在 6 个月以上，总反应率为 33%。与既往 HMA 暴露组相比，初始 HMA 组的 ORR 更高（58% *vs.* 22%）。与单独使用阿扎胞苷治疗的历史队列相比，这种组合的中位 OS 更好，在"所有挽救"人群中（6.3 个月 *vs.* 4.6 个月，$P=0.013$），尤其是在"首次挽救"人群中（10.6 个月 *vs.* 5.3 个月，$P=0.011$）。8 例（11%）患者发生 3 ~ 4 级免疫相关不良事件，通过早期识别和使用类固醇激素进行控制。治疗前骨髓或外周血中 CD3 和 $CD8^+$T 细胞比例升高与 CR/CRi 率增加相关，这提示生物标志物驱动的策略可能更易成功富集对免疫治疗可能有效的患者。该试验的结果表明，纳武利尤单抗联合阿扎胞苷治疗 R/R AML 患者似乎安全有效，特别在未接受 HMA 治疗和首次挽救的患者中（首次挽救的中位 OS 为 10.6 个月）[42]。

低强度化疗联合帕博利珠单抗也在一项 R/R AML 患者的多中心、Ⅱ 期试验中展开。纳入 37 例患者，中位年龄为 65 岁（范围：19 ~ 83 岁），第 1 ~ 7 天接受阿扎胞苷 75mg/m²，每 4 ~ 6 周一次；在第 1 周期第 8 天开始使用帕博利珠单抗 200mg，此后每 3 周一次。21 例（57%）患者具有不良细胞遗传学风险，8 例（22%）患者伴有 TP53 突变。29 例患者可评估反应：4 例达到 CR/CRi（14%），1 例达到 PR（4%），4 例血液学改善（14%），7 例疾病稳定大于 6 个周期（24%）。中位随访 14.9 个月，整个队列的中位 OS 为 10.8 个月，获得 CR/CRi/PR 患者的中位 OS 为 17.2 个月。CR/CRi 患者的中位 DFS 为 8.5 个月。5 例患者（11%）观察到 2 级免疫相关 AEs，9 例患者（24%）观察到 3 ~ 4 级 AEs，使用类固醇和支持治疗[43]。该试验表明阿扎胞苷联合帕博利珠单抗对 R/R AML 患者同样安全可行且耐受性良好。

检查点抑制剂与强烈化疗的组合也进行了评价。化疗除了直接诱导肿瘤细胞死亡，还可以恢复免疫监视[44, 45]。推测多种机制可能增强免疫反应，包括提高抗原提呈细胞的抗原摄取和趋化反应能力，通过主要组织相容性复合物 MHC- I 和 T 细胞受体更好地识别新表位，提高肿瘤细胞对免疫介导的细胞毒作用的易感性，从而导致抗原快速分散并启动免疫反应[46, 47]。化疗能够诱导免疫原性细胞死亡[44]，分泌干扰素 γ，导致细胞毒性 T 细胞增殖，并且上调白血病细胞上的 PD-L1 表达[48, 49]。研究认为白血病细胞 PD-L1 的上调限制了细胞毒性 T 细胞根除恶性细胞的能力，可能导致 AML 复发[50]。值得注意的是，蒽环类药物作为 AML "3+7" 方案的支柱，已被证明是免疫原性细胞死亡的强效诱导剂[51]。基于此原理，化疗联合免疫检查点抑制剂的组合已被评估。

在 MDACC 进行的一项 Ⅱ 期试验中，纳武利尤单抗联合高强度 IA 治疗年龄在 18 ~ 60 岁（或 > 60 岁，适合强烈化疗）新诊断的 AML 或高危 MDS 患者，在第 1 ~ 4 天接受每天 24 小时连续输注阿糖胞苷 1.5g/m² 的诱导化疗（> 60 岁的患者应用 3 天），在第 1 ~ 3 天每天加用伊达比星 12mg/m²。从第 24 天开始，每 2 周以 3mg/kg 的剂量给予纳武利尤单抗。巩固治疗包括减低剂量的伊达比星（每天 8mg/m²，连续 2 天）和阿糖胞苷（24 小时持续 0.75g/m²，连续 3 天），每 4 ~ 6 周一次，最多 5 个周期或接受 allo-HSCT[52]。入组 44 例患者，中位年龄 54 岁（20% 年龄 > 60 岁），ELN 不良细胞遗传学风险占 50%。中位随访 17.25 个月，中位 OS 为 18.5 个月，应答者的无复发生存期为 18.5 个月。2 例患者（5%）在诱导期间死亡。6 例患者（14%）发生 3 ~ 4 级免疫相关 AEs，包括皮疹（n=2）、结肠炎（n=2）、转氨酶升高、胰腺炎和胆囊炎（各 1 例）。19 例患者（43%）进行 allo-HSCT，5 例患者（26%）出现 3 ~ 4 级移植物抗宿主病。对基线骨髓样本的检查显示，与反应者相比，无反应者中表达 PD-1/TIM-3（P=0.01）和 PD-1/LAG-3（P=0.04）的 CD4⁺ 效应 T 细胞的百分比更高[52]。

另一项 Ⅱ 期试验研究了抗 PD-1 药物帕博利珠单抗与大剂量阿糖胞苷联合治疗难治 / 复发性 AML 患者的效果[53]。共纳入 37 例患者，其中 16 例为（43%）难治性 AML，21 例（57%）为复发性 AML。患者接受了年龄调整的 HiDAC 诱导治疗（< 60 岁，第 1 ~ 5 天每 12 小时 2g/m²；≥ 60

岁，第 1 ~ 5 天每 12 小时 1.5g/m²），随后在第 14 天接受 200mg 帕博利珠单抗。有效者每 3 周接受 200mg 帕博利珠单抗维持治疗，持续 2 年或直至疾病进展。中位年龄为 54 岁（范围：24 ~ 70 岁），ORR 为 46%，CR/CRi 38%，PR 5%，形态学无白血病状态（morphologic leukemia-free stat, MLFS）为 3%。中位随访 7.8 个月，幸存者的中位 OS 为 8.9 个月，EFS 为 6.9 个月，DFS 为 5.7 个月。9 例患者（24%）接受 allo-HSCT，移植后没有 4 ~ 5 级 GVHD 或静脉闭塞性疾病。在接受帕博利珠单抗维持治疗的 9 例患者（24%）中，7 例在维持期后复发。最常见的 AEs 是中性粒细胞减少性发热（57%）、丙氨酸氨基转移酶和天冬氨酸氨基转移酶升高（分别为 43% 和 32%）、疲劳（27%）、碱性磷酸酶升高（24%）和斑丘疹（19%）。3 级以上的免疫相关 AEs 并不常见，如斑丘疹（5%）、转氨酶升高（5%）和肝炎（3%）[53]。这些结果表明 HiDAC 后使用帕博利珠单抗在挽救治疗中的安全性和有效性，在 R/R AML 患者中的 ORR 达到令人鼓舞的 46%。未来需要更好地评估帕博利珠单抗在 AML 中的作用，并确定对治疗有反应的免疫基因组生物标志物。

### 2.1.2 异基因造血干细胞移植后的疗效

自体培养系统中，阻断 CTLA-4 导致 AML 反应性 T 细胞的活性和增殖增加[54]。一项早期 I 期临床试验证明 CTLA-4 抑制在 AML 中的潜在作用。在这项研究中，28 例 allo-HSCT 后复发的血液系统恶性肿瘤患者，包括 12 例 AML 患者和 2 例 MDS 患者，接受了伊匹木单抗治疗，剂量为 3 或 10mg/kg，每 3 周一次。在 14 例 AML/MDS 患者中，5 例（36%）获得完全缓解（5 例患者中，4 例有髓外病变），所有反应者均接受了更高剂量 10mg/kg 的伊匹木单抗治疗。总队列中的 6 例患者（21%）经历了 3 ~ 4 级免疫相关 AEs，包括 1 例死于可能的免疫相关 AEs，4 例（14%）患有 GVHD 而无法进一步使用伊匹木单抗[55]。这些单药研究结果支持在 allo-HSCT 失败后使用 ICI，以恢复抗肿瘤活性并通过移植物抗白血病效应获得反应。

与确诊时相比，骨髓移植后复发的 AML 患者的 T 细胞 PD-1 表达明显上调，但细胞增殖或细胞因子的产量不受影响[56]。另一方面，白血病细胞上并未持续检测到 PD-L1 表达的明显增加[57]。然而，PD-1 及其配体的表达谱影响预后，与 PD-1 表达充足的小鼠相比，接种 AML 的 PD1-/- 小鼠的疾病进展较慢[58]，AML 原始细胞的 PD-L1 和（或）PD-L2 表达升高可能与预后不良有关[59]。因此，阻断 PD-1 和 PD-L1/PD-L2 之间的相互作用可运用于 allo-HSCT 后复发的 AML 患者。

在 allo-HSCT 前或后使用 ICI 关注的一个理论问题就是诱导 GVHD。因此，伊匹木单抗在复发性血液系统恶性肿瘤中的首次试验是在极低剂量下开始的。该研究纳入 29 例 allo-HSCT 后复发或进展的患者，其中包括 2 例 AML 患者，并没有看到剂量限制性毒性和 GVHD 证据[60]。另一方面，在 allo-HSCT 之前进行淋巴瘤抗 PD-1 治疗的患者发生了高于预期的 2 ~ 4 级和 3 ~ 4 级急性 GVHD，分别为 44% 和 23%[61]。尽管 GVHD 风险增加与 PD-1 阻断相关，allo-HSCT 后纳武利尤单抗和帕博利珠单抗的试验仍在进行中。

一项回顾性研究分析了 43 例 AML 和（或）MDS 患者在 ICI 治疗后接受 allo-HSCT 发生急性 GVHD 的风险，这些患者在 allo-HSCT 之前接受了抗 PD-1 和（或）抗 CTLA-4 药物治疗。根据 HSCT 后是否使用环磷酰胺（PTCy）进行 GVHD 预防对患者进行回顾性分层，与匹配队列相比，在移植前接受 ICI 治疗的患者以及在 allo-HSCT 前接受 > 4 个免疫治疗周期而 allo-HSCT 后没有给予预防性 PTCy 的患者中观察到更高的 3 ~ 4 级急性 GVHD 发生率（43% *vs.* 12%）。然而，增加的风险仅限于未接受 PTCy 的患者。与未接受 PTCy 预防的患者相比，接受 PTCy 预防性治疗的患者有降低 3 ~ 4 级急性 GVHD 发生的趋势（5% *vs.* 22%），对生存率没有不利影响。PTCy 组的 1 年 PFS 率为 55%，而非 PTCy 组为 22%。这些结果表明，急性髓系白血病患者在 allo-HSCT 之前进行 ICIs 治疗安全可行，使用 PTCy 作为 GVHD 的预防可改善预后[62]。其他策略例如去除 T 细胞的 allo-HSCT 具有降低 GVHD 的潜力，可降低急性和慢性 GVHD 的发生率[63]。

### 2.1.3 老年和身体不适患者一线治疗的疗效

在一项 Ⅱ 期多中心研究中，纳入 22 例新诊断的老年 AML 患者，中位年龄为 75 岁（范围：67 ~ 83 岁），在第 1 ~ 7 天接受阿扎胞苷 75mg/m² 治疗，每 4 周一次；在第一周期开始的第 8 天使用帕博利珠单抗 200mg，此后每 3 周持续一次。14 例患者（64%）具有不良细胞遗传学风险，5 例患者（23%）伴有 TP53 突变。在 17 例可评估患者中，8 例获得 CR/CRi（47%），2 例获得 PR（12%），2 例血液学改善（12%），4 例疾病稳定至少 6 个周期（24%）。中位随访 19 个月，整个队列的中位 OS 为 13.1 个月，而 CR/CRi/PR 患者的中位 OS 未达到（1 年 OS 率为 79%）。CR/CRi 患者的中位 DFS 为 16.6 个月。4 例患者（18%）发生 2 级免疫相关 AEs，3 例患者（14%）发生 3 ~ 4 级 AEs，在大多数病例中使用类固醇激素和支持治疗进行管理[43]。上述结果表明该组合在新诊断老年 AML 患者中具有令人鼓舞的效果。

一项大型随机、多中心研究还评估了老年患者中 HMA 和 ICI 的组合，该研究纳入 129 例不适合强烈化疗的 65 岁以上的 AML 患者。患者被随机分组（1∶1），在第 1 ~ 7 天接受阿扎胞苷 75mg/m²，在第 1 天接受 1500mg 抗 PD-L1 药物度伐利尤单抗，每 4 周一次（A 组，64 例患者）或单独阿扎胞苷（B 组，65 例患者）。两组之间的 ORR 并没有显著的统计学差异（A 组，31.3% *vs.* B 组，35.4%）。A 组和 B 组的中位 OS 和 PFS 相似，分别为 13.0 *vs.* 14.4 个月和 8.1 *vs.* 7.2 个月。最常见的治疗相关 AEs（≥ 15%）是血液学和胃肠道毒性。观察到 17 种免疫介导的 AEs，均得到解决[64]。这是首次在老年 AML 患者中将 HMA 联合 ICI（尽管使用 PD-L1 而不是 PD-1 抑制剂）与单独使用 HMA 进行比较的大型随机试验，结果显示两个队列之间并没有显著的疗效差异，也没有通过组合识别出新的安全信号。

### 2.1.4 未来展望和生物标志物的作用

尽管早期结果令人鼓舞，今后仍需进一步研究来阐明检查点抑制剂、ICI 联合用药以及生物标志物在 AML 中的作用。除外 PD-1、PD-L1 和 CTLA-4，其他免疫检查点分子，例如淋巴细胞活化基因 3（lymphocyte activation gene-3，LAG-3）、T 细胞免疫球蛋白粘蛋白 3（T-cell immunoglobulin and mucin-domain containing-3，TIM-3）和白细胞免疫球蛋白样受体 B4（leukocyte immunoglobulin-like receptor B4，LILRB4）已被发现并处于早期临床开发阶段。正如临床前研究所示，这些代表了有希望的 AML 靶点[65-68]。

已知共刺激信号与 T 细胞激活有关。T 细胞表面不同的共刺激分子表达对其激活至关重要，例如 OX40、4-1BB、诱导型 T 细胞共刺激物和糖皮质激素诱导的肿瘤坏死因子受体。这些共刺激分子的激动剂单独或与检查点阻断联合应用可能促进 T 细胞活化，进而控制肿瘤。一些药物已在临床前研究中得以评估，并在早期临床试验，特别是与 ICI、化疗或放疗联合使用时显示出临床疗效的迹象，这凸显了联合治疗通过影响免疫系统的不同方面来发挥潜在协同作用从而对抗肿瘤。尽管目前大多数研究是在实体瘤和非霍奇金淋巴瘤中进行，但免疫激动剂与标准疗法或检查点抑制剂联合治疗髓系恶性肿瘤可能是值得关注的策略。目前正在开展多臂免疫联合治疗 AML 的研究（NCT 03390296）[69]。亟待进行临床试验来评估检查点抑制剂联合其他治疗在 R/R AML 患者中最有效的协同组合以及最佳安全性。

多种生物标志物被用来预测免疫检查点抑制剂的治疗反应，早期则聚焦于 PD-L1。在 PD-L1 表达增高的众多癌症亚型患者中观察到显著的治疗反应。然而，一些研究显示 PD-L1 染色阴性的患者同样有效，这表明 PD-L1 表达作为预测性生物标志物的作用并不确切。肿瘤微环境中肿瘤浸润淋巴细胞（tumor-infiltrating lymphocytes，TILs）代表了一种免疫反应，也被作为 ICI 治疗反应的潜在生物标志物来研究。尽管多项研究表明基线 TIL 浸润的肿瘤具有良好的结局，但其他研究未能证实 TIL 与临床病情或疗效之间存在任何相关性。Tregs 是肿瘤微环境的重要组成部分，它具有双重功能，一方面激活 T 细胞维持免疫稳态，另一方面抑制 $CD8^+T$ 细胞的细胞毒活性从而促进肿瘤增殖。其他不同分子也显示了相互矛盾的研究结果。如果能够识别预测 ICI 反应的生物标志物，就可以选择性针对 ICI 可能高反应的患者实施个性化治疗，但目前这一需求尚未得到满足[70]。

随着 ICI 在癌症治疗的不断扩展，更多患者观察到了 irAEs。与传统化疗产生的副作用相比，这些 irAEs 具有不同的特点，这是由于免疫系统不受控制地激活而影响多个器官系统。迄今为止，尚未建立合适的生物标志物来预测患者发生 irAEs 的风险。irAEs 的有效管理依赖于症状的早期识别和皮质类固醇、其他免疫抑制剂的即刻治疗。有助于改善 irAEs 结局的第一步是向医生和患者提供有关潜在副作用的适当教育，以便及早识别、报告和干预；标准化 irAEs 报告；协调统一 irAEs 管理指南。第二个更高级的步骤是尝试应用新的诊断工具来预测给定患者发生 irAEs 的基线风险以及可能受到此类 irAEs 影响的器官，例如影像组学对于肺炎，T 细胞受体 β 可变区测序对其他严重 irAEs 的预测。后一种方法可能是临床实践中 irAEs 预测的有用工具（血液样本和 CT 图像），但需要在大型、前瞻性的临床试验中进行可靠性和普遍性的适宜验证[71]。

肺炎是 ICI 的一个特殊副作用，临床表现类似于感染性肺炎，如果误诊和（或）治疗不当，可能导致严重后果。AML 患者发生感染性并发症（尤其是肺炎）的风险很大，因此与免疫相关性肺炎的鉴别经常具有挑战性。为了更好地了解 AML/MDS 患者接受 ICI 治疗时潜在发展为肺部并发症的细胞和分子机制，区分感染性肺炎和免疫性肺炎的潜在预测性生物标志物，MDACC 的一项多部门研究分析了经 ICI 治疗后出现肺部症状的 AML/MDS 患者的支气管肺泡灌洗液（bronchoalveolar lavage，BAL）和外周血。研究纳入 7 例 ICI 治疗后出现肺部症状的 AML/MDS 患者（ICI 组）和 4 例无 ICI 治疗但患有细菌或真菌性肺炎的 AML/MDS 患者（对照组）。该研究表明，与对照组相比，ICI 组 BAL 的 T 细胞呈克隆性扩增，并且 BAL 样品富含 IFNγ+IL-17–$CD8^+T$ 和 CXCR3+CCR6+Th17/Th1 细胞。这些初步研究结果表明在 ICI 相关肺部并发症的患者中可以识别出独特的 T 细胞谱。对病理生理学的更好理解也可能提供预测 ICI 相关肺部并发症的生物标志物，并可能在接受基于 ICI 治疗的 AML/MDS 患者中区分 ICI 相关肺炎和感染性肺炎，但此类研究在临床常规应用前需要完成前瞻性、大样本患者的试验[72]。

## 2.2 CD47/ 信号调节蛋白 α 阻断

CD47 是一种广泛表达的跨膜蛋白，是信号调节蛋白 α（signal regulatory protein alpha，SIRPα）的配体，SIRPα 是在巨噬细胞和树突细胞上被鉴定的[73]。SIRPα 的激活触发信号转导级联，从而抑制吞噬作用[74-76]。CD47 在髓系白血病细胞上过表达，介导癌细胞逃避先天免疫系统的吞噬作用[77]。因此，通过与 SIRPα 相互作用，白血病细胞表面的 CD47 似乎发挥了重要作用，可以潜在允许癌症干细胞克服其促吞噬"吃我"信号的内在表达，从而避免吞噬。

作为巨噬细胞的抑制检查点，CD47/SIRPα 相互作用可能适用于靶向策略。抗 CD47 疗法的一个主要优点在于阻断 CD47/SIRPα 信号通路具有潜在特异性，这样可以在消除癌细胞的同时又能保留大多数正常细胞[78]。这一强有力的理由促使了 CD47 抗体的开发，并在体内外研究获得了惊喜的疗效[79]。莫洛利单抗，首创的人源化 IgG₄ 抗 CD47 抗体，具有强大的功效、良好的药代动力学特性和毒性特征[80]。然而，尽管临床前研究表明抗 CD47 单药具有强大的抗白血病作用，但单药在 R/R AML 患者的疗效并不高[79]。在一项莫洛利单抗单药治疗 R/R AML 患者的 I 期试验中，贫血是最常见的药物相关 AEs。58% 患者的原始细胞计数减少，但并未观察到客观反应[81]。

因此，通过增强促吞噬信号和阻断抗吞噬信号之间的协同作用，开启了增强 CD47 阻断功效的联合策略。癌细胞上的促吞噬信号（如钙网蛋白）可以通过细胞毒化疗或表观遗传疗法（如 HMA）治疗后的细胞损伤来诱导[82]。去甲基化药物阿扎胞苷联合抗 CD47 抗体莫洛利单抗进行了这种方法的临床前研究[83]。该组合比单药更加有效，明显增强了 AML 细胞的吞噬清除能力，显著提高了 AML 异种移植模型的存活率[84]。

随后，在一项 I b 期临床试验中，莫洛利单抗联合阿扎胞苷在 52 例未经治疗的 AML 患者中进行了研究，这些患者不适合接受诱导化疗，中位年龄为 73 岁。64% 患者具有不良细胞遗传学风险，65% 具有 TP53 突变。TP53 突变人群增多是经过人为设计，为了关注 TP53 突变的 AML 这部分高风险未满足需求人群，因此该试验早期进行了修改。该组合的安全性与阿扎胞苷单药治疗相似，最常见的 AEs 为贫血（31%）、疲劳（19%）、胆红素升高（19%）、中性粒细胞减少（19%）、血小板减少（17%）和恶心（15%）。在 34 例可评估的患者中，65% 具有客观反应（44% 为 CR，12% 为 CRi，3% 为 PR，6% 为 MLFS），32% 疾病稳定，3% 疾病进展。在 TP53 突变组，21 例患者中 15 例（71%）实现了客观反应（48% 为 CR、19% 为 CRi、5% 为 MLFS）、24% 疾病稳定和 5% 疾病进展，该研究表明莫洛利单抗在不良风险 AML 中具有疗效。中位缓解持续时间为 9.9 个月，89% 的患者在 6 个月时仍保持缓解。中位随访 12 个月后，TP53 野生型患者的中位 OS 为 18.9 个月。短期中位随访 4 个月的结果显示，TP53 突变患者的中位 OS 为 12.9 个月[85]。

继这些令人鼓舞的结果之后，目前 MDACC 一项研究者发起的 I b/ II 期试验，正在对老年及不适合强烈化疗的 AML 患者进行阿扎胞苷、维奈克拉和莫洛利单抗组成的三联疗法的评估（NCT 04435691）。希望这种方法能够提高 CR/CRi 的持续时间、中位 OS 和 MRD 阴性率，尤其对高危患者，例如继发性 AML 或具有不良细胞遗传学或高变异等位基因频率的 TP53 突变患者。

其他研究方法，包括莫洛利单抗与单克隆抗体的组合，例如在滤泡性淋巴瘤中的利妥昔单抗，证明具有协同作用[86]。对于 AML 或 MDS，莫洛利单抗与 CD33 单抗或 CD123 单抗的组合可能是需要考虑的有效方法。莫洛利单抗与 ICI 的联合可能会通过活化的巨噬细胞交互提呈抗原来改善反应并进一步增强 T 细胞反应和疗效[87-90]。最近启动的一项 I b 期试验，旨在评估莫洛利单抗联合抗 PD-L1 药物阿替利珠单抗治疗 R/R AML 患者的效果（NCT 03922477）。同样，莫洛利单抗或其他 CD47 抗体与细胞毒化疗联合可能具有协同作用，因为细胞毒治疗也可能增加应激反应的促吞噬信号。此类策略正计划在 AML 上进行临床探索。

### 2.3 CAR-T 细胞

CAR-T 细胞是肿瘤反应性和基因工程 T 细胞，由三个不同的结构域组成。细胞外或抗体样表面结构域由单链可变片段（由抗体衍生的重链和轻链形成）组成，可独立于主要组织相容性复合物蛋白识别肿瘤抗原。胞内结构域由 CD3ζ 链和一个共同刺激结构域组成，负责 T 细胞活化。胞外和胞内部分通过跨膜结构域连接在一起，通常由 CD8 或 IgG$_4$ 分子构成[91]。这种结构能使 CAR-T 细胞表露特异性抗体的结合位点并诱导靶向杀伤肿瘤[92]。

第一代 CAR 仅有 CD3ζ 结构域，信号传导能力有限，无法启动 T 细胞静息和 T 细胞持续反应或细胞因子持久释放[93, 94]。为了提高 CAR-T 细胞的功效，开发了第二代 CAR，其具有与胞内结构域相结合的额外共刺激信号域（例如 CD28 或 4-1BB），从而增强 T 细胞的活化、生存和有效扩增[95, 96]。第三代 CAR 通过同时结合两个共刺激域（例如 CD28 和 4-1BB）构建而成。为进一步提高 CAR-T 细胞的抗肿瘤活性，加入额外的共刺激配体或用于细胞因子分泌的转基因（例如白细胞介素 12）产生了第四代 CAR，称为 TRUCKs（重定向 T 细胞通用细胞因子介导的杀伤）[97-99]（图 9.2）。

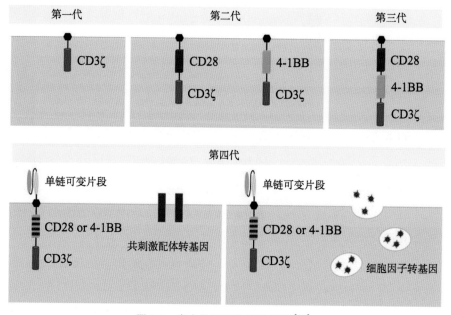

**图 9.2　嵌合抗原受体演变历程**[97]

抗 CD19 CAR-T 细胞已经在 B 细胞恶性肿瘤，尤其是 ALL 患者中进行了评估[100]。在一项 II 期试验中，单次输注 CD19 靶向的 CAR-T 细胞司利弗明（tisagenlecleucel）疗效显著，在 R/R B 细胞 ALL 的儿童和年轻成人患者中长期持续缓解，促使美国 FDA 批准其用于 R/R 儿童和年轻成人复发性 ALL 的治疗[101]。

### 2.3.1 CAR-T 细胞在急性髓系白血病

CAR-T 细胞在 AML 的临床试验仍处于早期开发阶段。CAR-T 细胞在 AML 中的生物活性首次在 2013 年 I 期临床试验中评估。使用针对 Lewis Y 抗原的第二代 CD28-ζ CAR，该抗原在包括 AML 在内的多种恶性肿瘤中表达，但在正常组织仅有限表达[102-104]。5 例年龄在 64 ~ 78 岁之间的老年 AML 患者，首次挽救时接受了单次输注新鲜转导的自体 T 细胞治疗。2 例患者在 CAR-T 细胞输注后病情稳定，其中 1 例患者在 23 个月时仍保持反应。另外 2 例患者出现短暂反应，分别为细胞遗传学缓解和原始细胞减少[105]。这项研究并没有观察到严重的 AEs，特别是 CAR-T 细胞输注后由于干扰素 γ 和白细胞介素 6 产生增加而可能引发的细胞因子释放综合征（cytokine release syndrome，CRS）[106, 107]。这项研究表明 CAR-T 细胞疗法的安全性和可行性，以及输注细胞在 R/R AML 患者中的持久性（长达 10 个月）。

其他临床前研究表明，CAR-T 细胞具有靶向 CD123 抗原的活性，该抗原在 AML 原始细胞和白血病干细胞上过度表达[108]。CD123 是 IL-3 受体的低亲和力结合片段，表达于单核细胞、嗜碱性粒细胞和浆细胞样树突状细胞表面，在造血祖细胞的增殖和分化中起主要作用[109-111]。AML 细胞上 CD123 过表达与预后不良和低反应率相关[112]。一项 I 期临床试验评估由抗 CD123 单链可变片段、优化的 IgG$_4$ CH2CH3 接头、CD28 共刺激域和 CD3-ζ 信号域构建的 CD123-CAR 的安全性和有效性。6 例患者（5 例 AML 和 1 例母细胞性浆细胞样树突状细胞肿瘤患者）在 allo-HSCT 后难治 / 复发，先前接受中位达 4 线的治疗，接受一到两剂靶向 CD123 的 CAR-T 细胞治疗。2 例患者获得完全缓解后成功桥接第二次 allo-HSCT，另 2 例患者获得未达 CR 的原始细胞百分比降低。大多数 AEs 为 1 ~ 2 级，只有 1 例患者为 3 级 AEs（皮疹），均可逆可控，没有观察到治疗限制性 AEs[113]。

### 2.3.2 CAR-T 细胞在急性髓系白血病发展的局限性

循环 CAR-T 细胞无法区分正常细胞和恶性细胞。例如，CD19 CAR-T 细胞在治疗血液系统恶性肿瘤时，靶向源自 B 细胞谱系的恶性细胞和正常细胞上的 CD19 表面抗原。这通常会引起脱靶副作用，例如 B 细胞发育不良，需要每月输注免疫球蛋白治疗[114, 115]。脱靶效应是 AML 中开发 CAR-T 细胞疗法的主要障碍，因为白血病细胞与健康的造血干细胞或祖细胞（hematopoietic stem or progenitor cells，HSPCs）以及髓系和（或）淋巴前体细胞共享许多表面抗原，例如 CD33、CD34、CD123 等[116]。尽管开发的靶向 CD33 和 CD123 的 CAR-T 细胞在临床前模型中显示出高效的抗肿瘤活性[117-119]。然而，在 CAR-T 细胞治疗后，健康细胞和恶性原始细胞上表面抗原的共同表达可能导致正常和癌性髓系来源细胞被完全消除。这会造成长期骨髓衰竭，最终导致中性粒细胞减少性感染和出血并发症的致命风险[120]。目前，研究者已在开发和测试多种策略和解决方案以减轻 CAR-T 细胞治疗 AML 相关的毒性和清髓风险。

潜在的一种策略是通过实施自杀开关（例如使用诱导型半胱天冬酶 9）来限制输注后 CAR-T 细胞在体内的长期持续存在。诱导型半胱天冬酶 9 系统是一种融合蛋白，通过合成药物（AP1903）快速破坏 T 细胞[121, 122]。该策略在 CAR-T 细胞治疗的临床前研究中已进行了探索，但从未经临床测试[123]。另一种方法是设计 CAR-T 细胞以共表达可被单克隆抗体靶向的缩减型特定表面抗原（例如，分别可被利妥昔单抗和西妥昔单抗靶向的缩减 CD20 或 EGFR），可以通过补体依赖的细胞毒性或抗体依赖的细胞毒性机制消除输入的 CAR-T 细胞[124]。其他非选择性药物，如抗 CD52 单克隆抗体阿仑单抗或抗胸腺细胞球蛋白，能够消除输入的 CAR-T 细胞和内源性 T 细胞[125]。还有一种不同的策略是将 mRNA 整合到构建的 CAR-T 细胞中，其功能随着 mRNA 的降解而受到固有限制[126]。另一方面，根据 CD19 CAR-T 细胞在 B 淋巴细胞白血病中的经验，CAR-T 细胞扩增和持续 3 ~ 6 个月与持久的临床反应和降低复发风险相关[101, 127, 128]。因此，限制 CAR-T 细胞的持久性可能会对治疗效果产生负面影响并增加复发的风险。

抗原编辑代表了一种新方法，允许 CAR-T 细胞在体内持续存在，同时避免清髓性副作用。一种策略是从改良的同种异体移植供者中移植 CD33 阴性的 HSPCs 到患者体内，并允许 CD33 阴性细胞的植入和随后的正常造血。植入后，患者输入 CD33 特异性 CAR-T 细胞，这些细胞能够靶向 AML 原始细胞，同时保留编辑后的 CD33 阴性前体细胞[118]。这种方法已通过临床前测试，正在 R/R AML 患者的临床试验中进行评估（NCT 03971799）。CD123 抗原作为白细胞介素 3 受体的 α 亚基，目前，正在开展 CD123 抗原编辑的类似研究（NCT 04014881）。然而，鉴于白细胞介素 3 是一种参与造血发育的多效性细胞因子，完全敲除 CD123 会导致广泛的副作用[129]。因此，另一种解决方案包括有针对性地去除供体 HSPCs 表面存在的 CD123 分子表位，这样能够使 CAR-T 细胞选择性识别，同时保留正常的 CD123 信号传导和造血功能。

## 2.4 急性髓系白血病中的 T 细胞接合器

### 2.4.1 双特异性 T 细胞接合器和三特异性杀伤接合器

BiTEs 是稳定的单链可变片段抗体结构，由两种不同抗体的最小结合域融合而成，串联排列在单一多肽接头上[130]。第一个结构域由 T 细胞上的 CD3 恒定 ε 亚基结合位点组成，而第二个结构域与肿瘤抗原相结合。这些化合物的分子量低，约 55 kDa，能被肾脏快速清除，因此半衰期短，1 ~ 4 小时，需要持续静脉输注[131]。

BiTE 抗体诱导 CD3⁺T 细胞和靶向肿瘤细胞膜之间形成免疫溶解突触，导致多克隆细胞毒性 T 细胞的募集，而不依赖于特异性 T 细胞受体或 MHC- I 类分子[132, 133]。这会触发淋巴细胞活化和增殖，伴随细胞毒性颗粒融合、细胞因子释放以及穿孔素和颗粒酶的释放，最终导致靶肿瘤细胞的破坏[134, 135]（图 9.3）。

BiTE 抗体在治疗急性白血病中的疗效首先在 B 细胞 ALL 中应用 CD3/CD19 双特异性分子贝林妥欧单抗得到证实。在一项 3 期试验中，将贝林妥欧单抗与标准化疗治疗成年 R/R B 细胞 ALL 患者进行比较，结果显示贝林妥欧单抗可改善中位 OS（7.7 个月 *vs.* 4 个月，*P*=0.01），诱导治疗开始后 12 周具有更高的缓解率（34% *vs.* 16%，*P* < 0.001），更高的无事件生存率（6 个月预计，

31% *vs.* 12%，*P* < 0.001）和更长的中位缓解持续时间（7.3 个月 *vs.* 4.6 个月）。获得缓解的患者中，贝林妥欧单抗组的 MRD 阴性率较高（76% *vs.* 48%）[136]。这些数据显示出针对 CD19 的 BiTE 抗体在复发或难治性患者中的疗效。

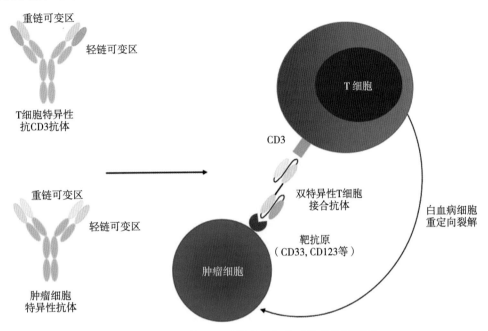

图 9.3　双特异性 T 细胞接合抗体构建体的作用机制

在 AML 中，随着 CD33 抗体耦联物吉妥珠单抗的引入，抗体的潜在作用首次得到了强调，它提高了特定 AML 患者（尤其是核心结合因子 AML 和 ELN 良好组的患者）的生存率[137]。CD33 是成熟晚期髓系来源的造血细胞上表达的跨膜细胞表面受体，在正常原始干细胞上不表达或低水平表达[138]。CD33 表达于白血病干细胞以及 90% 以上 AML 患者的原始细胞上[139]。

AMG330 是第一个靶向 AML 中 CD33 的 BiTE，研究显示它可以激活和扩增 T 细胞，导致体外肿瘤溶解[140]。临床前研究表明，AMG330 能够抑制小鼠 AML 细胞系异种移植物的生长，从而提高存活率[141]。体外研究结果还表明，尽管新诊断和复发 / 难治性 AML 患者的髓系原始细胞表面 CD33 表达相似，但 AMG330 治疗后诱导的细胞毒性作用在新诊断 AML 患者的标本中更为明显[142]。40 例前期接受大量治疗，中位治疗线数为 4 线（范围：1 ～ 15）的 R/R AML 患者进行了 AMG330 的 I 期试验，早期数据支持 AMG330 治疗具有可接受的安全性、药物耐受性和抗白血病活性[143]。在这项研究的更新中，纳入 55 例患者，49 例（89%）报告了与 AMG330 相关的 AEs，CRS 最常见，占 67%（13% 为 3 ～ 4 级），发生在给药后的前 24 小时内，具有可逆性和剂量依赖性。在接受目标剂量 ≥ 120μg 的 42 例可评估患者中，8 例获得缓解（19%）：3 例 CR、4 例 CRi 和 1 例 MLFS。在应答者中，67% 具有不良细胞遗传学，50% 前期接受 4 线以上治疗。值得注意的是，在治疗开始时白血病负荷较低（< 25%）的患者观察到较高的反应率[144]。

其他体外研究表明，AML 原始细胞暴露于 AMG330 会导致 T 细胞活化、T 细胞上 PD-L1 过表达以及促炎和抗炎细胞因子的释放[141, 145]。基于这一基本原理，目前正开展一项临床试验，研究 AMG330 联合帕博利珠单抗治疗成人 R/R AML 的安全性和有效性（NCT 04478695）。这种方法已进一步发展为单一的双功能检查点抑制性 T 细胞接合结构（checkpoint inhibitory T-cell-engaging，CiTE），即将免疫检查点阻断与 T 细胞重定向 AML 细胞的 CD33 相结合。在临床前模型中，CiTE 在小鼠异种移植模型中诱导 AML 细胞完全消除，而没有输液相关的 AEs[146]。

一种新型的 CD33 定向 BiTE 通过设计添加单链 IgG Fc 区，将分子的半衰期延长至 1 周，允许每周给药。在一项 I 期试验中，在 30 例 R/R AML 患者中评估了每剂剂量高达 72μg 的 AMG673，患者中位年龄为 67.5 岁，既往接受了 4 线以上治疗，其中 allo-HSCT 占 23%。最常见的治疗相关 AEs 是 CRS，见于 50% 的患者，其中大多为 1 ~ 2 级（73%）。最常见的 ≥ 3 级治疗相关 AEs 是肝酶异常（17%）、CRS（13%）、白细胞减少（13%）、血小板减少（7%）和中性粒细胞减少性发热（7%）。骨髓评估显示 44% 可评估患者的原始细胞减少，其中 1 例患者获得 CRi[147]。这些初步的临床数据显示 AMG673 在 R/R AML 患者中具有可接受的毒性和抗白血病活性。

与 BiTE 类似，三特异性杀伤接合器（tri-specific killer engager，TriKE）由两个单链可变片段（scFvs）组成，它们分别结合白血病细胞上的 CD33 和 NK 细胞的 CD16（图 9.4）。添加白细胞介素 15 作为连接子桥接 CD33 和 CD16 scFv 以维持细胞活化。GTB 3550 是首创的 TriKE，在 R/R AML 患者的 I 期剂量递增试验中进行了评估，初始剂量水平即可导致所有患者的 NK 细胞增殖，而临床并没有明显的 AEs[148]。该研究仍在进一步评估临床疗效中（NCT03214666）。

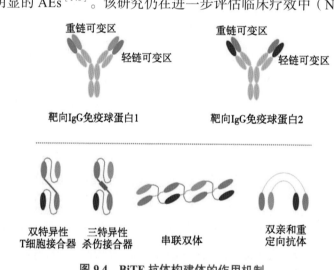

图 9.4　BiTE 抗体构建体的作用机制

## 2.5 串联双体

串联抗体由每个靶标的两个单链可变片段组成，通过单个多肽连接在一起。这种配置使它们具有超过肾脏清除阈值的更高分子量，同时保持二价抗体的亲和力[149]。

AMV564 是一种四价抗 CD3/CD33 串联抗体，分子量（106 kDa）增大，能最大限度地减少肾脏清除，在 28 天的周期内进行 14 天的连续静脉输注。I 期试验中对 16 例 R/R AML 患者的初步结果显示有效，其中 10 例患者的骨髓原始细胞减少 13% ~ 38%。该治疗安全性良好，没有药物相关的 3 ~ 4 级毒性，1 例患者发生了可控的 2 级 CRS。这一早期发现表明 AMV564 安全、耐受性好，并在部分患者具有客观的临床反应[150]。

G333 是一种抗 CD3 x CD33 抗体构建体，以单链双特异性串联形式排列，能够将 T 细胞重定向至 AML 原始细胞而不影响正常祖细胞或干细胞[151, 152]。目前正在开展临床试验 NCTT03516760，有待结果。

### 2.5.1 双亲和重定向抗体

双亲和重定向抗体（dual affinity retargeting antibodies，DARTs）由两条独立的多肽链组成，每条链由一种抗体的 VL 部分与另一种抗体的 VH 部分串联组成，通过二硫键连接在一起[153]。在 AML 患者中最早开发的抗体构建体之一是抗 CD123 和 CD3 双特异性 DART，弗妥珠单抗（以前的 MGD006 或 S80880）。临床前模型表明，这种首创的 DART 介导了 T 细胞活化、增殖和原始细胞 / T 细胞接合[154]。在 88 例 R/R AML 患者的 I / II 期试验中评估了氟妥珠单抗连续输注的安全性和有效性，其中 42 例在剂量探索阶段，46 例应用推荐的 II 期剂量（RP2D）500ng/（kg·d）[155]。在 RP2D 治疗的 30 例初次诱导失败或早期复发（前 6 个月内）的患者中，ORR 为 30%，其中 26.7% 患者获得 CR 或 CR 伴有部分血液学恢复（CR with partial hematological recovery，CRh）。CR/CRh 患者的中位 OS 为 10.2 个月，6 个月和 12 个月的生存率分别为 75% 和 50%[155]。有趣的是，大约一半的 TP53 异常患者在氟妥珠单抗治疗后获得 CR/CRi，中位 OS 为 10.3 个月（范围：3.3 ~ 21.3 个月），这表明氟妥珠单抗治疗可以减少 TP53 突变带来的不良预后影响。与无反应者相比，反应者的基线肿瘤炎症特征和 PD-1 基因表达明显更高[156]。

在 2020 美国血液学年会上提交的这项更新研究中，24 例原发难治性 AML 患者和 14 例早期复发患者接受了 RP2D 治疗。中位年龄为 63 岁，根据 ELN 2017 标准，绝大多数患者（94.7%）存在不良风险[157]。总体反应率（CR/CRh/CRi）为 42.1%，其中 68.8% 的反应者随后能够接受 allo-HSCT。中位随访 10.8 个月，整体人群和有反应患者的中位 OS 分别为 4.5 个月和 7.7 个月。CRS 是最常见的副作用，等级常 ≤ 2，且在 RP2D 给药期间逐渐降低[157]。这些结果展示出 RP2D 治疗对预后不良和医疗需求未得到满足的 AML 患者产生了令人期待的活性。

维克妥单抗（XmAb14045）是一种新型 CD123/CD3 BiTE，半衰期延长，可以间歇给药[158]。该药物在 104 例前期经过大量治疗的 AML 患者中进行了 I 期试验，剂量为 0.003 ~ 12.0μg/kg，推荐初始启动剂量为 0.75μg/kg。CRS 是最常见的副作用，见于 62 例患者（58%），大多为轻至中度（85% 为 1 ~ 2 级，15% 为 ≥ 3 级）。在接受较高剂量水平（0.75μg/kg）治疗的 51 例患者中，7 例获得反应，ORR 为 14%（2 例 CR，3 例 CRi，2 例 MLFS），36 例患者（71%）疾病稳定。与无反应者相比，反应者治疗前白血病负荷较低，具有特定 T 细胞亚型[159]。

APVO436 是另一种具有延长半衰期的 CD123/CD3 BiTE，在临床前研究中显示 CRS 风险较低[160]。在 R/R AML、继发性 AML 和 MDS 患者的 I 期试验中，APVO436 显示出良好的耐受性，安全性可控[161]。该研究正在进行临床疗效的评估（NCT 03647800）。

CLEC12A（也称为 CLL-1 或 CD371）是一种髓系分化抗原，选择性表达于 90% ~ 95% 的白血病干细胞上，但不在造血干细胞上表达，是 AML 的潜在靶点[162]。MCLA-117 是一种全长 IgG$_1$ 双特异性抗体，一端与 T 细胞上的 CD3 结合，另一端与粒细胞 - 巨噬细胞祖细胞上的 CLEC12A 结合，同时保留 CD34$^+$/CD38$^-$ 造血干细胞。临床前研究表明，MCLA-117 诱导 T 细胞活化和 T 细胞介导的 AML 细胞裂解[163, 164]。目前，MCLA-117 正处于 R/R AML 治疗的临床研究中（NCT 03038230）。

目前正在研究一种新的治疗方法，即通过 CD16 结合 NK 效应细胞、CD33 和 CD123 结合白血病细胞组成的三联抗体（triple antibody agent，SPM-2），具有令人鼓舞的临床活性。来自 29 例 AML 患者（包括分子亚型较差的患者）的体外研究表明，SPM-2 在纳摩尔浓度下可消除白血病细胞。治疗的敏感性与 CD33 和 CD123 的密度之间存在正相关，细胞的治疗易感性在组合密度高于 10000 拷贝 / 细胞时达最大。这些早期结果表明，SPM-2 可能消除 AML 白血病干细胞，进而延长生存[165]。

## 2.6 总结

尽管 AML 的治疗有所改进，但大多数标危或高危 AML 患者终将死于复发和（或）疾病进展。最近已开展潜在可能根除白血病细胞（包括推定的白血病干细胞）的新颖而高效的疗法，包括单独或联合 T 细胞或巨噬细胞免疫检查点抑制剂、CAR-T 细胞和双特异性 T 细胞结合抗体。这些药物在未满足需求的领域展示出特别的疗效，适用于具有高风险遗传特征（如 TP53 突变）和骨髓移植后复发的患者。今后需进一步研究如何将上述药物与化疗或其他能够增加免疫原性的靶向药物联合，从而增强疗效。然而，增强免疫系统可能导致免疫介导的不良事件和细胞因子相关的毒性。及时识别和诊断这些副作用有助于适当的处理和避免更严重的并发症。

（郭振兴　译，李斯丹　校）

## 参考文献

［1］Anne M, Mandy B, Raynier D, et al.Myeloid malignancies: mutations, models and management［J］. BMC Cancer, 2012, 12(1): 304-304.

［2］Tallman M S, Wang E S, Altman J K, et al.Acute Myeloid Leukemia, Version 3.2019, NCCN Clinical Practice Guidelines in Oncology［J］. Journal of the National Comprehensive Cancer Network: JNCCN, 2019, 17(6): 721-749.

［3］Herold T, Rothenberg-Thurley M, Grunwald V V, et al. Validation and refinement of the revised 2017 European LeukemiaNet genetic risk stratification of acute myeloid leukemia［J］. Leukemia, 2020.

［4］Baudard M, Beauchamp-Nicoud A, Delmer A, et al.Has the prognosis of adult patients with acute myeloid leukemia improved over years? A single institution experience of 784 consecutive patients over a 16-year period［J］. Leukemia, 1999, 13(10): 1481-1490.

［5］Chen K, Gilabert-Oriol R, Bally M B, et al.Recent Treatment Advances and the Role of Nanotechnology, Combination Products, and Immunotherapy in Changing the Therapeutic Landscape of Acute Myeloid Leukemia［J］. Pharmaceutical Research, 2019, 36(9).

［6］Tamamyan G, Kadia T, Ravandi F, et al.Frontline treatment of acute myeloid leukemia in adults［J］. Crit Rev Oncol Hematol, 2017, 110: 20-34.

［7］Knipp S, Hildebrand B, Kündgen A, et al.Intensive chemotherapy is not recommended for patients aged ＞ 60 years who have myelodysplastic syndromes or acute myeloid leukemia with high-risk karyotypes［J］. Cancer, 2007, 110(2): 345-352.

［8］Zeidan A M, Wang R, Wang X, et al. Clinical Outcomes of Older Patients(pts)with Acute Myeloid Leukemia(AML)

Receiving Hypomethylating Agents(HMAs): A Large Population-Based Study in the United States［J］. Blood, 2019, 134(Supplement_1): 646-646.

［9］ Dickinson A M, Norden J, Li S, et al. Graft-versus-Leukemia Effect Following Hematopoietic Stem Cell Transplantation for Leukemia［J］. Front Immunol, 2017, 8: 496.

［10］ Mardiana S, Gill S.CAR TCells for Acute Myeloid Leukemia: State of the Art and Future Directions［J］. Front Oncol, 2020, 10: 697.

［11］ Barrett A J, Battiwalla M.Relapse after allogeneic stem cell transplantation. Expert Rev Hematol, 2010, 3(4): 429-441.

［12］ Masarova L, Kantarjian H, Ravandi F, et al.Update on Immunotherapy inAMLand MDS: Monoclonal Antibodies and Checkpoint Inhibitors Paving the Road for Clinical Practice［J］. Adv Exp Med Biol, 2018, 995: 97-116.

［13］ Daver N.A bispecific approach to improving CAR Tcells in AML［J］. Blood, 2020, 135(10): 703-704.

［14］ Einsele H, Briones J, Ciceri F, et al.Immune-based Therapies for Hematological Malignancies: An Update by the EHA SWG on Immunotherapy of Hematological Malignancies［J］. Hemasphere, 2020, 4(4): e423.

［15］ Xu-Monette Z Y, Zhou J, Young K H.D-1expression and clinicalPD-1blockade in B-cell lymphomas［J］. Blood, 2018, 131(1): 68-83.

［16］ Hu B, Jacobs R, Ghosh N.Checkpoint Inhibitors Hodgkin Lymphoma and Non-Hodgkin Lymphoma［J］. Curr Hematol Malig Rep, 2018, 13(6): 543-554.

［17］ von Stackelberg A, Locatelli F, Zugmaier G, et al.Phase I/Phase II Study of Blinatumomab in Pediatric Patients With Relapsed/Refractory Acute Lymphoblastic Leukemia［J］. J Clin Oncol, 2016, 34(36): 4381-4389.

［18］ Maude S L, Frey N, Shaw P A, et al.Chimeric antigen receptorTcells for sustained remissions in leukemia［J］. N Engl J Med, 2014, 371(16); 1507-1517.

［19］ Chikuma S.CTLA-4, an Essential Immune-Checkpoint for T-Cell Activation［J］. Curr Top Microbiol Immunol, 2017, 410: 99-126.

［20］ Rudd C E, Taylor A, Schneider H.CD28 and CTLA-4 coreceptor expression and signal transduction［J］. Immunol Rev, 2009, 229(1): 12-26.

［21］ Phan G Q, Yang J C, Sherry R M, et al.Cancer regression and autoimmunity induced by cytotoxicTlymphocyte-associated antigen 4 blockade in patients with metastatic melanoma［J］. Proc Natl Acad Sci U S A, 2003, 100(14): 8372-8377.

［22］ Hodi F S, Mihm M C, Soiffer R J, et al.Biologic activity of cytotoxicTlymphocyte-associated antigen 4 antibody blockade in previously vaccinated metastatic melanoma and ovarian carcinoma patients［J］. Proc Natl Acad Sci U S A, 2003, 100(8): 4712-4717.

［23］ Nishimura H, Nose M, Hiai H, et al.Development of lupus-like autoimmune diseases by disruption of thePD-1gene encoding an ITIM motif-carrying immunoreceptor［J］. Immunity, 1999, 11(2): 141-151.

［24］ Freeman G J, Wherry E J, Ahmed R, et al.Reinvigorating exhausted HIV-specificTcells via PD-1-PD-1 ligand blockade［J］. J Exp Med, 2006, 203(10): 2223-2227.

［25］ Latchman Y, Wood C R, Chernova T, et al.PD-L2 is a second ligand forPD-1and inhibitsTcell activation［J］. Nat Immunol, 2001, 2(3): 261-268.

［26］ Patsoukis N, Brown J, Petkova V, et al.Selective effects ofPD-1on Akt and Ras pathways regulate molecular components of the cell cycle and inhibitTcell proliferation［J］. Sci Signal, 2012, 5(230): ra46.

［27］ CAR Ter L, Fouser L A, Jussif J, et al.PD-1: PD-L inhibitory pathway affects both CD4(+)and CD8(+)T cells and is overcome by IL-2［J］. Eur J Immunol, 2002, 32(3): 634-643.

［28］ Nurieva R, Thomas S, Nguyen T, et al.T-cell tolerance or function is determined by combinatorial costimulatory signals［J］. Embo j, 2006, 25(11): 2623-2633.

［29］ de Mello R A, Veloso A F, Esrom Catarina P, et al.Potential role of immunotherapy in advanced non-small-cell lung cancer［J］. Onco Targets Ther, 2017, 10: 21-30.

［30］Kourie H R, Awada G, Awada A H.Learning from the "tsunami" of immune checkpoint inhibitors in 2015 ［J］. Crit Rev Oncol Hematol, 2016, 101: 213-220.

［31］Kourie H R, Awada G, Awada A.The second wave of immune checkpoint inhibitor tsunami: advance, challenges and perspectives ［J］. Immunotherapy, 2017, 9(8): 647-657.

［32］Chalmers Z R, Connelly C F, Fabrizio D, et al.Analysis of 100, 000 human cancer genomes reveals the landscape of tumor mutational burden ［J］. Genome Med, 2017, 9(1): 34.

［33］Lawrence M S, Stojanov P, Polak P, et al.Mutational heterogeneity in cancer and the search for new cancer-associated genes ［J］. Nature, 2013, 499(7457): 214-218.

［34］Ansell S M, Lesokhin A M, Borrello I, et al.D-1blockade with nivolumab in relapsed or refractory Hodgkin's lymphoma ［J］. N Engl J Med, 2015, 372(4): 311-319.

［35］Berger R, Rotem-Yehudar R, Slama G, et al.Phase I safety and pharmacokinetic study of CT-011, a humanized antibody interacting with PD-1, in patients with advanced hematologic malignancies ［J］. Clin Cancer Res, 2008, 14(10): 3044-3051.

［36］Westin J R, Chu F, Zhang M, et al.Safety and activity of PD1 blockade by pidilizumab in combination with rituximab in patients with relapsed follicular lymphoma: a single group, open-label, phase 2 trial ［J］. Lancet Oncol, 2014, 15(1): 69-77.

［37］Fenaux P, Mufti G J, Hellström-Lindberg E, et al.Azacitidine prolongs overall survival compared with conventional care regimens in elderly patients with low bone marrow blast count acute myeloid leukemia ［J］. J Clin Oncol, 2010, 28(4): 562-569.

［38］Malik P, Cashen A F.Decitabine in the treatment of acute myeloid leukemia in elderly patients ［J］. Cancer Manag Res, 2014, 6: 53-61.

［39］Daver N, Boddu P, Garcia-Manero G, et al.Hypomethylating agents in combination with immune checkpoint inhibitors in acute myeloid leukemia and myelodysplastic syndromes ［J］. Leukemia, 2018, 32(5): 1094-1105.

［40］Yang H, Bueso-Ramos C, DiNardo C, et al.Expression of PD-L1, PD-L2, PD-1 and CTLA4 in myelodysplastic syndromes is enhanced by treatment with hypomethylating agents ［J］. Leukemia, 2014, 28(6): 1280-1288.

［41］Wrangle J, Wang W, Koch A, et al. Alterations of immune response of Non-Small Cell Lung Cancer with Azacytidine［J］. Oncotarget, 2013, 4(11): 2067-2079.

［42］Daver N, Garcia-Manero G, Basu S, et al. Efficacy, Safety, and Biomarkers of Response to Azacitidine and Nivolumab in Relapsed/Refractory Acute Myeloid Leukemia: A Nonrandomized, Open-Label, Phase II Study ［J］. Cancer Discov, 2019, 9(3): 370-383.

［43］Gojo I, Stuart R K, Webster J, et al. Multi-Center Phase 2 Study of Pembroluzimab(Pembro)and Azacitidine(AZA) in Patients with Relapsed/Refractory Acute Myeloid Leukemia(AML)and in Newly Diagnosed( ≥ 65 Years)AML Patients ［J］. Blood, 2019, 134(Supplement_1): 832-832.

［44］Kroemer G, Galluzzi L, Kepp O, et al.Immunogenic cell death in cancer therapy ［J］. Annu Rev Immunol, 2013, 31: 51-72.

［45］Zitvogel L, Galluzzi L, Smyth M J, et al.Mechanism of action of conventional and targeted anticancer therapies: reinstating immunosurveillance ［J］. Immunity, 2013, 39(1): 74-88.

［46］Galluzzi L, Senovilla L, Zitvogel L, et al.The secret ally: immunostimulation by anticancer drugs ［J］. Nat Rev Drug Discov, 2012, 11(3): 215-233.

［47］Zitvogel L, Kepp O, Kroemer G.Immune parameters affecting the efficacy of chemotherapeutic regimens ［J］. Nat Rev Clin Oncol, 2011, 8(3): 151-160.

［48］Blank C, Brown I, Peterson A C, et al.PD-L1/B7H-1 inhibits the effector phase of tumor rejection byTcell receptor(TCR)transgenic CD8[+]Tcells ［J］. Cancer Res, 2004, 64(3): 1140-1145.

［49］Chen D S, Irving B A, Hodi F S.Molecular pathways: next-generation immunotherapy--inhibiting programmed death-ligand 1 and programmed death-1［J］. Clin Cancer Res, 2012, 18(24): 6580-6587.

［50］ Stahl M, Goldberg A D.Immune Checkpoint Inhibitors in Acute Myeloid Leukemia: Novel Combinations and Therapeutic Targets［J］. Curr Oncol Rep, 2019, 21(4): 37.

［51］ Fucikova J, Kralikova P, Fialova A, et al.Human tumor cells killed by anthracyclines induce a tumor-specific immune response［J］. Cancer Res, 2011, 71(14): 4821-4833.

［52］ Ravandi F, Assi R, Daver N, et al.Idarubicin, cytarabine, and nivolumab in patients with newly diagnosed acute myeloid leukaemia or high-risk myelodysplastic syndrome: a single-arm, phase 2 study［J］. Lancet Haematol, 2019, 6(9): e480-e488.

［53］ Zeidner J F, Vincent B G, Esparza S, et al.Final Clinical Results of a Phase II Study of High Dose Cytarabine Followed By Pembrolizumab in Relapsed/Refractory AML［J］. Blood, 2019, 134(Supplement_1): 831-831.

［54］ Zhong R K, Loken M, LaneTA, et al.CTLA-4 blockade by a human MAb enhances the capacity of AML-derived DC to induce T-cell responses against AML cells in an autologous culture system［J］. Cytotherapy, 2006, 8(1): 3-12.

［55］ Davids M S, Kim H T, Bachireddy P, et al.Ipilimumab for Patients with Relapse after Allogeneic Transplantation［J］. N Engl J Med, 2016, 375(2): 143-153.

［56］ Schnorfeil F M, Lichtenegger F S, Emmerig K, et al.cells are functionally not impaired in AML: increasedPD-1expression is only seen at time of relapse and correlates with a shift towards the memory T cell compartment［J］. J Hematol Oncol, 2015, 8: 93.

［57］ Salih H R, Wintterle S, Krusch M, et al.The role of leukemia-derived B7-H1(PD-L1)in tumor-T-cell interactions in humans［J］. Exp Hematol, 2006, 34(7): 888-894.

［58］ Zhang L, GajewskiTF, Kline J.PD-1/PD-L1 interactions inhibit antitumor immune responses in a murine acute myeloid leukemia model［J］. Blood, 2009, 114(8): 1545-1552.

［59］ Chen X, Liu S, Wang L, et al.Clinical significance of B7-H1(PD-L1)expression in human acute leukemia［J］. Cancer Biol Ther, 2008, 7(5): 622-627.

［60］ Bashey A, Medina B, Corringham S, et al, CTLA4 blockade with ipilimumab to treat relapse of malignancy after allogeneic hematopoietic cell transplantation［J］. Blood, 2009, 113(7): 1581-1588.

［61］ Merryman R W, Kim H T, Zinzani P L, et al［J］. Safety and efficacy of allogeneic hematopoietic stem cell transplant afterPD-1blockade in relapsed/refractory lymphoma［J］. Blood, 2017, 129(10): 1380-1388.

［62］ Oran B, Garcia-Manero G, Saliba R M, et al. Posttransplantation cyclophosphamide improves transplantation outcomes in patients with AML/MDS who are treated with checkpoint inhibitors［J］. Cancer, 2020, 126(10): 2193-2205.

［63］ O'Reilly R J, Koehne G, Hasan A N, et al.T-cell depleted allogeneic hematopoietic cell transplants as a platform for adoptive therapy with leukemia selective or virus-specific T-cells［J］. Bone Marrow Transplant, 50 Suppl 2015, 2(Suppl 2): S43-50.

［64］ Zeidan, A M, et al. Efficacy and safety of azacitidine(AZA)in combination with the anti-PD-L1 Durvalumab(durva) for the frontline treatment of older patients(pts)with acute myeloid leukemia(AML)who are unfit for Intensive Chemotherapy(IC)and Pts with Higher-Risk Myelodysplastic Syndromes(HR-MDS): Results from a Large, International, Randomized Phase 2 Study［J］. Blood, 2019, 134(Supplement_1): 829-829.

［65］ Lichtenegger F S, Rothe M, Schnorfeil F M, et al. Targeting LAG-3 andPD-1to EnhanceTCell Activation by Antigen-Presenting Cells［J］. Front Immunol, 2018, 9: 385.

［66］ Kikushige Y, Shima T, Takayanagi S, et al. TIM-3 is a promising target to selectively kill acute myeloid leukemia stem cells［J］. Cell Stem Cell, 2010, 7(6), 708-717.

［67］ Dama P, Fulton N, Tang M, et al. Profiling the Immune Checkpoint Pathway in Acute Myeloid Leukemia［J］. Journal of Clinical Oncology, 2018, 36(15_suppl): 7015-7015.

［68］ Deng M, Gui X, Kim J, et al. LILRB4 signalling in leukaemia cells mediatesTcell suppression and tumour infiltration［J］.

Nature, 2018, 562(7728):, 605-609.

［69］Choi Y, Shi Y, Haymaker C L, et al. T-cell agonists in cancer immunotherapy［J］. J Immunother Cancer, 2020, 8(2).

［70］Fujii T, Naing A, Rolfo C, et al. Biomarkers of response to immune checkpoint blockade in cancer treatment［J］. Crit Rev Oncol Hematol, 2018, 130: 108-120.

［71］Naing A, Hajjar J, Gulley J L, et al. Strategies for improving the management of immune-related adverse events［J］. J Immunother Cancer, 2020, 8(2).

［72］Kim S T, Sheshadri A, Shannon V, et al. Distinct Immunophenotypes ofTCells in Bronchoalveolar Lavage Fluid From Leukemia Patients With Immune Checkpoint Inhibitors-Related Pulmonary Complications［J］. Front Immunol, 2020, 11: 590494.

［73］Brown E J, Frazier W A. Integrin-associated protein(CD47)and its ligands［J］. Trends Cell Biol, 2001, 11(3): 130-135.

［74］Barclay A N, Brown M H. The SIRP family of receptors and immune regulation［J］. Nat Rev Immunol, 2006, 6(6): 457-464.

［75］Okazawa H, Motegi S, Ohyama N, et al. Negative regulation of phagocytosis in macrophages by the CD47-SHPS-1 system［J］. J Immunol, 2005, 174(4): 2004-2011.

［76］Chao M P, Weissman I L, Majeti R. The CD47-SIRPα pathway in cancer immune evasion and potential therapeutic implications［J］. Curr Opin Immunol, 2012, 24(2): 225-232.

［77］Jaiswal S, Jamieson C H, Pang W W, et al. CD47 is upregulated on circulating hematopoietic stem cells and leukemia cells to avoid phagocytosis［J］. Cell, 2009, 138(2): 271-285.

［78］Chao M P, Jaiswal S, Weissman-Tsukamoto R, et al. Calreticulin is the dominant pro-phagocytic signal on multiple human cancers and is counterbalanced by CD47［J］. Sci Transl Med, 2010, 2(63): 63ra94.

［79］Chao M P, Takimoto C H, Feng D D, et al. Therapeutic Targeting of the Macrophage Immune Checkpoint CD47 in Myeloid Malignancies［J］. Front Oncol, 2019, 9: 1380.

［80］Liu J, Wang L, Zhao F, et al. Pre-Clinical Development of a Humanized Anti-CD47 Antibody with Anti-Cancer Therapeutic Potential［J］. PLoS One, 2015, 10(9):, e0137345.

［81］Sallman D A, Donnellan W B, Asch A S, et al. The first-in-class anti-CD47 antibody Hu5F9-G4 is active and well tolerated alone or with azacitidine inAMLand MDS patients: Initial phase 1b results［J］. Journal of Clinical Oncology, 2019, 37(15_suppl): 7009-7009.

［82］Obeid M, Panaretakis T, Joza N, et al. Calreticulin exposure is required for the immunogenicity of gamma-irradiation and UVC light-induced apoptosis［J］. Cell Death Differ, 2007, 14(10): 1848-1850.

［83］Kathawala R J, et al. Abstract 4001: The anti-CD47 antibody Hu5F9-G4 activates macrophages and inhibits ovarian cancer xenografts, alone and in combination with chemotherapy or immunotherapy［J］. Cancer Research, 2016, 76(14 Supplement): 4001-4001.

［84］Feng D, Gip P, Mckenna K M, et al. Combination Treatment with 5F9 and Azacitidine Enhances Phagocytic Elimination of Acute Myeloid Leukemia［J］. Blood, 2018, 132(Supplement 1).

［85］Sallman, D. The first-in-class anti-CD47 antibody magrolimab combined with azacitidine is welltolerated and effective inAMLpatients: Phase 1b results［J］. Presented at the 62nd ASH Annual Meeting and Exposition, Dec. 2020, Accessed: Feb. 13, 2021.［Online］. Available: https: //ash.confex.com/ ash/2020/webprogram/Paper134728. html.

［86］Chao M P, Alizadeh A A, Tang C, et al. Anti-CD47 antibody synergizes with rituximab to promote phagocytosis and eradicate non-Hodgkin lymphoma［J］. Cell, 2010, 142(5): 699-713.

［87］Tseng D, Volkmer J P, Willingham S B, et al. Anti-CD47 antibody-mediated phagocytosis of cancer by macrophages primes an effective antitumor T-cell response［J］. Proc Natl Acad Sci U S A, 2013, 110(27): 11103-11108.

［88］Liu B, Guo H, Xu J, et al. Elimination of tumor by CD47/PD-L1 dual-targeting fusion protein that engages innate and adaptive immune responses［J］. MAbs, 2018, 10(2): 315-324.

［89］ Gordon S R, Maute R L, Dulken B W, et al. PD-1expression by tumour-associated macrophages inhibits phagocytosis and tumour immunity［J］. Nature, 2017, 545(7655): 495-499.

［90］ Sockolosky J T, Dougan M, Ingram J R, et al. Durable antitumor responses to CD47 blockade require adaptive immune stimulation［J］. Proc Natl Acad Sci U S A, 2016, 113(19): E2646-2654.

［91］ Subklewe M, von Bergwelt-Baildon M, Humpe A. Chimeric Antigen ReceptorTCells: A Race to Revolutionize Cancer Therapy［J］. Transfus Med Hemother, 2019, 46(1): 15-24.

［92］ Rosenberg S A, Restifo N P. Adoptive cell transfer as personalized immunotherapy for human cancer［J］. Science, 2015, 348(6230): 62-68.

［93］ Brocker T, Karjalainen K. Signals throughTcell receptor-zeta chain alone are insufficient to prime restingTlymphocytes ［J］. J Exp Med, 1995, 181(5): 1653-1659.

［94］ Gong M C, Latouche J B, Krause A, et al. Cancer patientTcells genetically targeted to prostate-specific membrane antigen specifically lyse prostate cancer cells and release cytokines in response to prostate-specific membrane antigen ［J］. Neoplasia, 1999, 1(2): 123-127.

［95］ Krause A, Guo H F, Latouche J B, et al. Antigen-dependent CD28 signaling selectively enhances survival and proliferation in genetically modified activated human primaryTlymphocytes［J］. J Exp Med, 1998, 188(4): 619-626.

［96］ Porter D L, Levine B L, Kalos M, et al. Chimeric antigen receptor-modifiedTcells in chronic lymphoid leukemia［J］. N Engl J Med, 2011, 365(8): 725-733.

［97］ Brentjens R J, Curran K J. Novel cellular therapies for leukemia: CAR-modifiedTcells targeted to the CD19 antigen［J］. Hematology Am Soc Hematol Educ Program, 2012, 2012: 143-151.

［98］ Wang L C, Lo A, Scholler J, et al. Targeting fibroblast activation protein in tumor stroma with chimeric antigen receptorTcells can inhibit tumor growth and augment host immunity without severe toxicity［J］. Cancer Immunol Res, 2014, 2(2): 154-166.

［99］ Scarfò I, Maus M V. Current approaches to increase CAR Tcell potency in solid tumors: targeting the tumor microenvironment［J］. J Immunother Cancer, 2017, 5: 28.

［100］ Grupp S A, Kalos M, Barrett D, et al. Chimeric antigen receptor-modifiedTcells for acute lymphoid leukemia［J］. N Engl J Med, 2013, 368(16): 1509-1518.

［101］ Maude S L, LaetschTW, Buechner J, et al. Tisagenlecleucel in Children and Young Adults with B-Cell Lymphoblastic Leukemia［J］. N Engl J Med, 2018, 378(5): 439-448.

［102］ Zhang S, Zhang H S, Cordon-Cardo C, et al. Selection of tumor antigens as targets for immune attack using immunohistochemistry: II. Blood group-related antigens［J］. Int J Cancer, 1997, 73(1): 50-56.

［103］ Sakamoto J, Furukawa K, Cordon-Cardo C, et al. Expression of Lewisa, Lewisb, X, and Y blood group antigens in human colonic tumors and normal tissue and in human tumor-derived cell lines［J］. Cancer Res, 1986, 46(3): 1553-1561.

［104］ Kobayashi K, Sakamoto J, Kito T, et al. Lewis blood group-related antigen expression in normal gastric epithelium, intestinal metaplasia, gastric adenoma, and gastric carcinoma［J］. Am J Gastroenterol, 1993, 88(6): 919-924.

［105］ Ritchie D S, Neeson P J, Khot A, et al. Persistence and efficacy of second generation CAR Tcell against the LeY antigen in acute myeloid leukemia［J］. Mol Ther, 2013, 21(11): 2122-2129.

［106］ Morgan R A, Yang J C, Kitano M, et al. Case report of a serious adverse event following the administration ofTcells transduced with a chimeric antigen receptor recognizing ERBB2［J］. Mol Ther, 2010, 18(4): 843-851.

［107］ Kalos M, Levine B L, Porter D L, et al. Tcells with chimeric antigen receptors have potent antitumor effects and can establish memory in patients with advanced leukemia［J］. Sci Transl Med, 2011, 3(95): 95ra73.

［108］ Mardiros A, Dos Santos C, McDonald T, et al. Tcells expressing CD123-specific chimeric antigen receptors exhibit specific cytolytic effector functions and antitumor effects against human acute myeloid leukemia［J］. Blood, 2013,

122(18): 3138-3148.

[109] Muñoz L, Nomdedéu J F, López O, et al. Interleukin-3 receptor alpha chain(CD123)is widely expressed in hematologic malignancies [J]. Haematologica, 2001, 86(12): 1261-1269.

[110] Reddy E P, Korapati A, Chaturvedi P, et al. IL-3 signaling and the role of Src kinases, JAKs and STATs: a covert liaison unveiled [J]. Oncogene, 2000, 19(21): 2532-2547.

[111] Blalock W L, Weinstein-Oppenheimer C, Chang F, et al. Signal transduction, cell cycle regulatory, and anti-apoptotic pathways regulated by IL-3 in hematopoietic cells: possible sites for intervention with anti-neoplastic drugs [J]. Leukemia, 1999, 13(8): 1109-1166.

[112] Testa U, Riccioni R, Militi S, et al. Elevated expression of IL-3Ralpha in acute myelogenous leukemia is associated with enhanced blast proliferation, increased cellularity, and poor prognosis [J]. Blood, 2002, 100(8): 2980-2988.

[113] Budde L, Song J Y, Kim Y, et al. Remissions of Acute Myeloid Leukemia and Blastic Plasmacytoid Dendritic Cell Neoplasm Following Treatment with CD123-Specific CAR TCells: A First-in-Human Clinical Trial [J]. Blood, 2017, 130(Suppl_1): 811-811.

[114] Brudno J N, Kochenderfer J N. Chimeric antigen receptor T-cell therapies for lymphoma [J]. Nat Rev Clin Oncol, 2018, 15(1): 31-46.

[115] Park J H, Geyer M B, Brentjens R J. CD19-targeted CAR T-cell therapeutics for hematologic malignancies: interpreting clinical outcomes to date [J]. Blood, 2016, 127(26): 3312-3320.

[116] Cummins K D, Gill S. Will CAR Tcell therapy have a role in AML? Promises and pitfalls [J]. Semin Hematol, 2019, 56(2): 155-163.

[117] Petrov J C, Wada M, Pinz K G, et al. Compound CAR T-cells as a double-pronged approach for treating acute myeloid leukemia [J]. Leukemia, 2018, 32(6): 1317-1326.

[118] Kim M Y, Yu K R, Kenderian S S, et al. Genetic Inactivation of CD33 in Hematopoietic Stem Cells to Enable CAR TCell Immunotherapy for Acute Myeloid Leukemia [J]. Cell, 2018, 173(6): 1439-1453.e1419.

[119] Gill S, Tasian S K, Ruella M, et al. Preclinical targeting of human acute myeloid leukemia and myeloablation using chimeric antigen receptor-modifiedTcells [J]. Blood, 2014, 123(15): 2343-2354.

[120] Cummins K D, Gill S. Chimeric antigen receptor T-cell therapy for acute myeloid leukemia: how close to reality? [J]. Haematologica, 2019, 104(7): 1302-1308.

[121] Clackson T, Yang W, Rozamus L W, et al. Redesigning an FKBP-ligand interface to generate chemical dimerizers with novel specificity [J]. Proc Natl Acad Sci U S A, 1998, 95(18): 10437-10442.

[122] Straathof K C, Pulè M A, Yotnda P, et al. An inducible caspase 9 safety switch for T-cell therapy [J]. Blood, 2005, 105(11): 4247-4254.

[123] Hoyos V, Savoldo B, Quintarelli C, et al. Engineering CD19-specificTlymphocytes with interleukin-15 and a suicide gene to enhance their anti-lymphoma/leukemia effects and safety [J]. Leukemia, 2010, 24(6): 1160-1170.

[124] Li H, Zhao Y. Increasing the safety and efficacy of chimeric antigen receptorTcell therapy [J]. Protein Cell, 2017, 8(8): 573-589.

[125] Ali R, Ramdial J, Algaze S, et al. The Role of Anti-Thymocyte Globulin or Alemtuzumab-Based Serotherapy in the Prophylaxis and Management of Graft-Versus-Host Disease [J]. Biomedicines, 2017, 5(4).

[126] Cummins K D, Frey N, Nelson A, et al. Treating relapsed / refractory(RR)AML with biodegradable anti-CD123 CAR modifiedTcells, 2017.

[127] Finney O C, Brakke H M, Rawlings-Rhea S, et al. CD19 CAR Tcell product and disease attributes predict leukemia remission durability [J]. J Clin Invest, 2019, 129(5): 2123-2132.

[128] Porter D L, Hwang W T, Frey N V, et al. Chimeric antigen receptorTcells persist and induce sustained remissions in relapsed refractory chronic lymphocytic leukemia [J]. Sci Transl Med, 2015, 7(303): 303ra139.

[129] Testa U, Pelosi E, Frankel A. CD 123 is a membrane biomarker and a therapeutic target in hematologic malignancies

　　　　［J］. Biomark Res, 2014, 2(1): 4.

［130］Löffler A, Gruen M, Wuchter C, et al. Efficient elimination of chronic lymphocytic leukaemia B cells by autologousTcells with a bispecific anti-CD19/anti-CD3 single-chain antibody construct［J］. Leukemia, 2003, 17(5): 900-909.

［131］Huehls A M, CoupetTA, Sentman C L. Bispecific T-cell engagers for cancer immunotherapy［J］. Immunol Cell Biol, 2015, 93(3): 290-296.

［132］Walter R B. Biting back: BiTE antibodies as a promising therapy for acute myeloid leukemia［J］. Expert Rev Hematol, 2014, 7(3): 317-319.

［133］Wolf E, Hofmeister R, Kufer P, et al. BiTEs: bispecific antibody constructs with unique anti-tumor activity［J］. Drug Discov Today, 2005, 10(18): 1237-1244.

［134］Baeuerle P A, Reinhardt C. Bispecific T-cell engaging antibodies for cancer therapy［J］. Cancer Res, 2009, 69(12): 4941-4944.

［135］Wickramasinghe D. Tumor andTcell engagement by BiTE［J］. Discov Med, 2013, 16(88): 149-152.

［136］Kantarjian H, Stein A, Gökbuget N, et al. Blinatumomab versus Chemotherapy for Advanced Acute Lymphoblastic Leukemia［J］. N Engl J Med, 2017, 376(9): 836-847.

［137］Walter R B, Appelbaum F R, Estey E H, et al. Acute myeloid leukemia stem cells and CD33-targeted immunotherapy［J］. Blood, 2012, 119(26): 6198-6208.

［138］Hauswirth A W, Florian S, Printz D, et al. Expression of the target receptor CD33 in CD34+/CD38-/CD123+AMLstem cells［J］. Eur J Clin Invest, 2007, 37(1): 73-82.

［139］Dinndorf P A, Andrews R G, Benjamin D, et al. Expression of normal myeloid-associated antigens by acute leukemia cells［J］. Blood, 1986, 67(4): 1048-1053.

［140］Laszlo G S, Gudgeon C J, Harrington K H, et al. Cellular determinants for preclinical activity of a novel CD33/CD3 bispecific T-cell engager(BiTE)antibody, AMG 330, against human AML［J］. Blood, 2014, 123(4): 554-561.

［141］Friedrich M, Henn A, Raum T, et al. Preclinical characterization of AMG 330, a CD3/CD33-bispecific T-cell-engaging antibody with potential for treatment of acute myelogenous leukemia［J］. Mol Cancer Ther, 2014, 13(6): 1549-1557.

［142］Harrington K H, Gudgeon C J, Laszlo G S, et al. The Broad Anti-AML Activity of the CD33/CD3 BiTE Antibody Construct, AMG 330, Is Impacted by Disease Stage and Risk［J］. PLoS One, 2015, 10(8): e0135945.

［143］Ravandi F, Stein A S, Kantarjian H M, et al. A Phase 1 First-in-Human Study of AMG 330, an Anti-CD33 Bispecific T-Cell Engager(BiTE)Antibody Construct, in Relapsed/Refractory Acute Myeloid Leukemia(R/R AML)［J］. Blood, 2018, 132(Supplement 1): 25-25.

［144］Ravandi F, Walter R B, Subklewe M, et al. Updated results from phase I dose-escalation study of AMG 330, a bispecific T-cell engager molecule, in patients with relapsed/refractory acute myeloid leukemia(R/R AML)［J］. Journal of Clinical Oncology, 2020, 38(15_suppl): 7508-7508.

［145］Krupka C, Kufer P, Kischel R, et al. CD33 target validation and sustained depletion ofAMLblasts in long-term cultures by the bispecific T-cell-engaging antibody AMG 330［J］. Blood, 2014, 123(3): 356-365.

［146］Herrmann M, Krupka C, Deiser K, et al. Bifunctional PD-1 × αCD3 × αCD33 fusion protein reverses adaptive immune escape in acute myeloid leukemia［J］. Blood, 2018, 132(23): 2484-2494.

［147］Subklewe, M., et al. Preliminary Results from a Phase 1 First-in-Human Study of AMG 673, a Novel Half-Life Extended(HLE)Anti-CD33/CD3 BiTE®(Bispecific T-Cell Engager)in Patients with Relapsed/Refractory(R/R)Acute Myeloid Leukemia(AML)［J］. Blood, 2019, 134(Supplement_1): 833.

［148］Warlick E D, Weisdorf D J, Vallera D A, et al. GTB-3550 TriKE for the Treatment of High-Risk Myelodysplastic Syndromes(MDS)and Refractory/Relapsed Acute Myeloid Leukemia(AML)Safely Drives Natural Killer(NK)Cell Proliferation At Initial Dose Cohorts, 2020.

［149］Guy D G, Uy G L. Bispecific Antibodies for the Treatment of Acute Myeloid Leukemia［J］. Curr Hematol Malig Rep, 2018, 13(6): 417-425.

［150］Westervelt P, Roboz G J, Cortes J E, et al. S877 SAFETY AND CLINICAL ACTIVITY OF AMV564, A CD33/CD3 T-CELL ENGAGER, IN PATIENTS WITH RELAPSED/REFRACTORY ACUTE MYELOID LEUKEMIA(AML): UPDATED RESULTS FROM THE PHASE 1 FIRST-IN-HUMAN TRIAL［J］. HemaSphere, 2019, 3.

［151］Stamova S, CAR Tellieri M, Feldmann A, et al. Unexpected recombinations in single chain bispecific anti-CD3-anti-CD33 antibodies can be avoided by a novel linker module［J］. Mol Immunol, 2011, 49(3): 474-482.

［152］Arndt C, von Bonin M, CAR Tellieri M, et al. Redirection ofTcells with a first fully humanized bispecific CD33-CD3 antibody efficiently eliminatesAMLblasts without harming hematopoietic stem cells［J］. Leukemia, 2013, 27(4): 964-967.

［153］Rossi D L, Rossi E A, CardilloTM, et al. A new class of bispecific antibodies to redirectTcells for cancer immunotherapy［J］. MAbs, 2014, 6(2): 381-391.

［154］Al-Hussaini M, Rettig M P, Ritchey J K, et al. Targeting CD123 in acute myeloid leukemia using a T-cell-directed dual-affinity retargeting platform［J］. Blood, 2016, 127(1): 122-131.

［155］Uy G L, Aldoss I, Foster M C, et al. Flotetuzumab as salvage immunotherapy for refractory acute myeloid leukemia［J］. Blood, 2021, 137(6): 751-762.

［156］Vadakekolathu J, Lai C, Reeder S, et al. TP53 abnormalities correlate with immune infiltration and associate with response to flotetuzumab immunotherapy in AML［J］. Blood Adv, 2020, 4(20): 5011-5024.

［157］Aldoss, I, Flotetuzumab as salvage therapy for primary induction failure and early relapse acute myeloid leukemia. Presented at the 62nd ASH Annual Meeting and Exposition, Dec［J］. 2020, Accessed: Apr.07, 2021.［Online］. Available: https://ash.confex.com/ash/2020/webprogram/Paper134576.html

［158］Chu S Y, Pong E, Chen H, et al. Immunotherapy with Long-Lived Anti-CD123 × Anti-CD3 Bispecific Antibodies Stimulates PotentTCell-Mediated Killing of HumanAMLCell Lines and of CD123+ Cells in Monkeys: A Potential Therapy for Acute Myelogenous Leukemia［J］. blood, 2014, 124(21): 3111.

［159］Ravandi F, Bashey A, Foran J M, et al. Complete Responses in Relapsed/Refractory Acute Myeloid Leukemia(AML) Patients on a Weekly Dosing Schedule of XmAb14045, a CD123 x CD3TCell-Engaging Bispecific Antibody: Initial Results of a Phase 1 Study.

［160］Comeau, M R, et al. Abstract LB-199: APVO436, a bispecific anti-CD123 x anti-CD3 ADAPTIR™ molecule for redirected T-cell cytotoxicity with limited cytokine release, is well tolerated in repeat dose toxicology studies in cynomolgus macaques［J］. Cancer Res, 2019, 79(13 Supplement): LB-199.

［161］Watts J M, Lin T, Wang E S, et al. Preliminary Results from a Phase 1 Study of APVO436, a Novel Anti-CD123 x Anti-CD3 Bispecific Molecule, in Relapsed/Refractory Acute Myeloid Leukemia and Myelodysplastic Syndrome［J］. Blood, 2020, 136(Supplement 1): 11-12.

［162］van Rhenen A, van Dongen G A, Kelder A, et al. The novelAMLstem cell associated antigen CLL-1 aids in discrimination between normal and leukemic stem cells［J］. Blood, 2007, 110(7): 2659-2666.

［163］van Loo P F, Hangalapura B N, Thordardottir S, et al. MCLA-117, a CLEC12AxCD3 bispecific antibody targeting a leukaemic stem cell antigen, inducesTcell-mediatedAMLblast lysis［J］. Expert Opin Biol Ther, 2019, 19(7): 721-733.

［164］Loo P, Doornbos R, Dolstra H, et al. Preclinical Evaluation of MCLA117, a CLEC12AxCD3 Bispecific Antibody Efficiently Targeting a Novel Leukemic Stem Cell Associated Antigen in AML［J］. Blood, 2015, 126(23): 325-325.

［165］BraciakTA, Roskopf C C, Wildenhain S, et al. Dual-targeting triplebody 33-16-123(SPM-2)mediates effective redirected lysis of primary blasts from patients with a broad range ofAMLsubtypes in combination with natural killer cells［J］. Oncoimmunology, 2018, 7(9): e1472195.

# 第 10 章 CAR-T 细胞

## 兰吉特·奈尔，詹森·韦斯廷
### （Ranjit Nair and Jason Westin）

**关键词** 非霍奇金淋巴瘤；免疫治疗；过继性免疫细胞治疗；嵌合抗原受体 T（CAR-T）细胞；细胞因子释放综合征（CRS）；毒性；细胞治疗；CAR-T 细胞相关性脑病综合征；神经毒性；阿基仑赛；替沙仑赛；利基迈仑赛（liso-cel）；Brexucabtagene autoleucel（译者注：目前暂无规范译文）

## 1 引言

美国外科医生威廉·科利（William B. Coley）在 1891 年通过确凿的观察证实了患者免疫系统的激活可以促使其肿瘤细胞的减少。但随着化学疗法时代的到来，上述免疫疗法并未引起人们的重视。第二次世界大战期间，一艘美国海军舰艇上的多名水手因沉船事件发生芥子气（氮芥）中毒，继而出现全血细胞减少的症状。这个偶然事件的发生促使人们对这些具有细胞毒潜力的化合物进行了大规模筛选，进一步的临床试验也促使美国 FDA 批准了第一种化疗药物——氮芥。直至近 20 年来，由于人们对免疫系统及肿瘤发展的细胞和分子途径的深入了解，才进一步地推动了免疫治疗领域的发展，而在这一领域中显示出巨大前景的两种突破性疗法是基于免疫系统的"刹车"和"加速"理论。免疫疗法包括免疫检查点抑制剂和过继性免疫细胞治疗，分别成功治愈了多种恶性肿瘤，其中前者主要集中应用于实体瘤领域，而后者应用于血液系统恶性肿瘤。

过继性细胞治疗包括工程 T 细胞受体（TCR）治疗及 CAR-T 细胞治疗。前者需要内源性 T 细胞进行抗原提呈，而后者具有 T 细胞胞内信号转导区，提供抗原提呈细胞的所需的效应 T 细胞功能，并发挥其抗原特异性。

### 1.1 过继性 T 细胞治疗

过继性 T 细胞疗法，如异基因造血干细胞移植和供者淋巴细胞回输（DLI）已在临床上应用三十余年。虽然该治疗为免疫疗法，但其 T 细胞群为混合细胞，治疗精准度低，因缺乏更加有效、低毒性的治疗方案，仍为许多复发性及难治性血液肿瘤的治疗选择。然而，由于其非选择性（HLA 不合）和伴发的治疗相关毒性，异基因造血干细胞移植存在较高的短期及长期治疗相关发病率和死亡率。

TCR 和 CAR-T 细胞疗法的出现可减轻非特异性同种异体反应，获得免疫耐受并增强效应功能。TCR 治疗的关键是通过 T 细胞受体表面 αβ 链识别抗原，而细胞内和（或）细胞外肽链与抗原的结合则需要抗原提呈细胞提呈 MHC，为 MHC 依赖性。αβTCR 的激活需要 CD4 和 CD8 受体的协同作用，TCR 缺乏内在的细胞信号转导机制，因此，一旦被激活，会触发其与 CD3 复合物的结合，并通过下游的复杂机制，引发 T 细胞活化进而产生抗肿瘤作用。

用病毒进行插入的嵌合抗原受体转染 T 细胞不仅保留了细胞外抗原的特异性，而且能够不依赖于 MHC 和共受体的方式发挥作用。这项技术是由吉甸·格罗斯（Gideon Gross）博士和齐利格·伊萨哈（Zelig Eshhar）博士在 30 年前研发的[1]，而卡尔·朱恩（Carl H. June）博士和布鲁斯·莱文（Bruce Levine）博士通过治疗复发性急性淋巴细胞白血病患者，将 CAR 治疗策略应用于临床。CAR-T 技术在这种严重疾病中无与伦比的治疗效果使得 CAR-T 细胞疗法的临床试验蓬勃发展。图 10.1 展示了 CAR-T 细胞的发展历程。在本章中，我们将回顾 CAR-T 细胞各方面的相关研究，以及近期临床试验中呈现的 CAR-T 细胞治疗不同肿瘤的疗效、毒性和处理方法以及未来的发展潜力。

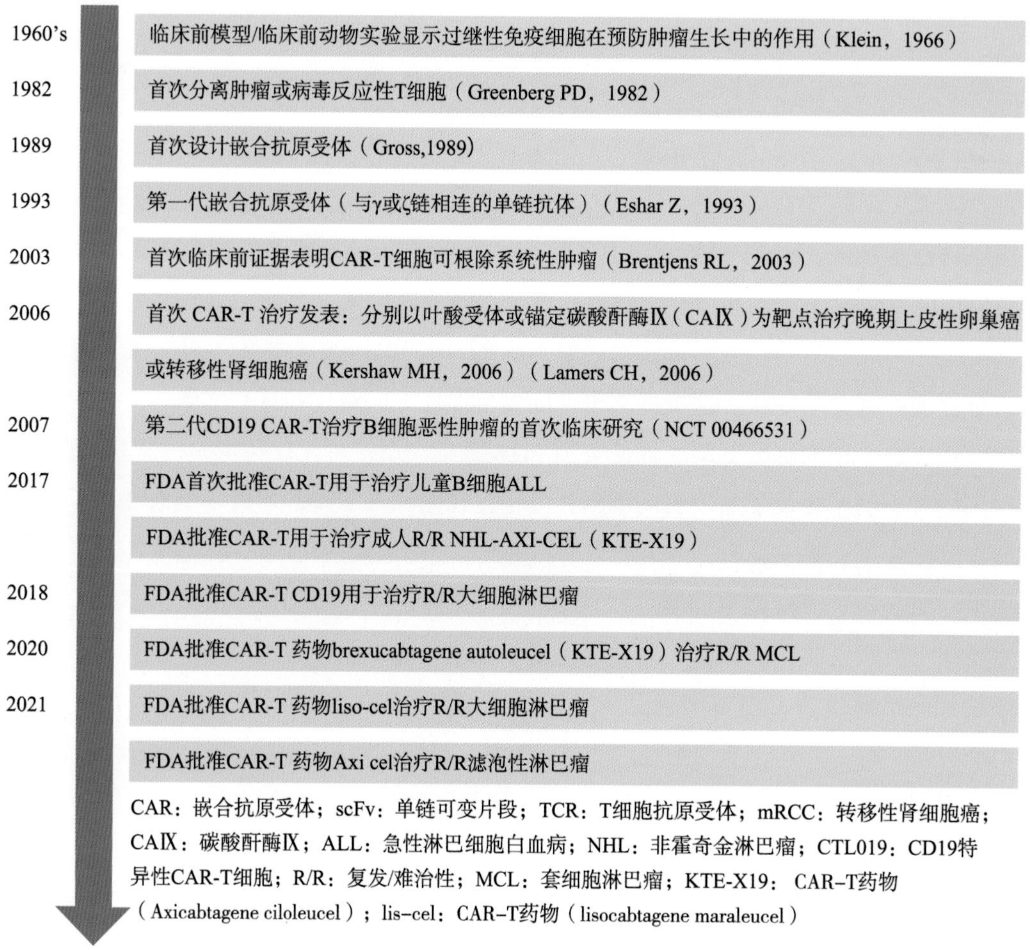

|  |  |
|---|---|
| 1960's | 临床前模型/临床前动物实验显示过继性免疫细胞在预防肿瘤生长中的作用（Klein，1966） |
| 1982 | 首次分离肿瘤或病毒反应性T细胞（Greenberg PD，1982） |
| 1989 | 首次设计嵌合抗原受体（Gross,1989） |
| 1993 | 第一代嵌合抗原受体（与γ或ζ链相连的单链抗体）（Eshar Z，1993） |
| 2003 | 首次临床前证据表明CAR-T细胞可根除系统性肿瘤（Brentjens RL，2003） |
| 2006 | 首次 CAR-T 治疗发表：分别以叶酸受体或锚定碳酸酐酶Ⅸ（CAIX）为靶点治疗晚期上皮性卵巢癌或转移性肾细胞癌（Kershaw MH，2006）（Lamers CH，2006） |
| 2007 | 第二代CD19 CAR-T治疗B细胞恶性肿瘤的首次临床研究（NCT 00466531） |
| 2017 | FDA首次批准CAR-T用于治疗儿童B细胞ALL |
|  | FDA批准CAR-T用于治疗成人R/R NHL-AXI-CEL（KTE-X19） |
| 2018 | FDA批准CAR-T CD19用于治疗R/R大细胞淋巴瘤 |
| 2020 | FDA批准CAR-T 药物brexucabtagene autoleucel（KTE-X19）治疗R/R MCL |
| 2021 | FDA批准CAR-T 药物liso-cel治疗R/R大细胞淋巴瘤 |
|  | FDA批准CAR-T药物Axi cel治疗R/R滤泡性淋巴瘤 |

CAR：嵌合抗原受体；scFv：单链可变片段；TCR：T细胞抗原受体；mRCC：转移性肾细胞癌；CAIX：碳酸酐酶Ⅸ；ALL：急性淋巴细胞白血病；NHL：非霍奇金淋巴瘤；CTL019：CD19特异性CAR-T细胞；R/R：复发/难治性；MCL：套细胞淋巴瘤；KTE-X19：CAR-T药物（Axicabtagene ciloleucel）；lis-cel：CAR-T药物（lisocabtagene maraleucel）

**图 10.1　CAR-T 细胞疗法研究历程**

## 2　嵌合抗原受体的结构与功能

　　CAR 的基础结构由胞外结构域、铰链区、跨膜域和胞内信号传递域组成（图 10.2）。CAR-T 细胞的胞外结构域识别肿瘤表面抗原并启动下游信号转导，该信号转导通过铰链、跨膜和共刺激结构域，引起 CAR-T 细胞活化、转录因子表达、细胞增殖、活化和细胞因子释放的复杂级联反应，从而产生细胞毒性活性。

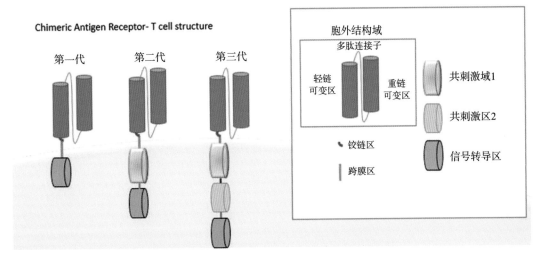

图 10.2　第一、第二和第三代嵌合抗原受体结构

### 2.1　胞外区或胞外结构域（ECD）

　　CAR 结构中的胞外靶结合位点是决定靶抗原特异性的最重要因素。ECD 往往针对肿瘤细胞表面的一个公认靶点，它可以是碳水化合物、蛋白质或糖脂结构。针对适当肿瘤相关抗原（TAA）的 ECD 是 CAR-T 细胞最关键的成分（表 10.1）。靶向 TAA 的选择至关重要，理想 TAA 需在靶向癌细胞上普遍表达，在难治性疾病中较少出现抗原丢失现象，而在正常组织上不表达。最常用的胞外域是来源于肿瘤抗原反应性鼠单克隆抗体的单链可变片段（scFv）。scFv 由轻链和重链（通常是 B 细胞单克隆抗体的抗原结合区）形成，轻链和重链通过多肽连接，柔性肽接头可增强 CAR 与靶向抗原的亲和力。scFv（图 10.1）是从众多鼠源化抗体或人源化抗体中筛选并合成的。与需要肽加工和存在 HLA 限制的 TCR 基因治疗不同，scFv 无需肿瘤抗原加工和 MHC 类别限制来锁定靶向抗原。ECD 通过细胞外铰链区和跨膜（TM）区与胞内结构域连接。

表 10.1　临床试验中积极研究的 TAA

| 癌症类型 | TAA |
| --- | --- |
| 结直肠癌 | CEA |
|  | EGP-40 |

| | |
|---|---|
| 肝癌 | CEA<br>GPC3 |
| 乳腺癌 | CEA<br>间皮素<br>ROR1<br>erb-B 2，3，4 |
| 中枢神经系统肿瘤 | EGFRvⅢ<br>EphA2（胶质母细胞瘤）<br>EGFR<br>GD2（神经母细胞瘤）<br>CD171（神经母细胞瘤）<br>IL-13-Rα2（胶质母细胞瘤）<br>Her-2/ErbB2（髓母细胞瘤） |
| 肺癌 | EGFR<br>GPC3<br>间皮素（间皮瘤）<br>ROR1 |
| 肾癌 | VEGFR-Ⅱ<br>CAIX<br>CD70 |
| 妇科肿瘤 | FR-α<br>MUC1、MUC16<br>FBP（卵巢）<br>CD44v7/8（宫颈癌）<br>CD70（卵巢癌） |
| 间皮瘤 | FAP |
| 前列腺癌 | PSMA<br>PSCA |
| 胰腺癌 | 间皮素<br>CD70<br>CD24<br>FAP<br>HER2<br>前列腺干细胞抗原<br>MUC1 |
| 血液系统肿瘤 | CD19，CD20 和 CD22，CD38<br>κ-轻链（NHL）<br>CD30（霍奇金淋巴瘤）<br>CD33（AML）<br>BCMA，NY-ESO-1，NKG2D 配体，SLAMF7（CS1），CD138（粘结合蛋白多糖-1）（骨髓瘤） |

注：CEA，癌胚抗原；EGP-40：结肠癌相关抗原，上皮糖蛋白 40；GPC3，磷脂酰肌醇蛋白聚糖 3；ROR-1，受体酪氨酸激酶样孤儿素受体 1；CD，白细胞分化抗原；EGFRvⅢ，表皮生长因子受体 vⅢ；ErbB，成红细胞增多症癌基因；EPHA2，EPH 受体 A2（肝配蛋白 A 型受体 2）；FAP，成纤维细胞活化蛋白；GPC3，磷脂酰肌醇聚糖-3 蛋白；GD2，双唾液酸神经节苷脂；HER2，人表皮生长因子受体 2；VEGFR，血管内皮生长因子受体；iCas9，诱导型半胱天冬酶-9（安全开关）；IL-13-Rα2，白细胞介素-13 受体亚单位 α-2；CAIX，碳酸酐酶 IX；FR-α，叶酸受体 α；MUC1，黏蛋白 1，细胞表面相关；FBP，叶酸结合蛋白；FAP，成纤维细胞活化蛋白；BCMA，B 细胞成熟抗原；NY-ESO-1，纽约食管鳞状细胞癌 1；NKG2D，自然杀伤细胞表面活化性受体 D 2；SLAM7，信号淋巴细胞激活分子家族成员 7

## 2.2 铰链（间隔区）

通常来源于 IgG 亚类免疫球蛋白（如 $IgG_1$ 和 $IgG_4$）的恒定区 Fc 段和 IgD 或 CD8 结构域，并将抗原识别部分 scFV 与跨膜结构域连接起来。铰链虽然在整体结构中不明显，但在 T 细胞扩增过程中对整体功能和细胞因子信号存在显著影响[2]。铰链区的长度影响 scFv 的灵活度使 CAR-T 细胞和靶细胞处于最佳距离，抗原表位可能相对不可接近，需要使用更长的铰链区，使 scFv 可以克服空间位阻，有效结合抗原，并可通过抑制 CAR 和（或）先天免疫应答激活而使 CAR 失效。目前正在进行相关研究旨在通过点突变改善铰链结构，以改善 CAR-T 细胞的持久性和抗肿瘤疗效，从而优化上述相互作用[3]。

## 2.3 跨膜结构域

铰链和胞内结构域之间的跨膜区域是跨膜结构域，它连接 CAR 的细胞外结构域与细胞内信号转导结构域，并将受体锚定到 T 细胞膜上。常用的跨膜结构域来源于 CD3-ζ、CD4、CD8 或 CD28 分子。

## 2.4 胞内结构域

第一代 CAR 仅由 Fcγ（FcεRI 的 γ 链）或 CD3 ζ（TcR 复合物的 γ 链）组成胞内结构域。因此，修饰 T 细胞的活化依赖于外源性 IL-2，虽然其在体外实验中表现出明显的肿瘤杀伤作用，但由于 T 细胞扩增不良、稳定性较差，以及缺乏与 TCR、共刺激受体的相互作用而导致其抗肿瘤活性不能在体内完成。后续的 CAR 体系中加入了共刺激结构域以构建第二代（CD28 或 4-1BB）和第三代（CD28、ICOS、OX40/CD134 组合和 4-1BB/CD137 组合）。与第一代相比，共刺激域的加入可增强 CAR-T 细胞的稳定性，降低分化、减少细胞衰减，使其更易扩增并增强其细胞毒性和记忆效应，因此相较于一代其疗效更佳。

目前，新型 CAR-T 细胞正在研发中。复合 CAR-T 把 2 个或以上 scFv 识别区的序列联合嵌入构建 CAR-T 细胞中，通过共转导产生的串联 CARs（Tan CARs），产生含有两个或多个 CAR-T 细胞的 T 细胞库，并且由于多靶点，可降低抗原丢失以减少复发的可能性，理论上可产生协同效应，目前在临床前研究中已取得一定进展[4, 5]。第四代 CARs 除了结构改变之外，还增加了功能修饰，即所谓的 TRUCK T 细胞（T 细胞重定向用于普遍细胞因子介导的杀伤），以 T 细胞为载体在靶向肿瘤组织内产生并释放杀伤肿瘤的细胞因子，导致直接杀伤肿瘤细胞和间接募集免疫效应细胞进行肿瘤杀伤的双重作用[6]。除此之外，为了调控 CAR-T 细胞的多效性，目前有团队正在进行一种被称为智能 T 细胞的 CAR-T 临床前研究，利用特殊技术使这些细胞具有自杀基因、可切换的双抗原受体或合成控制装置（诱导型 Casp 9、合成型 Notch 受体）[7]。

## 3 | CAR-T 细胞的制备和处理

构建自体 CAR-T 细胞需要一系列完备的流程（图 10.3）。第一步需进行白细胞单采术：富集 CD3[+] 淋巴细胞。白细胞单采的原理与造血干细胞移植时进行的外周血干细胞（PBSC）采集的原理相同，然而，与外周血采集相比，CAR-T 细胞制备的采集难度更大，并具有一定特殊性。首先，采集的靶细胞是体积较小且成熟的淋巴细胞（与 CD34[+] 干细胞的采集相反，后者采集体积相对较大且未成熟的细胞成分），其次，采集对象为患者，既往曾接受多线治疗，一般状况较差，并且多伴有活动性疾病、血细胞减少、T 细胞功能降低等问题。已有研究证明 T 细胞采集的不利影响因素包括高龄、收集前血小板降低、既往多线治疗、未进行动员、外周血存在幼稚细胞和自然杀伤细胞[8, 9]。研究表明，采集的 T 细胞性质直接影响到治疗效果（未激活的初始 T 细胞或早期记忆型 T 细胞具有更大的抗肿瘤潜能）[10, 11]，并且外周血淋巴细胞绝对计数需要 100～200 个细胞/ml，才可成功进行细胞制备[12, 13]。

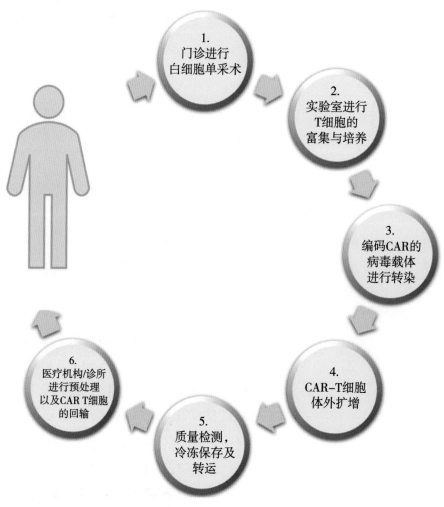

图 10.3　自体 CAR-T 细胞疗法制备简版

### 3.1 白细胞单采

该技术由弗赖雷克（Freireich）团队首创，通过过滤供者外周血来收集 T 细胞。白细胞单采术安全性高，供者耐受良好，可于门诊进行，主要包括静脉置管（中心或外周），并过滤外周血单个核细胞等一系列过程[14]，剩余血细胞成分重新回输至供者体内。在 CAR-T 细胞患者中，单采期间不良事件的报告率＜ 15%，可表现为低血压（液体输注支持）、情绪激动、呕吐、发热和局部疼痛，而晕厥、枸橼酸盐中毒以及血管损伤等严重不良事件发生率低于 0.5%[8, 15]。

目前 FDA 批准的外周采集物富集 T 细胞的方式为密度梯度离心法，即在一定离心力作用下，不同大小的细胞各自以一定速度沉降，在密度梯度不同区域上形成区带，其中单核细胞层（单核细胞和淋巴细胞）夹在密度较高的中性粒细胞 / 红细胞层和密度较低的血小板之间。离心后通过洗涤和复杂的免疫磁珠分选技术纯化 T 细胞[16]，然后根据设计的生产程序，提取的单采产品以新鲜或冷冻产品的形式被运送到实验室，其中 T 细胞被孵育并用编码 CAR 的病毒载体进行遗传修饰并进行扩增。目前应用于临床的基因表达稳定的载体主要有三种：γ 逆转录病毒载体、慢病毒载体和转座子 / 转座酶系统，其中，与 γ 逆转录病毒载体比较，慢病毒载体具有更加安全的整合位点，因此临床应用更为广泛。目前正在研究其他转染方法，病毒转染之后，修饰的 T 细胞在冷冻保存前需进行扩增，扩增后的冷冻保存细胞即可应用于临床进行回输。

### 3.2 淋巴细胞清除化疗（预处理）

大多数 CAR-T 细胞治疗会进行预处理以改善整体预后，而预处理的主要目的在于清除患者体内正常的淋巴细胞，消除免疫抑制因素，创造一个有利于 CAR-T 细胞扩增的免疫微环境[11, 17]。最常用的预处理方案是氟达拉滨联合环磷酰胺，其他如含有苯达莫司汀的方案在临床也有被应用，但因为拟行 CAR-T 治疗的多为复发 / 难治患者，且既往曾接受过多线治疗[18-23]，此类预处理方案对原发肿瘤的治疗效果非常有限。通过促使宿主淋巴细胞耗竭、更具支持性的细胞因子环境、减少免疫抑制细胞（如调节性 T 细胞和髓源性抑制细胞）[24, 17]，预处理有助于为过继转移的 T 细胞创造一个竞争性较低的环境。

### 3.3 CAR-T 细胞回输

CAR-T 细胞产品解冻回输前，医务人员需要再次综合评估患者的一般状况，然后在患者床边进行解冻，确认患者身份后 30 分钟内输注细胞。CAR-T 细胞的输注相对安全，但因产品类型、输注剂量、原发疾病的轻重和患者特征致使毒性有所不同。患者住院或者在门诊均可完成 CAR-T 细胞的输注。虽然急性输注反应的发生率较低，目前已获批产品（阿基仑赛和替沙仑赛）的输注仍存在风险，医护人员在患者输注过程中需要及时判定风险并进行干预，甚至可能需要重症监护支持治疗以改善预后。因此，建议 CAR-T 细胞的输注于住院应用而非门诊。

患者可于输注前服用解热镇痛药和抗组胺药，尽量避免应用类固醇激素药物，以免影响 CAR-T 细胞的扩增和存活。输注后，需密切监测患者是否出现细胞因子释放综合征（CRS）和免疫效应细胞相关神经毒性综合征（ICANS）的相关症状。

目前 CAR-T 输注时可能出现的相关毒副反应使其在门诊治疗中的应用受限。在 ZUMA-1 研究中，如患者未出现 CRS 或 ICANS，可以在治疗后第 7 天出院，而在 ELIANA 和 JULIET 试验中，患者可以在回输当天出院[12, 25, 26]。建议患者配备 24 小时看护，并在输注后 4 周内居住于 2 小时内可达医院的地区范围内，以便发生治疗相关毒性时尽快入院进行处理。有研究显示一部分应用替沙仑赛和利基迈仑赛的患者在门诊进行回输，这部分患者需进行严密监测，并有专职人员进行协作支持。TRANSCEND NHL 001 研究共纳入 269 例患者，其中 25 例患者在门诊接受 CAR-T 细胞回输，其中约 1/3 的患者无需住院治疗，而其中需要住院支持治疗的患者，从回输到入院的中位时间为 5 天（3 ~ 22 天）[27]。

## 4 CAR-T 细胞疗法在不同瘤种中的应用

### 4.1 血液系统恶性疾病

#### 4.1.1 弥漫大 B 细胞淋巴瘤（DLBCL）

既往，化疗耐药的 DLBCL 患者预后差，直至近期这部分患者的治疗才取得了一定进展[28, 29]。由于化疗耐药、高龄和（或）存在合并症，大多数二线治疗患者难以进行造血干细胞移植。国际多中心研究 SCHOLAR-1 回顾性分析了难治性 DLBCL 患者的临床资料并进行预后评估。难治性 DLBCL 被定义为在化疗期间的任何时间点（一线治疗 4 个周期或后线治疗 2 个周期）的疾病呈进展或稳定状态，或自体干细胞移植 12 个月内复发。该研究观察到的客观缓解率仅为 26%（CR 为 7%），中位总生存期为 6.3 个月，只有 27% 的患者在随访 2 年时存活，且所有亚组患者均显示预后不佳。

CAR-T 的关键性临床研究显示，该疗法对难治性 DLBCL 患者的治疗效果令人满意，表现为显著的应答率和持续的有效性。截至 2021 年，有三种 CAR-T 细胞产品已获得 FDA 批准，即替沙仑赛（CTL019，Kymriah）、阿基仑赛（axi-cel，KTE-19，Yescarta）和利基迈仑赛（Liso-cel，Breyanzi）。替沙仑赛已获批用于治疗儿童复发性和（或）难治性前体 B 细胞急性淋巴细胞白血病，该产品于 2017 年 8 月 30 日进一步获批用于复发性或难治性大 B 细胞淋巴瘤。阿基仑赛于 2017 年 10 月 18 日获批用于治疗复发性或难治性大 B 细胞淋巴瘤，包括原发性纵隔大 B 细胞淋巴瘤[12]。Liso-cel 是近期获批治疗 DLBCL 的 CAR-T 产品，FDA 于 2021 年 2 月 5 日批准 Liso-cel 治疗二线或多线治疗失败的成人非霍奇金淋巴瘤患者，包括非特指型 DLBCL（NOS）（其中包括转化的 DLBCL）、高级别 B 细胞淋巴瘤、原发性纵隔大 B 细胞淋巴瘤和 3B 级滤泡型淋巴瘤。

#### 1. 阿基仑赛

其 CD28 共刺激结构域来源于最初 NCI 的设计。具有重要意义的 ZUMA-1 研究即利用上述 CAR 载体，该研究纳入了难治性 DLBCL、原发性纵隔 B 细胞淋巴瘤或转化型滤泡性淋巴瘤（TFL）患者。

患者的客观缓解率为 83%，完全缓解率为 58%，42% 的患者表现为持续缓解，其中 40% 的患者为 CR，中位随访时间达 27 个月[30]。研究显示，DLBCL 的病理亚型对缓解率无影响，生发中心 B 细胞亚型和活化 B 细胞亚型的 ORR 分别为 88%（CR 57%）和 76%（CR 59%）[12, 31]，全组中位 PFS 为 5.9 个月。最近的一项关于 axi-cel 的真实世界研究纳入了 295 例复发/难治大 B 细胞淋巴瘤患者，予以标准化诊疗，其安全性和有效性与上述 ZUMA-1 研究相当[32]。

### 2. 替沙仑赛

本产品中 4-1BB 共刺激结构域的应用使其 CAR-T 细胞稳定性更高且不易耗竭。舒斯特（Schuster）等报道了用 CTL019 治疗 28 例难治 B 细胞淋巴瘤患者的结果，总体 CR 率可达 57%，其中 DLBCL 的 CR 率为 43%。DLBCL 中有 3 例患者为双打击淋巴瘤（1 例为转化型大 B 细胞淋巴瘤），均取得了完全缓解。JULIET 研究建立在上述研究的基础上，纳入的患者为复发性/难治性 DLBCL 和转化型滤泡性淋巴瘤，研究显示 ORR 为 52%，CR 为 40%，PR 为 14%；随访 6 个月后，ORR 为 37%，CR 率为 30%；中位随访 26 个月时，中位持续缓解时间仍没有达到[26, 33]。

### 3. 利基迈仑赛

TRANSCEND NHL 001 是一项大宗的多中心 I 期临床研究，回输物为 JCAR017，这是一种针对 CD19 抗原、以 4-1BB 为共刺激结构域的 CAR-T 细胞疗法，其中 CD4$^+$ 和 CD8$^+$ CAR-T 细胞按 1 : 1 比例混合组成。

该研究是迄今为止最大综的关于大 B 细胞淋巴瘤的 CAR-T 研究，共有 344 例患者接受了 Liso-cel 回输，其中 269 例患者接受了至少 1 剂量 Liso-cel，研究显示 ORR 为 74%，CR 率为 53%。预估 1 年的持续缓解率为 55%，其中 CR 患者为 65%，中位无进展生存期为 6.8 个月。

该研究中的核心患者群体，如高级别 B 细胞淋巴瘤（双/三打击淋巴瘤）、初诊 DLBCL 非特指型或存在 DLBCL 转化型滤泡淋巴瘤（FL）患者接受了单次回输剂量为 $5 \times 10^7$ 个细胞的治疗，总体有效率为 76%，CR 率为 47%。相比之下，高剂量组（单次回输剂量 $1 \times 10^8$ 个细胞）的总有效率为 80%，CR 率为 63%。研究中的 16 例双/三打击患者，最佳 ORR 为 81%，3 个月 CR 率为 60%。在干细胞移植后 12 个月内复发的患者中，ORR 为 85%[27, 34]（表 10.2）。

套细胞淋巴瘤：福瑞德·哈金森癌症研究中心的一项研究纳入了 8 例套细胞淋巴瘤患者（其中 4 例接受了氟达拉滨联合环磷酰胺的清淋治疗），仅 2 例患者获得 PR，没有患者获得 CR[22]。TRANSCEND I 期研究虽然包括 MCL 患者，然而报告的结果主要针对复发性大 B 细胞淋巴瘤患者。然而报告的结果主要针对复发性大 B 细胞淋巴瘤患者。美国国家癌症研究所（NCI）牵头的 NCT00924326 研究纳入 22 例复发/难治性晚期淋巴瘤患者，研究显示一名 MCL 患者达到 CR，持续缓解超过 17 个月[31]。鉴于 NCI 的研究结果 ZUMA-2 研究（NCT02601313）尝试应用 CD19-CAR-T 细胞 KTE-X19（吉利德 Tecartus；海得康 brexucabtagene autoleucel）治疗复发/难治性 MCL 患者。该研究共纳入了 74 例 MCL 患者并进行了意向治疗分析，其中 82% 患者的 Ki67 > 30%，Tp53 突变者占比 17%，母细胞样/多形性细胞的患者占比 31%，CAR-T 治疗在 MCL 这种高度侵袭性淋巴瘤中取得了前所未有的成功，ORR 为 85%，其中 CR 率为 59%，中位随访时间 12.3 个月，主要疗效分析中有 60 名患者中仍有 57% 的缓解率。随访 12 个月，预计无进展生存率和总生存率分别为 61% 和 83%。该项研究促使迄今为止第一个也是唯一一个应用于 MCL 的 CAR-T 产品获批。

表 10.2　抗 CD19 CAR-T 细胞在侵袭性 B 细胞非霍奇金淋巴瘤的三项临床研究

| 研究 | ZUMA-1 | JULIET | TRANSCEND |
|---|---|---|---|
| 共刺激域 | CD-28 | 4-1BB | 4-1BB |
| 中位年龄（范围/年） | 58（23-76） | 56（22-76） | 60（20-82） |
| 参与研究的患者 | 101 | 93 | 269 |
| 疗效 | ORR：83%<br>CR：58% | ORR：52%<br>CR：40%<br>PR：12% | ORR：74%<br>CR：52% |
| FDA 的淋巴瘤亚型 | DLBCL-NOS<br>Transformed FL<br>HGBCL<br>PMBCL | DLBCL-NOS<br>Transformed FL<br>HGBCL | DLBCL-NOS<br>Transformed FL<br>HGBCL<br>PMBCL<br>FL 3B 级 |
| 双打击淋巴瘤 | 5 例患者 | 27% | 13% |
| 自体 SCT 后复发率 | 21% | 49% | 33% |
| 桥接疗法使用率 | 未接受 | 92% | 59% |

注：ORR：总缓解率；CR：完全缓解；PR：部分缓解

缩写：DLBCL-NOS：弥漫性大 B 细胞淋巴瘤（非特指型）；Transformed FL：转化型滤泡性淋巴瘤；SCT：干细胞移植；HGBCL：高级别 B 细胞淋巴瘤；PMBCL：原发纵隔大 B 细胞淋巴瘤。

### 4.1.2 惰性淋巴瘤

B 细胞来源的惰性淋巴瘤临床转归多样，部分治疗后早期复发或组织学上转变为 DLBCL 或高 FLIPI 评分，如高危 FL，这些特征提示预后不佳。一线 R-CHOP 方案治疗后 2 年内复发的 FL 因其独特的临床特征被定义为高复发风险死亡类别淋巴瘤。

第一个报道的 CAR-T 细胞治疗的惰性淋巴瘤患者来自 NCI 进行的 I 期临床试验，该研究应用第二代 CD19 的 CAR-T（CD28 作为共刺激域）细胞治疗 1 例晚期复发/难治性 FL 患者，并予以环磷酰胺联合氟达拉滨进行清淋预处理。末次氟达拉滨应用后的第一天，患者接受了 $1 \times 10^8$ 抗 CD19 CAR-T 细胞的静脉回输，第二天接受了 $3 \times 10^8$ 抗 CD19 CAR-T 细胞的回输。接受第二剂回输后，患者每 8 小时接受一次 IL-2 静脉注射，剂量为 720000 IU/kg，共 8 次。患者在接收 CAR-T 回输后获得了长达 32 周的 PR 疗效。后续在 FL 或边缘区淋巴瘤（MZL）患者中进行了上述 NCI 试验的研究，共纳入 4 例 FL 和 1 例 MZL 患者，CAR-T 细胞单剂治疗回输的剂量范围为（0.3 ~ 3.0）× $10^7$/kg，同上，在患者接受 CAR-T 细胞回输结束 3 小时后，每 8 小时接受一次 IL-2 静脉注射，剂量为 720000 IU/kg。研究结果显示在随访的 8 ~ 17 个月间，4 例 FL 患者中有 3 例达到 PR，另一例 MZL 患者同样在回输后 12 个月达到 PR[20]。

另一项 NCI 的研究纳入了 2 例 FL 患者，回输后均达到 CR，然而，其中一例患者在缓解 19 个月后出现骨髓增生异常综合征并需要接受治疗。截至报告时，另一例患者持续 CR 达 11 个月[31]。

　　基于上述侵袭性 B 细胞淋巴瘤的成功治疗经验，一项Ⅱ期多中心单臂研究，ZUMA-5 研究探索了 axi-cel 治疗复发 / 难治惰性进展期非霍奇金淋巴瘤的疗效。该研究共纳入 146 例患者（124 例 FL；22 例 MZL），中位随访 17.5 个月，可评价疗效的患者 ORR 为 92%，CR 率为 76%。其中 84 例 FL 患者的 ORR 为 94%，CR 率为 80%；20 例 MZL 患者的 ORR 为 85%，CR 率为 60%。这项研究促使 FDA 首次批准了 FL 的 CAR-T 治疗，其目前的适应证包括两线或多线治疗后复发 / 难治性的 FL。

　　宾夕法尼亚大学的临床研究利用 CTL 019 治疗 14 例难治 FL 患者，包括首次治疗 24 个月内复发及接受至少两线治疗失败的难治性 FL 患者[33]。最新的研究报告显示，患者 3 个月 ORR 和 CR 率分别为 79% 和 50%。中位随访时间 29 个月，70% 的患者无病存活。虽然研究随访时间较短，中位无进展生存期尚不能评估，该研究结果仍为此类高危患者带来希望，高危患者定义为既往多线（中位数为 5）治疗失败和自体 / 异基因治疗后复发的患者。但目前对治疗有反应的患者是否会出现疾病持续缓解甚至出现潜在治愈可能，亦或像多数惰性淋巴瘤一样最终复发，尚无明确结论。ELARA 研究是一项Ⅱ期临床研究，评估替沙仑赛在多线治疗失败的复发 / 难治 FL 患者中的有效性和安全性，共纳入 52 例患者，中期评估（中位随访时间 6.5 个月）显示 ORR 为 83%，CR 率为 65%，治疗总体耐受性好，CR 的患者可获得一定程度的持续缓解[35]。特特尔（Turtle）等报道了使用 1 : 1 比例 CD4/CD8 CAR-T 治疗 8 例 FL 患者的临床研究，CR 率为 88%，达到 CR 的中位时间为 29 天（27 ~ 42 天），并且可获得持续缓解（中位随访时间 24 个月，5 ~ 37 个月）。其中 1 例患者在 CR 期间接受了异基因造血干细胞移植，另一例获得疾病稳定的患者在接受 CAR-T 细胞治疗后 2.3 个月接受放疗，在接受 CAR-T 细胞输注后 36 个月未出现进展。该研究表明，接受抗 CD19 CAR-T 细胞治疗的高风险 FL 患者可获得持久的完全缓解。另一项研究同样显示，接受氟达拉滨联合环磷酰胺预处理后进行回输的患者可获得 CR，而仅用环磷酰胺进行预处理者不能达到 CR（0/2，0%）[22, 36]。

　　对于慢性淋巴细胞白血病患者（CLL），CAR-T 细胞治疗的总有效率为 57% ~ 74%，取得 CR 患者的比率低于 DLBCL，为 21% ~ 29%[21]。但取得 CR 的患者显示为深度缓解（微小残留病阴性），提示 CAR-T 细胞有望治愈此类晚期 CLL 患者，流式细胞术或定量聚合酶链反应提示患者体内长期存在 CTL019 细胞[37-39]。NCI 的研究小组报告了 20 名接受异体抗 CD19 CAR-T 细胞治疗的患者数据，其中 5 例为 CLL，这些患者在异基因造血干细胞移植后出现疾病进展，CAR-T 细胞为供者来源，1 例患者获得 CR，1 例患者获得 PR，CR 患者持续缓解期超过 30 个月。即使既往进行 DLI 失败的患者接受 CAR-T 输注后仍显示临床获益，且未见移植物抗宿主病的发生[40]。临床前研究显示抗 CD19 CAR-T 与 BTK 抑制剂依布替尼具有协同效应，据此，一项正在开展的临床试验纳入了高危、TP53 阳性的复发 CLL 患者，并予以两者联合应用并评估其疗效。目前的报道显示 90% 的患者取得了骨髓 CR，且微小残留病监测阴性。尽管该项研究病例数较少且随访时间较短，研究结果仍提示了两药联合疗效较好[41]，目前，该试验正在进一步扩大研究样本量[42]。

**4.1.3 霍奇金淋巴瘤和 T 细胞淋巴瘤**

在霍奇金淋巴瘤中，治疗方案和疗程主要取决于疾病分期和及其危险度分层。尽管 HL 治愈率很高，仍有约为 10% ~ 15% 的局限期 HL 患者复发，晚期 HL 的复发率约为 1/3。10% ~ 15% 的患者一线治疗失败，但随着自体造血干细胞移植、抗 CD30 抗体和免疫检查点抑制剂的应用，这些患者中大部分仍可获得治愈，其余治疗失败的患者构成 CAR-T 治疗的主要群体。肿瘤微环境中免疫细胞和恶性 RS 细胞的相对贫乏使得 CAR-T 细胞在 HL 的治疗上存在一定挑战。此外，尽管 HL 起源于 B 细胞，但 CD19 抗原在 RS 细胞中普遍表达缺失，目前研究的两个主要靶点是 CD123（在肿瘤微环境中表达于 RS 细胞和其他免疫细胞）和 CD30 抗原（在肿瘤微环境中表达于 RS 细胞和一些活化 T 细胞）。在 T 细胞淋巴瘤中，靶向 CD30 的 CAR-T 细胞存在一定的可行性，然而，这种肿瘤相关抗原并不普遍，因此临床研究主要集中在间变性大细胞淋巴瘤（ALCL）中。

一项 I 期剂量递增研究应用靶向 CD30 的 CAR-T 细胞治疗复发 / 难治性 $CD30^+$，EB 病毒阴性 HL（$n=7$）或 ALCL（$n=2$）患者，共有三种剂量（DL）水平：2 例患者接受 $2 \times 10^7$ $CAR^+$ 细胞 $/m^2$（DL1）剂量，2 例患者接受 $1 \times 10^8$ $CAR^+$ 细胞 $/m^2$（DL2）剂量，5 例患者接受 $2 \times 10^8$ $CAR^+$ 细胞 $/m^2$（DL3）剂量。研究结果显示 7 例复发 / 难治 HL 患者中 2 例取得 CR，3 例取得 SD，2 例 PD；2 例 ALCL 患者中，1 例患者取得持续长达 9 个月的 CR，此例患者进行了 4 次 CD30 CAR-T 细胞的回输。抗 CD30 CAR-T 细胞的适度应答可能取决于两个主要因素，一是 HL 肿瘤微环境中 T 细胞功能受抑，二是这些试验中往往缺乏有效的预处理方案。目前两个独立的研究中心正在进行两项平行的 I / II 期临床试验（NCT02690545 和 NCT02917083/RELY30），纳入 41 例复发 / 难治 HL 患者，预处理方案包括单用苯达莫司汀、苯达莫司汀联合氟达拉滨或环磷酰胺联合氟达拉滨。患者于清淋后接受自体 CD30 CAR-T 细胞回输。所有患者均接受过至少 2 线方案治疗（最多者 23 线，中位数 7）。在 37 例可评估的患者中，34 例接受了氟达拉滨预处理，其中 2 例患者在接受 CAR-T 细胞输注前获得 CR，故未纳入疗效分析，其余 32 例患者中 23 例（72%）获得客观缓解，包括 19 例 CR 和 4 例 PR，另外 3 例患者 SD，所有可评估患者的 1 年 PFS 和 OS 分别为 36% 和 94%[43]。

### 4.1.4 急性淋巴细胞白血病

急性淋巴细胞白血病是美国儿童和青少年最常见的瘤种，年发病率超过 3000 例，10 年总生存率接近 80%[44]，其中复发患者治疗后约 1/3 仍能获得 CR[45, 46]。原发难治性 ALL 患者预后差，异基因造血干细胞移植后复发者中位总生存期仅为 3 ~ 6 个月。

CAR-T 细胞疗法在上述复发 / 难治 ALL 中取得了非常显著的疗效，多项临床试验显示诱导缓解率可达 70% ~ 90%。这些研究中应用了不同结构的 CAR-T 细胞（多种 scFv 和共刺激结构域），其中大多数患者既往接受过 CD19 靶向疗法（如博纳吐单抗）或 SCT，费城染色体阳性（Ph+）ALL 和唐氏综合征相关 ALL 患者亦可见缓解[47, 48]。

替沙仑赛是唯一一种 FDA 批准的用于治疗小于 25 岁复发 / 难治 B 细胞 ALL 患者的自体靶向 CD19 CAR-T 细胞产品。国际多中心 ELIANA 试验报告 ORR 率为 81%，且研究中的大多数患者并没有桥接移植，6 个月的无事件生存率和总生存率分别为 73% 和 90%，12 个月时分别为 50% 和 76%，并未达到中位缓解时间。报道显示的替沙仑赛持续作用时间至少为 20 个月。

一项 NCI 的临床试验中应用含有 CD28 共刺激域的 CD19 CAR-T 细胞治疗 ALL 患者，3/4 的

CR 且 MRD 阴性的患者桥接了 HSCT。研究显示，CAR 治疗后未进行 HSCT 的受试者复发率为 85.7%（6/7）明显高于桥接 HSCT 的患者（2/21；9.5%）（P=0.0001）[48]。

ZUMA-3 为一项 I 期临床研究，应用 KTE-X19（与 axi-cel 结构相同）治疗复发 / 难治成年 ALL 患者，研究报告中期分析显示，该治疗疗效优异、安全性可控，CR 率达 68%，且均为 MRD 阴性。该研究的 II 期临床研究为正在进行中（NCT02614066）。

上述研究结果振奋人心，但仍存在众多具有挑战性且悬而未决的问题；如一旦达到 MRD 阴性状态，是否需要桥接 HSCT 巩固疗效。尤其是对于初治移植患者，移植前获得 MRD 阴性后，选择 CD-19 CAR-T 细胞治疗桥接移植是否优于其他新的治疗方案（如博纳吐单抗）。

### 4.1.5 多发性骨髓瘤

尽管免疫调节剂、蛋白酶体抑制剂和抗 -CD38 抗体不断涌现，复发 / 难治性多发性骨髓瘤（RRMM）的预后仍然不佳，因此，该类疾病对于包括 CAR-T 细胞治疗在内的新的治疗手段仍有强烈需求。BCMA（CD269）是肿瘤坏死因子受体超家族成员（TNFRSF17.4），是成熟 B 细胞谱系细胞所特有的标志物，表达于生发后中心 B 细胞、浆母细胞以及正常浆细胞，是目前在骨髓瘤 CAR-T 细胞研究中的主要靶点。虽然尚未获得 FDA 批准，仍有几款产品显示出其竞争力。NCI 率先进行了 BCMA 特异性 CAR-T 细胞（含有 CD28 共刺激结构域）治疗的临床试验，获得了高达 81% 的 ORR，一些患者获得严格意义的 CR 且骨髓 MRD 阴性[49, 50]。蓝鸟生物公司的 bb2121 细胞治疗产品（含有 4-1BB 共刺激结构域）艾基维仑赛（ide-cel）于近期上市，进行了大型的 II 期研究（KarMMa）并制定了相关治疗体系。该研究纳入了三线治疗失败的 RRMM 患者，既往治疗次数的中位数为 6（范围 3 ~ 16），94% 的患者接受过至少一次自体造血干细胞移植。结果显示，输注（150 ~ 450）×10⁶ CAR-T 细胞的 ORR、CR 和中位缓解持续时间分别为 73%、33% 和 10.7 个月，输注高剂量 450×10⁶ CAR⁺T 细胞的 ORR、CR 和中位缓解持续时间分别为 82%、39% 和 11.3 个月，呈现非剂量依赖性。目前正在进行一项多中心、随机、开放的 III 期临床研究即 KarMMa-3 研究，以评估 ide-cel 是否可以进行治疗前移[51, 52]。

中国南京传奇生物技术公司最近报告了 LCAR-B38M CAR-T 细胞（含有 4-1BB 共刺激结构域）试验 Legend-2 研究（NCT03090659）的长期随访结果，该 CAR-T 产品具有高亲和力抗体，能够特异性识别 BCMA 分子的两个表位并与之结合。该试验中的患者既往治疗线数较少，ORR 为 88%，74% 的患者达到 CR，总体安全性良好。随访 18 个月时，患者总体 PFS 率为 50%，MRD 阴性 CR 患者为 71%[53, 54]。

研究团队正在对另一结构相同的产品西达基奥仑塞（cilta-cel；JNJ-4528）进行一项 I / II 期临床试验，纳入的患者为既往接受三线治疗无效或对蛋白酶体抑制剂及免疫调节剂双重耐药的患者。作为主要研究终点的总有效率为 95%，严格意义的 CR 率为 56%，52 例患者进行了 MRD 评估，94% 的患者 MRD 阴性，即 10-5，随访 6 个月患者 PFS 和 OS 率分别为 87% 和 94%。

目前，有研究团队正在进行其他靶向 BCMA 的 CAR-T 产品的初步临床试验[55]。BCMA CAR-T 细胞具有高效性，其细胞因子释放综合征轻微并且可控，具有广阔的应用前景。在骨髓瘤领域中探索的其他靶点列于表 10.1。

## 4.2 实体肿瘤

CAR-T 细胞在实体瘤中的应用和血液肿瘤相比较为有限。实体肿瘤细胞表面蛋白表达更为复杂，迄今为止的试验显示 CAR-T 细胞不能有效地归巢到肿瘤部位。除了输注后的细胞持久性差以外，实体肿瘤免疫微环境（调节性 T 细胞、髓系来源的抑制细胞、肿瘤相关巨噬细胞、肿瘤相关中性粒细胞和未成熟树突细胞）相对贫瘠，T 细胞难以存活。全球目前有数个运行中的针对不同靶点的实体瘤临床试验，见表 10.1。

## 4.3 不良反应监测和处理

CAR-T 细胞治疗中具有代表性的不良反应包括细胞因子释放综合征和近期备受关注的免疫效应细胞相关神经毒性综合征。CRS 和 ICANS 为可逆性不良反应，早期识别至关重要。较少见的副作用包括 B 细胞发育障碍、噬血细胞淋巴组织细胞增多症（HLH）/ 巨噬细胞活化综合征（MAS）、变态反应和肿瘤溶解综合征（TLS）。

CRS 是一种炎症反应综合征，不仅出现在 CAR-T 细胞治疗中，也出现在其他免疫细胞疗法中，严重程度轻重不等。与含 4-1BB 共刺激结构域 CARs 治疗的患者比较，含有 CD28 共刺激结构域 CARs 治疗的患者更容易出现不良反应，应用 axi-cel 治疗的患者的中位发病时间为 2 天（范围 1 ~ 12 天），应用替沙仑赛治疗的患者中位发病时间为 3 天（范围 1 ~ 51 天）。常见症状包括发热、躯体僵硬、低血压、心动过速、缺氧、毛细血管渗漏，严重者可出现心功能不全、呼吸衰竭、肾衰竭、肝衰竭和弥散性血管内凝血。T 细胞对肿瘤细胞的杀伤过程中释放大量的细胞因子，如干扰素 -γ、肿瘤坏死因子 α 和白细胞介素（IL-6、IL -8、IL-10、IL-15、IFN-g 和 MCP-1），细胞因子可导致单核细胞和巨噬细胞活化，进一步触发细胞因子的促炎级联反应和 CRS 反复进展。有研究显示，去调节的内皮细胞（由于 Ang2：Ang1 比值和 VWF 增加所致）在 ICANS 的发生发展中起作用。ZUMA-1 试验，回输 CAR-T 为 axi-cel，93% 的患者发生 CRS（≥ 3 级占 13%）；JULIET 试验，回输 CAR-T 为替莎仑赛，58% 的患者出现 CRS（≥ 3 级占 22%），TRANSCEND NHL 001 试验，回输 CAR-T 为 liso-cel，37% 的患者发生 CRS（≥ 3 级占 2%）。发生严重 CRS 的危险因素包括高肿瘤负荷、骨髓高度浸润、治疗前高炎症状态、IL-6 升高、基线血小板减少等，且存在治疗相关因素，如应用高强度环磷酰胺联合氟达拉滨的清淋方案、回输较高剂量的 CAR-T 细胞以及共刺激域类型（例如，CD28 > 4-1BB）[12, 26, 27]。

不同临床试验机构对上述毒性的监测和处理存在某些共同之处，但仍有较大差异。美国血液和骨髓移植学会最近提出了一个与效应细胞疗法相关的 CRS 和神经毒性共识分级系统，可应用于临床试验和已获批的治疗[56]，可根据 CTCAE v5.0. 对 CRS 相关的器官毒性进行分级。此类患者大多存在免疫功能损害、持续性中性粒细胞减少等脓毒症症状；处理此类患者需要 CAR-T 专家和感染专家进行协同合作。脓毒症的诊疗指南内容包括病原学培养（血培养）、影像学检查，以及广谱抗生素的使用。

较早期的 1 级 CRS 可酌情使用支持治疗，包括退热药、止吐药的应用，静脉输液维持循环稳定和经验性抗菌药物应用；2 级定义为发热（≥ 38.0℃）伴低血压，无需使用升压药物，伴有缺氧症状时需要使用低流量鼻插管吸氧（≤ 6 L/min）。如果病情恶化需应用血管加压素，如果病情持续进展，除了液体支持治疗外，可考虑应用 IL-6 拮抗剂（托珠单抗或西妥昔单抗），并考虑将患者转入重症监护病房进行支持治疗。如果患者出现持续性低血压症状，予以 IL-6 拮抗剂或补液后仍不能纠正，或存在导致严重 CRS 的风险如高肿瘤负荷，则可考虑使用地塞米松。3 级定义为发热（≥ 38.0℃）伴低血压，需要升压药物或联合血管加压素，有缺氧的表现时需要高流量鼻插管（> 6 L/min）、面罩或文氏面罩吸氧[56]。既往未用 IL-6 拮抗剂者需立即应用，并转入重症监护病房进行高级生命支持。对于 IL-6 拮抗剂治疗无效的患者，建议应用类固醇治疗（优先应用可透过血-脑脊液屏障的地塞米松而非甲泼尼龙）。对于 3 级患者，建议每 6 小时使用一次地塞米松，剂量为 10 ~ 20 mg，如继续升级为 4 级的患者可予甲泼尼龙 1000mg/d。如果临床症状有所改善，考虑到激素对 T 细胞功能的影响，尽可能缩短激素使用时间，并在短期内逐渐减量。CRS 的中位缓解时间为 7（应用阿基仑赛者）~ 8（应用替沙仑赛者）天（表 10.3）。

表 10.3　CRS 相关的器官毒性分级及治疗

| 项目 | 1 级 | 2 级 | 3 级 | 4 级 |
|---|---|---|---|---|
| 发热 | 体温≥ 38℃ | 体温≥ 38℃ | 体温≥ 38℃ | 体温≥ 38℃ |
| | | 合并 | | |
| 低血压 | 无 | 无需血管升压药 | 需血管升压药，可加或不加用血管加压素 | 需多种血管升压药（不包括血管加压素） |
| | | 和（或） | | |
| 缺氧 | 无 | 需低流量鼻导管通气 | 需高流量鼻导管、面罩、非循环呼吸式面罩或文氏面罩 | 需正压通气（如 CPAP、BiPAP、插管和机械通气） |
| 治疗 | 解热药<br>止吐药<br>静脉输液<br>脓毒症相关检查<br>中性粒细胞减少时可使用生长因子和抗生素 | 对症支持治疗（同 1 级）<br>IL-6 阻断 +/– 皮质类固醇<br>根据需要补充氧气 | 转到重症监护病房<br>对症支持治疗（同 1 级）<br>针对低血压的升压药 + 皮质类固醇<br>根据需要吸氧 | 转到重症监护病房<br>对症支持治疗（同 1 级）<br>针对低血压的升压药 + 皮质类固醇<br>根据需要吸氧 |

　　难治性 CRS 病例罕见，一旦发生时患者死亡率较高。其他上市或研发中的治疗药物包括 TNFα 拮抗剂（依那西普）、IL-1 受体拮抗剂（anakinra）、T 细胞清除药物阿仑珠单抗和抗胸腺细胞球蛋白、环磷酰胺、依布替尼和 GM-CSF 拮抗剂。

　　ICANS 是一种独特的神经毒性综合征，是第二常见的不良事件，可能与 CRS 同时出现或发生在其之后，或在没有 CRS 的情况下单独发生。ZUMA-1 研究中回输物为 axi-cel，ICANS 的发生率为 64%，其中≥ 3 级者占 32%。在 JULIET 研究中回输物为替沙仑赛，ICANS 的发生率为 39%，其中≥ 3 级者占 12%，而 TRANSCEND NHL 001 研究中回输物为 liso-cel，ICANS 的发生率为 19%，其中≥ 3 级者为 12。尽管 ICANS 的病理生理机制与 CRS 有相似之处，但其明确机制仍不清楚。

ICANS 的严重程度与高肿瘤负荷及严重的 CRS 相关[57, 58]。一项研究显示，发生严重 ICANS 的患者细胞因子水平较高，尤其是高炎症因子水平（即 IL-6、IL-10 和 IFN-γ），表明全身炎症状态与 ICNS 之间存在相关性。ICANS 早期缺乏典型的症状体征，因此在日常医疗工作中容易被忽略。这些不典型症状包括注意力减弱、书写能力减退（可迅速出现语言障碍）、情绪异常、定向力障碍、易怒、失语、嗜睡和震颤。更严重 ICANS 病例表现为运动障碍、癫痫发作、尿失禁、智能下降、高颅压、视乳头水肿及脑水肿。

ICANS（既往又被称为 CAR-T 相关性脑病，CRES）的出现呈双时相：于第一时相发生 ICANS 的患者，多数情况下同时出现 CRS；于第二时相发生 ICANS 的患者，多发生于未出现 CRS 时或 CRS 纠正后。ICANS 的治疗需要多学科合作，对于此类患者需要密切监测血流动力学变化并进行更加积极的医疗和护理支持，必要时予以 IL-6 拮抗剂、托珠单抗、西妥昔单抗或者激素等特殊药物进行治疗[59]。尽管 IL-6 阻断剂可逆转第一时相发生的 CRES，但在第二时相仅可作为次选药物，因为在非炎症状态下，血 - 脑脊液屏障完整，药物难以透过，此时应首选皮质醇激素治疗。与 CRS 类似，ASBMT 修订了针对 ICANS 的指南（表 10.4 ~ 表 10.6），根据 5 种神经系统主征对其进行分级（表 5，ICE 评分，满分 10 分）。5 个评估免疫细胞相关性脑病的主征包括定向力、命名、跟随指令、书写及注意力，其他评估指标包括意识状态、癫痫发作、运动障碍、高颅压及脑水肿。

噬血细胞性淋巴组织细胞增生症（HLH）/巨噬细胞活化综合征（MAS）是一种罕见并发症（发生率为 1%），其特征为极度免疫活化、细胞因子释放、淋巴组织细胞浸润、多器官衰竭，如不早期发现并处理甚至会引起死亡。HLH 的症状与 CAR-T 治疗后 CRS 类似，如发热、血细胞减少、血清铁蛋白及 C 反应蛋白升高，很少出现脾脏迅速肿大或噬血现象。由于症状与 CAR-T 不良事件重叠，传统的 HLH 诊断标准并不适用，临床医师需要针对每个患者进行个体化的细致甄别。大多数患者可通过采取与 CRS 相同的治疗方式进行诊治[56]。

**表 10.4　用药（ASBMT ICANS 指南）**

| 抗 IL6 | 托珠单抗 | 司妥昔单抗 |
| --- | --- | --- |
| 起源 | 人源化单克隆抗体 | 人鼠 IGκ 嵌合单克隆抗体 |
| 目标 | IL-6 受体拮抗剂 | 与可溶性 IL-6 结合 |
| FDA | 2017 年 8 月批准用于严重 CRS | 超说明书用药 |
| 剂量和频率 | 最短间隔为 8 小时，最大总剂量为 4 ~ 8 mg/kg（最大 800 mg） | 每三周一次，11mg/kg，静脉注射 |

**表 10.5　ICE 评分标准（ASBMT ICANS 指南）**

| ICE 评分标准： | |
| --- | --- |
| 方向：年、月、市、医院 | 4 分 |
| 命名：能够命名三个对象（例如点、时钟、笔、按钮） | 3 分 |
| 遵循命令：遵循简单命令的能力，命令（例如，"伸出两根手指"或"闭上眼睛伸出舌头"） | 1 分 |
| 写作：能够写出标准句子（例如："我们的国鸟是白头鹰"） | 1 分 |
| 注意：能够从 100 倒数到 10 | 1 分 |

表 10.6　分级及治疗（ASBMT ICANS 指南）

| ASBMT ICANS 等级 | 评分标准 | 治疗 |
| --- | --- | --- |
| 1 | ICE 评分 7 ~ 9 分和（或）意识水平低下，但能自发醒来<br>无癫痫发作、运动无力或颅内压升高 / 脑水肿 | 吸入预防措施和静脉补水<br>使用左乙拉西坦预防癫痫发作<br>脑电图、大脑成像<br>如果同时出现 CRS，考虑使用托西利珠单抗 |
| 2 | ICE 评分为 3 ~ 6 分和（或）意识水平低下，但能被声音唤醒<br>无癫痫发作、运动无力或颅内压升高 / 脑水肿 | 对症支持性护理（同 1 级）<br>考虑地塞米松或其等效的甲基泼尼松龙 |
| 3 | ICE 评分为 0 ~ 2 分和（或）意识水平降低，但能在触觉刺激下醒来<br>任何可快速消退的临床癫痫局灶性或全身性发作，或通过脑电图干预可消退的非惊厥性发作<br>无运动障碍<br>神经影像局灶性 / 局部水肿 | 对症支持性护理（同 1 级）<br>地塞米松 10 ~ 20mg，每 6 小时静脉注射一次或等效的甲基泼尼松龙<br>使用苯二氮䓬类药物（用于短期控制）和左乙拉西坦控制癫痫发作 +/- 苯巴比妥和（或）拉可沙胺<br>高剂量甲基泼尼松龙，1000mg/d，用于局部 / 局部水肿 |
| 4 | ICE 评分为 0，患者无法唤醒，或需要强烈或重复的触觉刺激来唤醒或昏迷<br>危及生命的长时间癫痫发作（> 5min）；或反复的临床或电性癫痫发作，其间没有恢复到基线水平<br>深部局灶性运动无力，如偏瘫或瘫痪<br>影像学上弥漫性脑水肿；去皮质僵直或去大脑僵直；或颅神经Ⅵ麻痹；或乳头水肿；或库欣三联征 | 对症支持性护理（同 1 级）<br>高剂量甲基泼尼松龙 1000mg/d<br>使用苯二氮䓬类药物（用于短期控制）和左乙拉西坦控制癫痫发作 +/- 苯巴比妥和（或）拉可沙胺<br>脊柱局灶性运动无力成像<br>通过过度通气、甘露醇 / 高渗盐水高渗治疗和（或）脑水肿患者脑室腹腔分流术来降低 ICP |

　　B 细胞再生障碍是 CAR-T 细胞治疗产生的一种靶向非肿瘤效应，虽然非常罕见，但发生的患者可持续数年出现低丙种球蛋白血症[60-62]，最早可在 CAR-T 细胞输注后 9 周发生，免疫球蛋白的替代治疗有效，可降低感染发生风险[20, 38, 60, 63]。GVHD 是输注异基因 CAR-T 产品可能出现的问题，然而，早期临床试验显示发生风险非常低，主要是因为 CAR-T 生产过程中天然同种免疫反应性减弱[40, 64]。其他罕见的与 CAR-T 细胞治疗相关的不良反应包括肺炎、危及生命的感染、变态反应和肿瘤溶解综合征。由于 CAR-T 在产生和使用过程中存在插入突变的潜在风险，这种治疗的长期不良事件目前尚不清楚，需要在未来的研究中仔细考量并加以评估其总体安全性。

# 5　耐药途径

　　CAR-T 治疗失败的患者预后较差。肿瘤耐药及 T 细胞衰竭的机制是研究热点，一些潜在的机制包括靶位点丢失、基因重编程以及 T 细胞的耗竭。一项国际性研究纳入儿童及青少年 ALL 患者进行 CAR-T 治疗，其中 1/3 的复发患者出现 CD-19 阴性变异[60, 66]。NCI 的研究纳入了 2 例 CAR-T 治疗后复发的儿童及青少年 B 系肿瘤同样发现了上述现象[67]。推测这种肿瘤逃逸现象有几种发生机制，包括选择性剪接、CD19 基因缺失或突变。在使用包括利妥昔单抗在内的其他免疫治疗药物时，靶区的丢失也会导致 CD20 阴性病例出现复发。一种称为"胞啃作用"或"抗原刮除"的现象被用来解释上述单克隆抗体的耐药机制，其受体 - 药物复合物被表达 Fcγ 的效应细胞（单核细胞、巨噬细胞等）内化，使药物结合到效应细胞的 CD 受体上，从而导致药物被清除，而亚检测水平上 CD19- 阴性克隆的肿瘤细胞发生逃逸[68, 69]。有研究证明选择压力、基因重编码和谱系转换是另一罕见的复发机制，在接受抗 CD19 CAR-T 治疗的患者中，多组患者均出现髓系表型复发和 B 系抗原表达缺失[32, 70]。有研究在慢性、反复性病毒感染小鼠模型中首次描述了 T 细胞耗竭这一常见现象，随后在人类慢性病毒感染和癌症中报告了类似现象[71, 72]。这种反复的刺激导致 T 细胞增殖、细胞因子释放，最终导致其分裂能力受限，进而失能。因此，肿瘤微环境中肿瘤细胞及抗原提呈细胞表达的多种抑制性受体及免疫检查点分子（PD-1 和 PD L-1）上调[73]。共刺激结构域的缺失亦有利于肿瘤耐药，共刺激结构域的存在可以防止 TME 中 PD-1 和其他耐药介质的上调。整合 4-1BB 共刺激结构域的 CD19 CAR-T 细胞比整合 CD28 的 CAR-T 细胞作用更持久，为共刺激结构域的选择提供了线索。研究显示 4-1BB 共刺激结构域可克服 CAR 信号诱导的 T 细胞耗竭[74, 75]。目前在研的临床试验利用不同共刺激结构域的组合以期解决上述难题。

虽然已经有上述机制的研究，但我们对 CAR-T 耐药现象的认识仍然处于初级阶段，对这些机制建立清晰的理解对于 CAR-T 治疗的成功至关重要。

## 6　未来方向

CAR-T 在血液和实体恶性肿瘤的治疗中具有广阔的应用前景。很明显，这种工程 T 细胞产品的应用范围超出了我们的预期。在研的临床试验以确定和优化 CAR 结构（包括多特异性 CAR-T 细胞、串联 CAR 或 Tan CAR）为目标，并通过研发自杀开关技术 caspase 9（iCasp9）和合成 Notch（syn Notch）受体降低治疗相关毒性。异基因 CAR-T 细胞治疗正在进行中，其 GVHD 发生率低，等待时间短，可以满足复发患者需求，并避免使用多线治疗后患者的自体 T 细胞。具有解离信号结构域和开关受体的 CAR-T 细胞研究正在如火如荼地进行，这些细胞有可能克服肿瘤耐药，并提高应答的有效性和持久性[6, 76, 77]。随着我们对提高细胞疗效、安全性、增殖能力和炎性细胞募集能力技术的了解，将有更多可定制的 CAR-T 产品上市，以满足患者的个体化治疗需求。

（李斯丹、袁梦　译，郭振兴　校）

## 参考文献

[ 1 ] Gross G, Waks T, Eshhar Z. Expression of immunoglobulin-T-cell receptor chimeric molecules as functional receptors

with antibody-type specificity［J］. Proc Natl Acad Sci U S A, 1989, 86(24): 10024-10028.

［2］Alabanza L, Pegues M, Geldres C, et al. Function of Novel Anti-CD19 Chimeric Antigen Receptors with Human Variable Regions Is Affected by Hinge and Transmembrane Domains［J］. Mol Ther, 2017, 25(11): 2452-2465.

［3］Jonnalagadda M, Mardiros A, Urak R, et al. Chimeric antigen receptors with mutated IgG4 Fc spacer avoid fc receptor binding and improve T cell persistence and antitumor efficacy［J］. Mol Ther, 2015, 23(4): 757-768.

［4］Hegde M, Mukherjee M, Grada Z, et al. Tandem CAR-T cells targeting HER2 and IL13Rα2 mitigate tumor antigen escape［J］. J Clin Invest, 2016, 126(8): 3036-3052.

［5］Qin H, Ramakrishna S, Nguyen S, et al. Preclinical Development of Bivalent Chimeric Antigen Receptors Targeting Both CD19 and CD22［J］. Mol Ther Oncolytics, 2018, 11: 127-137.

［6］Chmielewski M, Hombach A A, Abken H. Of CARs and TRUCKs: chimeric antigen receptor (CAR) T cells engineered with an inducible cytokine to modulate the tumor stroma［J］. Immunol Rev, 2014, 257(1): 83-90.

［7］Zhang E, Xu H. A new insight in chimeric antigen receptor-engineered T cells for cancer immunotherapy［J］. J Hematol Oncol, 2017, 10(1): 1.

［8］Allen E S, Stroncek D F, Ren J, et al. Autologous lymphapheresis for the production of chimeric antigen receptor T cells［J］. Transfusion, 2017, 57(5): 1133-1141.

［9］Tuazon S A, Li A, Gooley T, et al. Factors affecting lymphocyte collection efficiency for the manufacture of chimeric antigen receptor T cells in adults with B-cell malignancies［J］. Transfusion, 2019, 59(5): 1773-1780.

［10］Fraietta JA, Lacey SF, Orlando EJ, et al. Determinants of response and resistance to CD19 chimeric antigen receptor (CAR) T cell therapy of chronic lymphocytic leukemia［J］. Nat Med, 2018, 24(5): 563-571.

［11］Klebanoff C A, Scott C D, Leonardi A J, et al. Memory T cell-driven differentiation of naive cells impairs adoptive immunotherapy［J］. J Clin Invest, 2016, 126(1): 318-334.

［12］Neelapu SS, Locke FL, Bartlett NL, et al. Axicabtagene Ciloleucel CAR T-Cell Therapy in Refractory Large B-Cell Lymphoma［J］. N Engl J Med, 2017, 377(26): 2531-2544.

［13］Rosenberg S A, Restifo N P. Adoptive cell transfer as personalized immunotherapy for human cancer［J］. Science, 2015, 348(6230): 62-68.

［14］Smith J W. Apheresis techniques and cellular immunomodulation［J］. Ther Apher, 1997, 1(3): 203-206.

［15］Ceppi F, Rivers J, Annesley C, et al. Lymphocyte apheresis for chimeric antigen receptor T-cell manufacturing in children and young adults with leukemia and neuroblastoma［J］. Transfusion, 2018, 58(6): 1414-1420.

［16］Riddell S R, Sommermeyer D, Berger C, et al. Adoptive therapy with chimeric antigen receptor-modified T cells of defined subset composition［J］. Cancer J, 2014, 20(2): 141-144.

［17］Wrzesinski C, Paulos C M, Kaiser A, et al. Increased intensity lymphodepletion enhances tumor treatment efficacy of adoptively transferred tumor-specific T cells［J］. J Immunother, 2010, 33(1): 1-7.

［18］Brentjens R J, Rivière I, Park J H, et al. Safety and persistence of adoptively transferred autologous CD19-targeted T cells in patients with relapsed or chemotherapy refractory B-cell leukemias［J］. Blood, 2011, 118(18): 4817-4828.

［19］Dudley M E, Yang J C, Sherry R, et al. Adoptive cell therapy for patients with metastatic melanoma: evaluation of intensive myeloablative chemoradiation preparative regimens［J］. J Clin Oncol, 2008, 26(32): 5233-5239.

［20］Kochenderfer J N, Wilson W H, Janik J E, et al. Eradication of B-lineage cells and regression of lymphoma in a patient treated with autologous T cells genetically engineered to recognize CD19［J］. Blood, 2010, 116(20): 4099-4102.

［21］Park J H, Brentjens R J. Adoptive immunotherapy for B-cell malignancies with autologous chimeric antigen receptor modified tumor targeted T cells［J］. Discov Med, 2010, 9(47): 277-288.

［22］Turtle C J, Hanafi L A, Berger C, et al. Immunotherapy of non-Hodgkin's lymphoma with a defined ratio of CD8[+] and CD4[+] CD19-specific chimeric antigen receptor-modified T cells［J］. Sci Transl Med, 2016, 8(355): 355ra116.

［23］Wallen H, Thompson J A, Reilly J Z, et al. Fludarabine modulates immune response and extends in vivo survival of adoptively transferred CD8 T cells in patients with metastatic melanoma ［J］. PLoS One, 2009, 4(3): e4749.

［24］ Klebanoff C A K H. Sinks, suppressors and antigen presenters: How lymphodepletion enhances T cell-mediated tumor immunotherapy ［J］. Trends in immunology, Feb 1, 2005, 26(2): 111–117.

［25］ Maude S L L T. Tisagenlecleucel in children and young adults with B-cell lymphoblastic leukemia ［J］. New England Journal of Medicine, 2018, 378(5).

［26］ Schuster S J, Bishop M R, Tam C S, et al. Tisagenlecleucel in Adult Relapsed or Refractory Diffuse Large B-Cell Lymphoma ［J］. N Engl J Med, 2019, 380(1): 45-56.

［27］ Abramson J S, Palomba M L, Gordon L I, et al. Lisocabtagene maraleucel for patients with relapsed or refractory large B-cell lymphomas (TRANSCEND NHL 001): a multicentre seamless design study ［J］. Lancet, 2020, 396(10254): 839-852.

［28］ Crump M, Neelapu S S, Farooq U, et al. Outcomes in refractory diffuse large B-cell lymphoma: results from the international SCHOLAR-1 study ［J］. Blood, 2017, 130(16): 1800-1808.

［29］ Flowers C R, Sinha R, Vose J M. Improving outcomes for patients with diffuse large B-cell lymphoma ［J］. CA Cancer J Clin, 2010, 60(6): 393-408.

［30］ Locke F L, Ghobadi A, Jacobson C A, et al. Long-term safety and activity of axicabtagene ciloleucel in refractory large B-cell lymphoma (ZUMA-1): a single-arm, multicentre, phase 1-2 trial ［J］. Lancet Oncol, 2019, 20(1): 31-42.

［31］ Kochenderfer J N, Somerville R P T, Lu T, et al. Lymphoma Remissions Caused by Anti-CD19 Chimeric Antigen Receptor T Cells Are Associated With High Serum Interleukin-15 Levels ［J］. J Clin Oncol, 2017, 35(16): 1803-1813.

［32］ Nastoupil L J, Jain M D, Feng L, et al. Standard-of-Care Axicabtagene Ciloleucel for Relapsed or Refractory Large B-Cell Lymphoma: Results From the US Lymphoma CAR T Consortium ［J］. J Clin Oncol, 2020, 38(27): 3119-3128.

［33］ Schuster S J, Svoboda J, Chong E A, et al. Chimeric Antigen Receptor T Cells in Refractory B-Cell Lymphomas ［J］. N Engl J Med, 2017, 377(26): 2545-2554.

［34］ Abramson J S, Siddiqi T, Palomba M L, et al. High Durable CR Rates and Preliminary Safety Profile for JCAR017 in R/R Aggressive B-NHL (TRANSCEND NHL 001 Study): A Defined Composition CD19-Directed CAR-T Cell Product with Potential for Outpatient Administration ［J］. Biology of Blood and Marrow Transplantation, 2018, 24(3): S25.

［35］ Fowler N, Dickinson M, Dreyling M, et al. Efficacy and Safety of Tisagenlecleucel in Adult Patients with Relapsed/ Refractory Follicular Lymphoma: Interim Analysis of the Phase 2 Elara Trial. Transplantation and Cellular Therapy, 2021.

［36］ Hirayama A V, Gauthier J, Hay K A, et al. High rate of durable complete remission in follicular lymphoma after CD19 CAR-T cell immunotherapy ［J］. Blood, 2019, 134(7): 636-640.

［37］ Kochenderfer J N, Dudley M E, Kassim S H, et al. Chemotherapy-refractory diffuse large B-cell lymphoma and indolent B-cell malignancies can be effectively treated with autologous T cells expressing an anti-CD19 chimeric antigen receptor ［J］. J Clin Oncol, 2015, 33(6): 540-549.

［38］ Porter D L, Levine B L, Kalos M, et al. Chimeric antigen receptor-modified T cells in chronic lymphoid leukemia ［J］. N Engl J Med, 2011, 365(8): 725-733.

［39］ Porter D L, Hwang W T, Frey N V, et al. Chimeric antigen receptor T cells persist and induce sustained remissions in relapsed refractory chronic lymphocytic leukemia ［J］. Sci Transl Med, 2015, 7(303): 303ra139.

［40］ Brudno J N, Somerville R P, Shi V, et al. Allogeneic T Cells That Express an Anti-CD19 Chimeric Antigen Receptor Induce Remissions of B-Cell Malignancies That Progress After Allogeneic Hematopoietic Stem-Cell Transplantation Without Causing Graft-Versus-Host Disease ［J］. J Clin Oncol, 2016, 34(10): 1112-1121.

［41］ Gill S, Frey N V, Hexner E O, et al. CD19 CAR-T cells combined with ibrutinib to induce complete remission in CLL

［J］. Journal of Clinical Oncology, 2017, 35(15_suppl): 7509-7509.

［42］Fraietta J A, Beckwith K A, Patel P R, et al. Ibrutinib enhances chimeric antigen receptor T-cell engraftment and efficacy in leukemia［J］. Blood, 2016, 127(9): 1117-1127.

［43］Ramos C A, Grover N S, Beaven A W, et al. Anti-CD30 CAR-T Cell Therapy in Relapsed and Refractory Hodgkin Lymphoma［J］. J Clin Oncol, 2020, 38(32): 3794-3804.

［44］Ward E, DeSantis C, Robbins A, et al. Childhood and adolescent cancer statistics, 2014［J］. CA Cancer J Clin, 2014, 64(2): 83-103.

［45］Fielding A K, Richards S M, Chopra R, et al. Outcome of 609 adults after relapse of acute lymphoblastic leukemia (ALL); an MRC UKALL12/ECOG 2993 study［J］. Blood, 2007, 109(3): 944-950.

［46］O'Brien S, Thomas D, Ravandi F, et al. Outcome of adults with acute lymphocytic leukemia after second salvage therapy［J］. Cancer, 2008, 113(11):, 3186-3191.

［47］Laetsch TW M S. CTL019 therapy appears safe and effective in pediatric patients with Down syndrome with relapsed/refractory (r/r) acute lymphoblastic leukemia［J］. Blood, 2017, 1280-1280.

［48］Lee D W S-S M. Long-term outcomes following CD19 CAR T cell therapy for B-ALL are superior in patients receiving a fludarabine/cyclophosphamide preparative regimen and post-CAR hematopoietic stem cell transplantation ［J］. Blood, 2016, 218-218.

［49］Ali S A S V S. T cells expressing an anti-B-cell maturation antigen chimeric antigen receptor cause remissions of multiple myeloma［J］. Blood, 2016, 128(13): 1688-1700.

［50］Brudno J N M I. T cells genetically modified to express an anti–B-cell maturation antigen chimeric antigen receptor cause remissions of poor-prognosis relapsed multiple myeloma［J］. Journal of Clinical Oncology, 2018, 36(22): 2267.

［51］Raje N, Berdeja J, Lin Y, et al. Anti-BCMA CAR T-Cell Therapy bb2121 in Relapsed or Refractory Multiple Myeloma［J］. N Engl J Med, 2019, 380(18): 1726-1737.

［52］Munshi N C, Anderson L D, Jr., Shah N, et al. Idecabtagene Vicleucel in Relapsed and Refractory Multiple Myeloma［J］. N Engl J Med, 2021, 384(8): 705-716.

［53］Wang B-Y, Zhao W-H, Liu J, et al. Long-Term Follow-up of a Phase 1, First-in-Human Open-Label Study of LCAR-B38M, a Structurally Differentiated Chimeric Antigen Receptor T (CAR-T) Cell Therapy Targeting B-Cell Maturation Antigen (BCMA), in Patients (pts) with Relapsed/Refractory Multiple Myeloma (RRMM)［J］. Blood, 2019, 134(Supplement_1): 579-579.

［54］Zhao W H, Liu J, Wang B Y, et al. A phase 1, open-label study of LCAR-B38M, a chimeric antigen receptor T cell therapy directed against B cell maturation antigen, in patients with relapsed or refractory multiple myeloma［J］. J Hematol Oncol, 2018, 11(1): 141.

［55］Perkins M R, Grande S, Hamel A, et al. Manufacturing an Enhanced CAR-T Cell Product By Inhibition of the PI3K/Akt Pathway During T Cell Expansion Results in Improved In Vivo Efficacy of Anti-BCMA CAR-T Cells［J］. Blood, 2015, 126(23): 1893-1893.

［56］Lee D W, Santomasso B D, Locke F L, et al. ASBMT Consensus Grading for Cytokine Release Syndrome and Neurologic Toxicity Associated with Immune Effector Cells［J］. Biol Blood Marrow Transplant, 2019, 25(4): 625-638.

［57］Gust J, Hay K A, Hanafi L A, et al. Endothelial Activation and Blood-Brain Barrier Disruption in Neurotoxicity after Adoptive Immunotherapy with CD19 CAR-T Cells［J］. Cancer Discov, 2017, 7(12): 1404-1419.

［58］Santomasso B D, Park J H, Salloum D, et al. Clinical and Biological Correlates of Neurotoxicity Associated with CAR T-cell Therapy in Patients with B-cell Acute Lymphoblastic Leukemia［J］. Cancer Discov, 2018, 8(8): 958-971.

［59］Neelapu S T S. Chimeric antigen receptor T-cell therapy—assessment and management of toxicities［J］. Nature

Reviews Clinical Oncology, 2018, 47.

［60］Maude S L, Frey N, Shaw P A, et al. Chimeric antigen receptor T cells for sustained remissions in leukemia［J］. N Engl J Med, 2014, 371(16): 1507-1517.

［61］Radinsky S, Bonagura V R. Subcutaneous immunoglobulin infusion as an alternative to intravenous immunoglobulin［J］. J Allergy Clin Immunol, 2003, 112(3): 630-633.

［62］Sadelain M, Brentjens R, Rivière I. The basic principles of chimeric antigen receptor design［J］. Cancer Discov, 2013, 3(4): 388-398.

［63］Kochenderfer J N, Dudley M E, Feldman S A, et al. B-cell depletion and remissions of malignancy along with cytokine-associated toxicity in a clinical trial of anti-CD19 chimeric-antigen-receptor-transduced T cells［J］. Blood, 2012, 119(12): 2709-2720.

［64］Chen Y, Cheng Y, Suo P, et al. Donor-derived CD19-targeted T cell infusion induces minimal residual disease-negative remission in relapsed B-cell acute lymphoblastic leukaemia with no response to donor lymphocyte infusions after haploidentical haematopoietic stem cell transplantation［J］. Br J Haematol, 2017, 179(4): 598-605.

［65］Kochenderfer J N, Dudley M E, Carpenter R O, et al. Donor-derived CD19-targeted T cells cause regression of malignancy persisting after allogeneic hematopoietic stem cell transplantation［J］. Blood, 2013, 122(25): 4129-4139.

［66］Lacey S F, Xu J, Ruella M, et al. Cars in Leukemia: Relapse with Antigen-Negative Leukemia Originating from a Single B Cell Expressing the Leukemia-Targeting CAR［J］. Blood, 2016, 128(22): 281-281.

［67］Lee D W, Kochenderfer J N, Stetler-Stevenson M, et al. T cells expressing CD19 chimeric antigen receptors for acute lymphoblastic leukaemia in children and young adults: a phase 1 dose-escalation trial［J］. Lancet, 2015, 385(9967): 517-528.

［68］Sotillo E, Barrett D M, Black K L, et al. Convergence of Acquired Mutations and Alternative Splicing of CD19 Enables Resistance to CART-19 Immunotherapy［J］. Cancer Discov, 2015, 5(12): 1282-1295.

［69］Vyas M, Müller R, Pogge von Strandmann E. Antigen Loss Variants: Catching Hold of Escaping Foes［J］. Front Immunol, 2017, 8: 175.

［70］Gardner R, Wu D, Cherian S, et al. Acquisition of a CD19-negative myeloid phenotype allows immune escape of MLL-rearranged B-ALL from CD19 CAR-T-cell therapy［J］. Blood, 2016, 127(20): 2406-2410.

［71］Barber D L, Wherry E J, Masopust D, et al. Restoring function in exhausted CD8 T cells during chronic viral infection［J］. Nature, 2006, 439(7077): 682-687.

［72］Mueller S N, Ahmed R. High antigen levels are the cause of T cell exhaustion during chronic viral infection［J］. Proc Natl Acad Sci U S A, 2009, 106(21): 8623-8628.

［73］Cherkassky L, Morello A, Villena-Vargas J, et al. Human CAR T cells with cell-intrinsic PD-1 checkpoint blockade resist tumor-mediated inhibition［J］. J Clin Invest, 2016, 126(8): 3130-3144.

［74］Eyquem J, Mansilla-Soto J, Giavridis T, et al. Targeting a CAR to the TRAC locus with CRISPR/Cas9 enhances tumour rejection［J］. Nature, 2017, 543(7643): 113-117.

［75］Long A H, Haso W M, Shern J F, et al. 4-1BB costimulation ameliorates T cell exhaustion induced by tonic signaling of chimeric antigen receptors［J］. Nat Med, 2015, 21(6): 581-590.

［76］Lanitis E, Poussin M, Klattenhoff A W, et al. Chimeric antigen receptor T Cells with dissociated signaling domains exhibit focused antitumor activity with reduced potential for toxicity in vivo［J］. Cancer Immunol Res, 2013, 1(1): 43-53.

［77］Prosser M E, Brown C E, Shami A F, et al. Tumor PD-L1 co-stimulates primary human CD8(+) cytotoxic T cells modified to express a PD1: CD28 chimeric receptor［J］. Mol Immunol, 2012, 51(3-4): 263-272.

# 第11章　免疫检查点抑制剂的皮肤反应

安妮莎·帕特尔，奥玛·普拉瓦
（Anisha B. Patel and Omar Pacha）

**摘要**　由于免疫检查点抑制剂是一类新兴的药物，直到最近才揭示了其皮肤不良事件的特征。此外，由于皮肤不良反应有较高的发生率，使得许多临床医生对皮肤 AEs 的诊断和治疗缺乏足够的了解。瘙痒和皮疹是免疫治疗的临床试验中报告的免疫相关不良事件发生率最高的五种不良反应之一。FDA 批准的七种用于单药治疗或联合治疗的免疫检查点抑制剂中，皮肤不良反应的发生率为 35% ~ 60%。虽然单药治疗的 3 级或 4 级皮肤 AEs 发生率只有 2%，但联合治疗的皮肤 AEs 发生率可高达 6% ~ 9%，显著影响了这些患者的生活质量。在使用伊匹木单抗的患者中，43.5% 的患者发生了皮肤 AEs，在我们机构，其中 20% 的患者因此而停药。这意味着可能有 9% 的患者因为皮肤不良反应而中断了伊匹木单抗的使用。在接下来的章节中，我们将回顾这些药物的分类、常见的皮肤不良反应、分级和管理原则。

**关键词**　免疫检查点抑制剂；皮炎；伊匹木单抗；抗 PD-1 纳武利尤单抗；抗 CTLA-4；皮疹；免疫治疗；瘙痒

随着免疫检查点抑制剂的广泛使用，各种类型的不良反应也逐渐显现，并且不同于在细胞毒性化疗或靶向治疗中观察到的不良反应，通常被称为免疫相关不良事件。不受控制的 T 细胞激活介导了免疫稳态的破坏[1]。由于免疫检查点抑制剂是一类新兴的药物，直到最近才揭示了其皮肤不良事件的特征。此外，由于皮肤不良反应有较高的发生率，使得许多临床医生对皮肤 AEs 的诊断和治疗缺乏足够的了解。瘙痒和皮疹是免疫治疗的临床试验中报告的免疫相关不良事件发生率最高的五种不良反应之一。FDA 批准的七种用于单药治疗或联合治疗的免疫检查点抑制剂中，皮肤不良反应的发生率为 35% ~ 60%。虽然单药治疗的 3 级或 4 级皮肤 AEs 发生率只有 2%，但联合治疗的皮肤 AEs 发生率可高达 6% ~ 9%，显著影响了这些患者的生活质量[2-4]。在使用伊匹木单抗的患者中，43.5% 的患者发生了皮肤 AE，在我们机构，其中 20% 的患者因此而停药。这意味着可能有 9% 的患者因为皮肤不良反应而中断了伊匹木单抗的使用[2]。在接下来的章节中，我们将回顾这些药物的分类、常见的皮肤不良反应、分级和管理原则。

尽管 PD-1 抑制剂通常比 CTLA-4 抑制剂耐受性更好，报道的皮肤不良反应发生率更低（分别为 18% 和 43.5%）[2]，但总体来说，CTLA-4 抑制剂与 PD-1 抑制剂有类似的不良反应。此外，这两种药物的皮肤不良反应似乎都是延迟出现的，抗 CTLA-4 抑制剂大约在治疗一个月后会出现皮疹，而 PD-1 抑制剂会稍晚一些[2]。目前正在进行 PD-L1 抑制剂和第二代 CTLA-4 抑制剂临床研究，越来越多的研究中将两者联合使用，研究显示联合应用往往会发生更多和更严重的皮肤不良事件。在笔者工作机构，接受联合治疗的患者中有 52.3% 的患者发生过 CAEs。这两种药物似乎与第一代药物具有相同的皮肤不良反应，但严重程度总体上可能较低。有趣的是，皮肤毒性与更好的治疗效果有关，如果处理得当，可以作为预后良好的指标[5-7]。

## 1 免疫检查点抑制剂常见的皮肤不良反应

这类药物也不可避免的会发生与其他类药物相同的典型皮肤药物反应。组织学上，这些反应轻度表现为麻疹样药疹，重度表现为史蒂文斯 - 约翰逊综合征（SJS）/ 中毒性表皮坏死松解症（TEN）[8, 9]。

麻疹样药疹（通常被认定为"斑丘疹"）临床表现为红斑性斑块和薄而无鳞的丘疹融合成漂白的色斑或者薄薄的斑块，这些丘疹通常起始于躯干，并逐渐向周围扩散至四肢。组织学显示浅层血管周围浸润性病变，伴有不同的空泡改变、角化不良和嗜酸性粒细胞。患者通常没有症状，偶尔会有瘙痒。如果疼痛或出现水泡，应考虑早期多形性红斑（EM）或 SJS/TEN。EM 表现为靶样红斑性细小丘疹，常累及肢端和黏膜皮肤。丘疹可以演变成中央暗沉或者水泡状皮疹。当分布更弥漫，累及粘膜表面，但范围在体表面积（BSA）10% 以下时，即为 SJS。当皮疹范围大于 BSA 30% 时，则被称为 TEN，可以出现病情的快速进展。对于麻疹样皮疹，局部继续使用类固醇通常就足够了。对于 EM，停药的同时，根据病情严重程度的不同给予口服或静脉注射类固醇。对于 SJS 和 TEN 来说，停药和支持性护理至关重要，可能需要静脉注射类固醇、静脉注射免疫球蛋白或 TNFα 抑制剂。

荨麻疹也是一种在免疫检查点抑制剂治疗中常见的 I 型药物反应。组织学显示轻微的表皮改变，伴有乳头状真皮和表层网状真皮水肿，伴有淋巴细胞、嗜酸性粒细胞和可变的中性粒细胞浸润。通常在几天内发病，伴有瘙痒的红斑性风团通常可以通过口服抗组胺药物和停药得到控制。也可以考虑使用生物制剂，如抗 IgE 单克隆抗体。

## 2 抗 CTLA-4 和抗 PD-1 治疗共有的皮肤不良反应

皮疹是仅次于瘙痒的最常见的皮肤不良反应之一，在帕博利珠单抗和纳武利尤单抗临床试验中的发生率为 11%，在伊匹木单抗临床试验中的发生率为 19%。皮疹是一种非特异性的症状，包括了各种炎症性皮肤病，包括银屑病样、湿疹样、苔藓样和麻疹样药疹。与抗 CTLA-4 抗体相比，抗 PD-1 抗体的皮疹发生率较低，但严重（3 级和 4 级）CAEs 的发生率相似（分别为 2.4% 和

2.6%）。湿疹、瘙痒和白癜风在这两类免疫检查点抑制剂中都会出现[10-16]。区分不同类型的炎症性皮肤反应很重要，因为疾病严重程度不同，治疗选择亦有差异。虽然轻微的病变可以用局部类固醇治疗，但弥漫性病变则需要全身治疗，其中一些药物是专门针对某种炎症反应的治疗（图 11.1 和图 11.2）。

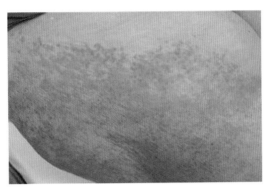

**图 11.1**　湿疹，红斑丘疹聚集成粗糙的小范围的斑块

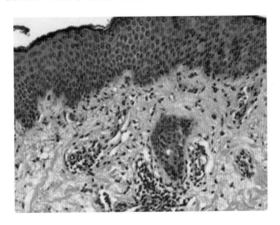

**图 11.2**　湿疹，伴有真皮嗜酸性粒细胞浸润的海绵水肿性皮炎

　　湿疹表现为瘙痒、边界不清、水肿性，红斑性丘疹有时合并成斑块，在严重的病例中有水泡。在它的发展过程中，斑块常表现为粗糙的红斑，并有明显的脱皮。分布呈弥漫性，对躯干和四肢的影响大于面部，以屈侧为主，这是特异反应性皮炎的典型特征。头皮和生殖器部位常出现弥漫性表现，在伴有微小裂隙或重复感染区域，斑块常伴有严重的瘙痒和疼痛。组织学显示明显的海绵层水肿和各种嗜酸性粒细胞的存在[17]。治疗包括外用类固醇，通常是中等强度的乳膏，如 0.1% 的曲安奈德，然后逐渐更换为超强效制剂，如 0.05% 的氯倍他索乳膏。面部、腋窝和腹股沟通常使用温和低效的类固醇，如 2.5% 氢化可的松或 0.05% 布地奈德乳膏。可以通过局部类固醇方案使湿疹得到有效控制，包括急性发作时每天两次使用和维持治疗时每周两次使用。第一代口服抗组胺药物是主要的补充治疗，如苯海拉明或羟基锌。在笔者的经验中，早上加用第二代非镇静抗组胺药，如西替利嗪或氯雷他定，也可获益。对于 3 级 AEs，包括范围 > 30%BSA 的病变，且局部治疗无效的患者，增加全身治疗可能是有帮助的。通常口服类固醇，如 1mg/kg 泼尼松，治疗有效后缓慢减量。通常局部类固醇的维持使用使病变逐渐控制后，口服类固醇可以缓慢减量至停药。目前文献没有显示口服类固醇对治疗效果的影响[18, 19]。

由于重度皮肤 AEs 的皮疹持续时间可能延长，甚至在停止治疗后仍持续数月，因此需要类固醇替代品。使用治疗特异反应性皮炎的生物制剂白介素 4 受体 α 亚单位（IL-4Ra）已被成功用于需要继续使用免疫检查点抑制剂治疗患者的严重难治性湿疹的治疗[20]。

无皮疹的瘙痒，其临床表现多样。大多数患者的皮肤正常，尽管他们可能会因操作原因而产生继发性皮肤变化，而被误认成原发皮疹。几何形状糜烂和溃疡、瘙痒结节和线状糜烂是瘙痒的继发症状。瘙痒结节是边界不清的、离散的、红斑样的色素沉着性棘皮丘疹，常伴有中央性侵蚀。组织学显示真皮浅层纤维化和垂直定向的血管，并覆盖棘皮病的表皮。治疗的第一步是消除原发性炎症。对于原发性瘙痒，最好根据严重程度采取循序渐进的方法。对于轻微病例，第一代抗组胺药物通常足够有效，镇静作用，有助患者入睡，因为瘙痒往往在睡前最严重。随着强度增加，夜间加用三环类抗抑郁药多塞平和 GABA 激动剂如加巴喷丁并逐渐增加剂量使是有效的治疗手段。

白癜风表现为色素脱失、边界清楚的斑点聚集成斑块，偶有红斑和瘙痒，最初仅在黑色素瘤患者中报道，但现在可见于各种原发恶性肿瘤（图 11.3）。抗 CTLA-4 和抗 PD-1 治疗的发率约为 2%[7]。组织学显示真皮 - 表皮交界处黑素细胞缺失（图 11.4）。患者通常没有症状，但偶有前驱瘙痒。白癜风的治疗包括局部类固醇联合使用紫外线光疗[21]；然而，黑色素瘤患者通常不进行这种治疗，因为紫外线暴露增加远期患皮肤癌的风险。

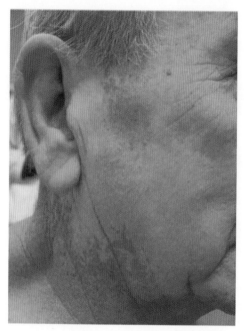

**图 11.3 白癜风，头部和颈部的脱色斑块**

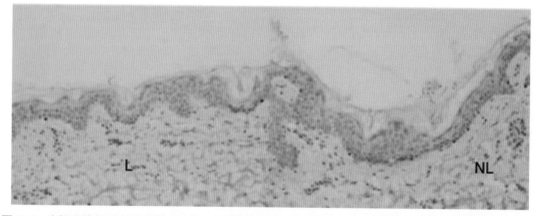

**图 11.4 皮损皮肤（L）的白癜风 MART1 免疫染色显示，与非皮损（NL）皮肤的 MART1 免疫染色相比，真皮 - 表皮交界处的黑色素细胞减少**

也能看到风湿性疾病伴或不伴皮肤受累的表现。尽管不像炎症性皮疹那么常见，但在两种检查点抑制剂中都可以看到这些 AEs，包括大血管炎、皮肌炎（伴或不伴肌肉受累）、红斑狼疮和干燥病[22, 23]。目前尚不清楚这些不良反应是否由药物所诱导。皮肌炎也是一种副肿瘤性疾病，有必要仔细评估时间进程以确定最可能的相关性[24]。

## 3 抗 CTLA-4 药物常见的皮肤不良反应

在接受伊匹木单抗治疗的患者中，最常见的不良事件是皮疹，1/4 ~ 1/2 以上的患者会出现"皮疹"，1/4 ~ 1/3 的患者会出现瘙痒[25]。皮疹的类型从轻度湿疹到表皮坏死松解[26]，大多数患者出现了传统的麻疹样药疹或湿疹性特异反应性皮炎样皮疹[25]。据报道，皮疹出现在用药后 3 周左右，通常在 2.5 个月左右消退[25]。在我们机构的回顾性分析中，大多数患者通常停药后皮疹才能完全消退（未发表的数据 Patel）。上面讨论了这类药物中最常见的 CAEs。较不常见的皮疹包括痤疮样皮疹[27]、肉芽肿性皮炎[28]和坏疽脓皮病[29]。

免疫检查点抑制剂的作用机制是通过解除 T 细胞抑制来激活 T 细胞，从而导致机体免疫系统的上调，进一步发挥其抗肿瘤活性。结果表明，皮肤相关 AEs 与剂量无关，10mg/kg 剂量组与 3mg/kg 剂量组发生的 CAEs 相似。幸运的是，按照通用术语标准定义为 3 级或更高级别的高级别皮疹发生率大大低于 2.4%[30]。

## 4 抗 PD-1 药物的皮肤不良反应

除了前面讨论的共同炎症性皮肤反应外，抗 PD-1 抗体还可诱发银屑病[31, 32]、苔藓样皮炎[33]和大疱性类天疱疮[34, 35]。最近研究报道 PD-1 抗体治疗的患者中发现发疹性角化棘皮瘤[36]（图 11.5 和图 11.6）。

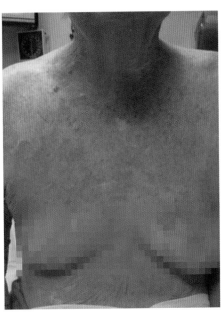

图 11.5 银屑病样皮炎，边界清楚的红斑，有细小的粘连鳞片

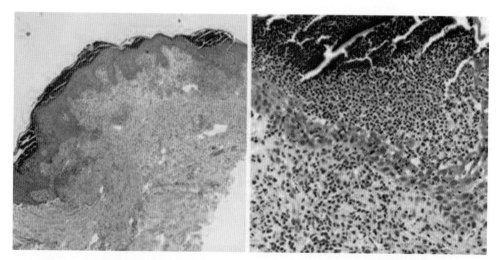

**图 11.6　海绵状银屑病样皮炎伴有角质下脓疱、不规则棘皮症和大量嗜酸性粒细胞**

银屑病样皮炎临床上可表现为典型的寻常型银屑病，边界清楚，红斑轻微硬化，有细小的鳞片附着，局灶性至弥漫性分布的疏松区域。该病四肢通常比躯干更加严重，头皮更易发生。它也可以在结节间区[32]或脓疱型变异体中呈突出性逆分布[36]。银屑病样皮炎可能会引起瘙痒或疼痛，导致微裂缝，四肢水肿。组织学显示为海绵状银屑病样皮炎伴角层下脓疱和不同嗜酸性粒细胞。作者发现银屑病比湿疹更容易对治疗产生耐药，这成为区分两者皮疹结局的预后指标。如果有适应证，治疗应从外用类固醇和抗组胺药物开始。升级治疗包括口服阿维 A 酸、口服阿普斯特、紫外线 -B（UV-B）或口服类固醇。IL-17、IL-12/23 和 IL-23 抑制剂等生物药物是难治性病例的潜在治疗方法，并已有成功应用的案例[37]。

苔藓样皮炎是一种类似扁平苔藓的瘙痒性丘疹性皮疹。治疗应从局部类固醇开始，包括口服阿维 A 酸、甲氨蝶呤或类固醇。大疱性天疱疮是一种抗体介导的大疱性疾病，表现为紧张性大疱，大疱大小不一，充满浆液，伴有非常严重的瘙痒。组织学显示表皮下水疱性皮炎，真皮浅层和大疱内有明显的嗜酸性粒细胞。真皮表皮裂开，而表皮顶完整。角化不良不是它的特征性表现。直接免疫荧光显示 IgG 在真皮 - 表皮交界处沉积。局部和口服类固醇、利妥昔单抗[38]、抗 IgG 单克隆抗体（奥马珠单抗）[39]和抗 IL-4、13 抗体（度匹鲁单抗）[40]已被成功用于这种缓慢出现的皮肤 AEs。也有类似天疱疮相关报道[41]。

暴发性角棘皮瘤是一种边界尚清的低级别鳞状细胞癌。既往报道中，对患者进行了保守治疗，并未中断免疫治疗[36]。

# 5 联合疗法

检查点抑制剂联合治疗已被广泛应用，常为负荷剂量的抗 CTLA4 联合抗 PD-1/PD-L1 治疗，后续抗 PD-1/ 抗 PD-L1 维持性治疗。皮肤 AEs 主要是湿疹、牛皮癣、瘙痒和白癜风，在笔者工作机构的数据库中发病率约为 50%，其中包括临床试验和标准治疗患者。由于患者具有剂量限制性的全身毒性，联合治疗剂量对 CAE 的影响似乎小于单药治疗。

## 6 分级

分级标准普遍基于不良事件通用术语标准和最近美国临床肿瘤学会发布的修改版"实践指南"，后者更关注患者的症状和生活质量，而不是病变严重程度。这似乎是一个更为有用的评估方法，因为相对较小体表面积仍然可能存在剂量限制性毒性（表 11.1 和表 11.2）。

**表 11.1 不良事件的通用术语标准**

| 分级 | 1 | 2 | 3 | 4 | 5 |
|---|---|---|---|---|---|
| 皮疹 | 覆盖 < 10%BSA 斑疹 / 丘疹，伴或不伴症状（如瘙痒、灼烧、发紧） | 覆盖 10% ~ 30%BSA 的斑疹 / 丘疹，伴或不伴症状（如瘙痒、灼烧、发紧）和工具性日常生活受限 | 覆盖 > 30% BSA 的斑疹 / 丘疹伴或不伴相关症状并日常生活自理受限 | 广泛剥脱性、溃疡性或大疱性皮炎 | 死亡 |
| 脱发 | 脱发率小于 50%，从远处看不明显，只有近距离观察才会发现；可能需要一个不同的发型来掩盖脱发，但不需要假发或假发来伪装 | 脱发率 > 50%，其他人很容易看出；如果患者希望完全伪装脱发或脱发影响社会心理，假发是必要的 | | | |
| 色素减退 | 低色素或脱色覆盖 < 10% BSA，无社会心理影响 | 覆盖 > 10% BSA 的低色素沉着或脱色或伴有相关的社会心理影响 | | | |
| 瘙痒 | 轻度或局部，可自行或局部缓解 | 严重或广泛的，自愈或通过系统治疗后缓解 | 严重或广泛的，治疗控制不佳 | | |

**表 11.2 ICPIs 治疗相关皮肤 irAEs 的处理[43]**

| 1.0 皮肤毒性 |
|---|
| 1.1 皮疹 / 炎性皮炎 |

定义：轻度多形性红斑（皮肤和黏膜中的靶向反应，通常由感染引起，如单纯疱疹病毒，但可能与免疫相关药疹有关。如果进展为重度多形性红斑，则可能是 SCAR 的先兆，如 SJS），苔藓样病变（类似扁平苔藓，平顶的多边形，有时为鳞状或肥厚性病变），湿疹［炎症性皮炎，其特征是皮肤瘙痒、红斑、鳞屑或结痂丘疹或斑块，易发生重叠感染，银屑病样（类似于银屑病的界限清楚的红斑、鳞屑丘疹和斑块）、麻疹样（一种皮肤上的非真菌性、非大疱性麻疹样皮疹，通常称为"黄斑丘疹"，无全身症状或实验室异常，不包括偶发的孤立性外周嗜酸性粒细胞增多症、掌跖红细胞感觉障碍）手足综合征；手足发红、麻木、灼烧、瘙痒、手掌和脚底浅表脱皮、中性粒细胞性皮肤病（如 Sweet 综合征）等］

诊断检查

相关病史和体格检查

排除皮肤问题的任何其他病因，例如感染、其他药物的作用或与其他系统性疾病相关的皮肤症状

如果需要，进行实验室检查，包括血常规、肝肾功能检查

如果怀疑自身免疫性疾病，如狼疮或皮肌炎，则进行指导性血清学化验：筛选抗核抗体，SS-A/ 抗 Ro，SS-B/ 抗 La（如果主要是光分布 / 光敏性）、抗组蛋白、双链 DNA 和其他相关血清，如果有其他自身免疫性疾病的症状或体征，考虑扩展更多血清学化验

皮肤活检

考虑使用连续影像学进行临床监测

查看患者药物的完整列表，以排除其他药物引起的光敏性原因

| 分级 | 管理 |
|---|---|
| 根据 CTCAE 对皮肤不良反应进行分级具有挑战性。作为替代，根据 BSA、耐受性、发病率和持续时间来评估严重程度 | |
| G1：症状不影响生活质量，或常规方案和（或）口服止痒药可以控制 | 继续使用 ICPi<br>使用外用润肤剂和（或）轻度 - 中等效力的局部皮质类固醇，建议患者避免皮肤刺激物和阳光照射 |
| G2：影响生活质量并需要根据诊断进行干预的炎症反应 | 暂停 ICPi，并每周检测改善情况。如果未缓解，则中断治疗，直到皮肤 AEs 恢复到 1 级。考虑开始使用泼尼松（或等效剂量）1mg/kg，逐渐减量，至少 4 周<br>此外，使用局部润肤剂、口服抗组胺药和中高效局部皮质类固醇进行治疗 |
| G3：与 G2 一样，但对针对 G2 的干预措施没有效果 | 暂停 ICPi 治疗并请皮肤科会诊以确定适当的恢复方案。用局部润肤剂、口服抗组胺药和高效局部皮质类固醇治疗<br>开始（甲基）泼尼松龙（或等效药物）1 ~ 2mg/kg，逐渐减量，至少 4 周 |
| G4：所有严重皮疹，既往干预措施无法控制且无法忍受 | 停 ICPi 治疗并请皮肤科会诊以确定适当的恢复方案；<br>皮质类固醇减量为泼尼松（或等效物）≤ 10mg，皮肤毒性缓解后进行 ICPi 治疗；<br>全身皮质类固醇：静脉注射（甲基）泼尼松龙（或等效物），剂量为 1 ~ 2mg/kg，缓慢减量直至毒性消退<br>密切监测严重皮肤不良反应的进展<br>立即收治患有肿瘤的患者，并紧急请皮肤科会诊<br>如果皮肤 irAEs 未达到 G1 级或以下，考虑进行替代性抗肿瘤治疗；如果 ICPls 是患者唯一的治疗选择，考虑毒性降至 G1 水平后重新开始使用 |

## 1.2 大疱性皮肤病

定义：包括大疱性天疱疮或其他自身免疫性大疱性皮肤病、大疱性药物反应

诊断检查

体格检查

排除皮肤问题的任何其他病因，例如感染、其他药物的作用或与其他系统性疾病相关的皮肤症状

如果需要，进行实验室检查，包括血常规、肝肾功能检查；考虑进行血清抗体检测以排除大疱性天疱疮，或者在皮肤科的转诊下，将患者血清进行间接免疫荧光检测以排除其他自身免疫性水疱病

对于无法解释为感染性或暂时性其他原因的水疱（例如，单纯疱疹、带状疱疹、大疱性脓疱病、大疱性昆虫咬伤、摩擦或压力性水疱），请转诊皮肤科

考虑皮肤活检（皮损皮肤的苏木精和伊红评估以及皮损周围皮肤的直接免疫荧光评估）

续表

| 分级 | 管理 |
|---|---|
| G1：无症状，水泡覆盖 < 10%BSA，无相关红斑 | 如果水泡 < 10% BSA、无症状且非炎症性病变（例如摩擦起泡或压力起泡的情况），则无需停止 ICPi，仅需观察和（或）局部伤口护理<br>当在皮肤或黏膜表面观察到症状性大疱或糜烂，即脱毛的小泡或大疱时，根据定义，皮肤 irAEs 至少被视为 G2<br>参见 G2 管理建议 |
| G2：水疱影响生活质量并且需要进行干预，不符合 > G2 级诊断标准<br>水疱覆盖 10% ~ 30% BSA | 暂停 ICPi 治疗，请皮肤科会诊进行检查并确定适当的恢复方案<br>注意一般的局部伤口护理，包括普通凡士林软膏和绷带或普通凡士林软膏纱布和绷带覆盖开放性伤口，这些在水疱破裂后或水疱顶部脱落时留在皮肤上<br>建议患者避免皮肤刺激物和过度暴露在阳光下，穿防护服，使用防晒霜<br>进行如上所述的自身免疫性大疱病检查<br>使用 1 级高效局部皮质类固醇（如氯倍他索、倍他米松或等效物），并每 3 天重新评估进展或改善情况 |
| G2：水疱影响生活质量并且需要进行干预，不符合 > G2 级诊断标准<br>水疱覆盖 10% ~ 30% BSA | 以 0.5 ~ 1 mg/kg 剂量开始使用泼尼松（或等效物）治疗，逐渐减少剂量，至少 4 周，直到毒性消退<br>密切监测 G2 irAEs 患者是否进展到更大面积的皮肤受累和（或）黏膜受累，使用连续影像学密切追踪患者<br>复杂皮肤不良反应监测：<br>系统回顾：皮肤疼痛（如晒伤）、发热、莫名的不适、肌痛、关节痛、腹部疼痛、眼部不适或畏光、鼻腔疼痛或不适、口咽疼痛或不适、咽痛、声音嘶哑、排尿困难、女性阴道部位疼痛或男性阴茎疼痛、肛周疼痛或排便疼痛<br>体格检查：包括生命体征和全面的皮肤检查，特别是评估皮肤表面和黏膜（眼睛、鼻腔、口咽、生殖器和肛周区域）。评估淋巴结肿大，面部或远端肿胀（可能是 DIHS/DRESS 的迹象），评估糜烂部位除暗红色区域外是否有脓疱或水泡，这些区域触诊时可能感到疼痛。为了评估是否存在阳性 Nikolsky 征，将带手套的手指切向置于红斑皮肤上，平行于皮肤表面进行摩擦，如果导致表皮分离或脱落，表明表皮与真皮层附着不良，则 Nikolsky 征为阳性，通常在某些自身免疫性疾病（如天疱疮）和 SJS/TEN 中出现。 |
| G3：皮肤脱落覆盖超过 30% BSA，伴有相关疼痛和日常生活自理受限 | 暂停 ICPi 治疗并请皮肤科会诊，以确定适当合理的治疗方案<br>静脉注射（甲基）泼尼松龙（或等效药物）1 ~ 2 mg/kg，逐渐减少剂量，至少 4 周，直到毒性消退<br>如果诊断为大疱性天疱疮，可能需要避免长期使用全身皮质激素，而使用利妥昔单抗作为替代方法。如果患者可能有继发性蜂窝织炎或有其他感染危险因素，如中性粒细胞减少症等，应进行感染科会诊 |
| G4：水泡覆盖 30% BSA，并伴有液体或电解质异常 | 永久停止 ICPi<br>立即住院，并由皮肤科医生负责管理，给予 1 ~ 2 mg/kg 的甲泼尼龙静脉注射，逐渐减少剂量，至少 4 周，直到毒性消退<br>如果诊断为大疱性天疱疮，可能需要避免长期使用全身皮质激素，而使用利妥昔单抗作为替代方法。如果患者可能有继发性蜂窝织炎或有其他感染危险因素，如中性粒细胞减少症等，应进行感染科会诊。 |

## 1.3 SCARs，包括 SJS、TEN、急性全身性发疹性脓疱病和 DRESS / DIHS

### 定义：由于药物引起的皮肤、附属器官或黏膜结构或功能的严重病变

诊断检查

全身皮肤检查，注意黏膜检查和全身多系统的全面检查

排除皮肤疾病的任何其他病因，如感染，其他药物的作用，或与其他系统性疾病有关的皮肤症状

实验室检查，包括血常规、肝肾功能、尿液分析，如果患者出现发热需要进行血培养

SJS/TEN 患者需要可以进行皮肤活检以评估全层表皮坏死，以及其他可能的病因，如副肿瘤性天疱疮或其他自身免疫性水疱性皮肤病或其他药物反应，如急性泛发性发疹性脓疱病

考虑使用连续影像学密切追踪患者病情变化

如果观察到黏膜受损伤或皮肤出现水泡，应考虑尽早到烧伤中心进行进一步监测和管理。复杂皮肤药物不良反应的监测：

系统回顾：皮肤疼痛（如晒伤）、发热、莫名的不适、肌痛、关节痛、腹部疼痛、眼部不适或畏光、鼻腔疼痛或不适、口咽疼痛或不适、咽痛、声音嘶哑、排尿困难、女性阴道部位疼痛或男性阴茎疼痛、肛周疼痛或排便疼痛

体格检查：包括生命体征和全面的皮肤检查，特别是评估皮肤表面和黏膜（眼睛、鼻腔、口咽、生殖器和肛周区域）。评估淋巴结肿大、面部或远端肿胀（可能是 DIHS/DRESS 的迹象），评估糜烂部位除暗红色区域外是否有脓疱或水泡，这些区域触诊时可能感到疼痛。为了评估是否存在阳性 Nikolsky 征，将带手套的手指切向置于红斑皮肤上，平行于皮肤表面进行摩擦，如果导致表皮分离或脱落，表明表皮与真皮层附着不良，则 Nikolsky 征为阳性，通常在某些自身免疫性疾病（如天疱疮）和 SJS/TEN 中出现

| 所有级别 | 无论级别如何，在疑似 SJS 或任何黏膜受损伤的病例中，停止 ICP 治疗并密切监测改善情况 |
| --- | --- |
| G1：NA | 对于 SCARs，没有 1 级不良反应；如果大疱或糜烂的面积较小，应该高度关注这种反应可能会发展为 G3 或 G4 |
| G2：麻疹样皮疹（"斑丘疹"）覆盖 10% ~ 30%BSA，伴有全身症状、淋巴结病变或面部肿胀 | 暂停 ICPi 治疗，密切监测患者，每 3 天评估是否有更大面积皮肤和（或）黏膜受累<br><br>考虑使用连续影像学密切追踪患者<br><br>开始治疗时使用局部润肤剂，口服抗组胺药，以及中到高强度的局部皮质类固醇<br><br>考虑开始使用泼尼松（或等效剂量）0.5 ~ 1mg/kg，逐渐减少剂量，至少 4 周，直到毒性消退 |
| G3：皮肤脱落覆盖 < 10% BSA，并伴有黏膜受累及相关体征（如红斑、紫癜、表皮脱落、黏膜脱落分离） | 暂停 ICPi 治疗并请皮肤科医生会诊<br><br>使用皮肤局部润肤剂和其他凡士林润肤剂治疗，口服抗组胺药和高强度外用皮质类固醇；二甲聚硅氧烷也可作为凡士林的替代品<br><br>给予静脉注射甲基泼尼松龙（或同等剂量）0.5 ~ 1mg/kg，治疗有效后可转化为口服皮质类固醇治疗，至少使用 4 周<br><br>入住烧伤科和（或）伤口护理会诊，注意支持性治疗，包括液体和电解质平衡，尽量减少水分流失，预防感染<br><br>鉴于这些药物的免疫作用机制，使用免疫抑制是必要的<br><br>对于累及黏膜的 SJS 或 TEN，应进行适当的多学科会诊以指导管理，防止瘢痕后遗症（根据病变情况请眼科、耳鼻喉科、泌尿外科、妇科等会诊） |

续表

| G4：皮肤红斑和水疱 / 脱落面积 ≥ 10% BSA，伴有相关体征（如红斑、紫癜表皮脱落、黏膜脱落）和（或）全身症状，并涉及相关实验室检查异常（如 DRESS/DIHS 伴随肝功能指标升高） | 永久停止 ICPi<br>入院患者立即到烧伤病房或 ICU，进行皮肤或伤口护理会诊<br>考虑在黏膜表面处理基础上的进一步多学科会诊（例如，眼科，泌尿科，妇科，耳鼻喉外科等）<br>进行甲基泼尼松龙静脉注射（或同等剂量）1 ~ 2 mg/kg，伴随毒性缓解逐渐减量<br>重度或皮质类固醇治疗无效患者也可考虑使用静脉注射用免疫球蛋白或环孢素<br>对于反应迟钝或伴有 DRESS 的患者考虑进行疼痛或姑息科会诊或住院 |
| --- | --- |

其他注意事项：对于 SJS，通常禁止使用皮质类固醇与此无关，因为其潜在机制是 T 细胞免疫导向毒性
使用皮质激素或其他药物进行充分的抑制是必要的，对于 DRESS/DIHs 的治疗时间可能需要延长
所有的建议都是基于专家共识，利大于弊，推荐力度中等

缩略词：ADL：activities of daily living，日常生活活动；BSA：body surface area，体表面积；CTCAE：Common Terminology Criteria for Adverse Events，常见不良事件评价标准；DIHS：drug-induced hypersensitivity syndrome，药物超敏反应综合征；DRESS：drug reaction with eosinophilia and systemic symptoms，伴嗜酸粒细胞增多和系统症状的药疹；G：grade，分级；ICPi：immune checkpoint inhibitor，免疫检查点抑制剂；ICU：intensive care unit，重症监护室；irAE：immune-related adverse event，免疫相关不良反应；IV：intravenous，静脉注射；IVIG：intravenous immunoglobulin，静脉注射用免疫球蛋白；NA：not applicable，不适用；SCAR：severe cutaneous adverse reactions，严重的皮肤不良反应；SJS：Stevens-Johnson syndrome，史蒂文斯—约翰逊综合征；TENS：toxic epidermal necrolysis，中毒性表皮坏死松解症

## 7　CAEs 作为预后指标

白癜风是一种相对无害的不良事件，因为它通常没有症状，并且不需要治疗。然而，使用免疫检查点抑制剂的患者发生白癜风与更优的无进展生存期和肿瘤治疗有效率相关。普遍认为白癜风是一个被低估的不良反应，如未进行全身皮肤检查，则易被忽视。白癜风既往仅在黑色素瘤治疗的患者中有过报道[5, 6, 44, 45]，后续也在其他类型的癌症中发现[21]。研究显示皮疹发生率与更高的存活率和肿瘤有效率相关[5]。

（王文娜、张晶　译，郭振兴　校）

## 参考文献

［1］Naing A, Hajjar J, Gulley J L, et al. Strategies for improving the management of immune-related adverse events［J］. J Immunother Cancer, 2020, 8(2).

［2］Villadolid J, Amin A. Immune checkpoint inhibitors in clinical practice: update on management of immune-related toxicities［J］. Transl Lung Cancer Res, 2015, 4(5): 560-75.

［3］Larkin J, Chiarion-Sileni V, Gonzalez R, et al. Five-Year Survival with Combined Nivolumab and Ipilimumab in Advanced Melanoma［J］. N Engl J Med, 2019, 381(16): 1535-46.

［4］Long G V, Atkinson V, Cebon J S, et al. Standard-dose pembrolizumab in combination with reduced-dose ipilimumab for patients with advanced melanoma (KEYNOTE-029): an open-label, phase 1b trial［J］. Lancet Oncol, 2017, 18(9): 1202-10.

［5］Martina, Sanlorenzo, Igor, et al. Pembrolizumab Cutaneous Adverse Events and Their Association With Disease Progression［J］. JAMA Dermatology, 2015,

［6］Teulings H E, Limpens J, Jansen S N, et al. Vitiligo-like depigmentation in patients with stage Ⅲ-Ⅳ melanoma receiving immunotherapy and its association with survival: a systematic review and meta-analysis［J］. J Clin Oncol, 2015, 33(7): 773-81.

［7］Attia P, Phan G Q, Maker A V, et al. Autoimmunity correlates with tumor regression in patients with metastatic melanoma treated with anti-cytotoxic T-lymphocyte antigen-4［J］. J Clin Oncol, 2005, 23(25): 6043-53.

［8］Sundaresan S, Nguyen K T, Nelson K C, et al. Erythema multiforme major in a patient with metastatic melanoma treated with nivolumab［J］. Dermatol Online J, 2017, 23(9).

［9］Kubicki S, Welborn M, Patel A. Toxic epidermal necrolysis during co-therapy with ipilimumab and nivolumab［J］. Journal of Immunotherapy and Precision Oncology, 2018, 1(2): 78.

［10］Hodi F S, O'day S J, Mcdermott D F, et al. Improved survival with ipilimumab in patients with metastatic melanoma［J］. N Engl J Med, 2010, 363(8): 711-23.

［11］Robert C, Thomas L, Bondarenko I, et al. Ipilimumab plus dacarbazine for previously untreated metastatic melanoma［J］. N Engl J Med, 2011, 364(26): 2517-26.

［12］Robert C, Ribas A, Wolchok J D, et al. Anti-programmed-death-receptor-1 treatment with pembrolizumab in ipilimumab-refractory advanced melanoma: a randomised dose-comparison cohort of a phase 1 trial［J］. Lancet, 2014, 384(9948): 1109-17.

［13］Robert C, Long G V, Brady B. Nivolumab in previously untreated melanoma without BRAF mutation［J］. New England Journal of Medicine, 2014, 372(4): 320-30.

［14］Weber J S, D"angelo S P, Minor D, et al. Nivolumab versus chemotherapy in patients with advanced melanoma who progressed after anti-CTLA-4 treatment (CheckMate 037): a randomised, controlled, open-label, phase 3 trial［J］. Lancet Oncology, 2015, 16(4): 375-84.

［15］Rizvi N A, Mazieres J, Planchard D, et al. Activity and safety of nivolumab, an anti-PD-1 immune checkpoint inhibitor, for patients with advanced, refractory squamous non-small-cell lung cancer (CheckMate 063): a phase 2, single-arm trial［J］. Lancet Oncol, 2015, 16(3): 257-65.

［16］Garon E B, Rizvi N A, Hui R, et al. Pembrolizumab for the treatment of non-small-cell lung cancer［J］. New England Journal of Medicine, 2015, 372(21):

［17］Di Giacomo A M, Biagioli M, Maio M. The emerging toxicity profiles of anti-CTLA-4 antibodies across clinical indications［J］. Semin Oncol, 2010, 37(5): 499-507.

［18］Fujii T, Colen R R, Bilen M A, et al. Incidence of immune-related adverse events and its association with treatment outcomes: the MD Anderson Cancer Center experience［J］. Invest New Drugs, 2018, 36(4): 638-46.

［19］Horvat T Z, Adel N G, Dang T O, et al. Immune-Related Adverse Events, Need for Systemic Immunosuppression, and Effects on Survival and Time to Treatment Failure in Patients With Melanoma Treated With Ipilimumab at Memorial Sloan Kettering Cancer Center［J］. J Clin Oncol, 2015, 33(28): 3193-8.

［20］Coleman E, Ko C, Dai F, et al. Inflammatory eruptions associated with immune checkpoint inhibitor therapy: A single-institution retrospective analysis with stratification of reactions by toxicity and implications for management［J］. J Am Acad Dermatol, 2019, 80(4): 990-7.

［21］Karri P V, Tahseen D, Patel A B. Treatment of Checkpoint Inhibitor-Induced Vitiligo in a Patient With Metastatic Renal Cell Cancer［J］. Dermatitis, 2021, 32(4): e68-e9.

［22］Daxini A, Cronin K, Sreih A G. Vasculitis associated with immune checkpoint inhibitors-a systematic review［J］.

Clin Rheumatol, 2018, 37(9): 2579-84.

［23］ Cappelli L C, Shah A A, Bingham C O. Cancer immunotherapy-induced rheumatic diseases emerge as new clinical entities ［J］. Rmd Open, 2016, 2(2): e000321.

［24］ Messer A, Drozd B, Glitza I C, et al. Dermatomyositis associated with nivolumab therapy for melanoma: a case report and review of the literature ［J］. Dermatol Online J, 2020, 26(8).

［25］ Lacouture M E, Wolchok J D, Yosipovitch G, et al. Ipilimumab in patients with cancer and the management of dermatologic adverse events ［J］. J Am Acad Dermatol, 2014, 71(1): 161-9.

［26］ Nayar N, Briscoe K, Fernandez Penas P. Toxic Epidermal Necrolysis-like Reaction With Severe Satellite Cell Necrosis Associated With Nivolumab in a Patient With Ipilimumab Refractory Metastatic Melanoma ［J］. J Immunother, 2016, 39(3): 149-52.

［27］ Welborn M, Kubicki S L, Garg N, et al. Twelve cases of acneiform eruptions while on anti-CTLA4 therapy ［J］. Supportive Care in Cancer, 2020, 28(6): 2499-502.

［28］ Kubicki S L, Welborn M E, Garg N, et al. Granulomatous dermatitis associated with ipilimumab therapy (ipilimumab associated granulomatous dermatitis) ［J］. J Cutan Pathol, 2018, 45(8): 636-8.

［29］ Kubicki S L, Welborn M E, Patel A B. Pyoderma gangrenosum following initiation of immune checkpoint inhibitor therapy ［J］. Journal of Immunotherapy and Precision Oncology, 2018, 1(2):

［30］ Minkis K, Garden B C, Wu S, et al. The risk of rash associated with ipilimumab in patients with cancer: a systematic review of the literature and meta-analysis ［J］. J Am Acad Dermatol, 2013, 69(3): e121-8.

［31］ Ohtsuka M, Miura T, Mori T, et al. Occurrence of Psoriasiform Eruption During Nivolumab Therapy for Primary Oral Mucosal Melanoma ［J］. JAMA Dermatol, 2015, 151(7): 797-9.

［32］ Totonchy M B, Ezaldein H H, Ko C J, et al. Inverse Psoriasiform Eruption During Pembrolizumab Therapy for Metastatic Melanoma ［J］. JAMA Dermatol, 2016, 152(5): 590-2.

［33］ Schaberg K B, Novoa R A, Wakelee H A, et al. Immunohistochemical analysis of lichenoid reactions in patients treated with anti-PD-L1 and anti-PD-1 therapy ［J］. J Cutan Pathol, 2016, 43(4): 339-46.

［34］ Jour G, Glitza I C, Ellis R M, et al. Autoimmune dermatologic toxicities from immune checkpoint blockade with anti-PD-1 antibody therapy: a report on bullous skin eruptions ［J］. J Cutan Pathol, 2016, 43(8): 688-96.

［35］ Naidoo J, Schindler K, Querfeld C, et al. Autoimmune Bullous Skin Disorders with Immune Checkpoint Inhibitors Targeting PD-1 and PD-L1 ［J］. Cancer Immunol Res, 2016, 4(5): 383-9.

［36］ Freites-Martinez A, Kwong B Y, Rieger K E, et al. Eruptive Keratoacanthomas Associated With Pembrolizumab Therapy ［J］. JAMA Dermatol, 2017, 153(7): 694-7.

［37］ Johnson D, Patel A B, Uemura M I, et al. IL17A Blockade Successfully Treated Psoriasiform Dermatologic Toxicity from Immunotherapy ［J］. Cancer Immunol Res, 2019, 7(6): 860-5.

［38］ Sowerby L, Dewan A K, Granter S, et al. Rituximab Treatment of Nivolumab-Induced Bullous Pemphigoid ［J］. Jama Dermatology, 2017.

［39］ Lonowski S, Sachsman S, Patel N, et al. Increasing evidence for omalizumab in the treatment of bullous pemphigoid ［J］. JAAD Case Rep, 2020, 6(3): 228-33.

［40］ Kaye A, Gordon S C, Deverapalli S C, et al. Dupilumab for the Treatment of Recalcitrant Bullous Pemphigoid ［J］. JAMA Dermatol, 2018, 154(10): 1225-6.

［41］ Bezinelli L M, Eduardo F P, Migliorati C A, et al. A Severe, Refractory Case of Mucous Membrane Pemphigoid After Treatment With Pembrolizumab: Brief Communication ［J］. J Immunother, 2019, 42(9): 359-62.

［42］ Cancer N. Common Terminology Criteria for Adverse Events (CTCAE) v4.0 ［J］. 2009.

［43］ Brahmer J R, Lacchetti C, Schneider B J, et al. Management of Immune-Related Adverse Events in Patients Treated With Immune Checkpoint Inhibitor Therapy: American Society of Clinical Oncology Clinical Practice Guideline ［J］. J Clin Oncol, 2018, 36(17): 1714-68.

［44］Hua C, Boussemart L, Mateus C, et al. Association of Vitiligo With Tumor Response in Patients With Metastatic Melanoma Treated With Pembrolizumab ［J］. JAMA Dermatol, 2016, 152(1): 45-51.35.

［45］Freeman-Keller M, Kim Y, Cronin H, et al. Nivolumab in Resected and Unresectable Metastatic Melanoma: Characteristics of Immune-Related Adverse Events and Association with Outcomes ［J］. Clin Cancer Res, 2016, 22(4): 886-94.

# 第12章　免疫治疗介导的胃肠道腔内毒性

托马斯·安沙，王英红

（Anusha S. Thomas 和 Yinghong Wang）

**摘要**　免疫检查点抑制剂的出现及其在晚期恶性肿瘤管理中的应用，已经彻底改变了肿瘤的治疗、预后和生存期。尽管这类药物已被证明是有益的，但它们的使用并非没有并发症，即免疫相关的不良事件。胃肠道（GI）是第二常见的受影响的器官系统，毒副作用的严重程度可能从轻度疾病到严重的危及生命的临床表现。通过将临床、生化、影像学、内镜和组织学评估结合在一起，做出及时诊断，是对该疾病进程进行全面管理以确保良好预后的必要条件。不良反应的管理因严重程度而不同，可包括较轻疾病模式下的支持性护理，以及重症病例的有效的免疫抑制治疗。

**关键词**　免疫检查点抑制剂；免疫治疗；结肠炎；腹泻；小肠结肠炎；胃肠道不良事件

## 1　流行病学和危险因素

据报道，免疫检查点抑制剂相关小肠结肠炎（IMC）的总发生率为10%～30%[1-5]。这一广泛的范围主要取决于免疫检查点抑制剂的类型、癌症的类型和患者有关的危险因素。与PD-1/PD-L1阻断疗法相比，相较于单药治疗而言，细胞毒性T淋巴细胞相关蛋白4（CTLA4）阻断疗法的毒性发生率和毒性等级会更高，因为它是一种联合治疗模式。此外，较高剂量的免疫检查点抑制剂的治疗似乎会增加发生小肠结肠炎的风险[6-8]。CTLA4抑制剂的继发毒性（1个月）通常比PD-1/PD-L1抑制剂（2～3个月）更早出现，这可能反映了后者的半衰期更长。然而，事实上，不良反应可能直到首次输注后2年才发生，这高度提示该药物在清除后，其生物体内影响的持久性[9]。在癌症类型方面，有研究表明，晚期癌症患者，尤其是恶性黑色素瘤患者可能更易发生IMC[10]。患者的特征，例如性别和基线微生物群，可能在引发IMC的风险方面起着至关重要的作用。有人甚至认为，基于男性和女性之间显著不同的免疫反应模式和肿瘤生物学模式[11]，推测在irAEs方面不同性别也相应是有差异的；这仍然缺乏确凿的数据。此外，虽然有文献支持患者独特的基线肠道微生物组在预测ICI的治疗反应和发生IMC的风险方面起到作用[12]，仍有必要开展对照临床试验来证实这一点。最后，既往存在的炎症性肠病伴活动性疾病可能增加IMC的风险[13]。

## 2　免疫介导的小肠结肠炎

在临床上，使用 CTCAE 5.0 版对 IMC 的表现进行分级是很重要的[14]。尽管数据表明，在这种严重依赖临床体征和症状的量表中，腹泻和结肠炎分级之间的相关性较弱，但在许多临床试验中，依然采用相同的标准对患者的疾病严重程度进行分类[15]。

在免疫功能低下的患者群体中，必须进行感染相关筛查以排除细菌（如艰难梭状芽胞杆菌）、病毒（如 CMV）、寄生虫或真菌感染，这些感染可能以类似的方式出现[16]。此外，应检查脂泻病、胰腺功能不全相关的粪便弹性蛋白酶以及甲状腺功能障碍相关的 TSH，以排除这些疾病引起的腹泻。粪便中的乳铁蛋白和钙保护蛋白可能是预测炎症的生物信息标志物。虽然数据表明，前者在内镜下组织学炎症时高度敏感，但粪便钙网蛋白检测可以作为内镜监测的一种替代方式来评估治疗反应[17, 18]。

对比成像常用于排除 IMC 和 ≥ 2 级腹泻相关并发症以外的急性腹腔内疾病。这源于较差的阴性预测值，以及影像学和内镜下所见的相关性较弱。然而，对于该病程已经确立了 3 种影像学征象，即弥漫性结肠炎模式、节段性结肠炎合并憩室病和孤立性直肠乙状结肠炎无憩室病，具有良好的阳性预测价值[19]。

早期内镜评估是识别具有高危结肠炎风险患者的关键，有助于及时有效地管理患者，从而减少类固醇依赖，改善整体结局，特别是在延长住院时间和危重患者复发方面[15, 17]。内镜下的表现包括正常黏膜（多达 1/3 的患者）和非溃疡性炎症以及黏膜溃疡[15]。目前还没有建立有效的验证工具对内镜下 IMC 的严重程度分级；梅奥诊所对溃疡性结肠炎的评分系统（表 12.1）有助于将高风险特征（图 12.1a）（大溃疡 > 1cm，深溃疡 > 2mm，广泛累及结肠炎）和中等风险特征的患者（图 12.1b）（小溃疡 < 1cm，浅溃疡 < 2mm，无溃疡性炎症，结肠黏膜正常但伴随组织学异常，左半孤立性结肠炎）与低风险特征（图 12.1c）的患者区分开来（正常内镜下组织学表现）。

表 12.1　梅奥内镜评分

| 分值 | 疾病活动度 | 内镜下特征 |
| --- | --- | --- |
| 0 | 正常 / 无活性 | 无 |
| 1 | 轻 | 红斑，血管减少，轻度脆性 |
| 2 | 中 | 显著红斑，血管消失，易碎，侵蚀 |
| 3 | 重 | 自发性出血，溃疡 |

IMC 有三种不同的组织学模式，即急性结肠炎、慢性结肠炎和显微镜下结肠炎。第三种类型，虽然罕见，但表现为一种侵袭性的病程，显著增加全身性免疫抑制治疗的应用[20]。急性结肠炎（图 12.2a）最常见，主要表现为中性粒细胞和（或）嗜酸性粒细胞浸润、上皮细胞凋亡、隐窝炎和隐窝微脓肿。慢性结肠炎（图 12.2b）表现出与炎症性肠病非常相似的特征，如隐窝结构扭曲、基底

淋巴细胞增多、肉芽肿和潘氏（Paneth）细胞化生等[15]。显微镜下结肠炎类似于淋巴细胞性结肠炎或胶原性结肠炎。（图 12.2c，d）需要强调的是，这种疾病过程的临床症状与组织学炎症之间没有相关性，这是在 IBD 中观察到的一种现象[21, 22]。有趣的是，组织学炎症可能发生在临床症状之前[15]。

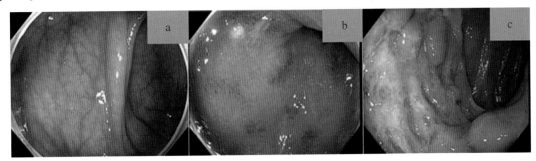

图 12.1 （a）正常结肠黏膜；（b）中等风险内镜特征，以水肿、红斑和非溃疡炎症为特征；（c）以深度溃疡为特征的高风险内镜特征

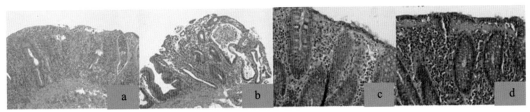

图 12.2 （a）急性活动性结肠炎，（b）慢性活动性结肠炎，（c，d）显微镜下结肠炎

# 3 IMC 治疗

高效管理 IMC 包括及时开始适当的治疗，避免出现并发症、复发，及治疗延迟。1 级 IMC 表现为轻度和自限性腹泻，可通过支持性治疗管理，即水化，纠正电解质失衡，清淡饮食，抗腹泻药（一旦排除感染时），或基于 5-ASA 的治疗。大多数情况下，ICI 可在急性症状改善后恢复用药[23]。

≥ 2 级 IMC 的日常管理为及时免疫抑制治疗。重要的是，2 级和 3 级应暂停 ICI 治疗，4 级应永久停用[24, 25]。经评估具有低风险内镜特征的患者可以基于体重使用皮质类固醇处理（泼尼松或等效物 1 ~ 2 mg/kg）直至症状缓解后 4 周，以减少继发性感染并发症[15]。在类固醇开始使用 3 天后，如果患者症状缓解不明显，可实施选择性免疫抑制治疗（SIT）英夫利昔单抗或维多珠单抗以达到临床缓解。

早期使用 SIT 与 IMC 患者的良好临床结局相关，无论类固醇疗效如何，尤其是在有严重疾病表现的患者中。英夫利昔单抗是一种靶向 TNF-α 受体的人鼠嵌合 IgG 单克隆抗体，可抑制炎症。虽然证据表明使用这类药物可显著缓解症状和类固醇使用的时间[26]，但它的副作用确实较明显，并且禁用于充血性心力衰竭、肝毒性和脱髓鞘疾病。长期使用还与罹患恶性淋巴瘤风险增加有关[27]。维多珠单抗是一种针对 α4β7 整合素的肠道选择性全人源化单克隆抗体，已显示出令人鼓舞的临床结果、同类药物可比的疗效和良好的安全性[28]。

具有高风险内镜特征的患者住院时间延长，复发的风险显著增加[17]，因此可以获益于早期开始使用至少 3 个周期的 SIT[29] 及基于体重计算的全身性皮质类固醇。一旦达到临床缓解，如果恢复 ICI，强烈建议继续 SIT 治疗。目前，建议内镜监测以确保足够的治疗反应。部分内镜改善和（或）残留组织学炎症提示应继续 SIT 治疗，并且谨慎重新使用 PD-1/PD-L1 阻断剂。我们还注意到，在 IMC 治疗后恢复 ICI 的患者中，有多达 1/3 会复发。需重点关注恢复 ICI 治疗后易复发 IMC 的高危因素，如 CTLA4 阻断剂、初始 IMC 发作持续时间长以及其 SIT 的应用[30]。

粪便微生物群移植（FMT）被认为对上述免疫抑制治疗难治的 ICI 诱发性小肠结肠炎有效[31]。使用霉酚酸酯、托法替尼和优特克单抗治疗难治性病例也在探索中[32-35]。

最后，IMC 与癌症生存结果改善相关，并可能反映 ICI 持续的抗肿瘤活性，尤其在慢性结肠炎症病程超过 3 个月时[36]。无论何种治疗，腹泻是独立预后预测因子。从我们目前了解的疾病过程来看，寻找 ICI 治疗疗效和毒性之间的平衡是确保这类革命性药物在恶性肿瘤中获得最大获益的关键。

## 4　结论

IMC 是第二常见的 irAEs。早期临床鉴别、生化、影像和及时的内镜评估有助于良好的临床结局。早期引入至少 3 个周期的 SIT 与更快的症状缓解和减少类固醇暴露剂量相关。IMC 与更好的癌症结局相关。

## 5　免疫介导的上消化道毒性（从口腔至 Treitz 韧带）

继发于 ICI 的上消化道（口腔至 Trietz 韧带）毒性很少见，因此证据有限。上消化道症状更常与 IMC 同时出现，而孤立的上消化道受累很少见。PD-1/PD-L1 抑制剂与 CTLA4 抑制剂相比，更常与上消化道的毒性有关[37-39]，这可能归因于不同组织中靶点的可变表达[6,39]。然而，CTLA-4 和 PD-1/PD-L1 在胃肠道的分布表达尚未得到很好的研究[40]。

报告表明临床症状可能包括吞咽困难、吞咽痛、顽固性恶心和呕吐[39,41,42]。该疾病通常是通过上消化道内镜检查和活检确认的排除性诊断。内镜特征包括红斑、水肿、易碎性、糜烂和溃疡。在组织学上，胃黏膜常见的特征是固有层扩张和上皮内中性粒细胞浸润。在十二指肠活检中，已报道的表现包括绒毛变钝、淋巴浆细胞固有层扩张、浆细胞和嗜酸性粒细胞浸润、中性粒细胞隐窝炎和（或）绒毛炎[43,44]。

大多数患者症状轻微，可用质子泵抑制剂或 $H_2$ 受体阻滞剂等非免疫抑制药物进行有效管理。文献报告支持全身性类固醇或维多珠单抗用于侵袭难治性疾病患者的支持治疗管理[45]。需要更大规模的前瞻性研究进一步表征这种疾病的过程并确定最佳管理策略。

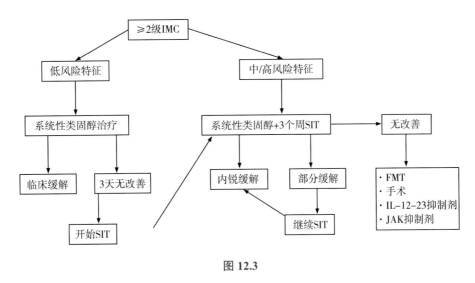

图 12.3

（宣文娟、温霆宇 译，孙永琨 校）

## 参考文献

［1］Marthey L, Mateus C, Mussini C, et al. Cancer Immunotherapy with Anti-CTLA-4 Monoclonal Antibodies Induces an Inflammatory Bowel Disease［J］. J Crohns Colitis, 2016, 10(4): 395-401.

［2］Gupta A, De Felice K M, Loftus E V, Jr., et al. Systematic review: colitis associated with anti-CTLA-4 therapy［J］. Aliment Pharmacol Ther, 2015, 42(4): 406-417.

［3］Michot J M, Bigenwald C, Champiat S, et al. Immune-related adverse events with immune checkpoint blockade: a comprehensive review［J］. Eur J Cancer, 2016, 54: 139-148.

［4］Kumar V, Chaudhary N, Garg M, et al. Current Diagnosis and Management of Immune Related Adverse Events (irAEs) Induced by Immune Checkpoint Inhibitor Therapy［J］. Front Pharmacol, 2017, 8: 49.

［5］Larkin J, Chiarion-Sileni V, Gonzalez R, et al. Combined Nivolumab and Ipilimumab or Monotherapy in Untreated Melanoma［J］. N Engl J Med, 2015, 373(1): 23-34.

［6］Khoja L, Day D, Wei-Wu Chen T, et al. Tumour- and class-specific patterns of immune-related adverse events of immune checkpoint inhibitors: a systematic review［J］. Ann Oncol, 2017, 28(10): 2377-2385.

［7］Robert C, Schachter J, Long G V, et al. Pembrolizumab versus Ipilimumab in Advanced Melanoma［J］. N Engl J Med, 2015, 372(26): 2521-2532.

［8］Weber J S, Kähler K C, Hauschild A. Management of immune-related adverse events and kinetics of response with ipilimumab［J］. J Clin Oncol, 2012, 30(21): 2691-2697.

［9］Gong Z, Wang Y. Immune Checkpoint Inhibitor-Mediated Diarrhea and Colitis: A Clinical Review［J］. JCO Oncol Pract, 2020, 16(8): 453-461.

［10］Wang Y, Abu-Sbeih H, Mao E, et al. Immune-checkpoint inhibitor-induced diarrhea and colitis in patients with advanced malignancies: retrospective review at MD Anderson［J］. J Immunother Cancer, 2018, 6(1): 37.

［11］Conforti F, Pala L, Bagnardi V, et al. Cancer immunotherapy efficacy and patients' sex: a systematic review and meta-analysis［J］. Lancet Oncol, 2018, 19(6): 737-746.

［12］Chaput N, Lepage P, Coutzac C, et al. Baseline gut microbiota predicts clinical response and colitis in metastatic melanoma patients treated with ipilimumab［J］. Ann Oncol, 2017, 28(6): 1368-1379.

［13］Abu-Sbeih H, Faleck D M, Ricciuti B, et al. Immune Checkpoint Inhibitor Therapy in Patients With Preexisting Inflammatory Bowel Disease［J］. J Clin Oncol, 2020, 38(6): 576-583.

［14］Health N I o. Common Terminology Criteria for Adverse Events (CTCAE)［M/OL］. 2017［https: //ctep.cancer. gov/protocoldevelopment/electronic_applications/docs/ctcae_v5_quick_reference_8.5x11.Pdf.

［15］Wang Y, Abu-Sbeih H, Mao E, et al. Endoscopic and Histologic Features of Immune Checkpoint Inhibitor-Related Colitis［J］. Inflamm Bowel Dis, 2018, 24(8): 1695-1705.

［16］Pernot S, Ramtohul T, Taieb J. Checkpoint inhibitors and gastrointestinal immune-related adverse events［J］. Curr Opin Oncol, 2016, 28(4): 264-268.

［17］Abu-Sbeih H, Ali F S, Luo W, et al. Importance of endoscopic and histological evaluation in the management of immune checkpoint inhibitor-induced colitis［J］. J Immunother Cancer, 2018, 6(1): 95.

［18］Zou F, Wang X, Glitza Oliva I C, et al. Fecal calprotectin concentration to assess endoscopic and histologic remission in patients with cancer with immune-mediated diarrhea and colitis［J］. J Immunother Cancer, 2021, 9(3): 1.

［19］Widmann G, Nguyen V A, Plaickner J, et al. Imaging Features of Toxicities by Immune Checkpoint Inhibitors in Cancer Therapy［J］. Curr Radiol Rep, 2016, 5(11): 59.

［20］Choi K, Abu-Sbeih H, Samdani R, et al. Can Immune Checkpoint Inhibitors Induce Microscopic Colitis or a Brand New Entity?［J］. Inflamm Bowel Dis, 2019, 25(2): 385-393.

［21］Geukes Foppen M H, Rozeman E A, van Wilpe S, et al. Immune checkpoint inhibition-related colitis: symptoms, endoscopic features, histology and response to management［J］. ESMO Open, 2018, 3(1): e000278.

［22］Karamchandani D M, Chetty R. Immune checkpoint inhibitor-induced gastrointestinal and hepatic injury: pathologists' perspective［J］. J Clin Pathol, 2018, 71(8): 665-671.

［23］Brahmer J R, Lacchetti C, Schneider B J, et al. Management of Immune-Related Adverse Events in Patients Treated With Immune Checkpoint Inhibitor Therapy: American Society of Clinical Oncology Clinical Practice Guideline［J］. J Clin Oncol, 2018, 36(17): 1714-1768.

［24］Puzanov I, Diab A, Abdallah K, et al. Managing toxicities associated with immune checkpoint inhibitors: consensus recommendations from the Society for Immunotherapy of Cancer (SITC) Toxicity Management Working Group［J］. J Immunother Cancer, 2017, 5(1): 95.

［25］Thompson J A. New NCCN Guidelines: Recognition and Management of Immunotherapy-Related Toxicity［J］. J Natl Compr Canc Netw, 2018, 16(5S): 594-596.

［26］Johnson D H, Zobniw C M, Trinh V A, et al. Infliximab associated with faster symptom resolution compared with corticosteroids alone for the management of immune-related enterocolitis［J］. J Immunother Cancer, 2018, 6(1): 103.

［27］Lichtenstein G R, Feagan B G, Cohen R D, et al. Serious infections and mortality in association with therapies for Crohn's disease: TREAT registry［J］. Clin Gastroenterol Hepatol, 2006, 4(5): 621-630.

［28］Abu-Sbeih H, Ali F S, Alsaadi D, et al. Outcomes of vedolizumab therapy in patients with immune checkpoint inhibitor-induced colitis: a multi-center study［J］. J Immunother Cancer, 2018, 6(1): 142.

［29］Abu-Sbeih H, Ali F S, Wang X, et al. Early introduction of selective immunosuppressive therapy associated with favorable clinical outcomes in patients with immune checkpoint inhibitor-induced colitis［J］. J Immunother Cancer, 2019, 7(1): 93.

［30］Abu-Sbeih H, Ali F S, Naqash A R, et al. Resumption of Immune Checkpoint Inhibitor Therapy After Immune-Mediated Colitis［J］. J Clin Oncol, 2019, 37(30): 2738-2745.

［31］Wang Y, Wiesnoski D H, Helmink B A, et al. Fecal microbiota transplantation for refractory immune checkpoint inhibitor-associated colitis［J］. Nat Med, 2018, 24(12): 1804-1808.

［32］Spain L, Diem S, Larkin J. Management of toxicities of immune checkpoint inhibitors［J］. Cancer Treat Rev, 2016, 44: 51-60.

［33］Esfahani K, Hudson M, Batist G. Tofacitinib for Refractory Immune-Related Colitis from PD-1 Therapy［J］. N Engl J Med, 2020, 382(24): 2374-2375.

［34］ Bishu S, Melia J, Sharfman W, et al. Efficacy and Outcome of Tofacitinib in Immune checkpoint Inhibitor Colitis［J］. Gastroenterology, 2021, 160(3): 932-934 e933.

［35］ Thomas A S, Ma W, Wang Y. Ustekinumab for Refractory Colitis Associated with Immune Checkpoint Inhibitors［J］. N Engl J Med, 2021, 384(6): 581-583.

［36］ Zou F, Abu-Sbeih H, Ma W, et al. Association of Chronic Immune-Mediated Diarrhea and Colitis With Favorable Cancer Response［J］. J Natl Compr Canc Netw, 2020, 19(6): 700-708.

［37］ Panneerselvam K, Amin R N, Wei D, et al. Clinicopathologic Features, Treatment Response, and Outcomes of Immune Checkpoint Inhibitor-Related Esophagitis［J］. J Natl Compr Canc Netw, 2021, 19(8): 896-904.

［38］ Onuki T, Morita E, Sakamoto N, et al. Severe upper gastrointestinal disorders in pembrolizumab-treated non-small cell lung cancer patient［J］. Respirol Case Rep, 2018, 6(6): e00334.

［39］ Jacob J S, Dutra B E, Garcia-Rodriguez V, et al. Clinical Characteristics and Outcomes of Oral Mucositis Associated With Immune Checkpoint Inhibitors in Patients With Cancer［J］. J Natl Compr Canc Netw, 2021, 19(12): 1415-1424.

［40］ Iwama S, De Remigis A, Callahan M K, et al. Pituitary expression of CTLA-4 mediates hypophysitis secondary to administration of CTLA-4 blocking antibody［J］. Sci Transl Med, 2014, 6(230): 230ra245.

［41］ Yip R H L, Lee L H, Schaeffer D F, et al. Lymphocytic gastritis induced by pembrolizumab in a patient with metastatic melanoma［J］. Melanoma Res, 2018, 28(6): 645-647.

［42］ Tang T, Abu-Sbeih H, Luo W, et al. Upper gastrointestinal symptoms and associated endoscopic and histological features in patients receiving immune checkpoint inhibitors［J］. Scand J Gastroenterol, 2019, 54(5): 538-545.

［43］ Gonzalez R S, Salaria S N, Bohannon C D, et al. PD-1 inhibitor gastroenterocolitis: case series and appraisal of 'immunomodulatory gastroenterocolitis'［J］. Histopathology, 2017, 70(4): 558-567.

［44］ Bavi P, Butler M, Serra S, et al. Immune modulator-induced changes in the gastrointestinal tract［J］. Histopathology, 2017, 71(3): 494-496.

［45］ Tran C N, Abu-Sbeih H, Luo W, et al. Vedolizumab achieved clinical and histologic remission in a patient with lung cancer who had a steroid-refractory upper gastrointestinal injury due to nivolumab treatment［J］. Journal of Immunotherapy and Precision Oncology, 2019, 2(2):- 40-45.

# 第 13 章　肝胆和胰腺不良反应

张浩驰，王岚笋，伊桑·米勒
（Hao Chi Zhang，Lan Sun Wang，and Ethan Miller）

**摘要**　免疫检查点抑制剂适应证的扩展为多种癌症患者提供了更多的治疗选择和生存机会。肝毒性是 ICI 治疗引起的公认的 irAEs 之一，是一种药物诱导的肝损伤（drug-induced liver injury，DILI）。根据特定的 ICI 应用和患者是否接受单药或多药治疗，肝毒性的总体发生率可高达 30%。随着越来越多的患者接受 ICI 治疗，可以预期肝毒性的发生率将进一步提高。临床医师必须对 ICI 的安全性提高警惕以尽早识别发生于肝脏的免疫相关不良反应。

ICI 介导的肝胆毒性（ICI-mediated hepatobiliary toxicity，IMH）通常表现为无症状性丙氨酸转氨酶和天冬氨酸氨基转移酶升高，伴或不伴碱性磷酸酶升高。部分患者可能出现黄疸、发热和乏力。罕见情况下可发生肝衰竭和死亡。IMH 的诊断需根据病史、实验室检查、影像学和肝脏病理检查仔细排除其他原因导致的急性肝炎。在具有典型临床症状的 IMH 病例中，处理措施包括停止 ICI 应用、密切监测病情及启动免疫抑制性治疗。目前学会的指南倡导依据 CTCAE 5.0 来评判肝损伤分级，进而提出治疗建议，但此类指南尚无可靠的证据支持。鉴于此，我们的临床经验提出了可行的替代治疗方案，其中包括低剂量糖皮质激素的辅助性应用。对比目前指南建议的在患者诊断为 3～4 级 IMH 时永久停止后续 ICI 治疗，已发表的临床经验表明此类患者仍保留评估后重启 ICI 治疗的可能性。

由于在 IMH 病例中可以观察到组织学上的胆管损伤，ICI 介导的胆管疾病可能存在于相当一部分 IMH 病例中，甚至可观察到肝外胆管的累及。这一现象值得临床医师在治疗和监测过程中给予特殊考虑。目前仅有文献报道 ICI 相关的胆囊炎，其管理策略依据现有典型胆囊炎的治疗标准，尚未观察到与 ICI 介导的胆管疾病存在相关性。

临床医师在评估和管理 ICI 相关的胰腺损伤方面仍面临挑战。许多病例在常规实验室检查中发现无症状的血清脂肪酶升高，但不伴有急性胰腺炎的典型临床表现。然而，对于有症状的患者，应该按照典型的急性胰腺炎病例安排必要的住院评估和管理。

**关键词**　免疫检查点抑制剂；免疫治疗；肝炎；肝胆毒性；胆管疾病；胰腺炎；胆囊炎

# 1 肝胆毒性

## 1.1 命名法

用于描述 ICI 相关肝毒性的术语是多变的。较为典型的术语例子包括"肝脏免疫相关不良反应"和"免疫介导的肝炎"。由 Peeraphatdit 等最新发表于《肝脏病学》（*Hepatology*）的综述将"免疫介导的肝毒性"命名为"ICI 介导的肝胆毒性"（IMH）[1]。因为胆管起源于肝脏，且胆管损伤可与肝细胞损伤同时伴发，"免疫介导的肝胆毒性"或"ICI 介导的肝胆毒性"更好地概括了此类疾病的异质性临床表现，同时鉴于 IMH 简写更加具备一致性和简洁性的特点，我们将在后续部分保持使用 IMH 这一术语。

## 1.2 发生率

IMH 是一种被广泛认知的免疫相关不良反应[2]。IMH 的发生率取决于 ICI 的类型和单药或多药的给药方式。现有研究表明 PD-1/PD-L1 抑制剂相关肝毒性的总体发生率可高达 12%，作为对比 PD-1 抑制剂（特别是 pembrolizumab 和 cemiplimab）相关的 IMH 发生率较低，约为 0.7% ~ 2.1%[1]。CTLA-4 抑制剂（最常见的 ipilimumab）肝毒性的发生率可由 1% ~ 16%[1, 3-5]。

在接受 ICI 联合治疗的患者中，IMH 发生的风险增加至 30%[3, 4, 6]。研究显示接受 IC1 单药治疗的患者发生 3 ~ 4 级 IMH 的比例为 1% ~ 3%，而 PD-1 抗体联合 CTLA-4 抗体的发生率则为 8% ~ 14%[5-13]。总体上，抗 PD-1/L1 治疗、抗 CTLA-4 治疗和 ICI 联合治疗过程中出现至少 3 级 IMH 的比例分别为 1.1%、1.7% 和 9.2%[14]。因此，IMH 并不是一种少见的免疫相关不良反应。3 ~ 4 级 IMH 的诊断对于能否将 ICI 治疗纳入未来抗肿瘤治疗计划及治疗前景的判断具有重要意义。

## 1.3 病理生理学

除了影响肝细胞的 T 细胞激活信号通路之外，IMH 发生的具体机制尚不清楚。机制假说包括在预先存在自身免疫性疾病的患者中可能的剂量依赖性风险和容许性，尽管尚无研究在特发性自身免疫性肝病中证实此机制[1]。目前，IMH 被看作是"间接性"肝毒性的形式之一，其发生并非如预期中的与剂量相关，而是由免疫介导的药物机制引起[1]。IMH 不是一种独特的肝损伤。目前尚未鉴定出 IMH 相关的患者特定风险因素和预测模型。尽管 IL-6 及其相关信号通路在常规肝脏生物学中的作用已被详尽描述，但导致 IMH 发生的特定免疫生物学信号和相关下游信号机制仍不清楚。由于胆管细胞表达 PD-L1，将会与活化 T 细胞表面的 PD-1 相互作用，这可能为 IMH 的胆管病变提供机制上的解释。

## 1.4 临床表现

IMH 表现为一系列的肝细胞和胆汁淤积性损伤[11, 15-17]。IMH 的表现存在高度的异质性，可以从无症状性肝酶升高到罕见的急性肝衰竭导致的死亡[18-20]。尽管肝毒性通常是在 ICI 治疗中实验室常规检查偶然发现的事件，IMH 的临床症状仍可包括黄疸、白陶土便、萎靡、腹痛和发热[15, 21, 22]。升高的 ALT、AST 和总胆红素均为 CTCAE 指南建议的常用 IMH 生物标志，与 ICI 的类型无关[2, 5, 15, 19]。总体上，IMH 的诊断通常在 ICI 治疗起始后的 5 ~ 13 周，但其发生也可能始于治疗后的第 1 周[1, 13, 16, 19, 23]。IMH 还可在 ICI 治疗停止后才出现症状，这可能取决于患者所应用 ICI 药物的半衰期。

## 1.5 诊断

### 1.5.1 初始诊断评估

IMH 的诊断与其他可疑的药物性肝损伤十分相似。正如通用的药物性肝损伤评估，IMH 也属于排除性诊断。医师应当仔细评估患者的治疗史，包括竞争性药物、辅助药物的应用（包括中草药），以及饮酒史。其他的鉴别诊断也应被考虑并除外，包括病毒病因学（肝炎病毒 A、B、C 或 E；巨细胞病毒、EB 病毒、单纯疱疹病毒），先天性自身免疫性肝病（AIH），和代谢性肝病（肝豆状核变性、血色沉着病和 $\alpha_1$- 抗胰蛋白酶缺乏症）[1, 5, 24]。重要的是，IMH 是一类与先天性 AIH 和药物诱导 AIH 不同的疾病。当肝脏活检的组织学特点不支持 AIH 诊断，同时血清总 IgG 水平正常时，可以排除 AIH。当出现胆汁淤积或黄疸时，病因学方面应考虑急性肝功能障碍，胆总管结石，肿瘤导致的阻塞性黄疸，溶血性疾病，以及罕见的 IgG-4 相关胆管疾病。当患者存在肿瘤肝转移时更应仔细评估。

可通过计算 R 因子来描述肝损伤的模式：R 因子 =（ALT/$ALT_{ULN}$）/（ALP/$ALP_{ULN}$）

ALT：丙氨酸氨基转移酶；ALP：碱性磷酸酶；ULN，正常值上限。

肝细胞性为主的损伤对应 R 因子大于 5.0。胆汁淤积性为主的损伤对应 R 值小于 2.0，且 ALP 达到至少 2 倍的 ULN。肝细胞和胆汁淤积混合性损伤对应 R 值介于 2.0 ~ 5.0 之间，且 ALT 和 ALP 均达到至少 2 倍的 ULN。

同时基于肝脏生物化学检测和临床表现两个维度，CTCAE 5.0 版本评分标准可用于决定 IMH 的特定管理和（或）治疗[25]。肝酶包括两种转氨酶（ALT 和 AST）和碱性磷酸酶。肝功能检测（LETs）有 INR，总胆红素（TB）和白蛋白。从此处起，我们将用"肝脏生物化学检测"（LBT）代表肝酶学和肝功能检测。在目前学会指南中，IMH 的 CTCAE 分级是基于 ALT、AST 和总胆红素。CTCAE 评级的规范标本总结于表 13.1。

正确解读肝脏生化指标对于准确了解患者的临床状态并规划合理的后续诊疗策略至关重要[22]。ALT 作为肝细胞损伤的标志物较 AST 更为特异，尽管总体上两者的数值水平和变化轨迹相似。在 DILI 中，ALT 水平通常与 AST 相似或高于 AST。因为没有通用标准的 AST 水平正常值上限，我们推荐采用当地实验室定义的 AST 正常值上限。

表 13.1　肝脏生物化学实验室检查的 CTCAE（5.0 版本）评分模式

| 实验室指标 | 1 级 | 2 级 | 3 级 | 4 级 |
|---|---|---|---|---|
| ALT | > ULN 至 3 × ULN | > 3 ~ 5 × ULN | > 5 ~ 20 × ULN | > 20 × ULN |
| AST | > ULN 至 3 × ULN | > 3 ~ 5 × ULN | > 5 ~ 20 × ULN | > 20 × ULN |
| ALP | > ULN 至 2.5 × ULN | > 2.5 ~ 5 × ULN | > 5 ~ 20 × ULN | > 20 × ULN |
| TBIL | > ULN 至 1.5 × ULN | > 1.5 ~ 3 × ULN | > 3 ~ 10 × ULN | > 10 × ULN |

ALT：丙氨酸氨基转移酶；AST：天冬氨酸氨基转移酶；ALP：碱性磷酸酶；ULN：正常值上限。

ALP 的水平可直接受到年龄、种族以及肝或骨转移疾病的影响[26]。指南在总体 CTCAE 评级中没有纳入 ALP。然而，显著的 ALP 水平升高应进一步鉴别升高是否主要来自胆汁淤积状态或来自骨转换，这一点可由联合检测 GGT 值来区分。在某些情况下，碱性磷酸酶同工酶的检测也有一定意义。

任何情况下的胆红素升高都必须认真鉴别以明确其是否与肝功能失调、胆管阻塞或其他原因相关。因为非结合型高胆红素血症可能指向造血过程（如溶血）而不是肝脏合成功能受损。因此，CTCAE 评分只有当直接胆红素比例至少占总胆红素 50% 以上，且除外局部胆管阻塞才可应用。血清白蛋白和 INR 水平也可用于肝合成功能的判断。

IMH 是一种不同于特发性自身免疫性肝炎和药物诱导自身免疫性肝炎的疾病。目前尚无证据证实自身免疫血清标志物如 ANA 与 IMH 诊断的关系[1, 13]。当肝脏活检的组织学特点不考虑 AIH 且总血清 IgG 水平正常时，可除外 AIH 诊断。AIH 评分系统可用于进一步评估[27]。IMH 患者将得到较低可能性的 AIH 评分。没有 AMA m2 阳性表型，总血清 IgM 水平正常，且缺乏典型的病理表现，如活动性胆管病变和胆管缺失，可除外原发性胆汁性胆管炎的诊断。正确鉴别可观察到的实验室指标异常十分关键，因为这可能会影响患者的预后、激素治疗指征和维持时间、临床结局和免疫疗法再挑战的可能。

### 1.5.2 影像学检查

异常的影像学表现，例如 CT、MRI 和超声必须纳入 IMH 的初始评估，尽管这些表现通常是非特异的[28]。影像学检查能够协助检测其他鉴别诊断例如肝转移、肝内和肝外的胆道系统异常以及血管疾病如肝脏或门静脉血栓形成[15, 29, 30]。在疑似胆汁淤积的胆管疾病患者中，必须进行针对胆道系统的高质量影像学检查例如 MRCP 以除外诸如胆总管结石或其他原因导致的阻塞性黄疸。MRCP 也是评估原发硬化性胆管炎的首选诊断性影像学检查。

总的来说，IMH 本身表现为正常的肝脏外观，或与先前的肝脏影像相比没有新增间隔性改变[15, 31]。然而，已报道的 IMH 影像学特点可表现为门静脉周围水肿、肝肿大、门静脉周围 MRI T2 高信号、肝实质变薄以及重度 IMH 中 CT 或 MRI 所示的门静脉周围淋巴结增大[15, 32, 33]。

### 1.5.3 肝脏活检的价值和组织学特点解读

作为有创性检查，常规的肝脏活检在 IMH 诊断中的价值存在争议[1, 34, 35]。已发表的指南均不支持将肝脏活检作为 IMH 治疗（如激素）前首选的确诊方法。在临床实践当中，若在最初的诊断阶段未进行肝脏活检，但在后续阶段患者的 LBT 检查指标没有自行改善，或对全身性激素治疗应答不佳，则可以考虑进行活检。

目前尚无明确的 IMH 特征性组织学特征。最常见的基于 IMH 患者的组织学描述包括非特异的小叶或全小叶肝炎、呈斑点状或融合状的坏死性炎症表现、纤维蛋白环状肉芽肿（尤其在抗 CTLA 抗体暴露后）、中央静脉内皮炎症、明显的淋巴窦组织细胞浸润以及胆管损伤[10, 19, 21, 36, 37]。尽管存在局限性，组织学的发现仍能在血清学数据无法揭示或存在另一种竞争性的疾病考虑时，作为排除其他因素造成肝损伤的依据。在一项针对恶性黑色素瘤患者评估利用肝脏活检诊断疑似 IMH 的研究中，58 例伴有 3 ~ 4 级肝损伤的患者接受了肝活检，其中有 3 例实际诊断为其他疾病而非 IMH[38]。不管患者是否伴有自身免疫抗体阳性，组织学炎症的模式可以区分 IMH 与 AIH。AIH 表现为界面性肝炎（炎症细胞以浆细胞为主），有别于 IMH 表现为典型的小叶性炎症（淋巴细胞和组织细胞为主）。在具有胆汁淤积性损伤 LBT 模式的病例中，活检能够确证是否存在胆汁淤积，以及能否同时观察到胆管损伤与肝炎。如果在一个患者的诊断过程中未发现自身免疫性标志如 ANA、抗平滑肌抗体或抗线粒体抗体阳性，那么该病例具有进行肝脏活检的强烈指征。尽管 IMH 的诊断解决了传统意义上肝细胞损伤问题，但 ICI 介导的胆管损伤很可能成为一类被严重忽视的群体。在一系列诊断为 ICI 介导肝毒性的患者中，56% 的病例存在胆管损伤的组织学证据[13]。这些病例绝大多数与应用抗 PD-1 抑制剂有关，尤其是纳武利尤单抗和帕博利珠单抗[39-45]。已经确认，同时出现的 ALP 升高、黄疸和组织学胆管损伤存在于归类为 ICI 介导"肝细胞毒性"的病例中[13, 46, 47]。因此，ICI 介导的胆管病变或胆管肝炎可能确实存在于 IMH 的疾病表现谱中。其诊断可通过肝脏活检证实。

## 1.6 管理和治疗选择

### 1.6.1 一般诊断方法

CTCAE 5.0 版本提供的评分模式影响着 IMH 的治疗方法[22, 48]。目前由多个学会提供的治疗指南存在的主要局限性是这些建议均基于无确凿证据的专家共识。鉴于缺乏证据，监测和治疗策略必须根据每位患者的具体情况来制定。在这里，我们基于现有指南、已发表证据和我们自己的临床经验提出了我们的诊断算法（图 13.1）。

1.1 级

患者可以在严密监测 LBT 指标的情况下继续 ICI 治疗。肝活检诊断不必要。

2.2 级

应暂时停用 ICI，同时严密监测 LBT 变化趋势。与多数 DILI 病例相似，由于短期内可观察到自发性改善，第一周可用来进行详尽的肝脏疾病检查，包括在激素应用前排除急性感染性肝炎。若 LBT 指标没有改善或恶化，但仍维持在 2 级参数范围内，可以考虑使用 0.5 ~ 1 mg/（kg·d）的泼尼松口服，最大剂量 60 mg/d，逐渐减量。推荐每周进行实验室检查。

3.3 级

必须停用 ICI。作为初始肝脏疾病诊断的一部分，应考虑进行肝脏活检以增加 IMH 诊断的把握。

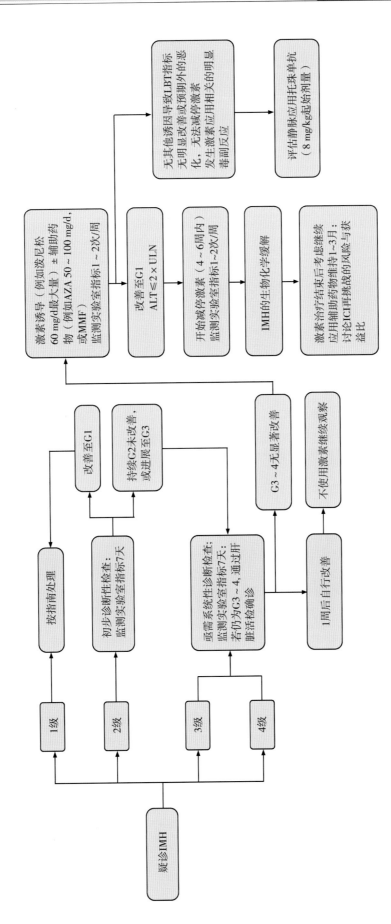

**图13.1 IMH诊断方法纲要和治疗**

这些建议综合了现有指南和最新的临床经验。G，级别（CTCAE定义）；AZA，硫唑嘌呤；MMF，吗替麦考酚酯；LBT，肝脏生化检测；AE，不良事件或反应；IV，静脉注射

因为 3 级 IMH 具有自行改善的潜力，发现 LBT 异常后，在激素应用前的诊断性检测阶段，后续 1 ~ 2 周内不进行 LBT 的持续监测也是合理的[14]。但是，一旦有把握排除感染因素，且 LBT 仍无改善，应立即开始进行激素治疗。传统上，推荐激素用量范围等效于静脉注射甲基泼尼松龙或口服泼尼松 1 ~ 2 mg/kg。这种剂量模式的必要性如今也受到了挑战[1, 49, 50]。我们推荐的激素用量范围等效于 0.5 ~ 1 mg/（kg·d）泼尼松口服，最大剂量 60 mg/d（不计体重），用于诱导治疗[49-51]。若选择应用静脉注射甲基泼尼松龙，剂量可用到 60 mg/d。应考虑每周进行实验室检查以追踪 LBT 指标的变化。一旦转氨酶达到完全生化缓解或接近生化缓解（例如 ALT 达到 2×ULN 或更低），激素可以在后续 4 ~ 6 周或更长的时间内，严格依据个体 LBT 变化趋势逐渐减停[5, 52, 53]。

### 4.4 级

必须停用 ICI。需立即紧急进行详尽的肝脏疾病检查，包括肝脏活检。因为 4 级 IMH 也有自行改善的潜力（除外肝衰竭证据），可在决定开始激素治疗前等待诊断性检测结果的 1 周左右进行 LBT 检测。然而，正如 3 级 IMH，若 LBT 在第一周结束时没有好转趋势，且不考虑或除外感染原因后应立即开始糖皮质激素应用[14]。我们通常推荐激素的剂量范围等效于 0.5 ~ 1 mg/（kg·d）泼尼松口服，最大剂量 60 mg/d（不计体重），用于诱导治疗。一旦达到生化缓解，激素可逐渐减停，时间可能超过 4 ~ 6 周，这取决于激素的起始剂量和 LBT 指标变化。严密的实验室指标监测和细致检查肝脏衰竭证据是关键。如果患者出现急性肝合成功能障碍（如黄疸和 INR 水平显著提高），或表现出急性肝衰竭的临床症状（如扑翼样震颤或精神状态异常），应确保进行住院治疗以避免诊断和管理的延误。

在所有开始激素治疗 IMH 的患者中，我们首选阿托伐醌预防卡氏肺囊虫肺炎。氨苯砜作为替代品。我们避免使用复方新诺明，以尽可能地减低肝毒性风险。若患者未进行质子泵抑制剂治疗，应在激素应用时给予低剂量 PPI 保护胃。长期的激素使用应强调进行血糖评估，特别是已诊断糖尿病前期和糖尿病的患者。

### 1.6.2 辅助治疗

当患者在开始激素治疗后 3 天仍无法产生满意的效果时，临床医师应考虑加用辅助药物以控制 IMH[1, 22, 23, 35, 54-57]。基于药物对 T 细胞亚群的理论效应，许多辅助药物已进入真实世界临床应用[54]。早期或同期开展的辅助治疗也可能为 3 级 IMH 患者带来短期的 ALT 改善，并有望减少总体的激素暴露量[58]。我们首选硫唑嘌呤（50 ~ 100 mg/d），其被确立为自发性 AIH 的一线辅助治疗，在初始激素诱导阶段应用[50, 58-61]。熊去氧胆酸（UDCA 或熊二醇）凭借其药理机制和低不良反应风险，可被应用于胆汁淤积症状、组织学胆管损伤以及伴或不伴黄疸的病例中[62-64]。尽管 UDCA 的最优剂量尚未被确定，在治疗 PBC 时可采用 13 ~ 15 mg/（kg·d）剂量分次用药。

以下药物和治疗方式已发表：

吗替麦考酚酯[13, 14, 20, 34, 49, 54, 58, 62, 65-70]

托珠单抗[44, 45, 71]

6- 巯基嘌呤[19]

他克莫司[49, 54, 68]

抗胸腺细胞球蛋白（ATG）[20, 66, 72]

血浆置换[73]

环孢素[59]

布地奈德[63]

静脉注射免疫球蛋白（IVIG）[69, 70]

N- 乙酰半胱氨酸[63]

英夫利昔单抗[49, 68]

截至目前，尚无研究比较这些药物的相对疗效。辅助药物应用带来的潜在不良反应应当被仔细权衡。重要的是，英夫利昔单抗由于其自身潜在的肝毒性，不推荐用于治疗 IMH[21, 22, 74-76]。托珠单抗作为 IL-6 受体拮抗剂，现已被用于治疗细胞因子释放综合征和免疫疗法介导的风湿性疾病[35]。伴随着治疗免疫疗法介导的肝胆疾病的新兴病例报道，托珠单抗的应用可能代表了一种更好的激素替代疗法，用于激素耐药或激素依赖，或在激素治疗 IMH 时发生严重不良反应的患者群体。亟需更多的研究聚焦于 IMH 治疗情境下的托珠单抗应用，以证实其有效性和安全性。综上所述，肝脏病学家、患者和肿瘤学家之间密切且开放的交流对于管理和监测 IMH 至关重要。

### 1.7 结局

激素治疗将在绝大多数患者中实现肝酶的改善或正常化[19, 37, 77]。现有的学会指南建议针对 CTCAE 评级 3 ~ 4 级的 IMH 患者，应在激素应用早期评估其对激素应答的有效程度，3 天后复评以明确是否需要提高激素剂量，或应用免疫调节药物及其他辅助药物治疗。从开始激素治疗到症状消退的中位时间约 8 周[78]。在临床实践中，已观察到不使用激素情况下 IMH 症状自发消退的现象，包括 3 ~ 4 级肝损伤的患者[13, 14, 79]。然而尚未确定，用于预测这种良好结局的因素。因此，绝大多数患者最终仍将继续接受激素治疗。对于接收激素治疗的患者，发现 LBT 异常后的第一周是一个合适的窗口期以评估肝酶水平是否已经达到或即将达到峰值。应根据 LBT 的变化趋势监测 LBT 至少一周，因为 AST 和 ALT 即使在激素疗法结束后和生化缓解时也可能反弹。尚无研究将组织学缓解应用于 IMH。

激素减停的时机和方式很重要。过早减停激素，特别是当 LBT 尚未充分改善时即减停，可能导致 IMH 的反弹和失控。这会导致延长现有激素量或增加激素量的使用，以再次获得免疫抑制效应。鉴于此，我们通常推荐在 ALT 和 AST 均达到 CTCAE 评级 1 级水平，但明确低于 $2 \times ULN$ 时（因此还不会立即达到 CTCAE 评级 2 级的阈值），开始启动初始诱导剂量激素的减停。一般情况下，我们推荐每周减量的方式。临床医师应在激素逐渐减停时以每周 1 ~ 2 次的频率持续监测 LBT。

IMH 相关的肝衰竭和死亡很少见[80-84]。潜在肝脏疾病，例如转移性肿瘤负荷或肝硬化（特别是肝癌患者）在 IMH 死亡中的角色仍有待阐明[30]。

### 1.8 3 ~ 4 级 IMH 恢复后的 ICI 再挑战

NCCN、ASCO、SITC、ESMO 和 AGA 发布的学会指南推荐在诊断 3 ~ 4 级 IMH 的患者中永久停用 ICI [22, 35, 55-57, 75, 76]。这一推荐是基于专家共识，但是真实世界研究经验和临床实践对这一理论产生了挑战。已有的临床研究提示，在 ICI 治疗有效但发生高级别 IMH 的患者中，仍有灵活应用 ICI 的机会 [14, 65, 85]。肿瘤学家应与患者讨论 ICI 应用的风险、获益和替代治疗选择，并采取非常严密的药物警戒。为尽量降低 ICI 复发的潜在风险，临床医师在 ICI 再挑战时应选择 ICI 单药治疗而非联合治疗，或应用改良剂量的 ICI 继续治疗。也可以尝试预防性使用辅助药物，例如免疫调节制剂。以我们的经验，多学科治疗团队主导的谨慎的 ICI 再挑战通常可获得成功。

### 1.9 结论

由于 ICI 越来越广泛的使用，IMH 的出现也越来越多。IMH 的发生可早在开始 ICI 应用的 1 周，也可发生于 ICI 应用的 13 周。IMH 的延迟出现也可能取决于特定 ICI 的半衰期。绝大多数情况下，IMH 是无症状的，通过常规实验室检查识别。潜在的症状，包括腹痛、发热、黄疸和萎靡是罕见的。药物警戒对于早期诊断至关重要。与 IMH 直接相关的死亡亦十分罕见。

由于 IMH 是一种排除性诊断，应细致探寻是否存在其他导致肝功能检查异常的病因。IMH 与特发性自身免疫性肝炎和药物诱导的自身免疫性肝炎不同。尚未观察到 IMH 与自身免疫标志物的相关性。肝脏活检可能对于部分疑似诊断 IMH 的病例有益。尽管尚未鉴定出 IMH 在组织病理学方面的特殊疾病表现，常用的组织学描述可用以鉴别 IMH 与自身免疫性肝炎或原发性胆汁淤积性肝病。胆管病理表现已被纳入 IMH 的疾病特征谱中，可首先利用 R 因子检测。一旦明确 IMH 诊断，应根据总体 CTCAE 评级开展管理和治疗。在 ICI 撤药后，部分被评为 3 ~ 4 级 IMH 的患者能够在不用激素的情况下自行改善。激素治疗的目标是生物化学缓解，表现为肝酶恢复至基线或正常值。临床观察表明，应用低于现有指南描述剂量的激素能够在尽量减少激素诱导不良事件风险的同时发挥治疗效果。激素的维持时间取决于肝酶的变化趋势、并发症，以及尽量减少不良事件风险的同时实施 ICI 再挑战的可能性。这亟需更多的研究明确 IMH 中辅助性治疗的疗效、起始时间和药物选择。已发表的临床研究表明，并非所有从 3 ~ 4 级 IMH 恢复的患者在接收 ICI 再挑战时经历 IMH 复发。因此，推荐在此类患者中永久停用 ICI 的建议应当被修订，特别是对于 ICI 疗法应答良好同时没有更好的替代治疗选择的肿瘤患者。

## 2　胆囊损伤

有关 ICI 相关胆囊炎的研究数据十分有限。尽管如此，识别和管理 ICI 治疗的罕见不良事件对于维持有效的癌症治疗是必需的。急性胆囊炎伴或不伴胆管炎在病例研究和系列病例研究中已有报道 [42, 86-88]。一项研究表明接收 ICI 治疗的患者急性非结石性胆囊炎的发生率为 0.6%，高于无 ICI 暴露癌症患者的发生率（0.2%）。急性非结石性胆囊炎的发生率在使用抗 CTLA-4 抑制剂的病例中相对较高 [86]。中位至胆囊炎发生的时间约为 ICI 治疗起始后的 6 个月，或在中位输注 ICI 4 次时。传统的诊断性检测和治疗策略采用的是典型非 ICI 相关胆囊炎的方法。处理包括外科胆囊切除术和经皮穿刺引流术，但激素的作用尚不明确[86]。胆囊穿孔和败血症在 ICI 相关的胆囊炎中已有报道[86]。迄今为止，没有记录表明 ICI 相关胆囊损伤和 ICI 介导胆管损伤之间的相关性。

## 3　胰腺毒性

### 3.1 发生率和诊断

在各类 ICI 药物中，已报道的 ICI 诱导胰腺损伤的发生率为 0.6% ~ 4%[21, 89-91]。ICI 相关的临床胰腺炎被认为是罕见的[21, 56]。一种临床常见的情况是无症状的血清脂肪酶和淀粉酶升高而不伴有明显的临床胰腺炎征象。鉴别 ICI 相关反应造成的血清脂肪酶和淀粉酶升高与具有显著临床胰腺损伤的真正胰腺炎十分重要。脂肪酶和淀粉酶水平的升高通常是在实施治疗方案过程中的常规实验室检查偶然发现。脂肪酶和淀粉酶的升高通常发生的中位时间在 ICI 治疗起始后的 3 个月[92]。在一些符合典型胰腺炎症状如急性上腹部疼痛和恶心呕吐的病例中，必须除外可能与胰腺损伤共存的涉及胃肠道其他部位的毒副反应。例如，必须除外胆总管结石。

CTCAE 5.0 版本提供了针对实验室指标、临床体征和症状的评分模式（表 13.2）[25]。

**表 13.2　脂肪酶和淀粉酶水平的 CTCAE（5.0 版本）评分模式**

| 实验室指标 | 1 级 | 2 级 | 3 级 | 4 级 |
| --- | --- | --- | --- | --- |
| 脂肪酶 | > ULN 至 1.5 × ULN | > 1.5 ~ 2.0 × ULN 或 > 2.0–5.0 × ULN 且无症状 | > 2.0 ~ 5.0 × ULN 伴体征或症状或 > 5.0 × ULN 且无症状 | > 5.0 × ULN 伴体征或症状 |
| 淀粉酶 | > ULN 至 1.5 × ULN | > 1.5 ~ 2.0 × ULN 或 > 2.0–5.0 × ULN 且无症状 | > 2.0 ~ 5.0 × ULN 伴体征或症状或 > 5.0 × ULN 且无症状 | > 5.0 × ULN 伴体征或症状 |

ULN：正常值上限。

一项由 Freeman-Keller 等开展的回顾性研究表明接受纳武利尤单抗治疗的 148 例患者中有 7 位（4.7%）发展为 1 ~ 3 级的脂肪酶 / 淀粉酶升高，其中 2 例为 3 级升高[93]。中位至脂肪酶 / 淀粉酶异常的时间为 ICI 治疗起始后 2 周。一家肿瘤医院开展的一项恶性黑色素瘤回顾性研究表明 119 例患者中有 2 例（1.7%）诊断为临床胰腺炎，但其中 52 例（43.7%）存在血清脂肪酶和（或）淀粉酶升高（3 ~ 4 级）而未达到胰腺炎诊断标准[94]。这些酶的无症状升高的病理生理机制目前仍不明确[94]。

针对无症状和有症状病例的初步诊断均应包括饮酒史、药物治疗史的详细询问以明确任何可能导致胰腺炎的药物，除外高三酰甘油血症，并开展断层影像学评估包括肿瘤转移在内的胰腺病变。急性间质性胰腺炎的传统诊断标准需满足以下 3 条标准中的 2 条：相符的腹部或胃肠道症状，血清脂肪酶 > 3 × ULN，断层影像符合间质性胰腺炎。利用 CT 或者 MRI 进行断层影像学检查有助于明确诊断 ICI 诱导的胰腺炎，以及胰腺长期和短期不良事件的评估。通常可观察到的 ICI 诱导胰腺炎的特征包括节段性低增强、胰周脂肪间隙模糊和胰腺增大伴异质性增强影（图 13.2）。由于间质性胰腺炎的典型影像学特点可在无症状的患者中观察到，将 CT 和 MRI 作为辅助检查是合理的。部分表现，例如胰腺导管扩张，则建议行超声内镜进一步评估。自身免疫性胰腺炎与 IgG_4 相关的胰胆管疾病可能具有相似的表现，必须排除在外。

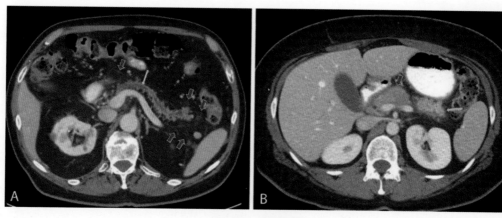

**图 13.2　腹部影像**

（a）胰周脂肪间隙模糊（短箭头）是胰腺炎的指征。胰腺导管扩张（长箭头）归因于胰头的转移病灶。（b）胰头和近端胰体的节段性低增强（短尖头）对比远端胰体和胰尾的正常增强（长箭头）是急性胰腺炎的指征

在 ICI 诱导胰腺炎的患者中，显著不良结局的发生率高达 10%[95]。有报道证实一例重症胰腺炎出现进展性后遗症。另有病例报道描述了一位患者在接受纳武利尤单抗和伊匹木单抗后发生腹痛，随后经 PET-CT 和超声内镜确诊为胰腺疾病，患者胰腺呈弥漫性胰腺小叶病变。该患者还同时存在胆总管下段狭窄伴肝酶异常，但不伴 ANA 或 IgG_4 升高[96]。胰腺外分泌功能不全（EPI）也被发现作为后遗症之一[97, 98]。在 ICI 暴露的情景下，一所肿瘤医院的单中心回顾性研究报道 9 例患者诊断为 EPI（ICI 起始后中位时间 589 天），并接受了胰酶替代疗法[97]。因此，在新发腹泻患者中，鉴别诊断除 IMDC 外应包括 EPI。存在脂肪泻病史，并在 24 小时后进行排泄物脂肪检测和排泄物弹性蛋白酶检测将具有提示意义。

NCCN 指南为胰腺疾病的分类提供了指引，包括基于血清脂肪酶和淀粉酶水平诊断的无症状胰腺疾病，和将具有临床症状的胰腺炎患者分为轻度（1 级）、中度（2 级），重度（3 ~ 4 级）[35]。ASCO 和 SITC 指南提供的指导意义有限[22, 56, 76]。ESMO 指南未提供此类建议[55, 57]。

### 3.2 管理和治疗选择

考虑到症状性 ICI 诱导的胰腺炎与"经典"急性胰腺炎的相似性，伴有临床症状的 ICI 诱导胰腺炎应当按照类似于经典急性胰腺炎的方式进行管理[99]。

诊断的特殊部分在于绝大多数患者没有表现出临床症状。这些患者可能只有单纯的血清脂肪酶和淀粉酶升高，尽管缺乏临床症状，仍能在腹部影像中观察到胰腺炎表现。无症状病例的最佳管理方式目前尚未被系统研究。胰酶水平的监测和继续 ICI 治疗的决定由临床医师自行判断。

在出现急性胰腺炎典型症状的患者中，必须停用 ICI。需立即在急诊科评估患者病情，并按照

急性间质性胰腺炎的预期进行处理，措施包括禁食水，静脉积极应用液体如首个 24 小时内输注乳酸林格液，和止痛药物应用。应按照急性胰腺炎的标准方案进行管理。

激素和其他免疫抑制性药物在此类患者中的应用价值尚未明确[22, 90]。ASCO 指南简要建议了无症状疾病可能不需要激素治疗[22]。在诊断为中度或重度（3～4 级）胰腺炎的患者中，NCCN 指南建议起始剂量为 0.5～1 mg/kg·d（对于 2 级）或 1～2 mg/kg·d（对于 3～4 级）的泼尼松口服或甲基泼尼松龙注射，在 4～6 周内逐渐减停[35]。在一项纳入 119 例患者的回顾性研究中，12.6% 的患者存在 ICI 停药，7% 的患者在无临床胰腺炎症状时口服激素以控制血清脂肪酶 / 淀粉酶升高[94]。

由于血清脂肪酶和淀粉酶在急性胰腺炎的诊断治疗中缺乏十分显著的临床价值，因此胰酶的实验室监测不作推荐，应评估患者的临床症状是否改善。尽管如此，在典型急性胰腺炎病例中，监测临床胰腺炎后遗症的发生仍十分重要，特别是在诊断为早发型胰腺炎和具有吸烟史和高脂血症的患者群体中，因为此类患者发生胰腺损伤的风险较高[90, 100, 101]。一些出现胰腺和胰腺导管影像学异常的病例需进行超声内镜检查明确诊断。在发生 1-2 级症状性胰腺炎的病例中，患者应与临床医师讨论关于继续 ICI 治疗的前景；而在 3～4 级重症胰腺炎中，ICI 疗法应永久停用[35]。

（周可树、郭豪 译，孙永琨 校）

## 参考文献

[1] Peeraphatdit T B, Wang J, Odenwald M A, et al. Hepatotoxicity From Immune Checkpoint Inhibitors: A Systematic Review and Management Recommendation [J]. Hepatology (Baltimore, Md), 2020, 72(1): 315-329.

[2] Michot J M, Bigenwald C, Champiat S, et al. Immune-related adverse events with immune checkpoint blockade: a comprehensive review [J]. European journal of cancer (Oxford, England: 1990), 2016, 54: 139-148.

[3] Topalian S L, Sznol M, McDermott D F, et al. Survival, durable tumor remission, and long-term safety in patients with advanced melanoma receiving nivolumab [J]. Journal of clinical oncology: official journal of the American Society of Clinical Oncology, 2014, 32(10): 1020-1030.

[4] Bernardo S G, Moskalenko M, Pan M, et al. Elevated rates of transaminitis during ipilimumab therapy for metastatic melanoma [J]. Melanoma research, 2013, 23(1): 47-54.

[5] Spain L, Diem S, Larkin J. Management of toxicities of immune checkpoint inhibitors [J]. Cancer treatment reviews, 2016, 44: 51-60.

[6] Larkin J, Hodi F S, Wolchok J D. Combined Nivolumab and Ipilimumab or Monotherapy in Untreated Melanoma [J]. N Engl J Med, 2015, 373(13): 1270-1271.

[7] Schachter J, Ribas A, Long G V, et al. Pembrolizumab versus ipilimumab for advanced melanoma: final overall survival results of a multicentre, randomised, open-label phase 3 study (KEYNOTE-006) [J]. Lancet (London, England), 2017, 390(10105): 1853-1862.

[8] Robert C, Long G V, Brady B, et al. Nivolumab in previously untreated melanoma without BRAF mutation [J]. N Engl J Med, 2015, 372(4): 320-330.

[9] Weber J S, D'Angelo S P, Minor D, et al. Nivolumab versus chemotherapy in patients with advanced melanoma who progressed after anti-CTLA-4 treatment (CheckMate 037): a randomised, controlled, open-label, phase 3 trial [J]. The Lancet Oncology, 2015, 16(4): 375-384.

［10］Garon E B, Rizvi N A, Hui R, et al. Pembrolizumab for the treatment of non-small-cell lung cancer［J］. N Engl J Med, 2015, 372(21): 2018-2028.

［11］Boutros C, Tarhini A, Routier E, et al. Safety profiles of anti-CTLA-4 and anti-PD-1 antibodies alone and in combination［J］. Nature reviews Clinical oncology, 2016, 13(8): 473-486.

［12］Sznol M, Ferrucci P F, Hogg D, et al. Pooled Analysis Safety Profile of Nivolumab and Ipilimumab Combination Therapy in Patients With Advanced Melanoma［J］. Journal of clinical oncology: official journal of the American Society of Clinical Oncology, 2017, 35(34): 3815-3822.

［13］De Martin E, Michot J M, Papouin B, et al. Characterization of liver injury induced by cancer immunotherapy using immune checkpoint inhibitors［J］. Journal of hepatology, 2018, 68(6): 1181-1190.

［14］Miller E D, Abu-Sbeih H, Styskel B, et al. Clinical Characteristics and Adverse Impact of Hepatotoxicity due to Immune Checkpoint Inhibitors［J］. The American journal of gastroenterology, 2020, 115(2): 251-261.

［15］Kim K W, Ramaiya N H, Krajewski K M, et al. Ipilimumab associated hepatitis: imaging and clinicopathologic findings［J］. Investigational new drugs, 2013, 31(4): 1071-1077.

［16］Weber J S, Kähler K C, Hauschild A. Management of immune-related adverse events and kinetics of response with ipilimumab［J］. Journal of clinical oncology: official journal of the American Society of Clinical Oncology, 2012, 30(21): 2691-2697.

［17］Kwak J J, Tirumani S H, Van den Abbeele A D, et al. Cancer immunotherapy: imaging assessment of novel treatment response patterns and immune-related adverse events［J］. Radiographics: a review publication of the Radiological Society of North America, Inc, 2015, 35(2): 424-437.

［18］O'Day S J, Maio M, Chiarion-Sileni V, et al. Efficacy and safety of ipilimumab monotherapy in patients with pretreated advanced melanoma: a multicenter single-arm phase II study［J］. Annals of oncology: official journal of the European Society for Medical Oncology, 2010, 21(8): 1712-1717.

［19］Johncilla M, Misdraji J, Pratt D S, et al. Ipilimumab-associated Hepatitis: Clinicopathologic Characterization in a Series of 11 Cases［J］. The American journal of surgical pathology, 2015, 39(8): 1075-1084.

［20］Chmiel K D, Suan D, Liddle C, et al. Resolution of severe ipilimumab-induced hepatitis after antithymocyte globulin therapy［J］. Journal of clinical oncology: official journal of the American Society of Clinical Oncology, 2011, 29(9): e237-240.

［21］Cramer P, Bresalier R S. Gastrointestinal and Hepatic Complications of Immune Checkpoint Inhibitors［J］. Current gastroenterology reports, 2017, 19(1): 3.

［22］Brahmer J R, Lacchetti C, Schneider B J, et al. Management of Immune-Related Adverse Events in Patients Treated With Immune Checkpoint Inhibitor Therapy: American Society of Clinical Oncology Clinical Practice Guideline［J］. Journal of clinical oncology: official journal of the American Society of Clinical Oncology, 2018, 36(17): 1714-1768.

［23］Friedman C F, Proverbs-Singh T A, Postow M A. Treatment of the Immune-Related Adverse Effects of Immune Checkpoint Inhibitors: A Review［J］. JAMA oncology, 2016, 2(10): 1346-1353.

［24］Suzuki A, Brunt E M, Kleiner D E, et al. The use of liver biopsy evaluation in discrimination of idiopathic autoimmune hepatitis versus drug-induced liver injury［J］. Hepatology (Baltimore, Md), 2011, 54(3): 931-939.

［25］Institute N C. Common Terminology Criteria for Adverse Events (CTCAE) v5. 0. 2017, 2019.

［26］Gonzalez H, Imam Z, Wong R, et al. Normal alkaline phosphatase levels are dependent on race/ethnicity: NationalGEP Health and Nutrition Examination Survey data［J］. BMJ open gastroenterology, 2020, 7(1).

［27］Hennes E M, Zeniya M, Czaja A J, et al. Simplified criteria for the diagnosis of autoimmune hepatitis［J］. Hepatology (Baltimore, Md), 2008, 48(1): 169-176.

［28］Mortelé K J, Segatto E, Ros P R. The infected liver: radiologic-pathologic correlation［J］. Radiographics: a review publication of the Radiological Society of North America, Inc, 2004, 24(4): 937-955.

［29］Widmann G, Nguyen V A, Plaickner J, et al. Imaging Features of Toxicities by Immune Checkpoint Inhibitors in

Cancer Therapy［J］. Current radiology reports, 2016, 5(11): 59.

［30］Tsung I, Dolan R, Lao C D, et al. Liver injury is most commonly due to hepatic metastases rather than drug hepatotoxicity during pembrolizumab immunotherapy［J］. Alimentary pharmacology & therapeutics, 2019, 50(7): 800-808.

［31］Alessandrino F, Tirumani S H, Krajewski K M, et al. Imaging of hepatic toxicity of systemic therapy in a tertiary cancer centre: chemotherapy, haematopoietic stem cell transplantation, molecular targeted therapies, and immune checkpoint inhibitors［J］. Clinical radiology, 2017, 72(7): 521-533.

［32］Tirumani S H, Ramaiya N H, Keraliya A, et al. Radiographic Profiling of Immune-Related Adverse Events in Advanced Melanoma Patients Treated with Ipilimumab［J］. Cancer immunology research, 2015, 3(10): 1185-1192.

［33］Kumar V, Chaudhary N, Garg M, et al. Current Diagnosis and Management of Immune Related Adverse Events (irAEs) Induced by Immune Checkpoint Inhibitor Therapy［J］. Frontiers in pharmacology, 2017, 8: 49.

［34］Kleiner D E, Berman D. Pathologic changes in ipilimumab-related hepatitis in patients with metastatic melanoma［J］. Digestive diseases and sciences, 2012, 57(8): 2233-2240.

［35］Thompson J A, Schneider B J, Brahmer J, et al. NCCN Guidelines Insights: Management of Immunotherapy-Related Toxicities, Version 1.2020［J］. Journal of the National Comprehensive Cancer Network: JNCCN, 2020, 18(3): 230-241.

［36］Everett J, Srivastava A, Misdraji J. Fibrin Ring Granulomas in Checkpoint Inhibitor-induced Hepatitis［J］. The American journal of surgical pathology, 2017, 41(1): 134-137.

［37］Zen Y, Yeh M M. Hepatotoxicity of immune checkpoint inhibitors: a histology study of seven cases in comparison with autoimmune hepatitis and idiosyncratic drug-induced liver injury［J］. Modern pathology: an official journal of the United States and Canadian Academy of Pathology, Inc, 2018, 31(6): 965-973.

［38］Li M, Sack J S, Rahma O E, et al. LIMITED UTILITY OF LIVER BIOPSY IN THE DIAGNOSIS AND MANAGEMENT OF HIGH-GRADE IMMUNE CHECKPOINT INHIBITOR HEPATITIS IN PATIENTS WITH ADVANCED MELANOMA; proceedings of the The Liver Meeting Digital Experience™, F, 2020［C］. AASLD.

［39］Gelsomino F, Vitale G, Ardizzoni A. A case of nivolumab-related cholangitis and literature review: how to look for the right tools for a correct diagnosis of this rare immune-related adverse event［J］. Investigational new drugs, 2018, 36(1): 144-146.

［40］Gelsomino F, Vitale G, D'Errico A, et al. Nivolumab-induced cholangitic liver disease: a novel form of serious liver injury［J］. Annals of oncology: official journal of the European Society for Medical Oncology, 2017, 28(3): 671-672.

［41］Onoyama T, Takeda Y, Yamashita T, et al. Programmed cell death-1 inhibitor-related sclerosing cholangitis: A systematic review［J］. World journal of gastroenterology, 2020, 26(3): 353-365.

［42］Fouchard M, Jantzem H, Quere G, et al. Three cases of immune cholangitis related to anti-programmed cell death and programmed cell death ligand agents for the treatment of non-small cell lung cancer［J］. European journal of cancer (Oxford, England: 1990), 2019, 115: 107-110.

［43］Stuart L, Lambourne B, Turner P, et al. Pembrolizumab as a Cause of Cholangiopathy in a Patient With Metastatic Melanoma［J］. Hepatology (Baltimore, Md), 2020, 71(6): 2164-2166.

［44］Moi L, Bouchaab H, Mederos N, et al. Personalized Cytokine-Directed Therapy With Tocilizumab for Refractory Immune Checkpoint Inhibitor-Related Cholangiohepatitis［J］. Journal of thoracic oncology: official publication of the International Association for the Study of Lung Cancer, 2021, 16(2): 318-326.

［45］Reddy C A, Schneider B J, Brackett L M, et al. Nivolumab-induced large-duct cholangiopathy treated with ursodeoxycholic acid and tocilizumab［J］. Immunotherapy, 2019, 11(18): 1527-1531.

［46］Zen Y, Chen Y Y, Jeng Y M, et al. Immune-related adverse reactions in the hepatobiliary system: second-generation check-point inhibitors highlight diverse histological changes［J］. Histopathology, 2020, 76(3): 470-480.

［47］Cohen J V, Dougan M, Zubiri L, et al. Liver biopsy findings in patients on immune checkpoint inhibitors［J］. Modern pathology: an official journal of the United States and Canadian Academy of Pathology, Inc, 2021, 34(2): 426-437.

［48］Thompson J A, Schneider B J, Brahmer J, et al. Management of Immunotherapy-Related Toxicities, Version 1.2019［J］. Journal of the National Comprehensive Cancer Network: JNCCN, 2019, 17(3): 255-289.

［49］Cheung V, Gupta T, Payne M, et al. Immunotherapy-related hepatitis: real-world experience from a tertiary centre［J］. Frontline gastroenterology, 2019, 10(4): 364-371.

［50］Wang L S, Miller E D, Zhang H C. Moderate dose steroid treatment for immune checkpoint inhibitor-mediated hepatotoxicity (Su327). Digestive Disease Week Virtual, 2021.

［51］Mack C L, Adams D, Assis D N, et al. Diagnosis and Management of Autoimmune Hepatitis in Adults and Children: 2019 Practice Guidance and Guidelines From the American Association for the Study of Liver Diseases［J］. Hepatology (Baltimore, Md), 2020, 72(2): 671-722.

［52］Hofmann L, Forschner A, Loquai C, et al. Cutaneous, gastrointestinal, hepatic, endocrine, and renal side-effects of anti-PD-1 therapy［J］. European journal of cancer (Oxford, England: 1990), 2016, 60: 190-209.

［53］Ernstoff M S, Puzanov I, Robert C, et al. SITC's guide to managing immunotherapy toxicity［M］. Springer Publishing Company, 2019.

［54］Ziogas D C, Gkoufa A, Cholongitas E, et al. When steroids are not enough in immune-related hepatitis: current clinical challenges discussed on the basis of a case report［J］. Journal for immunotherapy of cancer, 2020, 8(2).

［55］Haanen J, Carbonnel F, Robert C, et al. Management of toxicities from immunotherapy: ESMO Clinical Practice Guidelines for diagnosis, treatment and follow-up［J］. Annals of oncology: official journal of the European Society for Medical Oncology, 2017, 28(suppl_4): iv119-iv142.

［56］Puzanov I, Diab A, Abdallah K, et al. Managing toxicities associated with immune checkpoint inhibitors: consensus recommendations from the Society for Immunotherapy of Cancer (SITC) Toxicity Management Working Group［J］. Journal for immunotherapy of cancer, 2017, 5(1): 95.

［57］Haanen J, Carbonnel F, Robert C, et al. Management of toxicities from immunotherapy: ESMO Clinical Practice Guidelines for diagnosis, treatment and follow-up［J］. Annals of oncology: official journal of the European Society for Medical Oncology, 2018, 29(Suppl 4): iv264-iv266.

［58］Li M, Sack J S, Rahma O E, et al. PREDICTORS AND OUTCOMES OF STEROID-REFRACTORY IMMUNE CHECKPOINT INHIBITOR HEPATITIS; proceedings of the The Liver Meeting Digital Experience™, F, 2020［C］. AASLD.

［59］Huffman B M, Kottschade L A, Kamath P S, et al. Hepatotoxicity after immune checkpoint inhibitor therapy in melanoma［J］. American Journal of Clinical Oncology, 2018, 41(8): 760-765.

［60］Iwamoto K, Ishitsuka Y, Tanaka R, et al. Azathioprine combination therapy for steroid-refractory hepatic immune system-related adverse events［J］. European journal of dermatology: EJD, 2017, 27(3): 301-303.

［61］Eyada M, Taggart M W, Wang L S, et al. Su327 DIAGNOSIS AND CHARACTERISTICS OF IMMUNE CHECKPOINT INHIBITOR-MEDIATED CHOLANGIOPATHY: A CASE SERIES［J］. Gastroenterology, 2021, 160(6): S-851.

［62］Doherty G J, Duckworth A M, Davies S E, et al. Severe steroid-resistant anti-PD1 T-cell checkpoint inhibitor-induced hepatotoxicity driven by biliary injury［J］. ESMO open, 2017, 2(4): e000268.

［63］Ziemer M, Koukoulioti E, Beyer S, et al. Managing immune checkpoint-inhibitor-induced severe autoimmune-like hepatitis by liver-directed topical steroids［J］. Journal of hepatology, 2017, 66(3): 657-659.

［64］Matsubara T, Nishida T, Higaki Y, et al. Nivolumab Induces Sustained Liver Injury in a Patient with Malignant Melanoma［J］. Internal medicine (Tokyo, Japan), 2018, 57(12): 1789-1792.

［65］Pollack M H, Betof A, Dearden H, et al. Safety of resuming anti-PD-1 in patients with immune-related adverse events (irAEs) during combined anti-CTLA-4 and anti-PD1 in metastatic melanoma ［ J ］. Annals of oncology: official journal of the European Society for Medical Oncology, 2018, 29(1): 250-255.

［ 66 ］ Ahmed T, Pandey R, Shah B, et al. Resolution of ipilimumab induced severe hepatotoxicity with triple immunosuppressants therapy ［ J ］. BMJ case reports, 2015, 2015.

［ 67 ］ Tanaka R, Fujisawa Y, Sae I, et al. Severe hepatitis arising from ipilimumab administration, following melanoma treatment with nivolumab ［ J ］. Japanese journal of clinical oncology, 2017, 47(2): 175-178.

［ 68 ］ Corrigan M, Haydon G, Thompson F, et al. Infliximab for the treatment of refractory immune-related hepatitis secondary to checkpoint inhibitors: A case report ［ J ］. JHEP reports: innovation in hepatology, 2019, 1(1): 66-69.

［ 69 ］ Spänkuch I, Gassenmaier M, Tampouri I, et al. Severe hepatitis under combined immunotherapy: Resolution under corticosteroids plus anti-thymocyte immunoglobulins ［ J ］. European journal of cancer (Oxford, England: 1990), 2017, 81: 203-205.

［ 70 ］ Spänkuch I, Gassenmaier M, Tampouri I, et al. 'Corrigendum to "Severe hepatitis under combined immunotherapy: Resolution under corticosteroids plus anti-thymocyte immunoglobulins" ［ Eur J Cancer 81 (August 2017) 203-205 ］' ［ J ］. European journal of cancer (Oxford, England: 1990), 2017, 87: 221.

［ 71 ］ Stroud C R, Hegde A, Cherry C, et al. Tocilizumab for the management of immune mediated adverse events secondary to PD-1 blockade ［ J ］. Journal of oncology pharmacy practice: official publication of the International Society of Oncology Pharmacy Practitioners, 2019, 25(3): 551-557.

［ 72 ］ McGuire H M, Shklovskaya E, Edwards J, et al. Anti-PD-1-induced high-grade hepatitis associated with corticosteroid-resistant T cells: a case report ［ J ］. Cancer immunology, immunotherapy: CII, 2018, 67(4): 563-573.

［ 73 ］ Riveiro-Barciela M, Muñoz-Couselo E, Fernandez-Sojo J, et al. Acute liver failure due to immune-mediated hepatitis successfully managed with plasma exchange: New settings call for new treatment strategies? ［ J ］. Journal of hepatology, 2019, 70(3): 564-566.

［ 74 ］ Zhang H C, Luo W, Wang Y. Acute liver injury in the context of immune checkpoint inhibitor-related colitis treated with infliximab ［ J ］. Journal for immunotherapy of cancer, 2019, 7(1): 47.

［ 75 ］ Dougan M, Wang Y, Rubio-Tapia A, et al. AGA Clinical Practice Update on Diagnosis and Management of Immune Checkpoint Inhibitor Colitis and Hepatitis: Expert Review ［ J ］. Gastroenterology, 2021, 160(4): 1384-1393.

［ 76 ］ Brahmer J R, Abu-Sbeih H, Ascierto P A, et al. Society for Immunotherapy of Cancer (SITC) clinical practice guideline on immune checkpoint inhibitor-related adverse events ［ J ］. Journal for immunotherapy of cancer, 2021, 9(6).

［ 77 ］ Imafuku K, Yoshino K, Yamaguchi K, et al. Successful Treatment of Sudden Hepatitis Induced by Long-Term Nivolumab Administration ［ J ］. Case reports in oncology, 2017, 10(1): 368-371.

［ 78 ］ Postow M A, Chesney J, Pavlick A C, et al. Nivolumab and ipilimumab versus ipilimumab in untreated melanoma ［ J ］. N Engl J Med, 2015, 372(21): 2006-2017.

［ 79 ］ Gauci M L, Baroudjian B, Zeboulon C, et al. Immune-related hepatitis with immunotherapy: Are corticosteroids always needed? ［ J ］. Journal of hepatology, 2018, 69(2): 548-550.

［ 80 ］ Bhave P, Buckle A, Sandhu S, et al. Mortality due to immunotherapy related hepatitis ［ J ］. Journal of hepatology, 2018, 69(4): 976-978.

［ 81 ］ Inamori O, Miyagawa-Hayashino A, Ueno A, et al. Fulminant hepatitis as an immune-related adverse event after nivolumab treatment ［ J ］. Pathology international, 2019, 69(7): 434-436.

［ 82 ］ Thorsteinsdottir T, Løitegård T, Reims H M, et al. Fatal Cholestatic Liver Injury during Treatment with PD1 Immune Checkpoint Inhibitor for Malignant Melanoma: A Case Report ［ J ］. Case reports in oncology, 2020, 13(2): 659-663.

［ 83 ］ Wang D Y, Salem J E, Cohen J V, et al. Fatal Toxic Effects Associated With Immune Checkpoint Inhibitors: A Systematic Review and Meta-analysis ［ J ］. JAMA oncology, 2018, 4(12): 1721-1728.

［ 84 ］ Wu Z, Lai L, Li M, et al. Acute liver failure caused by pembrolizumab in a patient with pulmonary metastatic liver cancer: A case report [J] . Medicine, 2017, 96(51): e9431.

[85] Li M, Sack J S, Rahma O E, et al. Outcomes after resumption of immune checkpoint inhibitor therapy after high - grade immune - mediated hepatitis [J] . Cancer, 2020, 126(23): 5088-5097.

[86] Abu-Sbeih H, Tran C N, Ge P S, et al. Case series of cancer patients who developed cholecystitis related to immune checkpoint inhibitor treatment [J] . Journal for immunotherapy of cancer, 2019, 7(1): 118.

[87] Cho J H, Sun J M, Lee S H, et al. Late-Onset Cholecystitis with Cholangitis after Avelumab Treatment in Non-Small Cell Lung Cancer [J] . Journal of thoracic oncology: official publication of the International Association for the Study of Lung Cancer, 2018, 13(3): e34-e36.

[88] Kawakami H, Tanizaki J, Tanaka K, et al. Imaging and clinicopathological features of nivolumab-related cholangitis in patients with non-small cell lung cancer [J] . Investigational new drugs, 2017, 35(4): 529-536.

[89] Su Q, Zhang X C, Zhang C G, et al. Risk of Immune-Related Pancreatitis in Patients with Solid Tumors Treated with Immune Checkpoint Inhibitors: Systematic Assessment with Meta-Analysis [J] . Journal of immunology research, 2018, 2018: 1027323.

[90] Abu-Sbeih H, Tang T, Lu Y, et al. Clinical characteristics and outcomes of immune checkpoint inhibitor-induced pancreatic injury [J] . Journal for immunotherapy of cancer, 2019, 7(1): 31.

[91] George J, Bajaj D, Sankaramangalam K, et al. Incidence of pancreatitis with the use of immune checkpoint inhibitors (ICI) in advanced cancers: A systematic review and meta-analysis [J] . Pancreatology: official journal of the International Association of Pancreatology (IAP) [et al] , 2019, 19(4): 587-594.

[92] Michot J M, Ragou P, Carbonnel F, et al. Significance of Immune-related Lipase Increase Induced by Antiprogrammed Death-1 or Death Ligand-1 Antibodies: A Brief Communication [J] . Journal of immunotherapy (Hagerstown, Md: 1997), 2018, 41(2): 84-85.

[93] Freeman-Keller M, Kim Y, Cronin H, et al. Nivolumab in Resected and Unresectable Metastatic Melanoma: Characteristics of Immune-Related Adverse Events and Association with Outcomes [J] . Clinical cancer research: an official journal of the American Association for Cancer Research, 2016, 22(4): 886-894.

[94] Friedman C F, Clark V, Raikhel A V, et al. Thinking Critically About Classifying Adverse Events: Incidence of Pancreatitis in Patients Treated With Nivolumab + Ipilimumab [J] . Journal of the National Cancer Institute, 2017, 109(4).

[95] Khurana S, Chi Zhang H, Peng Y, et al. Severe fistulizing pancreatitis in a patient with Merkel cell carcinoma treated with avelumab [J] . European journal of gastroenterology & hepatology, 2020, 32(9): 1266-1267.

[96] Goyal P, Moyers J T, Hammami M B, et al. S1459 immune checkpoint inhibitor-induced pancreatic injury: An atypical presentation [J] . Official journal of the American College of Gastroenterology| ACG, 2020, 115: S694.

[97] Satish D, Gerdes H, Faleck D. S0092 exocrine pancreatic insufficiency induced by immune checkpoint inhibitors: A case series [J] . Official journal of the American College of Gastroenterology| ACG, 2020, 115: S44.

[98] Zhang H C, Miller E. Immune-related pancreatitis secondary to ipilimumab and nivolumab in a patient with melanoma: 1259 [J] . Official journal of the American College of Gastroenterology| ACG, 2017, 112: S686.

[99] Greenberg J A, Hsu J, Bawazeer M, et al. Clinical practice guideline: management of acute pancreatitis [J] . Canadian journal of surgery, 2016, 59(2): 128.

[100] Kohlmann J, Wagenknecht D, Simon J C, et al. Immune-related pancreatitis associated with checkpoint blockade in melanoma [J] . Melanoma research, 2019, 29(5): 549-552.

[101] Prasanna T, McNeil C M, Nielsen T, et al. Isolated immune-related pancreatic exocrine insufficiency associated with pembrolizumab therapy [J] . Immunotherapy, 2018, 10(3): 171-175.

# 第 14 章　免疫治疗的肺毒性

穆罕默德·阿尔坦，琳达·钟，薇琪·R.莎伦，阿杰伊·谢沙德里
（Mehmet Altan，Linda Zhong，Vickie R. Shannon，and Ajay Sheshadri）

**摘要**　免疫检查点抑制剂是一种常用的免疫治疗方法，越来越多地应用于各种肿瘤的治疗中。免疫治疗相关不良反应（irAEs）是肿瘤患者在免疫治疗过程中遭遇的主要挑战。其中肺部最常见的不良反应是肺炎，严重时可导致治疗中断，甚至危及生命。本章的主要内容是介绍此类肺炎的发病率和临床表现，并为病情评估和临床治疗提供指导。

**关键词**　检查点抑制剂；免疫相关不良反应；肺炎；胸部；影像；机化性肺炎；非特异性间质性肺炎；超敏性肺炎；弥漫性肺泡损伤

## 1　引言

随着预期寿命的延长，肿瘤的发病率在不断上升[1]。复发性和难治性肿瘤病例是临床医生们面临的主要挑战，亟待研发新的治疗策略去应对[2]。免疫治疗是一种新型治疗策略，通过增强免疫系统来对抗肿瘤细胞，可降低潜在、持久的肿瘤负荷[3-5]。近年来，ICI 尤其是 PD-1 及 PD-L1 和 CTLA-4 的抑制剂，已经改变了肿瘤的治疗模式[6]。肿瘤细胞可以通过多种机制抑制 T 淋巴细胞的固有抗肿瘤活性，其中包括上调 PD-L1 表达，诱导体内固有的负性调节途径，促进肿瘤细胞生长[7]。而 PD-1 和 CTLA-4 通路的抑制剂则是通过阻止内环境 T 淋巴细胞活性的下调，来增强机体的抗肿瘤免疫应答。这种 T 淋巴细胞活性的下调通常发生在慢性感染期，可防止组织过度损伤[8, 9]。然而，当免疫系统恢复活性后，可能会导致机体正常的自身免疫耐受发生紊乱，进而诱发影响诸多器官的脱靶性 irAEs。

在本章中，我们将重点介绍免疫疗法导致的肺毒性。

## 2　PD-1 和 CTLA-4 通路对 T 淋巴细胞功能的抑制作用

PD-1 是免疫球蛋白超家族中的一种单体跨膜蛋白，存在于巨噬细胞、T 淋巴细胞和 B 淋巴细

胞的表面[10-12]。PD-1 主要在成熟 T 淋巴细胞中表达，并在 T 淋巴细胞激活后 24 小时内出现，通过调节 T 淋巴细胞活性来防止其对健康组织造成损伤[13]。PD-1 主要与 PD-L1 和 PD-L2 两种配体结合，而 PD-L1 和 PD-L2 的表达受炎性环境的调节，多种炎性细胞因子可在淋巴细胞表面和其他非免疫细胞上诱导 PD-L1 表达[10,11]。PD-1 与其配体的相互作用可介导磷酸酶 Src 同源蛋白 2（SHP2）募集，从而导致下游的 PI3K/AKT 信号通路失活[14,15]。在 T 淋巴细胞中，PD-1 通路激活会阻断其增殖及介导的炎症损害，并降低其存活率[16]。虽然 PD-1 与 PD-L2 的结合可抑制 T 淋巴细胞产生细胞因子，但并不抑制其增殖[17]。此外，PD-1 通路激活还可诱导幼稚 T 淋巴细胞分化为调节性 T 淋巴细胞，从而导致免疫耐受的产生[18,19]。因此，肿瘤细胞通过表达 PD-L1 和 PD-L2 来阻断 PD-1 的激活，进而降低免疫功能活性，最终减弱机体的抗肿瘤免疫反应[20]。PD-1 也可以在肿瘤相关巨噬细胞上表达，这可使肿瘤微环境变得更有利于肿瘤细胞生长[21]。

最佳的 T 淋巴细胞活化途径，需要 T 淋巴细胞表面表达的共刺激分子（如 CD28）与其抗原提呈细胞上表达的受体 B7-1（CD80）和 B7-2（CD86）相结合[22,23]。CTLA-4 是 CD28 的一种同系物，它对 B7 的亲和力高于 CD28，但与 B7 结合后并不产生刺激信号。CTLA-4 拥有一个 36 个氨基酸的胞质尾，缺乏酶活性，但同时也拥有一个基于免疫受体酪氨酸的抑制性基序，具有抑制功能[24,25]。激活 CTLA-4 可产生抑制 T 淋巴细胞功能的信号[23,26-29]，从而减少 T 淋巴细胞的增殖和白细胞介素 -2 的分泌[22,23,26,27,30]。在健康人群中，CTLA-4 主要在调节性 T 淋巴细胞上表达，其活化是一种促进外周免疫耐受的重要机制[31]。在小鼠中，CTLA-4 的功能缺失可导致致死性的自身免疫病的发生[32,33]。同样，肿瘤细胞在其表面表达 CTLA-4，会导致 T 淋巴细胞功能受损并降低其存活率[34,35]。

## 3 免疫检查点抑制剂作为肿瘤的治疗策略

肿瘤细胞利用 PD-1 和 CTLA-4 通路介导免疫检查点激活，使抗肿瘤淋巴细胞活化受阻，因而抑制这些通路可使肿瘤消退。本节我们将简要讨论 CTLA-4 抑制剂伊匹单抗；PD-1 抑制剂纳武利尤单抗、帕博利珠单抗和西米普利单抗；以及 PD-L1 抑制剂阿特珠单抗、阿维鲁单抗和度伐利尤单抗。

伊匹单抗是目前唯一被美国 FDA 批准上市的 CTLA-4 抑制剂，可与 CTLA-4 的前 β- 折叠结合，干扰 CTLA-4/B7 复合物的形成[36,37]。另一种 CTLA-4 抑制剂替西木单抗正处于研发阶段，但尚未获得 FDA 批准，本章节暂不讨论。PD-1 通路抑制剂大致可分为两类：PD-1 功能抑制剂和 PD-L1 功能抑制剂。纳武利尤单抗、帕博利珠单抗和西米普利单抗虽均可与 PD-1 竞争性结合，形成 PD-1/单克隆抗体复合物[38]，但结合方式略有不同。而阿特珠单抗、阿维鲁单抗和度伐利尤单抗则以不同方式与 PD-L1 结合，来干扰 PD-L1/PD-1 复合物的形成，但并不抑制 PD-L2/PD-1 通路的功能[39]。FDA 已经批准了多种 PD-1 和 PD-L1 抑制剂用以治疗多种肿瘤，且多项临床试验正在进行中。有关当前 FDA 批准的免疫检查点抑制剂及其适应证更多的详细信息，请参见第 1 章。

肺炎是使用免疫检查点抑制剂时最常见的肺部毒性反应，也是所有 irAEs 中与治疗相关死亡率最高的事件之一[40]。虽然肺炎可以被视为唯一与免疫治疗相关的毒性反应，但 58% 的肺炎患者会同时出现或后续出现累及其他器官系统的毒性反应[41]。此外，在一项关于致死性毒性反应的综述中，多达 16% 的肺炎患者同时发生了结肠炎、肝炎或心脏和神经肌肉毒性[40]。

由于 ICI 治疗后极少会出现非炎症性肺部 irAEs，如新发的肉瘤样反应或原有肺部疾病的恶化[42-47]。因此，本章大部分内容将重点阐述肺炎。

## 4　肺炎的临床和放射学分型

在接下来的章节中，我们将讨论 ICI 治疗后肺炎的表现。ICI 治疗后肺炎表现为间质性肺疾病（ILDs）[48]，通常包括四种类型：组织性肺炎（OP）、非特异性间质性肺炎（NSIP）、超敏性肺炎（HP）和弥漫性肺泡损伤（DAD）。因为 NSIP 和 HP 在临床表现和治疗方法上相似，所以我们在本章中将其视为单一类别［间质性肺炎（IP）］的亚型。表 14.1 总结了各种类型肺炎的临床、放射学和病理学特征，图 14.1 为胸部计算机断层扫描（CT）的特征图像。关于各种 ILDs 完整的临床和病理生理学特征论述，可在其他地方查阅[49, 50]。

表 14.1　肺炎常见类型的临床、放射学及组织病理学特征

| 类型 | 临床特点 | 放射学特征 | 组织病理学特征 | 治疗 |
| --- | --- | --- | --- | --- |
| 组织性肺炎（OP） | 咳嗽，呼吸困难，体重减轻，通常持续少于 2 个月 | 边缘常可见片状实变或磨玻璃样混浊<br>可见多发性、孤立性或浸润性斑片影 | 远端支气管和肺泡肉芽组织增生，伴轻至中度浆细胞和淋巴细胞的浸润 | 无肺功能损伤的轻度 OP 可自行缓解，但需要密切监测呼吸道症状、影像学表现和（或）肺功能<br>存在持续/进行性肺功能损伤症状：应用皮质类固醇治疗，通常初始计量为 0.5 ~ 1 mg/（kg·d）泼尼松或等效药物，持续 3 ~ 6 个月 |
| 间质性肺炎（IP） | 咳嗽、呼吸困难持续数周至数月。大多数患者可闻及双肺底湿啰音 | 下肺可见网格影、牵引性支气管扩张和磨玻璃影 | 纤维化，弥漫性炎性细胞浸润，肺泡壁均匀弥漫性增厚，但不损害肺泡结构完整性 | 症状轻微且肺功能无变化的患者定期观察<br>中度症状或肺功能测试中异常：应用皮质类固醇疗法［0.5 ~ 1 mg/（kg·d）的泼尼松或等效］，持续 8 ~ 12 周<br>激素难治性疾病：静脉注射皮质类固醇和（或）细胞毒性疗法 |
| 弥漫性肺泡损伤（DAD） | 进行性呼吸困难和突发咳嗽，持续几天到几周 | 在肺的相关区域，广泛突出的气腔混浊、模糊 | 肺泡增厚，伴有透明膜沉积和炎性细胞浸润 | 呼吸衰竭患者行支持治疗联合静脉注射大剂量皮质激素 |

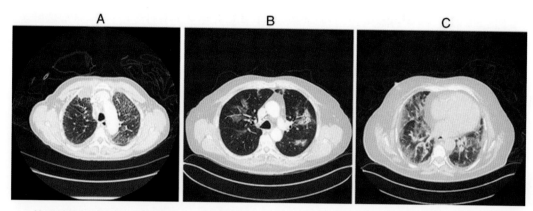

**图 14.1** 接受精确抗肿瘤治疗患者的（a）间质性肺炎，（b）机化性肺炎和（c）弥漫性肺泡损伤的代表性图像

在 ICI 治疗后肺炎的类型中，OP 或 NSIP 最多见，DAD 很少见，且可呈暴发性病程。在一项 915 例接受 ICI 单一疗法或联合疗法的患者队列研究中，发现最常见的肺炎类型是 NSIP（18/27），其次是 OP（5/27）。同时也有其他研究表明，OP 在接受 PD-1[51] 或 CTLA-4[52] 抑制剂治疗之后更为常见。

## 4.1 OP

OP 是 ICI 治疗后常见的肺炎类型[51]，主要影响远端细支气管、呼吸性细支气管、肺泡导管和肺泡壁[53]。在临床上常表现为亚急性，其症状包括低热、身体不适和咳嗽[54-57]。呼吸道感染通常与 OP 的发展有关，但其机制尚不清楚[58]。OP 患者的胸部 CT 主要表现为磨玻璃样或实变影，多见于肺外周的胸膜下区域[59]。在其 CT 成像中可以看到反向晕征，其特征为磨玻璃样阴影，周围有较致密的实变性阴影，不过这些并不具有确诊性价值[60]。不同病例的损伤程度会有很大的不同，OP 的组织学特征是远端间隙肉芽组织过度增生，并伴有淋巴细胞和浆细胞浸润（图 14.2）[59]。这些栓子由松散的胶原蛋白、成纤维细胞和肌成纤维细胞组成，虽然支气管肺泡灌洗（BAL）炎症

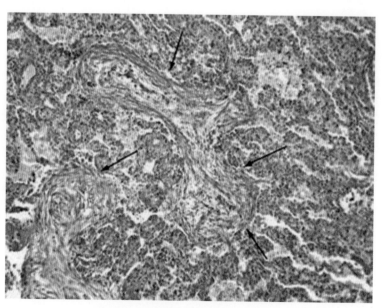

**图 14.2** 肺泡腔内肉芽组织（箭头）

征象不足以诊断 OP，但在 OP 患者中经常进行 BAL 用以排除感染性病变[59]。OP 的治疗方式取决于疾病的严重程度。我们建议使用不良反应的通用术语标准（表 14.2）来对肺炎的严重程度进行分级[61]。轻度 OP（1 级）可自行消退，但仍需密切监测其早期肺损害[62]；2 级或更高级别的肺炎患者应使用皮质类固醇疗法。皮质类固醇在 OP 治疗中非常有效，初始给药剂量常为泼尼松 0.5 ～ 1 mg/（kg·d）或等效药物，持续使用 3 ～ 6 个月，期间若治疗中断可导致 OP 复发[63]。

**表 14.2　根据不良事件通用术语标准 V5.0 概述的肺炎分级**

| 等级 | 1 级 | 2 级 | 3 级 | 4 级 | 5 级 |
|---|---|---|---|---|---|
| 症状 | 无症状 | 有症状，限制日常生活活动 | 症状严重，限制日常自理活动 | 危及生命的呼吸功能损伤 | 死亡 |
| 干预需求 | 仅临床观察或诊断观察；无需干预 | 需要医疗干预 | 需要医疗干预和氧气治疗 | 需要紧急医疗干预（如气管切开或插管） | |

在类固醇难治性患者中，使用非皮质类固醇如环孢素、利妥昔单抗和大环内酯类药物治疗后，虽存在少量成功案例，但通常不使用[64-67]。目前指南推荐使用免疫抑制剂治疗对皮质类固醇治疗无效的肺炎，如英夫利昔单抗·Infiximab（译者注：目前暂无规范译文）、环磷酰胺，霉酚酸酯和静脉注射免疫球蛋白等，不过这些建议也是基于个案报导或小样本案例[68-71]。英夫利昔单抗已经被报道对重症肺炎治疗有效，但是还需要在前瞻性的临床研究中进行验证[51, 72]。托珠单抗是一种人源化单克隆抗体，可抑制 IL-6 受体，用于治疗类固醇难治性肺炎。在一项单中心研究中发现，接受纳武利尤单抗治疗的 87 名患者中，34 名患者存在皮质类固醇治疗无效，并伴有包括肺炎在内的高度免疫相关不良反应。对这些患者给予托珠单抗治疗后，其中 27 名患者（约 80%）的临床症状有所改善，中位出院时间为 4 天[73]。阿那白滞素（Anakinra）是一种 IL-1 受体拮抗蛋白，用于治疗炎症性疾病如类风湿关节炎，在风湿性疾病肺损害中的应用经验非常有限[74]。阿那白滞素通过竞争性结合 IL-1 受体，阻断 IL-1α 和 IL-1β 活性来抑制 IL-1 信号的转导。利用阿那白滞素阻断 IL-1 通路可能是治疗类固醇难治性肺炎的另一方法，但目前还未在现实中应用。这些免疫抑制疗法需要更多的随机临床试验来进一步探索。此外，为了便于 ICI 相关肺炎的处理，建议至少暂停原有的 ICI 治疗。

### 4.2 IP

IP 是一种罕见的 ILD，通常与自身免疫性疾病或人类免疫缺陷病毒感染有关，常合并 OP，也是 ICI 治疗后肺炎的常见类型[75]。IP 的典型表现为咳嗽和呼吸困难等，具有非特异性，但症状持续时间因人而异。胸部 CT 显示为毛玻璃样影、网状浸润和牵引性支气管扩张[76-78]。胸膜下肺浸润性病变的保留有助于区分 IP 和特发性肺纤维化[79]。HP 变异型 ICI 相关肺炎的特征可能是呼气像胸部 CT 影像上的空气滞留[80]。然而，与发生在一般人群中的 HP 不同，它与肺部暴露（如雾化真菌[81]或有毒化学物[82]）没有明显的联系。组织学上，IP 的特点是致密纤维化伴弥漫性炎性细胞浸润，肺泡壁均匀弥漫性增厚，与特发性肺纤维化不同的是肺泡完整性没有丧失[83]，成纤维细胞病灶可能存在，但较少见[84]。其中 HP 型肺炎的特点是形成不良的非干酪样肉芽肿[80]。一般来说，ICI 治疗后发生 IP 的患者需要使用皮质类固醇［0.5 ~ 1 mg/（kg·d）的泼尼松或等效药物］治疗 8 ~ 12 周。类固醇难治性疾病在 NSIP 患者中比 OP 患者中更常见，可能需要进一步通过静脉注射糖皮质激素和（或）细胞毒性药物来治疗[62]。对于 ICI 相关 NSIP 的处理，通常也是建议先暂停 ICI 治疗[85]。

### 4.3 DAD

DAD 是一种因广泛的肺泡损伤导致的严重肺炎，常引发严重的毛细血管渗出和非心源性肺水肿[85, 86]。临床表现为呼吸急促、严重低氧血症和广泛肺泡浸润性改变，与急性呼吸窘迫综合征（ARDS）的表现相似。与 OP 或 IP 相比，DAD 症状可在几天内迅速进展。组织学检查中 DAD 的存在不一定与 ARDS 相关，例如，只有一半的 DAD 患者在肺活检或尸检中诊断为 ARDS[87-91]。虽然因病情严重，难以获得组织学，但 DAD 的组织病理学表现为肺泡膜增厚、透明膜沉积和炎性细胞浸润（图 14.3）[92, 93]。DAD 急性期特征表现为为肺泡水肿和炎症，机化期特征表现为成纤维细胞胶原沉积[87]。DAD 胸部 CT 图像表现为广泛阴影，在肺的相关区域可能更明显[94-96]。其他疾病也有可能表现为与药物诱导的 DAD 相似，应进行排除，其中肺部感染和嗜酸性粒细胞性肺炎可通过 BAL 分析排除，充血性心力衰竭可通过全面的临床检查、超声心动图和右心导管排除。支持治疗包括无创或有创机械通气，是治疗 DAD 相关呼吸衰竭的必要方法。虽然通常推荐早期使用大剂量糖皮质激素进行治疗，但支持这一做法的数据非常有限，而且即便积极进行治疗，死亡率依旧很高[97]。

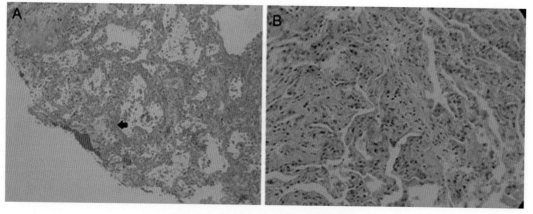

**图 14.3　弥漫性肺泡损伤的病理表现**

（a）急性期弥漫肺泡损伤。间质水肿。透明膜（箭头所示）排列于肺泡管内（苏木精和伊红染色，×100）

（b）机化期弥漫性肺泡损伤。间质随机化结缔组织增厚，可见明显的 2 型肺细胞增生（苏木精和伊红染色，×200）[72, 87]

## 5　ICI 相关肺炎的临床评价方法

由于肺炎的症状可能是隐蔽的，或被癌症本身相关的（如巨块型肺癌或广泛的肺转移）其他症状所掩盖，所以我们建议临床医生降低怀疑接受 ICI 治疗的患者存在肺炎时对其进行全面评估的门槛，在患者出现呼吸困难、咳嗽、发热和胸痛等症状时，均应考虑存在肺炎[98, 99]。一般推荐胸部影像学检查和肺功能检查进行排查，因胸片对肺炎的细微征象不够敏感，所以有症状的患者应选择胸部 CT 检查[100]，其辐射剂量较低，是一种安全有效的评估肺炎进展或缓解的方法[101]。肺功能检查应在评估时进行，因为肺功能早期受损表现可能预示着肺炎的发生[102]。此外，在确诊肺炎的患者中，应连续监测肺功能，以评估肺炎的进展或缓解情况。对于怀疑有 ICI 相关性肺炎的患者，应尽早行支气管镜和 BAL 检查，以排除感染性肺炎等其他诊断。在没有感染的情况下，淋巴细胞计数升高可能表明肺炎，不过感染（如呼吸道病毒）也可能使 BAL 中的淋巴细胞升高[103]。在选择的患者中，应考虑对受损伤的肺实质进行活检，以观察肺炎组织病理学特征，因 ILD 的检测敏感性较差，通常不推荐经支气管活检[104]。由于冷冻生物检验术可以更好地获取组织学标本，且不需要像外科肺活检那样进行开胸手术，所以在诊断 ILD 方面正变得越来越普遍[105, 106]。

## 6　免疫检查点治疗患者肺部毒性的发病率及临床特点

免疫检查点抑制剂相关肺炎的发生率，因药物类别、肿瘤类型、疾病环境以及 ICI 方案的复杂性（单药治疗或联合治疗）而异。尽管在 ICI 批准前的临床研究阶段中发现了包括肺炎在内的许多 irAEs，但通过最新的大规模回顾性研究、药物警戒分析、临床试验的汇总数据以及 irAEs 相关临床试验的分析，发现了这种毒性在现实中的发病率、时间和预后方面的临床特征[41, 107-112]。

在早期临床试验中，应用伊匹单抗治疗的患者中，约 1% 患有肺炎；应用 PD-1 和 PD-L1 抑制剂单药治疗的患者中，3%～5% 患有肺炎[113-118]；而应用 PD-1 或 PD-L1 抑制剂与 CTLA-4 抑制剂联合治疗的患者中，患有肺炎的比例高达 10%[41, 109, 119-121]。一般来说，虽然肺炎的中位发病时间约为 3 个月，但发病持续时间可由几天到几年不等[51, 109, 111, 112, 122]。在本节中，我们将讨论 FDA 批准用于 ICI 治疗的每一种药物中肺炎的发病率及特点。

### 6.1　CTLA-4 抑制剂

伊匹单抗是目前 FDA 批准的唯一一种用于 ICI 治疗的 CTLA-4 抑制剂，其肺炎发病率低，在接受治疗的患者中，总发病率约为 1.3%，高级别肺炎（3 或 4 级）发病率为 0.3%[123]。从接受 CTLA-4 抑制剂治疗开始到肺炎发病的中位时间约为 2.3 个月，最常见的肺炎类型为 OP[52]。应用 CTLA-4 抑制剂较 PD-1 或 PD-L1 抑制剂引发的 irAEs 更普遍[124, 125]，但肺炎不常见，这种差异的机制尚不清楚[126]。在都接受伊匹单抗治疗的情况下，黑色素瘤患者中发生肺炎的比例约为肾细胞癌或非小细胞肺癌患者中发生肺炎的比例的 1/3[126]，引起这种情况发生的其中一种可能是吸烟，如其他 ILDs 中所描述的那样[127]。

### 6.2 PD-1 和 PD-L1 抑制剂

本节我们将讨论 PD-1 抑制剂纳武利尤单抗、帕博利珠单抗和西米普利单抗，以及 PD-L1 抑制剂阿特珠单抗、阿维鲁单抗和度伐利尤单抗。在几种类型的癌症中，PD-1 抑制剂使用后发生肺炎的几率是常规化疗方案的 3 倍[128]。

近期研究显示，临床试验中应用 PD-1 抑制剂的肺炎发病率约为 3%，也有大多数研究报道其发病率为 3% ~ 5%[41, 109, 128]。在临床试验中，高级别肺炎（3 级及以上）的发病率约为 1% ~ 1.5%[41, 109, 128, 129]。然而，在不同的肿瘤类型之间，肺炎的发病率也有所不同。例如，肾细胞癌的肺炎总发病率和高级别肺炎发病率分别为 4.4% 和 1.7%，非小细胞肺癌中发病率分别为 4.3% 和 2.0%，在黑色素瘤中分别为 1.4% 和 0.9%[128]。

先前存在的纤维性 ILD 可能是发生免疫检查点相关肺炎的一个风险预测因素[129]。一项研究发现，NSCLC 伴轻度肺纤维化患者中 PD-1 相关性肺炎的发病率为 28.6%，而在无肺纤维化患者中 PD-1 相关肺炎的发病率为 5.8%，这表明即使是轻度的肺纤维化也可能导致肺炎发病率升高[47]。在这种情况下，ICI 相关肺炎还可能会加重已存在的 ILD 或促进新疾病产生[47, 129, 130]。

与伊匹单抗类似，在与吸烟相关的癌症中，接受 PD-1 抑制剂治疗后的肺炎发生率似乎更高。一项病例对照研究表明，PD-1 抑制剂治疗后发生肺炎的患者中，吸烟状态与肺炎的风险无关，但有 COPD 个人史或肺放疗史是肺炎的预测因素[131]。另外，PD-1 抑制剂的治疗剂量对肺炎的发生率似乎没有影响，这表明 irAEs 与治疗剂量没有直接的依赖关系。这与我们的观察结果一致，即 PD-1/PD-L1 轴抑制后的肺炎似乎是一种特殊现象。

当把临床试验控制范围之外的患者考虑在内时，肺炎的发生率可能更高。在一项单中心研究中，包括临床试验和非临床试验在内的 204 例 NSCLC 患者，肺炎的总发生率为 19%，高级别肺炎的发生率为 11%[132]。在开始进行免疫治疗后，肺炎出现的中位时间为 6.3 个月。此外，来自同一组的数据显示，肺炎的出现与 NSCLC 患者的不良预后相关[133]。来自世卫组织药物警戒数据库的关于致死性免疫治疗相关毒性的回顾性分析称，肺炎是免疫治疗相关死亡中最常见的原因，病死率超过 10%[134]。

肺脏是对电离辐射最敏感的器官之一，由于肺部炎症的风险叠加，同时进行 ICI 治疗和放射治疗可能导致肺炎的发生率更高。一项Ⅲ期随机试验中，Ⅲ期 NSCLC 患者同步放化疗后续贯度伐利尤单抗治疗，肺炎（包括 irAEs 肺炎或放射后继发性肺炎或两者兼有）的发生率（G ≥ 1）为 34%；而安慰剂组肺炎的发生率为 25%。另外，肺炎也是导致临床试验停止的最常见的不良事件（度伐利尤单抗组 4.8%，安慰剂组 2.6%）[110]。一项研究表明，同时使用 ICI、化疗和放疗的患者中有 8% 出现了 ≥ 3 级肺炎[135]。最近的研究表明，PD-L1 抑制剂相较于 PD-1 抑制剂治疗具有更低的肺炎发生率。例如，在对Ⅰ期和Ⅱ期试验数据汇总的分析中，阿维鲁单抗在治疗晚期实体肿瘤患者中的肺炎总发生率约为 1.2%[136]。同样，皮莱（Pillai）和孔戈（Khunger）等均发现，与使用 PD-L1 抑制剂治疗 NSCLC 患者相比，使用 PD-1 抑制剂治疗的患者的肺炎发生率更高（PD-1 *vs.* PD-L1：约 4% *vs.* 约 2%）[119, 137]。很多限制条件可能会使这些结果产生偏倚，包括随机性或单臂、开放标签临床试验使用 PD-1/PD-L1 抑制剂剂量的不同；试验招募患者的不同，如一些试验招募的是未接受过治疗的患者，而大多数试验招募的是既往接受过治疗的患者，这可能会影响治疗的耐受性。此外，直接比较 PD-1 和 PD-L1 抑制剂毒性的随机对照试验数据有限，特别是当这些疗法用于治疗新癌种时。上述这些结果表明，还需进一步的研究来深入地了解肺炎的发生率。

### 6.3 PD-1/PD-L1 抑制剂和 CTLA-4 抑制剂联合治疗

通过抑制 CTLA-4 和 PD-1 通路，可能实现更大的免疫激活，从而增强对某些癌症的抗肿瘤反应[138]。然而，这也会增加包括肺炎在内的 irAE 发生的风险。与 ICI 单药治疗相比，联合治疗的肺炎发生率可能高达 10%，且发病时间通常更早[41]。奈杜（Naidoo）等发现，接受 ICI 联合治疗的患者中肺炎发病中位时间为 2.7 个月，而接受 ICI 单药治疗患者的肺炎发病中位时间为 4.6 个月[41]。武（Wu）等发现，接受 ICI 联合治疗患者的肺炎发生率比接受 ICI 单药治疗的更高，其发生率分别为 7% 和 2%[128]。这表明，与 ICI 单药治疗相比，ICI 联合治疗导致肺炎和高级别肺炎的风险更高，并且患者发生肺炎的速度更快。

由于 ICI 治疗能诱导免疫记忆，所以具有持久的疗效[139]。因此，PD-1/PD-L1 抑制剂和 CTLA-4 抑制剂的序贯治疗与同时给予治疗相比，肺炎风险增加相似。一项小样本的研究中，鲍耶（Bowyer）等发现纳入的先接受纳武利尤单抗或帕博利珠单抗治疗，随后接受伊匹单抗治疗的 40 例患者中，8% 的患者发生了高级别肺炎[140]。虽然这一发现还需要在更大的研究队列中得到证实，但也提示了当使用 ICI 序贯治疗时，发生肺炎的风险与联合治疗相似。

### 6.4 ICIs 联合其他抗肿瘤治疗方法

由于与传统方案或序贯治疗相比，ICIs 治疗的反应率有所提高，因此 ICIs 被越来越多地与其他化疗方法联合使用治疗肿瘤，特别是在转移性实体瘤中。在多种药物联合治疗时，人们并没有对增高的肺炎发生率引起重视[142-144]，这可能是因为化疗的免疫抑制作用或频繁使用类固醇作为化疗症状的管理策略，在一定程度上发挥了作用。然而，有报道称，当 ICI 联合靶向治疗时，肺炎的发生率会增加。例如，阿特珠单抗、维莫非尼和考比替尼·cobimetinib（译者注：目前暂无规范译文）三药联合治疗携带 BRAF 突变的黑色素瘤时，与安慰剂联合维莫非尼和考比替尼·cobimetinib 治疗相比，前者发生肺炎的风险增加（肺炎发生率分别为 10% 和 5%），但 ≥ 3 级及以上肺炎的发生率较低（三药联合治疗组的发生率为 1%）[145]。在接受度伐利尤单抗联合奥希替尼（第三代 EGFR 抑制剂）治疗的患者中，发生间质性肺病的比例为 5/23（22%）[146]。此外，抗 PD-（L）1 疗法的较长半衰期也引起了人们的注意，即在使用 ICI 治疗后，短时间内使用奥希替尼会增加肺毒性反应。在一项回顾性研究中，对 41 例患者进行了队列研究，在接受抗 PD-（L）1 序贯治疗的所有患者中，有 6/41 的患者出现了严重的 irAEs，与间隔时间超过 3 个月的患者相比，在既往进行过抗 PD-（L）

1 治疗的 3 个月内开始使用奥希替尼的患者（5/21）中，发生严重的 irAEs 最常见。相比之下，在奥希替尼治疗后接受抗 PD-（L）1 或在抗 PD-（L）1 治疗后接受其他 EGFR 激酶抑制剂如阿法替尼或厄洛替尼治疗的患者中，没有发现严重的 irAEs 发生[147]。综合来看，ICIs 和其他抗肿瘤药物联合治疗后的毒性反应是一个新兴的研究领域，随着使用频率的增加，该领域可能变得越来越重要。

### 6.5 ICI 治疗后肺部毒性的罕见类型

一些文献中还描述了肺 irAEs 的其他表现。一名 NSCLC 患者接受纳武利尤单抗治疗时出现了气道炎症伴细支气管炎[148]。两名患者在接受纳武利尤单抗治疗后的 8 周内出现了快速复发的胸腔积液和心包积液[149]。在纳武利尤单抗治疗 NSCLC 患者的早期临床试验中，胸腔积液的发生率也有所增加，虽然这些积液不能完全归因于纳武利尤单抗，但可以排除是疾病的进展[114]。ICI 相关的胸腔和心包积液可能是 irAEs 或假性进展的一种形式。对于这类胸腔 / 心包积液，药物中断和胸腔 / 心包引流是治疗的主要焦点。虽然类固醇在这种情况下的作用尚未确定，但是对顽固性渗出液进行免疫抑制治疗是合理的。

用伊匹单抗[44, 52, 150] 和 PD-1 抑制剂[45, 151] 联合治疗后可出现结节病样反应。结节病样反应是一种罕见的 irAEs，其表现因病例而异，可能包括纵隔淋巴结病、肺浸润、皮疹和肾脏疾病。虽然这些反应在临床上可能类似于结节病，但免疫学不一定与普通人群中发生的结节病完全相同[44, 152]。然而，研究人员认为抑制免疫检查点通路导致 Th17 细胞数量增加与非 ICI 相关的结节病有关[153, 154]，因此，在接受 ICI 抑制剂治疗的患者中，结节病样反应的发生拥有一个合理的生物学基础。对于这类的结节病样反应，治疗方法包括暂停 ICI 治疗和全身类固醇激素治疗。目前仍需要进一步的研究，来了解 ICI 治疗后结节病样反应的发生率。

## 7 不确定领域

### 7.1 肺炎发生后的 ICI 再挑战

对于接受 ICI 治疗的患者，一个关键问题是肺炎等 irAEs 的发生是否预示对治疗产生了更佳的反应。一些研究小组发现，发生过 irAEs 的患者有着更好的治疗效果[111, 155]，而另一些没有发生过 irAEs 的患者治疗效果相对较差[156]。因此，在 ICI 相关肺炎发生后再次挑战 ICI 治疗的方案可能是可取的。多个研究小组报告了发生 irAEs 后继续进行 ICI 治疗的安全性[157, 158]。但是，在免疫治疗药物再挑战后，irAEs 的总发生率较高，约有一半的患者会发生 irAEs，并且约 20% 的患者发生的 irAEs 与最初的 irAEs 不同[158]。换句话说，接受 ICI 治疗后发生肺炎的患者在再使用 ICI 治疗时，可能会发生非肺炎性 irAEs。尽管有罕见的死亡报道[158]，但一般来说，这些非肺炎性 irAEs 不是致命的，可以通过糖皮质激素进行治疗[111]。然而，目前尚不清楚 ICI 再挑战是否有足够的临床获益来抵消再发 irAEs 的风险[35]。癌症免疫治疗学会建议，对于已完全缓解的 2 级以及 3 级肺炎患者，免疫治疗再挑战仍然是可选的，在这些患者中，ICI 治疗的获益大于复发性 irAEs 造成的风险[68]。但 4 级肺炎患者不应再次接受 ICI 治疗。当然，我们还需进一步的探索来指导临床实践工作。

### 7.2 识别有肺炎风险患者的生物标志物

如本章前面所述，某些患者可能有较高的肺炎发病风险。尤其是既往有吸烟史或辐射所致肺损伤的患者可能更容易患 ICI 相关肺炎。近年来成像技术的发展使胸部 CT 图像能够在体素水平对疾病或健康相关的纹理特征进行分析[159]。基于放射学算法的一种类似的算法，可通过对接受 ICI 治疗前的患者行胸部 CT 扫描来预测肺炎发病的可能性[160]。尽管这些发现还需要外部验证，但也强调了影像作为疾病风险生物标志物的能力。

癌症症状一般是主观的，患者是最好的信息来源。患者报告的结果（PROs）提供了其在治疗期间和治疗后的经历。PROs 在识别包括肺炎在内的 irAEs 方面的潜在用途引起了人们的兴趣，目前正在进行研究以进一步将 PROs 用于免疫治疗毒性反应的研究[161]。

IL-17 是一种炎性细胞因子，可在包括炎症性肠病在内的多种自身免疫性疾病中高表达[162]。血清 IL-17 水平的升高是使用伊匹单抗治疗黑色素瘤患者发生结肠炎的预测因子[163]。相似的，在白血病患者中，与未接受 ICI 治疗的白血病患者相比，ICI 治疗后发生肺炎的白血病患者进行支气管肺泡灌洗液（BAL）中的 Th1/Th17 细胞会增加[164, 165]。在肺炎患者中，BAL 中总淋巴细胞计数也经常升高。来自免疫相关性肺炎患者的支气管肺泡灌洗样本表现为淋巴细胞（多为 CD4$^+$ T 细胞）增多、中枢记忆 T 细胞数量增加、Tregs 中 CTLA-4 和 PD-1 蛋白表达降低[103]。而检查点抑制剂表达的降低可能导致 T 细胞活化增加和调节性 T 细胞功能受损[166]。可区分肺炎和相似疾病（如肺炎、疾病进展或肺不张）的生物标志物是一个重要的未满足的需求，需要进一步的研究来确定血液或支气管肺泡灌洗液中的炎症性生物标志物，以帮助预测 ICI 治疗后肺炎的发生风险。多学科团队的早期参与以排除其他病因，对于肺炎的识别和治疗至关重要，这也可以通过准确的查找病因归属以补充生物标记的研究[167]。

## 8　结论

肺炎是一种发生在使用 PD-1、PD-L1 和 CTLA-4 抑制剂治疗后出现的罕见且严重的 irAEs。如果患者出现新的肺部症状，如咳嗽或呼吸急促等应及时进行识别，疑似肺炎患者的检查应包括肺功能检查、胸部 CT 成像、支气管镜检查和支气管肺泡灌洗，以排除感染。这类型肺炎使用皮质类固醇治疗通常是有效的，并且能迅速缓解症状，但未经治疗可能致命。目前需要进一步的研究，来评估哪些患者在使用 ICI 治疗后具有更高的肺炎发生风险。

（贾友超　译，钱海利　校）

## 参考文献

［1］ Ahmad A S, Ormiston-Smith N, Sasieni P D. Trends in the lifetime risk of developing cancer in Great Britain: comparison of risk for those born from 1930 to 1960［J］. British Journal of Cancer, 2015, 112(5): 943-947.

［2］ Miller K D, Siegel R L, Lin C C, et al. Cancer treatment and survivorship statistics, 2016［J］. CA Cancer J Clin, 2016, 66(4): 271-289.

［3］ Baxevanis C N, Perez S A, Papamichail M. Cancer immunotherapy［J］. Critical Reviews in Clinical Laboratory Sciences, 2009, 46(4): 167-189.

［4］ Farkona S, Diamandis E P, Blasutig I M. Cancer immunotherapy: the beginning of the end of cancer?［J］. BMC Medicine, 2016, 14(73).

［5］ Dillman R O Cancer immunotherapy［J］. Cancer Biother Radiopharm, 2011, 26(1): 1-64.

［6］ Oiseth S J, Aziz M S. Cancer immunotherapy: a brief review of the history, possibilities, and challenges ahead［J］. Journal of Cancer Metastasis and Treatment, 2017, 3: 250-261.

［7］ Finn O J. Immuno-oncology: understanding the function and dysfunction of the immune system in cancer［J］. Ann Oncol, 2012, 23 Suppl 8(viii6-9.

［8］ Sharma P, Allison J P. Immune Checkpoint Targeting in Cancer Therapy: Toward Combination Strategies with Curative Potential［J］. Cell, 2015, 161(2): 205-214.

［9］ Barber D L, Wherry E J, Masopust D, et al. Restoring function in exhausted CD8 T cells during chronic viral infection［J］. Nature, 2006, 439(7077): 682-687.

［10］ Francisco L M, Sage P T, Sharpe A H. The PD-1 pathway in tolerance and autoimmunity［J］. Immunological Reviews, 2010, 236(1): 219-242.

［11］ Keir M E, Butte M J, Freeman G J, et al. PD-1 and its ligands in tolerance and immunity［J］. Annual Review of Immunology, 2008, 26: 677-704.

［12］ Fife B T, Pauken K E. The role of the PD-1 pathway in autoimmunity and peripheral tolerance［J］. Annals of the New York Academy of Sciences, 2011, 1217: 45-59.

［13］ Ishida Y, Agata Y, Shibahara K, et al. Induced expression of PD-1, a novel member of the immunoglobulin gene superfamily, upon programmed cell death［J］. The EMBO Journal, 1992, 11(11): 3887-3895.

［14］ Parry R V, Chemnitz J M, Frauwirth K A, et al. CTLA-4 and PD-1 receptors inhibit T-cell activation by distinct mechanisms［J］. Molecular and Cellular Biology, 2005, 25(21): 9543-9553.

［15］ Freeman G J, Long A J, Iwai Y, et al. Engagement of the PD-1 immunoinhibitory receptor by a novel B7 family member leads to negative regulation of lymphocyte activation［J］. The Journal of Experimental Medicine, 2000, 192(7): 1027-1034.

［16］ Riley J L. PD-1 signaling in primary T cells［J］. Immunological Reviews, 2009, 229(1): 114-125.

［17］ Latchman Y, Wood C R, Chernova T, et al. PD-L2 is a second ligand for PD-1 and inhibits T cell activation［J］. Nature Immunology, 2001, 2(3): 261-268.

［18］ Francisco L M, Salinas V H, Brown K E, et al. PD-L1 regulates the development, maintenance, and function of induced regulatory T cells［J］. The Journal of Experimental Medicine, 2009, 206(13): 3015-3029.

［19］ Amarnath S, Mangus C W, Wang J, et al. The PDL1-PD1 axis converts human TH1 cells into regulatory T cells［J］. Science Translational Medicine, 2011, 3(111): 111ra120.

［20］ Wang X, Teng F, Kong L, et al. PD-L1 expression in human cancers and its association with clinical outcomes［J］. Oncotargets and Therapy, 2016, 9 (5023 -5039.

［21］ Gordon S R, Maute R L, Dulken B W, et al. PD-1 expression by tumour-associated macrophages inhibits phagocytosis and tumour immunity［J］. Nature, 2017, 545(7655): 495-499.

［22］ Buchbinder E I, Desai A. CTLA-4 and PD-1 Pathways: Similarities, Differences, and Implications of Their Inhibition［J］.

American journal of clinical oncology, 2016, 39(1): 98-106.

［23］Sharpe A H, Abbas A K. T-cell costimulation--biology, therapeutic potential, and challenges［J］. The New England Journal of Medicine, 2006, 355(10): 973-975.

［24］Egen J G, Kuhns M S, Allison J P. CTLA-4: new insights into its biological function and use in tumor immunotherapy［J］. Nature Immunology, 2002, 3(7): 611-618.

［25］Teft W A, Kirchhof M G, Madrenas J A. molecular perspective of CTLA-4 function［J］. Annu Rev Immunol, 2006, 24(65-97.

［26］Krummel, M. F, Allison J P. CD28 and CTLA-4 have opposing effects on the response of T cells to stimulation［J］. The Journal of Experimental Medicine, 1995, 182(2): 459-465.

［27］Walunas T L, Bakker C Y, Bluestone J A. CTLA-4 ligation blocks CD28-dependent T cell activation［J］. The Journal of Experimental Medicine, 1996, 183(6): 2541-2550.

［28］Tivol E A, Borriello F, Schweitzer A N, et al. Loss of CTLA-4 leads to massive lymphoproliferation and fatal multiorgan tissue destruction, revealing a critical negative regulatory role of CTLA-4［J］. Immunity, 1995, 3(5): 541-547.

［29］Waterhouse P, Penninger J M, Timms E, et al. Lymphoproliferative Disorders with Early Lethality in Mice Deficient in Ctla-4［J］. Science, 1995, 270(5238): 985-988.

［30］Walunas T L, Lenschow D J, Bakker C Y, et al. CTLA-4 can function as a negative regulator of T cell activation［J］. Immunity, 1994, 1(5): 405-413.

［31］Darrasse-Jeze G, Deroubaix S, Mouquet H, et al. Feedback control of regulatory T cell homeostasis by dendritic cells in vivo［J］. The Journal of Experimental Medicine, 2009, 206(9): 1853-1862.

［32］Mandelbrot D A, Mcadam A J, Sharpe A H. B7-1 or B7-2 is required to produce the lymphoproliferative phenotype in mice lacking cytotoxic T lymphocyte-associated antigen 4 (CTLA-4)［J］. Journal of Experimental Medicine, 1999, 189(2): 435-440.

［33］Piccirillo C A, Shevach E M. Naturally-occurring CD4$^+$CD25+ immunoregulatory T cells: central players in the arena of peripheral tolerance［J］. Seminars in Immunology, 2004, 16(2): 81-88.

［34］Syn N L, Teng M W L, Mok T S K, & Soo, et al. De-novo and acquired resistance to immune checkpoint targeting［J］. The Lancet Oncology, 2017, 18(12): e731-e741.

［35］Schadendorf D, Hodi F S, Robert C, et al. Pooled Analysis of Long-Term Survival Data From Phase II and Phase Ⅲ Trials of Ipilimumab in Unresectable or Metastatic Melanoma［J］. Journal of Clinical Oncology, 2015, 33(17): 1889-1894.

［36］Ramagopal U A, Liu W, Garrett-Thomson S C, et al. Structural basis for cancer immunotherapy by the first-in-class checkpoint inhibitor ipilimumab［J］. Proceedings of the National Academy of Sciences of the United States of America, 2017, 114(21): E4223-E4232.

［37］Hodi F S, O'Day S J, McDermott D F, et al. Improved survival with ipilimumab in Pulmonary Toxicities of Immunotherapy 370 patients with metastatic melanoma［J］. The New England Journal of Medicine, 2010, 363(8): 711-723.

［38］Tan S, Zhang H, Chai Y, et al. An unexpected N-terminal loop in PD-1 dominates binding by nivolumab［J］. Nature Communications, 2017, 8: 14369.

［39］Tan S, Chen D, Liu K, et al. Crystal clear: visualizing the intervention mechanism of the PD-1/PD-L1 interaction by two cancer therapeutic monoclonal antibodies［J］. Protein & Cell, 2016, 7(12): 866-877.

［40］Wang D Y, Salem J E, Cohen J V, et al. Fatal Toxic Effects Associated With Immune Checkpoint Inhibitors: A Systematic Review and Meta-analysis［J］. JAMA Oncology, 2018, 4(12): 1721-1728.

［41］Naidoo J, Xuan W, Woo K M, et al. Pneumonitis in Patients Treated With Anti-Programmed Death-1/Programmed Death Ligand 1 Therapy［J］. Journal of Clinical Oncology: Offcial Journal of the American Society of Clinical

Oncology, 2017, 35(7): 709-717.

[42] Gemmill J A L, Sher A. Anti-PD-1-Related Exacerbation of Interstitial Lung Disease in a Patient with Non-Small Cell Lung Cancer: A Case Presentation and Review of the Literature [J]. Cancer Investigation, 2020, 38(6): 365 -371.

[43] Kim C, Gao J, Shannon V R, et al. Systemic sarcoidosis first manifesting in a tattoo in the setting of immune checkpoint inhibition [J]. Bmj Case Reports, 2016, 2016.

[44] Berthod G, Lazor R, Letovanec I, et al. Pulmonary sarcoid-like granulomatosis induced by ipilimumab [J]. Journal of Clinical Oncology: Offcial Journal of the American Society of Clinical Oncology, 2012, 30(17): e156-e159.

[45] Reuss J E, Kunk P R, Stowman A M, et al. Sarcoidosis in the setting of combination ipilimumab and nivolumab immunotherapy: a case report & review of the literature [J]. Journal for Immunotherapy of Cancer, 2016, 4: 94.

[46] Mitropoulou, Georgia, Daccord, et al. Immunotherapy-Induced Airway Disease: A New Pattern of Lung Toxicity of Immune Checkpoint Inhibitors [J]. Respiration, 2020, 99(2): 181-186.

[47] Yamaguchi T, Shimizu J, Hasegawa T, et al. Pre-existing pulmonary fbrosis is a risk factor for anti-PD-1-related pneumonitis in patients with non-small cell lung cancer: A retrospective analysis [J]. Lung cancer (Amsterdam, Netherlands), 2018, 125: 212-217.

[48] Antoniou K M, Margaritopoulos G A, Tomassetti S, et al. Interstitial lung disease [J]. European Respiratory Review, 2014, 23(131): 40-54.

[49] Lim G I, Lee K H, Jeong S W, et al. Clinical Features of Interstitial Lung Diseases [J]. The Korean Journal of Internal Medicine, 1996, 11(2): 113-121.

[50] Glasser S W, Hardie W D, Hagood J S. Pathogenesis of Interstitial Lung Disease in Children and Adults [J]. Pediatric Allergy, Immunology, and Pulmonology, 2010, 23(1): 9-14.

[51] Nishino M, Ramaiya N H, Awad M M, et al. PD-1 inhibitor-related pneumonitis in advanced cancer patients: Radiographic patterns and clinical course [J]. Clinical Cancer Research: An Offcial Journal of the American Association for Cancer Research, 2016, 22(24): 6051-6060.

[52] Tirumani S H, Ramaiya N H, Keraliya A, et al. Radiographic Profiling of Immune-Related Adverse Events in Advanced Melanoma Patients Treated with Ipilimumab [J]. Cancer Immunology Research, 2015, 3(10): 1185-1192.

[53] Epler, Gary R. Bronchiolitis obliterans organizing pneumonia: definition and clinical features [J]. Chest, 1992, 102(1 Suppl): 2S-6S.

[54] Epler, Gary, R, et al. Bronchiolitis Obliterans Organizing Pneumonia [J]. The New England Journal of Medicine, 1985, 312(3): 152-158.

[55] Cordier J F, Loire R, Brune J. Idiopathic bronchiolitis obliterans organizing pneumonia. Definition of characteristic clinical profiles in a series of 16 patients [J]. Chest, 1989, 96(5): 999-1004.

[56] Guerry-Force M L, Müller N, Wright J L, et al. A comparison of bronchiolitis obliterans with organizing pneumonia, usual interstitial pneumonia, and small airways disease [J]. The American Review of Respiratory Disease, 1987, 135(3): 705-712.

[57] King T E, Jr. Organizing pneumonia. In M. Schwarz & T. King (Eds.) [M]. Interstitial lung disease. People's Medical Publishing House, 2011.

[58] Cordier J F. Organising pneumonia [J]. Thorax, 2000, 55(4): 318-328.

[59] Cordier, J-F. Cryptogenic organising pneumonia [J]. European Respiratory Journal, 2006, 28(2): 422-446.

[60] Godoy M, Viswanathan C, Marchiori E, et al. The reversed halo sign: update and differential diagnosis [J]. The British Journal of Radiology, 2012, 85(1017): 1226-1235.

[61] Friedman C F, Proverbs-Singh T A, Postow M A. Treatment of the Immune-Related Adverse Effects of Immune Checkpoint Inhibitors: A Review [J]. Jama Oncology, 2016, 2(10): 1346-1353.

[62] Wells A U, Hirani N. Interstitial lung disease guideline [J]. Thorax, 2008, 63(Suppl 5): v1-v58.

[63] Bradley B, Branley H M, Egan J J, et al. Interstitial lung disease guideline: the British Thoracic Society in

collaboration with the Thoracic Society of Australia and New Zealand and the Irish Thoracic Society [J]. Thorax, 2008, 63 Suppl 5(Suppl 5): v1-58.

[64] Pathak V, Kuhn J M, Durham C, et al. Macrolide Use Leads to Clinical and Radiological Improvement in Patients with Cryptogenic Organizing Pneumonia [J]. Annals of the American Thoracic Society, 2014, 11(1): 87-91.

[65] Ding Q L, Lv D, Wang B J, et al. Macrolide therapy in cryptogenic organizing pneumonia: A case report and literature review [J]. Experimental and Therapeutic Medicine, 2015, 9(3): 829-834.

[66] Purcell I F, Bourke S J, Marshall S M. Cyclophosphamide in severe steroid-resistant bronchiolitis obliterans organizing pneumonia [J]. Respiratory Medicine, 1997, 91(3): 175-177.

[67] Koinuma D, Miki M, Ebina M, et al. Successful treatment of a case with rapidly progressive Bronchiolitis obliterans organizing pneumonia (BOOP) using cyclosporin A and corticosteroid [J]. Internal Medicine, 2002, 41(1): 26-29.

[68] Puzanov I, diab A, Abdallah K, et al. Managing toxicities associated with immune checkpoint inhibitors: consensus recommendations from the Society for Immunotherapy of Cancer (SITC) Toxicity Management Working Group [J]. Journal for Immunotherapy of Cancer, 2017, 5(1): 95.

[69] Brahmer J R, Lacchetti C, Schneider B J, et al. Management of Immune-Related Adverse Events in Patients Treated With Immune Checkpoint Inhibitor Therapy American Society of Clinical Oncology Clinical Practice Guideline [J]. Journal of Clinical Oncology: Offcial Journal of the American Society of Clinical Oncology, 2018, 36(17): 1714-1768.

[70] Haanen J, Carbonnel F, Robert C, et al. Management of toxicities from immunotherapy: ESMO Clinical Practice Guidelines for diagnosis, treatment and follow-up [J]. Annals of Oncology: Offcial Journal of the European Society for Medical Oncology, 2017, 28(suppl_4): iv119-iv142.

[71] Nccn. National Comprehensive Cancer Network Management of immunotherapy-related toxicities (Version 12020). https://www.nccn.org/professionals/physician_gls/pdf/immunotherapy.pdf

[72] Lai K A, Sheshadri A, Adrianza A M, et al. Role of Infliximab in Immune Checkpoint Inhibitor-Induced Pneumonitis[J]. Journal of Immunotherapy and Precision Oncology, 2020, 3: 172-174.

[73] Stroud C R, Hegde A, Cherry C, et al. Tocilizumab for the management of immune mediated adverse events secondary to PD-1 blockade [J]. Journal of Oncology Pharmacy Practice, 2019, 25(3): 551-557.

[74] Sollano-Sancho I, Rubio-Cebrian B, Cruz M, et al. Successful treatment of interstitial pneumonitis with anakinra in a patient with adult-onset Still's disease [J]. European Journal of Hospital Pharmacy, 2020: ejhpharm-2020-002377.

[75] Romagnoli M, Nannini C, Piciucchi S, et al. Idiopathic nonspecific interstitial pneumonia: an interstitial lung disease associated with autoimmune disorders? [J]. The European Respiratory Journal, 2011, 38(2): 384-391.

[76] Park I N, Jegal Y, Kim D S, et al. Clinical course and lung function change of idiopathic nonspecific interstitial pneumonia [J]. European Respiratory Journal, 2009, 33(1): 68-76.

[77] Silva C I, Müller N L, Lynch D A, et al. Chronic hypersensitivity pneumonitis: differentiation from idiopathic pulmonary fibrosis and nonspecific interstitial pneumonia by using thin-section CT [J]. Radiology, 2008, 246(1): 288-297.

[78] Travis W D, Hunninghake G, King T E, et al. Idiopathic nonspecifc interstitial pneumonia: Report of an American Thoracic Society project [J]. American Journal of Respiratory and Critical Care Medicine, 2008, 177(12): 1338-1347.

[79] Akira M, Inoue Y, Kitaichi M, et al. Usual interstitial pneumonia and nonspecific interstitial pneumonia with and without concurrent emphysema: thin-section CT findings [J]. Radiology, 2009, 251(1): 271-279.

[80] American Thoracic Society/European Respiratory Society International Multidisciplinary Consensus Classifcation of the Idiopathic Interstitial Pneumonias. This joint statement of the American Thoracic Society (ATS), and the European Respiratory Society (ERS) was adopted by the ATS board of directors, June 2001 and by the ERS Executive Committee, June 2001. American Journal of Respiratory and Critical Care Medicine, 2002, 165(2): 277-304.

[81] Malmberg P, Rask-Andersen A, Rosenhall L. Exposure to microorganisms associated with allergic alveolitis and

febrile reactions to mold dust in farmers［J］. Chest, 1993, 103(4): 1202-1209.

［82］Zeiss C R, Kanellakes T M, Bellone J D, et al. Immunoglobulin E-mediated asthma and hypersensitivity pneumonitis with precipitating anti-hapten antibodies due to diphenylmethane diisocyanate (MDI) exposure［J］. Journal of Allergy and Clinical Immunology, 1980, 65(5): 347-352.

［83］Hashisako M, Fukuoka J. Pathology of idiopathic interstitial pneumonias［J］. Clinical Medicine Insights Circulatory, Respiratory and Pulmonary Medicine, 2015, 9(Suppl 1): 123-133.

［84］Flaherty K R, Martinez F J, Travis W, et al. Nonspecifc interstitial pneumonia (NSIP)［J］. Seminars in Respiratory and Critical Care Medicine, 2001, 22(4): 423-434.

［85］Schwaiblmair M, Behr W, Haeckel T, et al. Drug induced interstitial lung disease［J］. Open Respiratory Medicine Journal, 2012, 6: 63-74.

［86］Kaarteenaho R, Kinnula V L. Diffuse alveolar damage: A common phenomenon in progressive interstitial lung disorders［J］. Pulmonary Medicine, 2011, 2011: 531302.

［87］Kao K C, Hu H C, Chang C H, et al. Diffuse alveolar damage associated mortality in selected acute respiratory distress syndrome patients with open lung biopsy［J］. Critical Care, 2015, 19(1): 228.

［88］Cardinal-Fernández P, Lorente J A, Ballén-Barragán A, et al. Acute Respiratory Distress Syndrome and Diffuse Alveolar Damage. New Insights on a Complex Relationship［J］. Annals of the American Thoracic Society, 2017, 14(6): 844-850.

［89］Ferguson N D, Fan E, Camporota L, et al. The Berlin defnition of ARDS: An expanded rationale, justifcation, and supplementary material［J］. Intensive Care Medicine, 2012, 38(10): 1573-1582.

［90］Ranieri V M, Rubenfeld G D, Thompson B T, et al. Acute respiratory distress syndrome: The Berlin definition［J］. Journal of the American Medical Association, 2012, 307(23): 2526-2533.

［91］Guerin C, Bayle F, Leray V, et al. Open lung biopsy in nonresolving ARDS frequently identifies diffuse alveolar damage regardless of the severity stage and may have implications for patient management［J］. Intensive Care Medicine, 2015, 41(2): 222-230.

［92］Matthay M A, Zemans R L. The Acute Respiratory Distress Syndrome: Pathogenesis and Treatment［J］. Annual Review of Pathology, 2011, 6(1): 147-163.

［93］Spira D, Wirths S, Skowronski F, et al. Diffuse alveolar hemorrhage in patients with hematological malignancies: HRCT patterns of pulmonary involvement and disease course［J］. Clinical Imaging, 2013, 37(4): 680-686.

［94］Goodman L R. Congestive heart failure and adult respiratory distress syndrome. New insights using computed tomography［J］. Radiologic Clinics of North America, 1996, 34(1): 33-46.

［95］Gattinoni L, Presenti A, Torresin A, et al. Adult respiratory distress syndrome profiles by computed tomography［J］. Journal of Thoracic Imaging, 1986, 1(3): 25-30.

［96］Pelosi P, Crotti S, Brazzi L, et al. Computed tomography in adult respiratory distress syndrome: What has it taught us［J］?The European Respiratory Journal, 1996, 9(5): 1055-1062.

［97］RogerS S. Spencer's pathology of the lung［J］. Histopathology, 1999, 34(5): 470.

［98］Naidoo J, Page D B, Li B T, et al. Toxicities of the anti-PD-1 and anti-PD-L1 immune checkpoint antibodies［J］. Annals of Oncology, 2015, 26(12): 2375-2391.

［99］Michot J M, Bigenwald C, Champiat S, et al. Immune-related adverse events with immune checkpoint blockade: a comprehensive review［J］. European Journal of Cancer (Oxford, England: 1990), 2016, 54: 139-148.

［100］Claessens Y E, Debray M P, Tubach F, et al. Early chest computed tomography scan to assist diagnosis and guide treatment decision for suspected community-acquired pneumonia［J］. American Journal of Respiratory and Critical Care Medicine, 2015, 192(8): 974-982.

［101］Hammond E, Sloan C, Newell J D, et al. Comparison of low - and ultralow - dose computed tomography protocols for quantitative lung and airway assessment［J］. Medical Physics, 2017, 44(9): 4747-4757.

［102］Franzen D, Schad K, Kowalski B, et al. Ipilimumab and early signs of pulmonary toxicity in patients with metastastic melanoma: a prospective observational study [J]. Cancer Immunology Immunotherapy, 2018, 67(1): 127-134.

[103] Suresh K, Naidoo J, Zhong Q, et al. The alveolar immune cell landscape is dysregulated in checkpoint inhibitor pneumonitis [J]. The Journal of clinical investigation, 2019, 129(10): 4305-4315.

[104] Raghu G, Mageto Y N, Lockhart D, et al. The Accuracy of the Clinical Diagnosis of New-Onset Idiopathic Pulmonary Fibrosis and Other Interstitial Lung Disease: A Prospective Study-ScienceDirect [J]. Chest, 1999, 116(5): 1168-1174.

[105] Troy, Lauren K, Grainge, et al. Diagnostic accuracy of transbronchial lung cryobiopsy for interstitial lung disease diagnosis (COLDICE): a prospective, comparative study [J]. The Lancet Respiratory Medicine, 2020, 8(2): 171-181.

[106] Maldonado F, Danoff S K, Wells A U, et al. Transbronchial Cryobiopsy for the Diagnosis of Interstitial Lung Diseases: CHEST Guideline and Expert Panel Report [J]. Chest, 2020, 157(4): 1030-1042.

[107] Kennedy L B, Salama A K S. A review of cancer immunotherapy toxicity [J]. CA: A Cancer Journal for Clinicians, 2020, 70(2): 86-104.

[108] Raschi E, Gatti M, Gelsomino F, et al. Lessons to be Learnt from Real-World Studies on Immune-Related Adverse Events with Checkpoint Inhibitors: A Clinical Perspective from Pharmacovigilance [J]. Targeted Oncology, 2020, 15(4): 449-466.

[109] Nishino M, Giobbie-Hurder A, Hatabu H, et al. Incidence of Programmed Cell Death 1 Inhibitor-Related Pneumonitis in Patients With Advanced Cancer: A Systematic Review and Meta-analysis [J]. JAMA Oncology, 2016, 2(12): 1607-1616.

[110] Antonia S J, Villegas A, Daniel D, et al. Durvalumab after chemoradiotherapy in stage Ⅲ non-small-cell lung cancer [J]. The New England Journal of Medicine, 2017, 377(20): 1919-1929.

[111] Fujii T, Colen R R, Bilen M A, et al. Incidence of immune-related adverse events and its association with treatment outcomes: The MD Anderson Cancer Center experience [J]. Investigational New Drugs, 2018, 36(4): 638-646.

[112] Shohdy K S, Abdel-Rahman O. Risk of Pneumonitis with Different Immune Checkpoint Inhibitors in NSCLC [J]. Annals of Translational Medicine, 2017, 5(17): 365.

[113] Topalian S L, Sznol M, Mcdermott D F, et al. Survival, durable tumor remission, and longterm safety in patients with advanced melanoma receiving nivolumab [J]. Journal of Clinical Oncology: Offcial Journal of the American Society of Clinical Oncology, 2014, 32(10): 1020-1030.

[114] Borghaei H, Paz-Ares L, Horn L, et al. Nivolumab versus docetaxel in advanced nonsquamous non-small-cell lung cancer [J]. The New England Journal of Medicine, 2015, 373(17): 1627-1639.

[115] Brahmer J, Reckamp K L, Baas P, et al. Nivolumab versus Docetaxel in advanced squamouscell non-small-cell lung Cancer [J]. The New England Journal of Medicine, 2015, 373(2): 123-135.

[116] Garon E B, Rizvi N A, Hui R, et al. Pembrolizumab for the treatment of non-small-cell lung cancer [J]. The New England Journal of Medicine, 2015, 372(21): 2018-2028.

[117] Herbst R S, Bass P, Kim D W, et al. Pembrolizumab versus docetaxel for previously treated, PD-L1-positive, advanced non-small-cell lung cancer (KEYNOTE-010): a randomised controlled trial [J]. Lancet (London, England), 2016, 387(10027): 1540-1550.

[118] Reck M, Rodriguez-Abreu D, Robinson A G, et al. Pembrolizumab versus chemotherapy for PD-L1-positive non-small-cell lung cancer [J]. The New England Journal of Medicine, 2016, 375(19): 1823-1833.

[119] Khunger M, Rakshit S, Pasupuleti V, et al. Incidence of pneumonitis with use of programmed death 1 and programmed death-ligand 1 inhibitors in non-small cell lung cancer: A systematic review and meta-analysis of trials [J]. Chest, 2017, 152(2): 271-281.

[120] Robert C, Long G V, Brady B, et al. Nivolumab in previously untreated melanoma without BRAF mutation [J]. The New England Journal of Medicine, 2015, 372(4): 320-330.

［121］Reck M, Rodríguez-Abreu D, Robinson A G, et al. Pembrolizumab versus chemotherapy for PD-L1-positive non-small-cell lung Cancer［J］. The New England Journal of Medicine, 2016, 375(19): 1823-1833.

［122］Nishino M, Hatabu H, Hodi F S, et al. Drug-related pneumonitis in the era of precision cancer therapy［J］. JCO Precision Oncology, 2017, 1.

［123］Kwon E D, Drake C G, Scher H I, et al. Ipilimumab versus placebo after radiotherapy in patients with metastatic castration-resistant prostate cancer that had progressed after docetaxel chemotherapy (CA184-043): A multicentre, randomised, double-blind, phase 3 trial［J］. The Lancet Oncology, 2014, 15(7): 700-712.

［124］Robert C, Schachter J, Long G V, et al. Pembrolizumab versus Ipilimumab in Advanced Melanoma［J］. The New England Journal of Medicine, 2015, 372(26): 2521-2532.

［125］Larkin J, Chiarion-Sileni V, Gonzalez R, et al. Combined nivolumab and ipilimumab or monotherapy in untreated melanoma［J］. The New England Journal of Medicine, 2015, 373(1): 23-34.

［126］Khoja L, Day D, Wei-Wu Chen T, et al. Tumour- and classspecifc patterns of immune-related adverse events of immune checkpoint inhibitors: A systematic review［J］. Annals of Oncology: Offcial Journal of the European Society for Medical Oncology, 2017, 28(10): 2377 - 2385.

［127］Ryu J H, Colby T V, Hartman T E, et al. Smoking-related interstitial lung diseases: A concise review［J］. The European Respiratory Journal, 2001, 17(1): 122-132.

［128］Wu J, Hong D, Zhang X, et al. PD-1 inhibitors increase the incidence and risk of pneumonitis in cancer patients in a doseindependent manner: A meta-analysis［J］. Scientifc Reports, 2017, 7(44173).

［129］Shibaki R, Murakami S, Matsumoto Y, et al. Association of immune-related pneumonitis with the presence of preexisting interstitial lung disease in patients with non-small lung cancer receiving anti-programmed cell death 1 antibody［J］. Cancer Immunology, Immunotherapy, 2020, 69(1): 15-22.

［130］Kanai O, Kim Y H, Demura Y, et al. Effcacy and safety of nivolumab in non-small cell lung cancer with preexisting interstitial lung disease［J］. Thoracic Cancer, 2018, 9(7): 847-855.

［131］Cui P, Liu Z, Wang G, et al. Risk factors for pneumonitis in patients treated with antiprogrammed death-1 therapy: A case-control study［J］. Cancer Medicine, 2018, 7(8): 4115-4120.

［132］Suresh K, Voong K R, Shankar B, et al. Pneumonitis in non-small cell lung cancer patients receiving immune checkpoint immunotherapy: Incidence and risk factors［J］. Journal of Thoracic Oncology: Offcial Publication of the International Association for the Study of Lung Cancer, 2018, 13(12): 1930-1939.

［133］Suresh K, Psoter K J, Voong K R, et al. Impact of checkpoint inhibitor pneumonitis on survival in NSCLC patients receiving immune checkpoint immunotherapy［J］. Journal of Thoracic Oncology: Offcial Publication of the International Association for the Study of Lung Cancer, 2019, 14(3): 494-502.

［134］El Majzoub I, Qdaisat A, Thein K Z, et al. Adverse effects of immune checkpoint therapy in Cancer patients visiting the emergency Department of a Comprehensive Cancer Center［J］. Annals of Emergency Medicine, 2019, 73(1): 79-87.

［135］Jabbour S K, Lee K H, Frost N, et al. Phase II study of pembrolizumab (pembro) plus platinum doublet chemotherapy and radiotherapy as frst-line therapy for unresectable, locally advanced stage Ⅲ NSCLC: KEYNOTE-799［J］. Journal of Clinical Oncology, 2020, 38(15_suppl): 9008-9008.

［136］Kelly K, Infante J R, Taylor M H, et al. Safety profle of avelumab in patients with advanced solid tumors: A pooled analysis of data from the phase 1 JAVELIN solid tumor and phase 2 JAVELIN Merkel 200 clinical trials［J］. Cancer, 2018, 124(9): 2010-2017.

［137］Pillai R N, Behera M, Owonikoko T K, et al. Comparison of the toxicity profle of PD-1 versus PD-L1 inhibitors in non-small cell lung cancer: A systematic analysis of the literature［J］. Cancer, 2018, 124(2): 271-277.

［138］Wolchok J D, Chiarion-Sileni V, Gonzalez R, et al. Overall survival with combined nivolumab and ipilimumab in advanced melanoma［J］. The New England Journal of Medicine, 2017, 377(14): 1345-1356.

［139］Ribas A, Shin D S, Zaretsky J, et al. PD-1 blockade expands intratumoral memory T cells ［J］. Cancer Immunology Research, 2016, 4(3): 194-203.

［140］Bowyer S, Prithviraj P, Lorigan P, et al. Effcacy and toxicity of treatment with the antiCTLA-4 antibody ipilimumab in patients with metastatic melanoma after prior anti-PD-1 therapy ［J］. British Journal of Cancer, 2016, 114(10): 1084-1089.

［141］Gadgeel S, Rodríguez-Abreu D, Speranza G, et al. Updated analysis from KEYNOTE-189: pembrolizumab or placebo plus pemetrexed and platinum for previously untreated metastatic nonsquamous non-small-cell lung cancer ［J］. Journal of Clinical Oncology, 2020, 38(14): 1505-1517.

［142］West H, Mccleod M, Hussein M, et al. Atezolizumab in combination with carboplatin plus nab-paclitaxel chemotherapy compared with chemotherapy alone as frst-line treatment for metastatic non-squamous non-small-cell lung cancer (IMpower130): A multicentre, randomised, openlabel, phase 3 trial ［J］. The Lancet Oncology, 2019, 20(7): 924-937.

［143］Paz-Ares L, Luft A, Vicente D, et al. Pembrolizumab plus chemotherapy for squamous non-small-cell lung cancer ［J］. The New England Journal of Medicine, 2018, 379(21): 2040-2051.

［144］Gandhi L, Rodriguez-Abreu D, Gadgeel S, et al. Pembrolizumab plus chemotherapy in metastatic non-small-cell lung cancer ［J］. The New England Journal of Medicine, 2018, 378(22): 2078-2092.

［145］Gutzmer R, Stroyakovskiy D, Gogas H, et al. Atezolizumab, vemurafenib, and cobimetinib as frst-line treatment for unresectable advanced BRAFV600 mutation-positive melanoma (IMspire150): Primary analysis of the randomised, double-blind, placebo-controlled, phase 3 trial ［J］. The Lancet, 2020, 395(10240): 1835-1844.

［146］Oxnard G R, Yang J C, Yu H, et al TATTON: A multi-arm, phase Ib trial of osimertinib combined with selumetinib, savolitinib, or durvalumab in EGFR-mutant lung cancer ［J］. Annals of Oncology: Offcial Journal of the European Society for Medical Oncology, 2020, 31(4): 507-516.

［147］Schoenfeld A J, Arbour K C, Rizvi H, et al. Severe immune-related adverse events are common with sequential PD-(L)1 blockade and osimertinib ［J］. Annals of Oncology: Offcial Journal of the European Society for Medical Oncology, 2019, 30(5): 839-844.

［148］Balagani A, Arain M H, Sheshadri A. Bronchiolitis obliterans after combination immunotherapy with pembrolizumab and ipilimumab ［J］. Journal of Immunotherapy and Precision Oncology, 2020, 1(1): 49-52.

［149］Kolla B C, Patel M R. Recurrent pleural effusions and cardiac tamponade as possible manifestations of pseudoprogression associated with nivolumab therapy - A report of two cases ［J］. Journal for Immunotherapy of Cancer, 2016, 4: 80.

［150］Bronstein Y, Ng C S, Hwu P, et al. Radiologic manifestations of immunerelated adverse events in patients with metastatic melanoma undergoing anti-CTLA-4 antibody therapy. AJR ［J］. American Journal of Roentgenology, 2011, 197(6): W992-w1000.

［151］Tetzlaff M T, Nelson K C, Diab A, et al. Granulomatous/sarcoid-like lesions associated with checkpoint inhibitors: A marker of therapy response in a subset of melanoma patients ［J］. Journal for Immunotherapy of Cancer, 2018, 6(1): 14.

［152］Ramstein J, Broos C E, Simpson L J, et al. IFN-γ-producing T-helper 17.1 cells are increased in sarcoidosis and are more prevalent than T-helper type 1 cells ［J］. American Journal of Respiratory and Critical Care Medicine, 2016, 193(11): 1281-1291.

［153］Facco M, Cabrelle A, Teramo A, et al. Sarcoidosis is a Th1/Th17 multisystem disorder ［J］. Thorax, 2011, 66(2): 144-150.

［154］Von Euw E, Chodon T, Attar N, et al. CTLA4 blockade increases Th17 cells in patients with metastatic melanoma ［J］. Journal of Translational Medicine, 2009, 7: 35.

［155］Attia P, Phan G Q, Maker A V, et al. Autoimmunity correlates with tumor regression in patients with metastatic melanoma treated with anti-cytotoxic T-lymphocyte antigen-4 ［J］. Journal of Clinical Oncology, 2005, 23(25): 6043-6053.

［156］Horvat T Z, Adel N G, Dang TO, et al. Immune-related adverse events, need for systemic immunosuppression, and effects on survival and time to treatment failure in patients with melanoma treated with ipilimumab at Memorial Sloan Kettering Cancer Center ［J］. Journal of Clinical Oncology, 2015, 33(28): 3193 -3198.

［157］Santini F C, Rizvi H, Plodkowski A J, et al. Safety and effcacy of re-treating with immunotherapy after immune-related adverse events in patients with NSCLC ［J］. Cancer Immunology Research, 2018, 6(9): 1093-1099.

［158］Pollack M H, Betof A, Dearden H, et al. Safety of resuming anti-PD-1 in patients with immune-related adverse events (irAEs) during combined anti-CTLA-4 and anti-PD1 in metastatic melanoma ［J］. Annals of Oncology: Offcial Journal of the European Society for Medical Oncology, 2018, 29(1): 250-255.

［159］Cunliffe A, Armato S G, 3rd, Castillo R, et al. Lung texture in serial thoracic computed tomography scans: Correlation of radiomics-based features with radiation therapy dose and radiation pneumonitis development ［J］. International Journal of Radiation Oncology, Biology, Physics, 2015, 91(5): 1048-1056.

［160］Colen R R, Fujii T, Bilen M A, et al. Radiomics to predict immunotherapy-induced pneumonitis: Proof of concept ［J］. Investigational New Drugs, 2018, 36(4): 601-607.

［161］Mendoza T R. New developments in the use of patient-reported outcomes in cancer patients undergoing immunotherapies ［M］. In A Naing & J Hajjar (Eds.), Immunotherapy . Springer International Publishing, 2020: 335-339.

［162］Abraham C, Cho J. Interleukin-23/ Th17 pathways and infammatory bowel disease ［J］. Infammatory Bowel Diseases, 2009, 15(7): 1090-1100.

［163］Tarhini A A, Zahoor H, Lin Y, et al. Baseline circulating IL-17 predicts toxicity while TGF-β1 and IL-10 are prognostic of relapse in ipilimumab neoadjuvant therapy of melanoma ［J］. Journal for Immunotherapy of Cancer, 2015, 3: 39.

［164］Kim S, Shannon V, Sheshadri A, et al. TH1/17 hybrid CD4$^+$ cells in bronchial alveolar lavage fuid from leukemia patients with checkpoint inhibitor-induced pneumonitis ［J］. Journal of Clinical Oncology, 2018, 36(5_suppl): 204-204.

［165］Kim S T, Sheshadri A, Shannon V, et al. Distinct Immunophenotypes of T cells in bronchoalveolar lavage fuid from leukemia patients with immune checkpoint inhibitors-related pulmonary complications ［J］. Frontiers in Immunology, 2020, 11: 590494.

［166］Gianchecchi E, Fierabracci A. Inhibitory receptors and pathways of lymphocytes: The role of PD-1 in Treg development and their involvement in autoimmunity onset and cancer progression ［J］. Frontiers in Immunology, 2018, 9: 2374.

［167］Naing A, Hajjar J, Gulley J L, et al. Strategies for improving the management of immune-related adverse events ［J］. Journal for Immunotherapy of Cancer, 2020, 8(2).

# 第 15 章　免疫检查点抑制剂相关心脏毒性

阿卜杜拉扎克·扎里法，胡安·洛佩兹·马泰，尼古拉斯·帕拉斯卡斯，切萨尔·伊利埃斯库，让·伯纳德·杜兰德，彼得·金
（Abdulrazzak Zarifa，Juan Lopez-Mattei，Nicolas L. Palaskas，Cezar Iliescu，Jean-Bernard Durand，and Peter Y. Kim）

**摘要**　免疫检查点抑制剂的日益成功已经改善了多种癌症的预后，目前研究正在寻求扩大其适应证和使用范围。然而，各界已认识到免疫相关的不良事件，其中包括死亡率较高的心肌炎。在接受 ICI 治疗的患者中，我们还观察到了其他心脏事件，包括心律失常、心包疾病和冠状动脉粥样硬化等。这些心脏毒性被认为是 T 细胞上的特定检查点蛋白被抑制后炎症反应增加导致的结果。尽管很少有与免疫治疗相关的心脏毒性报道，但它们可能很严重，并与暴发性心肌炎、血流动力学不稳定和心脏骤停等危及生命的疾病有关。我们将对最常见的 ICI 相关的心血管毒性及其管理进行综述。

**关键词**　免疫检查点抑制剂；细胞毒性 T 淋巴细胞相关蛋白 4；程序性死亡受体 1；程序性死亡受体 - 配体 1；心脏毒性；心肌炎

## 1　引言

　　免疫检查点抑制剂逐渐成为药物阻断的热门靶点，在许多肿瘤类型中具有明显的抗肿瘤作用[1, 2]。目前美国 FDA 已经批准了针对 3 种不同的检查点蛋白的 7 种免疫检查点抑制剂。伊匹木单抗（Ipilimumab）是第一个获批的免疫检查点抑制剂，作用于 CTLA-4。目前共有 3 种 PD-1 检查点抑制剂，包括帕博利珠单抗（pembrolizumab）、纳武利尤单抗（nivolumab）和西米普利单抗（cemiplimab）。共有 3 种 PD-L1 抑制剂，包括度伐利尤单抗（durvalumab）、阿替利珠单抗（atezolizumab）和阿维鲁单抗（avelumab）。还有一系列靶向相同或不同靶点的检查点抑制剂正处于研发阶段。免疫检查点抑制剂可导致不同的免疫相关不良事件，这些不良事件是由广泛的 T 细胞活化介导的免疫稳态破坏引起的[3]。随着 ICI 使用的增加，潜在的短期和长期心脏毒性正在出现。下一章将重点介绍 ICI 相关的心肌炎，这是最多报道和公认的 ICI 相关心脏毒性。随后将描述

ICI 治疗后越来越多被认识到的其他心脏毒性，包括心包疾病、心律失常、高血压和动脉粥样硬化。

## 2 心肌炎

### 2.1 发生机制

ICI 诱发的心肌炎很可能是 CD-28 家族调节分子 CTLA-4 和 PD-1 受抑制引起的，它们对抑制 T 细胞反应很重要[4]。通常，这些分子可预防组织中的炎症并防止与炎症反应相关的心肌损伤[5]。动物模型的数据表明，干扰 PD-1 通路可导致免疫介导的心血管毒性，主要表现为自身免疫性心肌炎。在小鼠中敲除 PD-1 受体会导致严重的扩张型心肌病，其特征是高水平的免疫球蛋白 G 自身抗体，这些抗体对心肌肌钙蛋白有特异性反应[6]。在 MRL PD-1 缺失小鼠的心脏中发现大量 CD4+ 和 CD8+ T 细胞和骨髓细胞浸润，同时产生针对心肌肌球蛋白的高滴度自身抗体。这与 CTLA-4 缺失小鼠形成对比，这些小鼠中大量 CD4+ T 细胞被非特异性激活并侵入各种器官，这表明 PD-1 缺乏症中的心肌炎是由抗原特异性自身免疫反应介导的[7]。在 CTLA-4 缺陷小鼠中，多器官淋巴组织增生性疾病会在几周内发生，包括 T 细胞介导的心肌炎[8]。诱导调节性 T 细胞耐受和上调可能是预防自身免疫性心肌炎的一种药理学方法[9]。因此，ICI 诱导的心脏毒性作用可以由降低心脏中自身抗原特异 T 细胞的活化阈值来解释[10]。此外，有一些数据表 PD-1 和 PD-L1 受体在心脏组织中的表达，这可能导致 ICI 治疗诱发的炎症反应[11]（图 15.1）。

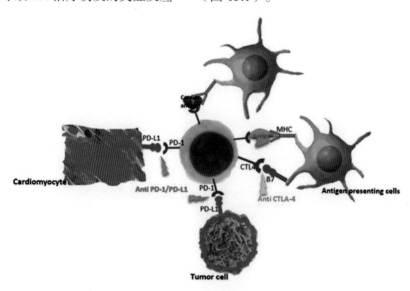

**图 15.1　免疫治疗的心脏毒性机制**

（a）免疫检查点抑制剂的作用机制。MHC：主要组织相容性复合物、TCR：T 细胞受体、CTLA-4：细胞毒性 T 淋巴细胞相关蛋白 -4、PD-1：程序性细胞死亡 1、PD-L1：程序性细胞死亡配体 1；（b）PD-L1 在受损心肌细胞上的表达可能代表炎症期间心脏组织的保护机制。

约翰逊（Johnson）等描述了 2 例转移性黑色素瘤患者在接受伊匹木单抗和纳武利尤单抗联合治疗时发生致命性心肌炎的病例[12]。他们对肿瘤、心脏和骨骼肌的活检组织进行了 T 细胞受体测序，重点关注高度可变的互补决定区 3（CDR3）。在患者肿瘤标本和高频 T 细胞受体序列中，肌肉特异性转录本的表达升高，这些序列在肿瘤、心脏和骨骼肌共表达，提示 T 细胞可能识别这些相同抗原，进而导致自身免疫性心肌炎和肌炎的发生[12]。目前发现重症肌无力和肌炎在发生自身免疫性心肌炎的患者中的比例较高[13]。当检测到其中一种症状时，就有必要对这些重叠的综合征进行监测。

## 2.2 发病率和死亡率

在早期临床试验中很少观察到心肌炎；然而，随着免疫检查点抑制剂的使用越来越多，ICI 诱发心肌炎的病例报告越来越多。一项多中心 I 期试验报告了 1 例心肌炎病例，该试验静脉注射抗 PD-L1 抗体，剂量从 0.3 ~ 10mg/kg 逐渐增加，用于某些晚期癌症患者[14]。在一项多中心 II 期临床试验中，既往未接受过全身化疗的晚期梅克尔细胞癌患者接受了帕博利珠单抗治疗，并在首次给药时联合糖皮质激素治疗，仍有一名患者出现心肌炎[15]。劳布里（Laubli）等首次发表了关于 PD-1 抑制剂相关心肌炎的报告，2014 年一例患有葡萄膜转移性黑色素瘤的 73 岁女性在使用帕博利珠单抗后诱发自身免疫性心肌炎，进而出现急性心力衰竭[16]。在一篇更大样本量的病例系列报道中，确定了 8 例伊匹木单抗和（或）纳武利尤单抗 / 帕博利珠单抗治疗后出现免疫相关心脏毒性的病例，病例来自六个有丰富管理 ICI 经验的临床癌症中心。在这些病例中，8 例中有 7 例通过心内膜心肌活检 / 心脏 MRI 诊断，而 1 例仅根据临床特征推定诊断为心肌炎，因患者失代偿而无法通过组织学特征确认[10]。在这个病例系列中，严重心肌炎在联合治疗期间的发生率更高，因为联合治疗后射血分数（EF）显著下降。约翰逊（Johnson）等还报告了百时美施贵宝安全数据库的不良心脏事件：在纳武利尤单抗组中，10 例（0.06%）患者报告了心肌炎，而联合治疗组中有 8 例（0.27%）患者报告了心肌炎。此外，联合治疗组与纳武利尤单抗单药组相比，致命事件的发生率更高，分别为 5 例（0.17%）和 1 例（< 0.01%）[12]。由于对心肌炎的认识有所提高，马哈茂德（Mahmood）等报告的发生率有所增加，为 1%[17]。

提高对 ICI 相关心肌炎的认识非常必要，虽然这是一种不常见的毒性，但它的死亡率很高。与其他致命的 irAEs 相比，心肌炎是最致命的，估计死亡率在 25% ~ 50% 之间[18]。不幸的是，唯一确定的心肌炎危险因素是使用联合治疗[10, 11]。与蒽环类药物等传统肿瘤治疗药物不同，传统的心血管危险因素，如心力衰竭、冠状动脉疾病和高血压病史并没有增加 ICI 相关心脏毒性风险。

## 2.3 诊断

心肌炎的诊断需要综合临床表现、实验室检验、无创心脏影像学和心内膜心肌活检。在诊断心肌炎方面这些检查均有自己的优势和劣势，只有了解每种检查的局限性，才能进行准确的诊断。患者接受 ICI 相关心肌炎治疗，会对他们未来肿瘤治疗方案的选择有相当大的影响，因此需要正确的诊断。一份白皮书提出了肿瘤治疗引起的心肌炎的诊断标准，其中包括以下所有因素[19]。

### 2.3.1 临床表现

心肌炎患者的临床表现包括从心肌标志物的无症状升高到需要机械循环支持和机械通气的暴发性心肌炎[20]。患者可出现呼吸困难、疲劳、胸痛和心力衰竭。大多数患者出现在开始 ICI 治疗的前 2 个月内，并且通常在第二次给药后出现[17]。虽然少数报道了治疗 454 天后出现迟发型心肌炎病例，但这并不常见[17]。

### 2.3.2 实验室检验

肌钙蛋白是诊断心肌炎最成熟的心脏生物标志物。由于肌钙蛋白 T 与骨骼肌损伤有交叉反应，因此首选肌钙蛋白 I 检查而不是肌钙蛋白 T；但是，较高的肌钙蛋白 I 或 T 值已经被证明与主要心血管不良事件的风险增加有关[19]。马哈茂德等证实当肌钙蛋白 T 大于 1.5ng/ml 时，主要不良事件的风险增加 4 倍[17]。考虑心肌炎的肌钙蛋白升高界值尚不明确，该实验室检查结果需要结合临床表现和下面介绍的其他检查综合考虑。利钠肽检测对心肌炎没有特异性，因为并非所有患者都存在心力衰竭。

### 2.3.3 无创心血管成像

心肌炎可导致心电图的变化，在暴发性心肌炎病例中可观察到高度房室传导阻滞、PR 间期显著延长和室性心动过速。将在下文讨论其他非特异性心电图变化和心律失常。ICI 相关心肌炎不会观察到可供诊断的超声心动图变化，这与病毒性心肌炎不同，后者 EF 会下降。大多数 ICI 相关心肌炎患者的 EF 维持正常，但 EF 正常的患者发生严重心血管不良事件的风险并未下降[17]。当怀疑心肌炎时，新出现的心包积液是心肌炎的支持诊断标准。心脏磁共振成像（CMR）通过结合 T1、T2 和延迟钆强化，提供优于超声心动图的心肌组织特征（图 15.2）。通过 CMR 诊断心肌炎已有既定标准，即路易斯湖标准，对于病毒性心肌炎，CMR 与心内膜心肌活检结果密切相关[21]。然而，在 ICI 相关心肌炎中，CMR 与活检结果的相关性较差。此外，CMR 提示的，如存在延迟钆强化和纤维化，并不能预测主要的心血管不良事件[22]。出于这个原因，对于所有疑似 ICI 相关心肌炎的病例，建议结合心内膜心肌活检与 CMR 检查。

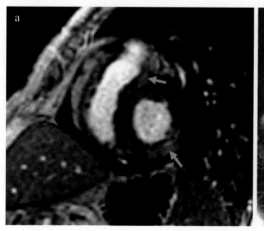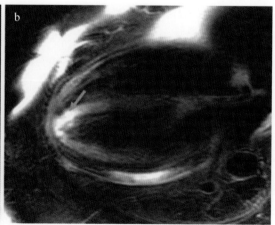

**图 15.2　显示心肌炎的心脏 MRI 结果**

a. 图像显示心肌内的晚期钆增强；b. T2 信号增加显示水肿。

### 2.3.4 心内膜心肌活检

心内膜心肌活检需要两个重要前提，一方面执行该操作的心脏病专家具有心内膜心肌活检经验，另一方面要求评估活检标本的病理学家是具有丰富病理学经验且熟悉心脏移植排斥病理特征的心脏病病理学家。ICI 相关心肌炎在心内膜心肌活检中的典型特征是存在炎症浸润和心肌细胞坏死，类似于移植心脏中的急性细胞排斥反应[12, 23]。在免疫组织化学染色中，炎症浸润通常以是 CD8+ T 细胞为主的淋巴组织细胞[12, 20]。在进行心内膜心肌活检的同时，通常还进行左心和右心置管术以评估冠状动脉疾病，这种疾病可以模拟心肌炎的许多发现和右心充盈压力。

## 2.4 监控策略

由于免疫治疗后免疫介导的心肌炎发生较早且进展迅速，因此建议采用监控策略，尤其是在接受免疫联合治疗时[12]。对于接受联合免疫治疗的患者，可以考虑在治疗前基线进行心电图检查，并在治疗开始后第 1 ~ 3 周内每周进行肌钙蛋白水平检测[12]。然而，肌钙蛋白监测策略的效用尚未确定，心肌炎的低发病率使这一策略的益处受到质疑。例如，一项前瞻性研究纳入 76 例患者评估检测肌钙蛋白的作用，但没有一例患者出现临床或亚临床心肌炎[24]。尽管如此，一旦出现症状，就需要进行更广泛的检查，并应由心脏病专家指导[25]。初步检查将包括心电图、肌钙蛋白、脑利钠肽（BNP）、超声心动图和胸部 X 线检查，还可能需要在心脏病学家指导下进行心导管插入术、心内膜心肌活检和 CMR 检查[25]。

## 2.5 治疗

癌症免疫治疗学会（SITC）毒性管理工作组和美国临床肿瘤学会（ASCO）制定了临床实践指南，并分别于 2017 年和 2018 年进行了发布[25, 26]。大多数 ICI 相关的 1 级相关不良事件通常可以密切监测毒性；相反，对 1 级心脏不良事件，建议暂时停用 ICI，如果超过 1 级则永久停用。在住院环境中迅速开始使用大剂量糖皮质激素（1 ~ 2mg/kg 泼尼松）（口服或静脉注射，取决于症状）是管理心脏毒性的基石，一些中心提倡静推类固醇（每天 500 ~ 1000mg 甲基泼尼松龙静脉注射，持续 3 天）。这可能是因为文献中报道的大多数心肌炎病例都接受了糖皮质激素的治疗[14]。与接受低剂量糖皮质激素治疗的患者相比，接受高剂量类固醇的患者有更好的结果，但是研究数据有限[14]。大多数中心提倡通过监测肌钙蛋白来指导在 1 ~ 2 个月内快速减量糖皮质激素；然而，暂无系统的研究对这种策略进行过评估。

当糖皮质激素治疗后，如果患者临床表现没有缓解，或者肌钙蛋白没有下降，根据现有指南，应加用其他免疫调节剂。然而，许多中心正在评估在早期使用除糖皮质激素外的其他免疫调节疗法以提高疗效。还有一些其他疗法被认为可以有效治疗 ICI 相关的心肌炎，不过大多限于小型病例系列和个案报道。这些疗法包括麦考酚、英夫利西单抗、抗胸腺细胞球蛋白、静脉注射免疫球蛋白、托珠单抗、他克莫司、血浆置换术、阿仑单抗和阿巴西普[27-33]。它们的应用取决于每种药物的可及性以及主治医师的使用、给药和安全性的经验。

一旦接受治疗，考虑到复发风险高，不建议对此类患者再次使用 ICI[25]（表 15.1）。心脏症状应根据美国心脏病学会 / 美国心脏协会指南进行管理，并在熟悉免疫相关心脏副作用的心脏病专家的个性化指导下进行[34, 35]。危重患者或具有暴发性心脏失代偿临床特征的患者，例如肌钙蛋白异常升高或显著传导异常的患者，可能需要立即转移到冠状动脉监护病房进行进一步治疗，包括机械循环支持。

表 15.1　免疫检查点抑制剂的心脏毒性

| 心脏毒性 | 发病时间 | 处理 |
| --- | --- | --- |
| 心肌炎 | 2 ~ 32 周 | 迅速开始应用大剂量糖皮质激素（1 ~ 2mg/kg 泼尼松） |
| 心包炎 / 心包积液 | 6 ~ 15 周 | 麦考酚、英夫利西单抗或抗胸腺细胞球蛋白 |
| 心律失常 | 2 ~ 8 周 | 可以按照 AHA/ACC 指南进行标准治疗 |
| 高血压 | 17 ~ 22 周 | |
| 血管疾病 | 26 周内 | |

## 3　免疫介导的心脏毒性临床表现

### 3.1 心包炎 / 心包积液

据报道，心包疾病是一种免疫相关不良反应。内斯费德（Nesfeder）等[11]描述了一例 64 岁ⅢB 期肺腺癌的男性患者，他在接受纳武利尤单抗治疗时出现了心包积液及心脏压塞。患者入院时被初步诊断为心房颤动，在此期间超声心动图显示少量心包积液。在第 2 次肺炎住院期间接受了第9 周期纳武利尤单抗治疗后，序贯的影像学检查提示心包积液逐渐增多至中等量。当时的管理计划是继续使用持续的超声心动图进行监测。一周后，他出现胸痛，发现心包积液扩大，左右心房轻度塌陷。心包积液细胞学未能揭示积液的原因，包括恶性肿瘤细胞或感染。然而，他们得出结论，由于与治疗的时间关系，心包积液最可能的原因是纳武利尤单抗的免疫相关副作用。第二个病例涉及一例 67 岁患有转移性肺鳞状细胞癌的男性患者，他在第 5 个周期的纳武利尤单抗治疗后出现心包积液。他出现了需要机械通气的急性呼吸衰竭，并被发现有大量心包积液导致心脏压塞。心包积液标本发现白细胞，未发现癌细胞或感染性微生物。鉴于他对糖皮质激素的快速反应和免疫治疗后出现的症状，这也被认为是纳武利尤单抗导致的[36]。

已有多个病例报道提示患者在行伊匹木单抗治疗结束后 3 ~ 4 个月出现迟发性心包积液。达萨努（Dasanu）等汇报了 1 例患有 BRAF 阳性黑色素瘤的 65 岁女性，她接受了标准剂量的静脉免疫治疗（伊匹木单抗 3mg/kg，每 3 周 1 次，共 4 次）。值得注意的是，在治疗过程中，她出现了多种免疫介导的不良反应，这些不良反应在全身性糖皮质激素治疗后都得到了改善。治疗 4 个月后，患者因进行性呼吸急促和胸部不适而到急诊科就诊。胸部 CT 提示大量心包积液，需要紧急行心包穿刺术。心包积液病理学显示淋巴细胞性心包炎和反应性间皮细胞，没有恶性肿瘤的证据。自身免疫和传染性血清学也是阴性的。她接受了静脉注射甲基泼尼松龙治疗，临床症状迅速改善。作者认为，这些迟发性免疫介导的不良事件可能与初始治疗后数月内发生的延迟免疫细胞增殖有关[37]。另一例迟发性心包疾病出现在使用伊匹木单抗治疗 12 周后，患者出现低血压，代谢检查结果符合甲状腺功能减退和肾上腺功能不全。还发现有纤维蛋白性心包炎和胸腔积液导致的大心包。使用大剂量糖皮质激素治疗后，患者的甲状腺功能减退、肾上腺功能不全和心包炎得到改善[38]。最近在非小细胞肺癌患者中进行的另一项度伐利尤单抗（抗 PDL-1）联合曲美木单抗（抗 CTLA4）的 I b 期试验表明，3 例治疗相关死亡中有 1 例继发于心脏压塞[39]。

除了免疫检查点抑制剂治疗时出现心包积液的病例报告外，一项单中心研究报告称，在使用 ICI 时血流动力学异常导致需要心包穿刺术的心包积液的发生率为 0.38%（15/3966）[40]。虽然不常见，但与未接受 ICI 的需要心包穿刺术的患者相比，相对风险比为 3.1，这表明 ICI 促进了心包积液的发展[40]。纳武利尤单抗相关病例的患病率最高，为 0.61%，其次是帕博利珠单抗（0.19%）和阿替利珠单抗（0.32%）[40]。虽然 ICI 相关的心包积液较少见，但它们有可能延迟发生，也可能与其他免疫介导的不良反应有关，并可能导致危及生命的状况。意识到心包疾病是免疫检查点抑制剂治疗的潜在并发症非常重要。

### 3.2 QTc 延长 / 心律失常 / 心脏传导阻滞

在一系列病例中也报道了免疫介导的不良反应对心脏传导系统的影响。据报道，纳武利尤单抗与迟发性心脏传导阻滞有关。在一个病例报告中，一例患有转移性葡萄膜黑色素瘤的 63 岁男性在第二次输注纳武利尤单抗后出现肌钙蛋白 I 阳性和自身抗体阳性的心肌炎和肌炎。几天后，心电图显示他有新发的三度房室传导阻滞。据评估，这很可能是因为自身免疫性心肌炎导致心脏传导缺陷[41]。

QTc 延长是新型生物治疗的共同关注点。文献中 ICI 对 QT 间期的影响表述不一。阿格拉瓦尔（Agrawal）等在一项纳武利尤单抗治疗晚期透明细胞肾细胞癌的随机多中心 II 期试验中，评估了 ICI 中 QTc 延长的风险。患者接受多周期治疗过程中，在基线、给药前、输注结束时和输注后 3 小时采集心电图。他们得出结论，在剂量高达 10.0mg/kg 时，患者也未出现超过 480ms 的 QTc 变化[42]。然而，在一项由 12 例日本患者组成的小型 I 期试验中，患者接受了伊匹木单抗和紫杉醇治疗非小细胞肺癌，50% 的患者出现 QTc 延长，心电图的延长程度和时间没有报道[43]。仍然需要进一步研究 ICI 及其 QTc 延长的潜在风险。

ICI 也有导致心房颤动等心律失常的报道。II 期试验中曾观察到使用曲美木单抗所致的心房颤动。在一项干扰素 α-2b 联合曲美木单抗治疗IV期黑色素瘤的临床试验中，塔里尼（Tarhini）等观察到 37 例患者中有 1 例出现心房颤动[44]。在另一项使用曲美木单抗治疗转移性胃癌和食管癌的 II 期试验中，18 例患者中有 2 例出现心房颤动。两名患者在治疗接近结束时都缺乏明确的心房颤动发生的诱因[45]。目前尚不清楚心房颤动的发生是继发于心肌炎还是通过不同的机制发生。在 ICI 治疗期间应继续监测心律，以识别和治疗潜在的传导异常和心律失常。

### 3.3 高血压

据报道，使用 ICI 会导致血压升高。一项曲美木单抗二线治疗转移性胃和食管腺癌患者的 II 期临床试验观察到 3 例输液相关性高血压。1 例患者需要抗高血压药物，其他患者自行恢复[45]。另一项评估阿替利珠单抗（PD-L1 抑制剂）治疗铂类化疗进展后的转移性尿路上皮癌的 II 期试验中，出现 3 例 3～4 级高血压的不良事件[46]。鉴于数据有限，很难确定血压升高是否与 ICI 治疗有直接因果关系，需要继续监测和进一步调查。

### 3.4 血管疾病

随着 ICI 使用的增加，许多患者被发现伴有冠状动脉疾病（CAD）。鉴于冠状动脉疾病的高发病率，直到最近研究者才怀疑 ICI 可能对动脉血管系统和动脉粥样硬化的发展有影响。使用 ICI 后出现大血管主动脉炎症，最早是在接受免疫检查点抑制剂治疗的 20 例黑色素瘤患者中被报道的。免疫检查点抑制剂开始治疗后，在主动脉钙化中观察到[$^{18}$F]氟脱氧葡萄糖（FDG）摄取增加，表明炎症活动增加[47]。随后，德索萨（D'Souza）等在丹麦全国黑色素瘤和肺癌患者人群队列中，发现 ICI 开始后 6 个月内，心脏事件的发生风险是未接受 ICI 治疗的患者的 2～4 倍[48]。需要更多的研究来了解 ICI 治疗相关的血管副作用。

## 4 未来方向

由于 ICI 疗法在治疗难治性恶性肿瘤方面的成功，目前正在研究 CTLA-4、PD-1 和 PD-L1 之外新的检查点抑制剂通路，包括 LAG-3、TIM-3、TIGIT、VISTA 和 B7/H3。此外，包括 OX40、ICOS、GITR、4-1BB 和 CD40 在内的检查点激动剂也正在被研究，以改善对肿瘤细胞的免疫反应[49, 50]。随着免疫介导疗法的快速发展，需要进一步的研究来确定潜在的心脏毒性作用。对 ICI 相关心脏毒性的监测、诊断和治疗的标准化需求，对于这些药物的持续安全给药至关重要。医生必须根据患者的期望、风险和生活质量为他们量身定制最佳治疗方案[51]。尽管某些机构可以使用先进的诊断工具，更简单的筛查患者方法，包括生物标志物，应优先被研究，以使医生能够在患者病情出现恶化之前快速进行诊断和干预[48, 52]。

## 5 结论

ICI 有望通过特定的免疫机制延长各种癌症的总体存活率。免疫疗法相关的心脏不良反应虽然罕见，但可导致严重的并发症，增加患者死亡率。心肌炎是免疫疗法最常见且通常可能致命的并发症，临床上可表现为心肌病和传导异常。这些毒性可能在开始治疗后最早 2 周，最晚 36 周内出现。

免疫相关心脏毒性的早期识别和治疗对于控制暴发性并发症至关重要。建议为出现免疫相关心脏毒性的患者提供包括肿瘤学家和心脏病学家在内的最佳的多学科诊疗。

（张启、吴云　译，莫红楠　校）

## 参考文献

［1］Mellman I, Coukos G, Dranoff G. Cancer immunotherapy comes of age［J］. Nature, 2011, 480 (7378): 480-489.

［2］Pardoll D M. The blockade of immune checkpoints in cancer immunotherapy［J］. Nat Rev Cancer, 2012, 12(4): 252-264.

［3］Naing A, Hajjar J, Gulley J L, et al. Strategies for improving the management of immune-related adverse events［J］. J Immunother Cancer, 2020, 8(2).

［4］Craig T, January, Samuel L, et al. 2014 AHA/ACC/HRS guideline for the management of patients with atrial fibrillation: a report of the American College of Cardiology/ American Heart Association Task Force on practice guidelines and the Heart Rhythm Society［J］. Circulation, 2014.

［5］Tarrio M L, Grabie N, Bu D X, et al. PD-1 protects against inflammation and myocyte damage in T cell-mediated myocarditis［J］. J Immunol, 2012, 188(10): 4876-4884.

［6］Nishimura H, Okazaki T, Tanaka Y, et al. Autoimmune dilated cardiomyopathy in PD-1 receptor-deficient mice［J］. Science, 2001, 291(5502): 319-322.

［7］Okazaki T PD-1 deficiency results in the development of fatal myocarditis in MRL mice［J］. International Immunology, 2010, 22(6): 443-452.

［8］Tivol E A, Borriello F, Schweitzer A N, et al. Loss of CTLA-4 leads to massive lymphoproliferation and fatal multiorgan tissue destruction, revealing a critical negative regulatory role of CTLA-4［J］. Immunity, 1995, 3(5): 541-547.

［9］Lichtman A H The heart of the matter: protection of the myocardium from T cells［J］. J Autoimmun, 2013, 45(90-96.

［10］Heinzerling L, Ott P A, Hodi F S, et al. Cardiotoxicity associated with CTLA4 and PD1 blocking immunotherapy［J］. J Immunother Cancer, 2016, 4(1): 50.

［11］Nesfeder J, Elsensohn A N, Thind M, et al. Pericardial effusion with tamponade physiology induced by nivolumab［J］. Int J Cardiol, 2016, 222: 613-614.

［12］Johnson D B, Balko J M, Compton M L, et al. Fulminant Myocarditis with Combination Immune Checkpoint Blockade［J］. N Engl J Med, 2016, 375(18): 1749-1755.

［13］Moslehi J J, Salem J E, Sosman J A, et al. Increased reporting of fatal immune checkpoint inhibitor- associated myocarditis［J］. Lancet, 2018, 391(10124): 933.

［14］Brahmer J R, Tykodi S S, Chow L Q M, et al. Safety and Activity of Anti-PD-L1 Antibody in Patients with Advanced Cancer［J］. New England Journal of Medicine, 2012, 366(26): 2455-2465.

［15］Nghiem P T, Bhatia S, Lipson E J, et al. PD-1 Blockade with Pembrolizumab in Advanced Merkel-Cell Carcinoma［J］. N Engl J Med, 2016, 374(26): 2542-2552.

［16］Lubli H, Balmelli C, Bossard M, et al. Acute heart failure due to autoimmune myocarditis under pembrolizumab treatment for metastatic melanoma［J］. Journal for ImmunoTherapy of Cancer, 2015, 3(1): 11.

［17］Mahmood S S, Fradley M G, Cohen J V, et al. Myocarditis in Patients Treated With Immune Checkpoint Inhibitors［J］. J Am Coll Cardiol, 2018, 71(16): 1755-1764.

［18］Wang D Y, Salem J E, Cohen J V, et al. Fatal Toxic Effects Associated With Immune Checkpoint Inhibitors: A Systematic Review and Meta-analysis［J］. JAMA Oncol, 2018, 4(12): 1721 - 1728.

［19］Bonaca M P, Olenchock B A, Salem J E, et al. Myocarditis in the Setting of Cancer Therapeutics: Proposed Case Definitions for Emerging Clinical Syndromes in Cardio-Oncology［J］. Circulation, 2019, 140(2): 80-91.

［20］Palaskas N, Lopez-Mattei J, Durand J B, et al. Immune Checkpoint Inhibitor Myocarditis: Pathophysiological Characteristics, Diagnosis, and Treatment［J］. J Am Heart Assoc, 2020, 9(2): e013757.

［21］Friedrich M G, Sechtem U, Schulz-Menger J, et al. Cardiovascular magnetic resonance in myocarditis: A JACC White Paper［J］. J Am Coll Cardiol, 2009, 53(17): 1475-1487.

［22］Zhang L, Awadalla M, Mahmood S S, et al. Cardiovascular magnetic resonance in immune checkpoint inhibitor-associated myocarditis［J］. Eur Heart J, 2020, 41(18): 1733-1743.

［23］Aretz H T, Billingham M E, Edwards W D, et al. Myocarditis. A histopathologic definition and classification［J］. Am J Cardiovasc Pathol, 1987, 1(1): 3-14.

［24］Chuy K L, Oikonomou E K, Postow M A, et al. Myocarditis Surveillance in Patients with Advanced Melanoma on Combination Immune Checkpoint Inhibitor Therapy: The Memorial Sloan Kettering Cancer Center Experience［J］. The Oncologist, 2019, 24(5).

［25］Brahmer J R, Lacchetti C, Schneider B J, et al. Management of Immune-Related Adverse Events in Patients Treated With Immune Checkpoint Inhibitor Therapy American Society of Clinical Oncology Clinical Practice Guideline［J］. Journal of Oncology Practice, 2018, 36(17): JOP1800005.

［26］Puzanov I, Diab A, Abdallah K, et al. Managing toxicities associated with immune checkpoint inhibitors: consensus recommendations from the Society for Immunotherapy of Cancer (SITC) Toxicity Management Working Group［J］. J Immunother Cancer, 2017, 5(1): 95.

［27］Salem J E, Allenbach Y, Vozy A, et al. Abatacept for Severe Immune Checkpoint Inhibitor-Associated Myocarditis［J］. New England Journal of Medicine, 2019, 380(24): 2377-2379.

［28］Esfahani, Khashayar, Buhlaiga, et al. Alemtuzumab for Immune-Related Myocarditis Due to PD-1 Therapy［J］. New England Journal of Medicine, 2019, 380(24): 2375-2376.

［29］Savage E, Wazir T, Drake M, et al. Fulminant myocarditis and macrophage activation syndrome secondary to adult-onset Still's disease successfully treated with tocilizumab［J］. Rheumatology (Oxford), 2014, 53(7): 1352-1353.

［30］Norwood T G, Westbrook B C, Johnson D B, et al. Smoldering myocarditis following immune checkpoint blockade［J］. J Immunother Cancer, 2017, 5(1): 91.

［31］Arangalage D, Delyon J, Lermuzeaux M, et al. Survival After Fulminant Myocarditis Induced by Immune-Checkpoint Inhibitors［J］. Ann Intern Med, 2017, 167(9): 683-684.

［32］Frigeri M, Meyer P, Banfi C, et al. Immune Checkpoint Inhibitor- Associated Myocarditis: A New Challenge for Cardiologists［J］. Can J Cardiol, 2018, 34(1): 92 e91-92 e93.

［33］Tay R Y, Blackley E, Mclean C, et al. Successful use of equine anti-thymocyte globulin (ATGAM) for fulminant myocarditis secondary to nivolumab therapy［J］. British Journal of Cancer, 2017.

［34］Yancy C W, Jessup M, Bozkurt B, et al. 2017 ACC/AHA/HFSA Focused Update of the 2013 ACCF/AHA Guideline for the Management of Heart Failure: A Report of the American College of Cardiology/American Heart Association Task Force on Clinical Practice Guidelines and the Heart Failure Society of America［J］. Circulation, 2017, 136(6): e137-e161.

［35］Yancy C W, et al. 2013 ACCF/AHA Guideline for the Management of Heart?Failure: A Report of the American College of Cardiology Foundation/American Heart Association Task Force on Practice Guidelines［J］. JOURNAL-AMERICAN COLLEGE OF CARDIOLOGY, 2013, 62(16): e147-e239.

［36］Kushnir I, Wolf I. Nivolumab- Induced Pericardial Tamponade: A Case Report and Discussion［J］. Cardiology, 2017, 136(1): 49-51.

［37］Dasanu C A, Jen T, Skulski R. Late-onset pericardial tamponade, bilateral pleural effusions and recurrent immune monoarthritis induced by ipilimumab use for metastatic melanoma［J］. Journal of Oncology Pharmacy Practice,

2017.

[ 38 ] Yun S, Vincelette N D, Mansour I, et al. Late onset ipilimumab-induced pericarditis and pericardial effusion: a rare but life threatening complication [ J ] . Case Rep Oncol Med, 2015, 2015: 794842.

[ 39 ] Antonia S, Goldberg S B, Balmanoukian A, et al. Safety and antitumour activity of durvalumab plus tremelimumab in non-small cell lung cancer: a multicentre, phase 1b study [ J ] . Lancet Oncol, 2016, 17(3): 299-308.

[ 40 ] Palaskas N, Morgan J, Daigle T, et al. Targeted Cancer Therapies With Pericardial Effusions Requiring Pericardiocentesis Focusing on Immune Checkpoint Inhibitors [ J ] . Am J Cardiol, 2019, 123(8): 1351-1357.

[ 41 ] Behling J, Kaes J, Münzel T, et al. New-onset third-degree atrioventricular block because of autoimmune-induced myositis under treatment with anti-programmed cell death-1 (nivolumab) for metastatic melanoma [ J ] . Melanoma Research, 2016, 27(2): 155.

[ 42 ] Agrawal S, Waxman I, Lambert A, et al. Evaluation of the potential for QTc prolongation in patients with solid tumors receiving nivolumab [ J ] . Cancer Chemother Pharmacol, 2016, 77(3): 635-641.

[ 43 ] Horinouchi H, Yamamoto N, Fujiwara Y, et al. Phase I study of ipilimumab in phased combination with paclitaxel and carboplatin in Japanese patients with non-small-cell lung cancer [ J ] . Invest New Drugs, 2015, 33(4): 881-889.

[ 44 ] Tarhini A A, Cherian J, Moschos S J, et al. Safety and efficacy of combination immunotherapy with interferon alfa-2b and tremelimumab in patients with stage IV melanoma [ J ] . J Clin Oncol, 2012, 30(3): 322-328.

[ 45 ] Ralph C, Elkord E, Burt D J, et al. Modulation of lymphocyte regulation for cancer therapy: a phase II trial of tremelimumab in advanced gastric and esophageal adenocarcinoma [ J ] . Clin Cancer Res, 2010, 16(5): 1662-1672.

[ 46 ] Rosenberg J E, Hoffman-Censits J, Powles T, et al. Atezolizumab in patients with locally advanced and metastatic urothelial carcinoma who have progressed following treatment with platinum-based chemotherapy: a single-arm, multicentre, phase 2 trial [ J ] . Lancet, 2016: 1909-1920.

[ 47 ] Calabretta R, Hoeller C, Pichler V, et al. Immune Checkpoint Inhibitor Therapy Induces Inflammatory Activity in Large Arteries [ J ] . Circulation, 2020, 142(24): 2396-2398.

[ 48 ] D'souza M, Nielsen D, Svane I M, et al. The risk of cardiac events in patients receiving immune checkpoint inhibitors: a nationwide Danish study [ J ] . European Heart Journal, 2020.

[ 49 ] Marin-Acevedo J A, Dholaria B, Soyano A E, et al. Next generation of immune checkpoint therapy in cancer: new developments and challenges [ J ] . J Hematol Oncol, 2018, 11(1): 39.

[ 50 ] Choi Y, Shi Y, Haymaker C L, et al. T-cell agonists in cancer immunotherapy [ J ] . J Immunother Cancer, 2020, 8(2).

[ 51 ] Zarifa A, Salih M, Lopez-Mattei J, et al. Cardiotoxicity of FDA-approved immune checkpoint inhibitors: A rare but serious adverse event [ J ] . Journal of Immunotherapy and Precision Oncology, 2018, 1(2).

[ 52 ] Naing A. Being realistic and optimistic in curing cancer [ J ] . 2018.

# 第 16 章　肾毒性

## 阿卜杜勒·拉希姆，阿拉·阿布达耶
## （Maen Abdelrahim and Ala Abudayyeh）

**摘要**　随着免疫疗法的广泛应用，许多癌症的生存率随之提高，但也因此导致了不受控制的器官特异性毒性。在这篇综述中，我们将讨论与 CPI 相关的肾脏毒性，从典型的急性肾小管间质性肾炎到肾小球肾炎以及其发生机制和治疗方法。我们还讨论了 CPI 的使用与既往自身免疫性疾病再激活的关系，重点为慢性肾脏病（CKD）背景下的肾细胞癌。单中心和多中心的回顾性研究进一步评估了基于 CPI 使用下的移植排斥反应，将在本章提供可获得的数据。

**关键词**　急性间质性肾炎；自身免疫性疾病诱导；器官移植排斥反应；肾细胞癌；免疫相关不良事件

## 1　引言

随着免疫疗法时代的到来，一些癌症如晚期黑色素瘤、肾细胞癌、非小细胞肺癌、尿路上皮癌、头颈部肿瘤等的生存率显著提高。机体通过释放免疫系统的调节因子，如 CTLA-4 和其他靶点如 PD-1 及 PD-L1，利用免疫系统对抗肿瘤，也因此导致了不受控制的器官特异性毒性。在临床试验中，检查点抑制剂的应用范围已从实体瘤扩大到血液系统恶性肿瘤。随着对检查点抑制剂相关不良事件的认识，人们开始使用免疫相关不良事件（irAEs）这一术语。通常认为不良事件与较差的生存结果相关，但有越来越多的证据表明可能并非如此[1-4]。自身免疫性结肠炎、肝炎、内分泌疾病和皮肤 irAEs 是报道最多的不良 irAEs，而肾毒性的发生率为 1.4% ~ 4.9%。AKI 的评价标准在一部分报道中为血清肌酐较基线增加一倍，而在另一些报道中为血清肌酐较基线增加 1.5 倍[5, 6]。然而，最近一项针对 309 例患者的研究发现，使用 AKI 的中位时间 30 天时肌酐较基线水平增加 50% 作为 AKI 的定义时，ICI 治疗后 AKI 的发生率高达 16.5%[7]。据报道，AKI 的预测因素包括较低的基线推算肾小球滤过率（eGFR）、ICI 的联合治疗、其他 irAEs 和 PPI 的使用[5-7]。然而，由于治疗相关 AKI 的发生较为罕见，肾功能受损通常并不妨碍患者接受 ICI 治疗。此外，目前还没有证据表明某种特定类型的恶性肿瘤相较其他肿瘤，与 CPI 诱发 AKI 相关性更大。

据报道，接受 ICI 治疗的患者中Ⅲ～Ⅳ级 AKI 或需要透析的发生率为 0.6%[5, 8]。接受伊匹木单抗和纳武利尤单抗联合治疗的患者 AKI 发生率为 4.9%，较单独应用伊匹木单抗（2.0%）、纳武利尤单抗（1.9%）和帕博利珠单抗（1.4%）治疗的患者 AKI 发生率更高[8]。已有专家对不良事件与患者生存的关系进行了研究，据报道在接受抗 PD-1/ 抗 PD-L1 抗体治疗的患者中，肿瘤有反应者更可能发生相关不良事件[9]。一项多变量模型显示在 ICI 治疗所致 AKI 中，肾功能未能恢复是死亡率增加的独立预测因素[5]。而在另一项研究中，ICI 治疗相关的 AKI 与死亡风险的增加无关[7]。

在本章中，我们将讨论与检查点抑制剂相关的肾毒性及其对慢性肾脏疾病发展的影响，这将会影响患者总体生存率，尤其是肾细胞癌患者[10]。

## 2 肾毒性：急性间质性肾炎

最常见的与 CPI 相关的肾毒性是急性间质性肾炎（AIN），除此之外还有一些关于肉芽肿性间质性肾炎的报道[8, 11-14]。AKI 的发病时间为 1～8 个月不等，据报道，AKI 发生的中位时间为开始治疗后 3 个月[7, 8]。患者通常表现为 AIN 的典型症状脓尿、亚肾病蛋白尿，极少数情况下出现嗜酸性粒细胞增多、皮疹和发热[15]。由于 CTLA-4 的活性存在于调节外周耐受的淋巴器官中，已有研究在 CTLA-4 缺陷小鼠中证实，这是一种淋巴增殖性疾病，会发展为多器官淋巴细胞浸润和组织破坏[16, 17]。PD-1 主要在靶器官水平调控耐受性。在小鼠模型中，PD-1 和 PD-L1 是肾小管间质炎症中 CD8$^+$ T 细胞的重要抑制性调节因子，并提供缺血再灌注损伤的保护[18, 19]。CPI 与肾损伤的相关机制尚未明确，然而，暴露于 CPI 后的肾损伤存在延迟反应是明确的，而这并不是典型的 AIN 表现。有观点认为，由于 CTLA-4 和 PD-1 信号通路的中断，自身免疫耐受性丧失，导致自身反应性 T 细胞迁移到肾脏，从而引发以 T 细胞为主的显著炎症反应。进一步的研究表明，PD-L1 在肾脏实质免疫中起着防止 CD8$^+$CTL 激活的保护作用[20]，这将支持一种可能的机制，即抑制 PD-1 时，针对抗生素和质子泵抑制剂等可能药物的活化 T 细胞不再耗尽，从而产生免疫反应[11, 21]。逃避了胸腺负选择过程的自身反应性 T 细胞也有可能在 CPI 存在的情况下被激活，并导致组织炎症[22, 23]。越来越多的证据表明，非甾体抗炎药和质子泵抑制剂与急性间质性肾炎的风险增加有关[5, 8, 11, 14]。

## 3 自身免疫诱导与既往自身免疫性疾病

有趣的是，irAEs 还包括使用 CPI 后诱发的自身免疫性疾病，如结节病、红斑狼疮、银屑病、1 型糖尿病和风湿性多肌痛 / 动脉炎等。并非所有患者都会发生自身免疫性疾病，但那些具有遗传易感性和非遗传或环境因素（如感染、维生素 D 水平、吸烟、微生物群和 T 细胞受体谱系改变[24, 25]）的患者更易患上这类疾病。一个可能的机制是，CPI 治疗可能导致潜在的"沉默的"自身免疫激活，从而导致慢性、持续性炎症性疾病，而这些疾病被视为原发性自身免疫性疾病[26]。风湿病学家已经意识到 CPI 后诱导的自身免疫，并倡导对 CPI 患者进行问卷调查和自身免疫血清学筛查[27]。自身免疫性疾病同样会影响肾脏：目前已有在 CTLA-4 抗体治疗后出现狼疮性肾炎、微小病变肾病和血栓性微血管病的病例报告[28, 29]。有趣的是，有证据表明 PD-1 与自身免疫性疾病相关，这一点也在 PD-1 基因敲除的小鼠模型中得到证实，这些小鼠会发展为狼疮和严重的关节炎[30]。膜性肾病、ANCA 血管炎、IgA 肾病、C3 肾小球病变、AA 型淀粉样蛋白和 CPI 后典型的 AIN 也有报道。其中，在 AIN 病例中一例患者出现 $CD4^+$ 和 $CD8^+$ 的侵袭性 T 细胞增殖，另一例文献中也有相似报道进一步佐证[23, 31]。这些患者活检中证实的肾小球肾炎（GN）均在 CTLA-4 抗体或 PD-1 抑制剂治疗下出现[32]。通过将 CPI 后的 GN 患者作为新发 GN 治疗，取得了一定的成功。另一个值得注意的概念是，既往存在自身免疫性疾病的患者在 CPI 治疗时发生 irAEs 的可能性更高。关于这些患者的管理，目前数据有限。在一项纳入 123 例患者的荟萃分析中，92 例患者（75%）合并 irAEs，其中 50 例（41%）现有的自身免疫性症状加重，31 例（25%）出现新的 irAEs，11 例（9%）两者都有。有趣的是，有两例患者之前就有自身免疫性肾炎（IgA 肾病和 IgM 肾病）[33]。一项对 45 例癌症和既往存在自身免疫性或炎症性疾病患者的前瞻性研究表明，既往有自身免疫性疾病的患者接受抗 PD-1 抗体治疗后，更有可能出现 irAEs。但有自身免疫性疾病组与无自身免疫性疾病组的总生存率并无差异[34]。治疗 ICI 和自身免疫性疾病的患者仍然具有很大挑战；然而，在最近的一份病例报道中，一名间皮瘤患者出现了膜性肾病再激活，成功应用利妥昔单抗和继续维持 CPI 治疗后，癌症和膜性肾病都得到了缓解[35]。

## 4 肾移植和 CPI

接受实体器官移植的患者患黑色素瘤的风险比接受肾或肝移植的患者高 2.4 倍[36]。这些患者，特别是肾移植患者的治疗方案和对可能的器官排斥的管理是一个尚未完全解决的问题，这一点也在目前已发表的病例报道中得到了进一步强调。Lipson 等首次报道了使用伊匹木单抗成功治疗肾移植患者的黑色素瘤的病例；然而，最近再次发表了出现急性排斥反应的病例[37, 38]。更多的病例显示了 CPI 治疗发生器官排斥的风险增加。根据文献，有 6 例肾移植患者接受了 CPI 治疗，其中 4 例患者出现排斥反应，从而得出的结论是接受 PD-1 抑制剂及联合伊匹木单抗和 PD-1 抑制剂治疗的患者出现排斥反应的可能性更大[39-41]。由于 PD-1 和 PD-L1 的相互作用可能参与诱导同种异体移植耐受，PD-L1 可以限制效应性 T 细胞的功能和增殖，并诱导调节性 T 细胞，使移植耐受性增加。也有证据表明，T 细胞上的 PD-1 上调和造血、器官移植细胞上的 PD-L1 上调，限制了同种异体特异性 T 细胞对移植物的激活和增殖[42, 43]。已有进一步研究在探索将 PD-1 作为治疗策略的靶点，通过增强 PD-1 或 PD-L1 的表达来提高移植物的存活率[44]。

一项全面的综述进一步支持了 PD-1 抗体可能更容易导致排斥反应。在 Abdelwahab 等最近的一项研究中，从机构和文献的病例报告中纳入了 39 例接受同种异体移植的患者。其中，59% 的患者曾进行过肾移植，SOT 后开始使用 CPI 的中位时间为 9 年（范围 0.92 ~ 32 年），41% 的患者发生异体移植排斥反应。抗 CTLA-4 和抗 PD-1 的排斥率没有差异。排斥的中位时间为 21 天（95% *CI*：19.3 ~ 22.8 天）。排斥反应的频率、时间或类型与 SOT 以来的时间间隔之间没有关联。81% 的患者发生移植物丢失，46% 的人报告死亡[45, 46]。最近一项对 69 例接受 ICI 的肾移植患者进行的多中心回顾性研究表明，类似的排斥反应率为 42%。有趣的是，与较低排斥风险有关的因素是使用 mTOR 抑制剂和三联免疫抑制。该研究值得注意的是，患有鳞状细胞癌并接受 CPI 治疗的患者的总生存期较其他接受 CPI 治疗的患者相比有所改善，分别为 19.8 个月和 10.6 个月[47]。与 CPI 暴露相关的肾移植排斥反应的高发生率强调了多学科方法的重要性，以确保癌症护理的优先次序。随着移植肿瘤学作为一个新的专业出现，它已被公认为是移植癌症患者人群中的一大资产。移植肿瘤学要求我们对未来的前瞻性研究采取更有指导性的方法，以确定最佳的抗癌疗法、剂量策略、免疫抑制剂的种类和剂量以及移植后的时间，从而帮助在移植和最终患者生存之间取得平衡。由于接受 ICI 治疗的移植癌症患者是一个人数极少的群体，因此全国性登记册的建立将至关重要[48]。

## 5 RCC 中的肾毒性

慢性肾脏病与癌症有着双向的关系。观察显示，癌症和（或）其治疗可导致 CKD，而 CKD 是癌症发展的一个危险因素。一些观察性研究表明，实体瘤患者的 CKD 发病率很高[49-52]。RCC 占成人恶性肿瘤的 2.4%，其绝大部分是肾透明细胞癌（ccRCC）[53]。Canter 等评估了福克斯蔡斯癌症中心的数据[54]，显示 1114 例 RCC 患者中 22% 在肾切除前已进入 CKD 3 期或更高，而这一比例在 70 岁以上的患者中增加到 40%[54]。因此，许多 RCC 患者在系统治疗前很可能就已经患有 CKD。20 年前，RCC 的最初治疗方法是使用 IL-2 和 IFN-α 靶向免疫系统。随着人们对 VHL/HIF/VEGF 基础生物学原理的认识后，抗血管内皮生长因子（VEGF）、酪氨酸激酶抑制剂（TKIs）和 mTOR 抑制剂等靶向治疗成为 RCC 的主要治疗手段，并明显改善了患者的无进展生存期[55]。这些 VEGR、TKIs 的应用也与肾毒性相关。

PD-L1 在 20% ~ 25% 的 ccRCC 肿瘤细胞中表达，并与转移性癌症的进展（*RR* 3.46; *P* < 0.001）和 RCC 患者的死亡（*RR* 4.13; *P* < 0.001）独立相关[56]。肿瘤 PD-L1 表达的 RCC 患者面临癌症快速进展和死亡率升高的显著风险。纳武利尤单抗治疗转移性 ccRCC 的临床试验是 2014 年此类药物中第一个被批准用于治疗转移性 ccRCC 的临床试验，在此项随机、开放标签的 III 期研究中，比较了纳武利尤单抗与依维莫司（CheckMate 025 研究）在先前 VEGF 抑制失败的患者中的作用。纳武利尤单抗组的中位总生存期为 25.0 个月，依维莫司组为 19.6 个月 [*HR*=0.73; 98.5% *CI*（0.57 ~ 0.93），*P*=0.0018][57]。在 CheckMate 025 研究中，Motzer 等报告了 8% 的 RCC 患者出现 3 ~ 4 级的肌酐升高[57, 58]。

最近，在中低风险 RCC 患者的一线治疗中，伊匹木单抗和纳武利尤单抗的双联疗法进一步显示出比标准治疗舒尼替尼有更好的总体生存期益处。免疫 - 肿瘤联合治疗的中位 OS 未达到（95% CI [28.2 ~ NR]），而舒尼替尼治疗的中位 OS 为 26 个月（95% CI [22 ~ NR]）（HR=0.63，99.8% CI [0.44 ~ 0.89]）[59]。目前尚无关于特异性肾毒性的数据。基于 I 期联合治疗的高有效率，已有临床试验研究使用抗 VEGF 和 IO 的联合治疗[60, 61]。这些 VEGFR、TKI 和 PD-1/PD-L1 抑制剂的应用需要我们更多地关注其肾毒性。迄今为止，第一个联合应用 VEGF 抑制剂和 PD-L1 抑制剂的Ⅲ期临床研究是 IMmotion 151 试验，即阿替利珠单抗联合贝伐珠单抗与舒尼替尼在一线治疗中的比较。该研究报告的 3 ~ 4 级蛋白尿和高血压发生率与单用贝伐珠单抗时的发生率基本一致，而与舒尼替尼相比，阿替利珠单抗与贝伐珠单抗的组合显示出良好的安全性，没有出现肾脏 irAEs[62]。

## 6 肾毒性的管理

对于与 CPI 相关的肾毒性，与其他器官 irAEs 一样，主要的治疗方法是类固醇[63]。然而，很明显，与 CPI 相关的器官毒性的生物标志物对于我们理解新的治疗方法至关重要[64]。例如，人们注意到接受伊匹木单抗治疗的患者中 IL-17 表达水平较高[65]，因此，对于经过类固醇治疗 3 天后没有反应的患者，可以开始每 2 周使用一次 5mg/kg 的英夫利西单抗[66]。在肾脏领域，我们还需开展更多的工作，对 irAEs 患者的肾脏组织进行细胞因子和 T 细胞亚型染色，将有助于进一步了解新的治疗方法。CPI 使用后 AKI 的基本处置是肾脏科会诊、实验室检查和尿液分析。在过去的几年里，很明显，现有的指南在处理 CPI 诱发的肾炎方面存在差异[67-70]。随着诊疗经验的增加，人们已经发现早期的肾脏科会诊和肾活检对于确定患者是否患有 AIN 和肾小球病变非常重要，而肾小球病变可能需要更多的类固醇治疗。因此，最近的指南和更新已经做出了一些改动，强调应早期进行肾脏科会诊和肾活检[71]。根据相关病例报告和 CKIN（癌症和肾脏国际网络免疫检查点抑制剂工作组）的意见，类固醇是 AIN 的主要治疗方法，起始量 1mg/kg，在 1 ~ 2 个月内逐渐减量，并密切随访[58]。出现的任何肾小球病变都需要使用类固醇治疗，并根据肾活检病理结果考虑是否进一步使用利妥昔单抗或 CellCept 等免疫抑制剂。其使用应与检查点抑制剂的应用同时进行。根据一项多中心回顾性研究，治疗后 40% 的患者肾功能达到完全的恢复，45% 的患者肾功能达到部分的恢复，15% 的患者肾功能未恢复。ATIN 的复发也是一个挑战，并与更差的肾脏预后相关[5]。肿瘤学家和亚专科医生对使用抑制 TNF-α 的生物制剂（英夫利西单抗）[72, 73]和 IL-6 抑制剂（托珠单抗）[74]越来越感兴趣。就肾毒性而言，最近的一系列病例证明了英夫利西单抗在治疗类固醇减量后复发的 AIN 病例中的有效性和持久性，其中 80% 的患者达到完全或部分的肾功能恢复[75]。如果所有可能导致 AIN 的因素如非甾体类抗炎药和质子泵抑制剂等都已停用，可以考虑重新尝试 CPI 治疗，同时每 2 周密切监测肌酐以确保其改善。

就肾移植受者而言，目前仍缺乏疾病管理方面的数据，相关建议多是基于病例报道。接受 CPI 治疗的肾移植患者需要有肿瘤医生和移植肾科医生密切沟通，以应对可能的器官排斥反应。需要密切监测肾功能，特别是诊断为癌症，免疫抑制减量过程中。文献中的一个病例表明，将他克莫司换成西罗莫司，同时应用更高剂量的类固醇可能有助于预防免疫治疗期间的器官排斥反应[76]。此外，根据已发表的数据，在 CPI 输注前增加免疫抑制药物可能有助于降低排斥反应的风险[47]。

虽然有人担心使用类固醇会影响 CPI 的抗肿瘤作用，但 Horvat 等的研究表明，在 298 例接受伊匹木单抗治疗的患者中，85% 的患者出现 irAEs，其中 1/3 的患者需要全身性类固醇治疗，但相关治疗对患者的生存率或治疗失败时间并无影响[77]。

# 7　结论

鉴于 CPI 在各类型肿瘤中的广泛应用，医生应接受相关培训，以确保能发现肾脏并发症并进行有效治疗，防止进一步的肾功能损害。绝大多数合并肾毒性的病例表现为肌酐水平升高或蛋白尿，最常见的是急性间质性肾炎。我们需要对肾毒性进行及时的识别和处理，以预防慢性肾病，从而改善肾脏预后和总体生存率。

（祁玲、任梦薇　译，李斯丹　校）

## 参考文献

[1] Abdel-wahab N, Shah M, Suarez-almazor M E. Adverse Events Associated with Immune Checkpoint Blockade in Patients with Cancer: A Systematic Review of Case Reports [J]. PLoS One, 2016, 11(7): e0160221.

[2] Attia P, Phan G Q, Maker A V, et al. Autoimmunity correlates with tumor regression in patients with metastatic melanoma treated with anti-cytotoxic T-lymphocyte antigen-4 [J]. J Clin Oncol, 2005, 23(25): 6043-6053.

[3] Downey S G, Klapper J A, Smith F O, et al. Prognostic factors related to clinical response in patients with metastatic melanoma treated by CTL-associated antigen-4 blockade [J]. Clin Cancer Res, 2007, 13(22 Pt 1): 6681-6688.

[4] Petrelli F, Grizzi G, Ghidini M, et al. Immune-related Adverse Events and Survival in Solid Tumors Treated With Immune Checkpoint Inhibitors: A Systematic Review and Meta-Analysis [J]. J Immunother, 2020, 43(1): 1-7.

[5] Cortazar F B, Kibbelaar Z A, Glezerman I G, et al. Clinical Features and Outcomes of Immune Checkpoint Inhibitor-Associated AKI: A Multicenter Study [J]. J Am Soc Nephrol, 2020, 31(2): 435-446.

[6] Seethapathy H, Zhao S, Chute D F, et al. The Incidence, Causes, and Risk Factors of Acute Kidney Injury in Patients Receiving Immune Checkpoint Inhibitors [J]. Clin J Am Soc Nephrol, 2019, 14(12): 1692-1700.

[7] Meraz-munoz A, Amir E, Ng P, et al. Acute kidney injury associated with immune checkpoint inhibitor therapy: incidence, risk factors and outcomes [J]. J Immunother Cancer, 2020, 8(1).

[8] Cortazar F B, Marrone K A, Troxell M L, et al. Clinicopathological features of acute kidney injury associated with immune checkpoint inhibitors [J]. Kidney Int, 2016, 90(3): 638-647.

[9] Maher V E, Fernandes L L, Weinstock C, et al. Analysis of the Association Between Adverse Events and Outcome in Patients Receiving a Programmed Death Protein 1 or Programmed Death Ligand 1 Antibody [J]. J Clin Oncol, 2019, 37(30): 2730-2737.

[10] Haslam A, Prasad V. Estimation of the Percentage of US Patients With Cancer Who Are Eligible for and Respond to Checkpoint Inhibitor Immunotherapy Drugs [J]. JAMA Netw Open, 2019, 2(5): e192535.

[11] Shirali A C, Perazella M A, Gettinger S. Association of Acute Interstitial Nephritis With Programmed Cell Death 1

Inhibitor Therapy in Lung Cancer Patients ［J］. Am J Kidney Dis, 2016, 68(2): 287-291.

［12］Thajudeen B, Madhrira M, Bracamonte E, et al. Ipilimumab granulomatous interstitial nephritis ［J］. Am J Ther, 2015, 22(3): e84-87.

［13］Izzedine H, Gueutin V, Gharbi C, et al. Kidney injuries related to ipilimumab ［J］. Invest New Drugs, 2014, 32(4): 769-773.

［14］Mamlouk O, Selamet U, Machado S, et al. Nephrotoxicity of immune checkpoint inhibitors beyond tubulointerstitial nephritis: single-center experience ［J］. J Immunother Cancer, 2019, 7(1): 2.

［15］Clarkson M R, Giblin L, O'connell F P, et al. Acute interstitial nephritis: clinical features and response to corticosteroid therapy ［J］. Nephrol Dial Transplant, 2004, 19(11): 2778-2783.

［16］Tivol E A, Borriello F, Schweitzer A N, et al. Loss of CTLA-4 leads to massive lymphoproliferation and fatal multiorgan tissue destruction, revealing a critical negative regulatory role of CTLA-4 ［J］. Immunity, 1995, 3(5): 541-547.

［17］Kuehn H S, Ouyang W, Lo B, et al. Immune dysregulation in human subjects with heterozygous germline mutations in CTLA4 ［J］. Science, 2014, 345(6204): 1623-1627.

［18］Zheng G, Wang Y, Mahajan D, et al. The role of tubulointerstitial inflammation ［J］. Kidney Int Suppl, 2005, 94): S96-100.

［19］Jaworska K, Ratajczak J, Huang L, et al. Both PD-1 ligands protect the kidney from ischemia reperfusion injury ［J］. J Immunol, 2015, 194(1): 325-333.

［20］Waeckerle-men Y, Starke A, Wuthrich R P. PD-L1 partially protects renal tubular epithelial cells from the attack of CD8+ cytotoxic T cells ［J］. Nephrol Dial Transplant, 2007, 22(6): 1527-1536.

［21］Spanou Z, Keller M, Britschgi M, et al. Involvement of drug-specific T cells in acute drug-induced interstitial nephritis ［J］. J Am Soc Nephrol, 2006, 17(10): 2919-2927.

［22］Kuchroo V K, Ohashi P S, Sartor R B, et al. Dysregulation of immune homeostasis in autoimmune diseases ［J］. Nat Med, 2012, 18(1): 42-47.

［23］Murakami N, Borges T J, Yamashita M, et al. Severe acute interstitial nephritis after combination immune-checkpoint inhibitor therapy for metastatic melanoma ［J］. Clin Kidney J, 2016, 9(3): 411-417.

［24］Klareskog L, Malmstrom V, Lundberg K, et al. Smoking, citrullination and genetic variability in the immunopathogenesis of rheumatoid arthritis ［J］. Semin Immunol, 2011, 23(2): 92-98.

［25］Todd J A. D'oh! genes and environment cause Crohn's disease ［J］. Cell, 2010, 141(7): 1114-1116.

［26］Cappelli L C, Gutierrez A K, Bingham C O, 3rd, et al. Rheumatic and Musculoskeletal Immune-Related Adverse Events Due to Immune Checkpoint Inhibitors: A Systematic Review of the Literature［J］. Arthritis Care Res (Hoboken), 2017, 69(11): 1751-1763.

［27］Lidar M, Giat E, Garelick D, et al. Rheumatic manifestations among cancer patients treated with immune checkpoint inhibitors ［J］. Autoimmun Rev, 2018, 17(3): 284-289.

［28］Fadel F, El Karoui K, Knebelmann B. Anti-CTLA4 antibody-induced lupus nephritis ［J］. N Engl J Med, 2009, 361(2): 211-212.

［29］Kidd J M, Gizaw A B. Ipilimumab-associated minimal-change disease ［J］. Kidney Int, 2016, 89(3): 720.

［30］Nishimura H, Nose M, Hiai H, et al. Development of lupus-like autoimmune diseases by disruption of the PD-1 gene encoding an ITIM motif-carrying immunoreceptor ［J］. Immunity, 1999, 11(2): 141-151.

［31］Umut Selamet A Z, Laila S L, Biruh Workeneh, et al.. Biopsy proven nephrotoxicity of immune checkpoint inhibitors: MD Anderson cancer center experience. ［J］. Paper presented at: American Society of Nephrology Kidney Week; November 3 2017, 2017.

［32］Mamlouk O, Lin J S, Abdelrahim M, et al. Checkpoint inhibitor-related renal vasculitis and use of rituximab ［J］. J Immunother Cancer, 2020, 8(2).

［33］Abdel-wahab N, Shah M, Lopez-olivo M A, et al. Use of Immune Checkpoint Inhibitors in the Treatment of Patients With Cancer and Preexisting Autoimmune Disease: A Systematic Review ［J］. Ann Intern Med, 2018, 168(2): 121-130.

［34］Danlos F X, Voisin A L, Dyevre V, et al. Safety and efficacy of anti-programmed death 1 antibodies in patients with cancer and pre-existing autoimmune or inflammatory disease ［J］. Eur J Cancer, 2018, 91(21-29.

［35］Lin J S, Wang D Y, Mamlouk O, et al. Immune checkpoint inhibitor associated reactivation of primary membranous nephropathy responsive to rituximab ［J］. J Immunother Cancer, 2020, 8(2).

［36］Dahlke E, Murray C A, kitchen J, et al. Systematic review of melanoma incidence and prognosis in solid organ transplant recipients ［J］. Transplant Res, 2014, 3(10).

［37］Lipson E J, bodell M A, Kraus E S, et al. Successful administration of ipilimumab to two kidney transplantation patients with metastatic melanoma ［J］. J Clin Oncol, 2014, 32(19): e69-71.

［38］Lipson E J, Bagnasco S M, Moore J, JR., et al. Tumor Regression and Allograft Rejection after Administration of Anti-PD-1 ［J］. N Engl J Med, 2016, 374(9): 896-898.

［39］Boils C L, Aljadir D N, Cantafio A W. Use of the PD-1 Pathway Inhibitor Nivolumab in a Renal Transplant Patient With Malignancy ［J］. Am J Transplant, 2016, 16(8): 2496-2497.

［40］Spain L, Higgins R, Gopalakrishnan K, et al. Acute renal allograft rejection after immune checkpoint inhibitor therapy for metastatic melanoma ［J］. Ann Oncol, 2016, 27(6): 1135-1137.

［41］Alhamad T, Venkatachalam K, Linette G P, et al. Checkpoint Inhibitors in Kidney Transplant Recipients and the Potential Risk of Rejection ［J］. Am J Transplant, 2016, 16(4): 1332-1333.

［42］Starke A, Lindenmeyer M T, Segerer S, et al. Renal tubular PD-L1 (CD274) suppresses alloreactive human T-cell responses ［J］. Kidney Int, 2010, 78(1): 38-47.

［43］Riella L V, Watanabe T, Sage P T, et al. Essential role of PDL1 expression on nonhematopoietic donor cells in acquired tolerance to vascularized cardiac allografts ［J］. Am J Transplant, 2011, 11(4): 832-840.

［44］Dudler J, Li J, Pagnotta M, et al. Gene transfer of programmed death ligand-1.Ig prolongs cardiac allograft survival ［J］. Transplantation, 2006, 82(12): 1733-1737.

［45］Noha Abdel-Wahab AA M S, Daniel H Johnson, Maria E. Suarez-Almazor, And Adi Diab. The Outcome of Checkpoint Inhibitor Therapy in Patients with Cancer and Solid Organ Transplant: A Systematic Review of the Literature. ［J］. Paper presented at: SITC2018.

［46］Abdel-wahab N, Safa H, Abudayyeh A, et al. Checkpoint inhibitor therapy for cancer in solid organ transplantation recipients: an institutional experience and a systematic review of the literature ［J］. J Immunother Cancer, 2019, 7(1): 106.

［47］Murakami N, Mulvaney P, Danesh M, et al. A multi-center study on safety and efficacy of immune checkpoint inhibitors in cancer patients with kidney transplant ［J］. Kidney Int, 2021, 100(1): 196-205.

［48］Naing A, Hajjar J, Gulley J L, et al. Strategies for improving the management of immune-related adverse events ［J］. J Immunother Cancer, 2020, 8(2).

［49］Launay-Vacher V, Oudard S, Janus N, et al. Prevalence of Renal Insufficiency in cancer patients and implications for anticancer drug management: the renal insufficiency and anticancer medications (IRMA) study ［J］. Cancer, 2007, 110(6): 1376-1384.

［50］Janus N, Oudard S, Beuzeboc P, et al. Prevalence of renal insufficiency in cancer patients: Data from the IRMA-2 study. ［J］. Journal of Clinical Oncology, 2009, 27(15_suppl): 9559.

［51］Janus N, Launay-Vacher V, Byloos E, et al. Cancer and renal insufficiency results of the BIRMA study ［J］. Br J Cancer, 2010, 103(12): 1815-1821.

［52］Dogan E, Izmirli M, Ceylan K, et al. Incidence of renal insufficiency in cancer patients ［J］. Adv Ther, 2005, 22(4): 357-362.

［53］Mazza C, Escudier B, Albiges L. Nivolumab in renal cell carcinoma: latest evidence and clinical potential［J］. Ther Adv Med Oncol, 2017, 9(3): 171-181.

［54］Canter D, Kutikov A, Sirohi M, et al. Prevalence of baseline chronic kidney disease in patients presenting with solid renal tumors［J］. Urology, 2011, 77(4): 781-785.

［55］Coppin C, Kollmannsberger C, Le L, et al. Targeted therapy for advanced renal cell cancer (RCC): a Cochrane systematic review of published randomised trials［J］. BJU Int, 2011, 108(10): 1556-1563.

［56］Thompson R H, Kuntz S M, Leibovich B C, et al. Tumor B7-H1 is associated with poor prognosis in renal cell carcinoma patients with long-term follow-up［J］. Cancer Res, 2006, 66(7): 3381-3385.

［57］Motzer R J, Escudier B, Mcdermott D F, et al. Nivolumab versus Everolimus in Advanced Renal-Cell Carcinoma［J］. N Engl J Med, 2015, 373(19): 1803-1813.

［58］Murakami N, Motwani S, Riella L V. Renal complications of immune checkpoint blockade［J］. Curr Probl Cancer, 2017, 41(2): 100-110.

［59］Motzer R J, Tannir N M, Mcdermott D F, et al. Nivolumab plus Ipilimumab versus Sunitinib in Advanced Renal-Cell Carcinoma［J］. N Engl J Med, 2018, 378(14): 1277-1290.

［60］Atkins M B, Plimack E R, Puzanov I, et al. Axitinib in combination with pembrolizumab in patients with advanced renal cell cancer: a non-randomised, open-label, dose-finding, and dose-expansion phase 1b trial［J］. Lancet Oncol, 2018, 19(3): 405-415.

［61］Choueiri T K, Larkin J, Oya M, et al. Preliminary results for avelumab plus axitinib as first-line therapy in patients with advanced clear-cell renal-cell carcinoma (JAVELIN Renal 100): an open-label, dose-finding and dose-expansion, phase 1b trial［J］. Lancet Oncol, 2018, 19(4): 451-460.

［62］Rini B I, Powles T, Atkins M B, et al. Atezolizumab plus bevacizumab versus sunitinib in patients with previously untreated metastatic renal cell carcinoma (IMmotion151): a multicentre, open-label, phase 3, randomised controlled trial［J］. Lancet, 2019, 393(10189): 2404-2415.

［63］Postow M A. Managing immune checkpoint-blocking antibody side effects［J］. Am Soc Clin Oncol Educ Book, 2015: 76-83.

［64］Manson G, Norwood J, Marabelle A, et al. Biomarkers associated with checkpoint inhibitors［J］. Ann Oncol, 2016, 27(7): 1199-1206.

［65］Callahan M K, Yang, A, Tandon, S, et al. Evaluation of serum IL-17 levels during ipilimumab therapy: Correlation with colitis.［J］. Journal of Clinical Oncology, 2011, 29(15).

［66］Pages C, Gornet J M, Monsel G, et al. Ipilimumab-induced acute severe colitis treated by infliximab［J］. Melanoma Res, 2013, 23(3): 227-230.

［67］Brahmer J R, Lacchetti C, Thompson J A. Management of Immune-Related Adverse Events in Patients Treated With Immune Checkpoint Inhibitor Therapy: American Society of Clinical Oncology Clinical Practice Guideline Summary［J］. J Oncol Pract, 2018, 14(4): 247-249.

［68］Thompson J A, Schneider B J, Brahmer J, et al. NCCN guidelines insights: Management of Immunotherapy-Related Toxicities, version 1.2020.［J］. Journal of the National Comprehensive Cancer Network, 2020, 18(3): 230-241.

［69］Haanen J, Carbonnel F, Robert C, et al. Management of toxicities from immunotherapy: ESMO Clinical Practice Guidelines for diagnosis, treatment and follow-up［J］. Ann Oncol, 2018, 29(Suppl 4): iv264-iv266.

［70］Suarez-Almazor M E, Pundole X, Abdel-Wahab N, et al. Multinational Association of Supportive Care in Cancer (MASCC) 2020 clinical practice recommendations for the management of immune-mediated cardiovascular, rheumatic, and renal toxicities from checkpoint inhibitors［J］. Support Care Cancer, 2020, 28(12): 6159-6173.

［71］Abudayyeh A AM, A L. Renal Toxicity Associated with Immune Checkpoint Inhibitors.［J］.

［72］Badran Y R, Cohen J V, Brastianos P K, et al. Concurrent therapy with immune checkpoint inhibitors and TNFalpha blockade in patients with gastrointestinal immune-related adverse events［J］. J Immunother Cancer, 2019, 7(1):

226.

[ 73 ] Tian Y, Abu-Sbeih H, Wang Y. Immune Checkpoint Inhibitors-Induced Colitis [ J ] . Adv Exp Med Biol, 2018, 995, 151-157.

[ 74 ] Martins F, Sykiotis G P, Maillard M, et al. New therapeutic perspectives to manage refractory immune checkpoint-related toxicities [ J ] . Lancet Oncol, 2019, 20(1): e54-e64.

[ 75 ] Lin J S, Mamlouk O, Selamet U, et al. Infliximab for the treatment of patients with checkpoint inhibitor-associated acute tubular interstitial nephritis [ J ] . Oncoimmunology, 2021, 10(1): 1877415.

[ 76 ] Barnett R, Barta V S, Jhaveri K D. Preserved Renal-Allograft Function and the PD-1 Pathway Inhibitor Nivolumab [ J ] . N Engl J Med, 2017, 376(2): 191-192.

[ 77 ] Horvat T Z, Adel N G, Dang T O, et al. Immune-Related Adverse Events, Need for Systemic Immunosuppression, and Effects on Survival and Time to Treatment Failure in Patients With Melanoma Treated With Ipilimumab at Memorial Sloan Kettering Cancer Center [ J ] . J Clin Oncol, 2015, 33(28): 3193-3198.

# 第 17 章　免疫相关的口腔毒性、耳毒性和眼毒性

纳哈姆·祖比，科迪·佩奇，丹斯·贡布斯，阿坎沙·斯里瓦斯塔瓦，埃里克·阿佩尔鲍姆，保罗·W·吉德利，马克斯·钱伯斯，马克·埃利·纳德

（Nagham Al-Zubidi, J. Cody Page, Dan S. Gombos, Akanksha Srivastava, Eric Appelbaum, Paul W. Gidley, Mark S. Chambers, and Marc-Elie Nader）

**摘要**　新兴的免疫治疗药物，包括靶向 CTLA-4、PD-1 和 PD-L1 的 ICI，已经彻底改变了肿瘤的治疗模式。第一个抗 CTLA-4 的 ICI 伊匹单抗于 2011 年获批入市。自此，美国 FDA 已经批准超过 6 种免疫检查点抑制剂用于治疗各种恶性肿瘤。这些药物有别于传统的化疗而被称为免疫治疗，它可选择性靶向免疫反应级联中的不同步骤来提高机体的抗肿瘤免疫反应。传统化疗的不良影响是众所周知的，但对于新兴的免疫疗法的毒性机理目前尚未完全阐明。新兴免疫疗法的毒性与 ICI 的非典型副作用相关，被统称为免疫相关不良事件（irAEs）。

许多药物导致的 irAEs 与其疗效有着相同的免疫机制，包括阻断外周免疫耐受和诱导器官特异性炎症进而导致免疫失调的假设机制。药物导致的 irAEs 在类型和严重程度上有很大差异，其中眼毒性是更常见的毒性之一[1, 2]，其他常见的 irAEs 还包括皮肤、内分泌、胃肠道、血液、肾脏和神经系统的毒性。另外，耳、前庭 irAEs 比较罕性，且鲜为人知，同样，严重的口腔 irAEs 也仅限于少数病例报告。

**关键词**　免疫治疗；副作用；口腔；耳；眼

## 1　免疫治疗与口腔毒性

黏膜炎和口干是全身化疗、头颈部放疗和造血干细胞移植（HSCT）中最常见的两种口腔毒

性[3-5]。口腔黏膜炎（OM）是由化疗或放疗引起的溃疡性、红斑样黏膜损伤[6]，是一种急性限制性并发症，往往会引起疼痛，还可能导致营养缺乏、口腔卫生问题和局部及全身感染风险的增加[3]。黏膜炎的病理生理机制是上皮损伤之前在黏膜上皮和结缔组织中发生的一系列的复杂生理过程[4, 7]。据报道，无论严重程度，口腔黏膜炎或口腔炎在接受放化疗治疗的头颈部肿瘤患者中的发生率为 59.4% ~ 100%，在 HSCT 患者中的发生率为 70% ~ 86.6%，而在实体瘤化疗患者中的发生率为 14.4% ~ 81.3%[8]。

口干症是一种头颈部放射治疗后急性发生且持续性存在的的口腔毒性，患者的主观感觉为口腔干燥，其原因是唾液腺受损导致分泌能力下降所致[9, 10]。唾液分泌减少的患者发生口腔感染、牙齿龋损、口腔黏膜不适 / 疼痛、口腔功能和营养状态下降的风险会增加，且整体的生活质量会降低。据报道，放射治疗期间有 93% 的患者会发生口干症，放射治疗后 2 年其患病率才略有下降，为 85.3%[10]。不过化疗引起的口干症，被证实不太严重且治疗后往往是可逆的[11]。

## 1.1 免疫治疗导致黏膜炎、口干病的患病率：一项 meta 分析

一项系统综述和荟萃分析对在临床试验网站上注册并报道了黏膜炎和口干症患病率的免疫治疗相关的临床试验进行了总结。2019 年 2 月 2 日从所有已完成的有不良事件的 I ~ Ⅲ 期试验中提取数据并进行了系统分析。分析中的口腔毒性数据是从单一免疫药物治疗的研究中提取的，不论毒性分级、原发肿瘤或药物剂量并排除所有联合化疗、放疗、干细胞移植和其他免疫治疗等导致的不良事件。该分析使用森林图绘制了口腔并发症的发病率及 95% 置信区间。在发病比例为 0% 或 100% 的研究中增加 0.5 固定连续性校正[12]。由于 $I^2$ 统计量能确保由于异质性而不是偶然造成的总变异，故使用 $I^2$ 统计量评估研究的异质性。如果发现总变异量的统计显著性是由异质性造成的，则使用随机效应模型来估计荟萃分析中的各研究，该模型中各研究的权重相等。详细的方法和解释发表在其他文献中[13, 14]。

最终有 20 个临床试验报告了免疫治疗相关的口腔毒性（表 17.1 ~ 表 17.3），包括黏膜炎、口炎、口干，以及其他罕见的口腔不良事件，如味觉障碍、吞咽困难、食欲下降、口咽或口腔疼痛 / 不适、唇炎、骨髓炎、口腔念珠菌病和其他口腔感染。9 项研究报告发现黏膜炎总的加权患病率为 5%（95% 置信区间：2% ~ 8%，图 17.1），与 PD-1（6%）和 PD-L1（4%）抑制剂相比，CTLA-4 抑制剂的黏膜炎患病率更高（10%）。12 项研究将口腔炎作为独立的 irAEs，其总的加权患病率为 3%（95% 置信区间：2% ~ 4%，图 17.2），与 CTLA-4（2%）和 PD-L1（3%）抑制剂相比，PD-1 抑制剂的口腔炎患病率更高（6%）。10 项临床试验中口干症总的加权患病率估计为 5%（95% 置信区间：3% ~ 7%，图 17.3），与 CTLA-4（2%）和 PD-L1（5%）抑制剂相比，使用 PD-1 抑制剂的患者出现口干症的比例更高（11%）。

**表 17.1 抗 PD-1 检查点抑制剂**

| NCT02007070 | 帕博利珠单抗 | 帕博利珠单抗在晚期非小细胞肺癌患者中的研究（MK-3475-025/KEYNOTE-025） | 非小细胞肺癌 | Ⅰ期 |
|---|---|---|---|---|
| NCT02179918 | 帕博利珠单抗 | 4-1BB 激动剂 PF-05082566 联合 PD-1 抑制剂帕博利珠单抗治疗实体瘤的研究（B1641003/KEYNOTE-0036） | 晚期实体瘤 | Ⅰ期 |
| NCT02180061 | 帕博利珠单抗 | 帕博利珠单抗在晚期黑色素瘤患者中的研究（MK-3475-041/KEYNOTE-041） | 黑色素瘤 | Ⅰ期 |
| NCT00441337 | 纳武利尤单抗 | MDX-1106 在某些难治或复发的恶性肿瘤患者中的研究 | 非小细胞肺癌、恶性黑色素瘤、结直肠癌、肾癌、前列腺癌 | Ⅰ期 |

**表 17.2 抗 CTLA-4 检查点抑制剂**

| NCT00920907 | 伊匹木单抗 | 在晚期黑色素瘤患者中比较由两种不同工艺制造的伊匹木单抗的效果 | 晚期黑色素瘤 | Ⅰ期 |
|---|---|---|---|---|
| NCT01820754 | 伊匹木单抗 | 非小细胞肺癌手术前化疗期间/之后的循环 T 细胞和肿瘤浸润性淋巴细胞的评估 | 非小细胞肺癌 | Ⅱ期 |
| NCT01990859 | 伊匹木单抗 | 日本晚期黑色素瘤患者伊匹木单抗的Ⅱ期研究 | 黑色素瘤 | Ⅱ期 |
| NCT00162123 | 伊匹木单抗 | 为先前/母体伊匹木单抗研究中注册的患者进行的一项配套研究 | 黑色素瘤 | Ⅱ期 |
| NCT00094653 | 伊匹木单抗 | MDX-010 抗体、MDX-1379 黑色素瘤疫苗或 MDX-010/MDX-1379 联合治疗无法切除或转移性黑色素瘤患者 | 不可切除或转移性黑色素瘤 | Ⅲ期 |
| NCT01585987 | 伊匹木单抗 | 一项比较伊匹木单抗与一线化疗后立即标准护理来治疗胃癌和胃食管结合部癌疗效研究 | 局部晚期（不可切除）或转移性胃腺癌和胃食管交界处 | Ⅱ期 |
| NCT00623766 | 伊匹木单抗 | 伊匹木单抗治疗脑转移的黑色素瘤的疗效评价 | 黑色素瘤 | Ⅱ期 |
| NCT00796991 | 伊匹木单抗 | 药物相互作用 -3 臂 - 卡铂/紫杉醇，达卡巴嗪 | 晚期黑色素瘤 | Ⅰ期 |
| NCT01057810 | 伊匹木单抗 | 晚期前列腺癌免疫治疗的Ⅲ期临床研究 | 前列腺癌 | Ⅲ期 |
| NCT00323882 | 伊匹木单抗 | MDX-010 对转移性激素难治性前列腺癌患者的研究 | 转移性前列腺癌 | Ⅰ期Ⅱ期 |

表 17.3　抗 PD-L1 检查点抑制剂

| NCT02008227 | 阿特珠单抗 | 阿特珠单抗与多西他赛相比在局部晚期或转移性非小细胞肺癌含铂治疗失败者中的研究 | 非鳞非小细胞肺癌 | Ⅲ期 |
|---|---|---|---|---|
| NCT02031458 | 阿特珠单抗 | 阿特珠单抗治疗程序性死亡配体 1（PD-L1）阳性局部晚期或转移性非小细胞肺癌的研究 | 非小细胞肺癌 | Ⅱ期 |
| NCT02302807 | 阿特珠单抗 | 阿特珠单抗与化疗在局部晚期或转移性尿路上皮性膀胱癌患者中的对比研究［IMvigor211］ | 膀胱癌 | Ⅲ期 |
| NCT01846416 | 阿特珠单抗 | 对程序性死亡配体 1（PD-L1）阳性的局部晚期或转移性非小细胞肺癌患者进行阿特珠单抗治疗的研究［FIR］ | 非小细胞肺癌 | Ⅱ期 |
| NCT01903993 | 阿特珠单抗 | 阿特珠单抗（一种工程化抗 PD-L1 抗体）与多西他赛相比，在铂类治疗失败的局部晚期或转移性非小细胞肺癌患者中的随机Ⅱ期研究——"POPLAR" | 非小细胞肺癌 | Ⅱ期 |
| NCT02558894 | 度伐利尤单抗 | MEDI4736 单药治疗或与替西木单抗联合治疗转移性胰腺导管腺癌的Ⅱ期研究 | 转移性胰腺导管腺癌 | Ⅱ期 |

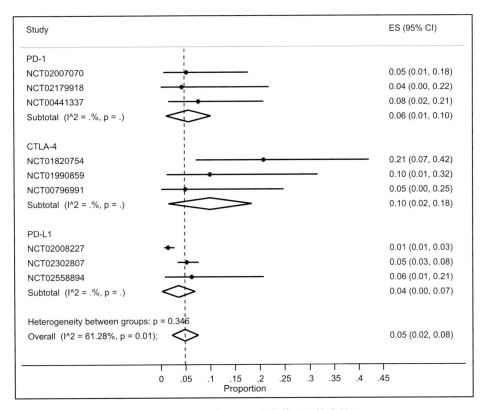

图 17.1　口腔黏膜炎患病率荟萃分析的森林图

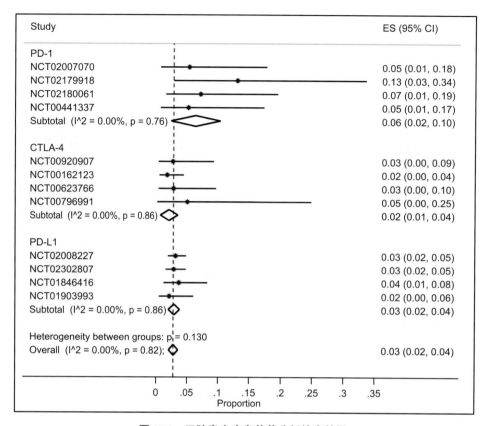

**图 17.2　口腔炎患病率荟萃分析的森林图**

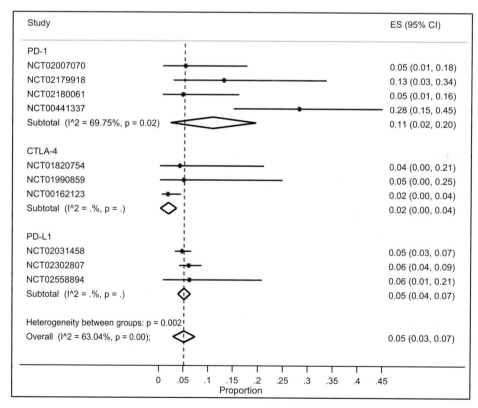

**图 17.3　口干症患病率荟萃分析的森林图**

### 1.2 免疫治疗相关的其他口腔毒性：个案报道

奥沃索（Owosho）等[15]报道了一例 52 岁原发灶不明、转移至左髂区和胰头的Ⅳ期黑色素瘤的男性患者，使用伊匹木单抗 3mg/kg 静脉注射（230mg）每 3 周一次共 4 次。患者在使用第二剂伊匹木单抗后出现右下颌磨牙舌侧牙龈肿胀，查体时探诊发现其牙龈局部出血伴轻度不适、牙龈沟有少量脓性分泌物。也有文献报道了口腔黏膜的苔藓样反应、大疱性类天疱疮和黏膜类天疱疮病例。

奈杜（Naidoo）等[16]报道了两例口腔发生大疱性类天疱疮的患者。一例 80 岁的转移性黑色素瘤男性患者曾一线接受了伊匹木单抗（3mg /kg）治疗，现二线接受每 2 周一次的纳武利尤单抗治疗。之前出现了几次皮肤不良反应，在使用第 26 剂纳武利尤单抗治疗后，患者的颊黏膜上开始出现糜烂和水泡，且大疱性类天疱疮 ELISA 呈阳性。之后患者暂停使用纳武利尤单抗，并予以口服他克莫司软膏和地塞米松漱口治疗。另一例是 78 岁的转移性黑色素瘤女性患者，一线使用伊匹木单抗（3 mg/kg）治疗，在二线接受度伐利尤单抗治疗一年后，在没有既往相关病史的情况下，口腔新出现了黏膜大疱性类天疱疮，但是仅局部使用类固醇即可达到治疗效果。

约尔（Jour）等[17]报告了一例 63 岁的复发性转移性舌鳞癌男性患者，在使用放疗、化疗和厄洛替尼（150 mg）治疗发生进展后，开始使用纳武利尤单抗治疗，出现了口腔黏膜水泡，临床、组织学、直接免疫荧光和免疫组织化学均证实为大疱性类天疱疮。对该患者的初始治疗是暂停使用纳武利尤单抗，并开始局部使用中等强度的皮质类固醇乳膏。患者在 21 天后再次挑战纳武利尤单抗治疗，又出现了新的口腔糜烂，予以口服泼尼松龙 10 mg 和停止纳武利尤单抗后，病变完全消失。

泽梅朱（Zumelzu）等[18]报道了一例 83 岁的转移性黑色素瘤患者，在接受帕博利珠单抗治疗后仅出现了轻度的黏膜类天疱疮。而在接受为期 10 个月的帕博利珠单抗疗程治疗 6 个月后出现了口腔糜烂和水泡，使用最小剂量的强力霉素治疗后，口腔病变完全缓解。

扎伯格（Schaberg）等[19]报道了一例 69 岁的多线化疗后的难治性转移性尿路上皮癌男性患者，在接受 PD-L1 抑制剂治疗 11 周后，其舌、牙龈和颊黏膜出现了烧灼感，口腔检查显示与 Wickham 条纹一致的对称性的网状薄白色斑块，组织病理学证实为苔藓样黏膜炎，伴有假性上皮瘤样增生和反应性海绵样水肿。由于患者无导致苔藓样反应的其他病因，因而用地塞米松漱口后即可改善症状。

## 2　免疫治疗与耳毒性

听力损失是一个众所周知的肿瘤治疗不良反应。放射治疗和某些化疗药物都已证实会损伤患者的内耳功能。在头颈部恶性肿瘤的治疗过程中，放疗会损伤内耳，并引起中耳功能障碍，可分别导致感觉神经性听力损失（SNHL）和传导性听力损失。卡铂和顺铂等传统的化疗药物也有明显的耳毒性。

### 2.1 过继细胞免疫疗法

研究证实过继细胞免疫疗法（ACI）可导致自身免疫介导的并发症，如听力、前庭功能障碍。2009 年，约翰逊（Johnson）等报道了一项 36 例接受过继细胞移植治疗的转移性黑色素瘤患者的研究[20]，通过筛选人或小鼠淋巴细胞，鉴定出具有高度抗黑色素瘤 / 黑色素细胞活性的高反应性 T 细胞受体。然后，将编码这些 TCR 的基因植入逆转录病毒载体，在体外进行扩增后输注给患者。治疗后所有患者均接受了基线听力图评估。虽然输注人和鼠 TCR 后分别有 30% 和 19% 的患者获得了肿瘤消退效果，但听力评估显示 20 名患者中有 10 名患者出现了听力损失。这些患者的听力损失大约始于治疗开始后 1 周，并被认为与输注 TCR 后 3 ~ 6 天检测到的细胞因子激增有关。在听力损失患者中，70% 的患者接受了鼓室内类固醇注射，其症状都有所改善。另外，接受输注 TCR 治疗的患者中，有 25% 的患者还出现了与内耳功能障碍有关的眩晕。

同样，希曼（Seaman）等也报告了 32 名接受靶向 gp-100 或 MART-1 的 TCR 进行 ACI 治疗的转移性黑色素瘤患者[21]。所有患者在治疗前均接受了基线听力测试。发现 32 例患者中有 17 例患者（53%）在开始治疗平均 9.5 天后出现了听力损失，3 例患者（9%）出现了头晕。

在上述两项研究中，提到的听力、前庭功能障碍机制与 TCR 和内耳血管纹内黑色素细胞的异常交叉反应有关。血管纹是一种薄的、带血管的组织床，形成耳蜗的内侧壁。它创造并维持耳蜗内的离子梯度，为听觉提供电化学基础。黑色素细胞或血管纹中的中间细胞是维持这种梯度的重要因素[22]。同时，中间细胞还维持着耳蜗内淋巴的富含钾离子环境。耳蜗内富钾的内淋巴和缺钾的外淋巴之间的电化学梯度就产生了耳蜗内电位。这种电位是由于毛细胞对基底膜的机械位移而产生的[23]。纹状体黑色素细胞的缺失或功能紊乱会导致感音神经性听力损失（SNHL）。最常见的先天性非综合征的 SNHL 涉及了连接蛋白 -26 的基因突变。而连接蛋白 -26 是一种对中间细胞再循环钾离子能力至关重要的间隙连接蛋白[24]。包括 Tietz 白化病 - 耳聋综合征[25]、颅面耳聋手综合征[26, 27] 和 Waardenburg 综合征[28, 29] 等多种先天性听力损失综合征均是由于中间细胞功能受到影响所引起的。中间细胞在听力中起着的重要作用可支持这种假设，即中间细胞的功能障碍或破坏是造成过继细胞免疫疗法后听力损失的根本原因。

### 2.2 福格特 - 小柳 - 原田综合征综合征（ Vogt Koyanagi-Harada，VKH 综合征 ）

VKH 综合征主要是由内耳的黑色素细胞被自身免疫类似物破坏所致，可出现一系列症状，包括双侧后葡萄膜炎、白癜风、中枢神经系统缺陷和感觉神经性听力损失。VKH 综合征也被认为是 T 细胞介导的黑色素细胞自身免疫性破坏所引起的[30]。该病更常见于肤色较深、女性和 20 ~ 50 岁的患者，首选治疗方法是使用皮质类固醇或免疫调节剂。葡萄膜炎患者可能需要玻璃体内注射皮质类固醇。此外，在上述与过继免疫治疗相关听力损失的病例中，多例患者还出现了皮疹、胃肠道不适、视力变化。

### 2.3 动物模型

斯贝鲍尔（Spielbauer）等评估了抗 PD-1 疗法对小鼠动物模型的影响[31]。在单独接受免疫治疗的组中，其听力阈值基本不受影响。与单用顺铂组相比，当抗 PD-1 药物添加到顺铂中时仅导致听力发生了轻微恶化。泽佩西（Szepesy）等在用抗 PD-1 抑制剂治疗的小鼠模型中发现了类似的听力阈值，以及所有耳蜗的螺旋神经节神经元的数量和形态均完整保持[32]。耳蜗的顶端 - 中间层（< 32 kHz）可保护内外毛细胞，令人惊讶的是，治疗后这些与年龄有关的基底层（> 32kHz）的外毛细胞损伤却获得了缓解。尽管可能不具有临床意义，但后者的发现表明药物可能具有保护作用。库朱苏（Kuzucu）等在小鼠模型中发现了耳毒性的证据，主要表现为听性脑干反应（ABR）的变化和轻度的外毛细胞损失。值得注意的是，这种毒性在停止治疗后可得到缓解。此外，研究中未报告关于声音频率的详细信息[33]。

### 2.4 案例系列和案例报告

在使用 ICI 的过程中，已经报道了许多免疫有关的不良事件。然而，听力损失似乎很少见，并且仅限于散在的病例报告和报告 irAEs 的较多患者队列中的个别患者，目前没有临床试验评估过 ICI 对听力的影响。

罗尼尔（Rosner）等最近发表了迄今为止文献中人数最多的病例报告[34]。他们报告了 6 例使用伊匹木单抗、纳武利尤单抗、帕博利珠单抗和（或）重组 IL-21 治疗的转移性黑色素瘤患者病例。双侧耳鸣和不同程度的听力损失最常见于初始用药后 4 个月左右，其中一半的患者仅出现轻度症状，包括无听力损失、轻度 SNHL 和轻至中度 SNHL，且 6 例中只有 1 例需进行皮质类固醇（泼尼松）治疗来控制耳毒性。该患者是唯一一位从耳科角度表现出改善的患者。作者虽不主张对所有接受 ICI 治疗的病例进行基线听力检查，但确实提出了这一想法。

尽管很少有文献报道，但治疗的总体趋势是停止使用已造成毒性的药物，同时口服或鼓室内应用皮质类固醇，可有效促进听力和前庭功能的恢复。表 17.4 中总结了迄今为止的病例报告，更多的病例详细信息可参见下文。

#### 2.4.1 案例 1

泽贝曼（Zibelman）等报道了一例 82 岁的转移性黏膜黑色素瘤患者。初始治疗药物为 CTLA-4 抑制剂伊匹木单抗（3 mg/kg），疾病进展后改用 PD-1 抑制剂帕博利珠单抗（每 3 周 2 mg/kg）治疗[35]。在完成第二周期的帕博利珠单抗治疗后，患者出现了双侧听力丧失。

患者的听力测试显示为轻至中重度对称性 SNHL，右耳和左耳的单词识别分数（WRS）分别为 48% 和 44%。另外了解到患者无任何脑膜炎发作病史，未服用过耳毒性的化疗药物，也不存在任何其他造成听力损失的病因。随后对患者进行了鼓室内地塞米松注射（10mg/mL），右耳注射 6 次，左耳注射 4 次，患者主观上感觉听力完全恢复。注射后患者的听力图虽显示低频听阈恢复，但在较高频率仍有中至重度 SNHL，而 WRS 分别提高到了 88% 和 84%。之后患者继续接受帕博利珠单抗治疗，未再出现听力、前庭方面的症状。

表 17.4　病例报告汇总

| 作者（引用） | 患者年龄（性别） | 肿瘤类型（分期） | 免疫检查点抑制剂 | 听力损失程度 | 相关症状 | 治疗，剂量（给药方式） | 听力损失结局 | 肿瘤状态 |
|---|---|---|---|---|---|---|---|---|
| 泽贝曼（Zibelman）[35] | 82（男） | 黏膜黑色素瘤 | 伊匹单抗，帕博利珠单抗 | 双耳：中-重度 SNHL | 无 | 地塞米松，10mg/ml（鼓室内给药，右耳 6mg，左耳 4mg） | 持续高频听阈损失，全低频听阈及单词识别分数恢复 | 显著有效 |
| 代曼特波洛斯（Diamantopoulos）[36] | 81（女） | 皮肤黑色素瘤（Ⅲb） | 比美替尼，康奈非尼 | 右耳：中度 SNHL 左耳：轻度 SNHL | 双侧全葡萄膜炎 | 甲泼尼龙，64mg/d，连续 7 天（口服） | 未报道 | 完全缓解 |
| 坦派奥（Tampio）[37] | 67（男） | 皮肤黑色素瘤 | 纳武利尤单抗 | 双耳：轻-重度 SNHL | 眩晕，双侧全葡萄膜炎 | 泼尼松，60mg/d，5 周内减量（口服） | 恢复正常 | 完全缓解 |
| 赫拜曼（Hobelmann）[38] | 67（男） | 皮肤黑色素瘤 | 帕博利珠单抗 | 双耳：中-重度 SNHL | 无 | 泼尼松，60mg/d，连续 5 天，10 天内减量（口服）地塞米松，10mg/ml（鼓室内给药，每侧耳内给药 1 支） | 改善到轻-中度 SNHL | 未报道 |
| 莱派克希（Rajapakse）[39] | 69（男） | 非小细胞肺癌 | 纳利尤单抗 | 右耳：重度 SNHL | 无 | 甲泼尼龙，静脉注射，连续 2 天，剂量未报，泼尼松减量（口服，剂量未报） | 改善到中度 SNHL | 完全缓解 |
| 乔伊（Choi）[40] | 54（男） | 皮肤黑色素瘤 | 伊匹单抗，纳武利尤单抗 | 双耳：中-重度 SNHL | 眩晕 | 甲泼尼龙（静脉注射），泼尼龙（口服），地塞米松（鼓室内给药），英夫利西单抗[a] | 持续高频听阈损失，全低频听阈及单词识别分数恢复 | 完全缓解 |
| 甘比彻勒（Gambichler）[41] | 63（女） | 皮肤黑色素瘤 | 纳武利尤单抗 | 双耳：重度 SNHL | 眩晕，双侧全葡萄膜炎，白癜风 | 甲泼尼龙，1000mg，连续 3 天（静脉注射），泼尼松，40mg 减量（口服） | 恢复正常 | 完全缓解 |

SNHL：感音神经性听力损失
a 此病例的治疗细节见正文

### 2.4.2 案例 2

代曼特波洛斯（Diamantopoulos）等报告了一例 81 岁的 Ⅲ b 期（$T_{2a}N_{1b}M_0$）皮肤黑色素瘤女性患者。在初次诊断 8 个月后患者出现了左乳房皮肤和腋窝淋巴结转移[36]，影像学提示为肺转移。该患者入组了一项 Ⅲ 期临床试验，开始接受每天 300mg 的康奈非尼和每天两次 45mg 的比美替尼进行治疗。

开始治疗 6 个月后，患者经历了为期 10 天的头痛、光敏感和视力恶化过程。对患者进行了详细的眼科检查，发现存在双侧全葡萄膜炎。除了眼部症状外，患者还出现了双侧突发性听力损失，右侧纯音阈值升高至 60 dB，左侧纯音阈值升高至 40 dB，阈值符合不对称双侧 SNHL。患者没有用药前的听力图来进行比较，感染性和自身免疫性病因等其他突发 SNHL 的原因也都被排除。

对患者视力相关毒性的治疗是立即停用康奈非尼和比美替尼，并连续 7 天每天口服 64 mg 甲基泼尼松龙，同时使用地塞米松滴眼液，治疗后患者的视力逐渐好转。然而报告中并没有介绍患者听力损失的治疗方案。

### 2.4.3 案例 3

坦派奥（Tampio）等报告了一例 67 岁的有结节病病史的广泛转移黑色素瘤男性患者[37]。由于该患者的 BRAF 和 PD-L1 标志物为阳性，因而决定对其进行纳武利尤单抗单药治疗，每周期给药 240 mg，计划治疗 12 个周期。开始治疗约 2 个月后，患者因双侧光敏感就诊于急诊科。接下来的一周，患者在眼科诊所就诊，医师发现其眼部症状与眼内炎症一致。考虑到患者目前的免疫治疗方案可能会引起自身免疫反应，所以停止了 ICI 治疗并开始使用皮质类固醇眼药水。

在上述事件发生大约 2 周后，患者出现了双耳闷胀、主观上的听力丧失及头部活动时短暂的眩晕发作等症状。听力图显示双侧轻至重度的高频 SNHL，双侧 WRS 为 100%。这种双侧突发性 SNHL 和双侧全葡萄膜炎的表现被考虑是 ICI 药物诱导的更广泛的自身免疫不良反应的一部分，故对患者予以每天 60mg 的泼尼松治疗，并在 5 周内逐渐减量。在患者接受了四周期的纳武利尤单抗治疗后，多次的 MRI 和 PET/CT 检查显示肿瘤已消失。在 6 周的随访时，发现患者的眼部症状完全缓解，听力也获得改善。在 4 个月的随访时，复查听力图显示患者的语音接收阈值恢复正常。

### 2.4.4 案例 4

赫拜曼（Hobelmann）等报道了一例 67 岁的脚趾转移性黑色素瘤男性患者[38]。他接受了截肢和淋巴结切除术，并开始进行帕博利珠单抗治疗。第一次给药后，患者主诉双耳闷胀感，认为可能是耵聍阻塞引起，并决定继续治疗。在第二次给药后，患者继续主诉听力损失，听力图显示新发的双侧中重度对称性 SNHL，左耳和右耳的 WRS 分别为 72% 和 68%。之后患者停止帕博利珠单抗治疗，并予以 60mg 的泼尼松连续服用 5 天，然后在 10 天内逐渐减量。

在 2 周后的随访中，患者报告显示主观听力有所改善，低频听力恢复到轻度范围，WRS 轻度改善，但高频听力无改善。随后患者接受了双侧鼓室内注射 10mg/ml 地塞米松 0.4ml。患者最后一次听力图是在首次出现听力损失后 12 周进行的，结果显示在低频段存在稳定的对称的轻度 SNHL，在高频段存在中度 SNHL，左侧的 WRS 为 84%，右侧为 95%。患者没有帕博利珠单抗治疗前的听力图来进行比较。

### 2.4.5 案例 5

莱派克希（Rajapakse）等报道了一例 69 岁的非小细胞肺癌患者，在几年前初次手术治疗后疾病复发时接受了紫杉醇和卡铂化疗及同步放疗[39]。由于开始放化疗后数周内肿瘤出现了进展，因而患者开始接受纳武利尤单抗治疗作为二线治疗。第二次给药后，患者出现右侧突发性听力损失，听力图显示严重的单侧 SNHL（WRS 未报道），脑部 MRI 检查排除了蜗后病变。患者开始接受连续 3 天大剂量静脉注射甲基泼尼松龙治疗，然后口服泼尼松龙（剂量未报告）。治疗后患者的听力在 10 天内获得了改善。最终，患者在治疗 3 个月后，听力图显示持续的中度 SNHL。值得一提的是，纳武利尤单抗在听力损失症状出现后就停止使用了。庆幸的是，在第 2 周期后出现初始听力损失时，患者的 PET/CT 就显示出其肿瘤在代谢学上的完全缓解。患者没有纳武利尤单抗治疗前的听力图进行比较。

### 2.4.6 案例 6

乔伊（Choi）等报道一例 54 岁的 IA 期皮肤黑色素瘤男性患者，在接受局限性扩大切除术和前哨淋巴结活检术 6 年后，因出现斜视和侧视麻痹就诊于急诊科[40]。在检查中，发现患者存在左侧眼外直肌损伤及其他几处远处转移病灶。对患者的眼外直肌病灶进行了放射治疗，然后在 10 周内接受了 4 周期的伊匹木单抗和纳武利尤单抗治疗。完成四周期的治疗后，患者因出现走路不稳、耳鸣和快速进展的双侧听力损失等症状，被送入医院进行检查，并排除了中风和感染性病因。其多次的 MRI 检查结果显示了新的散在的 T2 高信号和外直肌肿物的消退，T2 高信号考虑是反应性的，他最终被转诊到耳科。

听力图显示双侧中至重度的低频至高频 SNHL，左耳和右耳的语言识别率分别为 68% 和 60%。患者开始每天静脉注射甲基泼尼松龙 1 mg/kg，其听力、眩晕和步态立即得到了改善。3 天后患者出院了，改为每天口服 1mg/kg 的泼尼松，连续 1 周，然后在 30 天内逐渐减量。

1 个月后，患者的 MRI 检查显示先前的 T2 增强信号消退，但右侧苍白球出现新的高强度病灶伴右侧内耳道轻度增强。因此，他开始了第二个渐进的疗程：每天口服泼尼松 1 mg/kg，连续一周，然后在 2 周内逐渐减量。重复的听力图检查显示结果稳定。4 周后患者再次主诉听力恶化和耳鸣，听力图结果诊断为双侧轻度至重度 SNHL，患者第三次口服泼尼松后，症状再次缓解。在接受口服激素的第三个疗程治疗 2 周后，患者出现了第三次也是最后一次双侧听力损失。患者接受每侧鼓室内注射地塞米松 24 mg/mL 和每天口服激素 1 mg/kg 进行治疗，在 4 周内逐渐减量，并开始接受英夫利西单抗 5 mg/kg 的重复给药治疗，在 2 周和 8 个月时的听力图，显示其听力明显恢复。

该病例首次强调虽然停止了免疫治疗和给与了多程全身激素治疗，但听力、前庭和神经性 irAEs 仍可能复发。

### 2.4.7 案例 7

甘比彻勒（Gambichler）等报道了一例 63 岁的伴肺、肝和气管旁转移的Ⅳ期黑色素瘤女性患者[41]。患者每 2 周输注 1 次 240mg 纳武利尤单抗单药治疗，在第 3 周期的治疗后 3 天内出现了双侧视力模糊、听力丧失、眩晕和共济失调，听力图显示双侧重度 SNHL。患者的其他检查包括脑部 MRI 无转移性病灶、裂隙灯检查，提示前葡萄膜炎和中间葡萄膜炎、冷热实验无反应。

患者立即停用纳武利尤单抗，并静脉注射 1000 mg 甲基泼尼松龙超过 3 天，然后开始逐渐减少剂量，改为口服 40 mg 泼尼松龙。虽然患者在开始使用激素 3 周后出现了全身性白癜风，但重要的是其胸部和腹部 CT 显示转移病灶几乎完全缓解。激素治疗后患者的耳部、前庭和眼部症状也得到了迅速改善，到 8 个月时仅存的后遗症是白癜风。

本报告的作者认为，黑色素瘤患者在 ICI 治疗开始后出现 VKHD 型症状（即听力损失、前庭病变、葡萄膜炎和白癜风），可能是 ICI 治疗有效的一个有力指标。虽然没有大型的前瞻性研究可以证实耳部 irAEs 与肿瘤疗效之间的相关性，但据报道绝大多数因 ICI 治疗产生持续性耳毒性的患者的抗肿瘤治疗是有效的。在本章之前讨论的病例系列和病例报告中描述的 13 例耳毒性 irAEs 中，12 例有肿瘤疗效数据，其中 5 例患者出现部分缓解，6 例患者出现完全缓解，只有 1 例患者出现了肿瘤进展。值得注意的是，越来越多的回顾性报告显示，irAEs 的存在与肿瘤预后改善之间存在相关性[42-44]。

### 2.5 管理

美国国立综合癌症网络目前没有耳毒性 irAE 的相关治疗指南。此外，也还没有关于治疗耳毒性 irAEs 的前瞻性临床研究。因此，只能基于前面总结的散在病例报告给出建议，或者根据三级神经病学临床实践中对突发性听力、前庭症状的通常治疗方法给出相应的治疗建议。

一般来说，必须对因前庭症状进展而停止 ICI 和停止 ICI 治疗的风险之间进行权衡，由患者、肿瘤科医生和外科医生共同做出决定，但最终的选择权需留给患者。

正如前面的病例报告，皮质类固醇似乎对耳毒性 irAEs 的改善有积极作用，该发现与大量文献支持使用皮质类固醇治疗其他原因导致的突发性 SNHL 和（或）前庭症状的结论相一致。皮质类固醇一般通过口服给药，但也有许多禁忌证需要考虑，包括控制不良的糖尿病、精神疾病、骨质疏松症或其他骨相关疾病、胃炎等。如果存在口服治疗的禁忌证，进行鼓室内注射给药，其系统性副作用会更小。而且若口服治疗失败，鼓室内给药也是一种补救治疗。因此，虽然没有针对治疗耳毒性 irAEs 的药物相关的前瞻性数据，但建议使用皮质类固醇。不过最佳给药剂量和给药方法尚不清楚，应作为未来前瞻性试验的研究目标。

如皮质类固醇治疗后听力缺陷持续存在，那么接受听力康复治疗可能是有用的。具体来说，对于轻至中度 SNHL，使用助听器能够带来益处，不过一旦听力下降到这个水平以下，患者可能需要进行人工耳蜗植入（CI）。人工耳蜗植入需要完整的螺旋神经节细胞才能正常发挥功能，因此从理论上来讲，鉴于 irAEs 不会对毛细胞功能产生影响，CI 在这种患者中可能非常适用。此外，能否进行 CI 也取决于患者的疾病状态，有活动性疾病的患者是不能进行 CI 的。

## 3　免疫治疗与眼毒性

我们所见到的大多数眼部 irAEs 都是轻中度的，如视力模糊、结膜炎和眼表疾病（干眼症），并不危及视力。那些会严重损害视力并导致停药的突发事件并不常见，如角膜穿孔、Vogt-Koyanagi-Harada 综合征、视神经病变和视网膜血管阻塞。对眼部毒性的了解和认识，可帮助正确指导治疗方案。因此，肿瘤科医生、内科医生、眼科医生和其他专家之间的多学科诊疗，对于识别和管理眼部 irAEs 至关重要[45-47]。

付（Fu）等在 2015 年 3 月对所有 FDA 批准的肿瘤免疫疗法的眼毒性进行了综述，包括 32 个符合纳入标准的独立研究。根据不良事件通用术语标准分级（CTCAE4.0 版）对眼部事件的严重程度进行分级。该研究得出结论，眼毒性事件最常报告的是结膜炎和视力模糊。在所有的研究药物中，分别有 9 种（19.6%）和 10 种（21.7%）药物报告了这两类事件。且研究还发现伊马替尼的 ≥ 3 级毒性的发生率最高。总体而言，伊马替尼和克唑替尼在所有眼部事件中的发生率最高。另外，严重损害视力的急性眼部事件较为罕见，占比 < 1%，包括视网膜血管阻塞、视网膜色素上皮脱离、角膜溃疡和穿孔以及失明。据报道，只有 5 种（10.9%）药物导致了毁灭性危及视力的眼部 irAEs，它们是 EGFR 抑制剂（厄洛替尼和吉非替尼）、MEK 抑制剂（曲美替尼）、BRAF V600E 突变抑制剂（维莫非尼）、抗 CTLA4 抑制剂（伊匹木单抗）和靶向抗体[48-54]。

阿布代尔·拉赫曼（Abdel Rahman）等进行了系统综述，以评估眼部 irAEs 的发病率。该综述分析了 11 项前瞻性试验，包括 1 项关于伊匹木单抗和替西木单抗的试验、3 项关于纳武利尤单抗的试验、5 项关于帕博利珠单抗的试验，以及 1 项比较帕博利珠单抗和伊匹木单抗疗效的试验。分析结果显示葡萄膜炎的发病率在 0.3% ～ 6% 之间，而干眼症的发病率在 1.2% ～ 24.2% 之间。在比较 ICI 和非 ICI 疗效的 4 项随机研究中，所有等级的优势比（OR）汇总分析结果为 3.40（95% 置信区间：1.32 ～ 8.71；P=0.01），这表明与对照组相比，ICI 的毒性更常见[55-57]。

安托恩（Antoun）等对检查点抑制剂的眼部和眼眶 irAEs 进行了系统综述。他们发现 irAEs 最早可能发生在使用初始剂量治疗 1 周后，其中位发生时间为开始治疗后 2 个月。常见的眼部事件包括边缘溃疡性角膜炎（PUK）、葡萄膜炎和 Vogt-Koyanagi-Harada 综合征。伊匹木单抗还可以导致边缘溃疡性角膜炎伴严重的边缘浸润和溃疡。此外，还发现使用纳武利尤单抗治疗的患者会出现葡萄膜炎，使用帕博利珠单抗治疗的患者会出现双侧葡萄膜炎和视神经乳头炎，而一例联合使用伊匹木单抗与抗 PD1 抑制剂治疗的患者出现了 VKH 综合征。[58, 59]。

2014 年 6 月至 2018 年 3 月贝托恩（Bitton）等对来自一单中心和国家注册研究的 745 例患者进行了回顾性研究，发现抗 PD-L1 治疗后出现中至重度眼毒性的患者中，干眼症是第一位也是最常报告的事件。总的来说，有 3 例患者出现中至重度眼部事件，患病率为 0.4%，每 1000 例患者每月的发病率为 0.7%。除了国家注册研究报告的病例外，有 5 例患者出现了眼内炎症，2 例患者出现了眼表疾病，1 例患者出现了眼眶肌病变，5 例（62.5%）患者出现了眼球突出症[60]。

方（Fang）等使用美国 FDA 不良事件报告系统（FAERS）数据库中 2003 年至 2018 年的数据，研究了 ICI 与眼部不良反应之间的相关性。该研究确定了 113 个眼部事件，包括干眼症、葡萄膜炎、眼肌无力和"眼部炎症"。发现使用纳武利尤单抗治疗出现了最高数量的眼部事件，且与眼肌无力的相关性最高，其次是帕博利珠单抗。此外，阿替利珠单抗与"眼部炎症"的相关性最高，伊匹木单抗与葡萄膜炎的相关性最高。而纳武利尤单抗与这两种眼部毒性均有关。而其他检查点抑制剂，包括阿维鲁单抗、西米普利单抗和德瓦鲁单抗，均未有眼部事件的病例报告[47, 51, 61]。

　　阿巴 - 利尼罗（Alba-Linero）等系统性分析了 35 个关于检查点抑制剂用于治疗肾癌、肺癌或黑色素瘤的Ⅲ期临床试验。在这 35 篇文章中，13 篇是关于黑色素瘤的治疗，10 篇和 12 篇分别是关于肾癌和肺癌的治疗。一项Ⅱ期临床试验研究了西米普利单抗治疗皮肤鳞状细胞癌后出现的眼部 irAEs，发现 13 例（4%）使用替西木单抗治疗的患者出现眼部炎症，4 例（1.5%）使用帕博利珠单抗治疗的患者出现前葡萄膜炎，3 例（1%）使用纳武利尤单抗治疗的患者出现泪液增多。其他 irAEs 则是使用阿替利珠单抗治疗导致，如突眼性葡萄膜炎、视网膜病和眼部炎症各 1 例（0.2%），视神经炎 2 例（0.3%）。视神经炎和视网膜病变毒性为 3 ~ 4 级，其他所有毒性均为 1 级。此外，使用西米普利单抗治疗的患者中报告有结膜炎、干眼症和眼肌无力。该研究得出结论，在临床试验中出现的眼部 irAEs 被低估了，作者建议把眼科评估列为检查点抑制剂患者评估的一部分[62]。

## 3.1 管理

　　眼科医生和内科医生必须意识到并高度警惕潜在 irAEs 的症状，并及时检测这些眼部毒性，以避免发生不可逆转的损伤。不过 ICI 治疗引起的眼部 irAEs，似乎无法与癌症直接累及或其他间接的并发症区分开来。

　　识别和区分这些 irAEs 对于患者的护理和治疗至关重要。当易感患者在治疗期间和治疗后定期进行筛查和检查时，治疗前的眼科基线检查可能有助于检测任何先前存在的眼部症状，并帮助指导减少眼部副作用的药物使用。关于管理的建议主要基于病例报告、病例系列和专家共识，应在平衡风险和获益方面进行考虑。许多轻微的眼部毒性可通过局部糖皮质激素和（或）润滑治疗来控制，严重的副作用则可能需要进行全身皮质类固醇和（或）终止 ICI 用药来治疗。关于继续 ICI 或退出 ICI 治疗的决定，应根据毒性的严重程度和治疗反应逐一评估。最近发布了详细的临床实践指南建议，这些指南是基于一项系统性综述、已发表的医学文献和专家对眼部 irAEs 管理的共识来提出的。一般来说，免疫治疗应持续进行，并密切监测 1 级毒性，但也存在少数例外；对于 2 级毒性，免疫治疗可能会暂停或减量；对于 3 级及以上毒性，应暂停免疫治疗并考虑使用大剂量糖皮质类固醇，且在 3 级毒性发生之后，应非常谨慎地考虑再次用药；所有 4 级毒性的病例，均应考虑永久停药[63-65]。

## 4　总结

　　基于免疫治疗已经彻底改变了各种恶性肿瘤的治疗模式，临床医生应该熟悉与免疫治疗相关的可能发生的不良事件。眼部毒性是使用免疫药物最常见的不良事件之一，大部分症状轻微，不会危及视力，但也可能会发生严重的事件并导致失明。当出现急性视力变化时，需要立即进行眼科评估。

　　研究发现，与常规化疗和头颈部放疗相比，使用检查点抑制剂后，常见的口腔毒性总体患病率较低，包括口腔黏膜炎、口腔炎和口干症。然而，免疫疗法的广泛应用中也出现了新的口腔不良事件，包括大疱性类天疱疮、黏膜类天疱疮和苔藓样口腔黏膜炎。

在接受针对黑色素细胞的免疫治疗的患者中，也报告了听觉和前庭功能障碍等听力毒性事件。不过这些 irAEs 对全身和鼓室内应用皮质类固醇激素治疗的反应良好。另外，在进行 ICI 治疗时，尽管绝大多数出现持续性耳毒性 irAEs 的患者表现出了抗肿瘤疗效，但这些 irAEs 与 ICI 有效性之间的关联还需要在更大规模的研究中得到证实。

多学科诊疗对于发生 irAEs 患者的及时转诊和处理至关重要。但目前缺乏标准化的监测指南和方案。通过基线筛查建立眼科、耳鼻喉科、听力科和口腔科监测，是一种理想的方案，而具体的频率和检查项目还需要明确，可能取决于药物种类及其毒性特征。其他管理策略还包括强调患者教育、标准化报告系统和优化免疫抑制剂的选择[66]。

我们需要更多的研究来确定免疫治疗引起的口腔、眼部和前庭、耳毒性的患病率和发病率，以及它们的病理生理学、风险因素和管理办法。未来的研究领域可能包括研究口腔微生物组与 ICI 治疗相关毒性的相关性[67]。此外，与生物标志物和肿瘤疗效的相关性研究类似，我们也需要通过生物标志物来帮助识别有潜在发生 irAEs 风险的患者[68]。

（郑晓娟、翟婧彤　译，钱海利　校）

## 参考文献

［1］Centerwatch Database of FDA Approved Drugs. Available from: http: //www.centerwatch.com/.

［2］Fraunfelder F T F, F. W.；Chambers, W. A. Clinical ocular toxicology e-book: Drug-induced ocular side effects［J］. Elsevier Health Sciences, 2008.

［3］Lalla R V, Peterson D E. Oral mucositis［J］. Dental clinics of North America, 2005, 49(1): 167-184, ix.

［4］Sonis S T, Elting L S, Keefe D, et al. Perspectives on cancer therapy-induced mucosal injury: pathogenesis, measurement, epidemiology, and consequences for patients［J］. Cancer, 2004, 100(9 Suppl): 1995-2025.

［5］Treister N, Sonis S. Mucositis: biology and management［J］. Current opinion in otolaryngology & head and neck surgery, 2007, 15(2): 123-129.

［6］Lalla R V, Sonis S T, Peterson D E. Management of oral mucositis in patients who have cancer［J］. Dental clinics of North America, 2008, 52(1): 61-77, viii.

［7］Sonis S T. The pathobiology of mucositis［J］. Nature reviews Cancer, 2004, 4(4): 277-284.

［8］Berger K, Schopohl D, Bollig A, et al. Burden of Oral Mucositis: A Systematic Review and Implications for Future Research［J］. Oncology research and treatment, 2018, 41(6): 399-405.

［9］Pinna R, Campus G, Cumbo E, et al. Xerostomia induced by radiotherapy: an overview of the physiopathology, clinical evidence, and management of the oral damage［J］. Therapeutics and clinical risk management, 2015, 11, 171-188.

［10］Jensen S B, Pedersen A M, Vissink A, et al. A systematic review of salivary gland hypofunction and xerostomia induced by cancer therapies: prevalence, severity and impact on quality of life［J］. Supportive care in cancer: official journal of the Multinational Association of Supportive Care in Cancer, 2010, 18(8): 1039-1060.

［11］Jensen S B, Pedersen A M, Reibel J, et al. Xerostomia and hypofunction of the salivary glands in cancer therapy［J］. Supportive care in cancer: official journal of the Multinational Association of Supportive Care in Cancer, 2003, 11(4): 207-225.

［12］Nyaga V N, Arbyn M, Aerts M. Metaprop: a Stata command to perform meta-analysis of binomial data［J］.

Archives of public health = Archives belges de sante publique, 2014, 72(1): 39.

[ 13 ] Sterne J A, Egger M. Funnel plots for detecting bias in meta-analysis: guidelines on choice of axis ［ J ］ . Journal of clinical epidemiology, 2001, 54(10): 1046-1055.

[ 14 ] Higgins J P, Thompson S G, Deeks J J, et al. Measuring inconsistency in meta-analyses ［ J ］ . BMJ (Clinical research ed), 2003, 327(7414): 557-560.

[ 15 ] Owosho A A, Scordo M, Yom S K, et al. Osteonecrosis of the jaw a new complication related to Ipilimumab ［ J ］ . Oral oncology, 2015, 51(12): e100-101.

[ 16 ] Naidoo J, Schindler K, Querfeld C, et al. Autoimmune Bullous Skin Disorders with Immune Checkpoint Inhibitors Targeting PD-1 and PD-L1 ［ J ］ . Cancer immunology research, 2016, 4(5): 383-389.

[ 17 ] Jour G, Glitza I C, Ellis R M, et al. Autoimmune dermatologic toxicities from immune checkpoint blockade with anti-PD-1 antibody therapy: a report on bullous skin eruptions ［ J ］ . Journal of cutaneous pathology, 2016, 43(8): 688-696.

[ 18 ] Zumelzu C, Alexandre M, Le Roux C, et al. Mucous Membrane Pemphigoid, Bullous Pemphigoid, and Anti-programmed Death-1/ Programmed Death-Ligand 1: A Case Report of an Elderly Woman With Mucous Membrane Pemphigoid Developing After Pembrolizumab Therapy for Metastatic Melanoma and Review of the Literature ［ J ］ . Frontiers in medicine, 2018, 5: 268.

[ 19 ] Schaberg K B, Novoa R A, Wakelee H A, et al. Immunohistochemical analysis of lichenoid reactions in patients treated with anti-PD-L1 and anti-PD-1 therapy ［ J ］ . Journal of cutaneous pathology, 2016, 43(4): 339-346.

[ 20 ] Johnson L A, Morgan R A, Dudley M E, et al. Gene therapy with human and mouse T-cell receptors mediates cancer regression and targets normal tissues expressing cognate antigen ［ J ］ . Blood, 2009, 114(3): 535-546.

[ 21 ] Seaman B J, Guardiani E A, Brewer C C, et al. Audiovestibular dysfunction associated with adoptive cell immunotherapy for melanoma ［ J ］ . Otolaryngology--head and neck surgery: official journal of American Academy of Otolaryngology-Head and Neck Surgery, 2012, 147(4): 744-749.

[ 22 ] Steel K P, Barkway C. Another role for melanocytes: their importance for normal stria vascularis development in the mammalian inner ear ［ J ］ . Development (Cambridge, England), 1989, 107(3): 453-463.

[ 23 ] Kim H J, Gratton M A, Lee J H, et al. Precise toxigenic ablation of intermediate cells abolishes the "battery" of the cochlear duct ［ J ］ . The Journal of neuroscience: the official journal of the Society for Neuroscience, 2013, 33(36): 14601-14606.

[ 24 ] Wingard J C, Zhao H B. Cellular and Deafness Mechanisms Underlying Connexin Mutation-Induced Hearing Loss - A Common Hereditary Deafness ［ J ］ . Frontiers in cellular neuroscience, 2015, 9: 202.

[ 25 ] Izumi K, Kohta T, Kimura Y, et al. Tietz syndrome: unique phenotype specific to mutations of MITF nuclear localization signal ［ J ］ . Clinical genetics, 2008, 74(1): 93-95.

[ 26 ] Asher J H, Jr., Sommer A, Morell R, et al. Missense mutation in the paired domain of PAX3 causes craniofacial-deafness-hand syndrome ［ J ］ . Human mutation, 1996. 7(1): 30-35.

[ 27 ] Drozniewska M, Haus O. PAX3 gene deletion detected by microarray analysis in a girl with hearing loss ［ J ］ . Molecular cytogenetics, 2014, 7: 30.

[ 28 ] Pingault V, Ente D, Dastot-Le Moal F, et al. Review and update of mutations causing Waardenburg syndrome ［ J ］ . Human mutation, 2010, 31(4): 391-406.

[ 29 ] Chaoui A, Watanabe Y, Touraine R, et al. Identification and functional analysis of SOX10 missense mutations in different subtypes of Waardenburg syndrome ［ J ］ . Human mutation, 2011, 32(12): 1436-1449.

[ 30 ] Greco A, Fusconi M, Gallo A, et al. Vogt-Koyanagi-Harada syndrome ［ J ］ . Autoimmunity reviews, 2013, 12(11): 1033-1038.

[ 31 ] Spielbauer K, Cunningham L, Schmitt N. PD-1 Inhibition Minimally Affects Cisplatin-Induced Toxicities in a Murine Model ［ J ］ . Otolaryngology--head and neck surgery: official journal of American Academy of Otolaryngology-Head

and Neck Surgery, 2018, 159(2): 343-346.

［32］Szepesy J, Miklós G, Farkas J, et al. Anti-PD-1 Therapy Does Not Influence Hearing Ability in the Most Sensitive Frequency Range, but Mitigates Outer Hair Cell Loss in the Basal Cochlear Region［J］. International journal of molecular sciences, 2020, 21(18).

［33］Kuzucu İ, Baklacı D, Guler İ, et al. Investigation of the Ototoxic Effect of Pembrolizumab Using a Rat Model［J］. Cureus, 2019, 11(11): e6057.

［34］Rosner S, Agrawal Y, Sun D Q, et al. Immune-mediated ototoxicity associated with immune checkpoint inhibitors in patients with melanoma［J］. Journal for immunotherapy of cancer, 2020, 8(2).

［35］Zibelman M, Pollak N, Olszanski A J. Autoimmune inner ear disease in a melanoma patient treated with pembrolizumab［J］. Journal for immunotherapy of cancer, 2016, 4: 8.

［36］Diamantopoulos P T, Stoungioti S, Anastasopoulou A, et al. Incomplete Vogt-Koyanagi-Harada disease following treatment with encorafenib and binimetinib for metastatic melanoma［J］. Melanoma research, 2018, 28(6): 648-651.

［37］Tampio A D S S, A.;Nicholas, B. Bilateral sensorineural hearing loss and panuveitis in a man with stage IV malig- nant melanoma after nivolumab immunotherapy［J］. Poster Presentation presented at the: Combined Otolaryngology Spring Meetings 2019; May 3, 2019; Austin, TX. https: //wwwresearchposterscom/ display_ postersaspx?code=cosm2019.

［38］Hobelmann K F, D. A case of pembrolizumab induced autoimmune sensorineural hearing loss［J］. Journal of Otology & Rhinology, 2019, 8: 1.

［39］Rajapakse A, O'Leary C, Gundelach R, et al. Unilateral autoimmune inner ear disease in a patient with lung cancer treated with nivolumab［J］. Oxford medical case reports, 2020, (9): omaa077.

［40］Choi J S, Chen M, McQuade J L, et al. Recurrent audiovestibular dysfunction and associated neurological immune-related adverse events in a melanoma patient treated with nivolumab and ipilimumab［J］. Head & neck, 2020, 42(11): E35-e42.

［41］Gambichler T, Seifert C, Lehmann M, et al. Concurrent Vogt-Koyanagi-Harada disease and impressive response to immune checkpoint blockade in metastatic melanoma［J］. Immunotherapy, 2020, 12(7): 439-444.

［42］Ando T, Ueda A, Ogawa K, et al. Prognosis of Immune-related Adverse Events in Patients With Advanced Gastric Cancer Treated With Nivolumab or Pembrolizumab: A Multicenter Retrospective Analysis［J］. In vivo (Athens, Greece), 2021, 35(1): 475-482.

［43］Masuda K, Shoji H, Nagashima K, et al. Correlation between immune-related adverse events and prognosis in patients with gastric cancer treated with nivolumab［J］. BMC cancer, 2019, 19(1): 974.

［44］Fujii T, Colen R R, Bilen M A, et al. Incidence of immune-related adverse events and its association with treatment outcomes: the MD Anderson Cancer Center experience［J］. Investigational new drugs, 2018, 36(4): 638-646.

［45］Centerwatch Database of FDA Approved Drugs Available from: http: //wwwcenterwatchcom/.

［46］Basti S. Ocular toxicities of epidermal growth factor receptor inhibitors and their management［J］. Cancer nursing, 2007, 30(4 Suppl 1): S10-16.

［47］Dalvin L A, Shields C L, Orloff M, et al. CHECKPOINT INHIBITOR IMMUNE THERAPY: Systemic Indications and Ophthalmic Side Effects［J］. Retina (Philadelphia, Pa), 2018, 38(6): 1063-1078.

［48］Fu C, Gombos D S, Lee J, et al. Ocular toxicities associated with targeted anticancer agents: an analysis of clinical data with management suggestions［J］. Oncotarget, 2017, 8(35): 58709-58727.

［49］National Cancer Institute (U.S.). Bethesda, MD: U.S. Department of Health and Human Services, National Institutes of Health, National Cancer Institute［J］. Common terminology criteria for adverse events (CTCAE), 2009.

［50］Blanke C D, Rankin C, Demetri G D, et al. Phase III randomized, intergroup trial assessing imatinib mesylate at two dose levels in patients with unresectable or metastatic gastrointestinal stromal tumors expressing the kit receptor tyrosine kinase: S0033 ［ J ］. Journal of clinical oncology: official journal of the American Society of Clinical Oncology, 2008, 26(4): 626-632.

［51］Draganova D, Kerger J, Caspers L, et al. Severe bilateral panuveitis during melanoma treatment by Dabrafenib and Trametinib ［ J ］. Journal of ophthalmic inflammation and infection, 2015, 5: 17.

［52］Lacouture M E. Mechanisms of cutaneous toxicities to EGFR inhibitors ［ J ］. Nature reviews Cancer, 2006, 6(10): 803-812.

［53］Pérez-Soler R, Chachoua A, Hammond L A, et al. Determinants of tumor response and survival with erlotinib in patients with non--small-cell lung cancer ［ J ］. Journal of clinical oncology: official journal of the American Society of Clinical Oncology, 2004, 22(16): 3238-3247.

［54］Shepherd F A, Rodrigues Pereira J, Ciuleanu T, et al. Erlotinib in previously treated non-small-cell lung cancer ［ J ］. The New England journal of medicine, 2005, 353(2): 123-132.

［55］Abdel-Rahman O, Oweira H, Petrausch U, et al. Immune-related ocular toxicities in solid tumor patients treated with immune checkpoint inhibitors: a systematic review ［ J ］. Expert review of anticancer therapy, 2017, 17(4): 387-394.

［56］Robert C, Schachter J, Long G V, et al. Pembrolizumab versus Ipilimumab in Advanced Melanoma ［ J ］. The New England journal of medicine, 2015, 372(26): 2521-2532.

［57］Eltobgy M, Oweira H, Petrausch U, et al. Immune-related neurological toxicities among solid tumor patients treated with immune checkpoint inhibitors: a systematic review ［ J ］. Expert review of neurotherapeutics, 2017, 17(7): 725-736.

［58］Antoun J, Titah C, Cochereau I. Ocular and orbital side-effects of checkpoint inhibitors: a review article ［ J ］. Current opinion in oncology, 2016, 28(4): 288-294.

［59］Papavasileiou E, Prasad S, Freitag S K, et al. Ipilimumab-induced Ocular and Orbital Inflammation--A Case Series and Review of the Literature ［ J ］. Ocular immunology and inflammation, 2016, 24(2): 140-146.

［60］Bitton K, Michot J M, Barreau E, et al. Prevalence and Clinical Patterns of Ocular Complications Associated With Anti-PD-1/PD-L1 Anticancer Immunotherapy ［ J ］. American journal of ophthalmology, 2019, 202: 109-117.

［61］Fang T, Maberley D A, Etminan M. Ocular adverse events with immune checkpoint inhibitors ［ J ］. Journal of current ophthalmology, 2019, 31(3): 319-322.

［62］Alba-Linero C, Alba E. Ocular side effects of checkpoint inhibitors ［ J ］. Survey of ophthalmology, 2021, 66(6): 951-959.

［63］Brahmer J R, Lacchetti C, Schneider B J, et al. Management of Immune-Related Adverse Events in Patients Treated With Immune Checkpoint Inhibitor Therapy: American Society of Clinical Oncology Clinical Practice Guideline ［ J ］. Journal of clinical oncology: official journal of the American Society of Clinical Oncology, 2018, 36(17): 1714-1768.

［64］Horvat T Z, Adel N G, Dang T O, et al. Immune-Related Adverse Events, Need for Systemic Immunosuppression, and Effects on Survival and Time to Treatment Failure in Patients With Melanoma Treated With Ipilimumab at Memorial Sloan Kettering Cancer Center ［ J ］. Journal of clinical oncology: official journal of the American Society of Clinical Oncology, 2015, 33(28): 3193-3198.

［65］Liu Y, Liu Z G. Role of epidermal growth factor and its receptor family in ocular surface wound healing ［ J ］. Zhonghua yan ke za zhi Chinese journal of ophthalmology, 2007, 43(10): 953-956.

［66］Naing A, Hajjar J, Gulley J L, et al. Strategies for improving the management of immune-related adverse events ［ J ］. Journal for immunotherapy of cancer, 2020, 8(2).

［67］Hajjar J, Mendoza T, Zhang L, et al. Associations between the gut microbiome and fatigue in cancer patients ［ J ］. Scientific reports, 2021, 11(1): 5847.

［68］Fujii T, Naing A, Rolfo C, et al. Biomarkers of response to immune checkpoint blockade in cancer treatment ［ J ］. Critical reviews in oncology/hematology, 2018, 130: 108-120.

# 第 18 章　免疫治疗的神经毒性

瑞贝卡·哈里森，纳扎宁·马吉德，苏达卡尔·图马拉，约翰·格罗特
（Rebecca A. Harrison，Nazanin K. Majd，Sudhakar Tummala，
and John F. de Groot）

**摘要**　在过去的 20 年间，免疫疗法已彻底改变了癌症的治疗模式，其抗肿瘤作用以肿瘤和宿主正常组织之间的交叉反应引起免疫相关不良事件（irAEs）的增加作为代价。在进行免疫疗法时，任何器官都可能发生由轻到重，甚至危及生命的免疫相关不良事件。虽然与免疫检查点抑制剂（CPIs）相关的神经系统 irAEs 很罕见，但由于其特异性，增加了临床治疗的难度，而神经毒性的发生常常导致免疫治疗终止，并出现一过性的神经功能下降。另一方面，免疫效应细胞相关神经毒性综合征（ICANS）很常见，且经常与细胞因子释放综合征（CRS）同时发生，这对抗肿瘤有效疗法的开发和广泛应用造成了重大的临床挑战。早期识别、及时诊断并认真管理这些神经毒性反应，是抗肿瘤有效疗法在癌症患者中能进一步得到临床推广的关键。因此，本章主要描述了检查点抑制剂诱导的神经系统并发症和免疫效应细胞相关神经毒性综合征的临床表型，并讨论了其临床监测、诊断和有效管理等相关步骤。

**关键词**　免疫治疗；神经毒性；重症肌无力；肌炎；脑炎；检查点抑制剂；嵌合抗原受体 T（CAR-T）细胞治疗；免疫效应细胞相关神经毒性

## 1　引言

免疫疗法改变了癌症治疗的模式，目前已被确立为与手术、放疗和化疗并行的第四种癌症治疗方法。该疗法主要利用肿瘤细胞对免疫系统的内在易感性，通过主动转移针对特定抗原的细胞毒免疫细胞（CAR-T 细胞）或无需抗原提呈的免疫细胞（NK 细胞），使 T 细胞激活（树突状细胞、病毒疗法、针对诱导性 T 细胞抗原的抗体）并维持 T 细胞效应功能（检查点抑制剂），来实现有效的抗肿瘤反应。因此，CPIs 和 CAR-T 细胞疗法已分别成为治疗实体肿瘤和淋巴瘤的最前沿的方法。

检查点抑制剂诱导的 irAEs 可发生在任何器官，并具有特异性的临床表现。虽然大多数检查点

抑制剂诱导的 irAEs 症状比较轻微，但也会出现一些严重影响生活质量甚至危及生命的并发症。irAEs 的发生可被视为免疫治疗反应的生物标志物，因为有报道称出现 irAEs 患者的群体生存率得到了改善[1]，这可能是由于免疫系统反应更灵敏引起的。然而，irAEs 发生的生物标志物尚不清楚，且这些不良事件的发展仍不可预测，这对其临床管理提出了重大挑战。鉴于检查点抑制剂诱导的 irAEs 发生率较高，因而识别可能对 CPIs 治疗有反应的患者是非常关键的，并且人们也一直在努力确定影响 CPIs 疗效的生物标志物，以减轻免疫治疗无效患者的毒性[2]。

神经系统不良事件虽然罕见，但经常与显著死亡率有关，通常需要采用免疫抑制疗法，并限制进一步的抗肿瘤治疗。检查点抑制剂诱导的神经系统并发症会影响周围和中枢神经系统，其中周围神经系统并发症（如重症肌无力、肌炎和多发性神经病变等）比中枢神经系统并发症（如脑炎、脑膜炎和脊髓炎等）更常见，且因经常累及周围神经系统多个节段，所以临床表型越来越复杂[3]。有报道称，在联合使用检查点抑制剂时，同时发生中枢神经系统和周围神经系统的 irAEs 比非神经系统的 irAEs 更常见[3]。

高级别检查点抑制剂诱导的神经系统并发症比较罕见，其发生率为 1%[4]。与其不同，ICANS 的发生率相对较高，在几项关键的 CAR-T 细胞治疗试验中，发现其发生率为 3% ~ 31%，具体值取决于特定产品的偏差、剂量和 CAR-T 细胞扩增峰值[5-10]。此外，由于 ICANS 的神经系统症状在严重免疫抑制、体弱、既往接受多线治疗的患者群体中发展非常迅速，因而对 ICANS 患者的管理可能更具有挑战性。

早期识别和治疗 irAEs 是改善患者神经系统结局且影响未来肿瘤治疗效果的关键。因此，统一 irAEs 管理指南、规范临床试验报告、开展转化研究以确定预测性生物标志物、提供患者教育、实施患者报告结局以衡量症状性毒性等策略，对降低 irAEs 对肿瘤治疗的影响至关重要[11, 12]。在本章中，我们主要描述检查点抑制剂诱导的周围和中枢神经系统并发症以及免疫效应细胞相关神经毒性综合征的临床表型，并提出生物学机制，来进一步讨论其临床监测、诊断和有效管理等相关步骤。

## 2　检查点抑制剂治疗

### 2.1 治疗原理

CPIs 的功能是促进免疫系统对癌细胞的识别。目前已发现数个免疫调节点，或称检查点，在此信号的调节下，免疫系统对外来物的免疫反应会受到抑制。而抑制性信号和刺激性信号的平衡可使免疫系统维持正常状态。许多癌症被认为是通过利用这些抑制机制来实现免疫逃逸。由于 T 细胞的激活既需要可识别的抗原，也需要共刺激信号，因此检查点抑制剂可通过阻断这些信号来抑制免疫反应。

CPIs 是利用抗原和免疫细胞表面上各种抗体之间的相互作用来维持抗肿瘤免疫反应。其所针对的抗原表位是自然生成以抑制免疫激活的，因而阻断这些抑制信号有利于免疫激活。检查点抑制剂根据目标抗原进行了广泛的分类。伊匹木单抗是一种 CTLA-4 抗体，是第一个被 FDA 批准用于治疗黑色素瘤患者的检查点抑制剂[13]。此后，更多针对 T 细胞和癌细胞上的 PD-1 和 PD-L1 等抗原的抗体先后被开发出来。CPIs 显著提高了各种实体瘤患者的生存率，且适应证也在不断增加。除了 CPIs，目前也正在探索其他促进抗肿瘤 T 细胞功能的免疫治疗方法。T 细胞激动剂如 4-1BB、OX40、诱导性 T 细胞共刺激物和糖皮质激素诱导的肿瘤坏死因子受体，在临床前和早期试验中显示出了预期结果，目前正在进行临床试验[14]。不过这些研究仍处于发展阶段，需要更多的时间来充分了解与 T 细胞激动剂相关的 irAEs 谱。

检查点抑制剂诱导的 irAEs，包括影响神经系统的不良反应，被认为是通过多种不同的机制发生的，尽管这些机制尚未完全阐明[15]。阻断 T 细胞免疫反应的抑制性检查点可能会导致对自身抗原的异常识别和激活。虽然既往存在的自身免疫性抗体被认为可能是导致 irAEs 发生的因素，但尚未发现证据证明既往有自身免疫性疾病史能够预测免疫相关不良事件的发生或严重程度[16, 17]。

癌细胞和神经系统组分抗原之间的分子拟态也被认为是一种导致神经系统不良反应的机制。支持这一点的发现是，在黑色素瘤癌细胞和施万细胞中都发现了共同的抗原，例如神经节苷脂[18, 19]。不过这种机制能在多大程度上发挥作用尚不清楚。肿瘤对治疗的反应与的 irAEs 的发生之间存在一定的关联，在接受 PD-1 抑制剂纳武利尤单抗治疗的非小细胞肺癌患者[20]和微卫星不稳定的超突变肿瘤患者中，免疫不良事件的增加与 CPI 抗肿瘤反应的增加有关[21]。检查点抑制剂诱导的神经系统并发症可损害患者的临床认知功能，导致生活质量受损，并可能危及生命。早期识别和治疗这些临床综合征，对肿瘤内科医师、普通神经科医师和神经肿瘤科医师尤为重要。

## 2.2 临床综合征

### 2.2.1 背景

经 CPI 治疗后，已有多种影响中枢和周围神经系统的综合征被识别。这些症状通常与既往定义的常规神经系统疾病的表现相似。然而，需要注意的一个区别是，那些与 CPI 治疗相关的症状大多表现为单相病程，而原发疾病的症状往往是呈复发 - 缓解或慢性的病程轨迹。

### 2.2.2 外周神经系统

#### 1 重症肌无力

重症肌无力是一种神经肌肉传导障碍疾病，存在靶向神经肌肉接头或肌肉特异性激酶的病理性抗体。多数情况下，接受检查点抑制剂治疗后产生的重症肌无力，其 2/3[23]都是发生在既往没有重症肌无力或胸腺恶性肿瘤病史的患者中[22]。然而，也有例外情况，即也有可能发生在既往存在重症肌无力病史的患者中[24, 25]。血清乙酰胆碱受体的抗体阳性是可变的[23, 26, 27]。检查点抑制剂治疗引起的肌无力，一个显著特点是与血清肌酸激酶升高和临床肌炎相关。这在非医源性重症肌无力中是非常不典型的，但在超过 3/4 的检查点抑制剂相关性重症肌无力患者中发现有此特点[28]，且通常在神经肌电图结果中伴有肌膜刺激性和肌炎表现。此外，该人群还可能并发心肌炎[29]，因此，当怀疑为免疫治疗的神经毒性反应时，应考虑进行心肌酶检查、心脏核磁检查和早期心脏病学会诊。检查点抑制剂相关性重症肌无力的另一个重要特征是其高发病率和死亡率。在一组人群中，近 1/3 的患者死于特异性重症肌无力[23]，而在另一组人群中，并发的心肌炎使患者死亡率提高到接近 50%[29]。

在治疗方面，需要早期识别和积极管理。首先，需要对重症肌无力的受累部位和严重程度进行全面的临床评估。临床分级对于疾病的评估、发展和管理非常重要[30]。考虑到潜在的严重表型和快速的临床恶化，一般需要在早期进行神经科会诊和密切临床监测，并考虑入住 ICU。检查点抑制剂相关重症肌无力的诊断检查包括血清乙酰胆碱受体、抗横纹肌抗体、肌酸激酶、血沉和 C 反应蛋白（评估是否并发肌炎），并根据症状考虑行中枢神经系统成像检查以排查中枢神经系统是否受累[31]。应特别注意呼吸功能，考虑到这一人群的病症可能出现快速进展，因而经常需要重复进行肺功能检查。对于重症肌无力合并肌炎的病例，应密切关注心脏损伤程度，如果怀疑有损伤，应进行心肺检查、获取心脏特异性酶（肌钙蛋白 I）、心电图、心电监护、超声心动图、心脏磁共振和早期心脏病学会诊。一旦怀疑有心肌病变，应停止免疫治疗。可以通过电生理检查来证实是否发生了心肌病变，包括神经肌肉接头试验和重复性神经刺激，以及神经传导研究和针式肌电图。对于检查点抑制剂相关重症肌无力的治疗方案，一般基于其临床严重程度而定[31]。大多数患者推荐低至中等剂量（小于 1mg/d）的泼尼松联合或不联合人免疫球蛋白或血浆置换进行治疗。对于伴有肌炎的重症肌无力患者，建议使用大剂量类固醇激素，同时使用人免疫球蛋白或血浆置换。考虑到急性、亚急性表现以及三个 M（肌无力、肌炎和心肌炎）同时出现的可能性，建议采用串联治疗，而不是分层升级的治疗方法。这也有利于加快类固醇的逐渐减量过程。极少数病变局限的轻微肌无力，患者可以使用泼尼松进行治疗，并在接下来的几周内进行密切的临床监测，以观察病情是否发展为严重的肌无力或出现其他器官毒性。吡啶斯的明经常被用于重症肌无力的对症治疗，应避免使用已知会加重肌无力的药物[32]。

### 2 肌炎

肌炎，即肌肉的炎症，可单独发生，也可与其他 irAEs（如急性格林 - 巴利综合征或重症肌无力）一起发生。其可以有多种表型，包括孤立性高钾血症、皮肌炎或多发性肌炎[26,33,34]。肌炎可同时并发心肌炎，并已在多达 1/3 的检查点抑制剂相关肌炎病例中出现[34]。肌钙蛋白 T 在神经肌肉疾病中浓度会升高，因而被推荐用于确诊心肌炎。在一组 19 例检查点抑制剂相关肌炎的患者中，近一半的重度患者常表现为近端肌痛和无力，肌肉活检病理提示为坏死性肌炎[34]。检查点抑制剂相关肌炎的后遗症可能很严重，因此，早期识别和干预是治疗成功的关键。其诊断检查包括血清肌酸激酶、醛缩酶、肌炎谱检查、心脏生物标志物、血沉、C 反应蛋白、心电图、超声心动图、肌电图等。当诊断不明确时，可能需要根据个体情况考虑对受累肌肉行核磁检查和活检。在心脏受累的情况下，需要转诊到风湿病学、神经病学和心脏病学专科进行治疗。检查点抑制剂相关肌炎的治疗方法与重症肌无力相似，并根据临床严重程度而定，包括停止检查点抑制剂治疗和早期使用类固醇激素。对类固醇激素无反应的病例应考虑行血浆置换和静脉注射人免疫球蛋白，或在高级别病例中与类固醇激素同时使用。伴有球麻痹和膈肌无力的患者，应被视为较高级别。另外，非甾体类抗炎药可用于治疗肌炎引起的疼痛。

### 3 多发性神经病

与检查点抑制剂治疗相关的周围神经疾病，常见的是急性和慢性炎性脱髓鞘性多发性神经病

（分别为急性格林 - 巴利综合征和慢性格林 - 巴利综合征）；不太常见的包括颅神经病变、小纤维神经病变、感觉神经节病和神经痛性肌萎缩[35-42]；孤立的根性炎症和神经丛病变较为罕见。同时并发影响其他器官系统的炎症性病变很常见，在所有患者中超过一半[39]。这些神经病变通常与其他神经系统表现同时出现，回顾了 12 项关于伊匹木单抗或纳武利尤单抗应用的试验，发现超过60% 的患者出现了某种形式的神经毒性，其中神经病变是 irAEs 的一部分[41]。检查点抑制剂相关多发性神经病的诊断检查包括脊柱核磁（排除压迫性病变）、腰椎穿刺（评估是否有鞘内炎症和恶性肿瘤）、血清抗神经节苷脂抗体测试以及可逆性神经病变原因的筛查、电生理和肺功能等[31]。其治疗方法和检查点抑制剂引起的其他神经系统并发症的情况一样，需要早期进行神经科会诊并停用检查点抑制剂。类固醇治疗与改良 Rankin 评分和残疾指数的改善有关[39]。值得注意的是，区别于传统治疗，类固醇激素也被用于治疗检查点抑制剂相关的急性格林 - 巴利综合征。静脉注射人免疫球蛋白和血浆置换对于那些有明显临床症状的患者，仍然是重要的治疗方法。另外，对并发的神经性疼痛、自主神经功能紊乱、便秘和（或）功能性梗阻等的对症治疗，也非常有必要。

### 2.2.3 中枢神经系统

#### 1 中枢神经脱髓鞘

检查点抑制剂治疗与新发的中枢神经系统脱髓鞘有关[43]。免疫疗法会导致既往诊断为多发性硬化症的患者的病情加重，这一观点得到了一些数据的支持。回顾报告给 FDA 的检查点抑制剂治疗患者中新诊断或复发的多发性硬化症病例发现，57% 的病例曾发生过多发性硬化症[44]。在这些患者中，症状往往在治疗开始后 29 天出现，并且与疾病的快速进展有关。另外，本组 14 例患者中有 2 例死于复发。关于既往复发缓解型多发性硬化症患者的严重复发也有报道，表明既往处于活动期的多发性硬化症患者的病情更容易发生恶化[45]。据报道，一例既往没有多发性硬化症病史的患者使用纳武利尤单抗后，发生了与急性脱髓鞘性脑脊髓炎一致的多灶性中枢神经系统脱髓鞘[46]，在使用类固醇激素和人免疫球蛋白治疗后，症状得到了改善。此外，在一个新发的脱髓鞘病例中发现其与髓鞘反应性外周 CD4$^+$T 细胞的反应增强有关，这一发现和没有接受检查点抑制剂治疗的多发性硬化症的对照组结果相似[47]。

#### 2 脑膜炎 / 脑炎

已有报道表明经多种不同的检查点抑制剂治疗后会出现无菌性脑膜炎[48-52]。不过具体的发病率尚不清楚。在一项医疗机构的研究中，发现 29 例接受阿替利珠单抗治疗的患者中有 3 例发生了无菌性脑膜炎[53]。这些患者表现出了典型的脑膜炎症状，并伴有头痛、畏光和恶心。脑膜炎患者的脑脊液检查常显示颅内压升高、淋巴细胞增多，感染相关检验阴性。而对于脑炎的诊断以脑实质受累为准。虽然已经发现了与抗 Hu 抗体[55]、GAD-65 脑炎[56] 和 NMDA 受体抗体[57] 相关的脑炎病例，但大多数报道的病例与突触或副肿瘤抗体无关[51, 54]。检查点抑制剂相关脑炎的诊断检查包括脑 MRI，其结果可能正常，也可能像自身免疫性脑炎一样显示 T2/ 液体衰减反转恢复（FLAIR）异常；腰椎穿刺，排除感染和恶性肿瘤；脑脊液检查，评估副肿瘤抗体谱、高克隆条带寡克隆区带；IgG 指数和脑电图，评估癫痫发作、血清炎症和风湿病学组等情况。另外，对于病毒性脑膜炎的检查也是必要的（例如 HSV，HHV6）。治疗方法包括神经内科会诊、停用检查点抑制剂，在 CSF

PCR 检测阴性之前同时静脉注射阿昔洛韦进行 HSV 覆盖，并应用类固醇激素，情况严重时还需进行血浆置换或使用利妥昔单抗。

### 3 脊髓炎

纵向广泛的横断性脊髓炎很少发生，报告病例均为血清阴性[58, 59]。检查点抑制剂相关脊髓炎的诊断检查包括脊柱 MRI 和脑部 MRI，评估是否并发脑炎（脑脊髓炎）；腰椎穿刺，评估是否有感染、恶性肿瘤和副肿瘤神经系统抗体；以及血清 HIV、RPR、TSH、风湿病系列和水通道蛋白 -4 IgG。治疗方法包括永久停用检查点抑制剂、使用大剂量类固醇激素和静脉注射人免疫球蛋白。此外，还需对疼痛、高位颈髓病变的自主神经功能障碍、尿潴留、便秘和痉挛等进行对症治疗。

### 4 血管炎

在接受检查点抑制剂治疗的患者中，风湿病表现（包括血管炎和狼疮样综合征）已有记述[60]，应考虑其为引起周围神经病变和缺血性及出血性脑卒中的基本病因。一项系统性综述确定了 53 例与检查点抑制剂治疗相关血管炎的疑似病例[61]。在这些病例中，大多数为大或中血管受累。而在有中枢神经系统受累的病例中，4 例被认为是中枢神经系统的原发性血管炎，3 例是巨细胞动脉炎，1 例是孤立的视网膜血管炎，3 例是特定的血管炎多发性神经病。但未观察到因血管炎死亡的病例。检查点抑制剂相关血管炎的诊断检查包括脑 MRI、无创血管造影（如 MR 或 CT 血管造影）、超声心动图（评估脑卒中的心源性病因）以及血清炎症指标，若无创血管造影显示阴性，则还要进行脑血管造影（四组血管 DSA）。初始治疗应遵循急性缺血性脑卒中或脑出血的治疗指南[31, 60]。一旦确诊为中枢神经系统血管炎，就需要进行风湿免疫科会诊，并考虑使用类固醇激素和其他更强的免疫抑制剂如环磷酰胺进行治疗。

表 18.1 总结了上述临床综合征及其诊断和治疗。

表 18.1 检查点抑制剂免疫相关的神经系统不良事件、临床综合征、诊断和管理总结

| 周围神经系统 | | | |
| --- | --- | --- | --- |
| 临床综合征 | 诊断 | 管理 | 参考文献 |
| 重症肌无力 | 乙酰胆碱和抗横纹肌抗体、CK、醛缩酶、ESR、CRP、肌钙蛋白<br>MRI：脑和（或）脊柱<br>肌电图 /NCS<br>如果 CK 升高，请参阅"肌炎" | 神经内科会诊<br>对所有级别的患者停用 CPI<br>类固醇<br>IVIG 或 PLEX 适用于 G3 和更高<br>PFTs<br>吡斯的明<br>避免使用会使 MG 恶化的药物 | [31] |
| 肌炎 | CK、醛缩酶、ESR、CRP、AST、ALT、LDH、肌钙蛋白<br>心电图、超声心动图<br>MRI：肌肉<br>肌电图<br>肌肉活检 | 风湿病科和（或）神经科会诊<br>对 G2 或更高的病例停用 CPI<br>对 G3 或更高的病例使用 IVIG 或 PLEX<br>非甾体抗炎药<br>甲氨蝶呤、硫唑嘌呤或霉酚酸酯用于重症病例 | |

续表

| 周围神经系统 | | | |
|---|---|---|---|
| 临床综合征 | 诊断 | 管理 | 参考文献 |
| 外周多发性神经病 | 筛查可逆的神经病变原因<br>MRI：脊柱和（或）大脑（如果颅内神经病变）<br>肌电图/NCS<br>副肿瘤抗体<br>卧立位生命体征 | 神经科会诊<br>G2 或以上停用 CPI 类药物<br>类固醇<br>神经性疼痛药物<br>G3 或以上使用 IVIG 或 PLEX | |
| 急性炎症性脱髓鞘性多发性神经病 | MRI：脊柱<br>腰椎穿刺<br>肌电图/NCS | 神经科会诊<br>所有级别均停用 CPI<br>MRI：脊柱<br>PFTs<br>类固醇<br>所有级别均使用 IVIG 或 PLEX | |
| 中枢神经系统 | | | |
| 脑炎[a] | MRI：脑<br>血沉、CRP、ANCA（如果怀疑是血管炎）、TPO、甲状腺球蛋白<br>腰椎穿刺<br>脑电图<br>副肿瘤抗体谱 | 神经科会诊<br>对所有级别的患者停用 CPI<br>类固醇<br>IVIG 或 PLEX<br>重症患者使用 Rituximab | [31] |
| 脑膜炎[a] | MRI：脑<br>晨起皮质醇、ACTH<br>腰椎穿刺<br>脑电图<br>ESR、CRP | 神经科会诊<br>所有级别停用 CPI<br>静脉阿昔洛韦和抗菌素<br>类固醇 | |
| 脊髓炎[a] | MRI：脊柱<br>腰椎穿刺<br>B12、HIV、RPR、ANA、Ro/La、TSH、AQP-4 IgG | 神经科会诊<br>所有级别停用 CPI<br>类固醇<br>IVIG | |

[a] 可能合并出现

缩写：CK 肌酸激酶，ESR 红细胞沉降率，CRP C 反应蛋白，EMG 肌电图，NCS 神经传导研究，CPI 检查点抑制剂，IVIG 静脉注射免疫球蛋白，PLEX 血浆置换，PFT 肺功能检查，MG 重症肌无力，AST 天冬氨酸氨基转移酶，ALT 丙氨酸氨基转移酶，LDH 乳酸脱氢酶。EKG 心电图，NSADIs 非甾体抗炎药，ANCA 抗中性细胞质抗体，TPO 甲状腺过氧化物酶抗体，EEG 脑电图，ACTH 促肾上腺皮质激素，RPR 快速血浆反应蛋白，ANA 抗核抗体，TSH 甲状腺刺激素，AQP-4 IgG 水通道蛋白 -4 IgG

# 3 过继性细胞治疗

过继性细胞治疗是通过在体外活化或扩增肿瘤浸润细胞或外周免疫细胞，然后将其重新引入宿主体内以增强抗肿瘤免疫效应。最常见的 CAR-T 治疗，是第一个被证明有效的过继性细胞治疗方法，已被纳入标准治疗。过继性细胞疗法主要用于治疗血液系统恶性肿瘤，同时也在研究用于治疗实体瘤。目前，有五种过继性细胞治疗产品被美国 FDA 批准上市。鉴于此类产品在临床应用中的日益增加，因此，临床医生有必要了解它们的相关毒性。

### 3.1 神经毒性综合征

免疫效应细胞相关神经毒性综合征是目前对免疫治疗相关脑病综合征的统称。尽管两项最初的 CAR-T 细胞临床试验指出有 28% ~ 62% 的患者会出现中枢神经毒性[8, 63, 64]，但因其诊断标准随着时间的推移也在不断演变[62]，导致 ICANS 的确切发病率难以统计。CAR-T 疗法最常见的毒性反应是细胞因子释放综合征[65]，表现包括发热、低血压、缺氧和心动过速。不同的是，ICANS 表现包括脑病、癫痫发作和震颤，可合并或不合并 CRS。鉴于该综合征的高发及高危性，临床和学术界已经做出了极大的努力来描述这种综合征的特点，并制订了筛选方案和管理方法。值得注意的是，这种综合征最初被称为 CRES（CAR-T 细胞相关脑病综合征），但现在已经采用免疫效应细胞神经毒性综合征这一更广泛的术语，以涵盖可能导致这种综合征的其他过继细胞疗法和双特异性抗体疗法[62, 66, 67]。各项研究已确定其发生和发展的危险因素，包括患者年龄较小、既往存在神经系统疾病、医疗条件差、基础病高肿瘤负荷，以及出现高水平细胞因子的早期 CRS[63, 68, 69]。

ICANS 在不同病例之间引起的神经功能障碍各不相同，最常见的是患者在保持警觉的情况下出现谵妄[63]。震颤和肌阵挛也可能发生，这需要在临床检查中进行专门的评估。值得注意的是，在许多病例中还会有明显的语言中枢受累倾向。尽管这些变化在神经影像学上没有明确的结构相关性，但经常观察到命名、理解和重复方面的问题。目前尚不清楚语言回路在这种综合征中显得特别脆弱的原因。另一个被注意到的神经功能障碍是额叶型的认知变化和行为，可观察到患者出现言语顽固性障碍和运动减少。研究还注意到出现了局灶性神经功能缺损，包括共济失调、书写困难和帕金森症。癫痫发作是该综合征的一个重要元素，许多中心会对所有患者[66]或那些被认为具有神经毒性高风险的患者[70]常规使用预防性的抗癫痫药物。局部认知障碍发作癫痫被认为是患者出现脑病或失语症的潜在诱因，通常使用脑电图来帮助区分。据估计，该人群中出现癫痫发作的数量在整个患者中占比不足 10%，但在严重神经毒性患者中的发生率超过 2/3[63]。其他潜在的混淆因素，如与中性粒细胞减少性败血症相关的脑病、头孢菌素毒性、肝肾功能障碍，以及罕见的大剂量类固醇治疗引起的类固醇精神病，都可能导致 ICAS 的诊断变得具有挑战性。迟发性 ICANS 应考虑为罕见的惰性病毒如 HHV6、7 再激活引起的，应用小剂量类固醇激素会快速或逐步改善其临床症状。

大多数患者是与 CRS 同时或在 CRS 之后发生 ICANS。ICANS 的中位发病时间为输液后的 4 ~ 5 天，通常在发病后 1 天内就可到达临床极期[63]。几乎所有发生 ICANS 的患者都至少有一些并发的 CRS 表现，最常见的是发热[63, 71]。其神经毒性平均持续 10 ~ 11 天，在输液后第 28 天消退[63]。有研究发现，不合并 CRS 患者的神经系统不良事件是轻微的、主观的且短暂的。在输液后的前 36 小时，发热、血清 IL-6 浓度升高和单核细胞趋化蛋白 -1 升高等表现可预测 4 级或更高神经毒性的发生，其敏感性为 100%，特异性为 97%[71]。这也提示了 CRS 评分越高，ICANS 评分也越高。虽然发病率各不相同，但大多数研究表明，高达 10% 的患者会出现持续的急性毒性神经症状[6, 8, 71, 72]。目前，对于急性期处理和远期结局之间的确切关系尚不清楚。

## 3.2 临床检测

ICANS 的临床识别促使人们进行了一系列的研究，目的是更好地定义该综合征，并排除其他临床变化的因素。由于存在严重免疫抑制的患者常同时发生发热和脑病，因此必须通过适当的检查以排除全身性和中枢神经系统感染，包括腰椎穿刺。在某些情况下，临床上还需要进行经验性抗生素治疗。有报道称在少数情况下会出现脑水肿[73]，因而也要常规进行非增强头部 CT 检查。对于严重或长时间的 ICANS 患者，经常需要进行脑 MRI 检查。在一组人群中，30% 接受 MRI 检查的患者出现了一些可识别的影像学异常，包括脑水肿、脑卒中、软脑膜强化和脑微出血等[71]。MRI 也可用于鉴别既往未被诊断的中枢神经系统受累的疾病，这些疾病可能会使神经系统症状恶化或引发重症 ICANS。此外，建议对视盘进行评估，以了解脑水肿的早期症状。

脑电图在这些患者的各种评估过程中起着关键作用。由于癫痫发作很常见，但临床上很难确诊，因此在疑似 ICANS 或确诊为 ICANS 的病例中，可常规进行脑电图检查。虽然广泛性慢波是脑病患者最常出现的脑电图模式[71]，但也可出现三相波、额叶间歇性节律性 δ 活动（FIRDA）以及局灶性或全身性癫痫样活动[63, 71]。

大多数情况下或设备资源有限，缺乏连续脑电图监测时，可经常性地进行临床评估、临床分级、间歇性神经成像和点状脑电图。如果有更先进的灌注检查，如经颅多普勒和核医学脑灌注扫描，还可提供额外的临床依据。

当 ICANS 患者同时发生 CRS 时，血清实验室检查可能提示有炎症反应。在严重的 ICAS 患者中，发现促炎细胞因子水平升高，如 IL-2、IL-6 和 TNF-α。已发现血清铁蛋白水平可随着 ICANS 的发生而达到峰值，表明较高的铁蛋白水平与较严重的神经毒性有关[68]。虽然 CSF 评估不是常规检查，但可用来排除感染或潜在的肿瘤中枢神经系统受累。ICANS 患者的 CSF 一般显示正常，或可出现蛋白质和白细胞升高[69, 74]。

ICANS 的治疗包括使用类固醇激素，剂量取决于症状的严重程度（即 ICANS 分级）。托珠单抗用于同时发生 CRS 和 ICANS 患者的治疗[75]。由于 IL-6 可从受体上移位并且 IL-6 水平会升高，所以托珠单抗不应用于孤立的 ICANS。针对症状严重的患者，可在重症监护病房接受治疗，因为他们可能需要机械通气和插管以保证呼吸通畅。对于癫痫发作和脑水肿可按照标准规范进行治疗，包括使用抗癫痫药物、大剂量类固醇激素、高渗治疗、过度通气，在极少数的情况下，还需要神经外科会诊进行脑脊液分流[66]。尽管早期研究表明类固醇激素可能会抑制 CAR-T 细胞的疗效[76]，但最近的研究已经评估了类固醇激素对 CAR-T 细胞治疗反应的影响，结果表明类固醇激素不影响 CAR-T 细胞的治疗效果、增殖或持续时间[77, 78]。在这些研究中，不同的结果可能是由于使用类固醇治疗的持续时间不同所引起的，因此强调需合理使用类固醇，并在适当时尽快停药。目前正在研究早期预防性使用生物制剂如 IL-1 阻滞剂阿那白滞素，以及影响巨噬 - 单核细胞系的制剂，来预防 CRS 和 ICANS。

表 18.2 总结了免疫效应细胞病相关脑病（ICE）的评估评分和 ICANS 的分级，以及相应的管理措施。

表 18.2　免疫效应细胞相关的神经毒性管理总结

| 级别 | 管理 | 参考文献 |
| --- | --- | --- |
| 1<br>ICE 7-9<br>没有癫痫发作，运动无力或 ICP 升高 | 吸入预防措施<br>脑电图<br>头部成像<br>如果同时有 CRS，则使用托西珠单抗 | ［62，75］ |
| 2<br>ICE 3-6<br>没有癫痫发作，运动无力或 ICP 升高 | 与 1 级相同，并加用类固醇激素 | |
| 3<br>ICE 0-2<br>任何经治疗后缓解的癫痫发作<br>无运动障碍<br>局限性 / 局部水肿 | 与 2 级相同，并根据需要增加抗癫痫药物 | |
| 4<br>ICE 0<br>患者昏迷 / 嗜睡 / 癫痫状态<br>局部运动无力<br>弥漫性脑水肿，去大脑强直 / 去皮层强直或 CN-Ⅵ 麻痹，或乳头水肿或库欣三联征 | 与 3 级相同，加脊柱影像学检查评估运动障碍，加 ICP 管理（过度通气、高渗治疗、神经外科会诊 CSF 引流） | |

缩略语：ICE 免疫效应细胞相关脑病评估得分，ICP 颅内压，EEG 脑电图，CRS 细胞因子释放综合征，CN 颅神经，CSF 脑脊液。

### 3.3 生物学机制假说

ICANS 的形成有多种生物学途径，但其机制尚不完全清楚。由于 ICANS 与 CRS 有不同的病程表现，尽管考虑到它们经常共同发生，可能存在机制上的关联，但人们仍认为 ICANS 有独特的驱动因素。一个重要的假设是，弥漫性全身炎症和细胞因子水平升高引起内皮功能障碍，使得血 - 脑脊液屏障通透性改变，从而导致了中枢神经系统的异常炎症。脑脊液高蛋白和 T 细胞的发现[71]，以及系统性炎症表现如 C 反应蛋白、铁蛋白等促炎细胞因子升高，都支持了这一观点[63]。此外，CAR-T 细胞可直接渗入中枢神经系统，被认为有助于鞘内细胞因子的产生，进而促进该综合征的发生发展[79]。

## 4　结论

检查点抑制剂和免疫效应细胞疗法等免疫疗法在肿瘤治疗中的适应证越来越广，了解相关的治疗毒性也就变得越来越重要，特别是神经系统毒性已被注意到与多种药物有关，并可能与该人群的发病率和死亡率有关。由于这些病症的治疗涉及免疫抑制药物，因此更深入地了解基础生物学对于寻找不影响抗肿瘤效果的治疗手段非常重要。

在神经系统 irAEs 领域，有几个方面需要进一步了解。目前，我们缺乏强有力的预测手段来确定那些最容易受影响的患者。如果能够发现某些人口统计学、医学或疾病相关因素具有预测性，这可能影响接受免疫治疗患者的治疗选择或监测策略。治疗的长期后遗症也有待于确定。鉴于这些疗法对中枢和外周神经系统的潜在影响，因此需要对神经系统功能进行纵向研究，以了解其长期影响。上述这几个领域都值得进一步探索。为了更好地描述神经系统 irAEs 的临床表现和生物学基础，并有效地治疗毒性反应，需要各个学界持续地关注和研究。综合来看，应对神经系统 irAEs 的整套临床方法学，对于所有与这一人群接触的临床医师都非常重要。

（鲁亚晶、钱天一　译，钱海利　校）

## 参考文献

［1］Rogado J, Sánchez-Torres J M, Romero-Laorden N, et al. Immune-related adverse events predict the therapeutic effcacy of anti-PD-1 antibodies in cancer patients［J］. European Journal of Cancer, 2019, 109: 21-27.

［2］Fujii T, Naing A, Rolfo C, et al. Biomarkers of response to immune checkpoint blockade in cancer treatment［J］. Critical Reviews in Oncology/ Hematology, 2018, 130: 108-120.

［3］Dubey D, David W S, Reynolds K L, et al. Severe Neurological Toxicity of Immune Checkpoint Inhibitors: Growing Spectrum［J］. Ann Neurol, 2020, 87(5): 659-669.

［4］Cuzzubbo S, Javeri F, Tissier M, et al. Neurological adverse events associated with immune checkpoint inhibitors: Review of the literature［J］. Eur J Cancer, 2017, 73: 1-8.

［5］Abramson J S, Palomba M L, Gordon L I, et al. Lisocabtagene maraleucel for patients with relapsed or refractory large B-cell lymphomas (TRANSCEND NHL 001): a multicentre seamless design study［J］. Lancet, 2020, 396(10254): 839-852.

［6］Maude S L, Laetsch T W, Buechner J, et al. Tisagenlecleucel in Children and Young Adults with B-Cell Lymphoblastic Leukemia［J］. N Engl J Med, 2018, 378(5): 439-448.

［7］Munshi N C, Anderson L D Jr, Shah N, et al. Idecabtagene Vicleucel in Relapsed and Refractory Multiple Myeloma［J］. N Engl J Med, 2021, 384(8): 705-716.

［8］Neelapu S S, Locke F L, Bartlett N L, et al. Axicabtagene Ciloleucel CAR T-Cell Therapy in Refractory Large B-Cell Lymphoma［J］. N Engl J Med, 2017, 377(26): 2531-2544.

［9］Schuster S J, Bishop M R, Tam C S, et al. Tisagenlecleucel in Adult Relapsed or Refractory Diffuse Large B-Cell Lymphoma［J］. N Engl J Med, 2019, 380(1): 45-56.

［10］Wang M, Munoz J, Goy A, et al. KTE-X19 CAR T-Cell Therapy in Relapsed or Refractory Mantle-Cell Lymphoma［J］. N Engl J Med, 2020, 382(14): 1331-1342.

［11］Naing A, Hajjar J, Gulley J L, et al. Strategies for improving the management of immune-related adverse events［J］. J Immunother Cancer, 2020, 8(2): e001754.

［12］Mendoza T, Sheshadri A, Altan M, et al. Evaluating the psychometric properties of the Immunotherapy module of the MD Anderson Symptom Inventory［J］. J Immunother Cancer, 2020, 8(2): e000931.

［13］Hodi F S, O'Day S J, McDermott D F, et al. Improved survival with ipilimumab in patients with metastatic melanoma

［J］. N Engl J Med, 2010, 363(8): 711-723.

［14］ Choi Y, Shi Y, Haymaker C L, et al T-cell agonists in cancer immunotherapy［J］. J Immunother Cancer, 2020, 8(2): e000966.

［15］ Pan P C, Haggiagi A. Neurologic Immune-Related Adverse Events Associated with Immune Checkpoint Inhibition［J］. Curr Oncol Rep, 2019, 21(12): 108.

［16］ Maeda O, Yokota K, Atsuta N, et al. Nivolumab for the treatment of malignant melanoma in a patient with pre-existing myasthenia gravis［J］. Nagoya J Med Sci, 2016, 78(1): 119-122.

［17］ Kyi C, Carvajal R D, Wolchok J D, et al. Ipilimumab in patients with melanoma and autoimmune disease［J］. J Immunother Cancer, 2014, 2(1): 35.

［18］ Weiss M D, Luciano C A, Semino-Mora C, et al. Molecular mimicry in chronic inflammatory demyelinating polyneuropathy and melanoma［J］. Neurology, 1998, 51(6): 1738-1741.

［19］ Tsuchida T, Saxton R E, Morton D L, et al. Gangliosides of human melanoma［J］. J Natl Cancer Inst, 1987, 78(1): 45-54.

［20］ Sato K, Akamatsu H, Murakami E, et al. Correlation between immune-related adverse events and efficacy in non-small cell lung cancer treated with nivolumab［J］. Lung Cancer, 2018, 115: 71-74.

［21］ Bomze D, Hasan Ali O, Bate A, et al. Association Between Immune-Related Adverse Events During Anti-PD-1 Therapy and Tumor Mutational Burden［J］. JAMA Oncol, 2019, 5(11): 1633-1635.

［22］ Algaeed M, Mukharesh L, Heinzelmann M, et al. Pearls & Oy-sters: Pembrolizumab-induced myasthenia gravis［J］. Neurology, 2018, 91(14): e1365-e1367.

［23］ Makarious D, Horwood K, Coward JIG. Myasthenia gravis: An emerging toxicity of immune checkpoint inhibitors［J］. Eur J Cancer, 2017, 82: 128-136.

［24］ Lau K H, Kumar A, Yang I H, et al. Exacerbation of myasthenia gravis in a patient with melanoma treated with pembrolizumab［J］. Muscle Nerve, 2016, 54(1): 157-161.

［25］ Huh S Y, Shin S H, Kim M K, et al. Emergence of Myasthenia Gravis with Myositis in a Patient Treated with Pembrolizumab for Thymic Cancer［J］. J Clin Neurol, 2018, 14(1): 115-117.

［26］ Kimura T, Fukushima S, Miyashita A, et al. Myasthenic crisis and polymyositis induced by one dose of nivolumab［J］. Cancer Sci, 2016, 107(7): 1055-1058.

［27］ Polat P, Donofrio P D Myasthenia gravis induced by nivolumab therapy in a patient with non-small-cell lung cancer［J］. Muscle Nerve, 2016, 54(3): 507.

［28］ Kao J C, Liao B, Markovic S N, et al. Neurological Complications Associated With Anti-Programmed Death 1 (PD-1) Antibodies［J］. JAMA Neurol, 2017, 74(10): 1216-1222.

［29］ Moslehi J J, Salem J E, Sosman J A, et al. Increased reporting of fatal immune checkpoint inhibitor-associated myocarditis［J］. Lancet, 2018, 391(10124): 933.

［30］ Jaretzki A 3rd, Barohn R J, Ernstoff R M, et al. Myasthenia gravis: recommendations for clinical research standards. Task Force of the Medical Scientific Advisory Board of the Myasthenia Gravis Foundation of America［J］. Ann Thorac Surg, 2000, 70(1): 327-334.

［31］ Brahmer J R, Lacchetti C, Thompson J A. Management of Immune-Related Adverse Events in Patients Treated With Immune Checkpoint Inhibitor Therapy: American Society of Clinical Oncology Clinical Practice Guideline Summary ［J］. J Oncol Pract, 2018, 14(4): 247-249.

［32］ Barrons R W. Drug-induced neuromuscular blockade and myasthenia gravis［J］. Pharmacotherapy, 1997, 17(6): 1220-1232.

［33］ Hunter G, Voll C, Robinson C A. Autoimmune inflammatory myopathy after treatment with ipilimumab［J］. Can J Neurol Sci, 2009, 36(4): 518-520.

［34］ Moreira A, Loquai C, Pföhler C, et al. Myositis and neuromuscular side-effects induced by immune checkpoint inmibitors ［J］. Eur J Cancer, 2019, 106: 12-23.

［35］ Fellner A, Makranz C, Lotem M, et al. Neurologic complications of immune checkpoint inhibitors ［J］. J Neurooncol, 2018, 137(3): 601-609.

［36］ Astaras C, de Micheli R, Moura B, et al. Neurological Adverse Events Associated with Immune Checkpoint Inhibitors: Diagnosis and Management ［J］. Curr Neurol Neurosci Rep, 2018, 18(1): 3.

［37］ Thaipisuttikul I, Chapman P, Avila E K. Peripheral neuropathy associated with ipilimumab: a report of 2 cases ［J］. J Immunother, 2015, 38(2): 77-79.

［38］ Wilgenhof S, Neyns B. Anti-CTLA-4 antibody-induced Guillain-Barré syndrome in a melanoma patient ［J］. Ann Oncol, 2011, 22(4): 991-993.

［39］ Dubey D, David W S, Amato A A, et al. Varied phenotypes and management of immune checkpoint inhibitor-associated neuropathies ［J］. Neurology, 2019, 93(11): e1093-e1103.

［40］ Gao C A, Weber U M, Peixoto A J, et al. Seronegative autoimmune autonomic ganglionopathy from dual immune checkpoint inhibition in a patient with metastatic melanoma ［J］. J Immunother Cancer, 2019, 7(1): 262.

［41］ Larkin J, Chmielowski B, Lao C D, et al. Neurologic Serious Adverse Events Associated with Nivolumab Plus Ipilimumab or Nivolumab Alone in Advanced Melanoma, Including a Case Series of Encephalitis ［J］. Oncologist, 2017, 22(6): 709-718.

［42］ Altman A L, Golub J S, Pensak M L, et al. Bilateral Facial Palsy following Ipilimumab Infusion for Melanoma ［J］. Otolaryngol Head Neck Surg, 2015, 153(5): 894-895.

［43］ Maurice C, Schneider R, Kiehl T R, et al. Subacute CNS Demyelination after Treatment with Nivolumab for Melanoma ［J］. Cancer Immunol Res, 2015, 3(12): 1299-1302.

［44］ Garcia C R, Jayswal R, Adams V, et al. Multiple sclerosis outcomes after cancer immunotherapy ［J］. Clin Transl Oncol, 2019, 21(10): 1336-1342.

［45］ Gettings E J, Hackett C T, Scott T F. Severe relapse in a multiple sclerosis patient associated with ipilimumab treatment of melanoma ［J］. Mult Scler, 2015, 21(5): 670.

［46］ Zafar Z, Vogler C, Hudali T, et al. Nivolumab-Associated Acute Demyelinating Encephalitis: A Case Report and Literature Review ［J］. Clin Med Res, 2019, 17(1-2): 29-33.

［47］ Cao Y, Nylander A, Ramanan S, et al. CNS demyelination and enhanced myelin-reactive responses after ipilimumab treatment ［J］. Neurology, 2016, 86(16): 1553-1556.

［48］ Nanda R, Chow L Q, Dees E C, et al. Pembrolizumab in Patients With Advanced Triple-Negative Breast Cancer: Phase Ib KEYNOTE-012 Study ［J］. J Clin Oncol, 2016, 34(21): 2460-2467.

［49］ Bot I, Blank C U, Boogerd W, et al. Neurological immune-related adverse events of ipilimumab ［J］. Pract Neurol, 2013, 13(4): 278-280.

［50］ Touat M, Talmasov D, Ricard D, et al. Neurological toxicities associated with immune-checkpoint inhibitors ［J］. Curr Opin Neurol, 2017, 30(6): 659-668.

［51］ Schneider S, Potthast S, Komminoth P, et al. PD-1 Checkpoint Inhibitor Associated Autoimmune Encephalitis ［J］. Case Rep Oncol, 2017, 10(2): 473-478.

［52］ Lima G, Kahn A, Sama S, et al. Aseptic Meningitis as an Immune-Related Adverse Event after Pembrolizumab ［J］. Case Rep Oncol Med, 2019, 7183747.

［53］ Toyozawa R, Haratake N, Toyokawa G, et al. Atezolizumab-Induced Aseptic Meningitis in Patients with NSCLC ［J］. JTO Clin Res Rep, 2020, 1(1): 100012.

［54］ Kim A, Keam B, Cheun H, et al. Immune-Checkpoint-Inhibitor-Induced Severe Autoimmune Encephalitis Treated by Steroid and Intravenous Immunoglobulin ［J］. J Clin Neurol, 2019, 15(2): 259-261.

［55］ Hottinger A F, de Micheli R, Guido V, et al. Natalizumab may control immune checkpoint inhibitor-induced limbic encephalitis ［J］. Neurol Neuroimmunol Neuroinflamm, 2018, 5(2): e439.

［56］Chung M, Jaffer M, Verma N, et al. Immune checkpoint inhibitor induced anti-glutamic acid decarboxylase 65 (Anti-GAD 65) limbic encephalitis responsive to intravenous immunoglobulin and plasma exchange［J］. J Neurol, 2020, 267(4): 1023-1025.

［57］Williams T J, Benavides D R, Patrice K A, et al. Association of Autoimmune Encephalitis With Combined Immune Checkpoint Inhibitor Treatment for Metastatic Cancer［J］. JAMA Neurol, 2016, 73(8): 928-933.

［58］Wilson R, Menassa D A, Davies A J, et al. Seronegative antibody-mediated neurology after immune checkpoint inhibitors［J］. Ann Clin Transl Neurol, 2018, 5(5): 640-645.

［59］Liao B, Shroff S, Kamiya-Matsuoka C, et al. Atypical neurological complications of ipilimumab therapy in patients with metastatic melanoma［J］. Neuro Oncol, 2014, 16(4): 589-593.

［60］Abdel-Wahab N, Shah M, Suarez-Almazor M E. Adverse Events Associated with Immune Checkpoint Blockade in Patients with Cancer: A Systematic Review of Case Reports［J］. PLoS One, 2016, 11(7): e0160221.

［61］Daxini A, Cronin K, Sreih A G. Vasculitis associated with immune checkpoint inhibitors-a systematic review［J］. Clin Rheumatol, 2018, 37(9): 2579-2584.

［62］Lee D W, Santomasso B D, Locke F L, et al. ASTCT Consensus Grading for Cytokine Release Syndrome and Neurologic Toxicity Associated with Immune Effector Cells［J］. Biol Blood Marrow Transplant, 2019, 25(4): 625-638.

［63］Santomasso B D, Park J H, Salloum D, et al. Clinical and Biological Correlates of Neurotoxicity Associated with CAR T-cell Therapy in Patients with B-cell Acute Lymphoblastic Leukemia［J］. Cancer Discov, 2018, 8(8): 958-971.

［64］Park J H, Rivière I, Gonen M, et al. Long-Term Follow-up of CD19 CAR Therapy in Acute Lymphoblastic Leukemia［J］. N Engl J Med, 2018, 378(5): 449-459.

［65］Lee D W, Gardner R, Porter D L, et al. Current concepts in the diagnosis and management of cytokine release syndrome［J］. Blood, 2014, 124(2): 188-195.

［66］Neelapu S S, Tummala S, Kebriaei P, et al. Chimeric antigen receptor T-cell therapy - assessment and management of toxicities［J］. Nat Rev Clin Oncol, 2018, 15(1): 47-62.

［67］Brahmer J R, Lacchetti C, Schneider B J, et al. Management of Immune-Related Adverse Events in Patients Treated With Immune Checkpoint Inhibitor Therapy: American Society of Clinical Oncology Clinical Practice Guideline［J］. J Clin Oncol, 2018, 36(17): 1714-1768.

［68］Karschnia P, Jordan J T, Forst D A, et al. Clinical presentation, management, and biomarkers of neurotoxicity after adoptive immunotherapy with CAR T cells［J］. Blood, 2019, 133(20): 2212-2221.

［69］Rubin D B, Danish H H, Ali A B, et al. Neurological toxicities associated with chimeric antigen receptor T-cell therapy［J］. Brain, 2019, 142(5): 1334-1348.

［70］Teachey D T, Bishop M R, Maloney D G, et al. Toxicity management after chimeric antigen receptor T cell therapy: one size does not fit 'ALL'［J］. Nat Rev Clin Oncol, 2018, 15(4): 218.

［71］Gust J, Hay K A, Hanafi L A, et al. Endothelial Activation and Blood-Brain Barrier Disruption in Neurotoxicity after Adoptive Immunotherapy with CD19 CAR-T Cells［J］. Cancer Discov, 2017, 7(12): 1404-1419.

［72］Schuster S J, Svoboda J, Chong E A, et al. Chimeric Antigen Receptor T Cells in Refractory B-Cell Lymphomas［J］. N Engl J Med, 2017, 377(26): 2545-2554.

［73］Torre M, Solomon I H, Sutherland C L, et al. Neuropathology of a Case With Fatal CAR T-Cell-Associated Cerebral Edema［J］. J Neuropathol Exp Neurol, 2018, 77(10): 877-882.

［74］Rubin D B, Al Jarrah A, Li K, et al. Clinical Predictors of Neurotoxicity After Chimeric Antigen Receptor T-Cell Therapy［J］. JAMA Neurol, 2020, 77(12): 1536-1542.

［75］Neelapu S S. Managing the toxicities of CAR T-cell therapy［J］. Hematol Oncol, 37 Suppl 1, 2019, 48-52.

［76］Davila M L, Riviere I, Wang X, et al. Efficacy and toxicity management of 19-28z CAR T cell therapy in B cell acute lymphoblastic leukemia ［J］. Sci Transl Med, 2014, 6(224): 224ra25.

［77］ Liu S, Deng B, Yin Z, et al. Corticosteroids do not influence the efficacy and kinetics of CAR-T cells for B-cell acute lymphoblastic leukemia ［J］. Blood Cancer J, 2020, 10(2): 15.

［78］ Gardner R A, Ceppi F, Rivers J, et al. Preemptive mitigation of CD19 CAR T-cell cytokine release syndrome without attenuation of antileukemic efficacy ［J］. Blood, 2019, 134(24): 2149-2158.

［79］ Taraseviciute A, Tkachev V, Ponce R, et al. Chimeric Antigen Receptor T Cell-Mediated Neurotoxicity in Nonhuman Primates ［J］. Cancer Discov, 2018, 8(6): 750-763.

# 第 19 章　肿瘤影像学在免疫治疗中的应用

穆拉特·AK，尤斯拉·埃莱宁，米拉·阿尤布，里夫卡·R. 科伦
（Murat AK，Yousra Eleneen，Mira Ayoub and Rivka R.Colen）

**摘要**　在免疫治疗为癌症治疗带来革命性变化的同时，出现了新的、复杂的影像学特征。这些特征与传统细胞毒疗法的影像学特征显著不同。事实上，在接受免疫治疗的患者中，只有约 10% 的患者可能出现传统治疗中的典型阳性反应——肿瘤缩小。相反，那些接受免疫治疗的患者最初可能表现为延迟反应：肿瘤一过性增大，随后缩小、稳定或出现新的病灶。实体肿瘤疗效评价标准（Response Evaluation Criteria in Solid Tumors，RECIST）或 WHO 标准，主要用于评估细胞毒性药物的早期疗效，可能无法对新出现的免疫治疗药物的治疗反应做出完整的评估。因而，有学者提出了新的影像学评估标准，包括实体肿瘤免疫相关疗效评价标准（immune-related response evaluation criteria in solid tumors，irRECIST）、实体肿瘤免疫反应评价标准（immune response evaluation criteria in solid Tumors，iRECIST）、免疫相关疗效评价标准（immune-related response criteria，irRC）等。然而，目前 FDA 批准的包括免疫治疗在内的新兴疗法，仍然依赖于当前的 RECIST 评价标准。在这一章节中，我们回顾了各种传统以及新的实体肿瘤疗效评价标准，并简要介绍了一些常见的免疫治疗相关不良事件。

**关键词**　免疫治疗；影像学；疗效评价标准

## 1　引言

肿瘤的免疫治疗会导致一系列新的、重要的放射学特征。掌握这些特征对评价肿瘤反应以及免疫相关不良事件具有重要作用[1-3]。免疫治疗主要通过增强或产生抗癌细胞的免疫反应发挥作用，其产生的放射学效应与传统的细胞毒性药物化疗具有明显差异[2, 3]。现有的影像学评价标准，包括 WHO 标准以及 RECIST 等，主要用于评估细胞毒性化疗的疗效。RECIST 和 WHO 标准是基于肿瘤是否缩小、是否出现新的病灶来进行评价的。然而，这些标准在评估通过其他机制发挥作用的药物疗效时具有一定的局限性，如抗血管生成治疗、免疫治疗等[1, 4]。评估肿瘤化疗的疗效主要

依赖于开始治疗的最初几周内肿瘤的缩小程度。事实上，除了新发病灶和肿瘤增大以外，疾病稳定也一度被认为是治疗失败[4]。另一方面，重组细胞因子、癌症疫苗、免疫调节单克隆抗体等新型肿瘤治疗手段，都可能表现出延迟治疗反应，即一过性肿瘤增大（过渡阶段）随后缩小、稳定或是出现新病灶[4]。免疫治疗相关的独特挑战主要包括延迟效应、治疗诱导的炎症反应以及接受免疫治疗的患者所表现出的复杂的放射学表现（只有约 10% 的患者表现出肿瘤消退）[4]。治疗最初时常见表现为延迟效应，肿瘤体积不缩小或缓慢缩小、增大，甚至出现新的病灶；随着时间的推移，肿瘤逐渐稳定、缩小，甚至完全消失，而不再需要任何治疗（图 19.1）。多年来，多项临床研究对不同的评价标准进行了修订。这些修订结合了肿瘤大小的改变，并纳入了特定的肿瘤代谢特征，旨在克服传统评价标准的局限性[5]。然而，由于临床研究中缺乏标准化的评价标准，导致这些修订在评价疗效时存在一定的局限性。为了最大限度地提升患者的疗效，应尽早区分出对特定治疗有反应的患者和没有反应的患者[5]。此外，了解免疫治疗相关的副反应是至关重要的，因为在某些情况下，治疗可能会因副反应而改变甚至是停止。在本章中，我们讨论了各种传统和新的疗效评价标准在评价肿瘤免疫治疗疗效中的应用，并对免疫治疗相关不良事件进行了简单介绍。

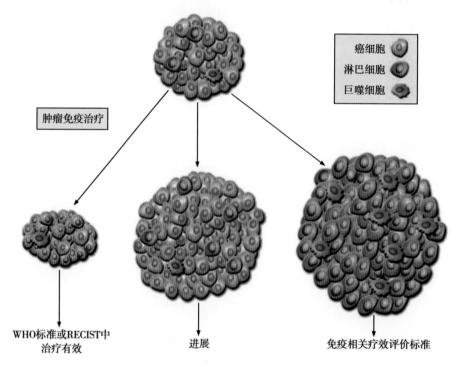

图 19.1　肿瘤影像学在免疫治疗中的应用

## 2　传统影像评估标准

WHO 标准和 RECIST 标准是最早用于评估包括细胞毒性化疗、放疗、或手术治疗等在内的传统抗癌治疗疗效的标准[6, 7]。在评价疗效时，这些标准主要根据肿瘤体积减小的程度来进行评价，而没有考虑到新病灶的出现也许与治疗相关（表 19.1）[6,7]。

表 19.1　WHO 标准、RECIST 1.0、RECIST 1.1、irRC 和 irRECIST 的比较

| 标准 | WHO | RECIST1.0 | RECIST1.1 | irRC | irRECIST |
|---|---|---|---|---|---|
| 测量方式 | 直径乘积之和 | 最长径 | 最长径（淋巴结除外） | 直径乘积之和 | 最长径（淋巴结除外） |
| 可测量病灶 | 要求在两个维度上均可测量 未定义最小病灶大小 | 螺旋 CT：≥ 10mm 或非螺旋 CT：≥ 20mm | CT：≥ 10mm | ≥ 5×5mm | ≥ 10mm |
| 靶病灶数目 | — | 总数 ≤ 10 （同一器官内 ≤ 5） | 总数 ≤ 5 （同一器官内 ≤ 2） | 总数 ≤ 10 （同一器官内 ≤ 5） | 总数 ≤ 5 （同一器官内 ≤ 2） |
| 新发病灶 | — | — | 出现任何新病灶时，代表疾病进展 | 本身不代表疾病进展，而是纳入直径乘积之和中，并进行判定 | 本身不代表疾病进展，最长径应纳入所有靶病灶长径总和中，并进行判定 |
| 完全缓解（CR） | 在间隔 ≥ 4 周的两次扫描中全部病灶消失 | 全部非把病灶消失，且肿瘤标志物降至正常水平 | 所有靶病灶消失，淋巴结的最短经 < 10mm | 在间隔 ≥ 4 周的两次扫描中，全部病灶消失（包括非靶病灶），未出现新的可测量病灶。被判定为 irCR | 所有靶病灶及非靶病灶消失，且没有新发病灶 |
| 部分缓解（PR） | 所有病灶的 SPD 减少 ≥ 50%，并且 4 周后进行确认 | 肿瘤负荷减少 ≥ 30%，无需再次确认 | 肿瘤负荷减少 ≥ 30%，需再次确认 | 肿瘤负荷减少 ≥ 50%，需 4 周后评估证实。被判定为 irPR | 肿瘤负荷较基线减少 ≥ 30%，且非靶病灶没有明确进展，没有新发病灶 |
| 疾病稳定（SD） | 未达到 CR、PR、PD 的标准 | 未达到 CR、PR、PD 的标准 | 未达到 CR、PR、PD 的标准 | 未达到 irCR、irPR、irPD 的标准，被判定为 irSD | 未达到 CR、PR、PD 的标准 |
| 疾病进展（PD） | SPD 较最小值增加 ≥ 25%；或出现新病灶 | 出现 1 个或多个新病灶；≥ 1 个非靶病灶体积增大 | 肿瘤负荷较最小值增加 ≥ 20%，且增加 ≥ 5mm；或出现新病灶，或非靶病灶进展 | 肿瘤负荷增加 ≥ 25%，需 4 周后评估证实。被判定为 irPD | iUPD：①长径和较最小值增加 ≥ 20%，或非靶病灶进展，或出现新病灶 ②4 ~ 8 周后需对首次 iUPD 进行评估证实 iCPD：①靶病灶或非靶病灶增大 ②新靶病灶直径和增加 > 5mm ③出现其他的新病灶 |

注：irCR：immune-related complete，免疫相关的完全缓解；irPR：immune-related partial response，免疫相关的部分缓解；irSD：immune-related stable disease，免疫相关的疾病稳定；irPD：immune-related progressive disease，免疫相关的疾病进展；iUPD：immune-unconfirmed progressive disease，免疫治疗待证实的疾病进展；iCPD：immune-confirmed progressive disease，免疫治疗已证实的疾病进展

### 2.1 WHO 评估标准

1981 年，WHO 出版了第 1 版肿瘤疗效评价标准，从而建立了疗效评价的标准评估指标和命名法[7]。WHO 标准引入了直径乘积（即肿瘤的最长径乘以垂直于最长径的长径）之和（the sum of products of diameters，SPD）的概念来评估肿瘤负荷，并通过评估治疗期间肿瘤与基线状态的变化来确定疗效[7]。该标准有 4 个疗效组（表 19.1）：完全缓解：肿瘤完全消失，持续至少 4 周；部分缓解：SPD 较基线减少 ≥ 50%，4 周后再次评估确认；疾病进展：肿瘤体积较基线增加 ≥ 25%，或出现新的病灶；疾病稳定：不满足部分缓解、完全缓解、疾病进展的条件。然而，WHO 标准存在一些局限性（后文将进行讨论）；特别是，由于肿瘤的测量是基于 SPD 进行的，肿瘤大小的微小增加，可能导致肿瘤总体积的明显增加（ ≥ 25%），从而被视为进展[5, 7]。

### 2.2 RECIST 1.0 和 1.1

#### 2.2.1 RECIST1.0

2000 年出版的 RECIST 标准，弥补了 WHO 标准的部分局限性[6]。RECIST 标准最主要的特点在于对可测量病灶有了明确的定义，对纳入评估的病灶数量进行了说明，在肿瘤测量时采用一维测量法（即最长径）而不是二维测量法（表 19.1）[6]。

#### 2.2.2 RECIST1.1

2009 年提出的 RECIST1.1 标准解决了包括淋巴结评估、评估的病灶数量、新成像技术的应用（如多排 CT，磁共振成像等）在内的多个问题[8]。RECIST1.1 减少了靶病灶数量：最多不超过 5 个，同一器官内不超过 2 个。非淋巴结病灶需测量最长径，可测量病灶的最长径需 ≥ 10mm；淋巴结须测量最短径，最短径 ≥ 15mm 的淋巴结，被认为是病理性淋巴结。对于融合性的非淋巴结病灶，应将其视为一个整体，并测量其最长径[8]。如果一个病灶不能确切测量，则应选则另一个可被重复测量的病灶作为靶病灶。此外，包括淋巴结在内的任何靶病灶，若果变得太小以至于不能测量，也应该被记录并纳入疗效评估，并且在后续复查中重新评估，以确定它是否代表新的病灶（表 19.2）[5]。表 19.1 对 WHO、RECIST1.0 以及 RECIST1.1 标准进行了简要的比较。

**表 19.2 irRECIST 1.1**

| | |
|---|---|
| 病灶测量方法 | 非淋巴结病灶测量最长径<br>淋巴结需测量最短径 |
| 肿瘤总负荷评估 | 所有靶病灶的最长径之和，所有淋巴结最短径之和 |
| 新靶病灶 | 满足靶病灶标准的新病灶，需测量最长径并纳入肿瘤总负荷 |
| 新非靶病灶 | 不满足靶病灶标准的新病灶，不纳入肿瘤总负荷<br>完全缓解时，该病灶需完全消失 |
| 靶病灶标准 | 靶病灶应 ≥ 10 × 10mm<br>靶淋巴结最短经应 ≥ 15mm<br>最多纳入 5 个靶病灶，同一器官 ≤ 2 个 |

续表

| 时间节点反应评估 | 明确靶病灶和新病灶的生长动力学特点，并根据基线或最小肿瘤负荷进行计算肿瘤生长变化的百分比 |
| --- | --- |
| 完全缓解 | 所有靶病灶、非靶病灶、新病灶均消失。持续至少 4 周 |
| 部分缓解 | 肿瘤负荷较基线缩小 ≥ 50%，需 4 周后进行评估确认 |
| 疾病进展 | 肿瘤负荷较所记录的最小肿瘤负荷增加 ≥ 25%<br>由于免疫治疗需要较长的时间才能展示真实可测量的抗肿瘤效应，因而需<br>避免在免疫治疗 1 周期后进行评估。并且免疫反应可能会模拟肿瘤的发生过程，而导致<br>靶病灶直径增大，从而导致百分比增加 |
| 疾病稳定 | 肿瘤负荷比所记录的最小肿瘤负荷增加 < 25%，或比基线缩小 < 50%，且持续几个周期 |
| 局限性 | 一维测量在评估免疫相关抗肿瘤效应中的可重复性和准确性还有待进一步的验证 |

## 2.3 修订版 RECIST（mRECIST）

修订版 RECIST（mRECIST）主要用于肝细胞肝癌（hepatocellular carcinoma，HCC）的疗效评价[9]。与 RECIST1.0、RECIST1.1 类似，mRECIST 将肿瘤的大小作为疗效评价的指标。不同的是，mRECIST 将治疗导致的肿瘤坏死纳入考量，通过测量 CT 或 MRI 动脉期对造影剂的摄取来测量存活肿瘤大小，进而明确肿瘤大小的变化[10, 11]。例如，完全缓解被定义为所有靶病灶的动脉期增强完全消失，而这些靶病灶应满足 RECIST 标准中可测量病灶的要求[5]。由于在治疗过程中形成的良性血栓可能会掩盖肿瘤，恶性门静脉血栓被认为是不可测量病灶。

## 2.4 Choi 标准

Choi 标准最初被用于酪氨酸激酶受体抑制剂伊马替尼治疗胃肠道间质瘤的疗效评价[12]。研究发现，部分 GIST 患者接受治疗时，由于内出血、坏死或者黏液样变性，肿瘤可能出现一过性增大。还有部分患者可能会出现肿瘤的轻微减小，但根据 RECIST 标准，还不足以被归类为治疗有效[13]。在评估疗效时，Choi 标准侧重于肿瘤密度的变化（CT 的 HU 值），而不是大小的改变。CT 上肿瘤密度降低通常见于对伊马替尼治疗有效的肿瘤，而密度的降低可能与肿瘤坏死、黏液样变有关。Choi 主要存在以下局限性：该标准不适用于 MRI；缺乏在其他癌种中应用的相关证据。

## 2.5 EORTC 标准

欧洲癌症研究与治疗组织（The European Organisation for Research and Treatment of Cancer，EORTC）标准正式提出了通过量化对脱氧葡萄糖（fuorodeoxyglucose，FDG）摄取的变化来评估肿瘤疗效概念。EOTRC 标准提出了患者准备、[$^{18}$F]-FDG 正电子发射断层扫描（positron emission tomography，PET）的扫描时间、衰减校正、[$^{18}$F]-FDG 的剂量、测量 [$^{18}$F]-FDG 摄取的方法、肿瘤采样、可重复性，以及对 [$^{18}$F]-FDG 肿瘤反应的定义等的标准和原则[14, 15]。该标准遵循了 RECIST 的模式，定义了四个与 RECIST 类似的疗效级别。完全代谢反应（complete metabolic response，CMR）：肿瘤的 [$^{18}$F]-FDG 摄取完全消失，与周围的正常组织难以区分。

部分代谢反应（partial metabolic response，PMR）：在第一周期化疗后肿瘤的 $[^{18}F]$-FDG SUV 值降低至少 15%～25%，大于 1 周期化疗后降低 > 25%。疾病代谢稳定（stable metabolic disease，SMD）：肿瘤的 $[^{18}F]$-FDG SUV 值升高 < 25%，或降低 < 15%，，并且肿瘤性 $[^{18}F]$-FDG 摄取范围没有明显增加（最长径增加 < 20%）。疾病代谢进展（progressive metabolic disease，PMD）：肿瘤的 $[^{18}F]$-FDG SUV 值较基线升高 > 25%，肿瘤摄取范围显著增加（最长径增加 ≥ 20%），或者在其他部位出现新的 $[^{18}F]$-FDG 摄取灶[14, 15]。

## 2.6 神经肿瘤疗效评价（RANO）标准

神经肿瘤疗效评价（the response assessment in neuro-oncology，RANO）标准克服了 McDonald 标准在高级别胶质瘤疗效评价中的局限性。McDonald 标准未考虑抗血管生成药物的假性进展、假性反应等；且只将肿瘤的对比增强部分纳入评估，忽视了非增强部分的复发[15]。与 McDonald 标准类似，RANO 标准采用二维肿瘤测量方法。同时，RANO 标准还对非增强的 T2/FLAIR 异常信号的改变进行了评估。在 RANO 标准中，可测量病灶被定义为：两条相互垂直的长径 ≥ 10mm，且在连续两个及以上轴向层面可见，层厚 ≤ 5mm；最多纳入五个靶病灶。RANO 标准还提出了假性进展（pseudoprogression）和假性反应（pseudoresponse）的概念。表 19.3 对高级别胶质瘤的 RANO 标准进行了简要说明[16, 17]。RANO 标准推荐以放疗后的扫描代替术后 MRI 扫描作为疗效评估的基线。疾病进展被定义为：连续两次相隔 4 周以上的扫描，均显示垂直径线乘积之和增加 > 25% 或强化灶总体积增加 > 40%。若后续扫描提示 SD 或 PR/CR，那么在首次显示"初步 PD"的扫描被看做是假性进展。若影像学提示 PD，而间隔 4 周以后复查提示 SD、CR、PR 或病灶变为不可测量病灶，也被认为是假性进展。若为后者，则显示"初步 PD"的扫描被称为"假性进展"[17]。此外，若影像提示初步 PR/CR，随后的扫描较"初步 PR/CR"为 PD，那么这种反应不是持续的，被认为是假性反应。肿瘤强化部分缩小，非强化部分进展，也被认为是假性反应[17]。

表 19.3　RANO 标准用于评估高级别胶质瘤的疗效

| 标准 | CR | PR | SD | PD |
|---|---|---|---|---|
| T1-Gd 加权像（垂直径线乘积） | 无 | 减少 ≥ 50% | 减少 < 50%，或增加 < 25% | 增加 > 25%[a] |
| 体积变化 | 100% 消失 | 缩小 ≥ 65% | 缩小 < 65% 或增大 < 40% | 增大 ≥ 40% |
| T2/FLAIR | 稳定或改善 | 稳定或改善 | 稳定或改善 | 显著增大[a] |
| 新病灶 | 无 | 无 | 无 | 有[a] |
| 皮质类固醇剂量 | 无 | 稳定或减低 | 稳定或减低 | NA[b] |
| 临床状态 | 稳定或好转 | 稳定或好转 | 稳定或好转 | 恶化[a] |
| 评价要求 | 满足所有 | 满足所有 | 满足所有 | 任何一项 |

注：a 当满足该项时疾病进展

　　b 无临床情况持恶化时，仅皮质类固醇水平增高不能评价 PD

### 2.6.1 RANO-BM

脑转移瘤 - 神经肿瘤学反应评价协作组于 2011 首次召开会议，该会议在文献综述和共识的基础上提出了 RANO-BM 标准[18]。为满足脑转移患者的特殊需求，RANO-BM 标准对 RECIST 和 RANO-HGG 标准的特征进行了融合，是基于单一维度的直径之和、皮质醇剂量以及患者的临床状态来进行疗效评价的（表 19.4）[16]。

**表 19.4　脑转移瘤疗效评价标准：RANO-BM**

| 标准 | CR | PR | SD | PD |
|---|---|---|---|---|
| 靶病灶 | 无 | 长径和较基线缩小 ≥ 30% | 长径和较基线缩小 < 30%，或较最小长径和增加 < 20% | 长径和较最小值增加 > 20% |
| 非靶病灶 | 无 | 稳定或好转 | 稳定或好转 | 明显进展[a] |
| 新病灶[b] | 无 | 无 | 无 | 有[a] |
| 皮质类固醇剂量 | 无 | 稳定或减少 | 稳定或减少 | NA[c] |
| 临床状态 | 稳定或好转 | 稳定或好转 | 稳定或好转 | 恶化[a] |
| 评价要求 | 所有 | 所有 | 所有 | 任何一项[c] |

注：a 当满足该项时提示进展
　　b 新病灶：既往检查中没有出现，并且在至少两种影像学检查中可见
　　c 在临床状态未见持续恶化时，仅皮质类固醇剂量的增加不能评价 PD

## 2.7 恶性淋巴瘤的 Cheson 标准

淋巴瘤具有专用的疗效评价标准。在淋巴瘤中，由于治疗后残留灶的纤维化改变以及坏死组织的存在，肿块往往不会完全消失；因此，报告肿瘤是否存活并不完全取决于肿瘤的大小。Cheson 标准对整个治疗过程中肿瘤的大小和代谢活性进行了分析。

2007 年的修订版 Cheson 标准用 PET 取代了镓闪烁成像，并纳入了 Tirkes 等提出的流式细胞学检测及免疫组化分析等（表 19.5）[19]。

**表 19.5　Cheson 标准对疗效的定义**

| 疗效 | 定义 | 结内病变 | 肝、脾 | 骨髓 |
|---|---|---|---|---|
| CR | 所有病灶消失 | （a）治疗前 FDG 高亲和性或 PET 阳性，评价时 PET 阴性的任何大小淋巴结<br>（b）FDG 亲和性不稳定或 PET 阴性，评价时 CT 显示病灶缩小到正常大小 | 不能触及，病灶消失 | 重复活检阴性；形态学若不能确诊，则免疫组化分析需为阴性 |
| PR | 可测量病灶缩小，没有新病灶 | 6 个最大病灶的 SPD 缩小 ≥ 50%；其他阳性淋巴结未增大<br>（a）治疗前 FDG 高亲和亲或 PET 阳性的病灶：病灶数 ≥ 1<br>（b）FDG 亲和性不稳或 PET 阴性，CT 显示缩小 | SPD 缩小 ≥ 50%；肝脾未增大 | 如治疗前阳性，则不作为疗效判断标准；应明确细胞分型 |

续表

| 疗效 | 定义 | 结内病变 | 肝、脾 | 骨髓 |
|---|---|---|---|---|
| SD | 未达 CR/PR 或 PD | （a）治疗前 FDG 高亲和性或 PET 阳性，治疗后原病灶 PET 仍为阳性，且 CT 或 PET 未检出新病灶<br>（b）FDG 亲和性不稳定或 PET 阴性，CT 显示原病灶大小不变 | | |
| 复发或 PD | 任何新增病灶或原病灶直径增大 ≥ 50% | 出现任何直径＞1.5cm 的新病灶；＞1 个病灶 SPD 增大 ≥ 50%，或治疗前短径＞1cm 的单个病灶的长径增大 ≥ 50% | 任何病灶 SPD 增大＞50% | 新发或复发 |

注：CR：完全缓解；FDG：[18]F-脱氧葡萄糖；PET：正电子发射型计算机断层显像；CT：X 射线计算机断层成像；PR：部分缓解；SPD：肿瘤总负荷；SD：疾病稳定；PD：疾病进展

### 2.8 PERCIST 标准

FDG 的摄取与一系列因素有关，但在大量研究中显示 FDG 摄取和癌细胞数目之间存在很强的相关性[20, 21]。此外，由于很多新的癌症治疗方法更倾向于细胞抑制而不是细胞杀伤，好的疗效可能主要与代谢减少有关，而肿瘤大小并没有明显缩小[22]。因此，代谢反应可能比形态学标准更能预测结果。正是在这种背景下，2009 年提出的实体瘤疗效 PET 评价标准（PERCIST 1.0），主要通过 FDG 的摄取评估肿瘤反应，细化及确认用定量方法监测 PET 上的肿瘤反应[23]。PERCIST 重点关注从基线到检查时肿瘤代谢活动的变化率以及从开始治疗到检查时的周数。瘦体重标准化摄取值（standardized uptake value corrected for lean body mass，SUL）由标准化摄取值（SUV）矫正而来，用于评估肿瘤反应[23]。SUL 峰值是在肿瘤最大摄取范围内取直径 1.2cm 大小（或体积 1 cm³）的球型区域进行测量[23]。PERCIST 定义了四种代谢反应类别[23]，简单来讲，完全代谢缓解定义为所有肿瘤的代谢活性消失，部分代谢缓解定义为治疗后活性最强病灶比治疗前活性最强病灶的 SUL 峰值下降 0.8 单位（＞30%），需要注意的是治疗前后活性最强病灶不一定是同一病灶[23]。代谢无变化指 SUL 峰值增加或减少小于 30%。SUL 峰值增加（＞30%）或者出现新发病灶则认为是疾病代谢进展[23]。

## 3 免疫治疗影像反应标准

免疫制剂的使用导致了新的治疗反应模式的出现，传统的疗效评估标准可能无法充分评价免疫制剂的活性。相较于传统治疗，免疫治疗的主要差异之一是肿瘤的适宜反应滞后时间较长[24]。另一个主要差异是对治疗早期肿瘤增大或出现新的病灶的归类不同。传统的疗效标准认为这代表疾病进展[24]，但在接受免疫制剂治疗的患者中，治疗早期肿瘤增大或出现新病灶后随访仍可观察到治疗反应。在免疫治疗的初始阶段，最初的肿瘤负荷增加或新病灶发展的原因可能是短暂爆发，从组织学角度解释为肿瘤生长直至产生足够的免疫反应或暂时的免疫细胞浸润[24]。因此，需要一套量身定制的标准以实现对这种新型制剂的准确评估，所以免疫相关疗效评价标准、免疫相关实体瘤疗效评价标准、实体肿瘤免疫疗效评价标准以及神经肿瘤免疫治疗反应评价得以发展。自创始至今，免疫相关评估标准已应用于多项临床试验，虽然能够体现出对传统标准的改进，但也面临自身的挑战[2, 4, 25, 26]。虽然这些标准是早期临床试验的主要依据，但其尚未在Ⅲ期试验中使用，因此需要完善前瞻性研究进一步验证。表 19.6 显示了 irRC、irRECIST 和 iRECIST 的比较。

**表 19.6 免疫反应标准的特点**

| | irRC | irRECIST | iRECIST |
|---|---|---|---|
| 参考模型 | WHO 标准 | irRC 和 RECIST1.1 | RECIST1.1 |
| 测量方式 | 二维 | 一维 | 一维 |
| 可测量病灶的定义 | 每个器官选择 5 个病灶（≥ 5mm × 5mm）（最多 10 个内脏器官病灶和 5 个皮肤病灶） | 最多可选择 5 个病灶（同一器官 2 个）（直径 ≥ 10mm，淋巴结 ≥ 15mm） | 最多可选择 5 个病灶（同一器官 2 个）（直径 ≥ 10mm，淋巴结 ≥ 15mm） |
| 疾病进展的定义 | 较最低值增加 25% | 较最低值增加 20% | 较最低值增加 20%；结果为 iUPD；待进一步确认为 iCPD |
| 新病灶 | 新病灶不定义为进展；新病灶的测量包含在总的测量值内，并在随访时计入肿瘤总负荷中 | 新病灶纳入靶病灶总，以确定随访时的肿瘤总负荷 | 新病灶不代表进展，但不纳入肿瘤总负荷 |
| 证实 | ≥ 4 周后 | ≥ 4 周后 | ≥ 4 周后，不超过 8 周 |

## 3.1 irRC

由于国内和国际社会对疫苗和免疫疗法独特的放射学反应模式有了更高的认识，WHO 标准和 RECIST 标准分别在 2004 年和 2000 年得到了修改。2009 年，沃乔克（Wolchok）[4] 等基于在伊匹木单抗治疗晚期黑色素瘤患者的 Ⅱ 期临床试验中观察到的治疗反应模式，制订并发布了免疫相关疗效评价标准。这项研究共区分了四种治疗反应模式[4]，其中两种与传统的疗效标准一致：①病灶缩小，无新发肿瘤；②治疗完成后病情稳定。另外两种反应模式是新的：③最初阶段肿瘤总负荷增加，肿瘤反应延迟出现；④在治疗 12 周后，肿瘤总负荷在出现新病灶期间或出现新病灶后下降。

与 WHO 标准和 RECIST 相比，irRC 的创新之处是将可测量的新病灶计入"肿瘤总负荷"，并将这一变量与基线相比较，将靶病灶与可测量的新病灶均考虑在内[4]。irRC 由 WHO 标准发展而来，因此对反应阈值的界定也相似，但其反应类别在 WHO 标准的基础上进行了修改[4]。在 irRC 中，两个最大垂直直径乘积之和是所有靶病灶的两个最大垂直直径乘积的总和；同一器官内可多至 5 个病灶，最多可有 10 个内脏器官靶病灶以及 5 个皮肤靶病灶。在每个随后的时间点中，所有的靶病灶以及可测量的新病灶的 SPD 都纳入肿瘤总负荷（TTB=SPD 靶病灶 +SPD 可测量的新病灶）。WHO 标准与 irRC 的主要区别在于前者将出现新发可测量病灶定义为疾病进展[5, 7]。此外，由于接受免疫治疗的患者可能会出现反应延迟，因此，irRC 要求在首次扫描提示进展至少 4 周后进行再次扫描予以确认，然后才能宣布疾病进展。此外，肿瘤负荷的降低必须相对于基线测量（即筛查时所有靶病灶的 SPD）进行评估。irRC 中总体反应是根据肿瘤负荷的时间点反应评估得出的，如表19.7 所示。

表 19.7 免疫相关疗效评价标准（irRC）

| | |
|---|---|
| 病灶评估方式 | 通过最大二维直径评估每个病灶 |
| 肿瘤总负荷评估 | 肿瘤总负荷是靶病灶和新病灶的直径乘积之和（SPD） |
| 新靶病灶 | 若新病灶符合靶病灶的评估标准，则测量其两个直径，并将这些直径的乘积纳入 SPD 中，纳入肿瘤总负荷 |
| 新非靶病灶 | 若新病灶不满足靶病灶的估标准，则不纳入肿瘤总负荷 |
| | 但此类病变的完全消失对评价 CR 至关重要 |
| 成像方式 | 几乎所有现有的成像方式都可以用于肿瘤的纵向评估，包括 CT、MRI 和 PET-CT 等 |
| 靶病灶标准 | 靶病灶应 ≥ 5mm × 5mm，最多可选择 5 个皮肤病灶和 10 个内脏病灶，且同一器官内最多可选择 5 个病灶 |
| 时间节点反应评估 | 确定靶病灶和新病灶的生长动力学，然后参考基线和最小肿瘤负荷（最低值）计算肿瘤生长变化的百分比 |
| 所有反应类型 | 完全缓解、部分缓解、疾病稳定、疾病进展 |
| 完全缓解（irCR） | irRC 要求在至少间隔 4 周的两次连续评估中，所有靶病灶、非靶病灶和新病灶 100% 消失 |
| 部分缓解（irPR） | irRC 要求肿瘤负荷较基线减少 ≥ 50%，并在 ≥ 4 周后通过再次扫描评估确认 |
| 疾病进展（irPD） | irRC 要求肿瘤总负荷比最小肿瘤负荷（最低值）增加 ≥ 25%。irRC 不建议在仅完成一个周期免疫治疗后评估为疾病进展，因为免疫反应需要更长的时间才能显现真正的可测量的抗肿瘤效果。此外，免疫反应可能会模拟肿瘤的发生过程，而导致靶病灶直径增大，从而导致百分比增加 |
| 疾病稳定（irSD） | 若肿瘤负荷较最小肿瘤负荷（最低值）增加 < 25%，或较基线减少 < 50%，则患者状态记录为疾病稳定，通常需连续随访几个周期 |
| 局限性 | 没有如何评估淋巴结病变的具体描述 |
| | 二维评估可重复性低于一维评估 |

irRC 虽然没有提到在评估肿瘤反应中使用哪种特定的成像方式，但通常使用 CT 和 MRI。同时，可用于检测细胞增殖或细胞死亡的新型 PET 放射性示踪剂的研究正在进行中，包括氨基酸、核苷酸、胆碱和 s- 受体[16]。此外，免疫相关的不良反应在临床症状出现之前通常伴有代谢的改变，有时可以通过 FDG-PET/CT 发现，以便及早调整免疫治疗[1]。与传统的免疫疗效评估标准相比，irRC 有一定的进步，但它仍不能评估或描述所有的临床反应情况，比如"irSD"一词既包括一段时间内肿瘤负荷仅发生微小变化，也包括肿瘤负荷大幅增加后下降到基线水平[4]。

## 3.2 irRECIST

新提出的 irRECIST 是在 irRC 的基础上制订的，可用于评估接受免疫治疗患者的肿瘤负荷[2, 24]。irRECIST 沿用了 RECIST 1.1 的单径测量法和病灶计数，同时增加了重要的新特性，如对 PD 进行确认、将可测量新病灶纳入疗效评估（表 19.1）[2, 24]。与 irRC 使用的二维疗效评价标准相比，一维测量的重复性更强，变异性更少，在临床试验中治疗反应评价的误归类率更低[2, 24]。irRECIST 简单实用，并提供了反应评估，可以轻松地实施并与应用 RECIST 的其他研究结果进行比较[2, 24]。

## 3.3 iRECIST

2017 年，RECIST 工作小组发布了 iRECIST，用以评估免疫治疗疗效[25]。iRECIST 基于 RECIST 1.1，在标识反应类别（PD、SD、PR、CR）时写有前缀"i"，用以表示"免疫"（比如免疫完全缓解即为 iCR）[25]。iRECIST 沿用 RECIST 1.1 的肿瘤测量方法和病灶定义，但 iRECIST 将新病灶区分为新的靶病灶和新的非靶病灶[25]。用于确定肿瘤反应的原则与 RECIST 1.1 几乎没有差异[25]，但是 iRECIST 定义了免疫治疗待证实的疾病进展（immune unconfirmed progression，iUPD）：肿瘤负荷增加超过 20% 或出现新的靶病灶或非靶病灶[24, 25]。疾病进展需要进行再次扫描确认，要求靶肿瘤负荷增加 > 5mm 或出现新的靶病灶或非靶病灶[24, 25]；若没有变化，则该反应被归类为 iUPD。这种方法可以识别非典型反应，如假性进展后出现的治疗反应延迟等（表 19.8）[24, 25]。

### 表 19.8　iRECIST

| 反应类型 | 定义 |
| --- | --- |
| 免疫完全缓解（iCR） | 所有靶病灶和非靶病灶完全消失，且没有出现新的病变，在 ≥ 4 周后再次扫描评估证实 |
| 免疫部分缓解（iPR） | 肿瘤总负荷较基线减少 > 50%，在 ≥ 4 周后再次扫描评估证实 |
| 免疫疾病稳定（iSD） | 肿瘤总负荷较基线减少 < 50%，或较最低值增加 < 20% |
| 免疫待证实的疾病进展（iUPD） | 肿瘤总负荷较最低值增加 > 20%<br>"待证实"是指在一个免疫治疗周期后可检测到的初始尺寸增加；需要进一步影像学确认 |
| 免疫已证实的疾病进展（iCPD） | 肿瘤总负荷较最低值增加 > 20%，且在下一次的评估中，肿瘤负荷进一步增加（≥ 5 mm）、非靶病灶进一步增加、出现新靶病灶或非靶病灶 |

## 3.4 神经肿瘤免疫治疗疗效评价标准

神经肿瘤免疫治疗疗效评价（iRANO）标准是 RANO 标准的更新，用于评估接受免疫治疗的神经恶性肿瘤患者[26]。在免疫治疗初期，肿瘤的大小可能会增加，和（或）出现新的炎症性病变。这些短暂的变化通常会稳定或消退，但很难与 PD 区分[27]。这种类似 PD 的事件被称为假性进展[27]。iRANO 的提出就是为了克服该问题。简而言之，iRANO 沿用了与 RANO 相同的标准（表 19.9）。与 RANO 不同的是，对于那些在免疫治疗 6 个月内临床表现没有恶化的病例，iRANO 建议继续免疫治疗并在 3 个月内再次评估（表 19.10）。与当前所有的影像评估标准一样，iRANO 指南需要进一步修订，包括可能纳入体积测量、高级成像序列和其他类型的影像分析等。令人鼓舞的是，我们课题组最近的一项研究表明，在胶质母细胞瘤患者中，放射组学能够通过较高的敏感性（97%）、特异性（79%）和准确性（95%）区分假性进展和真正进展的患者[28]。iRANO 标准还为接受免疫治疗的脑转移患者如何确定疾病进展作了具体指导。表 19.11 对 iRANO-BM 标准进行了总结[26]。

表 19.9　神经肿瘤免疫治疗疗效评价标准（iRANO）

| | |
|---|---|
| 病灶评估方式 | 所有强化病灶最长垂直直径的二维评估 |
| 肿瘤总负荷评估 | 所有靶病灶最长直径的乘积之和 |
| 新靶病灶（出现于开始免疫治疗的 6 个月以后） | 治疗开始 6 个月以后出现的靶病灶被认为是真正的肿瘤进展 |
| 新靶病灶（出现于开始免疫治疗的 6 个月以内） | 出现不到 6 个月的新靶病灶，若患者无肿瘤相关临床状况的恶化，应参考最初报告进展的时间点，进行至少 3 个月的随访 |
| 靶病灶标准 | 靶病灶的尺寸应 ≥ 10mm × 10mm。最多可选择五个靶病灶 |
| 完全缓解 | 在至少间隔 4 周的连续两次扫描中，肿瘤负荷减少 100%，所有强化和非强化病灶完全消失；无新病灶，无临床状况恶化，类固醇剂量不超过生理剂量 |
| 部分缓解 | 在至少间隔 4 周的连续两次扫描中，强化病灶的肿瘤负荷减少 ≥ 50%，非强化病灶和 T2FLAIR 病灶稳定；无新病灶，无临床状况恶化，类固醇剂量稳定或减少 |
| 轻微缓解 | 仅适用于低级别胶质瘤；T2FLAIR 病灶的双向垂直直径乘积之和减少 25% ~ 49%；无新病灶，无临床状况恶化，类固醇剂量稳定或减少 |
| 疾病进展 | 恶性和低级别胶质瘤患者，肿瘤负荷较记录的最小肿瘤负荷（最低值）增加 > 25%；脑转移瘤患者，肿瘤负荷记录的最小肿瘤负荷（最低值）增加 > 20%；开始免疫治疗 6 个月后出现新的病变，临床状况显著恶化，或 T2FLAIR 病灶显著恶化 |

表 19.10　高级别胶质瘤、低级别胶质瘤和脑转移瘤的 iRANO 标准

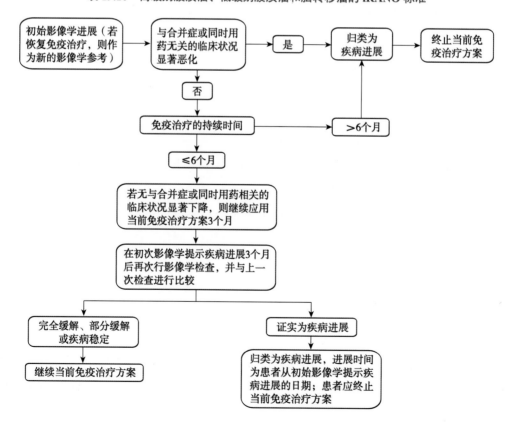

表 19.11　脑转移瘤 - 神经肿瘤免疫治疗疗效评价标准（iRANO-BM）

| | |
|---|---|
| 完全缓解 | 所有强化靶病灶和非靶病灶消失 ≥ 4 周，无新病灶，无类固醇应用，临床状况稳定或好转 |
| 部分缓解 | 所有靶病灶最长直径之和减少 ≥ 30%，持续至少 4 周，无新病灶，类固醇剂量不变或减少，临床状况稳定或好转 |
| 轻微缓解 | 无 |
| 疾病稳定 | 不符合完全缓解、部分缓解或疾病进展的条件 |
| 疾病进展 | 所有靶病灶最长直径之和增加 ≥ 20%，或强化的非靶病灶、新病灶明显进展，或临床状况显著恶化 |

# 4　免疫治疗影像评估的未来方向

尽管 irRECIST、irRC 和 iRECIST 在评估肿瘤免疫治疗反应方面体现了对传统评估标准的改进，但仍存在局限性和挑战，亟待进一步改进。因此，RECIST 仍然是一个高度有效和可重复的评估工具，大多数临床试验仍继续使用 RECIST 1.1 来评估治疗反应。改进影像评估标准的计划包括三维（3D）成像、动态对比成像和功能（分子）成像。尽管在改善肿瘤反应评估的放射学标准和指南方面做出了巨大努力，但由于肿瘤形状不规则等各种因素的影响，准确把握肿瘤体积仍存在挑战。此外，常规的影像技术无法显示肿瘤的局部异质性和分子生物学复杂性。尽管 MR 和 CT 的成像质量有了明显的进步，但报告仍然是主观的、描述性的和非定量的。此外，尽管免疫治疗已经彻底改变了数种恶性肿瘤的治疗，但由于缺乏预测性的生物标志物，只有一部分患者有临床获益。作为一个发展迅速、前景广阔的研究领域，放射组学有潜力克服这些挑战[29]。它是一种从医学图像中提取大量影像特征的方法[29]，作为计算机成像领域的一项非凡创新，它为肿瘤生物学[30]、基因组学[31]、空间异质性[31] 和免疫浸润[32] 等个性化治疗提供了重要信息。此外，放射组学已被证实可以预测多种癌症的免疫治疗反应，包括非小细胞肺癌[33, 34]、黑色素瘤[34, 35] 和晚期实体瘤等[32]。这些研究强调，放射组学作为一种影像生物标志物，可以提前预测免疫应答，可能在临床中发挥重要的作用。它所具备的无创、从标准医学图像中提取特征等众多优势使其成为临床应用的理想选择。总之，放射学将继续调整当前和未来免疫治疗药物治疗过程中观察到的新的肿瘤反应模式。在个性化医疗时代，随着分子医学和放射组学的出现，研究的基本目标是适应特定类型癌症和患者的治疗。

# 5　免疫相关不良事件

irAEs 是免疫治疗中类似于自身免疫反应的一种独特的不良反应。免疫相关不良事件几乎可发生于每一个器官、系统，常见于皮肤、胃肠道、肺、内分泌和肌肉骨骼系统等[36]。免疫相关不良事件是严重的并发症，对任何成像设备来说都是一种挑战。因此，重要的是要意识到其发生的可能性，以便进行早期管理[18]。如果出现轻度的免疫相关不良事件，一般可以在密切观察下继续免疫治疗。但是中度至重度的免疫相关不良事件可能与器官功能和生活质量的严重下降有关，并有导致死亡的报道。因此，这些毒性反应需要早期识别并妥善处理。不良事件的治疗通常参照已发布的指南，根据事件的严重程度而暂停治疗、使用皮质激素或终止治疗[36]。然而，有效应对免疫相关不良事件的关键在于能正确识别和分析这些并发症。

一般来说，目前的免疫治疗药物中最常见的免疫相关不良事件包括但不限于结肠炎、腹泻、肝炎、肺炎、甲状腺炎、心肌炎、心包炎、颞动脉炎、结膜炎、类结节样反应（如淋巴细胞性脉管炎）、机化性肺炎、筋膜炎、垂体炎和甲状腺炎等[36]。我们课题组最近的一项研究表明，特定的影像学特征能够预测哪些患者将发展为肺炎（图 19.2）[37]。这项研究强调了影像技术可以在免疫相关不良事件发生之前识别出最容易发生免疫相关不良事件的患者[38]。

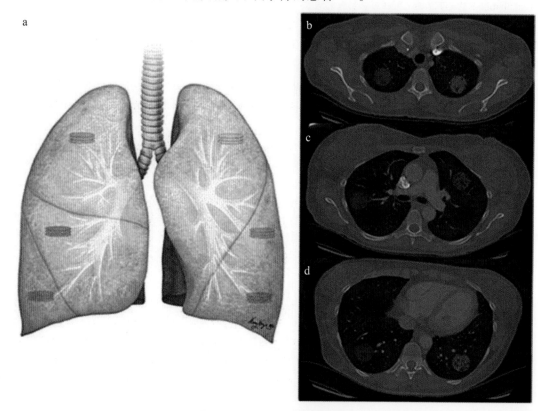

**图 19.2　肺部感兴趣区域轮廓**

（a）肺部感兴趣区域（regions of interest，ROI）轮廓的图示。一个 ROI 包含三个连续层面，分别在右肺的每个肺叶中采集，左肺中列出的 ROI 与右肺 ROI 的级别相同。增强的肺部 CT 图像描绘了右肺和左肺上部（b）、中部（c）和下部（d）的 ROI。每个 ROI 都用不同的记号标示出来。从 ROI 中减去增强的血管。ROI 的半径在 14 ～ 15mm 之间。

（李巧侢、张曼　译，莫红楠　校）

**参考文献**

［1］Kwak J J, Tirumani S H, Van d A A D, et al. Cancer Immunotherapy: Imaging Assessment of Novel Treatment

Response Patterns and Immune-related Adverse Events［J］. Radiographics, 2015, 35(2): 424-437.

［2］Nishino M, Tirumani S H, Ramaiya N H, et al. Cancer immunotherapy and immune-related response assessment: The role of radiologists in the new arena of cancer treatment［J］. Eur J Radiol, 2015, 84(7): 1259-1268.

［3］Okada H, Weller M, Huang R, et al. Immunotherapy response assessment in neuro-oncology: a report of the RANO working group［J］. Lancet Oncol, 2015, 16(15): e534-e542.

［4］Wolchok J D, Hoos A, O'day S, et al. Guidelines for the evaluation of immune therapy activity in solid tumors: immune-related response criteria［J］. Clin Cancer Res, 2009, 15(23): 7412-7420.

［5］Tirkes T, Hollar M A, Tann M, et al. Response criteria in oncologic imaging: review of traditional and new criteria［J］. Radiographics, 2013, 33(5): 1323-1341.

［6］Therasse P, Arbuck S G, Eisenhauer E A, et al. New guidelines to evaluate the response to treatment in solid tumors［J］. J Natl Cancer Inst, 2000, 92(3): 205-216.

［7］Miller A B, Hoogstraten B, Staquet M, et al. Reporting results of cancer treatment［J］. Cancer, 1981, 47(1): 207-214.

［8］Eisenhauer E A, Therasse P, Bogaerts J, et al. New response evaluation criteria in solid tumours: revised RECIST guideline (version 1.1)［J］. Eur J Cancer, 2009, 45(2): 228-247.

［9］Lencioni R, Llovet J. Modified RECIST (mRECIST) Assessment for Hepatocellular Carcinoma［J］. Seminars in Liver Disease, 2010, 30(01): 052-060.

［10］Bruix J, Sherman M, llovet J M, et al. Clinical management of hepatocellular carcinoma. Conclusions of the Barcelona-2000 EASL conference. European Association for the Study of the Liver［J］. J Hepatol, 2001, 35(3): 421-430.

［11］Llovet J M, Di Bisceglie A M, Bruix J, et al. Design and endpoints of clinical trials in hepatocellular carcinoma［J］. J Natl Cancer Inst, 2008, 100(10): 698-711.

［12］Choi H, Charnsangavej C, Faria S C, et al. Correlation of computed tomography and positron emission tomography in patients with metastatic gastrointestinal stromal tumor treated at a single institution with imatinib mesylate: proposal of new computed tomography response criteria［J］. J Clin Oncol, 2007, 25(13): 1753-1759.

［13］Van Den Abbeele A D, Badawi R D. Use of positron emission tomography in oncology and its potential role to assess response to imatinib mesylate therapy in gastrointestinal stromal tumors (GISTs)［J］. Eur J Cancer, 2002, 38(Suppl 5): S60-S65.

［14］Pinker K, Riedl C, Weber W A. Evaluating tumor response with FDG PET: updates on PERCIST, comparison with EORTC criteria and clues to future developments［J］. Eur J Nucl Med Mol Imaging, 2017, 44(Suppl 1): 55-66.

［15］Subbiah V, Chuang H H, Gambhire D, et al. Defining Clinical Response Criteria and Early Response Criteria for Precision Oncology: Current State-of-the-Art and Future Perspectives［J］. Diagnostics (Basel), 2017, 7(1): 10.

［16］Wen P Y, Chang S M, Van Den Bent M J, et al. Response Assessment in Neuro-Oncology Clinical Trials［J］. J Clin Oncol, 2017, 35(21): 2439-2449.

［17］Ellingson B M, Wen P Y, Cloughesy T F. Modified Criteria for Radiographic Response Assessment in Glioblastoma Clinical Trials［J］. Neurotherapeutics, 2017, 14(2): 307-320.

［18］Alexander B M, Brown P D, Ahluwalia M S, et al. Clinical trial design for local therapies for brain metastases: a guideline by the Response Assessment in Neuro-Oncology Brain Metastases working group［J］. Lancet Oncol, 2018, 19(1): e33-e42.

［19］Tirkes T, Hollar M A, Tann M, et al. Response criteria in oncologic imaging: review of traditional and new criteria［J］. Radiographics, 2013, 33(5): 1323-1341.

［20］Brücher B L, Weber W, Bauer M, et al. Neoadjuvant therapy of esophageal squamous cell carcinoma: response evaluation by positron emission tomography［J］. Ann Surg, 2001, 233(3): 300-309.

［21］Bos R, Van Der Hoeven J J, Van Der Wall E, et al. Biologic correlates of (18)fluorodeoxyglucose uptake in human breast cancer measured by positron emission tomography［J］. J Clin Oncol, 2002, 20(2): 379-387.

［22］Vossen J A, Buijs M, Kamel I R. Assessment of tumor response on MR imaging after locoregional therapy［J］. Tech Vasc Interv Radiol, 2006, 9(3): 125-132.

［23］Wahl R L, Jacene H, Kasamon Y, et al. From RECIST to PERCIST: Evolving Considerations for PET response criteria in solid tumors［J］. J Nucl Med, 2009, 50(Suppl 1): 122S-50S.

［24］Somarouthu B, Lee S I, Urban T, et al. Immune-related tumour response assessment criteria: a comprehensive review［J］. Br J Radiol, 2018, 91(1084): 20170457.

［25］Seymour L, Bogaerts J, Perrone A, et al. iRECIST: guidelines for response criteria for use in trials testing immunotherapeutics［J］. Lancet Oncol, 2017, 18(3): e143-e152.

［26］Okada H, Weller M, Huang R, et al. Immunotherapy response assessment in neuro-oncology: a report of the RANO working group［J］. Lancet Oncol, 2015, 16(15): e534-e542.

［27］Chiou V L, Burotto M. Pseudoprogression and Immune-Related Response in Solid Tumors［J］. J Clin Oncol, 2015, 33(31): 3541-3543.

［28］Elshafeey N, Kotrotsou A, Hassan A, et al. Multicenter study demonstrates radiomic features derived from magnetic resonance perfusion images identify pseudoprogression in glioblastoma［J］. Nat Commun, 2019, 10(1): 3170.

［29］Lambin P, Rios-velazquez E, Leijenaar R, et al. Radiomics: extracting more information from medical images using advanced feature analysis［J］. Eur J Cancer, 2012, 48(4): 441-446.

［30］Braman N, Prasanna P, Whitney J, et al. Association of Peritumoral Radiomics With Tumor Biology and Pathologic Response to Preoperative Targeted Therapy for HER2 (ERBB2)-Positive Breast Cancer［J］. JAMA Netw Open, 2019, 2(4): e192561.

［31］Zinn P O, Singh S K, Kotrotsou A, et al. A Coclinical Radiogenomic Validation Study: Conserved Magnetic Resonance Radiomic Appearance of Periostin-Expressing Glioblastoma in Patients and Xenograft Models［J］. Clin Cancer Res, 2018, 24(24): 6288-6299.

［32］Sun R, Limkin E J, Vakalopoulou M, et al. A radiomics approach to assess tumour-infiltrating CD8 cells and response to anti-PD-1 or anti-PD-L1 immunotherapy: an imaging biomarker, retrospective multicohort study［J］. Lancet Oncol, 2018, 19(9): 1180-1191.

［33］Khorrami M, Prasanna P, Gupta A, et al. Changes in CT Radiomic Features Associated with Lymphocyte Distribution Predict Overall Survival and Response to Immunotherapy in Non-Small Cell Lung Cancer［J］. Cancer Immunol Res, 2020, 8(1): 108-119.

［34］Trebeschi S, Drago S G, Birkbak N J, et al. Predicting response to cancer immunotherapy using noninvasive radiomic biomarkers［J］. Ann Oncol, 2019, 30(6): 998-1004.

［35］Colen R R, Ologun G O, Zinn P, et al. Radiomic signatures to predict response to targeted therapy and immune checkpoint blockade in melanoma patients (pts) on neoadjuvant therapy［J］. J Clin Oncol, 2020, 38(suppl 15): 10067-10067.

［36］Brahmer J R, Lacchetti C, Schneider B J, et al. Management of Immune-Related Adverse Events in Patients Treated With Immune Checkpoint Inhibitor Therapy: American Society of Clinical Oncology Clinical Practice Guideline［J］. J Clin Oncol, 2018, 36(17): 1714-1768.

［37］Colen R R, Fujii T, Bilen M A, et al. Radiomics to predict immunotherapy-induced pneumonitis: proof of concept［J］. Invest New Drugs, 2018, 36(4): 601-607.

［38］Naing A, Hajjar J, Gulley J L, et al. Strategies for improving the management of immune-related adverse events［J］. J Immunother Cancer, 2020, 8(2): e001754.